C.Bertelsmann

RUEDIGER DAHLKE

Krankheit als Symbol

Handbuch der Psychosomatik und Integralen Medizin

Symptome,
Be-Deutung, Bearbeitung,
Einlösung

*

Unter Mitarbeit von
Christine Stecher, Margit Dahlke, Dr. med. Robert Hößl
und Prof. Dr. med. Volker Zahn

C.Bertelsmann

MIX
Papier | Fördert gute Waldnutzung
FSC® C014496

Penguin Random House Verlagsgruppe FSC® N001967

35., vollständig überarbeitete und erweiterte Auflage

in der Penguin Random House Verlagsgruppe GmbH,
Neumarkter Str. 28, 81673 München
produktsicherheit@penguinrandomhouse.de
(Vorstehende Angaben sind zugleich Pflichtinformationen nach GPSR)

Umschlaggestaltung: Büro Jorge Schmidt, München
Satz: Uhl + Massopust, Aalen
Druck und Bindung: GGP Media GmbH, Pößneck
Printed in Germany
ISBN 978-3-570-10521-4

www.cbertelsmann.de

Diese 31. Auflage und völlige Überarbeitung von *Krankheit als Symbol* widme ich Margit, meiner ersten Frau, die mir die Ur- und Lebensprinzipien nahebrachte und damit zur Mutter der Krankheitsbilder-Deutung wurde. Auch diese letzte Neuauflage hat sie wieder durchgesehen. Außerdem führt sie das von uns gegründete Heilkunde-Zentrum in Johanniskirchen weiter, das dieses Wissen in Therapie und Beratung lebendig hält.

Und ich widme diese Neuausgabe Thorwald Dethlefsen. Er erkannte als Erster das Potenzial der Krankheitsbilder-Deutung, was auf gemeinsamen Reisen zu *Krankheit als Weg* reifte. Es wurde die Grundlage zum Erfolg dieser bis in spirituelle Dimensionen reichenden Psycho-Somatik, die sich inzwischen in Millionen Büchern in 28 Sprachen abbildet.

Großer Dank gilt auch meiner Lektorin und in diesem Fall Co-Autorin Christine Stecher, die seit Beginn an *Krankheit als Symbol* mitwirkte und nicht nur all seine Überarbeitungen lektorierte, sondern auch die Essenz meiner anderen Bücher zur Krankheitsbilder-Deutung in dieses mit einfließen ließ.

Und ich widme es Claudi, der Frau meiner späten und reifen Jahre, die mir die äußere und innere Ruhe verschaffte, in unseren bewegten Zeiten diese große Aufgabe einer vollständigen Überarbeitung nochmals anzugehen. Sie gab auch die entscheidenden Impulse, TamanGa zu meinem alten Traum eines Zentrums zu entwickeln, wo dieses ansteckende Wissen weiterleben und sich weiterentwickeln kann.

Ruediger Dahlke

Inhalt

Einführung in die Krankheitsbilder-Deutung

Grundlagen und Grundbegriffe der Integralen Medizin

Psychosomatik, Heilung

Psyché ist das griechische Wort für Seele und steht hier nicht zufällig an erster Stelle; *soma* bedeutet Körper – die Psyche geht dem Körper voran. Es gibt mittlerweile genügend wissenschaftliche Belege für die überwiegende Bedeutung der Seele. Von einhundert Rauchern bekommen statistisch gesehen nur zwei ein Bronchialkarzinom. Demgegenüber haben von einhundert Menschen in der zweiten Lebenshälfte ein Jahr nach dem Verlust ihres langjährigen Partners über sechzig Krebs. Davon reden wir selten, während die Raucher ständig Gesprächsstoff sind. Materielle Ursachen zählen einfach mehr in einer materialistischen Gesellschaft. In Wirklichkeit wirken die stärksten bekannten Kanzerogene des Zigarettenrauchs jedoch deutlich schwächer als das seelische Verlusterlebnis.

Wie sehr die Seele im Duett der *Psycho-Somatik* dominiert, zeigen auch neue Forschungen zur Wirkung von Placebos. Ob ein Kniegelenk tatsächlich operiert oder die Operation nur vorgetäuscht wurde, spielte in einer aufsehenerregenden Studie vom US-Orthopäden Bruce Moseley gar keine Rolle; das Ergebnis war in beiden Fällen gleich. Die Heilung *ohne* Operation konnte nur auf die Seele zurückgehen. Wie groß der Anteil der Seele an der Heilung *mit* Operation immer noch war, bleibt unbestimmt. Er könnte sehr groß sein, denn die Seele schafft es ja offenbar auch ganz allein, sofern der Glaube nur stark genug ist. Solche Studien sind letztlich ein Beleg für den Bibelsatz, dass der Glaube (ganz materielle) Berge versetzen kann. Was bei der Operation wirkt, ist das »Ritual«, und zwar beide Male. Wahrscheinlich ist die Ritualwirkung bei allen medizinischen Eingriffen insgesamt viel größer, als wir uns heute träumen lassen.

Unsere Seele reagiert auf Rituale. So dürfen wir bei dieser Faktenlage sowohl Ritual als auch Seele nicht mehr unterschätzen und sollten uns klarmachen, wie gefährlich beider Schattenseiten werden. Denn alles ist Ritual und kann auch ganz unbemerkt wirken und zum Beispiel zur Angstquelle werden. Moderne Medizin beschwört gefährliche Missverständnisse herauf, wenn sie den Ritualcharakter verkennt. Patienten befinden sich beim Arzt in einer besonderen Situation, in der schon kleinste Zeichen wie ein Stirnrunzeln oder bedenkliches Kratzen am Kopf größte Wirkungen zeitigen und zu schlimmen Ängsten führen können. Andererseits werden wir in hoffentlich naher Zukunft die große Kraft des Rituals auch positiv nutzen. In Gesprächen mit Professor Raimund Jakesz, ehemaliger Chirurgiechef an der Universitätsklinik Wien, wurde mir klar, dass dort die Zukunft schon begonnen hat und zum Beispiel im Operationssaal Stille und Bewusstsein für Rituale herrschen.

Psychosomatik sieht also die Seele an erster Stelle, erkennt ihre Kraft und Macht und nimmt diese ernst – den Körper an zweiter Stelle aber nicht weniger. Es geht nicht um »Psychik«, sondern wirklich auch um Soma, den Körper, das Haus, in dem die Seele lebt.

Das Weltbild der in diesem Nachschlagewerk dargestellten Psychosomatik ist das der *Integralen Medizin* und ganzheitlich. Es bedeutet, stets den ganzen Menschen und nicht etwa nur einzelne erkrankte Teile oder Organe im Auge zu haben. Schon Platon wusste, wo ein Teil krank ist, ist das Ganze krank. Und selbst ein leidenschaftlicher US-Schulmediziner wie David Agus sieht den Organismus inzwischen als System, in dem alles mit allem zusammenhängt. Sprüche wie »die Niere von Zimmer 14« sollten also der Vergangenheit angehören.

Unser Ziel ist *Heilung* im ursprünglichen Sinn, was keinesfalls durch Unterdrücken von Inhalten oder Wegschneiden von Teilen, sondern nur durch Integration zu erreichen ist. Heil meint vollkommen und ganz, letztlich auch integer, weil alles integriert ist. Heilung erlebt, wer vieles und letztlich alles *zusammenbringt.* Schlussendlich muss alles beisammen sein. Das wird auch umgangssprachlich etwa mit »Du hast sie wohl nicht alle!« oder »Hast du noch alle beisammen?« ausgedrückt. Nur wenn alles zusammenkommt, kann letztlich Heilung geschehen, nur auf einem integrierenden und zwingend integren Weg ist es möglich, vollkommener und schließlich sogar heil zu werden. Der Weg, über Krankheitsbilder herauszufinden, was uns fehlt, um es zu integrieren, wird diesem umfassenden Anspruch an Heilung gerecht.

Da Heilung eben niemals durch Wegschneiden oder Unterdrücken erreichbar ist, sondern nur durch das Gegenteil, ist die alte Frage »Was fehlt Ihnen?« so wichtig, die der Arzt seinen Patienten stellt. Diese antworten mit dem, was sie haben und loswerden wollen, ihren Symptomen. Aus diesen Symptom-Bildern gilt es zu erkennen, welche Lebensprinzipien darin zum Ausdruck kommen und in den Schatten und damit in den Körper gesunken sind. Ist das Lebensprinzip oder die Mischung derselben gefunden, lässt sich von der unerlösten kranken auf die erlöste gesunde Ebene schließen. Herausforderung und Aufgabe der Krankheitsbilder-Deutung ist es, diese erlöste Version ins Leben zu integrieren. Wo das gelingt, geschieht ein Stück echter Heilung. Wenn es schon im Vorfeld passiert, ist es echte Vorbeugung.

Heilung zielt immer auf das Heil und lässt das Heilige anklingen. Dafür gibt es viele verschiedene Namen. Je nach Tradition spricht man von Befreiung oder Erleuchtung, vom Himmelreich Gottes und Paradies oder einfach von der Mitte. Wenn ein Mensch in seiner Mitte ruht, im Zentrum seines Seins, ist er – seinem Typ entsprechend – mit allen Lebensprinzipien verbunden. Die Summe der zwölf Lebensprinzipien symbolisiert das Ganze, dazu später mehr.

Wenn sich alle Prinzipien in der Mitte verbinden, ist das Ziel erreicht: Alle Organe des Organismus sind gleichermaßen von Bewusstsein erfüllt, und der Mensch ist sich seiner im Ganzen bewusst. Er ist *bei vollem Bewusstsein*, ganz präsent und erwacht zu seiner eigentlichen Bestimmung von Vollkommenheit. Auf dem Weg in die Mitte kommt es folglich oft schon zur Heilung von Symptomen. Deshalb ist *Medi*tation so heilsam, und die *Medi*zin könnte es auf diesem Weg auch wieder werden.

Körper und Bewusstsein, Form und Inhalt

Jedes Krankheitsgeschehen bindet Energie. Manchmal wird das bei heißen Schwellungen oder hohem Fieber deutlicher, aber Energie ist immer im Spiel, wenn sich ein Symptom (her-)ausbildet. Nach den Lehren der Physik kann Energie nicht vernichtet werden; gemäß des 1. Hauptsatzes der Thermodynamik, des Energieerhaltungssatzes, lässt sie sich nur umwandeln, aber nie aus der Welt schaffen. Insofern ist jede Unterdrückung sowohl von Problemen als auch Symptomen nur eine Umwandlung von Energie. Sie gerät auf diesem Weg sozusagen unter die Bewusstseinsoberfläche und damit ins Schattenreich oder Unbewusste, wie es C. G. Jung nannte. Hier aber lebt die Energie weiter und lässt die Symptomatik und mit ihr die Problematik jetzt auf körperlicher Ebene wachsen und eskalieren. Deshalb stellen Unterdrückungsmaßnahmen auf Dauer keine sinnvolle Lösung dar, obwohl sie akut manchmal sogar Leben retten können. Zwar gelingt es mit ihrer Hilfe vor allem in der ersten Lebenshälfte und bei akuten Symptomen, scheinbar wieder Ruhe im Sinne von Symptomfreiheit zu erreichen. Aber in der zweiten Hälfte des Lebens mit ihren eher chronischen Leiden scheitern Unterdrückungsmaßnahmen fast regelmäßig. Dieser allopathischen, das heißt die Symptome unterdrückenden schulmedizinischen Vorgehensweise steht die homöopathische, mit den Symptomen arbeitende gegenüber, derer wir uns bei der Krankheitsbilder-Deutung bedienen.

Wir müssen davon ausgehen, dass Energien zwischen Bewusstseins- und Körperebene verschiebbar sind. Krankheit entsteht nicht selten durch Verdrängen von Themen aus dem Bewusstsein in den Schatten beziehungsweise in den Körper. Die Krankheitsbilder-Deutung schließt von den Manifestationen auf Körperebene zurück auf die Bewusstseinsebene. Das läuft darauf hinaus, den in der Symbolik verborgenen Sinn körperlicher Symptome bewusst zu machen. Wenn entsprechende Themen zu Bewusstsein kommen, wo sie mit Mut und Engagement oft auch lösbar sind, wird die darin gebundene Energie wieder frei und steht für den Heilungsprozess und darüber hinaus zur Verfügung.

Wir gehen bei der Krankheitsbilder-Deutung davon aus, dass jede Form mit Inhalt verbunden ist und beides nur verschiedene Erscheinungsformen ein und derselben Energie sind. Das ist schon insofern überzeugend, als auf dieser Welt gar keine Beispiele von Formen existieren, die weder Inhalt noch Sinn noch Bedeutung haben. Warum also sollte das ausgerechnet bei der Manifestation von Krankheitssymptomen anders sein? Das Wort *Mani*festation (lat. *manus* = Hand) lässt schon anklingen, dass es sich um *hand*feste Dinge handelt, die sich mit Händen greifen lassen – und diese haben neben ihrer Form auch Sinn und Bedeutung. Magengeschwüre, die sich *in die Tiefe* fressen, zeigen die Form eines Kraters. Entsprechendes gilt für Krebs*knoten*, die wie Blumenkohl wachsen. Oft sind Formen auch Namensgeber – *nomen est omen*. Der Name führt zum Omen, zur Bedeutung, zum tieferen Sinn. Ob Knoten oder Krater, beide haben offensichtlich Form und folglich auch Inhalt, Sinn und Bedeutung. Das zu übersehen ist Sache materiefixierter Schulmediziner, die zum Glück immer seltener werden.

Alte und neue Sichtweisen, Fehlentwicklungen

Krankheit als Symbol zu erkennen ist eine wundervolle Chance, an Symptomen über die in ihnen enthaltene Symbolik zu wachsen. Zugleich ist es eine alte Idee der alten *Medi*zin. Auch der Ahnherr der neuen Medizin, Paracelsus (1493–1541), dachte noch ganz in Symbolen, wenn er unter anderem davon ausging, dass der Mikrokosmos unseres Körpers dem Makrokosmos der Erde entspreche. Solch analoges Denken ließ William Harvey (1578–1657) den Blutkreislauf mehr erschließen als entdecken: Wenn sich die Planeten um die Sonne bewegten, müsse sich das Blut ums Herz bewegen, folgerte er. Die Medizin unserer Ahnen lebte noch völlig von Symbolen und Bildern wie heute noch die der Schamanen.

Das Wort *Medi*zin mit demselben Stamm wie *Medi*tation verweist auf die Mitte als beider Ziel. Patienten dorthin (zurück) zu führen erkannte die alte Medizin als ihre erste Pflicht und vornehmste Aufgabe. Auch unser Wort Heil*mitte*l zielt noch darauf. Früher hieß es lateinisch Re*medi*um (*re* = zurück, *medium* = Mitte) wie noch im englischen *remedy* erkennbar, etwa in der Bachblüten-Mischung Rescue Remedy. *Medi*tationen führen ebenfalls auf den Weg zur Mitte und dienen damit natürlich auch der Gesundheit, wie immer mehr Studien der noch relativ jungen Wissenschaft der Psychoneuroimmunologie belegen, die das Zusammenspiel von Seele und Immunsystem erforscht. Nebenbei führt Meditation zu einer Erhöhung von Abwehrkraft und Zufriedenheit, Wohlbefinden und Achtsamkeit und zu einer Senkung von Blutdruck und -zucker und schenkt innere Ruhe. Selbst die Gehirnleistung lässt sich mit Meditation steigern, wie moderne

Studien belegen. *Medi*zin und *Medi*tation haben also neben dem gleichen Wortstamm das gleiche Anliegen, dem wir uns hier weiterhin verpflichtet fühlen, obwohl die Schulmedizin inzwischen die Mitte als Ziel vergessen hat.

Im Wort Medizin schwingt zudem das Verb *metior*, (er-)messen, mit. Neben der Mitte geht es also auch ums rechte Maß. Aufgabe des Arztes/der Ärztin ist demnach, die Patient(inn)en anzuleiten, das rechte Maß zu finden, um sich der eigenen Mitte zu nähern. Das rechte Maß zwischen Seele und Körper, Geist und Materie zu finden ist auch Anliegen der Krankheitsbilder-Deutung.

Die traditionelle Medizin ging davon aus, dass alle Menschen auf der Suche nach ihrer Mitte sind und jemand krank wird, sobald er die Suche nach der Mitte aus den Augen verliert. Als wichtige ärztliche Aufgabe galt, diese Suche zu unterstützen und Kranke zu motivieren, sie wieder aufzunehmen. Aus dieser Zeit stammt der heute im Angesicht der modernen Macher-Medizin bescheiden klingende Satz: »*Medicus curat, natura sanat*« (»Der Arzt pflegt, die Natur heilt«). Damals war der Arzt »nur« Pfleger, Ratgeber, Wegbereiter; das Heilen überließ er der Natur. Heute wollen Mediziner im Geleitschutz der Pharmaindustrie Gesundheit produzieren, zum Teil sogar gegen die Natur, was zur Distanz zwischen Schulmedizin und Naturheilkunde geführt hat.

In alten Zeiten hieß Krankheit auch noch Sucht (von mittelhochdeutsch *suht*), woran bis heute gebräuchliche Bezeichnungen wie Gelb- oder Magersucht erinnern. Kranke waren also Verirrte – auf der Suche nach ihrer Mitte vom Weg Abgekommene. Damit galten sie auch aus der Ordnung gefallen, und sie im Sinne von Ordnungsmedizin wieder zu ihr hinzuführen war ebenfalls Anliegen der alten *Medizin*. Mittlerweile ist diese Sicht aus den Augen und dem Sinn, und die Schulmedizin leidet mit der Mehrheit ihrer Patienten und Patientinnen an der allgemeinen Sinnlosigkeit und daraus folgenden Unordnung.

Für die deutende Medizin hingegen besteht ein weiteres Ziel darin, neben dem Weg zur Mitte auch Sinn finden zu lassen, gerade weil die moderne Medizin sich davon distanziert, aber so viele an Ziel- und Sinnlosigkeit kranken. Hier kommen Philosophie und Schicksalsgesetze ins Spiel (des Lebens).

Moderne Krankheitsbezeichnungen verdeutlichen diesen Sinnverlust, indem sie immer mehr verklausulieren und verschleiern, statt zu erklären. Aus Gelbsucht wird Hepatitis, aus Magersucht Anorexia nervosa. Sagten die alten umgangssprachlichen Namen noch etwas, trennen die lateinisch-griechischen Fachbegriffe die Menschen immer mehr von ihren Krankheitsbildern. Anorexie mag gelehrt klingen, erklärt aber den meisten nichts mehr. Der alte harte Ausdruck Fress-Kotz-Sucht, den ich noch lernte, sagte viel. Die heutzutage verwendete Bezeichnung Bulimie erspart den PatientInnen viel spontane Erkenntnis und entfernt sie so von der Symbolik ihres Themas. Die Ärztegeneration meines Großvaters sprach noch von Schwindsucht und ließ darin das ganze Drama des Krankheitsbildes anklingen: Betroffene verschwinden erst an ihrem Heimatort, dann im Sanatorium und schließlich endgültig. Heute haben sie Tuberkulose, kurz TBC. Eine Ärztegeneration zuvor nannte Anämie noch erklärend Blutarmut und davor bildreich und deutlich Bleichsucht. Epilepsie hieß früher Fallsucht, agitierte Psychose Tobsucht und Ödemneigung Wassersucht. All das sind Puzzlesteine eines Mosaiks. Es wird im modernen Medizinbetrieb immer mehr Verständnis und letztlich auch Ver*antwort*ung genommen und damit die Chance, selbst Antworten zu finden.

Während einst alle Krankheitsbilder als Süchte galten, kam es in moderner Zeit neben einer deutlichen Ausdünnung auch zu einer Abschiebung der Süchte in die Psychiatrie. Hab- und Eifersucht, die Hildegard von Bingen noch für gravierende Süchte hielt, gelten gar nicht mehr als Krankheitsbilder, sondern als etwas Normales, und sie beherrschen – aus dem Schatten heraus – inzwischen Gesellschaft und Beziehungswelt. Kein Facharzt ist zuständig für Hab- oder Eifersucht. In der westlichen Welt mit ihren exorbitanten Scheidungsraten zerbrechen aber immer mehr Beziehungen und Familien daran, und ganze Länder und Kontinente nehmen an Habsucht Schaden. Obwohl nur wenige wirklich viel *hab*en, kranken doch fast alle an *Hab*sucht.

Süchte machen besonders deutlich, wie wenig Unterdrückung bringt, denn heute kommen sie wie alles Verdrängte massiv aus dem Schattenreich zurück. Laut Weltgesundheitsorganisation sind 26 Prozent der Europäer psychiatrisch behandlungsbedürftig, wobei Depressionen die Hauptursache sind (Stand 2022). Statistisch gesehen, erlebt und erleidet ein Drittel unserer Bevölkerung einmal im Leben eine Psychose. Wir brauchen also wesentlich tiefere Ansätze und sollten uns zurück zu Mitte und Sinn orientieren. Dazu ist es notwendig, die Spielregeln des Lebens in Gestalt der alten *Schicksalsgesetze* zu integrieren.

Die moderne Medizin ließ nicht nur die gravierendsten Probleme wie Hab- und Eifersucht ganz außen vor, sondern erklärte die Süchte zu einem Spezialthema der Psychiatrie und hat sie gleichsam aus dem Leben ausgelagert und an dessen Rand gedrängt. Die Psychiatrie selbst macht das deutlich, führt sie doch ein eher tabuisiertes Leben versteckt vor der Gesellschaft. Ihre Landeskrankenhäuser erfreuen sich keines guten Rufes; die Bevölkerung meidet sie – nicht ganz zu Unrecht – wie Gefängnisse. Zugleich werden die hierhergehörigen Krankheitsbilder ignoriert, wo immer es geht.

Die Isolation, Ignorierung und Abschiebung der Psychiatrie in den gesellschaftlichen Schatten eskalierte inzwischen zu einem gefährlichen Problem, und die Schattenentwicklung ist, wie nicht anders zu erwarten, dramatisch. Aus dem Schattendasein versuchen vor allem US-Psychiater – inzwischen wohl im Dienst der Pharmaindustrie – die ganze Medizin mit ausufernden Diagnosen neuerlich in den (Würge-) Griff zu bekommen. Die Geschwindigkeit, mit der sich die Zahl psychiatrischer Diagnosen erhöht, ist atemberaubend. 2013 brachten die führenden US-Psychiater das neue sogenannte DSM-5 (*Diagnostic and Statistical Manual of Mental Disorders*) heraus mit der Neufassung der Definitionen psychiatrischer Krankheitsbilder. Es ist ein veritabler Angriff auf die seelische Gesundheit, der dazu führen könnte, dass schon bald (fast) alle für verrückt erklärt werden. Diese US-Psychiater wollen offenbar die Welt zum Irrenhaus machen, was am Ende nur der Pharmaindustrie nutzen kann, um deren Absatzzahlen langfristig zu sichern.

In der Regel wird das DSM der APA (American Psychiatric Association), eine Art Bibel der Psychiatrie, auch zur Grundlage der sogenannten ICD-Regeln, unserer Definitionen von Krankheitsbildern. Sie legen fest, was noch als normal und was schon als so gestört gilt, dass es einer Diagnose bedarf und damit zum therapiewürdigen pathologischen Geschehen wird. Die Beispiele für die damit drohende Pandemie an Geisteskrankheiten lesen sich wie Kabarettbeiträge: Wem dreimal pro Woche die Kontrolle über seine Nahrungsaufnahme entgleitet, sodass Mahl- zu Schlingzeiten werden, hat nicht mehr einfach nur über die Stränge geschlagen und zeitweilig das rechte Maß verloren, sondern leidet unter dem *Binge-Eating-Syndrom* und ist demnach psychiatrisch zu behandeln. Sicher wird unsere erfinderische Pharmaindustrie auch bald die entsprechenden Medikamente dazu vorstellen. Einigen fällt so etwas auf, und provozierende Ausdrücke wie »Krankheitserfinder« machen die Runde. Andererseits sind viele Betroffene für solche entlastenden Diagnosen wohl auch dankbar, wandeln sie sie doch vom hemmungslosen »Fresssack« zum *Binge-Eater* mit Anspruch auf Mitgefühl und Behandlung.

Bis vor Kurzem mussten Symptome wie Verstimmung, Grübelzwänge, Minderwertigkeitsgefühle oder Lustverlust wenigstens zwei Monate lang vorliegen, um die Diagnose Depression zu rechtfertigen; heute genügt schon die Dauer von zwei Wochen. Wer also drei Wochen nach dem Verlust seines Partners immer noch niedergeschlagen und lustlos ist und bisher einfach als traurig durchging, leidet nun schon an Depression. Den Konkurs seiner Firma sollte der moderne Mensch gefälligst innerhalb von vierzehn Tagen überwinden, sonst droht ebenfalls diese schicksalsschwere Diagnose. In schnelllebiger Zeit ist es da wohl auch angemessen, wenn Liebeskummer über zwei Wochen hinaus zur Diagnose Depression führt. Jeder kann in Zukunft betroffen sein, etwa wenn er sich öfter unmotiviert kratzt. Denn was früher keiner weiteren Beachtung wert war, ist nun eine *Skin Picking Disorder*. Bei all den Giften, die sich moderne Menschen auf die Haut schmieren, könnte allein vor diesem Hintergrund eine größere Krankheitswelle auf uns zukommen. Für die Kleinen, an denen sich noch länger verdienen lässt, haben US-Psychiater ebenfalls einige Überraschungen parat. Wenn Kinder sich bei Wutanfällen schreiend auf den Boden werfen und das bisher als Teil der Trotzphase einfach unterging, haben sie zukünftig Anspruch auf die Diagnose DMDD (*Disruptive Mood Dysregulation Disorder*), selbstverständlich eine gravierende und für Psychiater therapiewürdige Diagnose.

Der alte Hit ADHS, die sogenannte Hyperaktivität, die erst erfunden wurde, nachdem das Gegenmittel schon da war, wie ihr reumütiger ärztlicher »Entdecker« auf dem Sterbebett zugab, ist nun dank neuem DMS 5 noch enorm ausbaufähig. Den unruhigen Zappelphilipp, den der deutsche Nervenarzt Hoffmann schon im vorvorletzten Jahrhundert im *Struwwelpeter* unsterblich machte, gibt es offenbar schon lange. Aber zur Seuche wurde dieses Syndrom erst, nachdem es benannt und medikamentös versorgt werden konnte. So wurde bisher bereits bei jedem fünften deutschen Jungen die Diagnose ADHS gestellt, und jeder zehnte bekam das Medikament Ritalin, das, dem Betäubungsmittelgesetz unterworfen, in Schweden auf der Ebene von Heroin verboten ist. Dank neuem DSM-5 lässt sich sein Umsatz nun ungehemmt steigern, denn mussten bisher die Symptome wie Unruhe und Konzentrationsmangel vor dem siebten Lebensjahr diagnostiziert werden, reicht es jetzt, wenn sie bis zum zwölften auftreten. Durch die Tierprotein- und vor allem Milchproduktemast erreicht aber über die Hälfte der US-Kinder die Pubertät schon vor dem zehnten Lebensjahr. Bei allen Pubertierenden gibt es jedoch Konzentrationsstörungen und bei vielen zappelige Phasen. Wenn sie nun alle mit ADHS diagnostiziert werden, ist es das Krankheitsbild der Zukunft. Abgesehen von den Nebenwirkungen ist damit eine entsetzliche Stigmatisierung verbunden.

Wenn wir es tolerieren, Symptomatiken so weit zu fassen und normales Geschehen mittels fantastischer Namen *krankzuschreiben*, wird es in Zukunft zum Kinderspiel, missliebige Menschen zu psychiatrieren – eine Situation, die in der Vergangenheit im Hinblick auf die Zustände im Ostblock heftig kritisiert wurde, als etwa der russische Systemkritiker Andrej Sacharow an seinem Verbannungsort Gorki in der Psychiatrie verschwand. Einzelne Patienten sind gegen solche Diagnosen, wenn sie einmal der Dose der psychiatrischen Pandora entwischt sind, weitgehend hilflos. Wie sollen sie sich gegen ärztliche Autoritäten oder gar hochrangige US-Psychiater zur Wehr setzen? Widerstand gilt vielen dieser Koryphäen bis heute als Krankheitsbeweis.

Und was soll ich als Autor dieses Handbuches nun tun? Soll ich das *Binge-Eating-Syndrom* aufnehmen? Es muss wohl sein, denn ich bekam schon mehrfach wegen dieser noch fehlenden Diagnose Anfragen. Wem aber fehlt diese Diagnose wirklich? Wohl nur jemandem, der für seinen inneren Schweinehund ein psychiatrisches Alibi sucht.

Die Verbannung der beiden gefährlichsten Süchte, Hab- und Eifersucht, aus der Medizin und die Einführung einer Fülle überzogener Diagnosen mit geringer Aussagekraft, aber erheblichen Konsequenzen für angeblich Betroffene, markieren eine Fehlentwicklung, der es gegenzusteuern gilt. So widme ich Eifersucht und Habsucht mehr Raum und dem *Binge-Eating-Syndrom* kritische Töne. DMDD (*Disruptive Mood Dysregulation Disorder*) und SPD (*Skin Picking Disorder)* lasse ich auch weiterhin weg, weil sie wirklich ebenso überflüssig wie schon fast lächerlich sind.

Wenigstens intuitiv ahnen aber moderne Menschen noch, wie die beiden großen Süchte ihr Leben bedrohen und oft genug ruinieren. Dass ein sehr eifersüchtiger und habsüchtiger Mensch nicht in seiner Mitte ruht, ist offensichtlich, dass er nicht glücklich ist, ebenso. Er wird im Gegenteil außer sich sein, und das ist eindeutig ungesund. Dabei sind seine Laborwerte wahrscheinlich noch in der Norm, und sein Organismus zeigt in Computertomographien keine Abweichungen. Er ist zwar seelisch schwer gestört und gefährlich unglücklich, folglich also krank, aber noch längst kein Fall für die moderne Medizin. Diese beschäftigt sich dafür mit den neuen Opfern trendiger Diagnosen – Menschen, die lediglich zu bequem sind, sich *zusammen-* oder *am Riemen zu reißen*, wie man das früher nannte.

So wichtig es ist, seelische Probleme ernst zu nehmen, so unsinnig ist es, lächerliche Diagnosen passend zu neuen Modedrogen zu erfinden und dafür Wesentliches zu übersehen: Natürlich machen Kränkungen krank, und lange Arbeitslosigkeit mit dem damit verbundenen Gefühl, nicht gebraucht zu werden, macht zuerst traurig und dann verzweifelt, um irgendwann in die Depression zu münden. Obwohl die Schulmedizin solche Zusammenhänge noch weitgehend übersieht und nicht für erforschenswert hält, wissen die Menschen es besser und fangen in Eigenregie an, ihren Zustand zu deuten und zu verstehen. Die Bücher der Krankheitsbilder-Deutung sind für die Bedürfnisse der Menschen, nicht die der Pharmaindustrie entstanden.

Die Gesetze der modernen Physik und des Schicksals

Viele stehen vor der Frage, wie sie sich vor der Instrumentalisierung der Medizin für die Bedürfnisse der Pharma- und Ernährungsindustrie oder vielleicht auch jene der Politik schützen können. Wie es dazu kam, beschreibt das Buch *Mind Food* (siehe das Literaturverzeichnis im Anhang). Außerdem suchen viele nach Wegen, der Unordnung zu trotzen, die aus modernen Fehlentwicklungen entstanden ist. Am sichersten gelingt es durch Einordnung unter tragfähige zeitlose Gesetze. Sie liegen allen großen Religionen und Weisheitslehren zugrunde und bilden ihre Essenz. Die drei wichtigsten sind inzwischen auch von der Wissenschaft bestätigt, allerdings weigert die Schulmedizin sich bisher weiter, deren Existenz und die Bedeutung der Mitte und damit der Einheit zur Kenntnis zu nehmen.

1. Das Wissen von der Einheit der Schöpfung verbindet Religion und spirituelle Philosophie. Buddhisten gehen davon aus, dass alles Sein von Buddha-Bewusstsein durchdrungen ist; Christen glauben Ähnliches vom Christus-Bewusstsein und Hindus vom Brahma-Bewusstsein. Trotzdem erkennen und erleben die meisten von uns die Einheit kaum. Stattdessen leben wir ganz in der Welt der Gegensätze, wo alles immer mindestens zwei Seiten hat. So steht das *Gesetz der Polarität* aus Sicht der spirituellen Philosophie an oberster Stelle, gleich nach der Einheit.

Physiker wissen, dass zu jedem Elektron ein Positron gehört, und alle spirituellen Traditionen lehren, dass Yin und Yang, Weibliches und Männliches, zusammengehören und jenseits der Polarität eins sind. Die deutende Medizin erkennt (an), wie nahe sich Gegensätze sind. Abstinenzler und Alkoholiker finden ihr gemeinsames Thema im Alkohol, ähnlich Ketten- und Antiraucher. Menschen mit Verstopfung und jene mit Durchfall teilen ihre Angst in Bezug auf Materie. Die einen bekommen nicht genug, obwohl sie schon ganz verstopft sind, die anderen lassen alles durchfallen, und beide haben *Schiss* und *die Hosen voll*, wenn auch auf ihre ganz eigene Art.

Die Schulmedizin mit ihrem Mangel an Polaritätsbewusstsein übersieht ständig, wie sie den männlichen Pol auf- und den weiblichen abwertet. Weil Polarität für sie zum Schattenthema geworden ist, kann sie auch das Offensichtliche nicht durchschauen. So glaubt sie zum Beispiel, Frauen und Männer grundsätzlich gleich behandeln zu müssen. Immerhin ahnt sie aber das Problem, weshalb es inzwischen eine sogenannte Gender-Medizin gibt, die sicher noch vor vielen Aufgaben steht. Zum Beispiel wird hierzulande bei der Dosierung von Medikamenten von einem 1,80 m großen 80 kg schweren Mann ausgegangen; er gilt der Pharmaindustrie als Prototyp des Erwachsenen. *Erwachsene dreimal täglich eine* steht auf der Packung, *Kinder die Hälfte*. Was aber ist mit einer 1,60 m großen Frau mit 53 kg? Frauen werden folglich systematisch überdosiert. Und welches Kind ist gemeint, das deutsche mit 16 oder das US-amerikanische mit 60 kg?

Bei der Krankheitsbilder-Deutung begegnen wir dem Polaritätsgesetz auch in den Gegensätzen von konstruktiv und destruktiv oder erlöst und unerlöst. Die Symptomatik bietet die destruktive, unerlöste, auf die materielle Körperebene gesunkene symbolische Darstellung des Problems. Die Aufgabe der Deutung ist, das Lebens- oder Urprinzip darin zu erkennen und dessen konstruktive, erlöste Variante auf Bewusstseinsebene zu heben und dort zu verwirklichen. Große Hilfe kann dabei das Buch *Heilsame Tugenden* bieten, das den Organen die entsprechenden zu erlösenden Tugenden zuordnet.

Ein Urmuster oder Archetyp wie zum Beispiel jener der Aggression lässt sich nie aus der Welt schaffen. Aber eine Infektion, ein Krieg auf körperlicher Ebene zwischen Abwehrsystem und Erregern, kann in mutiges, konfrontationsbereites, entscheidungsfähiges Handeln gewandelt werden.

2. Aus Sicht der Physik, die von den Naturwissenschaften am weitesten in die Geheimnisse der Schöpfung eingedrungen ist, sind die wichtigsten die Symmetrie- oder Spiegelgesetze. Das *Resonanz-* oder *Analogiegesetz*, das zweitwichtigste der *Schicksalsgesetze*, ist solch ein Symmetriegesetz. Die Kurzform »Wie oben so unten, wie innen so außen« verdeutlicht den Spiegelcharakter. Wissenschaftler der italienischen Universität Parma haben die Spiegelneuronen entdeckt. Sie entwickeln sich zahlreich in unserem Gehirn zwischen dem 5. und 9. Lebensjahr und stellen sicher, dass wir, wo immer möglich, Resonanz anstreben. Wer behauptet, Gähnen sei ansteckend, denkt dabei nie an Viren oder Bakterien, sondern an Resonanz.

Das Deuten von Krankheitsbildern fußt wesentlich auf dem Resonanzgesetz, etwa wenn wir davon ausgehen, nur Krankheitsbilder zu bekommen, zu denen wir Affinität haben. Schulmediziner sprechen in diesem Zusammenhang von unserer Schwachstelle als dem *Locus minoris resistentiae,* dem Ort des geringsten Widerstandes, wo wir besonders anfällig sind.

Aus Sicht der Physiker steht der Energieerhaltungssatz an zweiter Stelle. So lässt sich Eis zwar in Wasser und dieses in Dampf verwandeln, aber die Wassermoleküle bleiben dabei immer erhalten. Wir können nicht ein einziges H_2O-Molekül restlos verschwinden lassen. Auch sonst lässt sich nichts aus der Welt schaffen, wie Schulmediziner im Hinblick auf Krankheitssymptome immer noch hoffen. Der Energieerhaltungssatz steht dagegen. Lediglich die Erscheinungsform der Energie lässt sich verändern; die Energie an sich bleibt immer gleich. Das ist auch schon das ganze Geheimnis von Krankheit. Die Energie eines Problems, das – aus welchem Grund auch immer – auf Bewusstseinsebene nicht bewältigt wird, verwandelt sich in (s)eine körperliche Gestalt. Die Krankheitsbilder-Deutung entschlüsselt diese Symbolik und liest daraus die darin enthaltene Aufgabe.

Analog dazu kann unsichtbarer Wasserdampf, in Eis gewandelt, sichtbare Gestalt annehmen. Dampf ist offensichtlich eine feinstofflichere Form der Energie als verfestigtes Eis. An Eis können Riesenschiffe wie die *Titanic* zerschellen, an Wasserdampf natürlich nicht. Und trotzdem ist die Energie doch prinzipiell dieselbe, in unserem Beispiel H_2O oder Wasser. *Ähnlich* können Menschen an sichtbaren Krebsgeschwüren sterben, an physisch unsichtbaren Problemen »nur« leiden. Aber schmerzen und quälen können *beide*, und viele Selbstmörder bringen sich wegen materiell nicht fassbarer *Probleme* um.

Weil uns herausfordernde Themen unangenehm sind, neigen wir dazu, sie lieber zu verdrängen, statt sie anzugehen und zu lösen. Das Verdrängen oder Unterdrücken ist kurzfristig tatsächlich bequemer und weniger schmerzhaft. Wir übersehen dabei nur, dass die Energie erhalten bleibt und bei ihrer späteren Verkörperung sogar potenziell gefährlicher wird. Als Körpersymptom ist sie grobstofflicher. Typisch für auf Materie fixierte Menschen ist, nur das richtig zur Kenntnis zu nehmen, was materiell und damit möglicherweise schon grobstofflich und gefährlich ist.

3. An dritter Stelle bei den *Schicksalsgesetzen* folgt das *Gesetz des Anfangs*: Alles liegt demnach schon in seinem Beginn begründet. *Jedem Anfang wohnt ein Zauber inne*, formulierte es poetisch Hermann Hesse in seinem Gedicht »Stufen«. Wissenschaftliche Belege dieses Gesetzes präsentiert der Wissenschaftsjournalist Malcolm Gladwell im umfassenden Werk *Blink!*

Ein Arzt fragt seine Patienten ganz selbstverständlich, wann die Symptomatik begonnen habe, weil er die Lage am klarsten und deutlichsten erfassen kann, wenn er den Anfang betrachtet. Zu jenem Zeitpunkt ließe sich auch am besten eingreifen, und selbst elende Probleme wären in inneres Wachstum zu wandeln, bevor sie weitere Kreise ziehen und sich verfestigen. Krebsknoten machen das besonders deutlich. Je früher sie erkannt und entfernt werden, desto besser, aber das Problem, seine Energie, ist damit noch nicht im Griff. Wird der Krebs nicht auch auf übertragener Ebene angegangen, besteht die Gefahr neuerlichen körperlichen Wachstums. Der Volksmund kennt das Thema und sagt mit Recht: »Wehret den Anfängen.« Der Spruch »Morgenstund' hat Gold im Mund« bezieht sich positiv darauf. Für Gesundheit und Wohlbefinden ist es deshalb wichtig, Probleme und Symptome frühzeitig, am besten gleich beim ersten Auftreten wahr- und wichtig zu nehmen und über ihre (Be-)Deutung einer Lösung zuzuführen, bevor das Thema sich verkörpern kann. Seelische Herausforderungen zu unterdrücken ist kurzsichtig.

Generell ist es kurzsichtig, Probleme zu unterdrücken, statt zu lösen. Während *Krankheit als Symbol* sich den Symptomen widmet, regt das Buch *Hör auf gegen die Wand zu laufen* dazu an, sich in gleicher Weise mit anderen Schwierigkeiten und Missständen auseinanderzusetzen. Herausforderungen und innere Widerstände jeglicher Art sogleich anzugehen und Lösungen anzustreben ist stets die weitsichtigste Politik im Leben.

Ist der Beginn eines Krankheitsbildes verpasst worden, fragen Ärzte, bei welcher Gelegenheit die Symptomatik inzwischen immer wieder auftrete. Selbst diese kleinen Anfänge können noch einiges über deren Ursprung enthüllen.

4. An vierter Stelle der Schicksalsgesetze rangiert das *Pars-pro-toto-Gesetz*. Es besagt, dass in jedem Teil schon das Ganze steckt. Genetiker haben es längst bestätigt: Jede Zelle enthält alle Informationen für den ganzen Organismus. Und natürlich weiß jeder, der schon einmal einen vereiterten Zehennagel hatte, wie wenig hilfreich der Hinweis auf neun gesunde ist. Der ganze Mensch fühlt sich wegen dieser einen Zehe oder Stelle krank. Im Haushalt wenden wir dieses Gesetz an, wenn wir wegen eines kleinen Schimmelflecks den ganzen Laib Brot ent*sorgen*, um uns und unseren Lieben spätere Sorgen zu ersparen. Reflexzonentherapien der Komplementärmedizin nutzen dieses Gesetz, wenn sie von einer Körperzone – gleichgültig ob Hand, Fußsohle, Ohr oder Iris – auf den ganzen Menschen schließen. Der Teil steht ihnen fürs Ganze.

Eine ausführliche Darstellung aller Schicksalsgesetze, aber auch der Entstehung von Feldern und der Bedeutung von Ritualen, bieten die Bücher *Die Schicksalsgesetze – Spielregeln fürs Leben* und *Das Schatten-Prinzip*. Sie helfen, solche und ähnliche Themen bis in die Tiefe zu durchschauen. Letzteres findet lichte Ergänzung in *Heilsame Tugenden*.

Spezialisierung in der Medizin oder Der Verlust der Mitte

Das große Gesetz zu erkennen wird dann schwer, wenn man sich mit einem winzigen Teil der Wirklichkeit begnügt – das Schicksal aller Spezialisten, die sozusagen dem Schatten des Pars-pro-toto-Gesetzes aufsitzen. Sie wissen zwar alles von ihrem kleinen Fach, aber vergessen, dass es ums Große und Ganze geht. Das ist auch eine Gefahr der modernen Schulmedizin, die viel zu oft den Wald vor lauter Bäumen übersieht. Wer so viele Einzelheiten kennt, verliert offenbar leicht das Ganze aus dem Auge. Die alten Heiltraditionen hatten dagegen den ganzen Menschen bis in seine spirituelle Dimension im Blick. Sie neigten im Gegensatz zur modernen Medizin gar nicht dazu, sich auf kranke Einzelteile zu spezialisieren. Insofern blieb die Naturheilkunde der Ganzheit länger verpflichtet. Warum sie in der offiziellen Medizin so drastisch an Bedeutung verlor, ist ein politisches, in *Mind Food* dargestelltes Thema.

Statt vom Einzelteil auf das Ganze zu schließen – nach dem Pars-pro-toto-Gesetz –, wird die Ganzheit heute dem Spezialgebiet geopfert. Früher hat man gezielt Laboruntersuchungen angefordert, inzwischen macht der Laborcomputer immer alles, und schon verzetteln sich Mediziner auf Nebenschauplätzen, therapieren Laborbefunde und vergessen manchmal den leidenden Menschen, der hinter den Befunden nach wie vor als ganzer gesehen werden möchte.

Die größte Gefahr moderner Spezialisierung folgt aus der Blindheit für das Umfeld. So entstand der Ausdruck Fachidiot. Spezialisten verhalten sich meist auch spezialisiert, was gefährlich werden kann. Wer als einziges Werkzeug einen Hammer hat, hält leicht jedes Problem für einen Nagel. Die Medizin ist hier wieder nur Ausdruck des allgemeinen Trends, wenn auch mit besonders bedauerlichen Ergebnissen. Moderne Fachärzte kümmern sich im besten Fall gerade noch um ein Organ, von dem sie dann fast alles wissen. Manchmal müssen sie allerdings auch schon um ihr Gebiet fürchten und streiten wie die Nephrologen. Die hatten es sich in der Niere bequem gemacht, müssen heute aber immer auf von unten heraufdrängende Urologen gefasst sein.

Die Spezialisierung führte erst zur Reparaturmedizin und anschließend zur Austauschmedizin, die neue Teile ersetzt, wenn alte ausfallen. Dieser Trend kennzeichnet die gesamte moderne Welt. Auch bei Autos und Küchengeräten wird inzwischen längst Austausch der Reparatur vorgezogen. Das geht schneller und bringt mehr. Die Frage ist nur, was und wem? Zeit sei Geld, heißt es, und das Ergebnis ist die Wegwerfgesellschaft. So fanden Kardiologen bei einer Nachuntersuchung an Herztransplantierten ein erschreckend hohes Maß an überflüssigen Austauschaktionen. Und die Spezialisierung schreitet immer weiter voran. Hausärzte im alten Stil, die als eine Art Universaldilettanten noch von allem Ahnung hatten, kamen völlig aus der Mode. Heute reicht nicht einmal mehr der Facharzt für Innere Medizin. Gefragt sind Pulmo-, Kardio-, Neuro-, Gastroentero- und noch verschiedene andere »-logen«.

Natürlich hat Spezialisierung auch viele Vorteile. Wie gut etwa, wenn der Hausarzt nicht versucht, das Gehirn zu operieren, sondern zum Neurochirurgen überweist. Aber all die Vorteile gelten nur, wenn Zusammenarbeit das Feld beherrscht. Wer aber ein Buch wie Klaus Ratheisers *Dauerfeuer. Das verborgene Drama im Krankenhausalltag* liest, erlebt eine ganz andere Medizin aus der Perspektive des Leiters der Intensivstation der größten Universitätsklinik Österreichs. Da zeigt sich eine Situation, die meilenweit vom Ideal entfernt ist und durch wissenschaftliche Konkurrenz-, Ehrgeiz- und Eifersuchtsorgien gekennzeichnet ist. Es handelt sich um ein System, das die falschen Leute nach oben kommen lässt und diejenigen ausmustert, die sich für die behandelten Patienten als Menschen interessieren. Außerdem bleiben leider auch jene auf der Strecke, die versuchen, Mensch zu bleiben. Es zeigt, wie die Besten von denen, die diesen Wahnsinnsstress trotz alldem überstehen, dann nicht selten auch noch selbst gesundheitlich Schaden nehmen. Seit Langem hat mich kein Buch mehr so erschüttert, aber auch in meinem Ausstieg aus der Schulmedizinwelt bestätigt.

Das Ideal ist natürlich Zusammenarbeit, die Wirklichkeit aber ist von beinharter Konkurrenz gezeichnet. Um nur ein Beispiel zu nennen: Gynäkologen und Orthopäden messen beide die Knochendichte zur Osteoporosediagnose, meist ohne ein gutes Haar an der Methode der *Gegen*seite zu lassen. *Wo zwei sich streiten, freut sich der Dritte*, in diesem Fall die Patientin. Denn beide Methoden sind überflüssig; wer lediglich Milch(produkte) aus der Ernährung streicht, löst meist schon das Problem, und die Knochen gewinnen wieder an Festigkeit.

Spezialisten erstritten sich so lange bessere *Honor*ierung, was Geld und Ehre anging, bis sie praktisch unter sich waren. Das erklärt den raschen Rückgang der Allgemein- oder früheren Hausärzte, die sich um alles kümmerten und dafür vergleichsweise wenig bekamen. Andererseits führte es zu Orthopäden, die nicht nur den ganzen übrigen Menschen, sondern sogar die meisten Gelenke aus dem Auge verloren, weil sie nur noch ein einziges besonders lukratives operieren. Oder zu Kardiologen, die sich natürlich nicht mehr um die seelische Dimension des Herzens kümmern, weil sie sich schon längst auf spezielle Rhythmusstörungen spezialisiert haben. Nicht auszudenken, wenn so jemand einen Notdienst machen müsste. Das geschieht aber nicht (mehr), weil es hochspezialisierten Fachärzten nicht zumutbar scheint. Das ist auch gut so, denn den Patienten und Patientinnen sind die auch nicht zumutbar.

Warum sollte jemand, der sich nur noch um ein Organ kümmert und alle anderen ausgeklammert hat, sich ausgerechnet für dessen seelischen Anteil interessieren? So haben wir heute Nephrologen, die (fast) alles über die Niere, aber (fast) nichts über Partnerschaft wissen. Im Beziehungsalltag entstehen aber meist die Probleme, die sich schließlich an den Nieren verkörpern. Und so kommt es dann doch wieder zur »Niere von Zimmer 18«. Solchen Patienten ist nur zu wünschen, ihre Nierenproblematik möge wissenschaftlich interessant sein. In ihrer ganzen menschlichen Wirklichkeit können sie in dieser Situation nur unverstanden bleiben. Sie haben tatsächlich zwei Nieren und viele andere Organe, vor allem aber Probleme. Diese kommen in ihrem »Fall« meist von der Beziehungsebene, für die sich in der Klinik jedoch niemand interessiert. Die körperliche Symptom- mit der Seelenebene wieder zusammenzubringen ist das Anliegen der Krankheitsbilder-Deutung. Dadurch erfährt das Organ jene Entlastung, die es zur Heilung braucht.

Universität

Bei aller Wissenschafts- und Medizinkritik ist die Universität ursprünglich eine wundervolle Idee. Ihre Geschichte macht deutlich, wie die Verkennung des Polaritätsgesetzes zum Gegenteil der ursprünglichen Absicht führte. Sie erklärt auch, wie die moderne Einseitigkeit, die weit über die Medizin hinausreicht, entstehen konnte. Das Ideal der Brüder Humboldt, Forschung und Lehre in einer modernen Universität zusammenzufügen, lief darauf hinaus, der Einheit (Uni-) in der Vielfalt und Verschiedenheit (-versität) gerecht zu werden. Sie regten an, einzelne Fakultäten einzurichten, die sich um eine Mitte gruppierten und auf diese konzentrierten – das typische Bild einer Torte oder des Mandalas (siehe Abbildung).

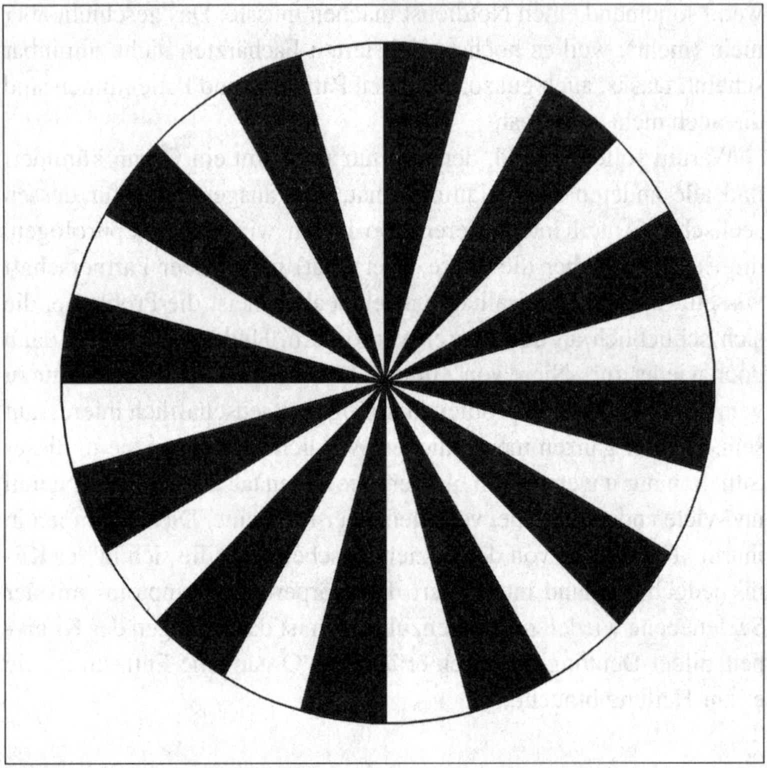

Im Laufe der Zeit nahmen die Fakultäten zu und sich immer wichtiger. Man verlor die Mitte – für die auch niemand speziell zuständig war – allmählich aus den Augen, und so besuchen Studenten inzwischen längst nicht mehr die »Uni«, sondern die »Versi«. Ein Heer von Spezialisten vertiefte sich so in di*vers*e Fakultäten, dass für das eigentliche ursprüngliche Ziel, die eine Mitte, weder Zeit noch Interesse und heute auch kein Geld blieb. Was der Verlust der gemeinsamen Mitte und eines verbindenden Zieles für die moderne Medizin bedeutet, zeigt sich allenthalben.

Wie sehr die Medizin an mangelnder Zusammenarbeit und Sprachlosigkeit zwischen Spezialisten leidet, die sich höchstens noch auf Kongressen treffen, wo sie sich aber auch kaum mehr austauschen, sondern meist konkurrenzorientiert und eifersüchtig belauern, zeigen viele Beispiele. Psychiater behandeln Psychosen, und andere Psychiater betreiben Schlafforschung. Leider reden die beiden Fraktionen offenbar nicht miteinander, sonst müsste ihnen auffallen, dass die Forschungsergebnisse Letzterer die Behandlung der Stillpsychose durch Erstere völlig überflüssig machen. Traumforscher wissen längst, dass eine Person, die am Träumen gehindert wird, indem man sie jeweils zu Beginn der REM-Phasen (*Rapid Eye Movement* = schnelle Augenbewegungen) weckt, nach wenigen Nächten Halluzinationen entwickelt, das heißt Anzeichen von Psychose. Dieser Mensch sieht dann mit offenen Augen Bilder, die sonst niemand sieht, weil der Druck hinter den nicht mehr verarbeiteten Traumbildern zu groß wurde. Wenn nun ein Säugling beim heute üblichen Bedarfsstillen in ungünstigem Rhythmus erwacht und die mütterliche Brust einfordert, kann das auf Dauer die Traumphasen der Mutter so stören, dass sie anfängt zu halluzinieren. Das ist schon die ganze Geschichte der Stillpsychose. Allein dieses Wort müsste Psychiater auf die richtige Spur bringen, wenn sie schon von ihren Kollegen aus der Schlafforschung nichts erfahren oder wissen wollen. *Wieder miteinander reden*, das ist nicht nur mein permanenter Rat für Ehepartner, sondern auch für die Facharztkollegenschaft.

Die Lösung des Problems von seelenlosem Spezialistentum und dem damit verbundenen Verlust der Mitte liegt so nahe, und immer wieder ergeben sich auch schon verblüffende Fortschritte. In einer Zeit, in der sich Menschen immer mehr vernetzen, bräuchten sich Mediziner einfach nur »anstecken« zu lassen. Hierzu ein Beispiel: Da wir nur während der Traumphasen (REM) seelische Probleme verarbeiten, könnten wir diese Bewegungen auch zur aktiven Problembewältigung nutzen. Der genial einfache und einfach geniale Umkehrschluss der US-Therapeutin Helen Shapiro führte zu EMDR, einer Methode zur seelischen Kurz- und vor allem Eigenpsychotherapie sogar gravierender Traumata. Dazu reicht ein kurzer Moment des Augenschließens, und während man die Augäpfel wandern lässt, wird die unverarbeitete Erfahrung nochmals durchlebt. Das Ergebnis ist so wundervoll wie die Methode einfach. Im Übrigen habe ich es noch nie erlebt – in vielen und selbst großen Gruppen nicht –, dass es im Rahmen von EMDR beim neuerlichen Durchleben selbst schwierigster Situationen zu seelischen Komplikationen kam.

Bezeichnend ist, wie die moderne Medizin auf solch einen Durchbruch in der Behandlung von Traumata reagiert, der so einfach wie günstig, so wirksam wie billig, so rasch wie hilfreich und dabei so harmlos ist. Als der Ethnomediziner Dr. Ingfried Hobert, mein Kollege und Freund, diese bei mir erlebte Technik offiziell erlernen wollte, erfuhr er, dass das leider nicht möglich sei, weil Fachärzten der Psychiatrie vorbehalten. Hier verbinden sich verkehrtes Denken und die Macht der Spezialisten. Eine so extrem einfache und wirksame, in wenigen Augenblicken erlernbare Übung für einen kleinen Kreis von Spezialisten zu vereinnahmen demonstriert das Denken einer konkurrenzkranken Medizin.

Ginge es nach der Schulmedizin, wäre diese Methode damit praktisch kaltgestellt, denn wer konsultiert schon freiwillig Psychiater. Doch EMDR hat längst die Welt über andere Kanäle erobert, und diese gehen an der offiziellen Medizin vorbei – was so unnötig wie schade ist. Bei aller Kritik möchte ich ausdrücklich feststellen, wie gern ich Arzt bin und immer war und wie begeistert ich mit Kollegen wie Ethnomediziner Ingfried Hobert und Professor Christian Schubert (Psychosomatiker der Universität Innsbruck) zusammenarbeite an einem Feld *ansteckender Gesundheit*. Wir können so viel schaffen, aber nur zusammen und im Sinne der ursprünglichen Idee der Universität. Wenn Professor Schubert heute wissenschaftlich belegt, was ich in diesem Buch schon vor Jahrzehnten aus Erfahrung niederschrieb, hilft das allen und freut mich in der Seele.

Auf vielen Ebenen sind wir am Scheidepunkt. Ohne Kenntnis und Beachtung des Polaritätsgesetzes verwandeln sich ursprüngliche Ansprüche überall ins Gegenteil. Mediziner sind längst wegen Kunstfehlern und Nebenwirkungen verordneter Pharmaka zur dritthäufigsten Todesursache in allen modernen Industriestaaten geworden. Ein Arzt tut sich jedoch nichts Gutes, wenn er den Patienten nichts Gutes tut. Vielleicht sollten sich Be*hand*ler wieder auf ihre Hände besinnen und Menschen berühren, mit ihnen sprechen, statt Formulare auszufüllen und an der Bürokratie zu verzweifeln. Dieser Punkt der Entscheidung ist auch keineswegs auf die Medizin beschränkt. Überall verhindern mittlerweile Funktionäre gutes Funktionieren, bevölkern Bürokraten Büros und werden zu Sand im Getriebe, schädigen Arbeitsinspektoren ihre Schutzbefohlenen, indem sie wegen unverständlicher Bestimmungen deren Arbeitsplätze entsorgen, verlieren Politiker schon kurz nach den Wahlen Wähler und Vorsätze aus den Augen und mutieren zu Lobbyisten und vieles mehr.

Wege des Denkens, um die Welt zu begreifen

Von Alexander von Humboldt lässt sich auch heute noch viel lernen, sagte er doch, die gefährlichste Weltanschauung sei die von Leuten, die die Welt gar nicht angeschaut hätten. Alte Kulturen wussten das und bestanden darauf, dass ihre Schamanen und Heiler erst Einweihungskrankheiten durchliefen, bevor sie andere durch das Land von Krankheit führten. In manchen Kulturen durften die Schamanen überhaupt nur Krankheitsbilder behandeln, die sie selbst schon überstanden hatten. Treten wir eine Reise in ein fremdes Land an, erwarten wir ebenfalls, dass der Reiseleiter schon vorher dort war und uns aus Erfahrung führt. In diesem Fall fühlen wir uns jedenfalls viel besser bei ihm aufgehoben, als wenn er nur Bücher darüber gelesen hat. Natürlich kann man nicht von Neurochirurgen verlangen, gegenseitig an ihren Gehirnen zu üben, aber bevor sie meines operieren, sollten sie doch schon viele andere operiert haben. Das ist jedenfalls auch heute noch die Hoffnung der Patienten und Patientinnen. Tatsächlich werden Ärzte die besten Helfer dort, wo sie selbst genesen sind und Steine aus ihrem eigenen (Lebens-)Weg geräumt haben. Steine aus dem Weg zur Mitte zu räumen, indem wir Körper und Seele wieder zusammenbringen und die alte Ordnung mit der modernen versöhnen, ist ein wichtiges Anliegen der Krankheitsbilder-Deutung.

In der Gegenwart berührt die Vergangenheit die Zukunft und erfüllt die Aufgabe, beide im Augenblick zu verbinden. Das Leben im Augenblick bietet die größten Chancen. Der Moment des Hier und Jetzt ist nur ein anderes Wort für das Ankommen in der Mitte des Seins. Die Idee der *Uni*versität könnte Hilfe bieten, wenn wir zu ihren Anfängen zurückdenken.

Ähnliches ist möglich, sobald wir uns auf die Ursprünge des Denkens zurückbesinnen: Wie ist es zu unserem jetzigen Denken gekommen, das uns zwar viel gebracht, aber auch in viele Sackgassen geführt hat?

Solange die Urprinzipienlehre in Gestalt der Astrologie noch als Königin der Wissenschaften galt und in ihrem Entwicklungskreis die zwölf Lebensprinzipien in einem gemeinsamen *Mitte*lpunkt vereinte, blieb der ursprüngliche Sinn der Universität gewahrt. Das ist lange her. Inzwischen ist die vormalige Königin längst aus den Universitäten verbannt. Aber sie ist keineswegs verschwunden, sondern lebt in deren Schatten weiter.

Ohne Kenntnis des Polaritätsgesetzes, ihm natürlich trotzdem unterworfen, kam es zu einer Spaltung in zwei Gegenpole: die Geistes- und die Naturwissenschaften. Lange Zeit dominierten die Geisteswissenschaften und bestimmten das Weltbild – die Philosophie avancierte zur neuen Königin. In diesen Zeiten waren Ärzte gern Geisteswissenschaftler. Zu den Naturwissenschaften gab es wenig Kontakt, was ein schwerer Fehler war, der die Entwicklung lange behinderte. Lehrmeinungen standen über Erfahrung, und die Empirie hatte noch keine Chance. Das war die Stimmung, die Ignaz Semmelweis (1818–1865) in Österreich und Joseph Lister (1827–1912) in England, den beiden »Helden der Hygiene«, entgegenschlug.

Durch ihre enormen Fortschritte bekamen schließlich die Naturwissenschaften das Zepter in die Hand – zuerst an den Universitäten und bald überall. Mit den das Leben verändernden Fortschritten gewann ein ganz anderes und wiederum einseitiges Denken Einfluss. Grundlage der neuen Naturwissenschaften wurde das uns bis heute vertraute kausale Denken, das Ursachen in der Vergangenheit sucht, während das auf Sinn zielende sogenannte teleologische Denken der Geisteswissenschaften rasch an Bedeutung verlor.

Erstmals wurden diese beiden Denkarten in der Antike zum Thema beim Übergang der platonischen zur aristotelischen Philosophie. Platon war noch wie sein Lehrer Sokrates ausschließlich analogem Denken verpflichtet und lehrte in Gleichnissen und Dialogen. Sein Schüler Aristoteles entwickelte beim Versuch, Platons Denken zu analysieren, um es besser vermitteln zu können, seine Ursachenlehre mit vier verschiedenen *Causae*. Als Gegenpole erkannte er die 1. *Causa finalis* (Zielursache), die aus der Gegenwart auf die Zukunft wirkt und heute die Geisteswissenschaften beschäftigt, und die 2. *Causa efficiens* (Wirkungsursache), die aus der Vergangenheit auf die Gegenwart wirkt und mittlerweile die Naturwissenschaften und mit ihnen die Welt beherrscht. Weiter fand er noch eine 3. *Causa formalis* (Musterursache), die uns erst der Biologe Rupert Sheldrake mit den morphogenetischen Feldern wieder näherbrachte, und schließlich die unstrittige und von allen genutzte 4. *Causa materialis* (Stoffursache).

Zunächst sehr theoretisch anmutend, ist dies ein sehr praktisches, alltagstaugliches Konzept. Das Leben in seiner Komplexität lässt sich wissenschaftlich nicht analysieren, wenn wir es nicht in winzig kleine Ausschnitte zerschneiden. Ein Fußballspiel etwa mit zweiundzwanzig Akteuren dauert zu lang und ist zu komplex. Nehmen wir deshalb den Augenblick eines Elfmeters, wenn der Schütze gerade anläuft, und beantworten wir die typische Frage: »*Warum* tritt er gegen den Ball?« nach den vier Ursachen des Aristoteles.

Der *Causa efficiens* verpflichtete Naturwissenschaftler werden die Ursache in der Vergangenheit suchen, und sie muss reproduzierbar, also immer gleich sein. Somit kommt nur der Pfiff des Schiedsrichters in Frage. Diese Antwort kann Sportfreunde kaum befriedigen, denn nach ihrer Vorstellung trainieren Spieler nicht jahrelang nur wegen eines Pfiffs. Zumindest fehlt ihnen hier etwas Wesentliches. Zwar geht es nicht ohne Pfiff, aber er wird dem Ganzen als Erklärung keinesfalls gerecht.

Geisteswissenschaftler antworten auf die Warum-Frage mit »ihrer« auf die Zukunft gerichteten *Causa finalis*, der Ziel- und Sinnursache, und kommen dadurch zum Wunsch, ein Tor zu schießen und das Spiel zu gewinnen. Das stellt Sportfans zufriedener, wobei sie auch den Pfiff des Schiedsrichters nicht leugnen. Natürlich es ist viel sinnvoller, jahrelang für Siege und Meisterschaften zu trainieren als für Pfiffe; insofern ist die Sinnursache bei der Untersuchung von lebendigen Phänomenen von entscheidender Bedeutung und kann uns bei der Krankheitsbilder-Deutung enorm helfen und das ganze Vorgehen wesentlich bereichern.

Die *Causa formalis* schließlich erklärt, warum der Spieler den Ball nicht einfach näher zum Tor legen oder den Torwart vorher k.o.

schlagen darf. Das würde zwar seine Chancen erhöhen, aber nicht den Regeln des Fußballs entsprechen. Diese verkörpern die Musterursache, die *Causa formalis*, und sind also auch wichtig.

Nach der *Causa materialis* liegt die Ursache für den Schuss in den Muskeln des Spielers, im Rasen, in der Existenz von Ball und Pfeife. Alles so unstrittig wie wichtig.

Die Krankheitsbilder-Deutung holt die finale Sinn- und die formale Musterursache zurück in die Medizin, natürlich ohne die beiden anderen zu ignorieren oder gar zu bestreiten. Im Gegenteil, sie bleiben selbstverständlich wichtig. Nur mit allen vier Ursachen ist Ganzheitsmedizin, die diesen Namen verdient, möglich, weil nur so die ganze Wirklichkeit erfassbar ist. Dieses integrierende Vorgehen hat sich sehr bewährt und spiegelt sich im Namen *Integrale Medizin* wider.

Die Integrale Medizin nutzt alle Ursachen, ohne die *Causa efficiens* der Schulmedizin im Geringsten zu missachten. Eingeordnet in das Quartett der Ursachen ist sie selbstverständlich wichtig. Auf die Frage, woher die Symptomatik kommt, stoßen wir in der Vergangenheit auf Erreger und entsprechend schwächende Lebensumstände im Sinne der *Causa efficiens*. Aber wir fragen auch, worauf das Ganze zielt, und finden den Sinn und die Aufgabe in der Krankheitssymbolik. Die Frage nach den Programmen, die den Betroffenen in diese Situation brachten, führt uns zu den Spielregeln seines Lebens, die herrschen und die er übernommen oder sich selbst gegeben hat im Sinne der Musterursache. Und schließlich finden wir in Anatomie und Physiologie die Materialursache. In diesem Fall sind aller guten Dinge vier.

Die zwölf Lebensprinzipien

Die Kenntnis und Auseinandersetzung mit den Ur- oder Lebensprinzipien eröffnet uns neben Möglichkeiten umfassender Therapie und ganzheitlicher Heilung auch die Voraussetzungen für echte Vorbeugung, denn erst durch sie gelingt es, Ordnung in die Vielfalt zu bringen und zwischen konstruktiver, erlöster und destruktiver, unerlöster

Ebene eines Themas sicher zu unterscheiden. Der *Integralen Medizin* ist die Beschäftigung mit den Lebensprinzipien deshalb unverzichtbar.

Wohl zu allen Zeiten suchten Menschen nach Ordnung in der Vielfalt der Erscheinungsformen, denn Chaos versetzt uns in Angst. Für die Taoisten war schon die Welt der zehntausend Dinge unüberschaubar. In meiner Jugend galt eine Million noch als viel, für heutige Jugendliche ist eine Milliarde viel, doch inzwischen hantieren Politiker schon mit Hunderten von Milliarden. Es gibt also eine Inflation der Fülle in materieller Hinsicht bei immer weniger Erfüllung auf innerer Ebene. Aber das grundsätzliche Problem bleibt dennoch gleich. Insofern können wir den ersten Schritt der Taoisten gut nachvollziehen. Sie brachten Ordnung ins Chaos der Überfülle durch die (Ein-)Teilung der Wirklichkeit in Yin und Yang, Weibliches und Männliches. Und schon erschien die Welt nur noch halb so komplex und weniger gefährlich. Aber es bedurfte weiterer Unterscheidungsmerkmale, um Klarheit zu schaffen und wirklich mit der Welt umgehen zu können. So teilte man in vielen Kulturen Yin in die beiden archetypisch weiblichen Elemente Wasser und Erde auf und Yang in die archetypisch männlichen Elemente Feuer und Luft. Die Taoisten kamen über das System der Hexagramme zu einem sehr differenzierten System von vierundsechzig Archetypen, dem wir hier nicht folgen wollen, da es erstens unserer westlichen Seelen-Bilder-Welt kaum entspricht und zweitens zu komplex ist.

Aus den vier Elementen entwickelte die westliche Tradition in einem weiteren Differenzierungsschritt zwölf Lebensprinzipien, mit denen sich gut arbeiten lässt. Jedes der vier Elemente kann sinnvoll in drei Entwicklungsstufen unterteilt werden: erstens eine kardinale Anfangsstufe, in der es sich am intensivsten und typischsten ausdrückt, zweitens eine mittlere oder fixe Phase, in der es seine Mitte findet, aber auch zu Fixierung und Übertreibung tendiert und am stärksten wirkt, und drittens eine labile Weiterentwicklungs- oder Endphase, in der es sich schon wieder abmildert und Auflösungstendenzen zeigt.

Das lodernde Strohfeuer des Anfangs ist dem kardinalen Aggressions- oder Marsprinzip (nach dem römischen Kriegsgott Mars) zugeteilt, das leuchtende Feuer der Sonne der mittleren oder fixen Phase und die innere Glut des jovischen Prinzips (nach Jupiter, dem römischen Göttervater) der labilen Phase. So kommt jedem der vier Elemente ein eigenes Trio an Entwicklungsstadien zu. Werden auch Wasser-, Erd- und Luftelement in diese je drei Stufen eingeteilt, gelangen wir zu (vier mal drei) zwölf Lebensprinzipien (siehe Abbildung S. 37). Die ganze unglaubliche Fülle der Welt lässt sich in diese zwölf Archetypen einteilen. Entsprechend macht es die Naturwissenschaft mit ihrem Periodensystem der Elemente nach Mendelejew bezüglich der materiellen Schöpfung.

Jedes der Lebensprinzipien ist dem Polaritätsgesetz folgend nochmals unterscheidbar in seinen konstruktiven, erlösten und destruktiven, unerlösten Pol. In Krankheitsbildern tritt uns das Prinzip unerlöst gegenüber, und unsere Aufgabe ist es, seine Energie in die erlöste Seite zu verwandeln und diese ins Leben zu integrieren. Die schon erwähnte Analogie aufgreifend, gilt es also in einer vorgefundenen Vereisung das Prinzip Wasser zu erkennen und es aus seiner Erstarrung im Materiellen zu erlösen und in fließendes Wasser als Symbol des Seelischen zu verwandeln. Schließlich könnte es sogar noch als Wasserdampf in das Luftelement, das für den Geist steht, überführt werden.

In einem konkreten Beispiel müsste bei einer Entzündung, die eine Art in den Körper gesunkenen Krieg symbolisiert, bei dem das Abwehrsystem sich Schlachten mit Erregern liefert, gelernt werden, im Krieg die unerlöste Seite des Aggressions- oder Marsprinzips zu erkennen. Dessen erlöste Seite besteht aus Mut und Entscheidungsfähigkeit, Kampfgeist und Konfrontationsfähigkeit und der Bereitschaft, die *heißen Eisen* im Leben *mutig* und *offen(siv) in Angriff zu nehmen*. Gelingt es, diese erlösten Aspekte des Aggressionsprinzips zu integrieren, ist der Kampf gewonnen. Statt verdrängt zu sein, ist das Aggressionsprinzip nun im Leben präsent und die Körperbühne entlastet. Dort muss nicht weiter ein Thema dargestellt werden, das der Betreffende schon auf anderer Ebene lebt und schätzt.

Erleidet ein Mensch das Absinken eines Konfliktes auf die Körperbühne, sprechen wir von Infektion, betrifft es große Teile einer Bevölkerung, nennen wir es Epidemie, und wenn fast die ganze Welt in Mitleidenschaft gezogen ist, Pandemie. Die Corona-Pandemie ist hierfür ein gutes Beispiel. Hier können wir von einem weltweiten Konflikt ausgehen, der nicht im Bewusstsein, sondern in der Körperlichkeit ausgelebt wird. Die kollektive Aufgabe besteht nun darin, diese Thematik zurück auf die Bewusstseinsebene zu heben und sich ihr mutig zu stellen.

Hinzu kommt die damit verbundene Angst vor dem Tod. So wie Konflikte zum 1. Lebensprinzip der Aggression gehören, entsprechen Angst und Tod dem 10. der Reduktion und Todesangst natürlich erst recht. Werden Probleme wie das der Pandemie nicht gelöst, verlagert sich die Energie lediglich auf andere Ebenen und wird dabei meist eher noch gefährlicher – etwa mit dem sich auf Covid-19 anschließenden Ukraine-Krieg mit seinen ebenfalls weltweit bedrohlichen Auswirkungen. Wir haben es also mit denselben Urprinzipien-Ebenen in mindestens genauso destruktiver Form zu tun.

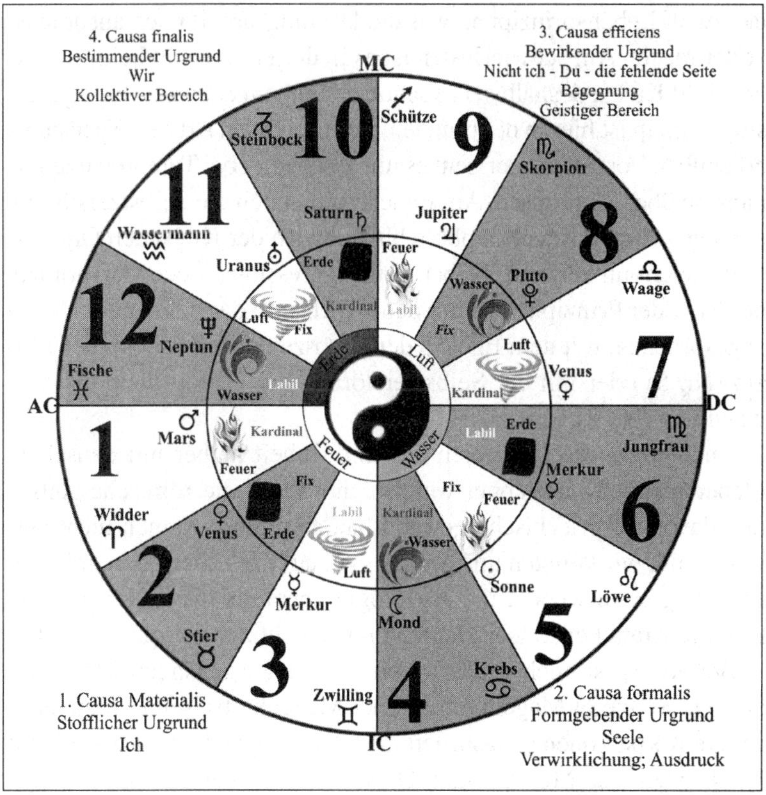

Entsprechend ließe sich bei einer Autoaggressionssymptomatik eine Art in den Körper gesunkener Bürgerkrieg erkennen. Das Immunsystem liefert sich Schlachten mit eigenem Gewebe. Bürgerkrieg und Selbstzerfleischung machen die unerlöste Seite des Pluto- oder Autoaggressionsprinzips deutlich. Und natürlich hat das Plutoprinzip wie jedes der zwölf Lebensprinzipien auch (s)eine erlöste Seite, die sich in einer bis an die eigenen Grundfesten gehenden Wandlungsfähigkeit, in unglaublichem Mut, das eigene Leben einzusetzen, und in selbstlosem Einsatz bis hin zur Metamorphose ausdrückt. Gelingt es, diese erlösten Aspekte des Plutoprinzips im Alltag zu leben, statt sie in Schatten und Körper zu verdrängen, ist selbst ein bedrohliches Krankheitsbild therapierbar, und die Lösung der sich daraus ergebenden Aufgaben rückt in greifbare Nähe.

Bei vielen Krankheitsbildern vermischen sich allerdings mehrere der zwölf Lebensprinzipien, was die Deutungsarbeit noch anspruchsvoller macht. Am schwierigsten ist es in dieser Hinsicht beim Krankheitsbild Krebs, deshalb sei es schon einmal *angedeutet*: Das Aggressionsprinzip ist hier in der brutalen, infiltrierenden Art des Wachstums erkennbar. Vor allem aber geht es um Wachstum bei Tumoren und Expansion über Metastasen. Am Ende kommt noch die Selbstzerstörung der sogenannten Kachexiephase hinzu, wenn der Krebs den Organismus gleichsam verzehrt. Neben dem Aggressions- oder Marsprinzip, der Nr. 1 der Prinzipien, ist mit dem Wachstum das des Jupiter (Nr. 9) angesprochen, mit dem Egotrip der Krebszelle auch das Sonnenprinzip (Nr. 5) oder mit der Selbstzerstörung das Plutoprinzip der Verwandlung (Nr. 8).

Auch wenn die Prinzipien der Einfachheit halber mit denselben Planetennamen bezeichnet werden, die schon die römische Antike und davor die griechische gewählt hat, sind diese Namen nicht entscheidend; wir könnten uns genauso gut auf die Ziffern beschränken. Im Übrigen verwendet die Astrologie ebenfalls diese Namen, was aber die Krankheitsbilder-Deutung noch nicht zur Astrologie macht.

Bei Krebs ist auch der Ort, von dem er ausgegangen ist, zu bedenken. So bleibt Magenkrebs immer Magenkrebs, selbst wenn er in andere Körperzonen metastasiert. Mit dem Magen kommt das Prinzip Nr. 4 hinzu, das Mondprinzip. Dieses ist auch bei Brustkrebs angesprochen, besonders wenn er die linke, archetypisch weibliche Brust betrifft. Die rechte Brust ist außerdem mit dem Prinzip Nr. 7, dem der Venus und Beziehung, verbunden. Während es bei Mond (Nr. 4) prinzipiell um Nähren, Versorgen und Stillen geht, ist mit Venus (Nr. 7) das Prinzip der Schönheit und Attraktion, der Akquisition und eben Partnerschaft und Beziehung angesprochen. Auf der Textilebene durchschauen alle Frauen diese beiden Prinzipien spielend. Keine würde mit dem Still-BH zum Rendezvous erscheinen, keine mit Dessous stillen. Der Still-BH gehört ganz klar zu Prinzip Nr. 4 oder Mond, das Dessous zu Nr. 7 oder Venus.

Venus ist – wie auch noch Merkur – mit zwei Lebensprinzipien verbunden. So ist sie beim Prinzip Nr. 2 als sogenannte Stier-Venus zuständig. Hier geht es um sinnlichen Genuss und die Lust etwa am Essen; insofern ist sowohl beim Brust- als auch beim Magenkrebs ein Bezug zu finden.

Bei Brustkrebs sind also einige Lebensprinzipien relevant, und es gilt, sie alle bei Therapie und Vorbeugung von der unerlösten zur erlösten Seite zu transformieren. Statt eines aggressiven (Nr. 1), selbstzerstörerischen (Nr. 8) Wachstums (Nr. 9) und Egothemas (Nr. 5) auf der Ebene von Nähren (Nr. 4) und Beziehung (Nr. 7) wäre also mutigoffensives (Nr. 1) und radikales, bis an die Wurzeln gehendes (Nr. 8) Wachstum (Nr. 9) und Selbstverwirklichung (Nr. 5) auf diesen Ebenen angesagt.

Wenn Pathologen Krebs im Gewebe diagnostizieren, finden sie vergrößerte, sich rasch teilende unregelmäßige Zellkerne. Der Zellkern ist als Kopf und Zentrum der Zelle dem Sonnenprinzip (Nr. 5) zuzuordnen. Aber um diesen unerlösten Egotrip (Nr. 5) geht es bei Therapie und Vorbeugung eben nicht, sondern um Erlösung, und sie kommt in Selbstverwirklichung und Individuation zum Tragen. Insgesamt ist beim Beispiel Brustkrebs mutiges (Nr. 1), radikales (Nr. 8) Wachstum (Nr. 9) gefordert, im Sinne von Selbstverwirklichung (Nr. 5) auf der urweiblichen Ebene des Mondprinzips mit Versorgung von Kindern und Familie (Nr. 4) oder im Bereich Beziehung und Partnerschaft (Nr. 7). So ließe sich der Egotrip (Nr. 5) der Zelle in einen Selbstverwirklichungsprozess (Nr. 5) erlösen, der mit Mut (Nr. 1) und radikal, also ohne faule Kompromisse (Nr. 8), gelebt wird. Bestätigung findet diese Deutung durch eine epidemiologische Studie, die belegt, dass katholische Klosterfrauen die höchste Brustkrebsrate aller Berufsgruppen haben, und tatsächlich werden sie wie sonst niemand daran gehindert, die Prinzipien Mond (Nr. 4) und Venus (Nr. 7) zu leben.

Was auf den ersten Blick noch verwirrend erscheinen mag, bietet neben Heilungschancen auch die beste Möglichkeit zu echter Vorbeugung. Die Schulmedizin geht jedoch heute einen Weg ausufernder Früherkennung und Kontrolle, um ihr großes Manko, die Unfähigkeit zu Vorbeugung, zu kaschieren. Prävention im Sinne von Vorbeugung ist ihr nicht möglich, weil sie sich für das Wesen von Krankheit bisher nicht interessiert. Aber ohne das Wesen eines Krankheitsprozesses zu durchschauen ist es grundsätzlich nicht möglich, sich freiwillig beizeiten zu beugen, *man* oder *frau* weiß dann nicht, wovor und womit.

Früherkennung ist zwar grundsätzlich besser als Späterkennung, aber nicht die Lösung. Verdrängung funktioniert nur sehr kurzfristig und auf Dauer überhaupt nicht, denn die Energie drängt auf die Körperbühne, wenn sie auf der Lebensbühne keinen Raum bekommt. Daher bleibt zu dem hier beschriebenen Weg keine wirkliche Alternative. Kenntnis der Polarität und ihrer Zweiheit von weiblich und männlich, die Kenntnis der vier Elemente und zwölf Lebensprinzipien versetzt in die Lage, Heilung und Vorbeugung zu bewerkstelligen. Auch die Umsetzung von (guten) Vorsätzen ist auf Lebensprinzipien-Kenntnis angewiesen.

Wie lässt sich all das am besten und einfachsten lernen? Die Spielregeln des Lebens sind in *Die Schicksalsgesetze* beschrieben. *Das Schatten-Prinzip* veranschaulicht die grundsätzliche Aussöhnung sowohl mit inneren Feinden in Gestalt von Symptomen und Krankheitsbildern als auch mit äußeren Feinden, die als Gegner und Widersacher auftreten. Die zwölf *Heilsamen Tugenden* erleichtern den Zugang zu den konstruktiven, erlösten Ebenen. Die zwölf Lebensbühnen sind ausführlich in *Die Lebensprinzipien* dargestellt und mit Hilfe des gleichnamigen Sets mit zwölf CDs zu je zwei geführten Meditationen zu erleben. Allerdings gibt es noch über Filme einen (ent-)spannenderen Weg. In *Die Hollywood-Therapie – was Spielfilme über uns verraten* sind – in Zusammenarbeit mit meiner ersten Frau Margit – über hundert die Seele erhebende Filme nach den zwölf Lebensbühnen geordnet. In der Fortsetzung – unter dem Titel *Die Spielfilm-Therapie* – haben wir die wichtigsten Krankheitsbilder-Filme gedeutet. Die Filmempfehlungen dieser beiden Bücher sind eine wesentliche Hilfe beim genussvollen Erlernen der zwölf Ur- oder Lebensprinzipien beziehungsweise -bühnen. Besonders *Die Spielfilm-Therapie* ist auch eine relevante Hilfe beim Umgang und Fertigwerden mit Krankheitsbildern.

Vorbeugung statt Früherkennung

In einer Zeit, die sich ihre Hightech-Medizin eigentlich schon gar nicht mehr leisten kann, könnte Vorbeugung zum Zauberwort werden. Umso erschreckender, dass von den Beamten im Gesundheitsministerium bis zu den behandelnden Ärzten und Ärztinnen kaum noch jemand weiß, was es damit auf sich hat. Früherkennungsmaßnahmen Vorbeugung zu nennen ist Etikettenschwindel. Wirkliche Vorbeugung erfordert, sich so vorzeitig und freiwillig zu beugen, dass einen das Schicksal nicht mehr zu beugen braucht. Um aber zu wissen, wovor es sich zu beugen gilt, muss das Wesen des in Frage kommenden Krankheitsbildes erkannt werden. Durch ihren Kampf gegen »Krankheiten«, der sich in einer Flut von Antimitteln (Antibiotika, Antihypertonika, Antihistaminika und so weiter), Hemmern (Säure-, ACE-Hemmern und so weiter) und (Beta-)Blockern ausdrückt, lernt die Schulmedizin aber kaum je das Wesen der bekämpften Krankheitsbilder kennen und bleibt folglich außerstande vorzubeugen. Aufwendige Aktionen können über dieses eklatante Versagen kaum hinwegtäuschen. Selbst unsinnige Kampagnen, denen über Jahrzehnte unzählige Gebärmütter zum Opfer fielen, wurden als Vorbeugungsmaßnahme gegen Krebs verkauft.

Nachdem die Kreuzzüge gegen Gebärmütter allmählich ein Ende gefunden hatten, was zeigt, wie überflüssig Eingriffe dieser Art und vor allem dieses Ausmaßes schon immer waren, stehen wir allerdings heute schon wieder am Anfang einer ähnlichen medizinischen Groteske, die diesmal Brüste und Eierstöcke im Visier hat. Bei allem Entsetzen sollten wir jedoch die darin zum Ausdruck kommende Hilflosigkeit beider Seiten nicht übersehen. Frauen, deren Mutter und Großmutter an Brustkrebs erkrankten, haben natürlich mit Recht Angst, selbst zu Opfern zu werden. Sie nutzen intensiv die medizinisch-technischen Möglichkeiten und fordern manchmal mehrere Mammographien pro Jahr. Da dies alles im Rahmen sogenannter Prophylaxe abläuft, fühlen sie sich dabei sicher. Nach zehn Jahren aber hat eine solche Frau viele Dutzend Mammographien hinter sich und damit ihr Brustkrebsrisiko drastisch erhöht. Von Vorbeugung kann hier keine Rede sein, es handelt sich vielmehr um falsch verstandene Früherkennung. Dieses Beispiel mag deutlich machen, wie gefährlich der Etikettenschwindel ist.

Auf dem Boden der Krankheitsbilder-Deutung im Zusammenhang mit Urprinzipienverständnis lässt sich durchaus in sinnvoller Weise vorbeugen. Sobald das Wesen oder Muster des Brustkrebses verstanden ist, können sich Betroffene freiwillig vor den anstehenden Aufgaben beugen, die Herausforderung annehmen und aus dem gefährlichen Familienmuster aussteigen – wobei hier nicht der Eindruck erweckt werden soll, als ginge das leicht, aber es ist möglich. Wo die Deutung gelingt, lässt sich der Vorbeugungsgedanke auf jede Krankheitssituation übertragen, und die Medizin könnte endlich einer ihrer vornehmsten Aufgaben gerecht werden.

Aus dem Gesagten ergibt sich als einzige mir bekannte Möglichkeit spezifischer Vorbeugung, die diesem anspruchsvollen Wort wirklich gerecht wird, die Krankheitsbilder-Deutung. Statt sich etwa die Schilddrüse mittels autoaggressiver Hashimoto-Thyreoiditis selbst zu zerstören, wie es immer häufiger geschieht, können mutige, bis an die Wurzeln der eigenen Existenz gehende Entwicklungsschritte das Organ retten und die Energie auf eine sinnvollere Ebene lenken. Um zu dieser Lösung zu kommen, muss die Schilddrüse als Entwicklungsorgan erkannt werden, das unter anderem unser Lebenstempo regelt. Auch ist wichtig zu verstehen, dass es sich um ein autoaggressives, also plutonisches Geschehen handelt. Vorbeugung heißt eben, sich so zu verhalten, dass die Entstehung des Krankheitsbildes gar nicht erst notwendig wird. Wir beugen und widmen uns stattdessen der Thematik und lenken die Energie auf Bewusstseinsebene, um ihr dort Ausdruck zu verschaffen.

Die Schulmedizin verlegt sich – wohl wegen ihres Mangels an Gesetzes- und Lebensprinzipienkenntnis und folglich fehlender Alternative – auf immer ausgedehntere Früherkennungs- und Kontrollmaßnahmen. Aber erstens werden einige dieser Maßnahmen wie die erwähnten Mammographien selbst von Schulmedizinern inzwischen als gefährlich durchschaut, zweitens werden so mit der Zeit immer mehr angstbesetzte Untersuchungen und Kontrollen nötig. Und drittens, wo soll das alles letztlich hinführen?

Die Hollywood-Ikone Angelina Jolie verkündete nach ihrer prophylaktischen Amputation beider Brüste, sie habe einen Gendefekt und sei deshalb anfälliger für Brustkrebs und ließ sich anschließend auch noch die Eierstöcke entfernen. Das hat bereits eine Welle von Nachfolgerinnen auf den (Operations-)Plan gerufen. Das Internet war voller Äußerungen wie: »Ich hoffe, dass Promi-Frauen anderen Mut machen, diesen Schritt zu wagen, wenn es um die Gesundheit geht.« Wahrscheinlich ist das der Beginn einer Operationswelle, wie sie sich in der Vergangenheit gegen Gebärmütter richtete. Jede Frau über vierzig war über Jahrzehnte ihrer Gebärmutter nicht sicher, weil Gynäkologen diese unter Androhung von Krebsgefahr so gern entfernten. Damals lieferten harmlose Myome den Vorwand. Heute sind es Statistiken zur Erkrankungswahrscheinlichkeit.

Wer dieser Logik folgt, könnte enorm viel am eigenen Körper prophylaktisch wegschneiden lassen. Vieles im Organismus ist grundsätzlich krebsgefährdet, und wir alle sind praktisch grundsätzlich bedroht. Wer sich von dieser Angst leiten lässt, ist nie mehr sicher. Selbst wenn schließlich alles weggeschnitten ist bis auf ein in Nährlösung schwimmendes Gehirn, hätte das wohl immer noch Angst vor Gehirntumoren.

Doch so etwas wird nicht geschehen, weil die Schulmedizin Organe, die auch bei Männern vorkommen, viel vor- und nachsichtiger behandelt. Und das sollte zu denken geben. *Man* hat Hormongaben bei Männern in der Midlife-Crisis sofort wieder sein lassen, als die ersten Krebsverdachtsmomente auftauchten, während bei Frauen an diesem Elend trotz viel massiverer Verdachtsmomente über Jahrzehnte festgehalten wurde.

Tatsächlich ist selbst bei positivem BRCA-Gen die Wahrscheinlichkeit, an Brustkrebs zu erkranken, niemals so groß wie die aller Männer, an Prostatakrebs zu erkranken. Denn sechzig Prozent der Sechzigjährigen haben beginnenden Prostatakrebs, siebzig Prozent der Siebzigjährigen, achtzig Prozent der Achtzigjährigen und fast hundert Prozent der Neunzigjährigen. Somit ist Prostatakrebs die häufigste Krebsart überhaupt. Aber kein Urologe käme auf die Idee, prophylaktisch Vorsteherdrüsen zu entfernen, denn in diesem Fall sind Nebenwirkungen zu bedenken von Impotenz bis Inkontinenz. Wer aber bedenkt die Nebenwirkungen von Brust- oder gar Eierstockoperationen? Wie soll die Gesamtheit der weiblichen Hormone *natür*lich ersetzt werden? Was für eine Anmaßung moderner Endokrinologen!

Es wäre wesentlich sinnvoller, einfacher und sicherer, sich der hinter Brustkrebs(angst) liegenden seelischen Bedeutung bewusst zu werden und sich entsprechend zu verhalten, als diese Art von Früherkennung mit ihren katastrophalen Konsequenzen weiter zu betreiben. Aber solange sich die Schulmedizin für das Wesen von Krankheit nicht interessiert, bleibt es ihr grundsätzlich unmöglich zu vermitteln, sich freiwillig vorher zu beugen. Insofern ist hier auch kein Vorwurf enthalten. Ohne Philosophie geht es nicht besser, andererseits gibt es diese Philosophie. Sie bildet die Basis von *Krankheit als Symbol* und *Integraler Medizin*.

Das Grundproblem bei prophylaktischen Amputationen liegt in einem gänzlich anderen Schicksalsbezug beziehungsweise in dessen komplettem Fehlen in der Schulmedizin. Der Ansatz der Krankheitsbilder-Deutung geht davon aus, dass wir gegenüber dem Schicksal am kürzeren Hebel sitzen und gut beraten sind, das christliche »Dein Wille geschehe« als Grundmaxime der Schöpfung zu akzeptieren. Die Schulmedizin bildet sich – frei von jedem Schicksalsbezug – allen Ernstes ein, sie könne mit Tricks wie prophylaktischen Amputationen das Schicksal ausmanövrieren, nach dem Motto: »Wenn die Brüste weg sind, kann nichts mehr passieren.« Selbst wenn alles weg ist, bleibt die Seele, und ihr kann folglich noch eine ganze Menge passieren, aber das ist wegen fehlendem Seelenverständnis kein Thema der Schulmedizin.

Die Vorstellung, das Leben durch optimale Kontrolle und entsprechende Tricks fast beliebig verlängern zu können, ist vor allem in den USA populär und hat sich auch hierzulande schon verbreitet. Am klarsten und – in meinen Augen – absurdesten wird dieser Ansatz von David B. Agus in *Leben ohne Krankheit* vorgetragen. Natürlich ist das für religiös entwurzelte Menschen ein faszinierender Gedanke, sich so konsequent durchchecken zu lassen, dass (einem) einfach nichts mehr zustoßen kann. Damit entspricht die Schulmedizin der menschlichen Grundangst, dass ständig Gefahren drohen. So wird bei jedem Abschied vor längeren Reisen der Wunsch ausgesprochen: »Hoffentlich passiert nichts!« Das gilt dann natürlich auch für die Lebensreise. Vor diesem Hintergrund wäre es allerdings am besten, man bliebe tagsüber im eigenen Wohnzimmer sitzen und wechsle abends still ins Schlafzimmer und sorge dafür, dass auch dort nichts passiert, was an Leben erinnern könnte.

Natürlich kann *frau* kaum noch Brustkrebs bekommen, wenn beide Brüste radikal entfernt sind. Aber garantiert das, dem eigenen Schicksal und anstehenden Lernaufgaben zu entkommen? Statt der amputierten Region stehen dem Schicksal genügend andere Schauplätze zur Verfügung, um wichtige Lernaufgaben zu verkörpern. Auf der weggeschnittenen Ebene mag nichts mehr geschehen, aber dafür auf vielen anderen. Wenn es etwa beim Brustthema um das Mondprinzip (Nr. 4) geht, könnte natürlich genauso gut der Magen von Krebs befallen werden und beim Venusprinzip (Nr. 7) die Niere. Ärzte mit Philosophie und Weltbild machen solche radikalen Vorschläge auch gar nicht. Aber Mediziner, die als Naturwissenschaftler Auswege suchen, ohne sich auf eine Lebensphilosophie stützen zu können, werden solches wohl auch weiterhin vor*schlagen*. Diesbezüglich hilft nur, Verantwortung für das eigene Leben zu übernehmen und es vor Medizintechnikern zu schützen. Es gilt, diesen (spirituellen) Bereich des Lebens selbst in die Hand zu nehmen und Medizintechnikern die Oberhoheit über das Leben zu verwehren. Die wundervolle Chance liegt aus meiner Sicht heute darin, zeitlose Philosophie und Lebensprinzipienkenntnis mit neuer Medizintechnik zu versöhnen. Und öffnen wir die Augen für Kulturen, die ihre Religion oder Lebensphilosophie bewahrt haben wie etwa die tibetische. In Ladakh, dem indischen Tibet, ist der Arzt in der Regel ein Lama, also ein (Geistlicher) Mensch auf dem spirituellen Weg, der für sich persönlich Befreiung sucht und diese auch als Ziel für seine Patienten mitbedenkt. Er kann damit gar nicht auf die Idee verfallen, langfristige Entwicklung und nachhaltiges Lernen gegen kurzfristige Symptomfreiheit einzutauschen, wie es zum »Erfolgskonzept« der westlichen Medizin geworden ist.

Am Beispiel der durch genetische Entdeckungen noch geförderten Brustkrebsangst wird außerdem deutlich, dass es eine von Konkurrenzdenken gesteuerte Eigenart der Schulmedizin ist, einem Krankheitsbild, sobald eine körperliche Ursachenkomponente gefunden wurde, sogleich wieder alle seelischen Anteile abzusprechen. Das mag daran liegen, dass Schulmediziner nur sehr ungern etwas an die »Konkurrenz der Psychosomatik« abgeben und heilfroh sind, wenn es sich zurück in ihren Einflussbereich holen lässt. Dieses Ressortdenken in engen Grenzen ist in der Medizin so üblich wie hinderlich. Wir werden in Zukunft immer mehr genetische Anteile an Krankheitsbildern finden, einfach weil die Genetik solche Fortschritte macht und inzwischen das menschliche Erbgut entschlüsselt ist. Ähnliches wird in der Immunologie geschehen. Das darf aber nicht zum Grund werden, neuerlich in Einseitigkeit zu verfallen, wie etwa schon beim Magengeschwür, das inzwischen zu hundert Prozent dem Bakterium Helicobacter angelastet wird. Allein die Tatsache, dass die Hälfte der Bevölkerung Helicobacter im Magen hat, ohne an Magengeschwüren zu erkranken, und zum Glück eben nicht alle Patientinnen mit dem entsprechenden Gen auch Brustkrebs bekommen, sollte uns hier den Weg weisen, bevor wir das Kind neuerlich mit dem Bade ausschütten. Die Entdeckung des Brustkrebsgens ist ein wissenschaftlicher Fortschritt, der als solcher zu begrüßen ist. Sobald sie allerdings als Argument gegen die Psychoonkologie, die Lehre von den seelischen Anteilen an der Entstehung von Krebs, missbraucht wird, ist sie über- und vor allem fehlinterpretiert. Vor einiger Zeit haben amerikanische Forscher zudem jene Stoffe isoliert, die im Stadium der Verliebtheit im Blut kreisen. Nun würden wir auch nicht behaupten, jahrhundertelang Liebe fälschlich als geistig-seelisches Phänomen interpretiert zu haben, das wir nun endlich als rein körperlich durchschauen. Verliebtheit bleibt trotz dieser interessanten Entdeckung ein seelisches Geschehen, das – wie so vieles – gleichzeitig im Körper seine Entsprechung findet.

Die Sprache des Körpers verstehen

Krankheitsbilder als Wachstumschancen auf dem Entwicklungsweg zu nutzen ist eine wirklich *wunder*volle Methode und zugleich eine uralte Idee und ihrem Wesen nach schon in den heiligen Schriften der Völker zu finden. Trotzdem war sie mit dem Siegeszug der naturwissenschaftlichen Medizin bis zur Veröffentlichung von *Krankheit als Weg* im Jahr 1983 in den Hintergrund geraten. Die uralte und jetzt neu entdeckte Kunst der Deutung von Krankheitsbildern und Problemen hat sich typischerweise über die Betroffenen, die Patienten und Patientinnen, durchgesetzt. Sie haben die Methode zu Therapeuten gebracht, die ursprünglich mehrheitlich einem so einfachen und plausiblen Weg nicht trauten. Dabei gab es längst Hinweise auf die Wichtigkeit der Be-Deutung von Krankheit, etwa bei Viktor Frankl, dem Begründer der Logotherapie, der sagte: »Der ›Wille zum Sinn‹ liegt im Leben. Wenn die Sinndeutung gelingt, wird die Krankheit besser bewältigt.«

Auf körperlicher Ebene deuten wir zumindest mit dem Finger auf den Ort, wo wir das Problem ahnen oder konkret spüren, wo uns der Schmerz quält oder allgemein *der Schuh drückt*. Auf übertragener Ebene geht es ebenfalls darum, den Finger in die – meist immaterielle – Wunde zu legen und die richtige Frage zu stellen, die schon den Gralskönig Amfortas von seinem Leid hätte erlösen können: die Frage nach dem Schatten, der sich in jeder Verletzung und in jedem Krankheitsbild verkörpert: »Was fehlt dir, Oheim?« Der Körper ist die Bühne für unbewusstes seelisches Geschehen oder mit den Worten des Schriftstellers Peter Altenberg: »Krankheit ist der Aufschrei einer beleidigten Seele.« Wer herausfinden will, was die Seele beleidigt hat, erhält vom Körper die *not*wendigen Hinweise und kann natürlich auch – etwa über entsprechende Innenschau – die Seele dazu befragen. Der Körper wird zur Bühne, um nicht anerkannte und umgesetzte Wachstums- und Lernaufgaben abzubilden. Er bedient sich dabei bildreicher Symbolsprache wie die Gleichnisse religiöser Traditionen, die Mythen, Märchen und Legenden der Völker. Aber auch die einfache und oft sehr direkte Ausdrucksweise der Umgangssprache lebt davon und ist hilfreich beim Deuten. Im Schattenausdruck des Krankheitsbildes lassen sich Sinn und Aufgabe des Geschehens ablesen sowie mit den Lebensprinzipien sinnvollere und erlöste Bearbeitungsmöglichkeiten des Themas finden.

Bei der Krankheitsbilder-Deutung stützen wir uns weitgehend auf Körpersprache, die meistgesprochene Sprache auf Erden. *Alle* Menschen verwenden sie, wenn auch meist unbewusst und oft ohne sie selbst zu verstehen und zu deuten. Die Sprache der Symptome ist lediglich eine, wenn auch besonders wichtige Unterform der Körpersprache. Die meisten und auch moderne Menschen tragen das Wissen um die Körper- und Symptomsprache noch latent in sich und können es rasch wiederbeleben. Beide Sprachen gehören zu jenem großen, unüberschaubaren Wissensschatz, der seit Urzeiten in uns schlummert und auf Wiedererweckung wartet. Tatsächlich ist dieser im Schatten liegende, über die Sprache erreichbare Schatz weit größer, als die meisten ahnen, und reicht bis in die Bereiche der Symbolik gesunder Organe und Körperteile, aber auch in die besondere und spezielle Ausformung von Körperregionen wie Hände, Füße und bis zu Gang und Gestik. Die Körpersprache ist ein bisher weit unterschätzter Bereich, der unglaublich reich ist und auch (an Erkenntnis) reich machen kann.

Das Verständnis von Körpersprache vermittelt den Zugang zu unseren Wurzeln, sowohl in der Kultur als auch in der Familie der Menschen. Die Ausdrucksweise unseres Körpers ist wirklich *muster*gültig. Wer hier sehend wird, kehrt gleichsam zurück zum ursprünglichen Zustand vor der babylonischen Sprachverwirrung, als laut Bibel alle Menschen noch ein und dieselbe Sprache teilten. So ist auch unser aller Erbgut verblüffend ähnlich, unterscheiden wir uns darin doch selbst von Bonobos und Schimpansen, unseren nächsten Verwandten im Tierreich, nur in zwei Prozent.

Symptomdeutung ist natürlich unabhängig von Hautfarbe und Rasse. Wo Tränen rollen, ist die Farbe der Haut, die sie benetzen, unwichtig. Der Zusammenhang enthüllt spontan, ob es sich um Tränen der Freude, der Trauer oder des Schmerzes handelt. Je archaischer Menschen leben, desto ursprünglicher ist ihre Ausdrucksweise. Wir können von alten Zeiten lernen und erleben, wie wir archaische und archetypische Erfahrungen weiter in uns tragen.

Sogenannte mitgebrachte oder Erbkrankheiten sind, da sie ebenfalls Form und Inhalt haben, natürlich auch der Deutung zugänglich. Sie bringen (ur-)alte Themen und Aufgaben zum Ausdruck, die schon lange auf Erlösung warten. Viele Indianervölker gehen davon aus, dass hinter unserer linken Schulter die weiblichen und hinter unserer rechten die männlichen Ahnen stehen und darauf warten, dass wir endlich die seit Langem anstehenden Aufgaben lösen. So vieles ist mitgebracht, und das geht weit über das Thema Erbgut hinaus. Heute wissen wir außerdem, wie entscheidend die sogenannte Epigenetik ist. Sie erforscht, was im Umfeld eines Menschen dazu beiträgt, Gene ein- oder auszuschalten. Moderne Studien zur Ernährung von US-Professor Colin Campbell und zuvor schon von indischen Forschern haben offenbart, und meine eigenen ärztlichen Erfahrungen bestätigen es, wie sich verschiedene Krebsarten mittels Tier- und vor allem Milch(protein) gleichsam ein- und ausschalten lassen.

Zum Gebrauch dieses Buches

Aufbauend auf Krankheitsbilder-Deutungen von *Krankheit als Weg* über *Krankheit als Sprache der Seele*, *Frauen-Heil-Kunde*, *Krankheit als Sprache der Kinderseele*, *Wenn wir gegen uns selbst kämpfen*, *Schattenreise ins Licht*, *Der Seeleninfarkt*, *Das Alter als Geschenk* bis zu Monographien wie *Krebs – Wachstum auf Abwegen*, *Herz(ens)probleme*, *Verdauungsprobleme* und *Das Raucherbuch* kommen auch die Deutungen der Körpersprache hinzu aus *Der Körper als Spiegel der Seele* und *Die Spuren der Seele – was Hand und Fuß über uns verraten*. Selbst *Wie Sex und Liebe sich wieder finden* kann noch einiges zum tieferen Verständnis herausfordernder Symptome beitragen. *Mein Buch der Selbstheilung* und *Gesund und glücklich älter werden* sind allgemeinen Themen der Heilung und Vorbeugung gewidmet. *Corona als Weckruf* und *Mind Food* sind Einladungen, aus den intensiv belastenden Jahren der Corona-Epidemie Wesentliches zu lernen, um ähnlichen Desastern in Zukunft vorzubeugen. In *Krankheit als Symbol* geht es nun darum, die Gesamtheit der Krankheitsbilder mit einem Anspruch auf Vollständigkeit zu bearbeiten, um leichten und raschen Zugang zur jeweiligen Symbolik des Krankheitsbildes zu finden.

Nachdem wir in *Krankheit als Weg* noch die schulmedizinische Vorgehensweise der Einteilung nach Organen gewählt hatten und etwa alle Leber- und Nierenkrankheiten zusammenfassten, habe ich in der Fortführung *Krankheit als Sprache der Seele* das Kopf-Fuß-Schema gewählt, um bessere Bezüge zum jeweiligen Umfeld des Krankheitsbildes zu ermöglichen. Im vorliegenden Nachschlagewerk kam wegen der schnelleren und sicheren Orientierung nur die alphabetische Anordnung in Frage. Alle Einteilungssysteme haben Vor- und Nachteile und können die Wirklichkeit, in der alles mit allem zusammenhängt, nicht wirklich abbilden. Der beste Schutz im Umgang mit ihnen ist gute Kenntnis ihrer jeweiligen Nachteile. Die Einteilung nach Organen verführt zu sehr beschränkten, den ganzheitlichen Gesichtspunkt verletzenden Sichtweisen wie aus der schulmedizinischen Facharzt-Medizin bekannt. Das Kopf-Fuß-Schema vermeidet dieses Problem zwar, es ist aber für die Orientierung nicht übersichtlich genug, da viele Krankheitsbilder, etwa Blut- und Nervenerkrankungen, nicht sicher einzuordnen sind. Die alphabetische Reihenfolge bietet die schnellste Übersicht und beste Orientierung bei allerdings völligem Ignorieren von Sinn- und Funktionszusammenhängen.

In Anbetracht dieses Nachteils ist der beste Weg die Verbindung verschiedener Ebenen nach folgendem Schema: Zuerst ist sinnvollerweise die Be-Deutung der betroffenen Region im ersten Teil des Handbuches – bei einer Mandelentzündung etwa die des Halses – nachzulesen und sich so über die symbolische Bedeutung des Problemumfeldes zu informieren. Der nächste Schritt führt – wiederum im ersten Buchteil – zum betroffenen Organ, seiner Symbolik und Funktion, in unserem Beispiel also zu den *Mandeln*. Diese sind Teil des *Abwehrsystems*, das auch im ersten Teil zu finden und nachzulesen ist. Ein weiterer Schritt führt in den zweiten Hauptteil des Buches: zum Grundproblem und seiner Deutung, in unserem Beispiel also zur *Entzündung* und ihrer Symbolik. Dann erst empfiehlt sich als letzter Schritt das Nachschlagen unter *Mandelentzündung* oder Tonsillitis. Um zwischen deutschen und lateinischen Ausdrücken weder Verwirrung zu stiften noch Doppelungen aufzusitzen, ist hier mit Querverweisen gearbeitet.

Im zweiten Buchteil, dem Register der Krankheitssymptome, gibt es zu jedem Symptom Hinweise auf Auseinandersetzungsmöglichkeiten mit dem Thema. In unserem Beispiel werden Ideen angeboten zum Umgang mit der *Entzündungsproblematik* im Allgemeinen und wie man ihrem tieferen Sinn gerecht werden kann. Erst danach macht der Schritt zum speziellen Problem (*Mandelentzündung*) Sinn. So verlockend es erscheinen mag, sich sofort auf das Ziel zu stürzen, so wenig empfehlenswert ist es. Erst der Unterbau durch die vorangegangenen Schritte ermöglicht, dem Thema in seiner Tiefe gerecht zu werden. Außerdem entspricht der Weg vom Allgemeinen zum Speziellen einem bewährten archetypischen Muster.

Darüber hinaus wird es oft hilfreich sein, entsprechenden Querverweisen auf verwandte oder in inhaltlichem Zusammenhang stehende Krankheitsbilder (zum Beispiel auch solche, die das genaue Gegenteil des eigenen ausdrücken) zu folgen, sodass sich gegen Ende der Deutung ein viel umfassenderes Bild der jeweiligen Symptomatik ergibt. Dieses Vorgehen ist in *Krankheit als Sprache der Seele* beispielhaft ausgeführt.

Sofern ausführlichere Deutungen des besprochenen Krankheitsbildes in einem meiner anderen Bücher existieren, ist über die Literaturangabe (*Lit.*) darauf verwiesen, um so weitere Vertiefung zu ermöglichen. Es empfiehlt sich aber oft, zuerst selbst mit Hilfe dieses Lexikons auf die Suche zu gehen, bevor man auf bereits vorhandene ausformulierte Deutungen zurückgreift, da die eigene individuelle Einschätzung von erheblicher und sogar herausragender Be-Deutung und Wichtigkeit ist. Die Hinweise auf geführte Meditationen und Selbsthilfeprogramme (*Audio/CD*) können solche persönlichen Eingebungen erleichtern.

Eigene Anstrengungen und selbstgefundene Lösungen sind – selbst wenn sie noch nicht ganz stimmen – oft besser als fremde Meinungen. Im Übrigen lassen sich die eigenen Gedanken in einem nächsten Schritt wunderbar durch bereits vorhandene Deutungen ergänzen, erweitern und vertiefen. Falls es kein spezielles Programm zum eigenen Thema gibt, empfiehlt sich die CD oder der Download *Selbstheilung*, mit deren Hilfe sich alle Symptome in der eigenen Seelen-Bilder-Welt diagnostizieren lassen.

Wichtige Hilfestellungen, vor allem im Hinblick auf Bearbeitung und Einlösung, bieten auch die Hinweise auf die Lebens- oder Urprinzipien. Sowohl bei den Körperregionen und Organen (Teil 1) als auch bei den Krankheitsbildern und Symptomen (Teil 2) sind diese jeweils mit angegeben, sodass das archetypische Umfeld neben der speziellen Aufgabe mustergültig deutlich wird. Selbst bei noch geringen Kenntnissen dieses Archetypensystems kann sich durch die Arbeit mit diesem Nachschlagewerk diesbezüglich ein tieferes Verständnis entwickeln.

Zuerst wird in Teil 2 jeweils das Urprinzip der betroffenen Region angegeben, der Ebene also, auf der sich das Geschehen abspielt, dann folgt verbunden mit Bindestrich (-) das Urprinzip der Symptomatik. Häufig handelt es sich auch um Mischungen der jeweiligen Urprinzipien, was durch eine Schrägstrichverbindung (/) ausgedrückt wird.

Eine kurze Einführung in den Umgang mit Urprinzipien im Zusammenhang mit Krankheitsbildern findet sich im entsprechenden Kapitel von *Krankheit als Sprache der Seele*. Mit *Die Lebensprinzipien* steht darüber hinaus das ausführliche Lehrbuch der Urprinzipien und Archetypen zur Verfügung, zu dem es ein Set von zwölf CDs mit jeweils zwei geführten Meditationen zu jedem Prinzip gibt. Diese eignen sich ideal, um tiefer in einen noch unklaren Archetyp einzudringen.

Die Einbeziehung verschiedener Ebenen und der Lebensprinzipien wird erfahrungsgemäß die Gefahren, die eine rezeptmäßige Übersetzung von Symptomen in Deutungen sonst nach sich ziehen würde – am Wesentlichen vorbeiführende Kurzschlüsse und zu simple Gleichsetzungen –, in überschaubaren Grenzen halten. Mittels Hierarchisierung der verschiedenen Ebenen lässt sich auch der Zusammenhang mit dem Gesamtorganismus, in den jedes Krankheitsbild eingebunden ist, besser durchschauen. In jedem Fall ist der ganze Mensch krank und muss auch als solcher behandelt werden – der schattige Gegenpol dazu wäre eine unangemessene Symptomdeuterei und -kuriererei. Über die Hierarchisierung lässt sich der Kern- und Angelpunkt des Problems finden, ohne den Gesamtzusammenhang zu vernachlässigen. Obwohl das Wort Hierarchie heute wenig positive Wertschätzung genießt – wörtlich übersetzt heißt es »Herrschaft des Heiligen« –, kann es uns weiterhelfen. Denn es geht genau darum, den einen entscheidenden (Ansatz-)Punkt herauszufinden, an dem man hängt oder hängengeblieben ist.

Letztlich gehören auch Umweltbezug und sogar die gesellschaftliche Ebene, wie sie sich in Familien- und Gemeinschaftsthemen und im sozialen Bereich des Wohn- und Arbeitsumfeldes zeigt, dazu – obwohl diese hier nur am Rand gestreift werden. Je weiter und bunter das Musterbild wird, desto besser und zielführender jedenfalls für die daraus erwachsenden Hinweise in Richtung Gesundung. Paracelsus forderte, dass ein Arzt bereits aus dem Umfeld erkennen solle, an welcher Krankheit der Patient leide, wie er auch umgekehrt fähig sein müsse, aus dem Krankheitsbild auf das Umfeld zu schließen. Einem Behandler, der nichts von *Lebensprinzipien* verstand, sprach er sogar rundheraus die Befähigung zum Arzt(sein) ab. Nun leben wir in einer Zeit, in der Archetypen- beziehungsweise Lebensprinzipienverständnis unter Ärzten die Ausnahme darstellt, wobei sich erfreulicherweise in unseren Ausbildungsseminaren *Integrale Medizin* und der Younity-Online-Ausbildung zum ganzheitlichen Gesundheitsberater auch hier eine Wende abzeichnet.

Krankheitsbilder-Deutung durch Betroffene, Angehörige, Therapeuten

Vorbeugung ist ein Gedanke, der sich durch meine Arbeit und damit auch durch dieses Nachschlagewerk zieht. So finden sich darin auch Deutungen, die in der akuten Situation etwa bei fortgeschrittener Alzheimer-Krankheit oder in einer Psychose sinnlos wirken, weil der oder die Betroffene gar nicht (mehr) das notwendige Bewusstsein zur Mitarbeit hat. Sie zielen dann einerseits auf Vorbeugung, die umso wichtiger wird, sobald sich der Patient, die Patientin von der augenblicklichen Bedrohung erholt hat, andererseits auf ein besseres Verständnis der Situation durch Angehörige. Generell dienen alle hier gesammelten Deutungen immer auch der Vorbeugung, um es eben gar nicht erst so weit kommen zu lassen, sich selbst nicht mehr helfen zu können.

Nachdem wir eine akute Erkrankung überstanden haben – gleichgültig, mit welchen Mitteln auch immer –, sollte sich uns die Frage aufdrängen: »Was lerne ich daraus, und wie kann ich in Zukunft andere, geschicktere Ebenen des Ausdrucks finden, als es Krankheitsbilder sind?« Auch rückblickend sind die Standardfragen der Krankheitsbilder-Deutung noch sinnvoll: »Warum gerade mir, gerade das, gerade so, gerade in dieser Zeit meines Lebens? Wozu zwingt und woran hindert mich das Krankheitsbild?«

Bei Erbkrankheiten sind natürlich immer mit den Kindern auch deren Eltern gemeint und direkt angesprochen. Als Vater einer Tochter mit Trisomie 21 und dadurch in Kontakt mit anderen von ähnlichen Aufgaben geforderten Eltern kann ich das auch aus persönlicher Erfahrung sagen. Unsere Tochter hat sich wohl in ihren jetzt dreißig Jahren weniger Sorgen gemacht als wir in ihrer Umgebung. Wir als Eltern waren da ganz anders gefragt als sie. Wenn ich also das Down-Syndrom deute, wendet sich das natürlich in erster Linie an Eltern betroffener Kinder und nicht an diese selbst.

Bei harten Deutungen, die den Sinnrahmen eines Lebens sprengen, kann die Lehre der Reinkarnation wesentliche Erleichterung und Hilfe bringen. Sie ist aber zum Deuten von Krankheitsbildern nicht notwendig und hat an sich auch keinen inneren Zusammenhang zur Krankheitssymbolik; sie macht allerdings schwere, bedrückende Lernaufgaben oft verständlicher und leichter annehmbar. Dazu ein banales Beispiel: Wer sich nach Meditation, Yogastunde und gesundem Müsli mit zwei Briefen von Bank und Hausarzt konfrontiert sieht, die Schulden und schlechte Leberwerte melden, mag das unfair finden. Und tatsächlich können weder Meditation noch Yoga noch Müsli so falsch gewesen und dafür verantwortlich sein. Insgesamt ist hier einfach nur der Zeitrahmen zu eng gewählt. In den Monaten oder Jahren vor Ankunft der Briefe hat man selbst die Grundlagen für deren bedenkliche Inhalte gelegt.

Wenn wir den Zeitrahmen bis hin zum Gedanken von Inkarnationen erweitern, hat das Vorteile für Verständnis und Einordnung von Krankheitsbildern und anderen Aufgaben. Angeborene Missbildungen etwa, die hier ebenso konsequent gedeutet werden wie im späteren Leben auftretende Symptome, sind mitgebrachte Lern- und Lebensaufgaben, was im Rahmen der Reinkarnationslehre leichter zu akzeptieren ist. Aus diesem Weltverständnis folgt auch die Sicherheit bezüglich Deutungen bei Kindern oder gar Neugeborenen, die sich im Prinzip nicht von denen Erwachsener unterscheiden. Menschen haben Aufgaben und bringen ein Gutteil davon bereits mit. Das lässt sich heute durch die differenzierten Aussagen der Genetik auch ohne Reinkarnations- beziehungsweise Karmalehre verstehen; anhand dieser Lehren ist aber vieles wesentlich besser und tiefer zu begreifen. Deutungen von Krankheitsbildern, die auf den Tod zielen, verlieren so auch viel von ihrer Härte und scheinbaren Sinnlosigkeit für diejenigen, die die Kette der Leben im Auge haben. Wir wissen heute – ohne den Reinkarnationsgedanken zu strapazieren – aus der Sterbeforschung, dass Menschen sterbend noch vieles lernen, etwa wenn der Lebensfilm vor ihrem inneren Auge abläuft.

Aus der Reinkarnations- beziehungsweise Schattentherapie, die gleichermaßen auf dem bereits skizzierten spirituellen Weltbild gründet, ergeben sich auch Deutungen und Erkenntnisse, die dem naturwissenschaftlich orientierten Benutzer schwerer eingehen mögen – etwa die Sicherheit, dass Selbstmord nicht weiterhilft, weil er das Leben nicht beendet, sondern zur Wiederholung der verweigerten Klasse in der Lebensschule zwingt, und das oft auch noch unter erschwerten Bedingungen.

Zu meiner Freude erlebe ich in der Ausbildung *Integrale Medizin*, wie sich zunehmend Ärzte der Sichtweise von *Krankheit als Symbol* anschließen. Vor allem freut mich sehr, dass vieles, das ich in diesem Buch vor vielen Auflagen und Überarbeitungen vor Jahrzehnten aus Erfahrung niederschrieb, inzwischen von dem Psychosomatiker und Psychoneuroimmunologen Prof. Dr. Dr. Christian Schubert von der Universität Innsbruck mit wissenschaftlichen Methoden belegt wird. Er hat sogar die Einzelfallbetrachtung wissenschaftlich salonfähig gemacht.

Die Zusammenarbeit mit Schulmedizinern kann auch davon profitieren, dass durch *Krankheit als Symbol* deren andere Therapieansätze in keiner Weise behindert, sondern im Gegenteil gefördert werden.

Grundsätzlich will und kann Krankheitsbilder-Deutung die Zusammenarbeit von Arzt/Ärztin und Patient/Patientin stärken. Eigenverantwortliche Patienten und Patientinnen, die sich mit Engagement für ihre Krankheitsbilder und die darin verborgenen Lernaufgaben interessieren, erleichtern Therapeuten die Arbeit. Je mehr Patienten mitdenken, -fühlen und -arbeiten, desto effektiver wird die Therapie.

Selbst während einer Chemotherapie wird das deutlich. Statt die Brustkrebspatientin mit angstvoll aufgerissenen Augen die ganze Zeit auf die Infusionsflasche mit dem Zellgift starren zu lassen, ist es offensichtlich besser, sie auf der inneren Seelen-Bilder-Ebene zur Mitarbeit anzuregen mittels einer geführten Meditation wie *Krebs*, *Selbstliebe* oder *Innerer Arzt*. So verwandelt sich ein Martyrium auf einfache Art und Weise in eine Heilmeditation – und mit etwas Aufmerksamkeit sogar in ein Heilungsritual.

Dieses Nachschlagewerk bietet die Chance, die Beziehung zwischen Therapeut(in) und Patient(in) zu vertiefen, allerdings mit dem Ziel, Betroffene langfristig ihren eigenen inneren Arzt oder ihre Heilerin entdecken zu lassen. Deren Entwicklung zu fördern ist die vornehmste Aufgabe jeder Ärztin und jeden Arztes. Insofern werden sie auch die Möglichkeiten der Krankheitsbilder-Deutung nutzen bis hin zu den großen Vorteilen, die sie im Bereich der Vorbeugung bietet.

Deutungssicherheit und Missbrauch durch (Be-)Wertung, Eigenblindheit

Alle Deutungen dieses Buches stammen aus direkter Übersetzung der Körper- und Symptomsprache in die Symbolsprachebene der Seele. In einzelnen Büchern habe ich bevorzugt große und häufige Krankheitsbilder abgehandelt, zu denen naturgemäß auch am meisten Erfahrungen mit Patienten und Patientinnen vorliegen. In diesem Lexikon geht es aber der Vollständigkeit halber auch darum, viele sogenannte kleine oder seltenere Krankheitsbilder aufzunehmen, selbst wenn zu ihnen weniger therapeutische Erfahrungen vorlagen.

Für Betroffene ist naturgemäß ihr Krankheitsbild immer das wichtigste, und die Unterscheidung zwischen großen, kleinen, häufigen und seltenen und damit vermeintlich unwichtigeren hat einen *medizynischen* Beigeschmack. Im Rahmen dieses Buches wurde deshalb auf solche Unterscheidungen verzichtet. Ich muss aber erwähnen, dass dadurch einige seltenere Krankheitsbilder nach den bewährten Regeln gedeutet wurden, ohne dass psychotherapeutische Erfahrungen dahinterstanden oder manchmal nur wenige. Da jedoch nach über vierzigjähriger Arbeit mit diesem Ansatz große Sicherheit und ebensolches Vertrauen in die Stimmigkeit der körperlichen Ausdrucksweise gewachsen sind, erschien dieses Vorgehen vertretbar. Auf jeden Fall ist es Aufgabe des Nutzers, wachsam zu bleiben und sich generell klarzumachen, dass es keine zwei gleichen Magengeschwüre gibt, sondern immer nur individuelle Persönlichkeiten, die sich mit ähnlichen Krankheitsmustern auseinandersetzen.

Die individuelle Komponente im Auge zu behalten ist außerdem entscheidend, um nicht alle Menschen mit derselben Diagnose über denselben Kamm zu scheren. Andererseits haben Krankheitsbilder etwas sehr Mustergültiges. Darauf zielt naturgemäß dieses Nachschlagewerk – und ist in mancher Hinsicht mit einer Arzneimittellehre der Homöopathie vergleichbar. Im Zweifelsfall empfiehlt es sich, Ärzte oder Therapeuten zu Rate zu ziehen, die mit diesem Ansatz vertraut sind, und gemeinsam die individuelle Komponente im allgemeinverbindlichen Muster auszumachen.

Die unterschiedliche Erfahrungsbreite mit den Krankheitsbildern führte zu unterschiedlicher Ausführlichkeit der Bearbeitung. Die Länge der Abhandlung eines Symptoms im Buch hat also weniger mit Wertungen bezüglich der Wichtigkeit zu tun als mit vorliegenden Erfahrungen, wobei natürlich die Verbreitung eines Krankheitsbildes einerseits seine Wichtigkeit für die betroffene Gesellschaft verrät und andererseits auf therapeutischer Seite zu reicherer Erfahrung führt. Insofern ist die Malaria, die insgesamt die meisten Menschenleben fordert, zu kurz gekommen etwa im Vergleich zur Pubertätsmagersucht, die bei uns viel verbreiteter und folglich auch mit therapeutischen Erfahrungen stärker untermauert ist.

Seuchen und weitverbreitete Krankheitsbilder sind Spiegel der Verhältnisse in ihrem Ausbreitungsgebiet. So können wir zum Beispiel für unsere Situation Krankheiten wie Herzinfarkt und Krebs, aber auch Karies und Erkältung als typische Erscheinungsbilder dieser Zeit und Gesellschaft deuten.

Kurz zusammengefasst, ist dieses Lexikon aus unserer heutigen Situation einer hochindustrialisierten Leistungsgesellschaft in Mitteleuropa zu Beginn des dritten Jahrtausends zu verstehen. Es erhebt keinen Anspruch, mit der Länge der Darstellung ein objektives Maß für die Wichtigkeit eines Symptoms zu liefern, ganz abgesehen davon, dass jedes Symptom für seinen Träger (subjektiv) sowieso das wichtigste ist. So wie jetzt mit dieser nochmals deutlich erweiterten Neuauflage 2022 ist auch weiter geplant, das Handbuch in Abständen zu überarbeiten, um weitere Erkenntnisse einzufügen oder neue Entwicklungen zu berücksichtigen.

Es muss auch bei*leibe* nicht alles, was in diesem Handbuch steht, in jedem Fall zutreffen, aber erfahrungsgemäß stimmt doch das meiste am *Leib* mit den entsprechenden seelischen Themen überein. Um diese Parallelität zu entdecken, ist es notwendig, sich tief genug darauf einzulassen. In einem Buch können nur Angebote gemacht werden. Jede(r) Einzelne ist aufgefordert, selbst herauszufinden, was in ihrem oder seinem »Fall« im Vordergrund steht. Wer allerdings nur herausliest, was einem in den Kram passt, wird die besten Chancen des Deutens verschenken, denn Schatten enthüllt sich vor allem in dem, was uns gar nicht (an uns) passt. In Wirklichkeit passt es natürlich vollkommen, wie die Krankheitsbilder-Deutung immer wieder offenbart.

In den letzten Jahrzehnten habe ich eine große Zahl von Briefen und Mails erhalten, die in ihrer Mehrzahl einem auffälligen Muster folgen. In einem Einleitungssatz lassen sich die Schreiber lobend aus, weil sie ihre ganze Familie in den Symptombeschreibungen wiedererkannt haben, besonders auch schwierige Mitglieder wie Schwiegermutter oder Partner. Anschließend aber beklagen sie, dass ausgerechnet bei ihrem eigenen Krankheitsbild die angeführten Deutungen nicht zuträfen. Das wüssten sie genau, denn sie hätten es ja schließlich schon seit soundso vielen Jahren. Insgesamt spricht aus diesen Rückmeldungen breite Zustimmung für die große Mehrzahl der Deutungen und herbe Kritik an einzelnen. Die breite Zustimmung betrifft die Krankheitsbilder der anderen, die Einzelkritik ausnahmslos eigene

Symptome. Es kann also sicher nicht schaden, sich die biblische Weisheit ins Bewusstsein zu rufen, wie viel leichter es ist, den Splitter im Auge des Nächsten zu erkennen als den Balken im eigenen. Für die eigene Entwicklung sind aber natürlich vor allem jene eigenen Splitter und Balken ausschlaggebend, die wir uns selbst ziehen und entfernen können mittels Krankheitsbilder-Deutung. Und solche Erkenntnis kann manchmal auch wehtun, das Ergebnis aber ist immer heilend.

Der Schritt und das Bekenntnis zum eigenen *Fehler* mögen leichter fallen, wenn wir akzeptieren, dass es ja gerade Fehler sind, die die größten Chancen für Wachstum und Integration des Fehlenden in sich tragen und mit sich bringen. Nur wenn wir krank sind, werden wir gefragt, was uns fehlt. Nur dann können wir Fehlendes ausfindig machen und, so wir es finden, in unser Leben integrieren. Schon aus diesem Grund ist Krankheit als Chance zu sehen. Mit Hilfe dieses Handbuches lässt sich nach dem, was zur Ganzheit fehlt, selbst auf die Suche gehen. Und jeder Fehler, der zur Integration eines fehlenden Seelenanteiles führt, ist ein Schritt auf dem Weg zum Heil(werden).

Bei der Deutungsarbeit ist stets zu bedenken, dass es im Bereich des Lebendigen grundsätzlich keine hundertprozentig richtigen Aussagen geben kann und somit auch keine Deutungen, die für jeden in jedem Fall stimmen. Generell können Deutungen natürlich nur zutreffen, wenn auch die entsprechenden Symptome vorhanden sind. Die Diagnose allein sagt oft recht wenig aus und kann völlig ohne Krankheits- und damit auch Deutungswert sein. Ein niedriger Blutdruck etwa, der keine Symptome macht, ist bedeutungslos und nicht zu deuten.

Da jedes Individuum Anteil an der kollektiven Bilderwelt hat und zugleich eine ganz eigene innere Bilderwelt besitzt, ist erst die wirklich individuelle Deutung stimmig, und vorgegebene Deutungen können nur Wegweiser sein, allerdings wertvolle, die den Rahmen liefern und oft auch die Farben sowie wesentliche Strukturen des Bildes. Stimmung und Atmosphäre – entscheidend für die Wirkung des Bildes – sind und bleiben aber etwas höchst Eigenes, das nur im persönlichen Bemühen um das individuelle Krankheitsmuster zu entdecken ist.

Solche Einschränkungen mögen dazu führen, gerade die unangenehmen Wahrheiten in den Deutungen nicht anzunehmen, was sehr schade wäre. Ausgerechnet die am härtesten empfundenen Deutungen sind häufig die wichtigsten, denn es ist immer Schatten, der sich im Krankheitsgeschehen verbirgt.

Oft ist die umgangssprachliche Ausdrucksweise bezüglich der Krankheitsbilder sehr ungeschminkt und ehrlich. Auch das Schicksal wählt bei seinen Eingriffen und sprichwörtlichen Schlägen nicht selten harte Wege. Nach guten vierzig Arztjahren weiß ich aber aus Erfahrung, dass Schicksal nicht böse, sondern lediglich mit allen Mitteln unserer Entwicklung verpflichtet ist. So bitte ich die Benutzer, mir zu glauben, dass die angeführten Deutungen, wo sie verletzend empfunden werden, doch einzig im Sinne der Förderung von Bewusstwerdung und Eigenentwicklung gemeint sind.

Generell sind Deutungen immer insofern wertfrei gemeint, als man nie wissen kann, auf welcher Ebene jemand etwas lebt. Wenn angesichts eines buckligen Menschen umgangssprachlich der Ausdruck *krummer Hund* fällt, ist dies zweifelsfrei (ab-)wertend. In diesem Buch wird er erwähnt, weil er das Thema hart, aber deutlich aufzeigt: (Un-)Aufrichtigkeit und darüber hinaus Demütigung, aber auch möglicherweise und im erlösten Sinn Demut. Der Buckel verkörpert diese Themen, und die Umgangssprache greift sie ohne Umschweife auf. Aus dem rein körperlichen Geschehen geht jedoch nie hervor, auf welchem Pol der oder die Betreffende das Thema (er-)lebt. Ein buckliger Mensch wird nicht selten von seiner Umwelt gedemütigt, und er mag sich vom Schicksal gedemütigt fühlen. Es ist aber natürlich möglich, dass die darin liegende Aufgabe, nämlich herunterzukommen (vom hohen Ross) und sich demütig nach unten (zu Mutter Erde) zu wenden, bereits bewältigt und die Demütigung in echte Demut gewandelt ist. Dem Körper können wir es von außen nicht ansehen, dem Menschen können wir es wohl anmerken, wenn wir ihn kennenlernen.

Aus alldem sollte klar werden, dass es immer unsinnig ist, Krankheitsbilder-Deutungen zu Wertungszwecken zu missbrauchen. Sie zu deuten bringt weiter in der Entwicklung zu mehr Bewusstheit; sie zu werten – sowohl bei anderen als auch und vor allem bei sich selbst – wird immer schaden. Deutungen zum Urteilen oder gar Verurteilen zu missbrauchen sagt hauptsächlich etwas über den Charakter des Urteilenden aus, und es zeigt, dass er den hier vertretenen Ansatz in seinem Wesen (noch) nicht begriffen hat. Krankheit enthüllt Schatten, und Schatten wird fast generell abgelehnt, kaum jemand steht spontan dazu. Wer nun anderen unaufgefordert Deutungen um die Ohren schlägt, will nicht helfen, sondern heruntermachen, und er erntet im Allgemeinen zu Recht Abwehr. Die Deutung von Krankheitsbildern ist ein wundervolles Hilfsmittel, Menschen auf ihrem Weg weiterzuhelfen und sie zu begleiten – aber nur, wenn sie darum bitten, und auch nur mit dem notwendigen Respekt und in Anerkennung der Tatsache, dass man von außen deutend nie ganz sicher sein darf bezüglich der Ebene.

Die große Lust, Schuld zuzuweisen, ist so eng mit der Geschichte der christlichen Kultur verbunden, dass man nicht genug davor warnen kann. Schuld ist Thema der Religion, und die christlichen Kirchen mühen sich schon so ungeschickt damit, dass wir diese Thematik nicht auch noch in die Medizin tragen sollten. Dabei liegt das Problem nicht in der Bibel, sondern in der Politik, die von den Kirchen darauf aufgebaut wurde. Christus neigte gar nicht zu jener Sündenkrämerei, die sein Bodenpersonal zur höchsten Perfektion gebracht hat. Es ist ihm durchaus nicht zuzutrauen, dass er das Vaterunser, das einzige Gebet, das er uns hinterlassen hat, als Strafe anlässlich der Beichte verstanden haben wollte. Fünf Vaterunser für zehnmal onanieren ist ein gängiges »christliches« Missverständnis; mit Christus hat es aber nichts zu tun. Die Evangelien stehen eher für das Gegenteil, war Christus doch viel mit Zöllnern und Prostituierten beschäftigt, dem Abschaum der damaligen jüdischen Gesellschaft, dafür aber äußerst kritisch im Umgang mit Pharisäern, ihren Schriftgelehrten.

Im Gleichnis von der Ehebrecherin verhindert Christus deren Steinigung, indem er seinen Zuhörern klarmacht, dass sie alle des Ehebruchs schuldig sind. Er verhindert gleichsam die Projektion dieser »Schuld« auf die Ehebrecherin. Ähnlich verhält es sich mit seiner Auslegung der Gebote in der Bergpredigt. Wenn schon ein Neidgedanke genügt, um das siebte Gebot, »Du sollst nicht stehlen«, zu brechen, sind auch hier schnell alle schuldig. Nach seiner Auslegung der mosaischen Gesetze sind wir alle an allem schuldig, und diese »Kollektivschuld« ist wohl auch mit dem Begriff der Erbsünde gemeint. Aus der Einheit des Paradieses vertrieben, sind wir alle als Nachfahren der ersten Menschen *sündig*, was in der Urbedeutung des Wortes so viel meint wie *abgesondert*. Von der Einheit abgesondert zu sein fordert aber nicht Strafe, sondern Hingabe an die lebenslange Aufgabe, die Einheit zurückzugewinnen. Darin sind sich die verschiedenen Traditionen in ihren Quellen noch einig. All die Schuldprojektionen kommen später, wenn sich Religionen im Laufe ihrer Ent- oder besser Verwicklung politisieren und nach weltlicher Macht streben und dann langsam daran zugrunde gehen.

Die Kirchen hatten mit ihrer aus den Evangelien nicht abzuleitenden Schuldzuweisung ein Mittel gefunden, die Menschen unter ihre Macht zu bringen und durch damit verbundene Maßnahmen – von der Vermittlung sexueller Schuldgefühle bis zum Ablasshandel – gefügig zu machen. Über die Jahrhunderte ist daraus ein richtiges Feld von Schuld-Bewusstsein gewachsen, dem sich heute offenbar auch Menschen, die sich von den Kirchen gelöst haben, kaum entziehen können. Die Lust, Schuld zuzuweisen, ist geradezu zum Markenzeichen westlicher Menschen geworden und wirkt sich in therapeutischen Bereichen besonders störend aus. Schuldgefühle machen nachweislich krank, und ihre Vermittlung ärztlicherseits ist ein Kunstfehler, sie bewusstzumachen und Wege zu ihrer Bearbeitung zu weisen aber eine vorrangige therapeutische Aufgabe.

In der Corona-Pandemie erlebten wir das auf eine für mich kaum vorstellbare Weise. Die Enttäuschung darüber, dass die als »Impfungen« ausgegebenen genmanipulierten Therapien nicht hielten, was versprochen wurde, dazu die Verzweiflung über das politische Missmanagement, angereichert durch viele medizinisch umstrittene, aus meinem ärztlichen Verständnis maßlose Maßnahmen – all dies wurde in primitiver Weise auf offensichtliche Sündenböcke projiziert: die Ungeimpften. Projektionen brauchen nicht logisch oder schlüssig zu sein, sondern müssen nur genügend oft von ausreichend vielen wiederholt werden, schon entfalten sie ihre verheerenden Wirkungen. Es wäre so höchste Zeit, den Mechanismus der Projektion endlich zu durchschauen. Hierher gehören auch die Hasstiraden und Wutausbrüche, sogar Drohungen in sozialen Medien gegen Impfbefürworter, impfenden Mediziner oder Politiker, die ebenso dazu beitrugen, tiefe Gräben in die Gesellschaft zu reißen.

In Bezug auf die Krankheitsbilder-Deutung sind wir hier beim schwerwiegendsten Missverständnis angelangt. Wenn ein Mensch, der in Gestalt seines Krankheitsbildes bereits eine schwere Aufgabe hat, daraus auch noch Schuld für sich ableitet oder sie ihm von außen aufgedrückt wird, verschlimmert das seine Lage nur noch mehr. Die amerikanische Autorin Joan Borysenko spricht hier treffend von »New-Age-Schuld«, die sich ähnlich entwicklungs- und lebensfeindlich auswirkt wie jene »Old-Age-Schuld«, mit der Religionen ihre Gläubigen belegten. Dieses tief in uns wurzelnde Bedürfnis nach Schuld und ihrer Projektion auf andere ruiniert weite Teile unseres gesellschaftlichen und zwischenmenschlichen Lebens – damals wie heute. Was die Medizin angeht, verkehrt es potenzielle Chancen der Krankheitsbilder-Deutung ins Gegenteil. Das Ganze geht so weit, dass sich hierzulande kaum noch jemand entschuldigen will, denn damit würde er Schuld eingestehen. Allerding ließe sie sich so auch loswerden. Stattdessen versucht man allenthalben, anderen Schuld zu geben, was deren Leben erschwert und einem selbst noch mehr »Schuld« aufbürdet. Solch einträgliche Schuldgeschäfte blühen von der Politik bis in die Partnerschaft. Auf dem Entwicklungsweg müssen wir uns davon lösen und könnten gleich beim Krankheitsbilder-Deuten beginnen. Dann haben wir noch viel mehr davon, aber das gilt natürlich für alles und das ganze Leben.

Wenn wir der Bibel glauben, tragen wir eine grundsätzliche Schuld, belegt durch die Verfehlung der Einheit des Paradieses und durch die Tatsache unseres Menschseins auf Erden. Wir schulden sozusagen die Verwirklichung der Einheit, die Rückkehr in sie auf bewussterem Niveau. Darüber hinaus haben wir keine Schuld, sondern »nur« die Verantwortung, uns zur Einheit zu entwickeln. In der Religion der griechischen Antike war das ebenso. Als einzige Schuld galt die Hybris, die Auflehnung gegen die Götter und ihre Gesetze, und selbst diese wurde nicht negativ bewertet.

Aus der Einheit kommend, liegt unsere Aufgabe in der Rückkehr, was am leichtesten im Mandala als universellem Lebensmuster deutlich wird. Allerdings ist diese Heimkehr nicht durch Regression und vorzeitig, sondern nach dem bewältigten Leben gemeint. Christus sagt diesbezüglich: »So ihr nicht umkehrt und werdet wie die Kinder, das

Himmelreich Gottes könnt ihr nicht erlangen.« Das Gleichnis des verlorenen Sohnes meint dasselbe. Nur der in der Welt verlorengegangene Sohn, der das Leben gewagt hat und gescheitert ist, bekommt ein Fest vom Vater; den protestierenden Nesthocker belohnt er nicht. Hier steht – typisch für eine patriarchalische Religion – der Vater für Gott und die Einheit.

Der Arzt und Psychiater, Philosoph und Therapeut Georg Groddeck, der ein Leben lang in der archetypisch weiblichen Welt der Seele tätig war, drückt diesen Zusammenhang nur anders aus, wenn er in Krankheit immer die Sehnsucht nach der Mutter und die versuchte Rückkehr in die Kindheit sieht. Der Kranke bekommt wie damals Liebe und Fürsorge ohne Gegenleistung. Selbst die moderne Krankenversicherung schließt daran an. Lohnfortzahlung im Krankheitsfall ist ein Versuch, das anfängliche Schlaraffenland, wo es alles noch ohne Gegenleistung gab, wiederzubeleben. Hier liegen auch gewisse Gefahren, nämlich Krankheit als Versuch zu missbrauchen, sich aus der Verantwortung zu stehlen. Flucht in die Krankheit als gescheiterter unbewusster Versuch, die Einheit zu erreichen, ist bei uns eines der wirksamsten Mittel der Verdrängung und eines der letzten gesellschaftlich akzeptierten Alibis. Es verlangt Mut, darauf zu verzichten.

Sprachlich finden wir den Weg, wenn wir uns von der Schuld lösen und zur Ver*antwort*ung bekennen. Darin finden wir die Antwort, um die es in Wahrheit geht. Wir sind aufgerufen, Antworten auf die Herausforderungen des Lebens zu finden, und gut beraten, die Fähigkeit zu entwickeln, Antworten nicht nur zu suchen, sondern wirklich zu finden. Die Angelsachsen machen das mit ihrem Wort *responsibility* noch deutlicher, das direkt die Fähigkeit zu antworten – *the ability to respond* – ausdrückt. Mit *responsabilit→* und *responsabilité* stehen ihnen Italiener und Franzosen in diesem wesentlichen Punkt nicht nach.

Im Mandala also, dem kreisförmigen Muster, das alle Kulturen kennen und unsere in den Rosenfenstern der Gotik zu einem wundervollen Höhepunkt gebracht hat, zeichnet sich ein perfekter Lebensfahrplan ab mit allen archetypischen Übergängen und einem Anfangs- wie Schlusspunkt in der Mitte. Aus dem *Mitte*lpunkt kommend, erreichen wir den äußeren Kreisrand in der Umkehrzeit der Lebensmitte, wechseln hier die Richtung und kehren heim zur Erlösung in der Einheit der Mitte. Grundbedingung für Heil beziehungsweise Heilung, die sich nur in der Mitte des Mandalas finden (lassen), ist das Verständnis, dass wir auf dem Weg durch die polare Welt niemals sicher sind. Es ist nicht möglich, sich alle Übel vom Leib zu halten. Trotz gesündestem Essen, genug Bewegung und entwicklungsfördernden Gedanken können wir das Schicksal dennoch nicht zwingen, wenn auch alle drei Faktoren zu unserem Wohlbefinden entscheidend beitragen. Schicksal ist größer, weiter und erstreckt sich vor allem über größere Zeiträume als unsere noch so raffinierten Versuche, es zu umgehen oder gar auszutricksen. Eine kosmische Lebensversicherung ist nicht möglich – auch nicht durch Wohlverhalten.

Die Aussöhnung mit dem Tod als (Er-)Lösung unseres Lebens ist deshalb die beste Basis für Heilung. Immerhin sind sämtliche Heilige und Weise gestorben, zum Teil jung. Wir müssten lernen, unsere westliche Art des Wertens, die in der Einstellung gipfelt, dass das Leben gut und der Tod schlecht ist, zu überwinden. Wenig spricht dafür, dass ein Leben, je länger es dauert, desto besser ist. Betrachtet man wie die spirituelle Philosophie das Leben als Schule, verschieben sich sogleich die Gewichtungen. Möglichst lange in der Schule zu bleiben ist weder eine besonders hervorragende noch erstrebenswerte Leistung – genauso wenig zu Hause hocken zu bleiben, wie der andere Sohn im erwähnten Gleichnis. Man bleibt am besten so lange, wie notwendig und noch etwas zu lernen ist, ganz abgesehen von der Lebensfreude und dem Genuss, den das Leben uns auch als Schule schenken kann. Der Versuch, durch richtiges (»gottgefälliges«) Leben das Schicksal zu zwingen, ein langes Leben zu gewähren, läuft auf das alte puritanische Missverständnis hinaus, dass Gott die Strebsamen, Arbeitsamen, Gesunden und Erfolgreichen besonders liebe und mit einem langen Leben beschenke. Die meisten Heiligen hatten das nicht, weder Franz von Assisi noch Christus selbst.

Krankheitsbilder stellen wie gesagt Aufgaben dar und keine Strafen. Der französische Philosoph Blaise Pascal formulierte es sehr einfach und klar in dem Satz: »Krankheit ist der Ort, wo man lernt.« Wenn das Leben eine Schule ist, gehören Krankheitsbilder zum Lehrplan. Das Zeugnis für eine Klasse kann in schlechten Noten zukünftige Lernaufgaben ausdrücken. Es ist sicher Konsequenz des vergangenen Schuljahres, aber nicht Strafe dafür. Entsprechend verdeutlichen Krankheitsbilder jene Aufgaben, die es zu lösen gilt. Sie wollen uns weder bestrafen noch verurteilen und noch nicht einmal (be-)werten. Richtig deuten sollten wir allerdings die Noten des Zeugnisses und auch die Verantwortung dafür übernehmen, um gegebenenfalls notwendige Konsequenzen für die Zukunft zu ziehen. Die Frage, ob alle Krankheitsbilder Aufgaben darstellen, lässt sich in dieser Analogie ebenfalls leicht klären: Wer in der Schule ist, hat offenbar noch Aufgaben zu lösen, wer auf Erden lebt, auch.

In der Schule sprechen wir auch nicht von Schuld, wenn jemand vor eine große Probe wie die Reifeprüfung gestellt wird; genauso sollten wir das bei Prüfungen durch Krankheitsbilder unterlassen. Ähnliches gilt sinngemäß für andere Probleme und Krisen des Lebens. Das Kind muss nach den ozeanischen Erfahrungen von Weite und Schwerelosigkeit im Mutterleib dieses frühe Schlaraffenland verlassen, wenn die Geburt naht. Aber niemand ist schuld daran. Wenn eine spielerisch-leichte Kindheit ihr natürliches Ende in der Pubertät findet, sprechen wir auch nicht von Schuld – genauso wenig, wenn das Leben nach seiner ersten Hälfte in die *Katastrophe* (griech. *he katastrophe* = Umkehrpunkt) des Wechsels führt. Selbst wenn viele heute diese Wendezeit des Lebens ausschließlich als Katastrophe im negativen Sinn interpretieren, ist doch wenigstens nicht von Schuld die Rede. (Lebens-) Krisen sind grundsätzlich genauso deutbar wie Krankheitsbilder und häufig auch mit Symptomen verbunden.

Die Aufgaben, die das Leben in Form von Krankheitsbildern, Krisen und anderen Prüfungen bereithält, für sich selbst zu erkennen und anzunehmen ist anspruchsvoll genug. Für einen anderen zu sagen, worin diese Lernaufgaben liegen, ist schwer und – wenn man dazu nicht ausdrücklich aufgefordert wurde – anmaßend. Therapeuten maßen sich dieses Recht an, und das lässt sich wiederum nur durch absolute Abstinenz bezüglich Wertungen rechtfertigen. Wie schon mehrfach betont, gehört das Schuldkonzept nicht in den therapeutischen Zusammenhang, und wer sich gar nicht davon lösen kann, könnte es wenigstens auf die Frage beschränken: »Was *schulde* ich der Zukunft?«

Der Körper als ehrlicher Lehr(meist)er kann darauf die Antwort geben. Wenn wir uns von ihm ansprechen und belehren lassen, haben wir den redlichsten Therapeuten, der uns auf Schritt und Tritt durchs Leben begleitet und recht genau über Versäumnisse und Fehltritte Buch führt. Was uns fehlt, können wir von ihm ablesen, und sofern wir lernen, ihn zu befragen, wird er uns mitteilen, wie wir ihm und uns helfen können, heiler zu werden. Die Frage »Wo habe ich gefehlt?« ist auch in der Schule des Lebens lohnend und kann weitergehend verstanden werden als Frage, wo ich den Sinn meines Lebens und damit den Mittelpunkt des Lebensmandalas verfehlt habe. »Den Punkt verfehlen« ist eine zweite Übersetzungsmöglichkeit des griechischen Wortes für sündigen: *hamartanein*. In diesem Zusammenhang ist alles Sünde, was uns weiter von der Mitte entfernt. Jeder Schritt in Richtung Mitte aber wäre das Gegenteil: die Aufhebung der Sünde. Und tatsächlich weist Christus diesen Weg. In solch erweitertem Sinn gibt es keine Fehler in absoluter, gleichsam objektiver Hinsicht mehr, sondern nur relative, gemessen am persönlichen Lebenssinn und -ziel.

Einlösung und Bearbeitung von Aufgaben, Wege der Behandlung

Im Krankheitsbild verkörpert sich – wie besprochen – ein ins Unbewusste gesunkenes Ur- oder Lebensprinzip beziehungsweise eine Mischung daraus in destruktiver, unerlöster Form. Aus diesem Schattenthema lassen sich sowohl die betroffenen Prinzipien erkennen, als auch Möglichkeiten finden, positive Entwicklungsschritte abzuleiten. Die Spalte *Einlösung* im Teil 2 des Handbuches zielt auf die Möglichkeit, eine andere, erlöste Ebene zu finden, auf der sich die archetypisch gleiche Energie leben lässt, ohne körperliche Abläufe zu stören – und sogar mit der Chance, dem eigenen Lebensthema näherzukommen. Die Spalte *Bearbeitung* liefert Hinweise, wie man sich dem im Krankheitsbild verborgenen Thema sinnvoll nähert, es tatsächlich bearbeitet. Die wirkliche Lösung ist allerdings eher mit den Einlösungsvorschlägen verbunden.

Ein Beispiel mag das verdeutlichen. Wer ständig mit Entzündungen im Körper kämpft, kann dahinter das Aggressionsprinzip erkennen und herausfinden, dass zu diesem die Farbe Rot gehört. Wenn er sich nun ständig bewusst rot kleidet, ist das sicher keine (Ein-)Lösung, sondern nur eine und obendrein sehr schwache Bearbeitung. Würde er dagegen Kampfkunst für sich entdecken und täglich mit Hingabe üben, wäre das schon eine tiefergehende Bearbeitung, vor allem wenn er seine Muskeln bewusst einsetzt. Käme er dabei der dahinterliegenden Philosophie näher und könnte die schönen Seiten des Marsprinzips erkennen und schätzen lernen, ginge das in Richtung Einlösung. Und wenn er anfängt, (s)ein mutiges, offensives Leben aus Freude zu leben, ist es eine (Ein-)Lösung.

Konkrete Therapievorschläge wurden meist nur aufgenommen, wo sie etwas zur Deutung beitragen. Soweit ausgearbeitete Audio-Programme zur Verfügung stehen, werden sie in den Literaturhinweisen erwähnt wie jene CDs, die direkt auf die Deutung und meditative »Beschäftigung« mit bestimmten Krankheitsbildern zielen. Wir werden alle CDs weiter in unserem Online-Shop (www.heilkundeinstitut.at) zur Verfügung halten, auch wenn dieses Medium allmählich aus den Geschäften zugunsten von Downloads verschwindet.

Generell ist – wie wir heute durch viele Studien wissen – praktisch allen zur Ernährungsumstellung in Richtung *Peace Food* zu raten sowie zu moderater Bewegung im Sauerstoffgleichgewicht und zu regelmäßiger Entspannung wie Mittagsschlaf oder noch besser einer Tiefenentspannung zur Tagesmitte. Der ideale Einstieg in pflanzlich-vollwertige Kost ist eine Fastenwoche oder auch Kurzzeitfasten.

Es empfiehlt sich generell, dem Krankheitsgeschehen sowohl von der seelischen wie auch körperlichen Seite zu *Leibe* zu rücken; selten ist sogar der körperliche Ansatz einmal erfolgversprechender. Wenn etwa ein Mann Mitte sechzig wegen erhöhter PSA-Werte (Tumormarker für Prostatakrebs) operiert werden soll, ist guter Rat nicht teuer. Wegen der dabei zu vergegenwärtigenden und von jedem anständigen Urologen auch angesprochenen Gefahr von Impotenz und Inkontinenz ist der Betroffene oft sogar bereit, sich an den Psychosomatiker zu wenden. Das fällt vielen Männern sonst eher schwer wegen einer beim angeblich starken Geschlecht verbreiteten Aversion oder sogar Angst, über Seelisches zu sprechen. Wenn er nun erfährt, sein ganzes

Liebesleben – was in der Praxis meist kaum noch vorhanden ist – sei in Richtung tantrischer Sexualität mit (stunden-)langen Liebesfesten umzustellen, um seiner Prostata zu ihrem Recht und entsprechender Flüssigkeitsproduktion zu verhelfen, schaut er meist hilflos, und die unausgesprochene Frage, die sich nicht über seine Lippen traut, lautet: »Was, wie, wo, mit wem?« Was er in den letzten fünfzig Jahren nicht gelernt hat, fällt jetzt unter (Krebs-)Druck erst recht schwer. Mit einer Ernährungsumstellung auf *Peace Food* wird zwar sein seelisches Thema nicht gelöst, aber der PSA-Wert lässt sich meist innerhalb von sechs Monaten so stark senken, dass die Operation überflüssig wird. Das ist keine Lösung in unserem Sinne von *Krankheit als Symbol*, aber immerhin die Lebensverlängerung, die der Patient sich vor allem wünscht. Ernährungsumstellung ist mit Büchern wie *Peace Food*, aber auch *Peace Food – das vegane Kochbuch, Peace Food – vegan einfach schnell, Das große Peace Food-Buch* und *Vegan für Einsteiger* ein Kinderspiel.

Pflanzlich-vollwertiges *Peace Food* ist in jedem Fall die gesündeste Ernährungsform, aber es gibt auch auf dieser Grundlage noch eine weitergehende Ernährungsmedizin. Bei allen Krebsarten ist ketogene Kost – im Sinne von *Peace Food Keto-Kur* – am besten geeignet, da Krebszellen sich überwiegend von Glucose ernähren und auf diesem Weg kaum noch welche bekommen. Bei Krebs sind die Rezepte sogar noch strenger auszulegen als angegeben. Diese ketogene Ernährungsform empfiehlt sich auch bei neurodegenerativen Krankheitsbildern wie MS, Parkinson, Alzheimer, außerdem bei Diabetes Typ 1, 2 und 3, da hier jeweils die Reduzierung des Kohlenhydratanteils günstig wirkt. Auch beim Metabolischen Syndrom und bei Formen von Insulinresistenz ist mit kohlenhydratarmer Kost viel zu erreichen. Außerdem verhilft diese zur Gewichtsreduktion, bei der auch der Ratgeber *Vegan schlank* hilfreich ist.

Bestehen Darmbeschwerden trotz *Peace Food* mit Fasten-Einstieg weiter, empfiehlt sich die abgewandelte Ernährungstherapie von Dr. Steven Gundry wie eingangs in *Das große Peace Food-Buch* empfohlen. Bei Gefäß- und Herzerkrankungen empfiehlt Dr. Caldwell Esselstyn, im Gegensatz zur ketogenen Kost, den Fettanteil in der Nahrung maximal zu reduzieren.

Bei Energiemangel-Syndromen wie Burn-out, Depression oder CFS (Chronic Fatigue Syndrome) kann Ernährung ebenfalls unterstützen, hier empfehlen sich *Das Lebensenergie-Kochbuch* oder *Geheimnis der Lebensenergie*.

Bei Gelenkproblemen wie Arthrosen hat sich die Bürstenmassage bewährt mit der wenig sympathisch anmutenden, von mir persönlich ausgewählten intensiven TamanGa-Bürste und die anschließende regelmäßige Einreibung mit Bio-Kokosöl. Damit konnten schon Operationstermine zu Hüft- und Kniegelenksersatz erst aufgeschoben und später abgesagt werden.

Homöopathie und Allopathie

Die Hinweise zur Bearbeitung und Einlösung in Teil 2 des Handbuches folgen vor allem dem homöopathischen Denken und nehmen nur ausnahmsweise auf den allopathischen Gegenpol Bezug. Beide Richtungen bestimmen die Medizin und polarisieren überflüssigerweise Therapeuten und Patienten, dabei haben beide ihre Aufgaben und sind – wie alle Gegenpole – mehr aufeinander angewiesen als sich ausschließend. Die Allopathie ist in der Lage, Leben zu retten und damit eine der vornehmsten Aufgaben der Medizin zu erfüllen, nur heilen kann sie nicht. Der homöopathische Ansatz kann dagegen heilen und bietet auch bei chronischen Krankheitsbildern noch Chancen, dafür ist er im akuten Fall oft nicht schnell genug in der Lage, Leben zu retten.

Persönlich ist mir dies an einem eindrucksvollen »Fall« zu Beginn meines Arztseins deutlich geworden. Bei einem Treffen naturheilkundlich orientierter Therapeuten erlitt ein Teilnehmer einen allergischen Schock durch einen Insektenstich. Obwohl ihm nach kurzer Zeit homöopathische Mittel wie Apis und die Bachblüten-Mischung Rescue Remedy gleichsam aus den Ohren tropften, blieb der Kreislauf weg – und der Patient auf dem Weg hinüber in die nächste Welt. Durch drastischen Einsatz allopathischer Mittel gelang es uns dann, den Kreislauf zu stabilisieren, und der Kollege konnte schon nachmittags wieder am Seminar teilnehmen. Allerdings war er nicht von seiner Allergie geheilt. Das ist mittels Adrenalin- und Kortisongaben nicht möglich, hat aber sein Leben gerettet. Mit dem homöopathischen Ansatz sowohl des Deutens als auch der entsprechenden Mittelgabe ist es dagegen möglich, an die Wurzeln der Allergie heranzukommen und sogar mit ihr fertig zu werden. Beide Ansätze sind also dringend notwendig: ohne den allopathischen hätte der Patient nicht überlebt, ohne den homöopathischen keine Heilung finden können, denn die Unterdrückung von Symptomen mittels allopathischer Mittel verdient diesen Namen nicht, auch wenn sie lebensrettend sein kann. Symptomfreiheit und Heilung haben ihrem Wesen nach nichts miteinander zu tun; Unterdrückung reduziert oft noch die Chancen auf Heilung.

Für das Vorgehen bei der Krankheitsbilder-Deutung besteht zum Glück keine Alternative zwischen den beiden großen Richtungen der Medizin, zumal sie im wahrsten Sinne des Wortes am selben Strick ziehen, wenn auch aus entgegengesetzten Richtungen. Wenn jemand Angst hat, sehnt er sich nach dem allopathischen Gegenpol der Weite und Offenheit, die er in der Enge seiner Angst schmerzlich vermisst. Ist er in Gefahr, sich in einem Panikanfall etwas anzutun, mag es sinnvoll sein, allopathisch medikamentös für die entsprechende Weite zu sorgen. Die Angstproblematik wird sich damit aber nicht auf Dauer lösen. Das wiederum ist möglich, wenn er sich auf die Enge der Angst einlässt, durch sie hindurchgeht und dahinter Weite und Offenheit findet. Nur durch die Enge kommt er dauerhaft in die Weite, wie das Programm *Angstfrei leben* (CD) oft bewiesen hat.

So kann es nötig sein, in der akuten Situation auf den allopathischen Weg zur Lebenserhaltung zu setzen, zur Heilung aber sind wir auf den homöopathischen angewiesen. Wie im Beispiel mit der Angst fällt einem der Gegenpol oft genug fast von selbst zu, wenn man sich tief genug auf das Prinzip eingelassen hat, unter dem man leidet. Hieraus folgt natürlich auch, dass bedrohliche akute Situationen trotz Krankheitsbilder-Deutung schulmedizinische Hilfe erfordern können.

Meist hat das Zusammenspiel von deutender und eingreifender sogenannter invasiver Medizin selbst im Bereich der Reparaturmedizin noch unübersehbare Vorteile. So ist es empfehlenswert, Sinn und Be-Deutung einer Darmfistel zu durchschauen, wobei sie davon noch nicht verschwinden muss. Wird sie anschließend operativ verschlossen, ist jedoch die Chance viel größer, sich ihre Rückkehr zu ersparen.

Krankheitsbilder zu deuten heißt also keinesfalls, alles andere zu unterlassen, im Gegenteil: Wenn Sinn und Lernaufgabe verstanden sind, hat operative Sanierung in jedem Fall mehr Chancen, komplikationsfrei und ohne Rückfälle zu gelingen.

Zu bedenken ist weiterhin der Unterschied zwischen medikamentös angewandter Allopathie, um Symptome zu unterdrücken, und ihrer Anwendung im seelischen Bereich, um sich über den Gegenpol der Mitte anzunähern. Der depressive Patient wird sich homöopathisch auf seine Angstthemen – Dunkelheit, Tod und Aggression – einlassen müssen, aber ihm werden auch Lichterfahrungen weiterhelfen können, die ihm die andere Seite der Medaille zeigen. So ist es verständlich, dass sowohl Schattentherapie als auch Licht- und Sonnenbäder und insbesondere Begegnungen mit dem inneren Licht und den *Heilsamen Tugenden* sinnvoll zusammenwirken auf dem Weg zurück in die Mitte, dem Ziel aller Therapie.

Kranksein ist letztlich ein aus der Mitte (des Lebensmandalas) Gefallensein und bildet damit ein Ungleichgewicht ab beziehungsweise den Versuch, ein Ungleichgewicht über den Körper auszugleichen. Heilung muss der Mitte zustreben, und diese liegt definitionsgemäß zwischen den Polen, weshalb Therapie immer auf dieser Achse arbeitend bestrebt sein muss, die Mitte wiederherzustellen. Der schnellste (akute) Weg dorthin führt oft über den Gegenpol (allopathisch). Der homöopathische Ansatz wird dagegen mit seinem ersten Schritt die Einseitigkeit noch vergrößern, was die Probleme manchmal im Sinne der Erstreaktion verstärkt. Das längerfristige Ziel dabei ist, die Selbstheilungskräfte des Organismus so anzuregen, dass Bewegung aus eigener Kraft in Richtung Mitte in Gang kommt. In jedem Fall arbeiten beide Seiten auf derselben Achse am selben Thema.

Krankheit, ausgedrückt in Symptomen, können wir dabei bereits als Korrektur des Ungleichgewichts auf der Körperebene betrachten, die nötig ist, um den Balken der Waage nicht zu sehr auf eine Seite kippen zu lassen. Um in diesem Bild zu bleiben, geht es bei der Gesundung darum, das Gleichgewicht nicht über unfreiwillige, leidvolle, sondern freiwillige, bewusste Schritte zu sichern. Auf den Waagschalen des Lebens haben Körper und Seele Gewicht, und Letztere hat sogar ein gewisses Übergewicht, ob es uns (und der Schulmedizin) gefällt oder nicht. Wenn wir etwas nicht seelisch bewältigen, springt der Körper ein und bringt es auf seine körperliche Art ins Spiel des Lebens. Nur so kann der Waagebalken offenbar halbwegs in der Horizontalen gehalten werden. Fangen wir nun an, das seelische Thema doch zu bearbeiten, kann der Körper in seinen symptomatischen Anstrengungen wieder nachlassen, die Waage bleibt im Gleichgewicht, und wir sprechen von Gesundung. Die Seele kehrt zurück in ihre Verantwortung und lebt die Thematik bewusst, die zuvor der Körper im Krankheitsbild unbewusst verkörpern musste.

Die ärztliche Standardfrage »Was fehlt Ihnen?« zielt zuerst auf das Allopathische, und so entwickelte sich hieraus der vordergründig näherliegende Hauptweg der Medizin. Aber die Patienten antworten automatisch mit dem, was sie haben und erlösen müssen. Die homöopathische Richtung interessiert sich für die Frage: »Wie komme ich auf Dauer am besten ins Gleichgewicht?« Sie geht indirekt vor, führt dafür aber zu wirklich stabilen Gleichgewichten, weil sie auf die Selbstheilungskräfte des Körpers setzt, statt ihm mit fremden Truppen (wie Antibiotika) beizustehen. Letzteres macht den Organismus auf Dauer abhängig von fremder Hilfe. Ersteres lässt ihn zunehmend autark werden.

Die Symptomatik, die auf die ärztliche Frage »Was fehlt Ihnen?« vorgebracht wird, enthüllt, was wir haben, und darin das Lebensprinzip, um das es geht. Allergiker zum Beispiel leiden unter Kämpfen, die ihr Immunsystem gegen vermeintlich feindliche Allergene führt. Der Kampf gehört zum Prinzip des Mars (Nr. 1), und so ist es das Aggressionsprinzip, das hier in erlöster Form fehlt. Stattdessen tritt es unerlöst als Krieg zwischen Allergenen und Abwehr im Körper auf. Was Allergiker ersehnen, ist Frieden, der durch Venus (Nr. 7 und im Entwicklungskreis direkt gegenüberliegend) repräsentiert wird. Wenn sich aber Mars im Krankheitsbild ausdrückt und folglich im Bewusstsein fehlt, muss auch Mars vorrangig gelernt werden, das heißt, die Betroffenen müssten ihre Energien offen(siv) einsetzen lernen, das Leben *in Angriff nehmen* und die *heißen Eisen anpacken.* Wenn sie das getan haben, wird ihnen der Gegenpol, Venus, gleichsam wie eine reife Frucht zufallen. Wenn das Wesen von Allopathie und Homöopathie verstanden ist, können beide Richtungen sinnvoll aufeinander abgestimmt werden.

Ein pragmatischer Weg, der sich im Spannungsfeld zwischen Schulmedizin und komplementären Methoden bewährt hat, läuft darauf hinaus, Diagnose und Therapie gedanklich zu trennen. Erstere könnte schulmedizinisch gestellt oder zumindest abgesichert werden. Was immer man durch Laboruntersuchungen des Blutes feststellen kann, ist unbedingt auf diesem Weg zu sichern und nicht etwa auszupendeln. Das spricht nicht grundsätzlich gegen Pendeln, das aber im Allgemeinen einen ungleich höheren Unsicherheitsfaktor in sich birgt und weitgehend vom jeweiligen Pendler und dessen Qualität abhängt, was bei Laboruntersuchungen und den meisten anderen schulmedizinischen Diagnosemethoden nicht in dem Maß der Fall ist. Bei aller Gefahr durch Wirkungen und Nebenwirkungen der Schulmedizin ist nicht zu übersehen, dass ihre Diagnoseverfahren oft harmlos und sehr erhellend sind. Auch für die Deutungen dieses Handbuches habe ich so oft wie möglich auf universitätsmedizinische Forschungsergebnisse zurückgegriffen. Bei der Diagnose hat sich also die Regel bewährt, so weit wie (gefahrlos) möglich schulmedizinisch vorzugehen und bei der Behandlung so wenig, wie gerade noch vertretbar ist. Übrigens auch von außen betrachtet grausam wirkende Untersuchungsmethoden wie Computer- und Kernspintomographie sind körperlich weitgehend harmlos, jedenfalls gemessen an den Röntgenroutineuntersuchungen, denen wir als Kinder bedenken- und gedankenlos ausgesetzt wurden. Gleiches gilt natürlich nicht für Untersuchungen mittels Injektion radioaktiver Stoffe oder für Punktionen von Krebsknoten (Biopsien).

Akut lebensbedrohliche Krankheitsbilder sind oft sofort allopathisch zu behandeln – meist mit Medikamenten, die durch Unterdrückung die Gefahr bannen und das auch verlässlich schaffen. In einer solchen Situation wären sogar Affirmationen, die fast ausnahmslos seelische Probleme zudecken, vertretbar. Beide Methoden können durch Unterdrückung Leben erhalten, aber eben nicht heilen. Sie dürften auch nicht diesen Anspruch vertreten, denn dann verhindern sie echte Heilung und Entwicklung. Der Erfolg solcher Maßnahmen ist immer zeitlich begrenzt, obwohl die Zeitspanne manchmal lang sein mag. Gerade dann wird es besonders gefährlich, da der Bezug zum ursprünglichen Problem *mit der Zeit* verlorengeht. Ist die akute Gefahr gebannt, wäre wieder an Heilung und damit an den homöopathischen Weg zu denken. Dieser kann über entsprechende Deutungen und die Einlösung der sich daraus ergebenden Lebensaufgaben gegangen werden und lässt sich über die bekannten Medikamente gut ergänzen.

Die Behandlung akut lebensbedrohlicher Situationen auf dem homöopathischen Weg kann fatale Folgen haben, weil oft nicht schnell genug das richtige Mittel zu finden ist. Hier bedarf es schon wahrer Meisterschaft in der Kunst der Homöopathie. Entsprechend unangemessen und häufig gefährlich ist aber auch die allopathisch schulmedizinische oder mittels Affirmationen aus dem Bereich des »positiven Denkens« kommende Behandlung chronischer Krankheitsbilder in der Hoffnung, dadurch Heilung zu erreichen. So gut dieses Vorgehen gemeint sein mag, kann es wie gesagt nur Symptome überdecken und unterdrücken und dadurch tiefer in den Schatten treiben. Therapien, die Heilung versprechen, müssen im Gegenteil aufdecken und bearbeiten und schließlich erlösen.

Die Deutung von Krankheitsbildern wird oft andere Behandlungsmethoden überflüssig machen, sie kann aber auch beliebig mit den beiden Richtungen der Medizin, Homöopathie und Allopathie, kombiniert werden und schließt keine Behandlungsform prinzipiell aus. Will man zusätzlich körperliche Behandlungsmaßnahmen anwenden, sind neben den sich aus den Deutungen ergebenden Übungen und Meditationen vor allem die Naturheil*verfahren* ratsam, selbst wenn diese sich zwischen Homöopathie und Allopathie oft *verfahren* haben. Wo in der Naturheilkunde vergleichsweise harmlose Mittel eingesetzt werden, geschieht es doch oft in unterdrückender Absicht. So verwenden Naturheilkundler nicht selten auch homöopathische Arzneien auf allopathischer Basis wie in sogenannten Komplexmitteln.

Die kämpferische Gegnerschaft zwischen Schulmedizin und sogenannten alternativen Richtungen wird bei der meist gemeinsamen allopathischen Weltsicht noch unverständlicher. Besser wäre ohnehin, den Ausdruck *Komplementärmedizin* zu verwenden, betont er doch den ergänzenden und gerade nicht ersetzenden Aspekt. Wir brauchen keine Alternative zur Schulmedizin, sondern eine Synthese in der Medizin, die es schafft, auf dem Boden einer gemeinsamen Philosophie von Krankheit und Gesundheit die verschiedenen Methoden zu kombinieren, so wie das in der jeweiligen Situation den Patienten und Patientinnen am sinnvollsten dient. Auf diesem guten Weg der Synergie waren wir schon einmal vor etwa hundert Jahren wie in *Mind Food* gezeigt.

Die heute künstlich aufgeworfenen Gräben zwischen Schulmedizin und Naturheilkunde halten einer rationalen Prüfung nicht stand. Viele der schulmedizinischen Mittel stammen aus der Natur wie etwa Digitalispräparate für das Herz, die der Fingerhutpflanze entstammen, oder Penicillin, hinter dem sich der Schimmelpilz Aspergillus penicillinum verbirgt, aber auch das vielgescholtene Kortison, das als körpereigenes Stresshormon Cortisol eigentlich zur Naturheilkunde zu rechnen ist. Längerfristig verabreicht, entwickelt es trotzdem erhebliche Nebenwirkungen. Nicht alles, was der Naturheilkunde entstammt, ist also grundsätzlich harmlos. Vieles in der Schulmedizin ist andererseits Erfahrungsmedizin und nicht durch wissenschaftliche Kenntnis genauer Wirkungsmechanismen abgesichert. Die klassische Homöopathie wiederum wird vielfach zur Naturheilkunde gerechnet, obwohl ihre potenzierten Mittel in der Natur nicht vorkommen. Der Abbau ohnehin sinnloser Fronten würde der ganzen Medizin dienen und einer Synthese den Weg ebnen.

Das Deuten von Krankheitsbildern im Sinne der hier vertretenen Psychosomatik könnte dabei eine Brückenfunktion spielen, denn es harmoniert mit beiden Grundrichtungen der Medizin und kann sehr gut deren jeweiliges Aufeinander-angewiesen-Sein verdeutlichen. Es eröffnet zudem die Chance, Körper und Seele wieder zusammenzubringen. Das gelingt in einem grundsätzlicheren und umfassenderen Sinn, als es bei der aus der Psychoanalyse abgeleiteten schulmedizinischen Psychosomatik der Fall ist, die sich mit wenigen Krankheitsbildern zufriedengeben muss und gleichsam als Rache dafür die Seele gnadenlos überbetont.

Gleichwertigkeit von Körper und Seele

Nach dem hier zugrunde gelegten Verständnis hat ausnahmslos alles, was im Körper Gestalt annimmt, auch eine seelische Seite. Wo Form ist, muss auch Inhalt sein – oder wie Platon es formulierte: »Hinter jedem Ding ist eine Idee.« Sobald der Inhalt die Form verlässt, zerfällt diese – wie an der Leiche zu beobachten.

Der Psychoanalytiker Alexander Mitscherlich sagte in *Krankheit als Konflikt*, Krankheit entstehe, wenn Bewusstsein von einem Organ abgezogen werde. Wie immer man sich diesen Vorgang vorstellen mag, bewusst ist er sicher nicht gewollt, eher wird er unbewusst erlitten. Damit ist dieser Körperort, die verlassene Struktur, noch nicht tot; hier lebt ja gerade das bewusst nicht umgesetzte Thema in unbewusst vitaler und gestörter Form als Krankheitsbild weiter.

Die Zeiten, da Chirurgen genüsslich und unter Beifall darauf hinweisen konnten, dass ihnen bei Tausenden von Operationen noch nie eine Seele untergekommen sei, sind glücklicherweise vorbei. Im Übrigen war dieses ursprünglich auf den Zellularpathologen Virchow zurückgehende Argument immer Ausdruck von Arroganz und geistiger Schlichtheit. Bei einem Fernsehtechniker, der behauptete, trotz Öffnung Tausender von Fernsehapparaten noch nie ein Programm gefunden zu haben, und daraus den Schluss zöge, es gebe gar keine, würden wir das sofort durchschauen. Zum Glück sind Fernsehtechniker nie auf dieses Niveau gesunken.

Die Tatsache der Entstehung einer psychosomatischen Medizin im Rahmen der Schulmedizin ist einerseits erfreulich, andererseits aber auch ein bedenkliches Symptom. Unterstellt es doch in seinem Schatten, dass die meisten Krankheitsbilder nicht psychosomatisch seien. Dabei weiß jeder Zahnarzt, wie sehr an jedem Zahn ein Mensch mit seiner Seele hängt. Außer in ihren Gedankenkonstrukten ist es Wissenschaftlern auch überhaupt noch nie gelungen, Körper und Seele zu trennen. Das schaffen nur Henker und Scharfrichter – und für die Operationsdauer kurzzeitig Anästhesisten.

Die Tatsache, dass alles psychosomatisch ist, besagt aber andererseits auch nicht, dass alles rein psychisch wäre. Selbstverständlich gehört der Körper immer mit dazu. Die schulmedizinische Auffassung ist diesbezüglich eigenartig absolut. Hat sie einmal den psychosomatischen Charakter eines Krankheitsbildes (an-)erkannt, überlässt sie es *mit Haut und Haar* den Fachleuten für die Seele. Und auch wenn diese im Namen Psychosomatik die Verbindung von Körper und Seele betonen, besteht die Schul- und Universitätsmedizin in der Praxis sofort wieder auf deren Trennung. Ihre »Psychosomatiker« sind als Analytiker ganz auf Seele spezialisiert. Erhebt man als Psychosomatiker den eigentlich selbstverständlichen Anspruch, sich um beides zu kümmern, erntet man häufig wiederum Ablehnung, wie ich schon bei meiner Dissertation erlebte. Was wiederum zeigt, wie weit die **Uni***versi*täten von ihrem ursprünglichen Anspruch entfernt sind.

Ob der seelische oder körperliche Anteil in der Entstehungsgeschichte eines Krankheitsbildes überwiegt, ist in der individuellen Situation zu klären, wobei immer beide zu finden sein werden, vorausgesetzt man steckt den Verständnisrahmen weit genug. Die Tatsache, dass man etwas (noch) nicht sehen kann, sagt wenig über dessen Existenz aus. Wer von Dingen, die er nicht findet, behauptet, es gebe sie nicht, ist auf der Ebene von Kleinkindern, die sich beim Versteckspielen die Augen zuhalten, um nicht gesehen zu werden. Diese Haltung zeichnete leider lange unsere Psychiatrie aus, die allen sogenannten endogenen Psychosen den (zugegebenermaßen schwerer verständlichen) seelischen Inhalt absprach. Würden Psychiater den Beobachtungsrahmen so weit stecken wie der amerikanische Psychiater Edward Podvoll in seinem Buch *Aus entrückten Welten*, könnten wohl auch sie Sinn und Bedeutung in ihrem Hauptarbeitsfeld finden.

Häufig mag ein primär seelisches Problem sich verkörpern, aber es kommt auch vor, dass der physische Anteil deutlich überwiegt. Die im Reaktor von Tschernobyl verstrahlten und später an Krebs erkrankten und verstorbenen Arbeiter brauchten bei dieser hohen Strahlendosis kein besonders ausgeprägtes seelisches Krebsmuster. Aber selbst hier gibt es immer noch eine seelische Komponente; sie spielt jedoch eine eher untergeordnete Rolle gegenüber der Strahlenbelastung. Letztlich gibt es jede Mischung an seelischen und körperlichen Anteilen. Insofern ist es naheliegend, von Anfang an immer beide Seiten in die Behandlung einzubeziehen.

In der Corona-Pandemie haben wir wieder einen erstaunlichen Rückfall in alte Denkmuster erlebt. Wieder wurde die Seele in ihrer Bedeutung komplett übersehen. Eine unglaubliche Verbreitung von Angst und Panik brach los, deren Nebenwirkungen oder Kollateralschäden völlig ignoriert wurden, obwohl entsprechende wissenschaftliche Erkenntnisse vorliegen. Professor Hartmut Schröder (ehemals Universität Frankfurt/Oder) belegte eindrucksvoll die Macht der Angst. Verschreibt man hundert Männern einen Betablocker, ohne Erwähnung einer seltenen Nebenwirkung, bekommen anschließend zwei von ihnen Potenzprobleme. Erwähnt man aber die seltene Möglichkeit von Impotenz, sind es dreißig Prozent. Das heißt, die Angst wirkt fünfzehnmal stärker als das Pharmakon. Die Schäden aus der jahrelangen Angstverbreitung auf allen Kanälen während der Pandemie dürften unübersehbar sein. Wie es zu diesem Rückfall in Zeiten vor der Entdeckung der Psyche kommen konnte, bleibt zu klären.

Krankheit als Symbol zu verstehen eröffnet dagegen die Chance, beide Seiten – Körper und Seele – zu sehen und zu behandeln und den jeweiligen Lebensaufgaben auf die Spur zu kommen. Der körperliche Aspekt von Krankheit ist dabei von zentraler Wichtigkeit, denn erst über ihn gelangen wir zur Bedeutung von Symptomen.

Das Symbolon war in der Antike ein Ring aus Ton, mit dessen Hilfe sich Gastfreunde auch nach vielen Jahren sicher wiedererkannten. Man brach ihn beim Abschied in zwei Teile, um durch deren Zusammenpassen auch nach beliebig langen Zeiten die Verbindung der Freunde zu bestätigen. Symbole sind bis heute Ausdruck der Zusammengehörigkeit von Form und Inhalt und helfen uns unverändert, *Zusammenhänge* und Verbindungen zu erkennen. Ohne Inhalt ist das physische Symbol sinnlos; ohne Form ist das Symbol zwar weiter existent und durchaus nicht sinnlos, aber es ist nicht greifbar. Erst die Körperlichkeit der Krankheitsbilder erlaubt uns, an die darin verschlüsselten seelischen Inhalte heranzukommen. Körperliche Form ohne Inhalt hat keinen Bestand, wie der Tod zeigt; Inhalt ohne physische Form sehr wohl, wie Ideen, Lieder oder die unsterbliche Seele belegen. Sogenannte Geisteskrankheiten liefern ebenfalls Beispiele, wie sich Krankheitsbilder, ohne konkrete physische Formen anzunehmen, doch sehr deutlich auswirken können.

In der christlichen, aber auch in fast allen anderen Schöpfungsgeschichten können wir die Reihenfolge exemplarisch verfolgen. Zuerst ist die Idee, der Gedanke, das Wort oder der Ton, und dann erst kommt es zur Verkörperung. Der Ausdruck aus dem Johannesevangelium »Am Anfang war das Wort, und das Wort war bei Gott« und weiter »das Wort ward Fleisch« gibt die Reihenfolge vor. Alles Geschaffene kommt aus der Einheit und verkörpert sich mit dem Eintritt in die Polarität. Jeder Schritt in die Verkörperung führt tiefer in die Polarität. Krankheit gehört zum Weg in die Polarität. Denkt man in Hierarchien, wäre also dem Geistig-Seelischen durchaus die erste Stelle vor dem Körper zuzubilligen. In der Auseinandersetzung mit Krankheit bewährt es sich trotzdem, beide als annähernd gleichwertig zu betrachten und jedenfalls nicht der nachgeordneten körperlichen Ebene den Vorzug oder gar einen Alleinvertretungsanspruch einzuräumen. So wenig wie Körper und Seele im Leben wirklich zu trennen sind, so wenig bewährt es sich in der Medizin.

Tipps zur praktischen Umsetzung

Wir können Freiheit von Krankheitsbildern durch keine Therapie erzwingen, aber wir können alles in unsere Möglichkeiten Gegebene tun, um die Weichen in Richtung Entwicklung zu stellen. Wesentliche Kriterien für Heilung, und deshalb unbedingt zu stärken, sind nach meinen Erfahrungen:

- der Glaube ans Heilwerden und damit an eigene Kraft und Möglichkeiten,
- der Schritt zu Authentizität und Eigenehrlichkeit,
- spirituelle Einheitserfahrungen.

Diese Punkte sind mir besonders in der Therapie mit Krebspatienten bewusst geworden. Sie gelten aber im Prinzip für alle Krankheitsbilder. Wenn wir die Botschaft eines Symptoms verstehen, kann es überflüssig werden und verschwinden. Dies muss jedoch nicht geschehen, sondern es ist auch möglich, dass die Aufgabe bestehen bleibt, Einschränkungen oder Schmerzen zu ertragen. Ist allerdings der Sinn dahinter verstanden und angenommen, wird das Leiden daran aufhören. Verständnis und Akzeptanz sind immer förderlich, erzwingen aber nicht Genesung im körperlichen Sinn. *Krankheit* ist durchaus *als Weg* zu verstehen.

Re-habilitation von Krankheit meint wörtlich genommen »Wiederbehausung« oder »Wiedereinhausung«. Das Körperhaus wieder in Besitz zu nehmen, alle Zimmer, Glieder und Organe wieder mit Bewusstheit zu beleben, ist die große Chance, die Krankheitsbilder uns bieten. Es geht darum, den Leib zu beseelen und die Seele zu verkörpern. Das ist also kein Widerspruch, sondern wundervolle Ergänzung.

Wenn Krankheit durch Abziehen von Bewusstsein aus Organen entsteht, um die Worte von Mitscherlich aufzugreifen, sind Genesung und Gesundung bewusste Schritte zurück ins angestammte Körperhaus. Dieses Handbuch der Psychosomatik ist in diesem Sinne eine Einladung zum Wiedereintritt in eigene Geburtsrechte. Der Ausdruck »sein Haus bestellen« wurzelt hier. Auch das äußere Haus, das wiederum dem Körperhaus Wohnung ist, lässt sich als Spiegel der gegenwärtigen Lebenssituation deuten. Niemand würde bezweifeln, dass das Bewohnen einer geräumigen Villa etwas anderes widerspiegelt als der Unterschlupf in einer engen Kellerwohnung. Spontan deuten Besucher den Zustand einer Behausung, die herrschende Atmosphäre, das Vorhandensein oder Fehlen von Gemütlichkeit und so weiter. Darüber hinaus unterscheiden wir noch nach guten, teuren und weniger guten und billigeren Wohnlagen. Ähnlich und sogar noch viel differenzierter können wir mit unserer Körperbehausung verfahren und diese allmählich, Schritt für Schritt in einen Tempel für unsere unsterbliche Seele umwandeln.

Wenn es um Erkenntnis (der Bedeutung von Krankheitsbildern) geht, denken wir beziehungsweise denkt unsere linke, archetypisch männliche Gehirnhälfte vor allem an sich selbst. Intellektuelle Erkenntnis allein aber kann Probleme dieser Art nicht lösen, sonst müsste schon die Lektüre von *Krankheit als Symbol* zur Gesundung führen. Das ist tatsächlich eine seltene Ausnahme, wenn es einer Leserin wie Schuppen von den Augen fällt.

Auf dem Weg zum Heil(werden) ist uns auch unsere andere Seite – symbolisiert in der rechten, archetypisch weiblichen Gehirnhälfte –

Aufgabe und Hilfe zugleich. Als Übergang zu ihr empfiehlt sich neben der reinen Lektüre der Deutungen des Krankheitsbildes und dem darüber Nachsinnen, sich das einschlägige Kapitel von jemand anders vorlesen zu lassen und dabei sorgfältig auf dessen Betonungen und eigene emotionale Reaktionen zu achten. Oft können Herzklopfen und Veränderungen im Atemrhythmus Hinweise liefern. Danach wäre es naheliegend, sein Gegenüber einzuladen, über das Gelesene zu reden und von ihm erkannte Bezüge anzusprechen. Diese Interpretationen sind am besten ohne Erwiderung anzuhören, wiederum mit Augenmerk auf eigene emotionale Reaktionen. Danach könnte sich ein Dialog über das Gelesene und Besprochene anschließen.

Bewährt hat sich auch, Fragen zum Krankheitsthema zu bilden, entsprechend den in *Krankheit als Sprache der Seele*, *Krankheit als Weg* und anderen meiner Krankheitsbilder-Deutungsbücher vorgegebenen, und über jede gründlich nachzudenken, zu sprechen und zu meditieren. Aus dem Darübernachdenken lässt sich ein guter Weg in die Tiefe eigener seelischer Muster entwickeln.

Der einfachste Weg, unsere weibliche Seite einzubeziehen, führt über *Reisen nach Innen*. Geführte Meditationen haben auch in unserer Kultur eine lange Tradition und werden gerade im Rahmen der Psychoneuroimmunologie von der westlichen Medizin »neu entdeckt«. Es empfiehlt sich sehr, parallel zur intellektuellen Bearbeitung der anstehenden Lernaufgabe Schritte in die Welt der eigenen inneren Bilder zu unternehmen. Sofern eine CD aus meinem Audioprogramm (siehe Literaturverzeichnis) zum Thema zur Verfügung steht, lässt sich damit im kleinen Rahmen Seelenbildertherapie in eigener Regie gestalten. Wer sich einen Mond lang – vier Wochen mit täglichem Wechsel der beiden Meditationen – auf den Weg ins eigene Innere begibt, wird vielleicht nicht gleich am Anfang, aber umso sicherer mit der Zeit Erfahrungen machen, die ihm der Intellekt nicht vermitteln kann.

Falls es keine speziell auf das Krankheitsbild zugeschnittenen Heilmeditationen gibt, kann man sich mit den Reisen der erwähnten allgemein gehaltenen CD *Selbstheilung* behelfen, die für solche Krankheitsbilder entwickelt wurde und hilft, seine eigene Diagnose zu finden. Reisen wie *Der innere Arzt* oder *Selbstliebe* können zusätzlich den Weg zu Heilungserlebnissen ebnen. Alle geführten Meditationen gibt es inzwischen wieder auf CD (www.heilkundeinstitut.at), als Download über Random House oder auf meiner neuen Internet-Plattform Dahlke4you. Weitere Hilfe bringen Übungen und Rituale, die sich direkt auf die im Krankheitsbild deutlich werdenden Lernaufgaben beziehen und sich ebenfalls auf Dahlke4you finden.

Oft lassen sich Zeiten intensiver Suche nach dem Sinn eigener Probleme auch durch Fasten vertiefen. Es hat wie pflanzlich-vollwertige Ernährung den zusätzlichen Vorteil, ein vorzügliches Mittel genereller Vorbeugung zu sein und bietet auch den besten Einstieg dazu.

Maltherapien, bei denen dem Krankheitsbild Gestalt gegeben wird und sich seine verschiedenen Dimensionen in Farben und Gefühlen ausdrücken lassen, sind ebenfalls eine sinnvolle Unterstützung auf dem Weg zu sich selbst. Genau wie bei geführten Meditationen und Psychotherapien kommt es auch hier auf den ersten Gedanken an, den es sogleich und ohne Wenn und Aber auszudrücken gilt.

Zeichnet sich ein Weiterkommen ohne fremde Hilfe nicht ab oder ist das Krankheitsbild zu bedrohlich, gibt es immer noch die Möglichkeit der Psychotherapie. Uns hat sich hierfür die *Krankheitsbildertherapie*, die mit dem Handwerkszeug der Schattentherapie wie Regressionen und Atemübungen arbeitet und manchmal auch in kürzerer Zeit von ein bis zwei Wochen zu bewältigen ist, am besten bewährt (Informationen: Heil-Kunde-Zentrum, D-84381 Johanniskirchen). Bei bedrohlichen Krankheitsbildern ist es nach wie vor ratsam, sich einen ganzen Mondzyklus Zeit zu nehmen.

Das vorliegende inzwischen so umfangreiche Nachschlagewerk kann und will keine Verantwortung abnehmen, sondern im Gegenteil Möglichkeiten an die Hand geben, die ganze Verantwortung für das eigene Leben mit all seinen Aufgaben selbst zu übernehmen. Es möchte helfen, Krankheit als Alibi und Fluchtweg zu durchschauen und in ihrem Herausforderungscharakter anzunehmen. Wer sich fordern lässt, wird gefördert vom Schicksal – oft durch Krankheitsbilder.

Ein Nachschlagewerk ist selbstverständlich auch kein Ersatz für notwendige Arztbesuche, auch wenn es langfristig die Chance eröffnet, immer besser allein und aus eigener Kraft mit Krankheitsbildern und anderen Herausforderungen des Schicksals umzugehen und sich vor allem auf den Weg der Vorbeugung zu begeben. Erfreulicherweise fangen auch zunehmend Ärzte und Therapeuten an, sich in *Integraler Medizin* ausbilden zu lassen, sodass die Chance, (s)einen äußeren Arzt in diesem Bereich zu finden, steigt. Die Arbeit mit dem inneren Arzt aber wird immer im Zentrum bleiben, schließlich ist Heilung nur aus seiner Kraft möglich. Der äußere Arzt kann sich im Ernstfall sinnvollerweise immer nur mit dem inneren verbünden, und dabei möge dieses Buch helfen.

Ein persönliches Wort zu Ende und Anfang

Mit heute einundsiebzig Jahren bin ich seit über fünfzig Jahren nicht geimpft und war noch nie bei einer schulmedizinischen Vorsorgeuntersuchung. Aber ich sorge *natür*lich vor im Sinne dieses Buches. Wo immer Widerstand oder die Enge der Angst zu spüren ist, wartet eine Integrationsaufgabe auf mich. Je rascher ich mich ihr stelle, desto besser, weil ich kürzer und weniger leide. In meinem Buch *Angst frisst Seele* wird das wieder sehr *deut*lich. Insofern bin ich auch nicht grundsätzlich gegen Früherkennung. Allerdings kann sie wirkliche Vorbeugung nicht ersetzen.

Darüber hinaus ernähre ich mich nach *Peace Food* vollwertig pflanzlich, weil nach den neuen Studien alles andere zu gefährlich, schädlich und giftig ist. Was diese drei Adjektive verdient, meide ich auch bei anderen Dingen, weil mir das Leben als kostbares und wertvolles Geschenk erscheint. Deshalb kann ich auch nicht empfehlen, es in angstbesetzten Wartezeiten bei endlosen sogenannten Vorsorgeuntersuchungen zu »verwarten«, die nur verkappte Früherkennungsmaßnahmen sind, und es so von Medizintechnikern verwalten und bestimmen zu lassen.

Die drei Aspekte gefährlich, schädlich und giftig betreffen nach vielfach abgesicherten und bestätigten wissenschaftlichen Erkenntnissen generell Tierprotein und hier besonders Milch(produkte). Damit erhöhen wir völlig unnötig unser Risiko auf Krebs, und besonders Darm, Brust- und Prostatakrebs, aber auch auf Herzprobleme und das ganze Heer der Zivilisationskrankheiten von Allergien bis Rheuma, von Alzheimer bis Demenz, auf dreierlei Diabetes und anderes mehr. Näheres dazu in den *Peace Food*-Kochbüchern, die auch belegen, warum ich in meinem ganzen Leben nicht so gut gegessen habe wie in den letzten pflanzlich-vollwertigen Jahrzehnten und insbesondere seit diese Kost in unserem Zentrum TamanGa in der Südsteiermark so aufblüht. Dabei geht es tatsächlich nicht um Verzicht, sondern um leichtes, unbeschwertes Genießen und ein beschwingteres Leben.

Der ganze Widersinn der Moderne wird in folgendem, dem westlichen Leben entsprechendem Teufelskreis deutlich: Wir töten Milliarden Wildtiere, um Nutztieren, die wir essen wollen, Raum zu geben. Diese halten wir in einer Weise, dass zum Beispiel die Schweine dabei zu zwanzig Prozent wahnsinnig und zu achtzig Prozent apathisch und lethargisch und in der Todespanik, wenn sie zum Schlachten anstehen, noch mit Angst- und Stresshormonen abgefüllt werden. Wenn wir deren mit den entsprechenden Neurotransmittern und Schwingungen gesättigtes Fleisch verzehren, werden wir krank, langfristig nicht selten auf den Tod. Deshalb foltern und töten wir wiederum Millionen Tiere, um Medikamente zu finden, die wir gar nicht bräuchten, wenn wir von vornherein keine Tiere äßen.

Statt sich nun zu wundern, warum immer mehr Mitbürger in Lethargie und Apathie verfallen wie die Millionen *Seeleninfarkt*-Kandidaten mit ihren Depressionen, Burn-out- und Bore-out-Syndromen und immerhin ein Drittel der Bevölkerung einmal im Leben dem Wahnsinn einer Psychose verfällt, könnten wir aus diesem Teufelskreis so einfach aussteigen. *Peace Food* ist nicht nur gesünder, sondern schmeckt auch besser. Dabei ist vegan nicht ideologisch gemeint und auch nicht genug. Weißmehl und -zucker, Whisky und Wodka, Zigaretten und Zigarren sind vegan, aber nicht gesund, es muss schon auch vollwertig und nicht nur pflanzlich sein.

Mir ist keine andere Maßnahme bekannt, einschließlich des Fastens und des verbundenen Atems, mit der sich gesundheitlich so leicht und angenehm so viel erreichen lässt – nicht nur im Hinblick auf die eigene Gesundheit. Tatsächlich können wir damit auch humanitär mehr erreichen als mit anderen gut gemeinten Aktionen, denn im Augenblick fressen die Tiere der Reichen die Nahrung der Armen in den Hungerländern. Ökologisch gibt es keine ähnlich wirksamere individuelle Maßnahme, als auf *Peace Food* umzusteigen. Auch tierethisch ist es *natür*lich die beste Lösung, und wir schaffen Win-win-Situationen für unser eigenes Leben und für alles Leben.

Natürlich ist auch hier ein Schatten im Spiel, und er kommt heraus, sobald diese Lebensform zu Aggressionsverzicht führt. Wenn ich diesen wesentlichen Schritt mache, muss ich mir klar sein, dass ich dann umso mutiger, offensiver und konfrontationsbereiter leben muss, allerdings bitte ohne fanatisch zu werden. Ersteres gehört zum erlösten Aggressionsprinzip (Nr. 1), Letzteres zum unerlösten plutonischen Prinzip (Nr. 8).

Darüber hinaus setze ich auf Meditation und Entspannung und bewege mich körperlich in einem zunehmend ehrgeizfreien Sinn. Die erwähnten Ganzkörper-Bürstungen geben meinen Tagen einen ebenso selbstverständlichen Rahmen wie Meditationen. Solch unspezifische Vorbeugungsmaßnahmen sind – in meinen Augen – ausgesprochen wichtig und werden es mit den Jahren und Jahrzehnten immer mehr. Sie bilden die ideale Ergänzung der spezifischen Vorbeugung im Sinne dieses Buches.

In *Mein Buch der Selbstheilung* und *Gesund und glücklich älter werden* berichte ich von weiteren praktischen Möglichkeiten und meinen Erfahrungen damit, sein Leben glücklicher und erfüllter zu gestalten, zu genießen und zu leben – für einen hoffentlich weiter wachsenden äußeren Kreis von Interessenten und Interessentinnen am »Feld ansteckender Gesundheit«. In offenen Sprechstunden, geführten Meditationen und einigen weiteren Überraschungen werde ich noch weiter und intensiver dem inneren Kreis meiner Leser- und Anhängerschaft auf der Internet-Plattform *Dahlke4you* Rede und Antwort stehen und zu Reisen zu sich selbst einladen.

Pegeia, im Dezember 2022 *Ruediger Dahlke*

TEIL 1

Register der Körperregionen und Organe

Abkürzungen
(siehe Literaturverzeichnis im Anhang des Buches)

Rubrik *Lit.:*

AaG = *Das Alter als Geschenk*
AfS = *Angst frisst Seele*
At = *Die wunderbare Heilkraft des Atmens*
CaW = *Corona als Weckruf*
D = *Schattenreise ins Licht (Depression)*
Dt = *Körper-Geist-Seele-Detox*
F = *Frauen-Heil-Kunde*
Fas = *Das große Buch vom Fasten*
Gug = *Gesund und glücklich älter werden*
Gmm = *Glücklich mit mir selbst*
H = *Herz(ens)probleme*
Hag = *Hör auf, gegen die Wand zu laufen*
HT = *Heilsame Tugenden*
Jea = *Jetzt einfach atmen*
K = *Krankheit als Weg*
KR = *Krebs – Wachstum auf Abwegen*
KS = *Der Körper als Spiegel der Seele*
KSdK = *Krankheit als Sprache der Kinder-Seele*
LP = *Die Lebensprinzipien*
MI = *Mein Individualgewicht*
MF = *Mind Food*
PF = *Peace Food*
R = *Das Raucherbuch*
RE = *Richtig essen (E-Book)*
S = *Krankheit als Sprache der Seele*
Sch = *Endlich wieder richtig schlafen*
SdS = *Die Spuren der Seele – was Hand und Fuß über uns verraten*
SH = *Mein Buch der Selbstheilung*
SI = *Der Seeleninfarkt. Zwischen Burn-out und Bore-out*
SP = *Das Schatten-Prinzip*
SuL = *Wie Sex und Liebe sich wieder finden*
SvI = *Schutz vor Infektionen*
V = *Verdauungsprobleme*
VdgV = *Von der großen Verwandlung*
Wwg = *Wenn wir gegen uns selbst kämpfen*

CD/Audio = Heilmeditationen

Rubrik *Film:*

(Bd 1) = *Die Hollywood-Therapie*
(Bd 2) = *Die Spielfilm-Therapie*
oder: Filmtitel (und Erscheinungsjahr)

→ verweist auf eigenes Stichwort

A

Abdomen

siehe Bauch

Abwehrsystem

(Immunsystem)
Symbolische Be-Deutung: Abwehr, Selbst-Verteidigungssystem gegen fremde Eindringlinge wie Viren, Bakterien und sämtliche Erreger.
Aufgabe/Thema: Zweiteilung in eine spezifische und eine unspezifische Abwehr gegen äußere »Feinde«; die Psychoneuroimmunologie belegt, wie abhängig das Abwehrsystem von der Seele ist: negative Emotionen (Wut, Zorn, Hass) schwächen es, positive (Liebe, Freude) stärken es; Konfliktbearbeitung durch kriegerische (Gegen-)Maßnahmen (→ Antikörper); sich für die eigenen Belange und Interessen schlagen; unterstützend wirken Fasten und pflanzlich-vollwertige Kost (*PF*), da beide den Entzündungsmarker (CRP-Wert) senken; Waldbaden, das nachweislich die natürlichen Killerzellen zur Abwehr von Viren stärkt.
Urprinzip: Mars.
Lit.: *Wwg 157–167, CaW, SvI, »Meine besten Gesundheitstipps 2.0«.*

Achillessehne

Symbolische Be-Deutung: seelische (Ab-)Sprungkraft, Fortschritt, Aufstieg; stärkster Strick des Körpers (→ Sehnen), an dem die (Ab-)Sprungmuskulatur hängt; ermöglicht große Sprünge und den großen Sprung nach vorn und jeden Absprung (Beziehung zu großen, hochfliegenden Träumen und weitgespannten Zielen); klassische Schwachstelle: obwohl die Sehne 400 bis 800 kg hält, kann sie reißen, aber nur, *wenn alle Stricke reißen*, wenn man die Situation überhaupt nicht *überreißt* und den Bogen dramatisch *überspannt*; es geschieht plötzlich mit einem lauten Knall, der den Knalleffekt der Situation noch besonders betont, und die Ferse fällt zurück auf den Boden (der Tatsachen); Verwundbarkeit der Achillessehne: Achill wurde an der → Ferse gehalten, als er von seiner Mutter in den Styx, den Fluss der Unsterblichkeit, getaucht wurde, sodass sie als einziger Körperteil verletzlich blieb.
Aufgabe/Thema: sich auf die Sprünge helfen, Fortschritt und Aufstieg (große Sprünge) ermöglichen; aber auch für gute sichere Erdung sorgen durch dicke Seile, verlässliche Stricke; erlaubt, den Absprung zu bekommen, seine Kraft auf den Boden zu bringen und sich von ihm wieder zu lösen; ermöglicht das Gehen, damit *etwas geht*; Laufen, damit *etwas läuft*; Rennen, damit *etwas rennt*; macht vorsichtigen Zehenspitzengang und den klassischen Tanz möglich.
Urprinzip: Merkur-Uranus.
Lit.: *S 376–378.*

Achseldrüsen

(sekundäre Geschlechtsdrüsen, siehe auch Schweißdrüsen)

Symbolische Be-Deutung: Produktion der persönlichen Duftnote; körpereigene Parfümerie (im Bereich der sekundären Geschlechtsorgane).
Aufgabe/Thema: große Schweiß- und zugleich Duftdrüsen, verursachen den heute mit Deos bekämpften Geruch; Absonderung der eigenen Erkennungsmarkierung, Reviermarkierung; erkennen, wer einen riechen mag und wer nicht und wen man selbst riechen kann und wen nicht; früher zogen sich die jungen Damen ein Taschentuch durch die Achsel und warfen es ihrem Helden zu.
Urprinzip: Venus-Pluto.

Achselhöhle

Symbolische Be-Deutung: wie alle Höhlen ein archetypisch weiblicher Ort, wo sich Kinder gern hineinkuscheln und Eltern sie unter ihre Fittiche nehmen; sehr sensibel und empfindsam; Schweißflecken unter der Achsel verraten oft Angst; voller sekundärer Geschlechtsdrüsen, wo sich die persönliche Duftnote entwickelt und heute mittels Parfum überlagert oder mittels Deos unterdrückt wird, wenn der eigene Duft zum Gestank verkommen ist; 80 % der Brustknoten entstehen im äußeren oberen Quadranten mit der größten Nähe zur Achsel, deren Poren das Aluminium der Deos verstopft; symbolisch heißt Deo-Benutzung: »Ich kann mich selbst nicht riechen und möchte meine Duftnote auch sonst niemandem zumuten«; andererseits bedeutet Küssen der Achselhöhle: »Ich kann dich so gut riechen, du schmeckst mir, ich steh auf deinen Duft.«
Aufgabe/Thema: sich vom eigenen Duft zu einem gesunden Leben leiten lassen; Schutzbedürftige unter die Fittiche nehmen und ihnen Geborgenheit schenken; die eigene Duftnote anerkennen, sie vielleicht mit passendem Parfum verbinden und unterstützen; dem eigenen Duft vertrauen und ihn nach außen verströmen; sich mit der eigenen Energie anfreunden.
Urprinzip: Venus.

Adamantin

siehe Zahnschmelz

Antikörper

Symbolische Be-Deutung: spezialisierte Lenkwaffen des → Abwehrsystems, die sich ähnlich den militärischen Cruise-Missiles (Marschflugkörpern) gegen spezielle bekannte Feinde richten.
Aufgabe/Thema: Kriegsführung in Kamikaze-Manier: aufgrund eines speziellen Suchprogramms, das maßgeschneidert von der Oberfläche der Feinde gewonnen wurde, sich gezielt auf diese stürzen und zusammen mit ihnen untergehen.
Urprinzip: Mars.

Anus/After

Symbolische Be-Deutung: Ein- und Ausgang der Unterwelt, Hinterausgang, Auspuff; Schleuse zwischen Innen- und Außenwelt; sowohl Ort des Festhaltens als auch totaler Hingabe und Auslieferung; zwischen übertriebener

Enge (Geiz) und völliger Offenheit (Inkontinenz) liegt ein entspanntes Verhältnis von Halten und Geben; Ort völliger sexueller Hingabe, aber auch tiefster Erniedrigung bei Penetration gegen den Willen.
Aufgabe/Thema: Ausgang bewachen, Hüter der letzten Schwelle; Schließmuskel (Sphinkter) ab der analen Phase bewusst kontrollierbar; für sauberen Abschluss sorgen, Abschied nehmen; entspannen, loslassen, was nicht mehr gebraucht wird; aber auch festhalten; Ausgleich zwischen Loslassen und Festhalten; Ventil, um aggressiven Druck hintenherum abzulassen (*stänkern*); formt das erste Produkt, das erste Geschenk des Kindes an die Welt; das sog. Kindspech (Mekonium) wird damit zum Vorläufer aller späteren Geschenke.
Urprinzip: Pluto.
Lit.: *V 43–48.*

Aorta

Symbolische Be-Deutung: Haupt(verkehrs)straße des Lebensstromes, von der ausgehend das ganze Körperland mit Energie versorgt wird; Wachheit und Präsenz für die Außenwelt.
Aufgabe/Thema: Energietransport aus der Mitte in die Peripherie, energetische Verbindung von oben und unten, ihre Windkesselfunktion sorgt für die Aufrechterhaltung eines relativ geringen Druckgefälles zwischen Kontraktion (Systole) und Entspannung (Diastole) des Herzmuskels; Stabilisierung des Blutdrucks.
Urprinzip: Sonne-Merkur.
Lit.: *H 79f.*

Appendix

(Wurmfortsatz) siehe Blinddarm

Arme

(siehe auch Oberarme, Unterarme)
Symbolische Be-Deutung: Kraft, Stärke, Macht (lat. *arma* = Waffen; Arme[e]), die *Arm*brust; kämpfen, Streit anfangen: »dicke Arme machen«; Durch*halte*vermögen; zeigen, wie gut wir unser Leben und die Welt (an-)nehmen können; das Leben heranholen; die Welt, das Leben umarmen; Unterstützung geben: »jmd. unter die Arme greifen«; Abstand halten und Distanz bewahren, Gleichgültigkeit ausdrücken: »die Arme verschränken«; Einfluss nehmen: »einen langen Arm haben«, »jmd. in den Arm fallen«, »jmd. am langen Arm verhungern lassen«, »jmd. auf den Arm nehmen«; Liebe und Zuwendung ausdrücken: Herz und Arme öffnen, »jmd. in den Arm nehmen«, »jmd. in die Arme schließen«, »jmd. mit offenen Armen aufnehmen«, »jmd. drücken«, »sich jmd. in die Arme werfen«, »sich in den Armen liegen«.
Aufgabe/Thema: Kontakt zur Außenwelt; (physische) Welt heranholen, liebend umarmen, bearbeiten oder sich bewusst vom Leib halten; Geben und Nehmen; das Leben annehmen und mit Hilfe der Hände in den Griff bekommen.
Urprinzip: Mars-Merkur.
Lit.: *KS.*

Armform

Symbolische Be-Deutung: **1.** stark, muskulös: vieles zupackend stemmen können, »Alle Räder stehen still, wenn dein starker Arm es will«; Schutz und Geborgenheit geben; Gefahr der *Überheb*lichkeit bei Muskelmännern; **2.** dick: durch Fett Kraft vortäuschen; Streitlust, »dicke Arme machen« (streiten); **3.** schwach: Kraftlosigkeit im Lebenskampf; nichts und niemanden halten können, nicht viel stemmen und bewegen können; galt bei Frauen lange als elegant, bei Männern immer als Problem.
Aufgabe/Thema: **1.** das Leben anpacken, eigene Interessen mit Kraft durchsetzen, durchhalten, Hindernisse aus dem Weg räumen; **2.** zupacken, das Leben festhalten und sich Halt geben; **3.** sich dem Leben anvertrauen, mit dem Strom des Lebens fließen, mitmachen.
Urprinzip: **1.** Mars; **2.** Jupiter-Mars; **3.** Mond.
Lit.: *KS.*

Armgelenk

siehe Ellbogen

Arterien

(siehe auch Blutgefäße)
Symbolische Be-Deutung: Energiestraßen, (Kraftstrom-)Versorgungssystem, erste Hälfte des Kreis(lauf)es.
Aufgabe/Thema: Energieverteilung, -transport, -versorgung.
Urprinzip: Merkur (Verbindung), Mars (Energie).
Lit.: *H 92f.*

Atemrhythmus

(siehe auch Atmung)
Symbolische Be-Deutung: Rhythmus des Luftelements.
Aufgabe/Thema: Energieaustausch in der Lunge, ermöglicht Gasaustausch und Sprache (= Modulation des Atemstromes): Kommunikation mit anderen Menschen und sogar dem Pflanzenreich.
Urprinzip: Merkur-Mond.
Lit.: *Jea.*

Atemwege

(siehe auch Atmung, Nase, Luftröhre, Bronchien, Lunge)
Symbolische Be-Deutung: Transportwege der Atemluft (Sauerstoff) und der Abgase (Kohlendioxid), Kommunikation (Gasaustausch) und Sprache (= Modulation des Atemstromes), Geben und Nehmen.
Aufgabe/Thema: Energiegewinnung und -austausch, Kommunikation mit anderen Menschen und mit allen anderen Lebewesen auf dieser Erde, auch mit dem Pflanzenreich über Gasaustausch (O_2 und CO_2).
Urprinzip: Merkur (Verbindung), Mars (Energie).

Athletischer Typ

siehe Konstitution

Atlas

(der erste Halswirbel, siehe auch Axis und Halswirbelsäule)
Symbolische Be-Deutung: Drehscheibe des Oberstübchens, Selbstwertgefühl; heikle Engstelle zwischen Weltkugel (Kopf) und -achse (Wirbelsäule); Knackpunkt.

Aufgabe/Thema: die Last des Himmelsgewölbes und damit der Welt tragen (Mythos vom Titan Atlas, der als Strafe das Himmelsgewölbe auf seinen Schultern trägt); Beweglichkeit: eine nach allen Seiten offene Leuchtturmplattform; Überblick und Umsicht ermöglichen, Weit- und Übersicht garantieren; Verantwortung; Verbindung herstellen zwischen Weltkugel und Weltachse.
Urprinzip: Saturn (Last tragen), Merkur (Drehscheibe).
Lit.: *S 246, 285–287.*

Atmung

(siehe auch Lunge, Atemrhythmus)
Symbolische Be-Deutung: über den Atem kommt das Leben zu uns, über die Nase hat Gott uns – laut Genesis – seinen göttlichen Odem eingehaucht; die Lungen verleihen dem Herzen Flügel, das geflügelte Herz ist Abbild des Seelenvogels in der Mitte unserer Brust (griech. *psyché* = Atem, [Wind-]Hauch); von den drei Schicksalsgöttinnen des Ostens teilt eine die Atemzüge zu, die andere zählt sie ab, und die dritte holt uns zurück, wenn sie verbraucht sind; tatsächlich sind diejenigen, die durchs Leben hecheln und hetzen, viel rascher damit fertig.
Aufgabe/Thema: Austausch zwischen Innen- und Außenwelt, zwischen Mikro- und Makrokosmos; der innere Lungenbaum entspricht einem Baum in der äußeren Mutter Natur, nur mit den Wurzeln im Himmel; Goethe sagte: »Im Atemholen sind zweierlei Gnaden, die Luft einziehen, sich ihrer entladen«; die Bibel sagt: »Geben ist seliger denn Nehmen«, tatsächlich ist es sehr gesund, den Ausatem zu verlängern, um den langen Atem der Sieger zu entwickeln.
Urprinzip: Merkur.

Augen

Symbolische Be-Deutung: Einsicht, Durchblick; Ausguck, Fenster; Spiegel und Lichter der Seele; Eingang und Ausgang der Seelenwelt; funkelnde Augensterne (blitzende Lebendigkeit); das eigene Wesen ausstrahlen (Sonne) und in die eigene Seele blicken lassen (Mond); Offenheit anzeigen für einen selbst, für das Selbst, für das göttliche Licht in einem selbst; Gesichtskreis bestimmen: »vor Liebe blind sein«, »einäugig sein«; Herzenswärme ausstrahlen; aktiver Sinn: Blickkontakt aufnehmen, »ein Auge auf jmd. werfen«, »sich verschauen«, »sich in jmd. vergucken«, Blicke wie Blitze schleudern, »mit Blicken töten« (der böse Blick), etwas mit den Augen fixieren, jmd. mustern, sich versehen (ein Versehen) wachsam sein: »die Augen offen halten«; Verweigerung: die Augen vor etwas verschließen, »Scheuklappen«, »den Balken im eigenen Auge übersehen«; drittes Auge = sechstes Chakra (*Ajna*; → Chakren): das zweite Gesicht, die tiefste Einsicht ins Selbst.
Aufgabe/Thema: Eindrücke hereinlassen, Gefühle und Stimmungen ausdrücken, jmd. anstrahlen und ins rechte Licht stellen; Gefühle spie-

geln, seelische Nähe und Distanz ausdrücken; die Welt wahrnehmen; intensiven, engen Blickkontakt üben: sich in die Augen schauen, über die Augen als Seelenfenster in jmd. hineinschauen; sowohl sehen: Informationssammlung als auch schauen: innere Schau, auch um Visionen zu erlangen (die äußere Sicht und die innere Schau); klar sehen, nach innen und außen, Ein- und Aussicht, Durchblick gewinnen.
Urprinzip: Sonne (Goethe: »Wär nicht das Auge sonnenhaft, die Sonne könnt es nie erblicken …«); Mond (Spiegel der Seele) – bei der Frau: rechtes Auge = Mond; linkes Auge = Sonne; beim Mann umgekehrt.
Lit.: *S 150–156, K 206–211.*

Augenbrauen

Symbolische Be-Deutung: die Überschrift der Augen, Ausdruck.
Aufgabe/Thema: wesentliche »Ausführungsorgane« der intuitiven, natürlichen und der bewusst eingesetzten Mimik, Gefühlsausdruck; Schutz des Ausgucks (der Augen) vor Nässe oder zu viel Licht; den Augen einen Rahmen geben.
Urprinzip: Saturn-Venus.
Lit.: *KS.*

Augenbrauenform

Symbolische Be-Deutung: **1.** hochgewölbter Bogen: Staunen, Überraschung, Verblüffung; kindliche Offenheit, empfindlich, sensibel, verletzlich; **2.** gerade Striche: Neutralität, geduldig und achtsam, zögernd, oft träge; **3.** doppelt geschwungen: *hin- und her*gerissen sein, Auf und Ab der Stimmungen, unausgeglichen, wankelmütig, unausgewogen; oft überzogene, heftige Reaktionen; **4.** tiefliegend: urwüchsige Kraft, überschattend, traurig; lauernder, intensiver, unheimlicher Ausdruck; **5.** in der Mitte zusammengewachsen: hier *braut sich etwas zusammen* (Gefahr von Jähzorn), hohe Konzentration, kreatives Denken, beeindruckend, intensiv; **6.** langgeschwungen, wohlgeformt: heiteres Gemüt, aufgeräumte Stimmung, gelungener Ausgleich zwischen Körper und Seele, innere Fröhlichkeit; **7.** kurz: gutes Selbstvertrauen, große Vitalität, kurzentschlossen, auf dem kürzesten Weg voranschreitend; **8.** stark: kraftvoll, vital, belastbar; überschattete Sicht mit Gefahr von Eigenblindheit; **9.** buschig: widerstandsfähige, robuste Konstitution; Wildwuchs der Gedanken, Kreativität; Gefahr, im *Dschungel* den Durchblick zu verlieren; **10.** schwach, nur angedeutet: leidenschaftslos, mangelnde Durchsetzungskraft, »den Bogen nicht heraushaben«, den eigenen Schwung nicht finden, oft bei starker Candidamykose, häufig bei Lepra; **11.** stark abfallend: oft direkter Zugang zur Intuition, Tendenz zu Unvernunft; **12.** eckig abgewinkelt: vital, erlebnishungrig, nichts auslassen wollen, an vielem interessiert sein; Gefahr des unrunden, eckigen Lebens.
Aufgabe/Thema: **1.**Verletzlichkeit

in Sensibilität wandeln, Selbstkritik lernen, »den großen Bogen herausbekommen«, »die Kurve (im Leben) kriegen«, Staunen der Kindheit bewahren; **2.** den direkten, geraden Weg finden; **3.** den eigenen Schwung finden, das Auf und Ab bewusst in den Fluss des Lebens integrieren, Balance finden; **4.** die eigenen dunklen Aspekte ergründen, intensiv leben, auf günstige Gelegenheiten lauern; **5.** Konzentration auf wesentliche Dinge wie die Mitte des Lebens; **6.** Harmonie verwirklichen, »den Bogen herausbekommen«, den eigenen Lebensschwung finden; **7.** den kurzen Draht zu sich finden, Selbstvertrauen zur Selbstverwirklichung nutzen; **8.** sich treu bleiben, den eigenen Weg finden und ihm mit Ausdauer und Kraft folgen; **9.** eigene Ansichten entwickeln, eigene Wege gehen, kreative Sichtweisen und Lösungen anstreben; zur eigenen Urwüchsigkeit stehen im Sinne von Atavismus (lat. *atavus* = Vorfahre, Urahne; Wiederauftreten von anatomischen Merkmalen, die eigentlich für die Urahnen typisch waren): mit seiner Vergangenheit (mit den Ahnen) in Beziehung bleiben; **10.** klein anfangen, kleine Schritte tun (»weniger ist mehr«), zurück ins eigene Leben finden; **11.** Bauchgefühl entwickeln und für sich zu einer aufbauenden Kraft machen; **12.** sich bewusst dem Leben hingeben; nichts auslassen, aber alles verarbeiten.
Urprinzip: **1.** Mond; **2.** Saturn; **3.** Uranus; **4.** Pluto; **5.** Saturn; **6.** Jupiter; **7.** Mars; **8.** Saturn, Mars; **9.** Uranus; **10.** Mond-Saturn; **11.** Neptun; **12.** Jupiter-Uranus.
Lit.: *KS*.

Augenfarbe

Symbolische Be-Deutung:
1. Braun: große unergründliche Tiefe; geheimnisvoll und undurchschaubar, deshalb unberechenbar; verborgene Leidenschaft, Gefühlsausbrüche; introvertiert, zurückgenommen, oft erdverbunden, bodenständig mit reicher Gefühlswelt; genetisch dominant gegenüber den anderen Farben; **2.** Blau: selten und kostbar, Babyaugen; »Blauäugigkeit«, Naivität, Gutgläubigkeit; offen und weit, tief blicken lassen (in die Seelenfenster), aufgeschlossen, großzügig, »Hans im Glück«, »Narr« des Tarot; Farbe der Treue und des Himmels, der hingebungsvollen Liebe und Keuschheit; **3.** Grün: selten, faszinierend, »Katzenaugen«; spiegeln die Grünkraft Viriditas; sinnlich, leidenschaftlich, fähig zu Begeisterung und rascher Wandlung, Tendenz zu Stimmungsschwankungen, Distanz zu trockener Vernunft und Logik; Farbe von Vertrauen, Glaube und Fruchtbarkeit; **4.** Grau: selten; Farbe des Alters (»alt und grau«); farblos, undifferenziert (»In der Nacht sind alle Katzen grau«), Zustand zwischen Leben (Weiß) und Tod (Schwarz); kontaktscheu, distanziert (graue Eminenz); Depression, Tristesse: »alles grau in grau sehen«.
Aufgabe/Thema: **1.** den tiefen Grund der eigenen Seele erforschen, sich mit den eigenen Gefühlen und

Leidenschaften aussöhnen; **2.** das innere Kind erwecken, die Welt mit den staunenden Augen der Kindheit betrachten; **3.** Offenheit für Entwicklung und Wandlung auch leben; die Möglichkeiten der eigenen Sinnlichkeit und Leidenschaft ausschöpfen; **4.** einfach werden, All-ein-sein lernen, Ein-samkeit als Chance erkennen, Wissen in Weisheit wandeln.
Urprinzip: **1.** Pluto; **2.** Mond; **3.** Pluto; **4.** Saturn.
Lit.: *KS.*

Augenlider

Symbolische Be-Deutung: **1.** allgemein: Vorhänge der Seele; **2.** hängend: sich hinter Vorhängen verstecken, dem Blickkontakt ausweichen, den Blick in die Seele verstellen, verschlafen bzw. nach innen gewandt (»Schlafzimmerblick«), Isolation; Ausdruck von Versenkung (beim Buddha); als Krankheitssymptom bei → Teil 2. Myasthenia gravis; **3.** geschwollen: verweinter Blick, etwas ist zum Weinen, Ausdruck von Traurigkeit.
Aufgabe/Thema: **1.** Schutz vor Austrocknung, Gewalteinwirkung und zu viel Licht (Verdunkelung), Regelung des Licht- und Informationseinfalls abhängig von der Bewusstseinslage; geschlossene Augenlider signalisieren Rückzug in die innere Welt, geöffnete Offenheit und Aufnahmebereitschaft; **2.** sich Zeiten des Rückzugs gönnen, das eigene Innenleben klären und genießen, Regeneration, Nabelschau, meditative Versenkung; **3.** klären, warum dem Tränendruck nicht ausreichend nachgegeben wurde; sich ausweinen, das emotionale Leben in Fluss bringen.
Urprinzip: **1.** Sonne/Mond-Saturn; **2.** Neptun; **3.** Mond.
Lit.: *KS.*
Augenringe
siehe Teil 2

AV-Knoten

Symbolische Be-Deutung: zweites, nachgeordnetes Zentrum in der Hierarchie des Herzens, Reservezentrum der Hierarchie.
Aufgabe/Thema: lebenslange Bereitschaft, um im Notfall (z. B. bei einem → Teil 2: AV-Block) einzuspringen und noch einen Rhythmus von ca. 40 Schlägen/Minute zu ermöglichen.
Urprinzip: Sonne-Uranus-Saturn.
Lit.: *H 174f.*

Axis

(zweiter Halswirbel)
Symbolische Be-Deutung: Zusammen mit Atlas Höhepunkt der Weltachse; Achse, um die sich alles dreht: Mittelpunkt; Anspruch und Ehrgeiz.
Aufgabe/Thema: dem → Atlas Beweglichkeit und Führung geben; die Mitte festlegen, alles um sich kreisen lassen.
Urprinzip: Merkur-Jupiter.
Lit.: *S 246, 285–287.*

B

Backen

siehe Wangen, siehe Gesäß

Backenzähne

siehe Zähne

Bänder

(siehe auch Kreuzbänder, Sehnen)
Symbolische Be-Deutung: Verbindungen, Befestigungstaue, Stricke des Körpers, Zusammenhalt.
Aufgabe/Thema: halten und aushalten, sichern, die Strukturen des Körpers zusammenhalten; Umsetzung der eigenen Kräfte und Energien in die Praxis; Verhinderung extremer körperlicher Sehnsüchte.
Urprinzip: Merkur.

Bandscheiben

Symbolische Be-Deutung: weiblicher Pol der Wirbelsäule (elastisch weiche Beilagscheiben aus Knorpel zwischen harten Wirbeln); zwischen zwei anderen eingeklemmt sein; Puffer.
Aufgabe/Thema: Abfederung von Belastungen (»weiche Landung«), Stoßdämpfer; Flexibilität; die Last des Lebens und der Existenz tragen.
Urprinzip: Mond-Saturn.
Lit.: *S 271–285.*

Bart

(siehe auch Körperhaare)
Symbolische Be-Deutung: Urwüchsigkeit, Urwald des (männlichen) Gesichts (Barbaren sind bärtig); Männlichkeit; unerlöst wird er zum Versteck (→ Teil 2: Damenbart); Versuch, symbolkräftige Elemente zu verbergen, z. B. (un-)sinnliche Lippen, fliehendes oder sehr prägnantes Kinn; Imagepflege, Standeszugehörigkeit demonstrieren; politisches, religiöses oder modisches Bekenntnis, Eindruck machen; Macht- und Autoritätsbetonung.
Aufgabe/Thema: mit dem inneren Barbaren umgehen können, z. B. ihn wegkultivieren (den Urwald gänzlich roden) oder zeigen oder stutzen (jede Reduzierung der Körperbehaarung, also auch des Bartes, ist eine Kulturleistung); Urwüchsigkeit im Sinne von Atavismus (lat. *atavus* = Vorfahre, Urahne; Wiederauftreten von anatomischen Merkmalen, die eigentlich für die Urahnen typisch waren), sich bewusst mit seinem Ursprung und seinen Ahnen beschäftigen.
Urprinzip: Mars-Venus.
Lit.: *KS*.

Bartform

Symbolische Be-Deutung: **1.** langer Vollbart: archaisches Wesen, Natur statt Kultur, ideales Versteck für Falten sowie Mund-, Kinn- und Wangenbotschaften, *man* zeigt sich nicht, mangelnde Offenheit bis hin zu Unehrlichkeit, (Pseudo-)Männlichkeit; Seemannsbart, heute: Wurzelsepp-Image; Bequemlichkeit bis zu Faulheit (ungepflegter »Zottelbär«); kurzer, gepflegter Vollbart: künstlich gezüchtete Grimmigkeit, domestizierte Wildheit; **2.** Oberlippenbart: seine Sinnlichkeit (Ober-

lippe) verbergen, den harten Macho markieren (Thema ganzer Kulturkreise, z. B. des islamischen), »jmd. anschnauzen« (Schnauzer, Schnurrbart), Unnahbarkeit, stachelige Abwehr, Widerborstigkeit und Melancholie (»Walrossbart«); **3.** Kinnbart: Betonung von Machtanspruch (Kinn) und Willen; intellektbetont, spitzfindig (Spitzbart) bis spitzbübisch (»Ziegenbart«); zwanghafte Tendenzen (Leninbart); **4.** Dreitagebart: Modebart des modernen Macho, demonstrierte »Coolness«, Unkonventionalität und stachelige Männlichkeit, aufwändige Pflege des ungepflegten Images; **5.** kunstvoll gestaltete Bärte: Demonstration von Programmen, z. B. der (kleine) Kaiser im eigenen Reich sein wollen (Backen- und hochgezwirbelter Schnurrbart = »Kaiser-Wilhelm-Bart«); Exzentrizität, Snobismus (hochgezwirbelter Oberlippenbart wie bei Dalí, schmal gestutztes Menjoubärtchen wie bei David Niven); autoritäre Ansprüche, Diktatorallüren (Hitlerbart); **6.** betonte, besonders große Koteletten: das Gesicht verbreitern, Eindruck schinden, sich wichtigmachen (»sich aufplustern«).
Aufgabe/Thema: **1.** zu seinen archaischen, ursprünglichen Ansprüchen stehen; bewusster Kulturverzicht, Natürlichkeit, alles wachsen lassen, nicht nur den Bart; **2.** Entwicklung echten männlichen Selbstverständnisses; **3.** wahre innere Macht erringen, einen scharfen Intellekt kultivieren; **4.** wahre Männlichkeit zeigen, Animus entwickeln, bzgl. der eigenen Probleme ehrlich werden; **5.** sich der ausgedrückten Thematik bewusst werden, sich ein Leben zurechtschneidern, das zu einem passt; **6.** mehr Raum einnehmen, mehr Eindruck machen.
Urprinzip: **1.** Mars-Pluto; **2.** Mars-Mars; **3.** Mars-Mars/Merkur; **4.** Mars-Venus; **5.** Uranus; **6.** Jupiter.
Lit.: *KS*.

Bartholinische Drüsen

Symbolische Be-Deutung: produzieren weibliche Säfte der Lust und des Lebens.
Aufgabe/Thema: den Scheidenvorhof anfeuchten; den Eingang zum Tempel der Lust und zum Kinderzeugen und -bekommen »schmieren«.
Urprinzip: Mond-Venus.

Bauch

Symbolische Be-Deutung: Gefühl, Instinkt (Bauchgefühl); Genuss; Herkunftshöhle, Sitz kindlicher Gefühle; Nabel der Welt, Mitte; Ort der (ursprünglichen) Versorgung, »rund sein«; Heimat des Darms, Raum, um die Nahrung und das Leben zu verdauen; in der Frühzeit zwischen den Extremitäten geschützt (beim Vierfüßler dem Boden zugewandt), später selbstsicher (vor-)getragener Wohlstandsbauch; als Waschbrettbauch antrainierter Panzer, Rüstung für den Lebenskampf und Attraktion für die Partnersuche.
Aufgabe/Thema: schützen, bergen, verdauen; Ausdruck von Existenz-

ängsten/Bedrohung, Vorratskammer; Ausdruck von Vertrauen in die materielle Zukunft; modernes Schönheitsaccessoire und Ideal moderner Helden.
Urprinzip: Mond.
Lit.: *S 346–357, V 94–97.*

Bauchform

(siehe auch in Teil 2: Hängebauch, Roemheld-Syndrom, Trommelbauch)
Symbolische Be-Deutung: **1.** flach: Modeform (lieber ein Loch anstelle eines Hügels); Gefahr, sich wenig aus der eigenen geistigen Mitte zu machen, dafür den Körper übermäßig zu betonen; in der Mitte fit, gestählt sein, an sich männliche Form; für Frauen unnatürliches Ideal, das mit Hungern und Training erkauft wird; eher leiden als im Überfluss schwimmen wollen; **2.** dick: Wohlstandsbauch, materieller Reichtum; schwer an seinem Besitz tragen, beschwerliches Leben, auflösen der Vorder*front*; weiche Barriere zwischen sich und das Leben schieben; sich abpolstern; Verdauung (des Lebens) »outgesourct«, Verdauungstrakt ausgelagert und vor sich hergeschoben, Weltessen (ind. *Bhoga* = Karmafrüchte verzehren) wird problematisch; nach vorn ausufern, in Grenzenlosigkeit zerfließen; **3.** Kugel- und Blähbauch: schwanger wirken, vorgetäuschte Fruchtbarkeit, »Scheinschwangerschaft«, nichts Wesentliches hervorbringen, aber mit etwas schwanger gehen: es will etwas heraus und ans Licht kommen; **4.** Bierbauch: runde Verweiblichung in Richtung Schwangerschaft (Bier enthält östrogenähnliche Stoffe), Impotenz; **5.** Waschbrettbauch: männliches Ideal, durch Training und Verzicht erreichbar; Vorderfront gepanzert bis unter die Gürtellinie, Weichteile geschützt (»harte Schale« – womöglich weicher Kern).
Aufgabe/Thema: **1.** stromlinienförmig und ohne großen Wellenschlag durchs Leben gehen; den Körper nicht überbewerten; keine Schätze (auf materieller Ebene) ansammeln; **2.** Reserven bilden; Verdauung des Lebens in den Mittelpunkt stellen; **3.** klären, wovon man gebläht, aufgeblasen ist, was nicht verdaut, sondern vergast wird, womit man geistig schwanger geht; für die entsprechenden Geburten sorgen; das eigene Leben zu einer *runden Sache* machen; **4.** herausfinden, was im Suff ertränkt werden soll; die eigenen weiblichen Anteile (Anima) verwirklichen; auf seelischer Ebene weich und gefühlvoll werden; **5.** sich wappnen, für sichere Umgebung und Geborgenheit sorgen, in der Gefühle gedeihen können.
Urprinzip: **1.** Mond-Mars; **2.** Mond-Jupiter; **3.** Mond-Mond; **4.** Mond-Neptun; **5.** Mond-Mars.
Lit.: *KS.*

Bauchdecken

Symbolische Be-Deutung: Schutz(-Panzer), Rüstung; äußerer Schonüberzug des Weichteilsackes (der inneren Organe).
Aufgabe/Thema: Deckung der

Bauchhöhle, Schutz(mantel) der Bauchorgane, deckt die durch den aufrechten Gang verletzbar gewordene Vorderfront; Fettspeicher zwischen äußerer Haut und Muskelschicht.
Urprinzip: Saturn, Mond.
Lit.: *KS*.

Bauchfell

Symbolische Be-Deutung: Versorgung und Warnung, Bauchempfindungen; inneres Fell, Tapete der Bauchhöhle.
Aufgabe/Thema: Auskleidung der Bauchhöhle, Überzug des »Eingemachten« (die Bauchorgane sind darin wie in ein Tuch eingeschlagen) zur Versorgung mit Energie (Blut) und Information (Nerven); Warnsystem (einzige nervenversorgte und damit schmerzempfindliche Instanz im Bauchraum): Quelle der Bauchschmerzen (spüren, wenn es *ans Eingemachte geht*).
Urprinzip: Mond-Merkur.

Bauchhöhle

Symbolische Be-Deutung: Geborgenheit, Schwerpunkt, Nest der Organe; während der Schwangerschaft Raum der wachsenden Gebärmutter, des Kindes, Nachwuchses.
Aufgabe/Thema: Eingeweidehöhle: Wärme, Schutz; den Organen ein Zuhause geben; dem Kind eine erste Heimat für sein Urmeer schenken.
Urprinzip: Mond.

Bauchnabel

Symbolische Be-Deutung: physische Mitte, Hara = Nabel der Welt, die Weltmitte des Menschen (Dürckheim), kleiner Krater zur großen Mutter.
Aufgabe/Thema: Verbindung zum Ursprung, zur Mutter, zum Paradies des ersten Schlaraffenlandes.
Urprinzip: Mond.

Bauchspeicheldrüse

(Pankreas)
Symbolische Be-Deutung: Fermente-(Sprengstoff-)Produktion für die Nahrungszerlegung: aggressive, energische Analyse und Bewertung mittels Bauchspeichels (»Was von der Nahrung ist brauchbar?«); Selbstfindung: zum Wesentlichen kommen; süßer Lebensgenuss, süße Lebensfreude (insulinproduzierende Inselzellen); insgesamt: Krieg (Bauchspeichel) und Frieden (Integration der Süße) in einem Organ.
Aufgabe/Thema: Verdauung, Zerlegung der Nahrung in kleine Einzelteile; Aufnahme der Süße des Lebens (Insulin); Energie verfügbar machen.
Urprinzip: Merkur (Analyse), Mars (Zerlegen), Venus (das Aufnehmen der Süße des Lebens ermöglichen).
Lit.: *V 158–164, K 190f.*

Becken

(siehe auch Hüfte/Hüftgelenk)
Symbolische Be-Deutung: Lebensgrundlage, Basis; Resonanzboden, Musikinstrument für die tiefen Töne der Existenz, sinnliches Mitschwingen mit Mutter Erde; Auf-

fang*becken*; Gebärschale, Gefäß der Fruchtbarkeit; Beckenschale, Heimat der »Paläste des Geschlechts«; Basis der Lebensachse (Wirbelsäule) = Grundlage des Aufrechtseins; enthält die Pforten des Lebens und Todes: die Leben spendenden Geschlechtsorgane und den Ein- und Ausgang ins Totenreich des Dickdarms; Quelle von Lebensenergie und Lust, Kundalini- (Energie-)Schlange ruht unten im Becken (unterstes *Muladhara*-Chakra; → Chakren), → Steißbein, → Kreuzbein = *os sacrum* [heiliges Bein]); schmales Becken: Ausdruck des männlichen Archetyps; breites ausladendes Becken: Ausdruck der Gebärfähigkeit des weiblichen Archetyps; breite Hüften früher beliebt, heute verhasst; moderne »Problemzone« bei Frauen; das kindlich schmale Becken (problematisch bei Geburten) heute als neues Ideal für beide Geschlechter.
Aufgabe/Thema: mitschwingen; anzeigen, *wie's geht und steht*; Halt geben, auffangen, Fortschritt ermöglichen; zu sich stehen; stabile Persönlichkeit entwickeln; dem (eigenen) Leben eine breite Basis schaffen, fest und sicher im Leben ruhen; Heimat der Gebärmutter und urweiblicher Empfindungen; die Schale, die das männliche Glied, die Samenspende, aufnimmt, in der neues Leben wächst.
Urprinzip: Saturn-Mond, Jupiter.
Lit.: *S 358–369, KS.*

Beine

Symbolische Be-Deutung: im Leben vorankommen: Be*weg*ung, Be*weg*lichkeit; (Entwicklungs-)Weg und Fortschritt im Leben; tragen uns vorwärts, bringen uns weiter; mit ihrer Hilfe können wir Altes hinter uns lassen, können weggehen und -rennen (unsere Flucht-»Organe«), aber auch Standfestigkeit zeigen; Eigenständigkeit, aufrechter Gang, selbstständig werden; Verbindung zu Mutter Erde; »kein Bein auf die Erde bekommen«, (»auf einem Bein kann man nicht stehen«), »ein zweites Bein suchen«, »mit beiden Beinen fest auf dem Boden stehen«, »jmd. wieder auf die Beine bringen (helfen)«, »jmd. von den Beinen holen«, »jmd. ein Bein stellen«, »jmd. einen Knüppel zwischen die Beine werfen«; Kraft, zu treten und aufzutreten: »jmd. Beine machen« (ihn verjagen), »sich kein Bein ausreißen«, »etwas auf die Beine stellen«, »mit dem falschen Bein aufgestanden sein«, »etwas am Bein haben« (behindert sein), einen *Klotz am Bein* haben.
Aufgabe/Thema: zeigen, *wie's geht und steht*; Bodenkontakt, Standvermögen beweisen; sich durchs Leben tragen lassen, vorwärtskommen, fortschreiten, sich auf den Weg machen; sich wehren (treten); durchstehen: be-, ver-, ge-, abstehen, zu sich stehen; den Weg notwendiger Veränderungen beschreiten; Eigen- und Selbstständigkeit unter Beweis stellen.
Urprinzip: Mars-Jupiter.
Lit.: *KS.*

Beinform

Symbolische Be-Deutung: **1.** dick: feste, tragfähige Säulen, Demonstration von Stabilität, Verantwortung und Kraft; schwerfällige Lebenseinstellung, Stellungsprobleme; plumper, unbeholfener Eindruck; **2.** dünn: schwache Position, unsichere(r) Stand(punkte), schwache, wenig tragfähige Stellung, schwacher, unsicherer Kontakt zu Mutter Erde und Frau Welt; **3.** muskulös: gesicherte Position, starke Stellung, belastungs- und tragfähige Standpunkte; **4.** X-Beine: verzwickt, die Knie nicht auseinanderbekommen, verschlossener Schoß, die intimen Bereiche schützen, verstecken, unerreichbar machen; **5.** O-Beine: offene Haltung, großspurig; gespreizt einherstolzieren wie ein Reiter, der scheinbar noch beim Gehen den Pferdeleib umklammert, der Cowboy/Westernheld vor dem Showdown; Halt suchen.
Aufgabe/Thema: **1.** innerlich mehr Standfestigkeit, Standhaftigkeit und Sicherheit herstellen, Energie in die Standortbestimmung geben; Stellung nehmen und Standpunkte verteidigen, Lebensschwerpunkt finden, bodenständiger werden; **2.** auf Beweglichkeit setzen, Flexibilität anstreben, in Fluss bleiben; **3.** Standpunkte engagiert vertreten und durchsetzen, Positionen durchhalten, Belastungen durchstehen, selbstständig werden, kräftige Auftritte bieten; **4.** im übertragenen Sinn für geschlossene Persönlichkeit sorgen; sich Zeit und Raum nehmen, um mit sich ins Reine zu kommen; **5.** Halt finden, die große Spur auch ausfüllen, das Leben hereinlassen, die gezeigte Offenheit tatkräftig unter Beweis stellen.
Urprinzip: **1.** Jupiter; **2.** Merkur; **3.** Mars; **4.** Saturn; **5.** Jupiter.
Lit.: *KS.*

Bewegungsapparat

Symbolische Be-Deutung: Bewegungs- nicht Schonungsapparat bestehend aus Muskeln, Sehnen, Bändern, Knochen, Gelenken (siehe jeweils dort), spiegelt unsere Beweglich- und Artikulationsfähigkeit in der Welt wider.
Aufgabe/Thema: Beweglichkeit sichern, sich zur Welt bringen, diese zu sich heranholen; sich nehmen, was man braucht, abgeben, was man nicht braucht, und was andere brauchen; Vermittlung zwischen sich und der Welt.
Urprinzip: Merkur-Mars-Saturn.
Lit.: *KS.*

Bindegewebe

Symbolische Be-Deutung: Verbindung, Halt, Verbindlichkeit im Gegensatz zum spezifischen Funktionsgewebe der Organe; Grundsystem (der vegetativen Regulierung).
Aufgabe/Thema: (den Organen, dem Gesicht, dem Körper) Form geben, Vernetzung sichern; auch Fett- und Knochengewebe gehören zum Bindegewebe: Energie speichern (Fett), Halt geben (Knochen).
Urprinzip: Merkur-Saturn.
Lit.: *H 241–243.*

Bisexualität
siehe Sexualität

Blase
siehe Harnblase

Blinddarm
(Caecum)
Symbolische Be-Deutung: Sackgasse aus der Frühzeit der Evolution, Verteidigungsbastion des Darms, Militärbasis (lymphatisches Abwehrzentrum), Abwehreinrichtung der Unterwelt: Polizeistation des Schattenreiches = letztes Stück Dickdarm; der früher häufig operierte Wurmfortsatz (Appendix) ist Anhängsel des Blinddarms (Caecum) und wird von Laien oft damit verwechselt.
Aufgabe/Thema: im Unbewussten für Ordnung sorgen, Verteidigung gegen fremde Eindringlinge in die Unterwelt.
Urprinzip: Mars-Pluto.
Lit.: *V 237–244*.
Film: *Der Medicus* (Bd 2).

Blut
(siehe auch Erythrozyten [rote Blutkörperchen], Granulozyten/Leukozyten [weiße Blutkörperchen], Thrombozyten [Blutplättchen])
Symbolische Be-Deutung: Lebenskraft, -freude, -fluss, -energie; Verbindung der vier Elemente: Blut*wasser* als Basis, Elektrolyte = Salze (*Erde*), Sauerstoff (*Luft*) und rote Farbe = Hämoglobin, Eisen (*Feuer*). Es gibt vier Blutgruppen, die nicht beliebig austauschbar sind (Kreuzprobe). Wo das Herz der Motor, ist Blut der Treibstoff des Organismus, liefert Energie und übernimmt zugleich die Abwasserentsorgung (über die → Nieren). Rote Blutkörperchen bringen Energie, die weißen sind Truppen des → Abwehrsystems, die Blutplättchen (Thrombozyten) stillen Blutungen.; Die Nahrung bestimmt die Qualität des Blutes. Energiegeladenes Blut aus den Lungen ist hellrot, verbrauchtes aus dem Körper dunkelrot mit einem Stich ins Bläuliche; das *blaue Blut* des Adels spricht insofern für Energiemangel.
Aufgabe/Thema: materieller Träger des Lebens (»aus Fleisch und Blut sein«, »jmd. bis aufs Blut aussaugen«); Ausdruck der individuellen Dynamik (»ein ganz besonderer Saft«, heißblütig, kaltblütig oder ruhigen Blutes sein, »das liegt mir im Blut«, »etwas ist mir in Fleisch und Blut übergegangen« = es gehört jetzt vollkommen zu mir); Energetisierung; Abwehr; Ernährung; Grundpfeiler religiöser Mysterien (Rotwein beim Abendmahl als Symbol für Christi Blut); Blutsbrüderschaft: jmd. wird in die Verwandtschaft, *Blut*linie, aufgenommen; Blut (hebräisch: *dam*) bedeutete auch *Mutter* und *Frau*, die die Blutlinie bestimmt (»reines« Blut«); im Indogermanischen mit den Bedeutungen: Madame, Dame; aber auch Fluch, Verdammung: die alten Bezeichnungen schlossen oft den Gegenpol ein als Ausdruck der immerwährenden Polarität.

Urprinzip: Mars (Energie)-Sonne (individuelles Ich).
Lit.: *H 230–233, Wwg.*

Blutdruck

Symbolische Be-Deutung: Energie (Blut)-Widerstands (Gefäßwände)-Phänomen; Harmonie zwischen Mensch und Welt; Anzeiger des seelischen Spannungszustandes und der Präsenz: hoher Druck = Kampf, Hochspannung; niedriger Druck = Entspannung bis im Extrem zur Ohnmacht.
Aufgabe/Thema: Versorgung des Organismus (Energie, Nährstoffe, Botenstoffe), Dynamik sichern; Ausgleich zwischen Antriebskraft und Akzeptieren der Gegebenheiten.
Urprinzip: Mars-Saturn.
Lit.: *H 230–283; CD/Audio »Niedriger Blutdruck«, »Herzensprobleme«.*

Blutgefäße

(siehe auch Arterien und Venen)
Symbolische Be-Deutung: Verkehrswege der Lebenskraft, Straßen für Energietransport, Vermittlung und Kommunikation (Hormone), für Kontrollen zwischen Einheimischen und Fremden (Immun-Patrouillen).
Aufgabe/Thema: liefern, nähren (Energie und Nahrung, Botenstoffe); ver- und entsorgen, (ab-)transportieren von Schlacken, verteidigen.
Urprinzip: Sonne/Mars-Merkur.
Lit.: *H 225–285.*

Blutkreislauf

Symbolische Be-Deutung: geschlossener Kreis der Lebensenergie, Ausdruck von Lebensfreude und -kraft, Ver- und Entsorgung, Sicherung.
Aufgabe/Thema: verbinden, vermitteln, informieren, versorgen, dynamisieren, nähren, sichern; um die Herz(ens)-Mitte kreisen, die energetische Mitte halten zwischen den Extremen von Sympathikotonie (Gaspedal, Yang) und Vagotonie (Bremse, Yin), seine Mitte finden.
Urprinzip: Sonne/Mars-Merkur.
Lit.: *H 225–285.*

Bronchien

Symbolische Be-Deutung: die eigentlichen Luftwege, Verbindungskanäle zwischen Innen- und Außenwelt; Leitungen für Energie und Abgas; Bronchial*äste* sind wesentlicher Teil des inneren Lungen-, Atem- und Lebens*baums;* Garanten des freien Atems, insofern Symbol des Lebensraumes; wird dieser eingeschränkt, kann es sich hier äußern. Freier Atem und das Gegenteil, Ersticken, gehen symbolisch weit über Gasaustausch hinaus.
Aufgabe/Thema: Atem-(Prana-)strom garantieren und leiten, Verbindung von innen und außen; Energiever- und -entsorgung; Kommunikation, Rhythmik.
Urprinzip: Merkur.

Brust(korb)

(siehe auch Brust, weibliche)
Symbolische Be-Deutung: Ichgefühl (»Ich bin«), die eigene Per-

sönlichkeit zeigen: (»sich in die Brust werfen«, »sich brüsten«; Gegenpol: »schwach auf der Brust sein«, »ein beklemmendes Gefühl in der Brust haben«); offensiv werden: »sich jmd. zur Brust nehmen«; Charakterpanzer (Wilhelm Reich): »stolz geschwellte Brust«; knöcherner Käfig für die Lungen*flügel* und das Herz; Mächtigkeit, Wichtigkeit, Schutz und Sicherheit für Herz (Gefühl) und Lunge (Kommunikation), Heimat, Nest und zugleich Käfig des Seelenvogels, des geflügelten Herzens, das Gefühle kommuniziert.
Aufgabe/Thema: Ichgefühl demonstrieren; Raum einnehmen, beeindrucken (»im Brustton der Überzeugung sprechen«), sich ausdehnen; Schutz der inneren Organe und damit der Gefühls- und Emotionswelt des Herzens und des Kommunikationsortes der Lungen; Integrationsort von allem, was an Rationalem von oben herab, an Intuitiv-Archaischem von unten herauf und an Emotionen von innen heraus kommt; dem Seelenvogel Raum und Beachtung schenken.
Urprinzip: Saturn (Schutz, »Korb«)-Sonne (Mitte).
Lit.: *S 326–345.*

Brust,weibliche/Brustdrüsen

(Mamma)
Symbolische Be-Deutung: Sexualität, Erotik; Mutterschaft, Mütterlichkeit, Ernährung (Nährfähigkeit der Brustdrüsen unabhängig von Brustgröße), Geborgenheit, nach der Nabelschnur zweitwichtigste Verbindung zum Mütterlichen (besonders linke Brust = Mond); sekundäres Geschlechtsorgan: im Zentrum sexueller Eroberung: der Kuss ein Einstieg, die Brust, eine Art Fort oder Bollwerk, von der Frau gut verteidigt (wenn es gefallen ist, ist das ganze Land sturmreif, deshalb von Männern heiß begehrt); Lust, Sexappeal, Verführung; weibliche Kraft/Ausstrahlung (Busen: in verschiedenen Kulturen *das* Symbol der Weiblichkeit); weibliches Selbstwertgefühl; Vertauschung der Geschlechtsrollen: die Brust wird zum offensiv Eindringenden (entsprechend dem Penis), der Mund des Partners zum Empfangenden (besonders rechte Brust = Venus); in der patriarchalischen Gesellschaft: Busen mittlerer Größe, straff, ebenmäßig geformt = Ideal; sehr kleiner Busen = Mangelwesen; sehr großer Busen = Provokation; einziges Organ, das sich erst parallel mit dem Frauwerden entwickelt (nur beim Menschen dann permanent und unabhängig vom Stillen vorhanden); am häufigsten »korrigiertes« Organ (vor der Nase) mit dem Ergebnis von Narben auf allen Ebenen; Nähe: »am Busen der Natur« (naturnah), »eine Schlange am Busen nähren« (einen Feind sehr nahe an sich heranlassen).
Aufgabe/Thema: nähren, Beziehung (nähren), versorgen; sexuelle Anziehung: verwöhnen, verlocken, verführen; im modernen Spannungsverhältnis zwischen versorgen und verführen bestehen; Thema: versorgende Mutter und Geliebte, Frau zusammenbringen.

Urprinzip: Mond (das Mütterliche), Venus (das Verführerische).
Lit.: *S 333–337, F 357–396, KS.*

Brustform, weibliche

Symbolische Be-Deutung: **1.** groß, voll: demonstrative Weiblichkeit, Mütterlichkeit und Versorgung, Sinnlichkeit und Erotik, weibliche Fülle und Überfülle, Überfluss, Weichheit, eine »runde Sache«; **2.** hängend, voll: gelebte Weiblichkeit und Mütterlichkeit; **3.** hängend, schlaff: vom Leben ausgelaugt sein, erschöpfte Vitalität; Resultat zehrender, schwächender Versorgung; ausgesaugt worden sein, den Kindern alles gegeben haben, nichts mehr für sich selbst übrig haben; in modernen Gesellschaften (wie fast alles Weibliche) diffamiert statt verehrt; sich herabsetzen, erniedrigen, hängenlassen; **4.** mädchenhaft klein: jugendlich unreife Ausstrahlung (selten Lolita-Charakter), bei unreifen Männern hoch im Kurs; männlicher Typ, sportliche Figur, Amazone; ideal, um den eigenen Mann zu stehen; **5.** spitz: meist feste, junge, unverbrauchte Brüste; frech, (»phallisch«) herausfordernd, kokett, vorwitzig wirkend; vorpreschen, sich zeigen wollen, »spitz« (anmachend), »steiler Zahn«; jugendlich frische Ausstrahlung.
Aufgabe/Thema: **1.** den reichlichen Geschenken und beiden Seiten des Weiblichen gerecht werden: dem Nährenden (Mond) und dem Verlockenden (Venus); das Leben nähren und die Liebe leben; **2.** sich im positiven Sinn weich fließen lassen im Hinblick auf die großen weiblichen Themen des Lockens (Venus) und Nährens (Mond), Letzteres auch im übertragenen Sinn des geistig-seelischen Nährens; rund werden, die Brüste als Regionen orgiastischer Lust am Fließen und an Erfahrungen der Einheit; **3.** sich bewusst *hängenlassen*; Ruhe geben, ausspannen, alle viere von sich strecken, regenerieren; bzgl. Themen der Weiblichkeit loslassen von weiteren Kinderwünschen; **4.** dem modernen Ideal gerecht werden; ruhig und gelassen den eigenen archetypisch männlichen Weg gehen; sich von Weiblichkeit und weiblichen Themen und Argumenten nicht hindern lassen; **5.** herausfordern, Weiblichkeit mit männlichen Verhaltensmustern kombinieren und offensiv leben.
Urprinzip: **1.** Mond-Venus; **2.** Venus-Mond; **3.** Mond-Saturn; **4.** Mond-Venus-Mars; **5.** Venus-Mars.
Lit.: *KS.*

Brustbein

(Sternum)
Symbolische Be-Deutung: Schutzschild, Ich-Zentrum: Selbstbewusstsein und Ego (Ort, wo man sich hinklopft, um sich Mut zu machen und Dominanzanspruch/Stärke zu demonstrieren); vorderer Verschluss des Brustkorbes, wie ein Schwert bestimmt es die Brustmitte, Ansatz der Schlüsselbeine und der ersten 7 Rippen.
Aufgabe/Thema: Schutz, Brust-

schild, die (Brust-)Mitte markieren, beim Brüsten tritt es nach vorn.
Urprinzip: Sonne-Saturn.

Brustdrüse

(nicht zu verwechseln mit den Milchdrüsen der weiblichen Brust [→ Brust, weibliche/Brustdrüsen]); siehe Thymusdrüse

Brustfell

siehe Rippenfell

Brustwarze

(Brustknospe)
Symbolische Be-Deutung: Zentrum der Brust, Schwellkörper reagiert auf sinnliche Erregung und lässt die Knospe anschwellen; das Wort »Warze« lässt abgewerteten, ekelerregenden Schattenbereich anklingen (wer will schon eine Warze in den Mund nehmen?); auch »Himbeere«, »Nippel« genannt und neue Wortschöpfungen der Frauenbewegung: »Brustperle« oder »Brustknospe«; Mundstück für das saugende Baby (heute bei Babys vielfach durch Gummischnuller ersetzt [Mond]): nähren, Zuwendung; später für Partner: Lust, erotische Verlockung; Ort der Sinnlichkeit und höchsten Erregbarkeit; Indikator der Erregung (Venus); Reizung der Knospen erhöht die Ausschüttung des Hormons Oxytocin, das auch als »Bindungshormon« bezeichnet wird, d. h., durch Stillen bzw. durch erotisches Saugen entsteht Bindung zwischen Mutter und Kind bzw. zwischen Liebespartnern.
Aufgabe/Thema: offensives Mess- und Anzeigeinstrument sinnlicher Lust, »eindeutige« und »ehrliche« Botschaften, verlocken, sexuelle Anziehung ausstrahlen: Erektion der Brustknospen im Zustand erotischer Erregung; je mehr Reize von Seiten kindlicher und/oder männlicher Seite, desto höher Empfindsamkeit und Lustempfindung bis hin zu orgastischen Erfahrungen und echten Orgasmen; Orgasmen vermitteln; versorgen, verwöhnen, (Kinder) füttern und beruhigen (stillen), Partner befriedigen.
Urprinzip: Mond (das Mütterliche), Venus (das Verführerische).

Brustwarzenform

Symbolische Be-Deutung: **1.** groß: ausgeprägte Empfindsamkeit und Sinnenlust; großes Mundstück, mundgerechtes Angebot, das es saugenden Babys leichtmacht; phallische Form symbolisiert anmachend-offensive Komponente; **2.** klein: für Babys und Liebespartner schwieriger in den Griff zu bekommen; sich und anderen weniger gönnen, sich nicht so leicht verschenken; mädchenhafte Sinnlichkeit; **3.** Schlupfwarzen (linke verweist auf mondig-mütterliche Thematik, rechte auf partnerschaftlich-venusische, → Teil 2. Hohlwarze): scheue Knospen, ungeeignete Mundstücke; Negativknospe, da introvertiert; sich verkriechen statt aufblühen, abweisen statt einladen; die eigene Weiblichkeit boykottieren.
Aufgabe/Thema: **1.** es sich und anderen genussvoll, leicht und sinnlich machen; leicht und bedingungs-

los Geschenke verteilen; **2.** es sich und anderen nicht zu leicht machen, hohe Anforderungen stellen; sich entfalten und erblühen; **3.** sich nach innen wenden, sich selbst beschenken, bevor andere drankommen; die eigene Lebensenergie genießen, sich selbst nähren; Männlich-Phallisches aus dem Spiel der Liebe heraushalten; sich erobern lassen; die Messlatte bewusst (sehr) hoch legen.
Urprinzip: **1.** und **2.** Mond (das Mütterliche), Venus (das Verführerische); **3.** Saturn-Mond, Saturn-Venus.

Brustwirbel

(siehe auch Wirbelsäule)
Symbolische Be-Deutung: Stabilität; Säule der Brust.
Aufgabe/Thema: Stabilität für die Gefühlswelt des Herzraumes und das Kommunikationsfeld der Lungen; den Gefühlen und Emotionen Rückhalt geben, dem Austausch Raum schaffen; Spiegel der Lebenshaltung: »sich krummlegen«, »sich beugen«, »durchs Leben buckeln«, aber auch »sich geradewachen« und *aufrecht* und ehrlich sein.
Urprinzip: Saturn-Sonne.

Busen

siehe Brust, weibliche

C

Cervix uteri

siehe Gebärmutterhals

Chakren

(7 übergeordnete Energiezentren entlang der Wirbelsäule; verschiedene Unterzentren, z. B. in Händen und Füßen)
Symbolische Be-Deutung: energetische Wirbel im Körper, die einerseits Verbindungen zum Kosmos herstellen, andererseits die Organe steuern; nach östlicher Vorstellung steigt die im untersten Chakra ruhende Energie- oder Kundalini-Schlange – im Laufe der Entwicklung – zum obersten Chakra auf.
Aufgabe/Thema: Koordination der spirituellen Entwicklung auf feinstofflicher Ebene; Mittler zwischen Seele und physischer Ebene; Aufnahme kosmischer Energie (Prana = Lebenskraft); speziell:
1. Wurzel-Chakra (*Muladhara*) am Ende des Steißbeins: Zentrum für Energie, Vitalität; Thema: Verwurzelung, Urvertrauen, Stabilität, Lebenswille, Stirb-und-werde-Prozesse; aktiviert: Blut, Wirbelsäule; bei Energie-Überladung: Egoismus, Habsucht; bei Energie-Unterversorgung: schwache Konstitution, mangelndes Selbstbewusstsein; Element: Erde; Farbe: Rot; Urprinzip: Pluto.
2. Sakral-Chakra (*Svadhishthana*) unterhalb des Nabels: Zentrum für Emotionen; Thema: Erotik, Sexualität, erotische Anziehungs-

kraft, weibliches Fühlen, Kreativität, Begeisterung; aktiviert: Milz, Nieren, weibliche Sexualorgane, Brustdrüsen; bei Energie-Überladung: Aggression, Sexbesessenheit, Manipulation; bei Energie-Unterversorgung: Frigidität (beider Geschlechter), Schuldgefühle, Angst, Scheu; Element: Wasser; Farbe: Orange; Urprinzip: Venus, Mond.
3. Solarplexus-Chakra (*Manipura*): Zentrum für das vegetative Nervensystem; Thema: Lebensfreude, Selbstvertrauen, Intelligenz, geistige Ordnung; aktiviert: Bauchspeicheldrüse und Verdauungsorgane, Zwerchfell, Haut, Nebenniere; bei Energie-Überladung: Perfektionismus, Arbeitssucht, überfordernd; bei Energie-Unterversorgung: Eifersucht, Misstrauen, Mangel an Konzentration und Selbstbewusstsein; Element: Feuer; Farbe: Gelb; Urprinzip: Merkur.
4. Herz-Chakra (*Anahata*): Zentrum für Sympathie; Thema: Liebe, Mitgefühl, Menschlichkeit; aktiviert: Thymus, Immunsystem; bei Energie-Überladung: launisch, kritisch, fordernd, beurteilend; bei Energie-Unterversorgung: bestätigungssüchtig, Selbstmitleid; Angst, verlassen oder abgelehnt zu werden; Element: Luft; Farbe: Grün; Urprinzip: Sonne.
5. Hals-/Kehl-Chakra (*Vishuddi*): Zentrum für Motorik, Aktivität, Führungswillen; Thema: Kommunikation, Offenheit, Ausdruck, Selbstverantwortung; aktiviert: motorisches Nervensystem, Muskeln, Ohren, Nebenschilddrüse; bei Energie-Überladung: Arroganz, Rechthaberei, zu viel Gerede, Machogehabe; bei Energie-Unterversorgung: verschüchtert; unfähig, eigene Gedanken auszudrücken; versteckte Manipulationen; Element: Äther; Farbe: Türkis; Urprinzip: Merkur.
6. Stirn-Chakra (drittes Auge, *Ajna*): Zentrum für Sensitivität; Thema: Erkenntnis, Charisma, Intuition; aktiviert: Hirnanhangsdrüse und Hirnstamm; bei Energie-Überladung: egozentrisch, autoritär, dogmatisch; bei Energie-Unterversorgung: übersensibel, undiszipliniert, mangelndes Selbstbewusstsein, Erfolgsangst; Element: entfällt; Farbe: Indigo; Urprinzip: Jupiter.
7. Kronen-Chakra (*Sahasrara*) auf dem Scheitel: Zentrum für universelles Bewusstsein, Spiritualität; Thema: Einssein mit dem Göttlichen; aktiviert: Großhirn, Zirbeldrüse, Nervensystem; bei Energie-Überladung: Depression, Frustration, Psychose, Migräne; bei Energie-Unterversorgung: Mangel als Lebensfreude, Entscheidungsschwäche; Element: entfällt; Farbe: Violett; Urprinzip: Saturn, Uranus.
Urprinzip: (Chakren insgesamt) Neptun-Sonne.
Lit.: *AfS*.

Cholesterin

(in der → Leber gebildeter Grundstoff der Geschlechtshormone, der Gallensäuren [Fettverdauung] und der Myelinscheiden der Nerven; unterschieden in Zellwände schützendes »gutes« HDL [High-Density]

und Zellwände schädigendes »böses« LDL [Low-Density])
Symbolische Be-Deutung: polarer Stoff, bei dem Gut und Böse nahe beieinanderliegen; abdichten, stabilisieren, schützen (»Nothelfer«); (Zell-)Dichtungsstoff und Verbandsmaterial des Organismus (wird in Lateinamerika bei hämolysierenden Schlangen- und Spinnenbissen zur Gefäßabdichtung gegeben); stoffliche Basis der Sexualität, Schutz der Kabel im Körperland (Myelin); Verwandlung des Geilen, Fetten in verwertbare Energie.
Aufgabe/Thema: Löcher flicken, abdichten; deshalb bei Brüchen der Gefäßinnenwand (Intima) durch Stress und Blutdruckspitzen (→ Bluthochdruck) hohe Konzentrationen im Blut zur Abdichtung; wer *nicht ganz dicht* ist, braucht es in höheren Dosen; Leben erhalten: den Lebenssaft am Davonlaufen hindern; die Informationsverbindungslinien schützen (Myelin).
Urprinzip: Merkur-Saturn.
Lit.: *V 152–158.*

Craniosacral-Rhythmus

(siehe auch Gehirnflüssigkeit)
Symbolische Be-Deutung: Rhythmus des Wasserelements, Stoßdämpfer aus Seelenelement; sanfte Wellen, die durch das Nervenwasser (Liquor) verlaufen, das zwischen den beiden →Gehirnhäuten (Dura mater und Pia mater) und den → Rückenmarkshäuten das Zentralnervensystem einhüllt; versteckter und für die meisten weniger spürbar als die anderen drei Elemente-Rhythmen (→ Rhythmus der vier Elemente).
Aufgabe/Thema: das Zentralnervensystem (→ Rückenmark und → Gehirn) schützen und umfließen, es gegen Schläge und Stöße abpuffern; die Schädelschale (*cranium*) mit dem heiligen Bein (*os sacrum*) energetisch verbinden; die Kette der → Chakren, die Jakobs- oder Himmelsleiter, mit Seelenelement einhüllen (Stoßdämpfer aus Seelenelement).
Urprinzip: Mond-Merkur.
Lit.: *SH.*

D

Darm

(Intestinum; siehe auch Dickdarm, Dünndarm)
Symbolische Be-Deutung: das Leben verdauen; 9 bis 11 m langes Labyrinthsystem des Leibes zur Verarbeitung materieller Eindrücke (im Gegensatz zum Gehirnlabyrinth des Kopfes zur Verarbeitung immaterieller Eindrücke), Ort der Peristaltik (→ Rhythmus der vier Elemente).
Aufgabe/Thema: Aufnahme, Zerlegung und Assimilation (Hereinnahme) der materiellen Welt als Voraussetzung ihrer Verwandlung in körpereigenes Gewebe und Energie; Fähigkeit, daraus etwas für sich zu machen; das Lebenswichtige aufnehmen, das Überflüssige loslassen.

Urprinzip: Merkur (Dünndarm), Pluto (Dickdarm).
Lit.: *V 123–251.*

Daumen

(siehe auch Finger)
Symbolische Be-Deutung: das Ich und Selbst; Antagonist der vier Finger, steht für sich allein; stärkster Finger, kann am meisten Druck verursachen, auf sich und andere; macht durch seine Opposition das Greifen erst möglich, so wie die Polarität der Begriffe erst das Begreifen ermöglicht; hat als einziger Finger nur zwei Gelenke: Polaritätssymbol (Geste des erhobenen und gesenkten Daumens); signalisiert erhoben Zustimmung, gesenkt Ablehnung (oder in der römischen Arena sogar Tod); garantiert die Feinmotorik, die Grundlage von Kultur (Schreiben) und Technik; Ausdruck der Willens- und Durchsetzungskraft (»jmd. Daumenschrauben anlegen«), Druck machen; schwächster Punkt einer Umklammerung; in der spirituellen Medizin: die Verbindung der anderen Finger mit dem Daumen in speziellen Mudras (symbolische Fingerhaltungen der indischen Tradition) bringt die urprinzipiellen Themen der jeweiligen Finger in Kontakt mit der Einheit; Glück (»Daumen drücken«); Angst und Sorgen (Daumen wird in den Fingern in der Tasche versteckt), Kinder lutschen am Daumen, wenn sie Schutz und Sicherheit suchen, verstecken ihn und ihr Ich in der sicheren Mundhöhle; bei Überbetonung durch Fingerringe am Daumen: Ego steht im Vordergrund (»Die haben mich nun alle zu mögen, und zwar wie ich sein will«); **1.** rechter Daumen: Erfolg, Einheit; **2.** linker Daumen: Durchsetzung im persönlichen Umfeld.
Aufgabe/Thema: das Leben in den Griff bekommen, zupacken; **1.** Macht und Ohnmacht durchleben, Erfolge genießen; **2.** eigene Vorstellungen umsetzen.
Urprinzip: Merkur-Sonne (Symbol der Einheit des Geistes: zeichnet den Menschen gegenüber dem Tier aus), Mars.
Lit.: *SdS 52–54.*

Dickdarm

Symbolische Be-Deutung: Unbewusstes; Unterwelt, Schatten- und Totenreich, Nachtseite, Hades (griech. »schamhafte Verschwiegenheit« und zugleich »schamlose Enthüllung«) des Körpers; Schatzkammer der Materie; Geiz; in der chinesischen Medizin »Minister der Ausscheidung«; Zuordnungen: Yang, Element Metall, komplementär zur → Lunge (Yin).
Aufgabe/Thema: geben und schenken (Kot = Geld); Leben schaffen (Vitaminproduktion durch die Darmflora); loslassen von Altem (Materielles und Unbewusstes) und von der Materie; Umgang mit Materie: Großzügigkeit und Geiz; Um- und Verwandlung (Metamorphose): »Stirb und werde«; das Geheimnis des Abfalls; → Blinddarm (Caecum) = Sackgasse der Vergangenheit (aus alten Zeiten der Evolution); Wurm-

fortsatz (Appendix) = die Sackgasse der Sackgasse, heute erkannt als Abwehrzentrum (→ Abwehrsystem).
Urprinzip: Pluto.
Lit.: *V 181–253, K 187–190.*

Dreifacher Erwärmer

(Meridian und Funktionskreis [Organ] in der Traditionellen Chinesischen Medizin; siehe auch Meridiane)
Symbolische Be-Deutung: »Beamter für Bewässerung«; reguliert die Versorgung mit körpereigenen Säften; Zuordnungen: Yang, Element Feuer, ist komplementär zum → Herzbeutel (Perikard; Yin).
Aufgabe/Thema: Leibwächter des »Kaisers« (Herzens), den es zu beschützen gilt.
Urprinzip: Sonne-Saturn.

Drüsen

(siehe auch die einzelnen Drüsen)
Symbolische Be-Deutung: Steuerung; innersekretorische, endokrine Hormondrüsen scheiden ihre → Hormone nach innen aus, etwa ins Blut wie → Schilddrüse und Keimdrüsen (→ Eierstöcke, → Hoden); Zerlegung, Verdauung; exkretorische, exokrine Drüsen scheiden ihre Fermente durch Kanäle aus etwa → Bauchspeicheldrüse in den Darm; Absonderung nach draußen, etwa → Schweißdrüsen und → Achseldrüsen.
Aufgabe/Thema: Produktion und Synthese von Botenstoffen zur Selbststeuerung und Regulierung der Körper-Gleichgewichte (Homöostase); die eigene Leistung anpassen an die Bedürfnisse des ganzen Organismus; Zerlegung der Nahrungsbestandteile; Ausscheidung und Temperaturregelung (Schweißdrüsen).
Urprinzip: Merkur.

Duftdrüsen

siehe Achseldrüsen, Schweißdrüsen

Dünndarm

Symbolische Be-Deutung: Analyse (Zerlegung); Assimilation (Aufnahme) materieller Botschaften; in der chinesischen Medizin die rechte Hand des »Kaisers« (Herz), zuständig für die Urteilskraft, Wichtiges von Unwichtigem trennen; Zuordnungen: Yang, Element Feuer, komplementär zum → Herz (Yin).
Aufgabe/Thema: bewusstes analytisches Verarbeiten; Verdauung stofflicher Eindrücke; Bewertung des zu Integrierenden; Existenzängste; Kritikfähigkeit (Zwölffingerdarm); Fremdes zu eigen(em) machen; Aufnahme in die innerste Welt. Duodenum (Zwölffingerdarm) = Analyse; Jejunum (Leerdarm) = Ausgewähltes aufnehmen (assimilieren, integrieren); Ileum (Krummdarm) = ausgleichen, »Auffangbecken« bei Eindrucksüberlastung.
Urprinzip: Merkur.
Lit.: *V 125–163, K 187–190.*

Durstzentrum

Symbolische Be-Deutung: Signalstation im Gehirn für ausreichende Versorgung mit Seelen-

element Wasser (bei den meisten ausgefallen); Durst nach Leben, dem Wasser des Lebens.
Aufgabe/Thema: Regelung des Wasserhaushaltes, Auslösung des Durstlöschens mittels trinken.
Urprinzip: Merkur-Mond.
Lit. *Dt.*

E

Eckzähne
siehe Zähne

Eichel
Symbolische Be-Deutung: Spitze des männlichen Gliedes und Phallus, Sprengkopf der männlichen Waffe, die Speerspitze der Männlichkeit; Region höchster männlicher Lustempfindungen, Sensibilität und Reizbarkeit.
Aufgabe/Thema: durchbohren, durchstoßen (penetrieren), den Weg freikämpfen; Lust empfinden, spüren, vermitteln; sich einschleimen und den Weg ölen und vorbereiten; Befruchtung ermöglichen, erspielen bis erzwingen.
Urprinzip: Mars (Speerspitze)-Venus (Lustempfinden).
Lit.: *SuL.*

Eierstöcke
(Ovarien)
Symbolische Be-Deutung: Vorratskammern der Fruchtbarkeit; Schatzkammern des Weiblichen, der Evolution, Gedächtnis der Entwicklung; Garanten für die Verwirklichung von Kinderwünschen, glücklicher Mutterschaft, Ort der Kreativität, d. h. des ureigenen weiblichen Potenzials.
Aufgabe/Thema: Leben schenken; das Eigene (Erbgut) weitergeben; den zyklischen weiblichen Rhythmus garantieren.
Urprinzip: Pluto, Mond.
Lit.: *F.*

Eileiter
(Tuben)
Symbolische Be-Deutung: Straße der Fruchtbarkeit: Ort der Begegnung zwischen weiblichem Ei und männlichem Samen; tiefste Form der Kommuni(kati)on zwischen den Partnern; als muskulärer Verbindungskanal zwischen Eierstock (Depot) und Gebärmutter (Nest) ein aktives Flaschenpostsystem; erste Rutschbahn des Lebens.
Aufgabe/Thema: Empfänglichkeit ermöglichen; Transport (Peristaltik) des Eies aus eigener Muskelkraft, Vermittlung von Fruchtbarkeit.
Urprinzip: Merkur (Vermittlung)-Mond (Fruchtbarkeit).
Lit.: *F.*

Elektrolyte
siehe Salz

Ellbogen
(siehe auch Gelenke)
Symbolische Be-Deutung: Durchsetzungsbereitschaft, Durchsetzungsvermögen, Wehrhaftigkeit: »die Ellbogen benutzen«, »Ellbogenfreiheit schaffen«, »Ellbogenge-

sellschaft«; Flexibilität, Beweglichkeit der oberen Extremität, Gelenk der Verwirklichung von Ideen und Träumen mittels Handwerk; erlaubt, die Welt zu sich heranzuholen, in nahen Kontakt zu treten, zum Beispiel mit der Kost beim Essen; Garant für Handeln und Handwerk; ermöglicht Gestikulieren und Unterstreichen des Sprechens.
Aufgabe/Thema: alle Hebel in Bewegung setzen; Durchsetzung, sich Raum und Platz (ver-)schaffen, Machtdemonstration; dazu beitragen, eigene Ideen durchzudrücken, zu verwirklichen, sich Zugang zu verschaffen und voranzubringen, (ver-)handeln, handwerken, die Dinge handhaben.
Urprinzip: Mars-Merkur.
Lit.: *Wwg.*

Ellenbeuge

Symbolische Be-Deutung: Kehrseite des → Ellbogens: Region großer Empfindlichkeit und Empfindsamkeit.
Aufgabe/Thema: Offenheit und Hingabebereitschaft signalisieren; die Ellenbeugen beim Tanzen zeigen und bewegen, vermittelt Bereitschaft zu mehr; bietet Möglichkeit der Blutabnahme, da hier Gefäße weich eingebettet direkt unter der Oberfläche liegen.
Urprinzip: Venus.

Enddarm

siehe Mastdarm

Epiglottis

siehe Kehldeckel

Epiphyse

siehe Zirbeldrüse

Epithelkörperchen

siehe Nebenschilddrüsen

Erogene Zonen

(primäre und sekundäre Geschlechtsregionen: Kitzler/Klitoris, Schamlippen, Eichel, Penisrücken, Brustwarzenhof, Dammregion, Hals, Innenseiten der Oberschenkel und Oberarme, Achselhöhlen, Analregion)
Symbolische Be-Deutung: Lust; erotische Spielplätze und -wiesen, Lustgärten des Körpers, Reizflächen.
Aufgabe/Thema: Lust vermitteln und empfinden; sich erlauben, was beiden Lust verschafft; Intimität anbahnen (sekundäre Zonen), Geschlechtsverkehr vollziehen (primäre Zonen), Fortpflanzung sichern.
Urprinzip: Venus-Pluto.
Lit.: *SuL.*

Erythrozyten

(rote Blutkörperchen; siehe auch Blut)
Symbolische Be-Deutung: fliegende bzw. schwimmende Untertassen, Energieträger des Lebensstromes, der Vitalität.
Aufgabe/Thema: Vermittlung/Transport von Sauerstoff und Prana (Lebenskraft).
Urprinzip: Mars.
Lit.: *H.*

Extremitäten

siehe Gliedmaßen

F

Falten

(siehe auch Haut)
Symbolische Be-Deutung: Ausdrucksfalten, z. B. Lach- oder Stirnfalten, signalisieren und dokumentieren unser Leben: Lachfalten zeigen unsere Gestimmtheit, durchlaufende Falten auf der Stirn die Zahl uns wichtiger (Lebens-)-Themen; Altersfalten (→ Teil 2: Alterssymptome) spiegeln die Anstrengungen unseres Lebens und unser Erschlaffen wider.
Aufgabe/Thema: Falten zeigen und verraten, wer und wie wir sind und wie geschafft vom Leben.
Urprinzip: Merkur-Saturn, Uranus (Lachfalten).
Lit.: *SdS*.

Faszien

Symbolische Be-Deutung: die sensiblen, sehr schmerzempfindlichen Häute und Verpackungen der Muskelpakete.
Aufgabe/Thema: Schutz und Zusammenhalt der mechanischen Kraftmaschinen des Körpers; geben Festigkeit und Elastizität und gewährleisten die Gleitfähigkeit der Muskeln untereinander; Hauptorte der Schmerzentstehung.
Urprinzip: Saturn.

Ferse

(siehe auch Achillessehne)
Symbolische Be-Deutung: klassischer Schwachpunkt (Achillesferse); verletzlichste Stelle für Verführung (Biss der Schlange) und damit Bindung an die Erde und Entfernung von Geist und Spiritualität (der Mensch wird zurück auf die Erde gezogen, obwohl er in den Himmel will): Konfliktplatz zwischen nach oben strebender Bewusstheit und nach unten ziehender Unbewusstheit (Stöckelschuhe als Versuch, sich wenigstens äußerlich mit Eleganz über die Polarität zu erheben); Fersen und besonders ihr Knochen, das Fersenbein, stehen für das, worauf wir uns vor allem stützen, die Vergangenheit, die uns (Rück-)Halt gibt, während die Zehen in die Zukunft weisen; wenn uns jmd. »auf den Fersen« ist, fühlen wir unsere Stellung, unseren Rückhalt und unsere Rückendeckung bedroht; aber auch Ort der Erdung und des (Boden-)Kontaktes zu Mutter Erde.
Aufgabe/Thema: intensivste Verbindung mit Mutter Erde, Kontakt- und Konfliktort zwischen paradiesischer Einheit und irdischer Polarität, Einlasspforte für Unglück als Ausdruck der Polarität (die Schlange soll Eva und ihren Töchtern nach der Ferse trachten; bei der Kreuzigung ging der Nagel durch das Fersenbein).
Urprinzip: Neptun-Saturn.

Fessel

siehe Fußgelenk

Fettgewebe

(siehe auch Konstitution)
Symbolische Be-Deutung: Energie, Überfluss und Reserve, früher

auch Glück und Macht; ein rundes, erfülltes Leben; Fett als Speichermaterial mit höchstem Brennwert von allen Energieträgern; heute durch Überangebot in der Wertschätzung deutlich gesunken: ein Kugelbauch und körperliche Fülle waren früher gute, sind heute schlechte Zeichen; Gewicht wird bei Männern dennoch oft mit Wichtigkeit assoziiert (schwerwiegend = wichtig, bedeutsam), aber nicht bei Frauen hierzulande (anders als in Indien, Arabien oder Afrika).
Aufgabe/Thema: hauptsächliche Modelliermasse der Körperformen; zieht die Aufmerksamkeit auf Regionen: am Po auf Durchsetzung, am Bauch auf »Schwangerschaft«, an Schenkeln auf (weibliche) Kraft, an Brüsten auf Versorgung und mütterliche Geborgenheit; weiche Formgebung (z. B. im Gesicht), Polsterung, (Wärme-)Isolation, heute Übergewicht als soziales Isolationsthema; Schutzschicht; (Ge-) Wichtigkeit; Fettpolster als Speicherplätze und zur Einlagerung, d. h. Neutralisation von Giften.
Urprinzip: Jupiter-Venus-Mond.
Lit.: *KS.*

Finger

(siehe auch die einzelnen Finger: Daumen, Zeige-, Mittel-, Ring- und Kleiner Finger)
Symbolische Be-Deutung: Fingerfertigkeit, die Welt in all ihren Einzelheiten in den Griff bekommen; Tastsinn: Feinfühligkeit, Fingerspitzengefühl im Umgang mit der Welt; Finger lassen uns erst (be-)greifen; als Verlängerungen der Hand sind sie beim Handeln, Handwerken, aber auch Manipulieren (lat. *manus* = Hand) im Spiel.
Aufgabe/Thema: entweder zugreifen, »jmd. um den kleinen Finger wickeln«, »überall seine Finger im Spiel haben«, »den Finger in die Wunde legen«, »sich für jmd. die Finger schmutzig machen«; handarbeiten (vom Schreiben über Nähen bis zum Begrüßen) oder »die Finger von etwas lassen«, »keinen Finger rühren«; Gegenwind spüren: »eins auf die Finger kriegen«, »sich die Finger verbrennen«; übervorteilen (manipulieren): »Reich ihm den kleinen Finger, und er nimmt die ganze Hand«; manipulieren im übertragenen Sinn: »sich etwas aus den Fingern saugen«; zurechtweisen: »jmd. auf die Finger klopfen«.
Urprinzip: Merkur.
Lit.: *SdS.*

Fingerform

(siehe auch Handform)
Symbolische Be-Deutung: **1.** erdige Form: kurz, dick; pragmatisch, direkt, schnörkellos; »Wurstfinger« gelten als unelegant und plump; **2.** luftige Form: lang; elegant, edel, anmutig, schön; »Langfinger« gelten aber auch als diebisch, weil geschickt und manipulationsfähig; »jmd. um den Finger wickeln«; **3.** feurige Form: kurz, unruhig, sehr biegsam, gebogen; einseitige Benutzung der Hände, zu viel wollen, zu wenig (los-)lassen, »krumme Sachen drehen«; **4.** wasserbetonte Form: lang, schlank,

biegsam; Hürden auf dem Weg problemlos umschiffen, detailversessen, schnell beim Fallenlassen, aber auch Zugreifen, Anfassen; generell: bei Menschen, die sich für andere *krummlegen*, krümmen sich Zeige- und Mittelfinger gern weg vom Daumen (Symbol für das Ich, Selbst) nach außen.
Aufgabe/Thema: **1.** die Dinge mit Nachdruck und Kraft, mit Großzügigkeit und Geschmeidigkeit »wie geschmiert« funktionieren lassen; **2.** das Leben mit Eleganz und Geschick in Angriff nehmen; Anmut, Schönheit und bedeutungsvolle Inhalte (Mudras) ausdrücken; weniger praktisch veranlagt sein, eher Luftschlösser bauen wollen; **3.** sich nehmen, was man braucht; das rechte Maß finden zwischen Anspannung und Loslassen; **4.** ungelöste Aufgaben mit scharfem Verstand zügig bearbeiten.
Urprinzip: **1.** Merkur-Mars; **2.** Merkur-Venus; **3.** Merkur-Mars; **4.** Merkur.
Lit.: *SdS 51–95.*

Fingernägel

(siehe auch Zehennägel)
Symbolische Be-Deutung: Krallen, unser aggressives Erbe, Aggressionswerkzeuge (»die Krallen zeigen«, Wildkatze); das Tier in uns darstellen; Herkunft; Seelenfenster zum jeweiligen Fingerthema.
Aufgabe/Thema: Lebenskampf (»sich krallen«, was man braucht); Aggressionen ausdrücken (»die Krallen zeigen«, »die Krallen wetzen«); Gier (»sich etwas unter den Nagel reißen«); Angst ausdrücken: »die Krallen ausfahren«; rote (gelackte) Krallen zeugen von Vitalität und Einsatzbereitschaft (Blut, das daran klebt?): solche Wild- (oder Raub-)Katzen verschrecken ängstliche Gemüter, locken aber mutige Partner (für den Geschlechterkampf) magisch an, um ihnen trotz gefährlicher Kratzbürstigkeit »Herr zu werden« und Grenzen zu setzen.
Urprinzip: Mars (Aggression)/ Saturn (Halt).
Lit.: *S 322–325, Wwg, SdS 23f.*

Fingerspitzen

Symbolische Be-Deutung: Antennen(spitzen) der Feinfühligkeit, Fingerspitzengefühl; Form: **1.** rund = Anpassung; **2.** eckig = Pragmatismus; **3.** spitz = Empfindsamkeit; **4.** spachtelförmig = Originalität.
Aufgabe/Thema: die Welt begreifen, ertasten oder auch nicht (»die Finger von etwas lassen«); sich in sensiblen Bereichen zurechtfinden; erotische Erfahrungen machen: streicheln, wahrnehmen, reizen; **1.** sich nicht verbiegen lassen; **2.** achtsam handeln; **3.** auf den Punkt kommen; **4.** Pioniergeist zeigen.
Urprinzip: Merkur (konkret ertasten)-Neptun (mit Fingerspitzengefühl erahnen).
Lit.: *SdS 65–77.*

Füße

Symbolische Be-Deutung: eigene Ausrichtung (»Wohin mit mir?«), eigene Standpunkte, Verständnis;

Standhaftigkeit, Standfestigkeit, Stetigkeit, Be*ständ*igkeit; Demut; Wurzeln, Verwurzelung, Basis des Lebens, Bodenständigkeit, Erdung (von Mutter Erde erhalten wir beim Barfußgehen Elektronen, die uns wie Antioxidantien vor sog. freien Radikalen schützen); Kontakt zur Mutter (Erde) oder das Gegenteil: ohne lebendigen Bodenkontakt sein, ohne lebendigen Kontakt zur eigenen Mutter oder dem Mütterlichen; Angst bekommen, seinen Standpunkt nicht verteidigen, die Stellung nicht halten können (»jmd. den Boden unter den Füßen wegziehen«, »das Glück mit Füßen treten«, »kalte/nasse Füße bekommen«); Fortschritt, Tiefe und letzte Bestimmung.

Beim Gehen **1.** nach außen weisende Füße (»watscheln«): zur Seite verloren*gehend*e Energie, zu wenig Richtung im Leben, »auf zu vielen Hochzeiten tanzen«, zu viele Projekte verfolgen, sich verzetteln; **2.** nach innen weisende Füße (»über den Onkel gehen«): Unsicherheit bezüglich der eingeschlagenen Richtung, dem eigenen Weg nicht trauen, sich dem Gegenüber (unbewusst) verschließen; **3.** gerade nach vorn weisende Füße: gutes Vorankommen, echter Fortschritt, ohne Energie auf dem Weg zu verplempern.

Unterscheidung in *Zehenbereich* = Seele, Spiritualität; *oberer Gewölbeteil, Fußballen* = Geist; *Ferse, unterer Gewölbeteil* = Körper; d. h., wer den ganzen Fuß beim Gehen und Laufen abrollend nutzt, ist gut in Verbindung mit Körper, Geist und Seele; bei Fersenbetonung: Überbetonung von Körper und Vergangenheit; Vorderballen-Betonung: Schwerpunkt liegt auf dem Geist; (Zehen-)»Spitzentanz« wie die Ballerina: seelenbetont und auf die Zukunft gerichtet.

Aufgabe/Thema: auf der Erde wandeln, im Leben Fuß fassen: »auf eigenen Füßen stehen«, »auf großem Fuß leben«; Realitätssinn, *Stand*punkte ver*treten*, »auf die eigenen Füße fallen«, »über etwas hinweggehen«; Gegenpol: »jmd. zu Füßen liegen«; soziale Hierarchie über die Füße definieren: »Fußabstreifer« sein oder andere »mit Füßen treten«, »sich mit Händen und Füßen wehren«; Pantoffelhelden sind ganz unten, der Sieger, der einem Unterlegenen den Fuß in den Nacken setzt, steht oben; Trophäenjäger werfen sich in Pose, indem sie einen Fuß auf ihre Beute setzen; aber auch Demutsgeste: »sich jmd. zu Füßen werfen«, Fußwaschung; die Liebe der Mutter (Erde) hereinlassen.

Urprinzip: Neptun (unsere »Flossen«).

Lit.: *S 380–390, SdS 107–171, AfS.*

Fußform

Symbolische Be-Deutung: **1.** breit: breite Standpunkte, realistische Einstellung, gute Erdung; **2.** klein, schmal: gelten als Zierde (bei Frauen) und sind eher »Flossen«, also besser zum Schwimmen als zur Verwurzelung geeignet; bei Träumern und Traumtänzern

mit hochfliegender Fantasie (mit mehr Bezug zu Wasser und Luft als zur Erde), zum Abheben neigend, in transzendenten Bereichen »wurzeln«; ungeerdet, flink und beweglich; oft als Kompensation energischer Auftritt; bei Männern Ausdruck von zu geringem Stehvermögen; **3.** groß: gutes Stehvermögen, verschwenderisch sein: »auf großem Fuß leben«, der große Auftritt, breite Spur, archetypisch eher zu Männern passend; Gefahr der Großspurigkeit und Großkotzigkeit; **4.** ungepflegt: wenig Achtung für die Wurzeln, Vernachlässigung der eigenen Herkunft; keine gepflegte Basis fürs Leben.
Aufgabe/Thema: **1.** Verbreiterung der Standpunkte, Erdung und Verwurzelung anstreben; **2.** im Himmel Wurzeln schlagen, den spirituellen Weg ins Auge fassen; **3.** auf eigenen Füßen sicher stehen, Standpunkte und Standfestigkeit erwerben, auftreten lernen, Großartiges leisten, Eindruck machen; mit der seelischen Entwicklung Schritt halten; für sich eintreten und hervortreten; großzügig werden; **4.** lockerer werden (sich aussöhnen) mit Themen wie Heimat, Verwurzelung, Bodenständigkeit.
Urprinzip: **1.** Neptun-Saturn; **2.** Neptun-Uranus; **3.** Neptun-Jupiter; **4.** Neptun-Mond.
Lit.: *KS, SdS 124f.*

Fußgelenk

(Sprunggelenk, Fessel; siehe auch Gelenke)
Symbolische Be-Deutung: den Absprung bekommen; Artikulation auf der Erde, Basis einer weichen, geschmeidigen Fortbewegung; zeigen, wie man sein Leben angeht; wer an der Fessel Probleme hat, dem wird sie leicht zur *Fessel*: jmd. oder sich selbst »Fesseln anlegen«; Dynamik der eigenen Stellung und Standpunkte im Leben, des Lebensweges; Ursprung der Aufrichtung auf die Hinterbeine, das Menschlichste an uns, das wir mit keiner anderen Art teilen; das Gelenk, das uns erlaubt, (zu uns) zu stehen; Absprungbasis für alle (großen und kleinen) Sprünge: »auf dem Sprung sein«.
Aufgabe/Thema: Basis des Lebens; ermöglicht das Abrollen des Fußes beim Gehen, dadurch fließendes Vorwärtskommen; Elastizität, eleganter Fortschritt; Möglichkeit, zu gehen, zu stehen und sogar sich aufzulehnen: Sprung auf höhere und sogar auf die Ebene der Götter.
Urprinzip: Merkur-Neptun, Uranus.
Lit.: *S 383f.*

Fußgewölbe

Symbolische Be-Deutung: Menschsein, doppelter Spannungsbogen (Längsgewölbe und Quergewölbe), auf dem unser Menschsein gründet; sicherer Stand auf je drei festen Punkten: ist das vordere durchgetreten (Senk- und Spreizfuß), gibt es auf einem Fuß mit zwei Punkten keinen sicheren Stand mehr; sind beide Gewölbe durchgetreten, kommen noch Plattfüße hinzu, und auch auf beiden Beinen ist der Stand nicht mehr sicher; einmaliges

Doppelgewölbe in der Schöpfung (im Gegensatz zum Großhirn, das bei Delfinen größer und differenzierter ist); Basis der Orientierung nach oben zum Himmel, Sehnsucht nach weitergehender Überwindung der Schwerkraft (sich in den freien Raum zu geistiger Freiheit erheben); Absprungbasis für alle (großen und kleinen) Sprünge.
Aufgabe/Thema: ermöglicht (von grauer Vorzeit bis heute) die Aufrichtung auf die Hinterbeine und den aufrechten Gang; Ausrichtung von oben nach unten: der Mensch zwischen Himmel und Erde; gibt Elastizität beim Gehen, Sicherheit beim Stehen: Basis für harmonisches Fortkommen.
Urprinzip: Uranus (Absprung)-Jupiter (Bogen, Brücke).

Fußnägel

siehe Zehennägel

G

Gallenblase/Galle

Symbolische Be-Deutung: unterhalb der Leber gelegen, ist die Gallenblase Reservoir für ständig gebildete, zur Fettverdauung unerlässliche Gallensäuren (Leberschmerzen sind in Wirklichkeit immer solche der Gallenblase, die im Gegensatz zur Leber sensible Nervenfasern hat); raffinierte Aggression (Gallen*säuren*): »da kommt einem die Galle hoch«, geronnene Bitterkeit: »Gift und Galle spucken«, »galliger Humor«; Wandlung; in der chinesischen Medizin der »Beamte der Entscheidungen«; von hier kommt der Mut zu Entscheidungen; Zuordnungen: Yang, Element Holz, komplementär zur → Leber (Yin).
Aufgabe/Thema: aggressives Zerlegen, Voneinander-Scheiden, Entscheiden; Aggression nicht als Frontalangriff, sondern als Einseifung; Fettverdauung: das Fette zähmen, einseifen, aufnehmen; Zähmung des Üppigen und Überflüssigen; dem Überfluss Herr werden; raffinierte, hintergründige Verfeinerung und Wandlung; die Fülle, Würze und Üppigkeit des Lebens mit Nachdruck genießen; ungestüme, wilde Aggression in kultivierte Formen gießen.
Für Choleriker, denen die Galle überläuft oder hochkommt (griech. *cholé* = Galle, *aírein* = emporheben): Lebensenergie spontan und feurig fließen lassen, Begeisterung ausleben; für Melancholiker (griech. *mélas* = schwarz, *cholé* = Galle): Schönheit des menschlichen Lebens- und Leidensweges besingen.
Urprinzip: Pluto-Mars.
Lit.: *V 136–158, K 196f., Wwg.*

Ganglien

(Anhäufung von Nervenzellkörpern, Nervenknoten)
Symbolische Be-Deutung: lokale Kommunikationsknotenpunkte der Nerven, Verdichtung von Information; Kontrolle über deren Weiterleitung.

Aufgabe/Thema: vor Ort Informationen sammeln, bündeln und weiterleiten nach dem Alles-oder-nichts-Prinzip.
Urprinzip: Merkur-Uranus.

Gaumen

Symbolische Be-Deutung: Gewölbe der Geschmackssensoren (→ Geschmacksknospen), Ort der Gaumenfreuden; zeigt, ob uns etwas schmeckt oder nicht; so kann der Gaumen reagieren, wenn man *in einen sauren Apfel beißen* muss; Dach der Mundhöhle, Widerlager für die Zunge und somit wichtig für Nahrungsaufnahme und Stimmbildung.
Aufgabe/Thema: schmecken, prüfen, den guten Geschmack festlegen, Bewertung der Speisen: geschmackliche Wahrnehmung und Orientierung; entscheiden, was man auf- und zu sich nehmen will; Gaumengewölbe erster Raum der Stimmbildung; wird die Zunge an den Gaumen gelegt, schließt sich ein wichtiger Energiekreislauf.
Urprinzip: Venus-Jupiter.

Gebärmutter

(Uterus)
Symbolische Be-Deutung: Fruchtbarkeit; Urhöhle allen Anfangs (Nähe zur Mutter Erde mit ihren Höhlen, dem ersten Schutz der Menschen, und zum Urweiblichen); der fruchtbare Ursumpf, in dem sich Leben entwickeln kann: (das erste) Nest, Geborgenheit, Ort des Schutzes für das wachsende, sich entwickelnde Leben, die heranreifende Eizelle; Ort urweiblicher Fruchtbarkeit im urweiblichen → Becken, mit allen Themen des Weiblichen verbunden, dem Mutter-, dem Frausein; Organ, das dem (weiblichen) Rhythmus Ausdruck verleiht; sehr starker Muskel (weibliche Kraft liegt innen und wird nach außen nur selten sichtbar); Verbindung zu den Kindern und Kindeskindern, allen Kindern, auch dem inneren Kind.
Aufgabe/Thema: Mutterschaft, Leben beherbergen, nähren, wachsen lassen und in die Welt entlassen; sich öffnen (bei der Empfängnis) und Leben schenken (bei der Geburt).
Urprinzip: Mond.
Lit.: *F.*

Gebärmutterhals

(Cervix uteri)
Symbolische Be-Deutung: Engpass, der das Innerste, die Urhöhle allen Anfangs (Gebärmutter), die weibliche Unterwelt bewacht und beschützt; Offen- oder Verschlossenheit für neues Leben.
Aufgabe/Thema: Schutz; Vermittlung, Kommunikation (Bildung von zyklusabhängigem Schleim).
Urprinzip: Mond-Saturn.

Gebärmuttermund

(Ostium uteri)
Symbolische Be-Deutung: unterer Mund, Ein- und Ausgang des Urweiblichen.
Aufgabe/Thema: Abgrenzung zwischen Außenwelt und Innerstem; Tor des Lebens.
Urprinzip: Mond-Saturn.

Gedächtnis

Symbolische Be-Deutung: Bildersammlung der Vergangenheit; Museum des Lebens, Speicher der Erfahrungen, Zentralfilter: Wesentliches *behalten*, Lehrmeister(in) und Schule für Gegenwart und Zukunft.
Aufgabe/Thema: mit allem Gewesenen verbinden, dem Leben eine Basis schaffen, Wichtiges von Unwichtigem unterscheiden: Ersteres erinnern und daraus lernen, Letzteres loslassen lernen: vergessen, verzeihen lernen.
Urprinzip: Saturn-Mond.
Lit.: *AaG*.

Gehirn

(siehe auch Kleinhirn, Großhirn, Riechhirn)
Symbolische Be-Deutung: Kommunikation; Logistik, Zentralverwaltung, Archiv und Bibliothek (→ Gedächtnis); Zentralregierung(ssitz); Dreiteilung: 1. Hirnstamm (entwicklungsgeschichtlich ältester Teil, »Reptiliengehirn«), 2. Mittelhirn bzw. Riechhirn (Gefühle und Emotion), 3. Großhirn (Intellekt und Kunst/Kultur; Letzteres ist zweigeteilt in rechte archetypisch weibliche Hälfte (Yin), die die linke Körperhälfte bestimmt, und linke archetypisch männliche Hälfte (Yang), die die rechte *dominiert*.
Aufgabe/Thema: Koordination der Kommunikation im Innern und mit dem Außen, Schaltzentrale der Körperhauptstadt Kopf, Hauptinhalt unserer *Haupt*sache: linke Yang-Seite: verstehen, planen, steuern, verarbeiten, koordinieren, archivieren; rechte Yin-Seite: empfangend, fühlend, bildhafte Wahrnehmung, Stimmungen.
Urprinzip: Merkur, Uranus (Geistesblitze).

Gehirnflüssigkeit

(Liquor cerebrospinalis)
Symbolische Be-Deutung: wässrige (seelische) Schutzhülle der Zentrale und ihrer Außenstellen; Burggraben für das Zentralnervensystem; Heimat des → Craniosacral-Rhythmus.
Aufgabe/Thema: Stoßdämpfer; die Regelzentren des Organismus (→ Nervensystem) einhüllen, schützen (gegen Erschütterungen und Überreizung), isolieren, umspülen und versorgen.
Urprinzip: Mond-Merkur.

Gehirnhälften

Symbolische Be-Deutung: **1.** linke Hälfte: das archetypisch männliche Gehirn; **2.** rechte Hälfte: das archetypisch weibliche Gehirn.
Aufgabe/Thema: **1.** intellektuelle Steuerung, Verstand, Vernunft (Ratio), Analyse; erkennen, benennen **2.** ganzheitliches Denken, Muster-/Gestaltwahrnehmung, Vermittlung von Kreativität und Intuition.
Urprinzip: **1.** Merkur-Sonne; **2.** Mond-Venus.
Lit.: *CD/Audio »Tiefenentspannung«* (zur Synchronisierung beider Gehirnhälften).

Gehirnhäute

(außen: Dura mater, Mitte: Arachnoidea, direkt auf dem Gehirn: Pia mater)
Symbolische Be-Deutung: Verpackung, Schutzhülle der Zentrale durch die »harte Mutter« (Dura mater), sie bemuttert die Zentrale von außen (ist zugleich die Knochenhaut zum Schädeldach); die »fromme Mutter« (Pia mater) liegt als Stoffwechselmembran direkt dem Gehirn auf und bemuttert es auf weichere Art; zwischen Pia mater und Arachnoidea (Spinnwebhaut) liegt der Liquorraum (Gehirnflüssigkeit) als Pufferzone, sodass die eher männliche Zentrale von allen Seiten von (weiblich-seelischer) Wasserhülle umgeben ist.
Aufgabe/Thema: schützen, abschotten, im Wasserbett sanft und weich lagern, Stoßdämpferfunktion, abpuffern, isolieren; versorgen, mit Seelischem umkleiden; → Craniosacral-Rhythmus ermöglichen.
Urprinzip: Saturn, Mond.

Gehör

siehe Ohren

Gehörgang

Symbolische Be-Deutung: Schalltrichter, Hörrohr.
Aufgabe/Thema:
Schall(druckwellen) und Information – der (Außen-)Welt – auffangen und nach innen leiten; die Welt der Töne vermitteln und auf das → Trommelfell lenken, um es zum Schwingen zu bringen.
Urprinzip: Merkur.

Gehörnerv

siehe Nervus statoacusticus

Gelenke

(Articulationes; siehe auch Ellbogen, Fußgelenk, Handgelenk, Hüfte/Hüftgelenk, Kiefergelenk, Kniegelenk, Schultergelenk)
Symbolische Be-Deutung: (fließende) Beweglichkeit, Flexibilität, Anpassungsfähigkeit, Artikulation; die Verbindungen im Leben (von den frühesten Verbindungen über jene zu anderen Familienmitgliedern bis zu jenen des späteren Lebens privater und beruflich-geschäftlicher Art), Ausdruck des Miteinanders im Leben.
Aufgabe/Thema: Verbindungen (zu Gott und der Welt, zu Familienmitgliedern und solchen der Gesellschaft) sichern; Vermittlung zwischen Innen- und Außenwelt; die Welt heran- und den Menschen in die Welt bringen; Flexibilität im Umgang mit der Umgebung vermitteln, Geschicklichkeit ermöglichen; Ausdruck.
Urprinzip: Merkur.
Lit.: *K 291–294.*

Gelenkaußenseiten

Symbolische Be-Deutung: wenn sie (nach außen) gezeigt werden, signalisieren sie Verschlossenheit, In-sich-gekehrt-Sein, fehlendes Kontaktbedürfnis (z. B. verschränkte Arme).
Aufgabe/Thema: Schutz (z. B. Kniescheibe), Abgrenzung.
Urprinzip: Merkur-Saturn.

Gelenkinnenseiten

Symbolische Be-Deutung: wenn sie (nach außen) gezeigt werden, signalisieren sie Offenheit, das Gefühl von Sicherheit und Vertrauen, Kontaktbedürfnis, aber auch Verletzlichkeit (→ Achselhöhle, → Ellenbeuge werden z. B. nur bei Vertrautheit dargeboten und laden dann zu intimem Kontakt ein).
Aufgabe/Thema: sich anlockend verletzlich zeigen; Schutzlosigkeit.
Urprinzip: Merkur-Mond.

Genick

siehe Nacken

Genitalien

siehe Geschlechtsorgane

Geruchssinn

(siehe auch Nase)
Symbolische Be-Deutung: Witterung aufnehmen, uralter Überlebenssinn (→ Riechhirn), deshalb v. a. für die Partnersuche wichtiger als die Optik: an äußere Schönheit gewöhnen wir uns rasch und sie verfällt mit der Zeit, guter Duft bleibt immer betörend; an schlechte Ausdünstung kann man sich kaum gewöhnen: *was einem stinkt*, bleibt immer anrüchig; insofern weitgehend unterschätzter Sinn; die → Nase als phallisches Symbol mitten im Gesicht.
Aufgabe/Thema: über die Spürnase, Chancen und Gefahren wittern: »ein Näschen für etwas haben«, »einen guten Riecher entwickeln«, der Nase und ihren Meldungen vertrauen lernen: »immer der Nase lang, um eine Nasenlänge voraus zu sein«.
Urprinzip: Mars-Merkur.
Lit: *KS.*

Gesäß

(Po, Hinter- und Pobacken)
Symbolische Be-Deutung: der aus dem größten Muskel bestehende *Allerwerteste:* Kraft, Macht, Gewicht(igkeit), Reichtum; Ruheort, Sitz (mhdt. *gesaeze*): das Wichtigste scheint zur Zeit dieser Namensgebung noch Geduld und Ausruhen gewesen zu sein; außerdem alte Form der Besitznahme, durch Ersitzen, in *Besitz* nehmen, seinen Machtbereich dokumentieren; auch weibliche Kraft und Macht; Durch*setz*ung(skraft); passives Durchhaltevermögen, etwas aussitzen (»Sitzfleisch haben«); sexuelles Signal (»knackiger Hintern«, »Pfirsichpo«). Auf dem Gegenpol: »Arsch« als Schimpfwort, Abwertung, z. B.: »So ein Arsch!«, »Arschloch!«, »jmd. am Arsch lecken«, »für den Arsch sein«, »etwas geht einem am Arsch vorbei«, »Arschkriecher«, »am Arsch der Welt sein«, »arschkalt«; »sich den Arsch aufreißen«.
Aufgabe/Thema: Besitz, besitzen, sich durchsetzen, aussitzen; seinen Platz einnehmen, sich einsetzen; Eindruck machen; anmachen (mit den Hüften schwingen, dem Po wackeln).
Urprinzip: Jupiter.
Lit.: *KS.*

Gesäßform

Symbolische Be-Deutung: **1.** dick, fett: »Fastfood-« oder »Elefantenhintern« als Resultat von Fehlernährung (zu viel raffinierte Kohlenhydrate) und Bewegungsmangel sowie Zeichen von Trägheit und Bequemlichkeit, Schwerfälligkeit und Plumpheit; Selbstzufriedenheit; Kompensation fehlender innerer Durchsetzungskraft; festsitzen; **2.** klein: kindlich-knabenhaft, modernes Ideal der Frauen, androgyn; **3.** straff, muskulös, rund: Ausdruck kräftiger Schenkel; modernes Ideal für beide Geschlechter; wirkt jung und jungenhaft, männlich; fester, praller »Knackarsch«, um auch harte Nüsse zu knacken; Sexappeal, »volle Hose«; verführerisch, »Apfelpo«; **4.** schlaff: kraftlos »den Hintern nicht (mehr) hochkriegen«, »heruntergekommener« Hintern, »Hängepartie«, fehlende Durchsetzung: »sich hängenlassen«; hinfällige, überreife Frucht im Gegensatz zum »Apfelpo«; **5.** birnenförmig (»Birnenpo«): nach unten, in den weiblichen Bereich gezogen werden, verbreiterte Basis.
Aufgabe/Thema: **1.** sich durchsetzen (lernen), Sitzfleisch entwickeln, schwerwiegende Probleme aussitzen; sich mit Nachdruck einsetzen; allopathisch: wieder in Bewegung kommen; **2.** das innere Kind suchen und annehmen, genießen; kindliche Basis in die harte patriarchalische Welt integrieren; **3.** die rückwärtige Kraft zur eigenen und zur Freude anderer einsetzen; **4.** lockerlassen, sich selbst anstelle des Gewebes hingeben; **5.** seinen Platz finden, sich *breitmachen* und verwurzeln.
Urprinzip: **1.** Jupiter; **2.** Jupiter-Mond; **3.** Jupiter-Mars; **4.** Jupiter-Saturn; **5.** Venus/Mond-Jupiter.
Lit.: *KS*.

Geschlechtsorgane

(Genitalien)
Symbolische Be-Deutung: Sexualität; Polarität, Yin und Yang, Lingam und Yoni (ind. für [männliches] Schwert und [weibliche] Scheide); Organe der Regeneration im weiteren Sinne: sichern (über Lustentwicklung) das Überleben der Menschheit, stehen bereits im Dienst der nächsten Generation; neues Leben wächst immer aus dem unteren, urprinzipiell weiblichen Pol; Geschlechtsakt, bei dem ein Ei befruchtet wird, zieht die Seele des Kindes in einem spiraligen Sog in den Körper; Analogie zum Tempel als jenem Ort, wo sich das Geistige in die Materie (lat. *mater* = Mutter) senkt und sie befruchtet; (im Osten: »Palast des Geschlechts«): **bei der Frau**: → Schamlippen entsprechen den Vorhängen vor dem Tempelvorhof, → Scheide entspricht dem Tempelvorhof, → Gebärmuttermund dem Tempeleingang, → Gebärmutter dem Tempel; weibliche Geschlechtsorgane im Patriarchat eher abgewertet: die Scham, für die man sich schämt, »das Pfuili« usw.; **beim Mann**: → Penis entspricht dem Turm; → Hoden, die die Augen symbolisieren, bringen den Aspekt der sinnlichen Wahrnehmung, die letztlich zur Sinnhaf-

tigkeit und zum letzten Sinn führen soll, ins Spiel; so auch das der Nase entsprechende Glied; männliche Geschlechtsorgane im Patriarchat auf- und überbewertet, wie die Namen im Volksmund zeigen: »der Stolz«, »der kleine Mann«, »der Speer«, »das Schwert«, »der Zauberstab«.
Aufgabe/Thema: Leben weitergeben; Lust schenken; die Polarität überwinden und die Ekstase der Einheit erleben lassen; die Polarität sterben lassen (Orgasmus als kleiner Tod, Verschwinden der Ich-du-Grenze) und die Magie der Einheit ermöglichen, damit das Ziel aller Entwicklung zeigen und für Entstehung neuen Lebens sorgen.
Urprinzip: Venus/Mars-Pluto (Fortpflanzung).

Geschmacksknospen

Symbolische Be-Deutung: Sensoren, Vorkoster: an → Zunge und → Gaumen den Geschmack der Nahrung registrieren, die wir zu uns nehmen; erkennen, was bekömmlich ist; Lust schenken; mitentscheiden, wie einem das Leben schmeckt; Kinder bevorzugen süße, Erwachsene oft salzige Kost sowie solche mit Umami-Geschmack, dagegen ist der Leber zuträgliche bittere Geschmack unbeliebter denn je, weshalb die Bitterkeit in andere Lebensbereich vordringt und sich breitmacht (→ Teil 2: Verbitterungssyndrom).
Aufgabe/Thema: vor- und verkosten; sein eigener Vorkoster werden, um Gefahren und Unannehmlichkeiten vorzubeugen; Geschmack am Leben finden.
Urprinzip: Venus-Jupiter.

Gesicht

Symbolische Be-Deutung: Erkennungszeichen, Visitenkarte, das Erste, das wir der Welt von uns zeigen; »*Persona*-Ausweis«: Dokument von Selbstbild und Einstellung, Persönlichkeit, Individualität; Fassade: die verschiedenen Gesichter, Maske; Selbstausdruck (unmittelbare oder gespielte Mimik), sein (wahres) Gesicht zeigen; sein Gesicht wahren oder verlieren; Bühne nonverbaler Kommunikation; Wahrnehmungszentrale, Stimmungsbarometer (von der »ehrlichen Haut« bis zum »Pokerface«); Ehrlichkeit, Schauplatz der Gefühle.
Ge*sicht,* das man bietet, wie man gesehen wird: offene Augen signalisieren Offenheit, geschlossene Verschlossenheit oder innere Ruhe, hängende Lider verraten Müdigkeit (Schlafzimmerblick kann auch in selbiges locken), zusammengekniffene Augen stehen für Anstrengung und Verkniffenheit; die hohe Stirn zeugt von Intellektualität (Geheimratsecken); die Größe des Mundes verrät den Grad der Mündigkeit oder die »große Klappe«, seine Lippen erzählen von Sinnlichkeit, die Zähne von Vitalität; die Nase verrät phallische Kräfte, das Kinn Willen; die → Falten und Runzeln sind ehrliche Zeichen der Zeit.
Aufgabe/Thema: Image, An- und Aussehen: ein lächelndes offenes

Gesicht zeigen, strahlen oder sogar leuchten, eine Leuchte sein, oder ein bedrücktes, resigniertes, trauriges, sogar düsteres oder angriffslustig gereiztes Gesicht *machen;* »sein Gesicht wahren«, um sich nicht zu zeigen oder »sein Gesicht nicht zu verlieren«; Kontaktaufnahme, Ausdruck/Maskierung von Stimmungen: Grimassen schneiden; »sein wahres Gesicht zeigen«, »die Maske fallen lassen«, oder im Gegenteil »gute Miene zum bösen Spiel machen«, »ein Gesicht wie drei Tage Regenwetter machen«, »ein langes Gesicht machen/ziehen«, »einen Schlag ins Gesicht bekommen«, »jmd. etwas ins Gesicht sagen«; *Wahr*nehmung: sichten, riechen, wittern.
Urprinzip: Sonne (Selbstausdruck)-Mond (Stimmungen), Venus (Schönheit, Fassade).
Lit.: *S 126–150, KS.*

Gesichtsform

Symbolische Be-Deutung: **1.** rund(lich): freundlich, gewinnend, »runde Zufriedenheit«, sich etwas gönnen; Ehrlichkeit, Einfühlung und Mitgefühl; reiches Gefühlsleben, oft mit Stimmungsschwankungen; »Mondgesicht«: verschwommene, weiche Konturen, harmlos und gutmütig wirkend, kindlich-weibliche mondige Ausstrahlung; »Vollmondgesicht« als Extrem, zum Lächeln neigend und Lächeln auslösend; **2.** kantig: Selbstbeherrschung, Entschlossenheit, Härte; energisch, kompromiss- und schnörkellos, reserviert, kühl; **3.** breit: weiche Ausstrahlung, offen; materielle Dominanz, (manchmal plump) realistisch, praktisch, erfolgreich, leistungsbereit; **4.** schmal, lang: schwärmerisch, fragil; »Turmgesicht«, Distanz zum Leben, Gefahr des Lebens im Elfenbeinturm; **5.** hohe Wangenknochen: typisch für Gesichter, aus denen eine tendenziell eher schwermütige Seele schaut, harte Konturen spiegeln erlittene Härten wider, leidvoller Ausdruck: heute (in einer leiderprobten Zeit?) gängiges Schönheitsideal.
Aufgabe/Thema: **1.** das eigene Leben immer runder und stimmiger werden lassen; die innere Frau (Anima) zur Blüte bringen, das innere Kind leben lassen; **2.** dem Leben (scharfe) Konturen, Profil geben; konsequent handeln, Geradlinigkeit entwickeln, bewusst Grenzen setzen, energische Durchsetzung; **3.** auf die Breite der eigenen Möglichkeiten bauen, fruchtbare Beziehung zwischen Vernunft und Gefühl entwickeln; **4.** von unzuträglichen Dingen bewusst Abstand halten; **5.** zu dem stehen, was man durchgemacht hat, und sich dem Augenblick stellen; Härten und Leid als Chance begreifen, zu wachsen und über sich hinauszuwachsen.
Urprinzip: **1.** Mond, Sonne; Mond-Venus (Mondgesicht); **2.** Mars; **3.** Jupiter; **4.** Uranus; **5.** Saturn.
Lit.: *KS.*

Gesichtsnerv

siehe Nervus facialis

Gewicht
siehe Fettgewebe, Konstitution

Gleichgewichtsnerv
siehe Nervus statoacusticus

Gleichgewichtsorgan
(im Innenohr)
Symbolische Be-Deutung: Gleichgewichtsmelder.
Aufgabe/Thema: Körper und Leben im Lot/Gleichgewicht halten; Schlagseite und Schlingern des Lebensschiffes melden; Wahrnehmung der Schwerkraft; die körperliche (seelische) Mitte finden, in ihr ruhen lernen.
Urprinzip: Venus-Merkur.

Glied
siehe Penis

Gliedmaßen
(Extremitäten; siehe auch Arme, Beine)
Symbolische Be-Deutung: Beweglichkeit, Aktivität; Verlängerungen nach außen.
Aufgabe/Thema: *obere Extremitäten* bringen die Welt heran oder grenzen sie aus; zeigen, wie gut wir die Welt und das eigene Leben annehmen können; *untere Extremitäten* bringen uns in die Welt oder halten uns da heraus; zeigen, wie wir im Leben und in der Welt weiter- und vorankommen; *Extrem*itäten bringen die Extreme in Reichweite und ermöglichen, die Welt in den Griff zu bekommen sowie die Füße in Neuland zu setzen und die eigene Welt zu erobern.
Urprinzip: Merkur, Mars.

Gonaden
siehe Keimdrüsen

Granulozyten
(Fraktion der weißen Blutkörperchen; siehe auch Leukozyten, Blut)
Be-Deutung: unspezifische Abwehrtruppen, allgemeine Einheiten von Militär und Bereitschaftspolizei des Körpers.
Aufgabe/Thema: Eindringlinge stellen, aufhalten, einkesseln, an der Vermehrung hindern und vernichten.
Urprinzip: Mars.

Großhirn
(siehe auch Gehirn)
Symbolische Be-Deutung: letzter Schrei der Entwicklung, die Hauptsache in der *Haupt*sache (die neueste Computerversion); Basis des kühlen Kopfes; übergeordnete Zentrale zur Koordination des Lebens, speziell des weiblichen und männlichen Pols.
Aufgabe/Thema: die Hardware für Intellekt, Ratio (linke Hemisphäre) und zugleich für ganzheitliches Denken und Fühlen (rechte Hemisphäre); Repräsentanz der Polarität auf höchster Ebene: Schizophrenie (wörtlich: Spaltung des Gehirns) ist eigentlich unsere Grundsituation, da die linke und rechte Hälfte völlig getrennt und nur in der Tiefe durch den Balken (Corpus callosum) verbunden sind; wir müssen sehr tief in uns gehen, um die beiden Seiten unserer Medaille zusammenzubringen und die Mitte zu finden.
Urprinzip: Merkur-Uranus.

H

Haare

siehe Bart, Haupthaar, Körperhaare

Hals

Symbolische Be-Deutung: Einverleibung von Besitz: Haben; Verbindung: Kommunikation und Durchgang zwischen oben und unten, zwischen Verstand (Kopf) und Gefühl/Emotion (Bauch/Brust); Dreh- und Angelpunkt (Basis) der *Haupt*sache, beweglich(st)er Teil der → Wirbelsäule, sehr flexibel; gibt Kopf und Gesicht (Aus-)Richtung, ermöglicht, alles von mehreren Seiten zu betrachten, die Sicht zu objektivieren, sofern nicht von Sturheit und *Halsstarrigkeit* blockiert; trägt den Kopf in Gestalt von → Atlas, dem obersten Wirbel (benannt nach dem Titanen der Mythologie, der die Welt auf seinen Schultern trug); Eleganz (des Schwanenhalses); Ort der Angst im Körper (Angst schnürt den Hals zu); Angriffspunkt der größten Gefahren und der meisten Hinrichtungsmethoden.
Aufgabe/Thema: Einverleibung: Geizhals, Geizkragen, Gierhals, »den Hals nicht voll genug kriegen«; Gefahrenort: »Halsabschneider« (= Ausbeuter, Wucherer), »bis zum Hals in Schulden stecken«, »jmd. etwas in den Rachen werfen«, »zu viel oder jmd. am Hals haben«, »etwas aufgehalst bekommen«; Ausdruck von (Todes-) Angst, Angst = Enge: »das Herz schlägt bis zum Hals«, »das Wasser steht bis zum Hals«, »es geht mir an den Kragen«, »jmd. an die Gurgel gehen« oder »den Hals umdrehen«; Überblick verschaffen durch die Möglichkeit verschiedener Blickwinkel (Schattenaspekt: »Wendehals«), geistigen Horizont erweitern, alle Seiten einer Sache betrachten können, »jmd. den Kopf zurechtrücken«; Art, den Kopf zu tragen: Hochmut, Anmut, Halsstarrigkeit, Hartnäckigkeit; Verführung, Verliebtheit wahrnehmen: »jmd. den Kopf (letztlich den Hals) verdrehen«, »sich jmd. an den Hals werfen«; Ort naheliegender Verwechslung (»etwas in den falschen Hals bekommen«): im Hals laufen sowohl Luft- als auch Speiseröhre nahe nebeneinander, Luftwege (für Prana und Gedanken) und die irdischen Wege (Nahrung) sind zu trennen; das Halsinnere als Ort der Abwehr (Waldeyerscher Rachenring, → Mandeln): Widerwillen: »sich laut*hals* beschweren«, »etwas hängt einem zum Hals heraus«.
Urprinzip: Venus (Einverleiben, Schönheit, Verbindung), Saturn (zuschnürende Angst/Enge), Merkur (Beweglichkeit).
Lit.: *S 244–270, AfS.*
Film: *Angsthasen, Fearless, Patch Adams, Die Bücherdiebin* (alle Bd 1); *Angst essen Seele auf* (Bd 2).

Halsform

Symbolische Be-Deutung: **1.** dick: Gier, »den Hals nicht voll genug kriegen« (→ Teil 2: Doppelkinn); **2.** dürr: Engpass, Bedürftigkeit, Mangel; leicht verletzlich,

empfindlich, oft sogar seelisch gefährdet (schlechte Verbindung zwischen Zentrale und Rumpf); **3.** faltig: »alt aussehen«, ausgezehrt, erschöpft, verbraucht; **4.** lang: Anmut, Eleganz (»Schwanenhals«); herausragende Position, aber auch Stolz und Arroganz, »Elfenbeinturm«, »lange Leitung«.
Aufgabe/Thema: **1.** sich nehmen, was man braucht; sich gut versorgen, für verlässliche, stabile Verbindungen zwischen Zentrale und Körper sorgen; **2.** weise Beschränkung üben, Auswahl treffen, nicht mehr alles hereinlassen; **3.** seelische Anforderungen und materielle Ansprüche reduzieren; **4.** die eigenen Anlagen als Geschenke betrachten und ihnen innerlich gerecht werden; im Fall der langen Leitung sich Zeit nehmen und bedächtig und abwägend in Harmonie mit sich und den Anforderungen kommen, Entwicklung langsam (im eigenen Tempo) zulassen; im Fall der geringen Alltagstauglichkeit den Alltag bedächtig zum Ritual machen, sich darüber erheben, aber nicht arrogant, sondern in Bescheidenheit und Demut.
Urprinzip: **1.** Mars (Durchsetzung)-Jupiter (Fülle); **2.** und **3.** Saturn; **4.** Venus.
Lit.: *KS*.

Halswirbel(säule)

(siehe auch Atlas, Axis, Wirbelsäule)
Symbolische Be-Deutung: Betonung des dynamischen Wirbelaspektes gegenüber dem statischen Säulenthema; Beweglichkeit der *Haupt*sache; Schattenaspekt: Wendehals.
Aufgabe/Thema: dem Kopf Überblick und Umsicht verschaffen; den Kopf hoch bzw. *über Wasser halten*, akute Probleme ausdrücken helfen mittels hier beheimateten Kehlkopfs und Stimme.
Urprinzip: Merkur(-Saturn).

Hände

Symbolische Be-Deutung: **1.** allgemein: geben und nehmen, empfangen, berühren, (be-)handeln; Besitz ergreifen und erfassen: »seine Hand auf etwas legen«, »die Hand aufhalten«, »mit leeren Händen dastehen«; Zärtlichkeit: »von zarter Hand«, »um die Hand anhalten«, »sich die Hand fürs Leben reichen«, »in festen Händen sein«, »jmd. aus der Hand fressen«; Schutz und Hilfe: »die Hand über jmd. halten«; Manipulation (lat. *manus* = Hand): »eine Hand wäscht die andere«, »unter der Hand«, »eine krumme Hand machen« (sich bestechen lassen); intellektuelle Fähigkeiten: »alle Trümpfe in der Hand haben«, Anregungen und Ideen *aufgreifen*, »das richtige *Hand*werkszeug haben«, »mit ruhiger Hand«; *begreifen* und loslassen; Wissen aus erster Hand, »handfeste Information«; *Hand*lungsfähigkeit; Hände als wichtigste (Hand-) Werkzeuge (geben und nehmen): »etwas in die Hand nehmen«, »ver*hand*eln«; Basis für Kommunikation durch Gebärden, Gestikulation; versöhnliche Begrüßungsgesten: jmd. die Hand reichen; Ehrerbie-

tung ausdrücken: die Hand bzw. den Handrücken küssen; Ehrlichkeit: »offene Hand«, »aus erster Hand«, »seine Hände in Unschuld waschen«, »etwas in die Hand versprechen«; Aggressionen ausdrücken: »handgreiflich werden« (sich Übergriffe leisten), »sich (an jmd. oder etwas) vergreifen«; Machtdemonstration: geballte Faust, »die Hand rutscht aus«, »jmd. in der Hand haben«, »die Hand im Spiel haben«; Hände führen aus, was sich der → Kopf, die Hauptsache, ausgedacht hat; Rührigkeit: das Leben »in den Griff bekommen«, »die Hände nicht in den Schoß legen«, Be*hand*lung.
2. linke Hand: dem weiblichen Archetyp zugeordnet; die Passivere, was »mit links« gemacht wird, gelingt leichter und lockerer, die Linke kommt von Herzen (aus dem Gefühlsbereich); → Linkshändigkeit, der geschicktere Weg, weil mit beiden Hirnhälften verbunden.
3. rechte Hand: dem männlichen Archetyp zugeordnet; die Machtvollere, Aktivere, hier geht alles »mit rechten Dingen« zu und folgt dem *rechten* (dem scheinbar richtigen) archetypisch männlichen Weg, aber auf anstrengendere mühsamere, aufwändigere und weniger inspirierte Weise als bei dem mit links Bewältigten; → Rechtshändigkeit.
Aufgabe/Thema: **1.** Erkenntnis, Lernen; Kommunikation, Kontakt; Geschicklichkeit, Manipulation; Zeichen und Zuwendung geben; das eigene *Hand*eln in den Mittelpunkt rücken und infrage stellen; **2.** aufnehmen, die Dinge zum Fließen bringen; **3.** Macht ausüben, sich dem rechten Weg verpflichten, gerecht sein.
Urprinzip: **1.** Merkur; **2.** Mond; **3.** Sonne.
Lit.: *S 317–325, KS, SdS 17–50.*

Handform

(siehe auch Fingerform)
Symbolische Be-Deutung: **1.** zart, feingliedrig: Eleganz, Einfühlsamkeit, Feinfühligkeit, Hände »besserer Leute« (Damenhände), attraktiv, bezaubernd; **2.** groß, kräftig: Pranken zum Zupacken und Festhalten (Männerhände), das Leben »in die Hand nehmen«, die Dinge »im Griff haben«; **3.** behaart: archaisch, animalisch, männlich, »eine haarige Angelegenheit«; **4.** ungepflegt: unkultivierter Umgang mit der Welt, »Unsauberkeiten«.
Elemente-Zuordnungen: *Erd*hand (kurze Finger, quadratische Handfläche): Bodenständigkeit, praktisch begabt; *Luft*hand (lange Finger, quadratisch Handfläche): geistige Beweglichkeit, philosophisch-theoretisch begabt, Luftschlösser; *Feuer*hand (kurze Finger, lange, rechteckige Handfläche): mitreißend, dynamisch; *Wasser*hand (lange Finger, lange, rechteckige Handfläche): Feingefühl, einfühlsam, vielseitig.
Aufgabe/Thema: **1.** Schönheit verwirklichen, mit Behutsamkeit handeln, Feinfühligkeit kultivieren; **2.** das Leben anpacken, das Lebensschiff mit Kraft steuern, dem Leben den eigenen Stempel aufdrücken; **3.** archaische, ursprüngliche

Lebensansprüche im Auge behalten, einfach und direkt handeln, sich auf seine Ursprünge, Instinkte besinnen, auf seine eigene urwüchsige Kraft vertrauen; **4.** lockerer, entspannter werden in wesentlichen (merkurialen) Bereichen des Lebens wie etwa der Gedankenwelt statt im Hygienebereich.
Elemente-Zuordnungen: *Erd*hand: Urvertrauen leben und weitervermitteln, solide Festigkeit und Praxisbezug leben; aber auch in starre Lebensansichten etwas Leichtigkeit einbringen; *Luft*hand: Gedankenwelten über die Hände gleichsam (luft-)malend ausdrücken, Luftschlösser zu Leben erwecken, aber auch auf dem Gegenpol das Leben anpacken, das Lebensschiff mit Kraft steuern, mit seinen vielen Ideen dem Leben den eigenen Stempel aufdrücken; *Feuer*hand: mitreißen, die innere Glut der Begeisterung entfachen, aber auch lernen, weniger impulsiv zu handeln und erste archaische Impuls zu überdenken und trotzdem seinen Instinkten vertrauen; nicht ausbrennen, sondern beständig für innere Glut sorgen, um für ein Anliegen dauerhaft zu brennen; *Wasser*hand: mit Gefühl verwöhnen und einfühlsam umschmeicheln; Fantasien umsetzen, konkrete Ziele angehen, statt davonzuschwimmen oder im Planlosen zu träumen; bewusst Ideen verwirklichen (ohne sich hineinzuflüchten).
Urprinzip: **1.** Venus; **2.** Mars; **3.** Pluto; **4.** Merkur-Pluto (nach Elementen: *Erdhand* Venus-Saturn; *Lufthand* Merkur-Uranus; *Feuerhand* Mars-Sonne-Jupiter; *Wasserhand* Merkur-Neptun).
Lit.: *KS, SdS.*

Hand(schlag)-Qualität

Symbolische Be-Deutung: **1.** *kalte Hand*: schlecht durchblutet, Energie kommt nicht von Herzen, fühlt sich wenig lebendig bis tot an.
2. *feuchte (Schwitz-)Hand*: voller Angst, »Blut und Wasser schwitzen«, auch Nervosität; Verbindung von 1. und 2.: *kalter Schweiß*, **3.** *strukturlose Hand*: mangelnder Willen, die Hand wird gleichsam überlassen, in Zeiten noch größerer Ungerechtigkeit zwischen den Geschlechtern hielt *man* um solche Hand und Frau bei deren Vater an; **4.** *trockene Hand*: wirkt avital, es fehlt am Seelenelement Wasser, auch noch spröde im doppelten Sinn; stellt wenig Verbindung her; **5.** *knöcherne Hand* lässt in Verbindung mit kalt und trocken an Gevatter Tods Knochenhand denken und löst Schauder(n) aus.
Aufgabe/Thema: **1.** bei sich bleiben, sich auf sich selbst zurückziehen, statt Kommunikationsbedürfnis vorzutäuschen; **2.** sich Angst und Enge stellen; **3.** Hingabe als Aufgabe annehmen, sich bewusst hingeben; **4.** Gefühle fließen lassen und zeigen; **5.** Aussöhnung mit der Endlichkeit, Freund Hein wie in alten Zeiten als Freund erkennen.
Urprinzip: Merkur; speziell **1.**, **4.** und **5.** Saturn, **2.** Saturn-Mond, **3.** Neptun.
Lit.: *KS, AfS.*

Handfläche

Symbolische Be-Deutung: Ehrlichkeit, Offenheit und Arglosigkeit; Schale der Bedürftigkeit; Bereitschaft, etwas zu bieten (Hand*teller*) und zu schenken; linke Handfläche: Ehrlichkeit, Eigenverantwortung, rechte: Offenheit.
Aufgabe/Thema: be*hand*eln: mit den Händen heilen und Segen spenden; Ausdruck; von Herzen kommende Kommunikation: »jmd. die Hand reichen«, »jmd. die Hand halten«; Landkarte des Lebens in den Handlinien.
Urprinzip: Merkur-Mond (Landkarte der Seele).
Lit.: *SdS 41–50.*

Handgelenk

(siehe auch Gelenke)
Symbolische Be-Deutung: Dreh- und Angelpunkte der Beweglichkeit, Garant der Geschicklichkeit, Leichtigkeit (»etwas aus dem Handgelenk erledigen«) und Flexibilität des Handelns und der Handlungsweisen, Manipulationsfähigkeit, wichtigstes Gelenk von Taschenspielern und -dieben.
Aufgabe/Thema: sich dem Leben und der Welt handelnd nähern.
Urprinzip: Merkur.

Harnblase

Symbolische Be-Deutung: Druck aushalten, willentlich loslassen und weitergeben; Druckkessel des Körpers; sich erleichtern; Fähigkeit, mit Spannungen umzugehen; (Alt- und Ab-)Wasserreservoir; gilt in der chinesischen Medizin als »Lagerhaus der Flüssigkeiten«, Zuordnungen: Yang, Element Wasser, komplementär zur → Niere (Yin).
Aufgabe/Thema: das zur Ausscheidung freigegebene (Seelen-) Abwasser sammeln und möglichst vollständig und in großen Portionen abgeben; sich Erleichterung verschaffen durch Loslassen überlebten Seelenabwassers (unteres Weinen); (psychischen) Druck aushalten und loslassen können: »sich verpissen«; Druckausgleich: sich entladen und sich lösen; sich vertrauensvoll entspannen, den Stau (ab-) fließen lassen; das Wasser halten können: »sich vor Angst in die Hosen machen«; oft Aufbewahrungsort nichtgeweinter Tränen, die aus Partnerproblemen (Bezug zu den → Nieren) entstehen.
Urprinzip: Pluto-Mond.
Lit.: *K 250–253.*

Harnleiter

(Verbindung zwischen Nieren und Harnblase)
Symbolische Be-Deutung: Abwasserkanäle, (Ab-)Wasserfälle des Körperlandes.
Aufgabe/Thema: verbrauchte Seelenthemen ableiten.
Urprinzip: Merkur-Mond.

Harnröhre

Symbolische Be-Deutung: seelische Verbindung zur Außenwelt; (seelische) Abwasserleitung mit Wasserhahn (Sphinkter); beim Mann auch Samenleitung nach außen; Leitung für Abwasser und Lebenswasser (Samenflüssigkeit);

Organ bzw. Rohr für verschiedenste Übungen zur Bestimmung der (jung-)männlichen Ausstrahlung (»Wer kann weiter, wer kann höher?«).
Aufgabe/Thema: ausleiten, überlebtes Seelisches kanalisieren und gezielt entsorgen; dabei möglichst großen Eindruck machen, wenn man(n) den Bogen heraushat.
Urprinzip: Merkur-Mond.

Haupthaar

(siehe auch Bart, Körperhaare)
Symbolische Be-Deutung: (Ur-)Kraft und Macht (Samson verliert mit seinen Haaren seine Kraft); Darstellungskraft, Freiheit (Hippies, Musical *Hair: »Meine Haare gehören mir«*); Urwüchsigkeit, Vitalität, Unbekümmertheit: »sich keine grauen Haare wachsen lassen«, Offenheit: »alte Zöpfe abschneiden«, Schönheit, Anmut, Ausstrahlung; Außenwahrnehmung; negative Bewertung: »an den Haaren herbeigezogen«, »Haarspalterei«; Aggression: »Haare auf den Zähnen haben«, »sich in die Haare geraten«, »sich in den Haaren liegen«, »ein Haar in der Suppe finden«; Ohnmacht, Verlust: »Haare lassen«; Angst: »die Haare stehen einem zu Berge«, »sich die Haare raufen«, »da sträuben sich einem die Haare«; Wünsche, die immer wieder wachsen, die man sich auch abschneiden kann; Frauen neigen dazu, die Ohren (Organe des Horchens und Gehorchens) unter ihren Haaren zu verstecken, wie auch die Hippies; Soldaten ist es verboten, sie müssen die Ohren und auch das Kinn (Wille, Durchsetzung) frei haben und dürfen höchstens ihre Sinnlichkeit (Lippen) hinter einem → Bart verbergen (Schnurrbart).
Aufgabe/Thema: Stärke und Glanz spiegeln; Freiheitsanspruch vertreten; Macht, Würde und Stärke demonstrieren; Ansprüche darstellen; Schönheit vermitteln; Antennen nach draußen; die Kopfhaut schützen und wärmen.
Urprinzip: Uranus (Freiheit), Sonne (Stärke [Samson]), Venus (Schönheit).
Lit.: *S 114–125, KS.*

Haupthaarfarbe

Symbolische Be-Deutung:
1. Blond: leicht beeindruckbar, sensibel, mitfühlend, kindlich-naiv (»Blondinenwitze«), unschuldig und rein; »helle« (gewitzt, aufgeweckt), Haarfarbe germanischer Helden und Prinzessinnen; genetisch bedingt werden blonde Haare seltener; **2.** Rot: Signalfarbe, Gefahrenanzeiger, »Rotfuchs«, »Hexenhaare«, leidenschaftlich, gefühlsbetont, beeindruckbar, oft nachtragend, verführerisch, medial; tatkräftig, abenteuerlustig, aufbrausendes (»irisches«) Temperament; **3.** Schwarz: rassig, südlich-leidenschaftliches Temperament (»Latin Lover«), »Femme fatale«, Begeisterungsfähigkeit, mit Hang zum Fanatischen, Schwärmerischen; exotische Schönheit, dunkle Geheimnisse; **4.** Braun, Brünett: Flexibilität, Anpassungs- und Wandlungsfähigkeit; aktiv, schwungvoll

und unternehmungslustig; Naturnähe; **5.** Grau: Verlust von Vitalität, Regenerationsfähigkeit und Differenzierung (»in der Nacht sind alle Katzen grau«), »alt aussehen«, »farblos sein«; aber auch in Würde altern, Silberhaar; **6.** Weiß: strahlender Kranz, der das Haupt krönt; Auszeichnung, Weisheit des Alters, Lebenserfahrung, in sich ruhen, Gottesnähe (auch wenn sie in diesem Fall durch den Verlust aller Farbpigmente zustande kommt, ist Weiß die Farbe, die alles enthält und in sich vereint; alles zu integrieren ist auch der Anspruch ans Alter).
Aufgabe/Thema: **1.** Empfindlichkeit in Sensibilität wandeln und diese kultivieren (bis hin zu Sensitivität); das Besondere leben, sich auszeichnen; **2.** Gefühle leidenschaftlich und die Leidenschaft gefühlvoll leben, sich vom Leben beeindrucken lassen, positiv herausstechen und auffallen, die Auszeichnung annehmen und ihr gerecht werden; **3.** begeistern und mitreißen, für seine Ideale einstehen, Leidenschaft leben und genießen; **4.** seinen Schwung finden und leben; Aktivitäten wählen, die das Leben fördern; Unternehmungen anschieben, die nachhaltig lohnen; **5.** sich mit den Themen Alter und Tod auseinandersetzen und aussöhnen; reifen, weise werden, (Lebens-)Erfahrung einbringen, sich Respekt verschaffen, Charme grauer Schläfen (beim »reifen Mann«) ausspielen, inzwischen tragen auch zunehmend Frauen ihr Grau mit Stolz und in Würde; **6.** den Strahlenkranz des tausendblättrigen Lotos (oberstes *Sahasrara*- oder Kronen-Chakra; → Chakren) entfalten und Verwirklichung finden, Einssein mit dem Göttlichen, weise werden, zur Ruhe kommen, dem höheren Willen folgen.
Urprinzip: **1.** Mond; **2.** Mars; **3.** Pluto; **4.** Merkur; **5.** und **6.** Saturn.
Lit.: *KS*.

Haupthaarstruktur/-form

Symbolische Be-Deutung: **1.** glatt: Direktheit, Berechenbarkeit, in Verbindung mit einer Scheitelfrisur: Ordnungsliebe, bei Mittelscheitel: Balance; **2.** lockig: verlockende Wildheit, verwirrende Vielfalt; Lust, eigene Wege zu gehen, in andere *Rollen* zu schlüpfen; kreatives Seelenleben, mitreißende Gefühle und Emotionen; vieles durcheinander*wirbeln*, unkonventionelle, verdrehte Ideen (»krause Haare – krauser Verstand«); **3.** dicht: Vitalität, »wilde (Löwen-)Mähne«, Macht, Leidenschaft, Schönheit, spirituelle Verbindung; **4.** dünn: Schwäche, Scheu, Mangel, »gerupftes Huhn«, Stadium von Aufbau- oder Abbauprozessen (bei kleinen Kindern und Alten); **5.** Glatze: a) bewusst: »Frisur« der Nonnen und Mönche als freiwilliger Verzicht auf die Symbole der Freiheit und Macht; Kampffrisur der Special Forces und Schlägertypen, auch modisches Protestzeichen; b) unbewusst: im Alter v. a. bei Männern mit viel männlichem Hormon. Glatzenbildung als Krankheitsbild → Teil 2: Haarausfall.

Aufgabe/Thema: **1.** für klare Verhältnisse sorgen, den direkten Weg gehen, die eigene Welt in Ordnung bringen; **2.** den verschlungenen Wegen der eigenen Vitalität folgen, Verlockungen nachgeben; sich (vom Leben) *verlocken* lassen und andere dazu verlocken, die eigene Originalität zu leben; **3.** seine Kraft sinnvoll einsetzen, produktiv sein, »haarige Angelegenheiten« lösen; **4.** homöopathisch: sich zurücknehmen, die Antennen einziehen, sich auf sich selbst besinnen, sich bzgl. der Ausstrahlung zurückhalten; allopathisch: sich allmählich und vorsichtig trauen, Ausstrahlung zu entwickeln; erwachsen werden, sich mit der göttlichen Energie verbinden, seinen Platz einnehmen, sich durchsetzen; **5.** a) zu Einfachheit und Verzicht stehen, b) das Beste draus machen (alles weg) statt peinlicher Glatzenverschleierung.
Urprinzip: **1.** Jungfrau-Merkur, Saturn; **2.** Venus-Mars; **3.** Sonne; **4.** Saturn; **5.** Mars-Pluto-Saturn.
Lit.: *KS*.

Haut

Symbolische Be-Deutung: Verpackung – außen und innen: unser größtes und ausdrucksstärkstes Organ, bestehend aus drei Schichten: 1. Oberhaut (Epidermis) mit der Hornschicht; 2. Lederhaut (Dermis) mit Kollagen (Bindegewebe) und elastischen Fasern (Ort der Entstehung von → Falten) und 3. Unterhaut (Subcutis), die der Versorgung dient; Verbindung zwischen Innen- und Außenwelt; Landkarte der Seele; wer viel Leid erlebt hat, zeigt dies in entsprechenden Zeichen: ihm wurde »das Fell gegerbt«, er trägt seine Narben als Spuren des Lebens, seine Zeichen als Auszeichnung wie Orden, verliehen für einen höheren Grad erreichter innerer Ordnung, oder er fühlt sich davon gezeichnet; Grenze (nach außen), Grenzbefestigung; Vermittlung von Kontakt und Zärtlichkeit; (Haut-)Atmung. Hautfarbe: *Braune (gebräunte) Haut*: robuster, dicker, unempfindlicher, durch mehr Pigment geschützt; wirkt vital und dynamisch und ist heute modern, galt früher jedoch als Teint der Unterschicht, weil mit Feldarbeit assoziiert; Bräune ist die Sonnenschutzreaktion der weißen Haut; zeichnet aktive Erfolgsmenschen oder auch Müßiggänger aus, die es sich in der Sonne des Lebens gut gehen lassen.
Weiße Haut: weniger geschützt, empfindlicher, empfindsamer und sensibler, reizbarer, »sinnlich ansprechender«, im Extremfall bei Albinos ohne jede Melanin-Pigmentierung der Haut; weiße Haut (unter der Unterwäsche) und nahtlose Bräune stehen in der Gunst in Konkurrenz zueinander (weiße Haut/vornehme Blässe wird von konservativeren Menschen bevorzugt und erscheint geheimnisvoller; nahtlose Bräune ist bei uns das Ideal der Mehrheit).
Rosig heller/rötlicher Teint: noch sensibler als weiße Haut, geringer Pigmentschutz, reagiert empfindlich auf Sonnenstrahlen; zeichnet empfindsame, leicht verletzliche

Menschen aus, die dünnhäutig und schnell ge- und betroffen sind und kein »dickes Fell« haben; die »rote Birne« des aufbrausenden cholerischen Typs, dem alles gleich unter die Haut geht und der entsprechend rasch aus seiner Haut fährt.
Gelber Teint: gilt bei Weißhäutigen als ungesund, da Hinweis auf Leberprobleme (Gelbsucht), bei Asiaten gelber Hautfarbe dagegen das alte Ideal; was den Weißen die Bräune, ist den Chinesen heute der olivfarbene Teint, der sich in der Sonne entwickelt und der traditionell unbeliebt war wie bei uns früher die Sonnenbräune.
Schwarze Haut: am dicksten und widerstandsfähigsten, der beste Sonnenschutz; ideal für ein Leben auf der südlichen Halbkugel und in der Sonne, das »dicke Fell« schlechthin, gehört zu Menschen mit gutem Rhythmusgefühl, die robust auf der Erde stehen und in der Regel sinnlich begabter sind als etwa Menschen weißer Hautfarbe.
Tätowierte und gepiercte Haut: Symbole bis hin zu farbigen Gemälden; bei manchen Völkern wird traditionell z. T. bis heute sogar die ganze Hautoberfläche »bestochen« bzw. bemalt; früher viel in Japan, im modernen Japan ist Tätowierung aber eher verpönt, da Zeichen krimineller Banden; Initiations- und Aufnahmeritus; die Haut als Leinwand nutzen, um (Gruppen-, Berufs-, Volks-, Kultur-)Zugehörigkeit und Träume auszudrücken; früher auch soziale Brandmarkung, heute z. T. dementsprechend bewusste Abgrenzung vom »Bürgerlichen«, gewollte Abschreckung; traditionell: Gestaltung nach jeweiligen festen sozialen Vorgaben, Mustern; heute: eher spielerische Umsetzung individueller Gestaltungswünsche und Sehnsüchte; Suche nach persönlichem kreativem Ausdruck: die eigene Oberfläche interessanter gestalten, hervorstechen, *bestechend* schön sein, Neugierde auslösen; körperstolzes (Erkennungs-) Zeichen setzen; allerdings wird bei Ganzkörper-Tattoos die Hautatmung behindert und sogar die Lebenserwartung etwas reduziert; Mutprobe durch Selbstverletzung und z. T. auch Selbstbehinderung etwa bei diversen Tattoos sowie → Teil 2: Piercings im Schambereich.
Aufgabe/Thema: Schutzschild, Isolationsschicht bilden, was zum Gefängnis für die Seele werden kann: »aus der Haut fahren wollen«, aber »nicht aus seiner Haut können«; Kontakt: menschliche Wärme und Zuwendung vermitteln; Berührung; Wahrnehmung: Tastsinn, kommunizieren, »bis auf die Haut durchlässig sein«; Ausdruck: Spiegel der seelischen Innenwelt (Gesichtsfarbe usw.); Anzeiger psychischer Abläufe und Reaktionen: »dünne Haut«, »dickes Fell«, »seine Haut zu Markte tragen«, »zart besaitet sein«, »sich in seiner Haut nicht wohl fühlen«, vor Scham erröten; Projektionsfläche innerer Organe (Reflexzonen); als Außenschicht verrät unsere immer *ehrliche Haut* viel über unser Innenleben – wie außen so innen.

Urprinzip: Venus (Kontakt), Saturn (Grenze, Schutz, Isolation), Merkur (tasten, kommunizieren, atmen).
Lit.: *K 227–237, KS; CD/Audio »Hautprobleme«.*

Herz

Symbolische Be-Deutung: Mitte unserer Existenz, Mitte beider Blutkreisläufe; Heim(at) der Liebe, Sitz der Seele, Quelle der Lebensenergie; Zentrum des Menschen, energetischer Mittelpunkt (des Lebens): mittleres viertes Chakra, *Anahata*, mit drei höheren darüber und drei darunter (→ Chakren); Kardinalpunkt, der die Einheit/das Göttliche in uns repräsentiert; Tor, um von der Polarität zur Einheit zu gelangen; Zentrum und Ausgangspunkt der Liebe(sfähigkeit) und Emotionen; Heimat der Gefühle und Ängste: »das Herz rutscht in die Hose«, »das Herz schlägt bis zum Hals«; Ort der tiefsten Empfindungen, Barometer der Emotionen: »aus seinem Herzen keine Mördergrube machen«, »seinem Herzen Luft machen«, »das Herz auf der Zunge tragen«, »etwas schweren Herzens tun«; höchstes Sinnesorgan: »mit dem Herzen fühlen/horchen«, »auf sein Herz hören«, »der Stimme des Herzens folgen«, »das Herz am rechten Fleck haben«; Herzgewebe als Musterbeispiel für kooperatives Verhalten, Resonanz; Tapferkeit, Großzügigkeit, Mut (Löwenherz); Ich-Identität; Ort der christlichen Liebes- und Herzensmystik; gilt in der chinesischen Medizin als »Kaiser«; von ihm geht der richtungsweisende, beherrschende Einfluss auf alle anderen Organe (»Minister« und »Beamte«) aus; Zuordnungen: Yin, Element Feuer, Emotion Freude, komplementär zum → Dünndarm (Yang).
Aufgabe/Thema: Liebe und Einheit; Herzensangelegenheiten, Herzensthemen und -wünsche ausdrücken: »sein Herz öffnen/verschenken«; zentrale Themen des Lebens wahrnehmen und an sich heranlassen (»etwas beherzigen«); Aufnahmebereitschaft: »sich etwas zu Herzen nehmen«; sich entwickeln; aus der Zweiheit in die Einheit gelangen; Lebensenergie (Blut) im Fluss halten; den Lebensrhythmus steuern.
Urprinzip: Sonne.
Lit.: *H, K 273–282.*

Herzbeutel

(Perikard)
Symbolische Be-Deutung: nährende und schützende Tasche für das Herz wie der Tragbeutel der Kängurumutter für ihr Junges; Schutz und Geborgenheit für die Hauptstadt des Körperlandes; doppelter Schutzwall um das Herz; in der chinesischen Medizin der »abhängige Gesandte«, von dem Lust und Freude ausgehen; Zuordnungen: Yin, Element Feuer, komplementär zum → Dreifachen Erwärmer (Yang).
Aufgabe/Thema: Abschirmung des Herzens vor Erkrankungen aus der Umgebung (Mediastinum); Verhinderung akuter Überdehnung des Herzens durch feste Grenzen.
Urprinzip: Sonne-Saturn.
Lit.: *H.*

Herzklappen

Symbolische Be-Deutung: Ventile des Lebens- und Energiestromes.
Aufgabe/Thema: dem Strom der Lebensenergie Richtung und Ordnung geben, Verbindungen zwischen den Abteilungen des Herzens, der Lunge und dem Körperland schaffen.
Urprinzip: Sonne-Merkur.
Lit.: *H.*

Herzkranzgefäße

Symbolische Be-Deutung: Versorgungskanäle für das Herz selbst.
Aufgabe/Thema: Energieversorgung des Herzens: es muss mit ihrer Hilfe frische Lebensenergie (Blut) selbst herbeischaffen und sich, seinem Gewebe und seinen Muskel- und Nervenzellen zuführen.
Urprinzip: Sonne-Merkur.
Lit.: *H.*

Herzrhythmus

Symbolische Be-Deutung: Rhythmus des Feuerelements, bestimmt unseren Lebensrhythmus, bringt unsere Energie auf Touren, macht uns Beine oder lässt uns zur Ruhe kommen.
Aufgabe/Thema: Beförderung des Blutes, Gasaustausches, Energieversorgung der Gewebe und Zellen.
Urprinzip: Sonne-Mond.
Lit.: *H.*

Herzscheidewand

(Septum)
Symbolische Be-Deutung: Demarkationslinie zwischen rechtem und linkem Herz; Ausdruck der Polarität im Herzen; Schwelle zwischen Diesseits und Jenseits in unserer Mitte.
Aufgabe/Thema: die ursprünglich eine Kammer des mit der Einheit noch eng verbundenen Ungeborenen mit dem ersten Atemzug vollständig in die zwei Seiten (das linke und das rechte Herz) trennen; die lebenswichtige Mauer im Herzen, die trennen muss, was lange eins war und sich nun in der Polarität zu bewähren hat.
Urprinzip: Sonne-Saturn.
Lit.: *H.*

Heterosexualität

siehe Sexualität

Hirn

siehe Gehirn

Hirnanhangsdrüse

(Hypophyse)
Symbolische Be-Deutung: Drüsengehirn, Regierungssitz der → Hormone und → Neurotransmitter; steuert die Hormonausschüttung von Keimdrüsen, Nebennierenrinde und Schilddrüse über Regelkreise mit Rückkoppelung; Dirigentin, um für Harmonie und Anpassung von höchster Ebene zu sorgen; ist verbunden mit dem sog. dritten Auge (*Ajna*; →Chakren) zwischen den Augenbrauen, an der Nasenwurzel in der Tiefe gelegen, direkt unter dem Hypothalamus, dem für die Gefühle zuständigen Zwischenhirn; Vermittlung zwischen Gehirn und endokrinen Drüsen.

Aufgabe/Thema: Steuerung der Innenwelt, Anpassung der Innenwelt an die Außenwelt; Aufrechterhaltung der Stoffwechselgleichgewichte (Homöostase) mittels Rückkopplungsschleifen: Steuerung und Kontrolle (kybernetisches System).
Urprinzip: Merkur.

Hirnhäute

siehe Gehirnhäute

Hoden

Symbolische Be-Deutung: Fruchtbarkeit (Volksmund: auch der Mann hat »Eier«), Lebenstüchtigkeit, männliche Vitalität, Kreativität, Überflussproduktion; mit vielen Ängsten belegt bzgl. Zeugungsfähigkeit, Potenz, »seinen Mann zu stehen«, Vater werden zu können, Verbindung zum eigenen Vater; den eigenen männlichen Weg gehen, seine Anlagen nutzen, sein Potenzial ausschöpfen; empfindlichster Teil des Mannes: »jmd. bei den Eiern packen«; Machtsymbol, Manneskraft (Kastration = Entmachtung, Entmannung).
Aufgabe/Thema: Leben schenken; Sicherheitspolitik der Natur (Überfluss), verschwenderischer Umgang mit den Ressourcen zugunsten der Erhaltung des Lebens; vor Vitalität und Kraft strotzen: »Eier haben«; Lustorgane.
Urprinzip: Pluto.
Lit.: *SuL*.

Homosexualität

siehe Sexualität

Hormone

(siehe auch Neurotransmitter)
Symbolische Be-Deutung: selbst hergestellte Boten(stoffe) des Körpers, Vermittler, Botschafter.
Aufgabe/Thema: allgemein: Vermittlung zwischen den verschiedenen Instanzen des Organismus, zwischen Steuerungs- und Vollzugsebenen; speziell:
Melatonin: Chef der Hormone, wird nachts von der Zirbeldrüse (Epiphyse) produziert (wenn es dunkel ist und der Verdauungstrakt ruht; Störung durch spätes Essen, Licht im Schlafzimmer und Elektrosmog); zuständig für den Tag-Nacht-Rhythmus; fördert die Produktion von Wachstumshormon (HGH) und des Neurotransmitters Serotonin, hemmt die Geschlechtshormone.
Serotonin: das Wohlfühlhormon, das heute meist rasch im Stress erschöpft ist; die Speicher lassen sich leichter und günstiger als mit Süßigkeiten mit der kleinen roten Pille »Amorex« (www.dahlke.at) auffüllen, die auch noch die Vorstufe vom Glückshormon Dopamin enthält.
Wachstumshormon (HGH = Human Growth Hormone): regt alle Wachstumsprozesse an, fühlt sich so wundervoll an wie eben Wachstum; gestört durch alles, was die Melatoninproduktion beeinträchtigt (Licht, späte Mahlzeiten, Elektrosmog).
Schilddrüsenhormone: bringen den Stoffwechsel auf Touren, »heizen ein«.
Hormon D (wenn von der Sonne in der Haut produziert) bzw. Vita-

min D (wenn von außen zugeführt): wirkt abwehrsteigernd und hat ungezählte weitere Aufgaben im ganzen Organismus.
Weibliche Geschlechtshormone (Östrogen [das weiblichste unter den weiblichen Hormonen], Gestagen [Gegenspieler zum Östrogen: das »männliche« unter den weiblichen Hormonen], Oxytocin [das Bindungshormon, das beim Stillen/Saugen, aber auch Kuscheln, Schmusen angeregt wird]): vermitteln das geschlechtsspezifisch weibliche Verhalten, steuern alle körperlich weiblichen Vorgänge von der Menstruation bis zur Schwangerschaft.
Männliche Geschlechtshormone (Androgene, z. B. Testosteron): vermitteln das geschlechtsspezifisch männliche Verhalten, steuern die körperlich männlichen Vorgänge von der Erektion bis zur Samenproduktion.
Urprinzip: (Hormone allgemein) Merkur.

Hornhaut

Symbolische Be-Deutung: die harte robuste Vorderfront im →Auge und die oberste Schicht der →Haut aus abgestorbenen Hornzellen, die bei Schleimhäuten fehlt.
Aufgabe/Thema: Schutz und Sicherheit bieten, im Auge klaren Durchblick ermöglichen und vor Verletzungen bewahren, auf der Haut nur Letzteres.
Urprinzip: Saturn.

Hüfte/Hüftgelenk

(siehe auch Becken, Gelenke)
Symbolische Be-Deutung: ausschreiten, erste Schritte tun, Fort*schritt*; Aktionsradius, Reichweite; Lebensschwung (Hüftschwung), breite Hüfte: archetypisch weibliches »gebärfreudiges« Becken; schmale Hüfte: archetypisch männliche Dynamik.
Aufgabe/Thema: Basis des Ausschreitens; Heimat unserer Schritte, Fortschritte und Aufstiege im Kleinen wie im Großen, im Guten wie im Bösen; sexuelles Signal; Betonung der weiblichen bzw. männlichen Ausstrahlung mit entsprechendem Hüftschwung; Basis äußerer wie innerer Reisen; sich auf die Reise nach dem Lebenssinn und einer tragfähigen Lebensphilosophie machen; Ausschreit(ung)en (Übertreibungen, Maßlosigkeiten); dafür sorgen, dass es wie geschmiert läuft.
Urprinzip: Jupiter-Mars.
Lit.: *S 368f.*

Hypophyse

siehe Hirnanhangsdrüse

Hypothalamus

Symbolische Be-Deutung: untergeordneter Regierungssitz im Oberhaus (Zentrale des vegetativen Nervensystems, dem Hormongehirn der Hirnanhangsdrüse übergeordnet, direkt der Zentralregierung unterstellt).
Aufgabe/Thema: Koordination des Eingeweidenervensystems und der unwillkürlichen Abläufe sowie von Nervenimpulsen und Hormonspiegel.
Urprinzip: Merkur.

I

Immunsystem
siehe Abwehrsystem

Intersexualität
siehe Teil 2: Hermaphroditismus

Intestinum
siehe Darm

Iris
(Regenbogenhaut; Iris = griechische Göttin der Vermittlung und des Friedens, die wie Hermes Zugang zu allen Reichen hat: Unterwelt [Hades], Menschenreich, Wasserwelt [Poseidon], Götterwelt [Olymp]).
Symbolische Be-Deutung: Blende des Fotoapparates Auge; Ringmandala, das den Augen die Farbe gibt und dem Spiegel der Seele die Tiefe; Atlas der Organe (Irisdiagnose).
Aufgabe/Thema: die Licht-(Erkenntnis-)menge regeln, die unser Inneres erreicht.
Urprinzip: Merkur-Sonne/Mond.

Ischiasnerv
siehe Nervus ischiadicus

K

Kehldeckel
(Epiglottis)
Symbolische Be-Deutung: Weiche zwischen Luft- und Nahrungswegen, beim Schlucken legt er sich wie ein Deckel über den Eingang zur Luftröhre.
Aufgabe/Thema: Verschlucken verhindern, damit wir die Dinge nicht *in den falschen Hals bekommen*; Nahrung vom Kehlkopf und den Lungenwegen fernhalten (sonst Gefahr der → Teil 2: Aspirationspneumonie).
Urprinzip: Merkur-Saturn.

Kehle
Symbolische Be-Deutung: Heimat des → Kehlkopfes mit den → Stimmbändern sowie des 5. Chakras (*Vishuddi*, → Chakren) als des Zentrums von Ausdruck, Kommunikation, Offenheit, Selbstverantwortung und -behauptung; Klangraum und -körper für Singen und Sprechen.
Aufgabe/Thema: Schwingungsraum für die Stimmbildung; sich Ausdruck verschaffen; dafür sorgen, dass die → Stimme schwingt und stimmt und somit auch die (Lebens-)Stimmung.
Urprinzip: Merkur.

Kehlkopf
(Larynx)
Symbolische Be-Deutung: Ausdruck; Quelle von Sprache und Gesang; Musikinstrument des Körpers,

Organ der Stimmbildung, vermittelt über die → Stimme auch die Stimmung vom Halsbereich aus, wo es um Verbindung, Kommunikation und Einverleibung geht; als Adamsapfel männliches Accessoire.
Aufgabe/Thema: Stimm(ungs)bildung und -ausdruck.
Urprinzip: Venus-Merkur.
Lit.: *S 248–254, KSdK 254 f.*

Keimdrüsen

(Geschlechtsdrüsen, Gonaden; siehe auch Hormone)
Symbolische Be-Deutung: Reproduktion ermöglichen durch Produktion von Sexualhormonen und Keimzellen (Eier und Spermien): kreative Vermischung elterlicher Informationsspenden; Entwicklungsdrüsen: laden das Kind gleichsam ein, die Frau bzw. den Mann (er-)wachsen zu lassen; Basis von Sexualität und sinnlich-erotischer Liebe; läuten schließlich das Alter ein, indem die Hormone der (geschlechtlichen) Polarität reduziert werden; bringen uns damit der Mitte und Einheit näher: die Frau kann nun leichter ihren Animus, der Mann seine Anima entwickeln.
Aufgabe/Thema: Reproduktion ermöglichen; Entwicklung befördern und mit Hormonen befeuern, Pubertät und Wechsel auslösen, die primären und sekundären → Geschlechtsorgane reifen lassen.
Urprinzip: Pluto-Mond.

Kiefer

(siehe auch Oberkiefer, Unterkiefer, Kinn)
Symbolische Be-Deutung: Oberkiefer steht für die höheren Kräfte des Menschen, aber auch für die Herkunft(sfamilie) und den Vater, der Unterkiefer für die unteren Kräfte, die Mutter und das Individuum; insofern oft unbewusste Konflikte zwischen Tradition und Individuation, zwischen den Eltern, wobei die Mutter meist die Seite des Individuums stützt, der Vater die der Tradition; so verdeutlichen Kieferprobleme oft Generationsprobleme wie auch solche zwischen Animus (oben) und Anima (unten).
Aufgabe/Thema: Zerkleinerung der Nahrung als Beginn der Verdauung: *große, schwere, harte Brocken* verdaubar machen; erlauben, *den Mund aufzumachen*, ja aufzureißen; Vermittlung zwischen oberen und unteren Kräften, auch zwischen den Generationen; Verdeutlichung entsprechender Kämpfe, besonders nachts: pressen, malmen und knirschen.
Urprinzip: Mars-Saturn.
Lit.: *KS*.

Kiefergelenk

(siehe auch Oberkiefer, Unterkiefer, Kinn, Gelenke)
Symbolische Be-Deutung: hier treffen sich die Machtansprüche der Vorfahren mit den eigenen; Vergangenheit und Gegenwart begegnen sich; Zusammenprall der Generationen, von Vater und Mutter, Animus und Anima.

Aufgabe/Thema: Vermittlung zwischen den oberen und unteren Kräften zwischen den Generationen, zwischen Vater und Mutter, Animus und Anima; beide Seiten in Harmonie miteinander bringen.
Urprinzip: Merkur-Mars.

Kieferhöhle

(siehe auch Nebenhöhlen)
Symbolische Be-Deutung: Leichtig- und Luftigkeit des Kopfes; einen schweren Kopf erleichtern; Formgebungselement.
Aufgabe/Thema: den Kopf erleichtern; Auflockerung der harten, festen Knochenstruktur; Luftelement ins Erdelement bringen; den Kopf leichter (er-)tragbar (erträglich) machen; erst die Leichtigkeit des Seins ermöglicht uns, heiteren Gemütes nach höheren spirituellen Ebenen zu streben (für die Anthroposophen ist die Kieferhöhle mit dem Sitz des Bewusstseins verbunden); Anfeuchtung und Erwärmung der Atemluft als Vorbereitung der Kommunikation mit der Außenwelt; Resonanzboden für die → Stimme (nasale Stimme, wenn die Höhlen bzw. die Nase voll ist); Formung des individuellen Gesichts.
Urprinzip: Uranus.

Kinn

(siehe auch Unterkiefer)
Symbolische Be-Deutung: Wille(nskraft), Durchsetzungsfähigkeit, sich mit Kraft und Macht »durchbeißen«; Selbstausdruck, bei Übergröße (»begehbarer Unterkiefer«): Egomanie wie auch Zielstrebigkeit (Kinnbart betont diese Aspekte, → Bart).
Aufgabe/Thema: Durchsetzung, Selbstbehauptung.
Urprinzip: Mars-Saturn.

Kinnform

Symbolische Be-Deutung: **1.** vorstehend, prominent: sich selbstbewusst zeigen wollen, den Vordergrund suchen; Ehrgefühl, Ehrlichkeit, Großzügigkeit, Dominanz (→ Teil 2: Doppelkinn); »begehbarer« Unterkiefer: dominanter Willen.; **2.** zurückgenommen, fliehend: das Geistige überwiegt den Willen, willensschwach, vor dem Leben zurückweichen, Machtinteressen hintanstellen; scheinbare Harmlosigkeit, für zurückgeblieben gehalten und unterschätzt werden; **3.** klein: zurückhaltend, schüchtern; Angst, Fehler zu machen, führt oft dazu, gar nichts zu machen; **4.** formlos, rund: Mangel an Konturen, sich ab- und aufgerieben haben, Tendenz zum Nörgeln; **5.** breit, eckig: männlicher Eindruck, physische Kraft und Fähigkeit, sie einzusetzen; risikobereit, gutes Selbstwertgefühl, durchsetzungsstark; **6.** gespaltenes Kinn: markant, betonte Männlichkeit, ausgeprägter Willensaspekt, gutes Verhältnis zur Polarität und zur Welt, Durchsetzungsbereitschaft; **7.** spitz: intellektuelle Neigung, oft *spitzfindig* alles auf den Punkt zu bringen; häufig Mangel an Gefühlvollem, sich nicht emotional einlassen.
Aufgabe/Thema: **1.** bewusst hervortreten, sich und seinen Willen

über sich selbst und andere hinauswachsen lassen; **2.** vornehme Zurückhaltung üben; sich die defensive Lebensanlage bewusst machen, sich mit Bewusstheit zurückhalten, Lebensschwerpunkt nach innen verlagern; **3.** Halt in sich selbst suchen; **4.** Ecken und Kanten lieber im übertragenen Sinn abschleifen; seinen Willen rund und stimmig werden lassen, sodass er zu einem passt; **5.** männliche Kraft zielgerichtet einsetzen, mit der markant männlichen Ausstrahlung verantwortlich umgehen; bei Frauen Hinweis darauf, sich um ihren Animus, ihren männlichen Seelenanteil, zu kümmern und diesen besonders im Hinblick auf den Willensaspekt zu entwickeln; **6.** die Polarität als Aufgabe begreifen und sich der Welt und ihren (Heraus-) Forderungen stellen; **7.** den herausragenden, scharfen Intellekt nutzen, um sich noch andere Welten zu erschließen.
Urprinzip: **1.** Mars; **2.**, **3.** und **4.** Mond; **5.** und **6.** Mars; **7.** Mars-Mars.
Lit.: *KS.*

Kleiner Finger

(siehe auch Finger)
Symbolische Be-Deutung: Benjamin (»Sohn der Freude«) unter den Fingern; seine Stellung zeigt, wie man zu sich, den anderen und der Familie steht; Beziehung auch zu Intuition und Herzensliebe; abgespreizter kleiner Finger: Manieriertheit, Ausdruck besonderen Anspruchs und besonderer Gespreiztheit; langer Nagel am kleinen Finger: in Asien Kennzeichen eines Menschen, der nicht zu arbeiten braucht; **1.** rechter kleiner Finger: Kommunikation; **2.** linker kleiner Finger: Selbsterkenntnis, Einsicht; innere Kommunikation.
Aufgabe/Thema: Kommunikation, spüren lernen, vermitteln; die äußerste und feinste Antenne der Hand; vervollständigt die Hand; **1.** Ausdrucksfähigkeit ausbauen; **2.** Angst vor Kritik überwinden, Wahrnehmung schärfen, sich Ausdruck verschaffen.
Urprinzip: Merkur-Merkur.
Lit.: *SdS 60–63.*

Kleinhirn

(siehe auch Gehirn)
Symbolische Be-Deutung: der Zentralregierung unterstelltes Koordinationszentrum für unwillkürliche Bewegung und Feinmotorik im Hinterkopfbereich.
Aufgabe/Thema: Feinabstimmung der Bewegungen; gibt der Koordination den letzten Schliff, damit alles fließend und rund*läuft*.
Urprinzip: Merkur-Venus.

Klitoris

(Kitzler)
Symbolische Be-Deutung: Lust, Sensibilität, *Kitzel* der Erotik; kleines Glied mit eigenem Schwellkörper und höchster Nervendichte.
Aufgabe/Thema: An- und Aufreizen; klitoralen Orgasmen vermitteln, (entwicklungsgeschichtlicher) »Penis« der Frau.
Urprinzip: Venus-Mars.

Knie

Symbolische Be-Deutung: Hoch- und Demut; knien als weltweite Demutsgeste, Bitte um Vergebung (Willy Brandts Kniefall in Warschau am Mahnmal des jüdischen Ghettoaufstandes); heute auch Zeichen des Protests gegen Unterdrückung, Militär- oder Polizeigewalt (v. a. in den USA); sich in die Rangordnung einordnen, Höheres anerkennen; Hofknicks, das Knie beugen, »in die Knie gehen«; Demütigung: »jmd. auf die Knie zwingen«, »jmd. übers Knie legen«, »jmd. das Knie brechen«, »etwas übers Knie brechen« (jmd. demütigen, indem man sich nicht angemessen Zeit für sein Anliegen nimmt); Angstausdruck: weiche Knie bekommen, schlotternde Knie; abwehren: spitze, gleichsam wehrhafte Knie; → Gelenke der Ausdauer, der Flexibilität, federn Stöße ab beim Springen und haben insofern auch Stoßdämpfer-Eigenschaften; Begegnungsort von mitgebrachten (ererbten) Kräften in Gestalt der Oberschenkel und selbst aufgebauten in den Unterschenkeln (→ Kniegelenk, → Kreuzbänder, → Meniskus).
Aufgabe/Thema: kniend gibt man dem Höheren die gebührende Ehre, sich selbst dabei kleiner machend; Verehrung und Ehrfurcht ausdrücken (gegenüber Gott und früher dem [Gott-]König); sich *herablassen* zu Mutter Erde; die Anerkennung der Hierarchie in Bezug auf Gott ausdrücken; Demut lernen (prominente Lebensaufgabe bei hervorstehenden, dicken Knien); Ausdauer, Flexibilität entwickeln, Dämpfung beim harten Aufsetzen auf die Füße; spitze Knie: Wehrhaftigkeit entwickeln.
Urprinzip: Saturn.
Lit.: *KS*.

Kniegelenk

(siehe auch Gelenke, Meniskus, Kreuzbänder)
Symbolische Be-Deutung: Begegnungsort der stärksten Knochen/Strukturen unseres Lebens: des Oberschenkelknochens (Femur) und der Unterschenkelknochen Schienbein (Tibia) und Wadenbein (→ Beine sind für den Lebensweg zuständig, Thema ist das gute Vorankommen); heikler, mittels Beilagscheibe (Meniskus) optimierter Berührungspunkt; die Familienbande und der eigene Weg der Individuation entsprechen auf symbolischer Ebene diesen stärksten Strukturen und Kräften im Leben; sie begegnen sich konkret im Knie und machen es zu einem kritischen, oft neuralgischen Punkt: Kniegelenk als Verbindung zwischen dem traditionellen Weg der Ahnen und den eigenen Lebensvorstellungen, die beide harmonieren müssen, um den Lebensweg zu fördern; ideale Verbindung beider verlangt u. U. viel Demut und kann einen »in die Knie gehen« lassen oder »auf die Knie zwingen«.
Aufgabe/Thema: Verbindung schaffen, die Generationen überbrücken, zwischen den Gegenwärtigen und den Ahnen (s)einen Weg finden; sich beugen können und so Vorbeu-

gung schaffen, sich verbeugen vor dem Leben und seinen Möglichkeiten und v. a. vor dem Höchsten auf die Knie gehen und das Haupt beugen können, um mit den Knien Kontakt zu Mutter Erde, dem Tiefsten, zu bekommen.
Urprinzip: Saturn-Merkur.

Kniescheibe

Symbolische Be-Deutung: kleiner dreieckiger Knochen, der erst das Knie zum Gelenk macht, indem er seine Beuge- und Streckbewegungen ermöglicht.
Aufgabe/Thema: Knieschützer.
Urprinzip: Saturn.

Knochen

(siehe auch Skelett)
Symbolische Be-Deutung: Struktur; (Knochen-)Gerüst, um das sich unser Körper und Leben baut; innere Stütze sorgt für äußere und innere Stabilität, Festigkeit (der Persönlichkeitsstruktur), Normerfüllung.
Aufgabe/Thema: Halt und Struktur geben, Gerüstfunktion, Gefühl innerer Festigkeit schenken; ermöglichen erst den aufrechten Gang und unsere Größe: »sich für etwas gerademachen«; Prozess der Verknöcherung ist im Leben anfangs überlebenswichtig, später lebensbehindernd. Entkalkung der Knochen (→ Teil 2: Osteoporose) ist Ballastabwerfen auf körperlicher statt geistig-seelischer Ebene.
Urprinzip: Saturn.

Knochenmark

Symbolische Be-Deutung: Generationsstätte der Lebenskraft (Blutbildung v. a. zu Beginn des Lebens: rote Blutkörperchen zum Energie-Transport; weiße zur Abwehr; Blutplättchen zur Gerinnung und Blutungsstillung), Waffenschmiede des Körpers: Quelle des Immunsystems, Essenz (»etwas geht einem durch Mark und Bein«).
Aufgabe/Thema: Vitalität regenerieren; die Einzigartigkeit des Organismus erkennen und verteidigen; die Essenz in der Tiefe bewahren.
Urprinzip: Saturn-Mond.

Knorpelgewebe

Symbolische Be-Deutung: Elastizität, Brückenbausubstanz, Verbindlichkeit; Gewebe der Jugendlichkeit (elastische Spannkraft, Biegsamkeit des jungen Baums).
Aufgabe/Thema: als Gelenkflächenüberzug (→ Gelenke) Verbindungen garantieren, Brückenfunktion; Vorläufer des Knochens: zu Beginn des Lebens und beim Neuanfang dem struktur- und haltgebenden Element den Weg bahnen.
Urprinzip: Mond-Saturn.

Konstitution

Symbolische Be-Deutung: **1.** allgemein: materielles Gerüst des Lebens, Ausrüstung, mit der man ins Leben geschickt wurde (→ Fettgewebe); **2.** leptosom (asthenisch): reduziert, zäh, ausgemergelt, durchhaltefähig und ausdauernd, belastbar, asketisch, hart; modernes Figurideal; kann essen,

ohne zuzunehmen; Konstitution, die »alt aussehen« lässt, »Hungerhaken«; **3.** athletisch: sportlich, kräftig, trainiert, fit, leistungsfähig, attraktiv, archetypisch männlich, breite Schultern zum Anlehnen, kräftige Beine für guten Stand im Leben, zupackend, breiter Rücken, der viel (er-)trägt; **4.** pyknisch: klein, rundlich, »eine ruhige Kugel schieben«; guter Futterverwerter, kann aus wenig (Kalorien) viel (Fleisch) machen; »Waschbärbauch«, »Buddha-Bauch«, früher in Mangelzeiten von Vorteil, heute in Überflusszeiten von (ästhetischem) Nachteil; agil, beweglich (guter Tänzer), gemütlich und bequem.
Aufgabe/Thema: **1.** das Beste aus den vorgegebenen, mitgebrachten Möglichkeiten machen, die Chancen ergreifen; seinen Plänen, Ideen und Vorgaben Statur und Figur geben; **2.** alles Überflüssige aufgeben, Ballast abwerfen, Struktur gewinnen, zum eigenen Wesenskern kommen, Konzentration auf das Wesentliche, die Kunst des Lebens (Askese von griech. *askein* = etwas gewissenhaft tun) verwirklichen; **3.** sich dem Leben stellen, die Last des Lebens tragen, große Aufgaben stemmen, das Leben anpacken, Schwächeren auf die Sprünge helfen, sie schützen; **4.** innerlich rund werden, das Leben zu einer runden Sache machen; Besonnenheit zeigen, aus der Ruhe Kraft schöpfen.
Urprinzip: **1.** und **2.** Saturn; **3.** Mars; **4.** Sonne, Mond.
Lit.: *KS*.

Kopf

Symbolische Be-Deutung: *Haupt*sache und Hauptstadt des Körpers, persönliche Weltkugel des Mikrokosmos, Zentrum der Selbstbestimmung, Zentrale, oberste Instanz der körperlichen Institutionen (auch äußerlich an höchster Stelle), Gegenpol zum Leib (oben – unten); Heimat von Verstand, Vernunft und Denken: »heller Kopf«, »brillanter Kopf«, »einen kühlen Kopf bewahren«, zumindest in der westlichen Zivilisation oberste Kommandozentrale: »mit dem Kopf durch die Wand«, »seinen Kopf durchsetzen«; das Herz als Konkurrenz: »jmd. den Kopf verdrehen«; wie einem der (kühle) Kopf auf den Schultern sitzt, bestimmt der Hals und manchmal das (heiße) Herz; Kopf als Kommunikationszentrale: Zuhause von Denken, Sprechen, Sehen, Hören, Riechen, Schmecken; (Selbst-)Ausdruck: Arroganz: »hoch erhobenen Hauptes einherschreiten«, Hochnäsigkeit (früher galt es als unhöflich, *höhergestellten* Persönlichkeiten frech ins Gesicht zu blicken); Kopfhaltung verrät den Menschen, der *geradeheraus* ist; der leicht geneigte Kopf bittet um Nachsicht und Milde, schmeichelt sich ein; Schädelschale bewahrt und beschützt das Gehirn, das neben dem archetypisch männlichen Verstand auch die rechte Hemisphäre und damit das archetypisch weibliche Gehirn als Heimat der Seelen-Bilder-Welten beherbergt (→ Gehirnhälften).
Aufgabe/Thema: Steuerung des Lebens; Stimmungsausdruck: »den

Kopf hängen lassen«, »den Kopf in den Sand stecken«, »den Kopf einziehen«, »sich ducken«; (Selbst-) Be*haupt*ung: »den Kopf oben behalten«, »Kopf hoch!«, »sich nicht unterkriegen lassen«; Durchsetzung: »den eigenen Kopf durchsetzen«, »einen eigenen Kopf haben«, »jmd. über den Kopf wachsen«, »jmd. vor den Kopf stoßen«, »jmd. den Kopf waschen (zurechtrücken)«, »jmd. auf dem Kopf herumtanzen«; Überblick, Orientierung: »nicht wissen, wo einem der Kopf steht«; schalten und walten; durch hohe Schmerzempfindlichkeit sensibler Warner bei problematischer Einstellung und gefährlich einseitigem Denken (»sich den Kopf zerbrechen«, »der Schädel brummt«), aber auch bei Unterforderung und Blockierung (dumpfer Kopfschmerz, weil »Brett vor dem Kopf«).
Urprinzip: Mars (Lanzenspitze des Körpers)-Sonne (Haupt)-Uranus (dem Himmel nahe)-Merkur (Funktion).
Lit.: *S 114–186.*

Kopfform

Symbolische Be-Deutung: **1.** Betonung der Stirn und des hinteren Schädelbereichs: geistige Tendenzen im Vordergrund; **2.** Betonung des vorderen Gesichtsbereichs: weltliche Ambitionen wie Genuss und Machtstreben im Vordergrund; **3.** groß: Persönlichkeit, Führungsstärke, Vordenker (»großer Kopf«), Überlegenheit, Macht, aufgeblähte Wichtigkeit (»Großkopferter«), Durchsetzung (»Dickschädel«); **4.** klein: obwohl auch ein kleiner Kopf an oberster Stelle rangiert, steht hier der Körperaspekt mehr im Vordergrund; kleineres Gehäuse (»Murmel«) und entsprechend kleineres Gehirn, Ideenwelt tritt hinter der leiblichen Sphäre zurück; Reduktion; Konzentration auf Wesentliches in Bezug auf die geistige Sphäre; **5.** rund: die *runde Sache*, gesellig, uneigennützig, altruistisch, hilfsbereit, entscheidungs- und entschlussfreudig; **6.** quadratisch: *vierschrötiger* »Quadratschädel«, unrundes Leben, eckiges Denken, »Ecken und Kanten« haben, sich gedanklich querstellen, willensstark, durchsetzungs- und entschlusskräftig; **7.** dreieckig: Betonung des Gehirnanteils des Schädels und damit der Denkfunktion, gesunder Menschenverstand, diplomatisches Geschick; **8.** oval: Ausgewogenheit, abgerundete Persönlichkeit; beweglicher, kreativer Geist, genussfähig; tut sich oft schwer mit Kritik; **9.** trapezförmig (oben eckiger, breiter Kopf wird unten noch breiter, oft mit »Hamsterbacken«): Materie steht im Vordergrund; zupackend, einverleibend; praktisches, ergebnisorientiertes Denken, kaum Theoriebezug, oft erfolgreich; **10.** ausgeprägter Hinterkopf: »musikalischer Hinterkopf«, Ideal der Ägypter (Nofretete), (Schön-) Geistigkeit, Intelligenz, Verbindung zum Höheren, modisches Profil (in der alten Zeit durch Duttfrisuren, auch heute durch toupieren usw. betonter Hinterkopf); **11.** flacher

Hinterkopf: flaches Denken, Pragmatismus (Flachschädel aus dem Neandertal).
Aufgabe/Thema: **1.** Spiritualität und Intellektualität entfalten; **2.** sich in der materiellen Fülle behaupten; **3.** große Gedanken entwickeln, sich geistig und seelisch großräumig, würdig *behaupten*, sich Bedeutung schenken; **4.** wählerisch sein (»klein, aber fein«), sich bescheiden; **5.** das eigene Leben rund werden lassen, Mandalaform zum Symbol des Lebens machen; für sich und andere zur Sonne werden; **6.** dem Leben Konturen und Profil geben, zum erlösten Querdenker werden, den eigenen Willen mit Gottes Willen in Übereinstimmung bringen; **7.** der Vernunft Vorrang einräumen, Geschick entwickeln; erst denken, dann handeln; **8.** die Pole zusammenbringen, Balance im Leben finden, Kritik als Chance begreifen lernen, um noch runder zu werden; **9.** den äußeren Anspruch auch von innen heraus leben; Erfüllung in die Fülle bringen, Sinn und Inhalt in die Form; **10.** musische Talente fördern, feinstoffliche Wahrnehmung schulen, in die andere Dimension hinüberschauen; **11.** das Naheliegende sinnvoll gestalten.
Urprinzip: **1.** Merkur; **2.** Mars; **3.** Sonne; **4.** Mond; **5.** Sonne; **6.** Saturn; **7.** Merkur; **8.** Venus; **9.** Jupiter; **10.** Venus-Neptun; **11.** Merkur.
Lit.: *KS.*

Körpergestalt

siehe Konstitution

Körpergröße

Symbolische Be-Deutung: **1.** sehr groß: herausragen(d), hervorstehen(d), hervorragen(d), prominent sein, andere überragen; Größe gilt mehr, Großen wird Größeres zugetraut; Gardemaß, heute auch bei Frauen beliebt (Modelfigur); Schatten: auf andere herabschauen, arrogant sein; die schlanke Ranke will hoch hinaus (Ehrgeiz); besonders Frauen neigen jedoch dazu, ihre Größe *herunterzuspielen*; **2.** sehr klein: zu anderen aufschauen, sich herabgesetzt fühlen, sich *klein* fühlen; früher weibliches Ideal (»meine kleine Frau«), besonders Männer neigen dazu, ihre Kleinheit durch große Leistungen und eine »große Klappe« zu kompensieren (»sich aufmandeln«, sich wichtigtun).
Aufgabe/Thema: **1.** zu seiner Größe stehen; zur äußeren Größe innerlich aufschließen, überragend werden, hervorragen, der/die Größte werden, die Nummer eins auf höchster Ebene anstreben, Einheit verwirklichen; den Überblick bewahren; **2.** zu seiner Größe/Kleinheit stehen (»klein, aber fein«), Demut üben, sich weniger wichtig nehmen, sich einordnen; selbstbewusst Rücksicht fordern; sich bemerkbar machen.
Urprinzip: **1.** Sonne; **2.** Mond.
Lit.: *KS.*

Körperhaare

(siehe auch Bart, Haupthaar, Schamhaar)
Symbolische Be-Deutung: ursprünglich Garant für Schutz und Wärme, heute Symbol für urwüch-

sige, ungebändigte animalische Kraft; stark behaarter männlicher Oberkörper, v. a. Brust, stark behaarte weibliche Beine: Betonung der tierischen, triebhaften Herkunft; werden deshalb heute bei beiden Geschlechtern ausgerottet, am liebsten mit Stumpf und Stiel ausgerissen; Frauen entfernen heute oft auch Achsel- und Schamhaare, um den weiblichen gegenüber dem animalisch-männlichen Aspekt zu betonen.
Aufgabe/Thema: »tierische« Stärke demonstrieren; Schutz (in der Vergangenheit vor Kälte): das dichte Fell; bewusst auf Zivilisation und makellos-elegante, haarfreie Außendarstellung setzen.
Urprinzip: Mars (Stärke, triebhafte Macht), Saturn (Schutz), Venus (Eleganz).

Körperseiten

Symbolische Be-Deutung:
1. links: weibliche Gefühlsseite (Yin); **2.** rechts: männliche Willensseite (Yang); abhängig von der jeweiligen ausgedrückten Symbolik.
Aufgabe/Thema: **1.** empfängliche, sensible Seite; die empfangende Hand, die sich zur Schale formt; **2.** die Seite des Handelns und Gebens im Gegensatz zur linken empfangenden; rationale Aktivität, Durchsetzung, Macht: das Schwert der Macht wird mit rechts geführt; die geballte rechte Faust zeigt Machtwillen.
Urprinzip: **1.** Mond; **2.** Sonne.

Kreuzbänder

(siehe auch Knie, Kniegelenk)
Symbolische Be-Deutung: → Bänder, die für Ordnung im Knie sorgen, indem sie die Strukturen an ihrem Ort halten; führen die Knochen und lassen sie so sinnvoll zusammenarbeiten; sichern Verbindung zwischen Vergangenheit, Tradition (→ Oberschenkel) und eigenem Weg, Individuation (→ Unterschenkel); man muss sehr mit sich *über Kreuz kommen*, damit die Kreuzbänder reißen.
Aufgabe/Thema: dem Knie Führung und Halt geben; Vermittlung zwischen den stärksten Strukturen des Körpers.
Urprinzip: Merkur.

Kreuzbein

(Os sacrum)
Symbolische Be-Deutung: auch in unserer körperfeindlichen christlichen Kultur das heilige Bein (lat. *os sacrum*), hinterer Teil und Abschluss der Beckenschale; Bereich, auf dem die → Wirbelsäule, unsere Weltachse, ruht; trägt folglich die Last unserer Existenz; Heimat der Kundalini-Schlange, die in der Tiefe des Beckens vor dem heiligen Bein in dreieinhalb Windungen zusammengerollt liegt und auf ihre Erweckung wartet; Ausgangspunkt der spirituellen Entwicklung (→ Chakren).
Aufgabe/Thema: Fundament der Weltachse, Heimat der Lebensenergie; das Becken zusammenhalten; der Lebensschale Halt geben.
Urprinzip: Pluto.

Krummdarm

siehe Dünndarm

L

Labyrinth

(im Innenohr)
Symbolische Be-Deutung: mit Seelenelement Wasser gefülltes Gangsystem; dient wie all seine Namensvetter der Orientierungssuche.
Aufgabe/Thema: Wahrung von Gleichgewicht und der Orientierung, Vermeidung von *Schwindel* und Unehrlichkeit bzgl. der Positionierung im Raum.
Urprinzip: Venus-Mond-Jupiter.

Larynx

siehe Kehlkopf

Leber

Symbolische Be-Deutung: eng mit Leben und Lebensstimmung verbunden (ahdt. *lebara* = »Die Fette«); Zustand der Leber beantwortet die Frage: »Wie gehe ich mit meinem Leben um?« (im Mittelalter stand die Leber auch in Konkurrenz zum Herz als Sitz von Liebe und Leidenschaft); Wiedergeburt neuen Lebens; unsterbliche Leber im Mythos: Adler frisst sie tagsüber, und nachts wächst sie wieder nach (Prometheus, Loki), spiegelt sich medizinisch wider in der Fähigkeit zur Erholung selbst nach langen Vergiftungsexzessen; Leber wächst auch komplett nach, wenn Teile operativ entfernt wurden; Wertung, Weltanschauung, (Rück-)Verbindung nach hinten, unten (zum Anfang, Ursprung) und nach oben (Sinnhaftigkeit); Labor; Sucht und Suche; in der chinesischen Medizin »Befehlshaber«, der für Überlegungen und Pläne zuständig ist; Zuordnungen: Yin, Element Holz, Emotion Zorn/Wut (»Ist dir eine Laus über die Leber gelaufen?«); komplementär zur → Gallenblase (Yang).
Aufgabe/Thema: Unterscheidung und Wertung; Rückverbindung zum Urgrund, zur Urform des Lebens (*re-ligio*); das rechte Maß und den Sinn des Lebens finden; seelische Synthese: fremdes Eiweiß ab- und eigenes aufbauen (»konstruktiv sein«), das Fette (Üppige) verdaulich machen; entgiften; Stimmungsproduzent/-barometer, wobei es nicht so sehr um die persönliche Stimmung geht, sondern darum, ob das Leben Sinn hat, und um die grundsätzliche Lebensart/ das Grundtemperament (*Chol*eriker, Melan*chol*iker, Sanguiniker, Phlegmatiker; die 14. Tarotkarte »Temperance« verkörpert das wesentlichste Leberthema, die Mäßigung): dem Melancholiker ist mehr als »eine Laus über die Leber gelaufen«, der Choleriker neigt dazu, »Gift und Galle« zu spucken; Galle (lat. *chola*) = im Leberlabor produzierter Verdauungssaft; als Gallenproduzent ist die Leber auch am Aggressionsausdruck beteiligt; Sitz von Ekel und Ärger: »gelb vor Ekel«, »grün vor Ärger«.
Urprinzip: Jupiter.
Lit.: *K 191–195; CD/Audio »Leberprobleme«.*

Leerdarm

siehe Dünndarm

Leiste

Symbolische Be-Deutung: Vorhof zur intimen Geschlechtsregion; Weichheit, Empfindlichkeit; Verletzlichkeit in der Leistenbeuge, wo sich große Gefäße direkt unter der Oberfläche sowie Abwehrorgane in Gestalt von → Lymphknoten finden, die manchmal anschwellen: häufig bricht die Leiste (→ Teil 2: Leistenbruch).
Aufgabe/Thema: Verbindung von Unterleib und unteren Extremitäten bzw. Bauch und Oberschenkel; Begrenzung der körperlichen Belastbarkeit.
Urprinzip: Mond-Venus.

Lendenwirbel(säule)

(siehe auch Wirbelsäule)
Symbolische Be-Deutung: Hauptlast des Lebens (er-)tragen; Doppelbelastung: Stabilität und Beweglichkeit, was *Wirbel*aspekt und *Säulen*thema zugleich betont; Problemzone der Weltachse (über 95 % aller Bandscheibenvorfälle in diesem Bereich), wo sich Konflikte zwischen unteren Beckenimpulsen (Triebe) und oberen Impulsen (Herz, Kopf) manifestieren.
Aufgabe/Thema: tragen und ertragen: Gewicht und (existenzielle) Verantwortung tragen, sein Kreuz auf sich nehmen; den Oberkörper durchs Leben tragen; Verbindung der heiligen Basis (→ Kreuzbein/*os sacrum* = »heiliges Bein«) mit der Lebensachse.
Urprinzip: Saturn-Pluto.

Leptosomer Typ

siehe Konstitution

Lesbische Sexualität

siehe Sexualität

Leukozyten

siehe Granulozyten
Limbisches System
(auch Archicortex genannt, ummantelt das Stammhirn; ihm unterstehen: Thalamus, Hypothalamus und Hirnanhangsdrüse)
Symbolische Be-Deutung: emotionales Gehirn, Zentrum der Gefühle (beim Tier größter und wichtigster Gehirnteil, beim Menschen vom Großhirn übertroffen, ihm aber nicht eigentlich unter-, sondern beigeordnet).
Aufgabe/Thema: übergeordnete Zentrale des gesamten vegetativnervösen und hormonellen Regulationssystems; Überwachung und Steuerung der sog. primitiven Lebensvorgänge (wie Atmung, Verdauung usw.), die aber die Grundlage des Lebens bilden; Verarbeitung und Koordination von Signalen aus dem Körperinnern mit denen aus der Umwelt.
Urprinzip: Merkur-Mond.

Linkshändigkeit

(siehe auch Hände)
Symbolische Be-Deutung: die archetypisch weibliche Linke als Führungshand; Linkshänder sind tendenziell eher introvertierte, künstlerisch begabte Menschen (*SdS 176–180);* die Dinge *mit links machen*, lockerer, leichter, gefühl-

voller; Kontakt zu beiden Gehirnhälften, deshalb insgesamt geschickter; »linkisch« mit »zwei linken Händen« wird nur, wer sich verbiegen lässt; die früher in deutschsprachigen Ländern zwangsweise Umpolung auf rechts führte in der Folge nicht nur zu Ungeschicklichkeit, sondern auch zu Gefühlsstörungen, Minderwertigkeitsgefühlen, Tics, Lese- und Sprachschwierigkeiten. Einfacher Test zur Feststellung der ursprünglichen Händigkeit: Applausklatschen – und die sich mehr bewegende Hand zeigt die Händigkeit an. Wer beide Hände gleich bewegt, sie ähnlich wie Kinder »zusammenpatscht«, ist sehr wahrscheinlich ein »umgebogener« Linkshänder. Nach meiner Einschätzung aufgrund vieler Tests in großen Seminaren zählt die Hälfte der Menschheit zu den Linkshändern; neue wissenschaftliche Studien gehen dagegen von 10 % Linkshänder-Anteil aus.
Aufgabe/Thema: sich als Linkshänder annehmen, darin eine große Chance erkennen und sich vieles leichter machen; geschickter an Menschen, Dinge und Welt herangehen; das Leben umfassender, da von beiden Seiten der Polarität, in den Griff bekommen, denn geschickt sind wir nur, wo das Schicksal uns hinschickt; sich nicht verbiegen lassen von einer auf rechts und das männliche Prinzip getrimmten Gesellschaft.
Urprinzip: Merkur-Mond.
Lit.: *SdS*.

Lippen

Symbolische Be-Deutung: das Leben küssen: Sinnlichkeit (kosten, kosen und küssen); Inneres nach außen kehren (»innere« Schleimhaut wird nach außen sichtbar); Oberlippe = geistig-seelische Veranlagung, die von den Ahnen ererbten Eigenschaften, Anima; Unterlippe = Sinnlichkeit, die selbstgeschaffene Situation, Animus; volle Lippen = vitale Sinnlichkeit, Sinnenfreuden zugeneigt; schmale Lippen = berechnender Intellekt; harte Lippen = harter, fordernder Charakter; weiche, feuchte Lippen = Hingabefähigkeit, weicher Charakter; trockene, rissige Lippen sprechen von Sorgen, Ängsten und Spannungen.
Aufgabe/Thema: Sprache formen (»eine große Lippe riskieren«); sinnliche Kommunikation; sinnlicher Kontakt mit Speisen (kosten) und anderen Lippen (küssen).
Urprinzip: Mond-Venus.
Lit.: *KS*.

Liquor cerebrospinalis

siehe Gehirnflüssigkeit

Luftröhre

Symbolische Be-Deutung: der Stamm des umgekehrten Lungenbaumes in unserer Brust; (Gas-) Austausch.
Aufgabe/Thema: Luftleitung und Aufteilung auf die beiden Lungenflügel.
Urprinzip: Merkur.

Lunge

Symbolische Be-Deutung: Freiheit und Unabhängigkeit: Verbindung des inneren Lungenbaumes mit äußeren Bäumen, mit denen wir im Kreislauf des Atems verbunden sind; Kontakt, Kommunikation, Austausch (Sprache = Modulation des Ausatemstromes); einatmen: das Leben zu sich einladen; ausatmen: dem Leben etwas schenken (der grünen Vegetation den Kohlenstoff als Nahrung); sich seinen Sauerstoff dafür einverleiben, Freiheit, frei (durch-)atmen können; Leichtigkeit: Lungenflügel machen uns zu geflügelten Wesen, Engeln ähnlich (mit dem göttlichen Odem wurde uns das Leben eingehaucht); in der chinesischen Medizin der dem »Kaiser« (Herz) unterstellte »Minister«, der für die rhythmische Ordnung und die Atmung zuständig ist und das Qi regiert; auch als »Vater« bezeichnet; Zuordnungen: Yin, Element Metall, Emotion Traurigkeit/Resignation, komplementär zum → Dickdarm (Yang).
Aufgabe/Thema: Kontakt zur Außenwelt herstellen und aufrechterhalten, Gasaustausch: geben und nehmen in Einklang bringen; Verbindung vom Ich zum Nicht-Ich, Beziehung; nach der → Haut das zweite Kontaktorgan; Atem als Nabelschnur zum Leben; Verbindung aller Lebewesen: wir atmen alle dieselbe Luft.
Urprinzip: Merkur.
Lit.: *K 158–162; CD/Audio »Rauchen«.*

Lymphe, Lymphsystem

Symbolische Be-Deutung: milchige Flüssigkeit (lat. *lympha* = Wasser), die Blutkörperchen, sog. Granulozyten, Lymphozyten, Proteine und Fette enthält und über das dritte Gefäßsystem des Organismus den Rücktransport von Gewebewasser und Nährstoffen (aus dem Darm) zum Herz sichert; Gewebereinigung durch Ausschwemmung: → Lymphozyten (= Polizisten) treiben bzw. patrouillieren mit dem Strom zu den Lymphstationen und sorgen für Sicherheit.
Aufgabe/Thema: neben den Venen Rückflusssystem für größere Moleküle (Fett, Eiweiß); Hauptgefäß ist der Milchbrustgang (Milch = weißliche Lymphe): unser größtes Lymphgefäß und vorrangiger Rücktransportweg von Fett und Blutplasma.
Urprinzip: Merkur-Mond.

Lymphknoten

(früher: Lymphdrüsen)
Symbolische Be-Deutung: Polizeistationen des Körpers, geheimdienstliche Überwachung; Filterstationen für Gifte und eingedrungene Erreger.
Aufgabe/Thema: in den Lymphstrom zwischengeschaltet, filtern (überwachen) sie diesen; die in ihnen gebildeten und im Strom treibenden → Lymphozyten sind pausenlos auf der Suche nach unbefugten Eindringlingen; attackieren alles Fremde; Aufrechterhaltung der regionalen Ordnung: erste Feindabwehr; Nachbetreuung und Differenzierung

der Eindrücke, die zu schnell zu tief eingelassen wurden.
Urprinzip: Mars-Saturn.

Lymphozyten

(Fraktion der weißen Blutkörperchen; siehe auch Granulozyten, Blut)
Be-Deutung: Elitetruppen, Spezialeinheiten zur Feindbekämpfung.
Aufgabe/Thema: Bekämpfung und Eliminierung identifizierter spezieller Feinde in Kamikaze-Manier; Prinzip der Selbstaufopferung.
Urprinzip: Mars-Pluto.

M

Magen

Symbolische Be-Deutung: Wiege und Nest der Kindheit: Gefühl; Aufnahmefähigkeit, Aufbewahrungsort alles Geschluckten; seine gesunde Figur ist die Sichelform und erinnert an den Mond (Urprinzip); Gefühlsnest, Ort der Vorbereitung und Geborgenheit; in der chinesischen Medizin »Beamter der staatlichen Kornkammern«, empfängt die Nahrung, wiegt sie durch, desinfiziert sie und macht sie so verwertbar und fruchtbar; Zuordnungen: Yang, Element Erde, komplementär zur → Milz (Yin).
Aufgabe/Thema: Aufnahme, Hingabe, Passivität, Bereitschaft, Offenheit; weiblicher Pol: fühlen, »Liebe geht durch den Magen«, »etwas schlägt auf den Magen«, »etwas in sich hineinfressen«, »sich Kummerspeck anfressen«; männlicher Pol: aggressives Zersetzen (Magensäure), »auf etwas oder jmd. sauer sein«, »mir stößt etwas sauer auf«; aufbewahren von geschluckten Emotionen; Hunger nach Erfüllung, Sehnsucht.
Urprinzip: Mond-Mars.
Lit.: *V 99–122, K 182–186.*

Mamma

siehe Brust, weibliche

Mandeln

(Gaumenmandeln, Tonsillen)
Symbolische Be-Deutung: stärkste Polizeistationen im Abwehrbereich des sog. Waldeyerschen Rachenringes, Wachposten zur Außenwelt, Verteidigungsbastionen der Innenwelt gegen äußere Erreger; Konflikte um den Eingang (Entzündungen) führen zu Schluckbeschwerden.
Aufgabe/Thema: die enge Eingangspforte bewachen; Durchgang zur Innenwelt ggf. sperren, wenn Dinge *geschluckt* werden, die unbekömmlich sind; als Wachposten ständig abwehr- und damit kampfbereit.
Urprinzip: Mars-Saturn.

Mastdarm

(Enddarm, Intestinum rectum)
Symbolische Be-Deutung: Ausgang aus der (Eingang in die) Unterwelt; Ort der Kot-Zurückhaltung (des Geizes); letzte Station vor der Freigabe des Endproduktes; Auspuff bezüglich (Verdauungs-)Abgasen.

Aufgabe/Thema: Abfall (Kot) sammeln und ausscheiden, Abgase entsorgen, »auf etwas scheißen«; Bezug zu Geld und Reichtum: Geld »scheißen«, »Goldesel scheißt Dukaten«, »Geld stinkt nicht«; die Region verrät, ob ihr Besitzer sein Geld besitzt oder davon besessen ist.
Urprinzip: Pluto.

Meningen

siehe Rückenmarkshäute

Meniskus

Symbolische Be-Deutung: Beilagscheibe im → Kniegelenk; Puffer zwischen Oberschenkel (Familientradition) und Unterschenkel (dem eigenen Weg), wird durch Überforderung (beim Sport durch unnatürliche Bewegungsmuster) oft aufgerieben.
Aufgabe/Thema: verbindliche Verbindung herstellen; abfedern von Stößen, ausgleichen, leichtes Gleiten vermitteln.
Urprinzip: Merkur.

Meridiane

(Netzwerk von Leitungsbahnen bzw. feinstofflichen Energiegefäßen, in der indischen Medizin Nadis genannt, das alle Teile des Körpers miteinander verbindet; Grundlage der chinesischen Energiemedizin, insbesondere der Akupunktur. Es besteht aus 12 Hauptleitungsbahnen, die den 6 Yin-Funktionskreisen [Lunge, Milz, Herz, Niere, Leber, Herzbeutel/Perikard] und den 6 Yang-Funktionskreisen [Dickdarm, Magen, Dünndarm, Blase, Gallenblase, Dreifacher Erwärmer] zugeordnet sind und mit diesen korrespondieren. Darüber hinaus gibt es Sonderleitbahnen sowie viele kleine netzartige Nebenleitbahnen.)
Symbolische Be-Deutung: feinstoffliche Energiestraßen, die für einen unaufhörlichen Kreislauf sorgen und den Körper als integrierte Ganzheit funktionieren lassen.
Aufgabe/Thema: energetische Koordination und Steuerung des Körpers und seiner Organe; Aufrechterhaltung des energetischen Gleichgewichts; nach traditioneller taoistischer Auffassung steht der Mensch zwischen Himmel und Erde; seine Körperstruktur mit all ihren Funktionen ist (ähnlich wie in der hermetischen Philosophie) ein Abbild des Makrokosmos.
Urprinzip: Neptun-Merkur.

Milz

Symbolische Be-Deutung: wesentlicher Teil des → Abwehrsystems; in der westlichen Medizin unterbewertet, im Osten dagegen hoch geachtet: Quelle der Lebensfreude, Eintrittspforte ätherischer Kräfte, zuständig für die Steuerung der Vitalkräfte (Prana), vitalisiert den Ätherkörper, Energiekörper, reguliert die Energieaufnahme, damit der Körper nicht überladen wird: bei Überangebot gibt sie die überschüssige Energie wieder ab; Filter der Lebenskraft, Vitalitäts-(Blut-)speicher; Grab und Wiege roter und weißer Blutkörperchen (Gebärmutter und Friedhof – vgl. die

großen Göttinnen Hekate und Kali, die ebenfalls Leben spenden und nehmen); lymphatisches Gewebe im Dienst der Abwehr; fixe Ideen, Spleens haben ihren Ursprung in einem Ungleichgewicht in der Milz (engl. *spleen*), starres Festhalten bis zur Sturheit kann hier beheimatet sein; in der chinesischen Medizin der dem »Kaiser« (Herz) unterstellte »Beamte«, der für Verteidigung zuständig ist und den Verstand regelt, auch als »Mutter« bezeichnet; steuert Klärungsprozesse bzgl. der Nahrung, Säfte und energetischen Einflüsse; Zuordnung: Element Erde, Emotion Grübeln/Besorgnis, komplementär zum → Magen.
Aufgabe/Thema: Reinigung der Lebenskraft; in der spirituellen Medizin: für die feinstofflichen Körper wichtiges Organ, bei den Theosophen im Rang eines Chakras, in der anthroposophischen Medizin Beziehung zum Todesthema.
Urprinzip: Mars-Mond-Saturn.

Mittelfinger

(siehe auch Finger)
Symbolische Be-Deutung: der herausragende längste Finger unter den vieren, die mittlere Säule; zeigt die eigene Persönlichkeit und deren Zielsetzung, ist aber auch der »Stinkefinger«, der Grenzen andeutet; als Primus inter pares hat er auch einen gewissen Bezug zu Kreativität und Sexualität. **1.** rechter Mittelfinger: Führung; **2.** linker Mittelfinger: Struktur, Ehrlichkeit gegenüber sich selbst.
Aufgabe/Thema: Führung der vier Finger; Verantwortung übernehmen, damit Sieg gelingt (Victory-Zeichen zusammen mit dem Zeige- bzw. Jupiter-Finger); **1.** Verantwortungslosigkeit erkennen; **2.** Schuldgefühle überwinden.
Urprinzip: Merkur-Saturn.
Lit.: *SdS 52–54.*

Mund

Symbolische Be-Deutung: Tor zum Leben: Geben und Nehmen; Verbindung zwischen Innen- und Außenwelt; Öffnung zum Leben (wie etwa auch der → Gebärmutter*mund*); Genusssphäre (Oralität der Psychoanalyse): erster Mundkontakt = Mutterkontakt beim Stillen, einverleiben; Saugreflex einer der ersten; sensibles, auswählendes Sinnesorgan: nicht alles essen und jede(n) küssen, es muss schmecken und passen; Ausdruck der Persönlichkeit und Intimität, der Gelüste, Wünsche, Lebensstimmung und -freude, des Charakters; Kommunikation; zentrales Ausdrucksorgan, das uns mit der Welt verbindet; Brücke zwischen Innen und Außen, Sprachpforte: Sprechen entsteht im Mund durch die Artikulation der Ausatemluft mittels Lippen, Zunge, Zähnen und Stimmbändern (→ Stimme); auch Unterbinden der Kommunikation: »jmd. über den Mund fahren«, »jmd. mundtot machen«, »jmd. den Mund verbieten«, »eine aufs Maul bekommen«; Mittel der Körpersprache: Kuss- und Schmollmund, heruntergezogene Mundwinkel; der gerade

oder schiefe Mund verrät gerade oder krumme Absichten; Sexualität (umgangssprachliche Parallele von oben und unten): → Lippen als Symbol der Sinnlichkeit, »jmd. zum Fressen gern« oder »gefressen« haben; Mündigkeit: »nicht auf den Mund gefallen sein«, »das Maul aufreißen« oder »halten« oder es sich »zerreißen«, »Maulaffen feilhalten«; Ein- (und Aus-)gang der Körperwelt; zeigt die Art, wie wir Leben und Welt verdauen: hastige Schlinger, die gern noch »einen Zahn zulegen«, während sie große Bissen und Brocken schlucken, interessieren sich meist wenig für Details, haben aber nichts gegen Verantwortung und große Pläne und deren rasche Verwirklichung; langsame Dauerkauer neigen dagegen eher zu Perfektionismus, sind oft detailverliebt und verlieren sich in Einzelheiten; sie bevorzugen kleine Bissen aus Angst vor einem Zuviel an Aufgaben und Verantwortung.
Aufgabe/Thema: Aufnahme, Ausdruck und Verdauung.
Urprinzip: Mond (Aufnahme), Merkur (Artikulation), Venus (Form, Funktion).

Mundform

Symbolische Be-Deutung: **1.** *groß*: großes, weites Gefühlsleben, volle sinnliche Lippen vermitteln verführerisches Lachen; volle, pralle Lippen: üppige Sinnlichkeit (heute werden weibliche Münder auch mittels Lippenstift, Aufspritzen und Tätowierung erweitert); Freundlichkeit, Liebenswürdigkeit, gewinnendes Lachen, Mitgefühl, Verständnis; Schatten: »große Klappe«, »den Mund (zu) voll nehmen«, »eine große Lippe riskieren«, großsprecherisch, vollmundig tönen; **2.** *klein*: sich wenig ausdrücken, Gefühle zurückhalten, rational, oft schüchtern, reserviert und verschlossen; mangelnder Lebensgenuss; mit kleinen Fältchen und wie zugenäht: sich Selbstausdruck verkneifen, sich den Mund verbieten (lassen); herzförmiger kleiner Puppen- oder Kussmund: süße, weiblich-kindliche Natur; geringer Anspruch an sprachlichen Ausdruck, hat im Gegensatz zur »großen Klappe« eine dezente, bescheidene, eher liebliche Ausstrahlung; heute zuweilen modisch übertrieben in Szene gesetztes Schminkmodell/-ideal; war früher, als Frauen noch gar nicht mitreden durften und in erster Linie den Mund halten mussten, überhaupt das Ideal (z. B. Geisha); **3.** *hängende Mundwinkel*: Ernst, Misstrauen, Resignation, Depression, »Miesepeter«; Ergebnis *herabziehender* Erfahrungen, unbewältigter Erlebnisse; die Welt arrogant, verächtlich, überheblich abwehren oder abperlen lassen;**4.** *angehobene Mundwinkel*: *gehobene* Stimmung, Heiterkeit, Freude, Lebenslust, immerwährender Optimismus (»Delfinlächeln«), gute Miene zum bösen Spiel machen; die Welt einladen, aufnehmen.
Aufgabe/Thema: **1.** Großes ausdrücken, denken, fühlen und leisten; Sinnenfeste feiern; **2.** sich gewählt ausdrücken; sich zurückhalten, beim

Mundaufmachen Vorsicht walten lassen; bewusst mündiger Mensch werden; **3.** ehrlich Bilanz ziehen, Status quo akzeptieren; nicht gelebte Trauer, nicht eingestandene Enttäuschungen annehmen; die eigene Arroganz konfrontieren und hinterfragen; **4.** das Lächeln auch auf die Augen und das Herz übergreifen lassen; die gehobene Stimmung weitergeben.
Urprinzip: **1.** Venus-Jupiter; **2.** Mond-Venus; **3.** Saturn; **4.** Jupiter.
Lit.: *KS*.

Muskulatur

Symbolische Be-Deutung: Dynamik, Lebenskraft, Motoren des Körpers (Kraftentwicklung); geben den Seelenzustand wieder: nervös oder locker gelöst, entspannt oder (an-) gespannt; Polarität: Spannung und Entspannung (bei Über(an)spannung → Teil 2: Krämpfe).
Aufgabe/Thema: Außenwelteroberung über antagonistische Arbeitsweise; Aktivität, Beweglichkeit, Flexibilität (Außenweltanpassung); Verteidigung im körperlichen und seelischen Bereich (Muskelpanzer, Charakterpanzer im Brustbereich ebenfalls aus Muskelmasse).
Urprinzip: Mars.

Mutterkuchen

(Plazenta)
Symbolische Be-Deutung: Nahrungsquelle des Ungeborenen; der erste Kuchen, den die Mutter ihrem Kind backt: symbolisches Vorbild für alle späteren; aus der eigenen Lebenskraft (Blut) neues Leben speisen, Symbol der Aufopferung (wie der Pelikan als religiöses Symbol, der sich für seine Jungen die Brust aufreißt, um sie mit seinem Blut zu nähren).
Aufgabe/Thema: Ernährung, Versorgung des neuen Lebens.
Urprinzip: Mond.

N

Nabel

(Umbilicus)
Symbolische Be-Deutung: Mitte des Bauches und des frühen Lebens; Verbindungsstelle zur Mutter und zu allem Mütterlich-Mondigen; der frühe *Nabel der Welt* fürs Kind, das alles über diesen und im Bauch spürt; Mündung der → Nabelschnur und damit Quelle aller Nahrung und Kost.
Aufgabe/Thema: Andockstelle zum nahrungs- und lebensspendenden → Mutterkuchen, der das Ungeborene während Schwangerschaft versorgt; Brückenkopf zur (Großen) Mutter, zum Leben.
Urprinzip: Mond.

Nabelschnur

Symbolische Be-Deutung: Pipeline, die ohne Gegenleistung alles schenkt, was *kind* braucht; Verbindungs- und Versorgungsstraße zur Mutter und zum Mütterlichen, frühe Hauptstraße der Lebensenergie.

Aufgabe/Thema: das Ungeborene während der ganzen Schwangerschaft versorgen; die Brücke bilden zur (Großen) Mutter, zum Leben.
Urprinzip: Mond-Merkur.

Nacken

Symbolische Be-Deutung: Verbindung zwischen oben und unten; Ort der Kraft und des eisernen Willens: hier sitzt das Joch (der Ochsen); Ort, um den Willen zu brechen: hier trugen Leibeigene einen schweren Ring, und hierhin zielen Nackenschläge, aber auch (die Todesstrafe vollziehend) das Beil des Scharfrichters und die Guillotine; wenn einem einer »im Nacken sitzt«, wird es bedrohlich; Ort der Hart*näck*igkeit, die auf Starr- und Sturheit beruht: den Kopf immer oben zu behalten ist anstrengend, sowohl für den Willen als auch für die Nackenmuskeln; wer ihn aber hängen lässt, wird auch hartnäckig, weil er damit ebenfalls die Nackenmuskeln überfordert; zugleich Ort großer Empfindsamkeit, Sinnlichkeit und Zärtlichkeit: Nackenmassage (jmd. den Nacken kraulen); »den Schalk im Nacken haben«; *Stiernacken* (Kombination von starkem, breitem und kurzem Hals): stier, stur und starr sein, um »mit dem Kopf durch die Wand zu gehen«; über viel Kraft verfügen; ein Fettnacken (siehe in Teil 2) ist der Versuch, die empfindlichste Stelle abzupolstern und vor weiteren Nacken- und Rückschlägen zu schützen.
Aufgabe/Thema: die *Haupt*sache hochhalten; die Datenautobahn (Rückenmarkskanal) schützen; bei Stiernacken: »den Karren aus dem Dreck ziehen«; Sensibilität und Demut zeigen und nachgeben: den Nacken beugen.
Urprinzip: Venus-Saturn.

Nägel

siehe Fingernägel, Zehennägel

Nagelhaut

(Häutchen, das den hellen Halbmond an der Nagelbasis überwächst und tendenziell verdeckt)
Symbolische Be-Deutung: Schutz für unser aggressives Erbe.
Aufgabe/Thema: das Bett der Aggressionswerkzeuge, der Reste unserer Waffen bzw. Krallen, schützen; je dicker das Häutchen wird, desto perfektionistischer der Mensch, deshalb wird es meist penibel zurückgeschoben.
Urprinzip: Saturn.

Nase

Symbolische Be-Deutung: unser *Riecher*: Selbstbestimmung, Macht, Stolz (»sich nicht an der Nase herumführen lassen«, »die Nase hoch tragen«); Ausdruck von Persönlichkeit; Organ der Kontaktaufnahme: sich beschnuppern, »jmd. gut oder auch nicht riechen können«; Sexualität (»Wie die Nase des Mannes, so auch sein Johannes«), im Innern der Nase Reflexzonen für viele Körperorgane; die besonders leicht erreichbaren der Geschlechtsorgane werden vorzugsweise durch Nasenbohren und Tabakschnupfen aktiviert; Nase als Riech- und Spürorgan (→ Geruchssinn): eine »feine Nase« haben, Spürnase sein, ein Näschen oder Riecher für Entwicklungen bzgl. Gefahren und Chancen haben, sich von seiner Nase leiten lassen, »eine Nase für etwas haben«, »Unheil wittern«; nach der Brust bevorzugtes Organ für kosmetische Operationen; sonst wird die Nase eher weg- und abgeschminkt, weil sie als Sexual- und Machtsymbol als zu *deut*lich empfunden wird – niemals darf sie z. B. glänzen oder in den Vordergrund drängen, lieber wird sie dezent gepudert; so ist auch die blaurote Schnapsnase ehrlich und peinlich, die warzenbedeckte Nase der Hexe ist dagegen sprichwörtlich und steht für deren böses, monströses Wesen, die Knollennase (→ Teil 2: Rhinophym) deutet auf Entgleisung der Sinnlichkeit und Alkoholgenuss im *Überfluss* hin.

Aufgabe/Thema: unser wesentliches Atemorgan: Versorgung mit Sauerstoff, Luft und vor allem Lebenskraft (Prana); Mundatmung ist bereits ein Symptom mit gefährlichen Auswirkungen wie Schlafapnoe (siehe Teil 2), um nur eine zu nennen; in jeder Lebensphase ist die Atmung auf die Nase umzustellen, ggf. durch nächtliches Zukleben des Mundes mit hautschonendem Pflaster (Leukosilk); Sinneswahrnehmung: »jmd. beschnuppern«, um ihn kennenzulernen; Vertrauen schaffen durch gegenseitiges Beschnuppern; die Speisen mit der Nase »vorkosten«; Geschmack: das Leben schmeckt einem über die Nase (Aromen nehmen nur diesen Weg, bei Schnupfen schmeckt nichts); Instinkt (»sich auf seinen guten Riecher verlassen«), Neugierde (»naseweis sein«); Reinigung: Filterung der Atemluft; Außenweltanpassung und Einstellung: Aufwärmung der Atemluft; sich Umgebung, Partner suchen, die man gut riechen kann; Kanalisierung der Lebensenergie Prana (nach indischer Auffassung wechselt alle 20 Minuten die Dominanz der Nasenflügel und damit die Polung des Pranastromes); demnach hat der linke Nasenflügel Affinität zu Gefühlen und ihren Problemen; ist er blockiert, droht Gefahr; der rechte hat Beziehung zum Intellekt, seine Blockade ist über ihn, etwa durch vernünftige Analyse, zu lösen; Erkennen von Duftmarken: Reviermarkierung (ursprüngliches Schlüssel-Schloss-Prinzip der Wahrnehmung); Witterung aufnehmen, Gefühlsband ausloten; Wegweiser im Materiellen/Körperhaften (»immer der Nase nach«) und im Intuitiven (»einen guten Riecher haben«); ehrlicher Spiegel: an der Nasenspitze den Charakter/die Wahrheit ablesen, etwa Hochnäsigkeit (»jmd. etwas an der Nasenspitze ansehen«).

Urprinzip: Mars-Merkur.

Lit.: *S 168–186.*

Nasenform

Symbolische Be-Deutung: **1.** lang: gute Durchsetzung und Ausdauer (»langer Atem«), oft am längeren Hebel; eigenständig, selbstlos, großzügig; immer »eine Nasenlänge voraus«; seine Nase in alles hineinstecken können, Wissen weitergeben; **2.** breit, flach: scheinbar viele Kämpfe hinter sich haben, »Boxernase«, »eins auf die Nase bekommen« haben; enger, guter Körperbezug; sich zurücknehmen, wenig von sich herausgeben, sich nicht »aus dem Fenster« (Gesicht) lehnen; zupackend, pragmatisch, oft weniger intellektuell orientiert; **3.** dick, fleischig, rund: Thema Macht und Stolz (Nase) wird hinter einer jovialen, harmlos-lustigen »Clownsnase« verborgen, reiches Gemütsleben, sinnlich-erotische Orientierung; häufig bei gefühlvollen, toleranten und offenen, leicht zum Irrationalen neigenden Menschen; rot: »rote Ampel« (→ Teil 2: Rhinophym); **4.** Stupsnase: witzig bis vorwitzig, naseweis; niedlich und süß, entspricht Kindchenschema, löst Mitgefühl und Beschützerinstinkte aus; lebensklug, immer »die Nase im Wind haben«; »gesunder Menschenverstand«; bei deutlich nach oben weisender »Himmelfahrtsnase« Gefahr der Selbstgefälligkeit, Hochnäsigkeit, Aufgabe des Einswerdens; **5.** Haken- oder Adlernase: Kühnheit, Mut, Kampfkraft, Edelmut (»Habsburgernase«).

Aufgabe/Thema: **1.** in großen Zügen leben und denken, andere daran teilhaben lassen, etwas (mit-) teilen; **2.** eine breite Basis anstreben, körperbezogen leben; **3.** Gefühlsleben entwickeln, sinnliche Bedürfnisse erfüllen, tolerant und offen das Leben, seine Chancen wittern, Liebeskunst und Kultur zu einem Lebensthema machen (Tantra); **4.** werden wie die Kinder; inneres Kind entwickeln; **5.** sich mutig weit vorwagen, Führungsverantwortung annehmen.

Urprinzip: **1.** Jupiter; **2.** Saturn; **3.** Jupiter-Venus; **4.** Mond; **5.** Mars.

Lit.: *KS.*

Nasennebenhöhlen

(siehe auch Kieferhöhle)

Symbolische Be-Deutung: Leichtigkeit und Luftigkeit des Kopfes; die Leichtigkeit des Seins hat ihre Basis in den Luftpolstern der Schädelknochen; bei freien Nebenhöhlen ist das Lebensgefühl frei, leicht, luftig mit einer Tendenz zu Heiterkeit im Gegensatz zum *schweren Kopf* oder zum Brett-vorm-Hirn-Gefühl, wenn jmd. die Nase(nnebenhöhlen) chronisch voll hat; Formgebungselement.

Aufgabe/Thema: belüften; den Kopf erleichtern durch Auflockerung der harten, festen Knochenstruktur (das Luftelement ins Erdelement bringen); Anfeuchten und Erwärmen der Atemluft als Vorbereitung der Kommunikation mit der Außenwelt; Resonanzboden der → Stimme (nasale Stimmveränderung, sobald die Höhlen blockiert sind bzw. die Nase voll ist); bei Schnupfen ist die Leichtigkeit des Seins akut dahin, bei chronisch voller Nase (vollen Nebenhöhlen) geht sie schleichend verloren; Formung des individuellen Gesichts.

Urprinzip: Uranus.

Nebenhoden

(Epididymis)
Symbolische Be-Deutung: Reservoir männlicher Fruchtbarkeit; männliche Reife.
Aufgabe/Thema: den Samen aufbewahren, bevor er seine Reise antritt.
Urprinzip: Pluto.

Nebenhöhlen

siehe Nasennebenhöhlen

Nebennieren; Nebennierenrinde

(Hormondrüsen, oberhalb der Nieren gelegen, bestehend aus der über 40 Steroide produzierenden Rindenzone, wozu auch Cortisol, das körpereigene Stresshormon, gehört, und der Markzone, die die Stresshormone Adrenalin und Noradrenalin herstellt; wesentliche Produktionsstätte von Stresshormonen; siehe auch Hormone, Neurotransmitter)
Symbolische Be-Deutung: der Hirnanhangsdrüse untergeordnete Zentrale für Stressregulierung, Wasserhaushalt und Geschlechtsleben; reale körperliche Umsetzung von oben kommender Kommandos.
Aufgabe/Thema: Systemsteuerung; Umgang mit Stress (Cortison- und Noradrenalin-/Adrenalinausscheidung); Regulierung des Wasserhaushaltes: Mineralkortikoid-Absonderung wie Aldosteron; Geschlechtshormonproduktion; aktives Eingreifen in den Fluss des Lebens.
Urprinzip: Merkur (Vermittlung durch Hormone)-Mars (Stresshormone)/Mond (Wasserhaushalt)/ Pluto (Geschlechtshormone).

Nebenschilddrüsen

(Epithelkörperchen, Glandula parathyreoidea)
Symbolische Be-Deutung: vermitteln Gleichgewicht zwischen Verknöcherung und Haltlosigkeit, zwischen Verkrampfung und Erschlaffung (zwischen Kalzium- und Phosphatspiegel); Verantwortung für Stabilität des Gerüstbaus und der Bewegungselemente; kommen oft bei Schilddrüsenoperationen unter die Räder.
Aufgabe/Thema: Struktur geben, Halt vermitteln, Verknöcherung in den notwendigen Grenzen halten (Regelung des Knochenstoffwechsels über Parathormonproduktion); Stabilität, Festigkeit; (An-)Spannungszustand regeln.
Urprinzip: Merkur-Saturn.

Nervensystem (allgemein)

(umfasst alle Nerven des Organismus: das Zentralnervensystem [Gehirn und Rückenmark], das periphere willkürliche und sensible Nervensystem und das vegetative unwillkürliche Nervensystem)
Symbolische Be-Deutung: Fernmeldewesen des Körpers, Nachrichtendienst; die Elektrifizierung des Organismus, verantwortlich für die Spannung: An- und Entspannung, zum Zerreißen gespannt und ein Nervenbündel sein oder »Nerven wie Drahtseile« haben.
Aufgabe/Thema: Kommunikation in einem mehrdimensionalen System: vermitteln, steuern, regeln, kontrollieren; elektrochemische Verbindungen (Neurotransmitter)

schaffen, Nachrichten übermitteln; Verbindung von Bewusstsein und Körper; willkürliches Nervensystem: Erfüllungsgehilfe des bewussten Wollens und Spürens (das »menschliche«, neue Nervensystem: Wille und Wahrnehmung); unwillkürliches Nervensystem (Eingeweidenervensystem, → Parasympathikus, → Sympathikus): Ausführungsorgan des unbewussten Geschehens, Reflexe, Hirnstamm (das »tierische«, alte Nervensystem, Reptilienhirn).
Urprinzip: Merkur.
Lit.: *S 187–243.*

Nervenwasser

siehe Gehirnflüssigkeit

Nervus facialis

(Gesichtsnerv)
Symbolische Be-Deutung: Ausdruck von Stimmung und Identität, inszeniert die Gefühlswelt auf dem → Gesicht; Individualität, prägt den (Gesichts-)Ausdruck.
Aufgabe/Thema: Mimik, die verschiedenen Gesichter zeigen; das Gesicht wahren, Gesichtsverlust vermeiden; verhindert, dass es uns die »Visage verreißt«.
Urprinzip: Merkur.

Nervus ischiadicus

(Ischiasnerv)
Symbolische Be-Deutung: starker, von der Lendenwirbelsäule durch den größten (Gesäß-)Muskel (Gluteus maximus), Ober- und Unterschenkel in den Fuß ziehender Nerv; zentraler Kommandobereich für das reibungslose Vorwärtskommen.
Aufgabe/Thema: das Bein nervlich versorgen und all seine Bewegungen sicher steuern.
Urprinzip: Jupiter-Uranus.

Nervus opticus

(Sehnerv)
Symbolische Be-Deutung: interaktive Lichtleitung, Einsicht, Klarsicht; anfällig bei destruktiver Weltsicht/destruktiven Gedanken bzgl. der eigenen Welt, die häufig auf Angst beruhen.
Aufgabe/Thema: Vermittlung zwischen Lichtreizen und inneren Bildern, die wir dann für äußere halten; *Wahr*nehmung der äußeren, sichtbaren Welt.
Urprinzip: Merkur-Sonne-Mond.

Nervus statoacusticus

(Gehör- und Gleichgewichtsnerv)
Symbolische Be-Deutung: interaktive Telefonleitung, Kabel des Gleichgewichtmelders.
Aufgabe/Thema: Gleichgewicht und Gehör vermitteln, die körperliche (seelische) Mitte finden; hören – horchen – gehorchen: Gehorsam vermitteln.
Urprinzip: Merkur-Venus-Saturn.

Netzhaut

(siehe auch Augen)
Symbolische Be-Deutung: Konvertiermembran, Bilderwandlerin; regenerierbare Fotoplatte des Auges.
Aufgabe/Thema: Lichtreize in elektrische Reize verwandeln, Vermittlungsschritt bei der Entstehung

innerer Bilder als Spiegel äußerer.
Urprinzip: Merkur/Uranus-Sonne/Mond.

Neurotransmitter

Symbolische Be-Deutung: allgemein: Botenstoffe zwischen den Strukturen des → Nervensystems; Vermittlung von Nachrichten im Körperland; speziell:
Adrenalin (auch Epinephrin): im Nebennierenmark gebildetes, in Stresssituationen ausgeschüttetes → Hormon; veranlasst den Organismus zum »Gasgeben«, damit er in Gefahrensituationen bestehen kann.
Noradrenalin: dem Adrenalin (chemisch) ähnliches, im Nebennierenmark und im sympathischen Nervensystem gebildetes Hormon; wirkt vorwiegend an den Arterien (Schlagadern) des Körperkreislaufs, steigert den Blutdruck durch Erhöhung des peripheren Widerstands (ohne Vergrößerung des Minutenvolumens), Senkung der Pulsfrequenz.
Serotonin: wird im Zentralnervensystem, in Lunge, Milz und Darmschleimhaut aus der Aminosäure L-Tryptophan aufgebaut und in den Nerven sowie z. B. in Blutplättchen (Thrombozyten) und Mastzellen gespeichert; ein ausgeglichener bzw. leicht erhöhter Serotoninspiegel vermittelt Wohlbefinden und ein Gefühl von Zufriedenheit bis hin zu Ekstase und Glückseligkeit, (»Wohlfühlhormon«); wird aktiv in die Nervenzellen rückresorbiert (Membrantransport) und wiederverwertet (moderne Antidepressiva: selektive Serotonin-Wiederaufnahmehemmer hemmen diese aktive Rücknahme); wirkt in Lunge und Niere gefäßverengend, in der Skelettmuskulatur dagegen gefäßerweiternd, auf der Membran von Nervenzellen polarisierend und somit hemmend; Depressionen, bipolare und Angststörungen gehen mit Mangel an Serotonin im Gehirn einher; Symptome dieser Störungen werden durch gesteigerte Serotoninspiegel gelindert; hat Einfluss auf die Sexualität durch Vermittlung ekstatischer Empfindungen; bewirkt in einer gesteigerten Dosis »Käseglockeneffekt«: man fühlt sich wie in einer anderen und besseren, weil von Liebe erfüllten Welt (Antidepressiva, Ecstasy-Effekt).
Dopamin: darauf ansprechende sog. dopaminerge Neurone befinden sich im Zentralnervensystem, v. a. im Mittelhirn; von ihm aus steigen dopaminerge Systeme ins End- und ins Zwischenhirn; wichtigster Botenstoff im Belohnungssystem des Körpers, deshalb für unsere Vorlieben und Süchte verantwortlich (»Glückshormon«); ; ist aber auch in einigen Systemen des vegetativen Nervensystems aktiv und reguliert hier etwa die Durchblutung innerer Organe; wichtig für eine Vielzahl von lebensnotwendigen Steuerungs- und Regelungsvorgängen (u. a. Hormonhaushalt); Dopaminhaushalt steht im Zusammenhang mit Aspekten von Psychosen und verschiedenen Störungen; nach der sog. Dopaminhypothese wird ein übermäßig hoher Dopaminspiegel

in bestimmten Hirnarealen mit Schizophrenie (Psychosen) in Verbindung gebracht; hat wahrscheinlich eine entscheidend wichtige Rolle bei Suchterkrankungen: bei verschiedenen Rauschdrogen kommt es zur Ausschüttung von Endorphinen, Dopamin und Serotonin; Störung im Dopaminspiegel dürfte für einen Teil der Entzugssymptome verantwortlich sein; Missbrauch stark dopaminerger Substanzen (Amphetamine wie Ecstasy, Ritalin) kann sich auch bei Gesunden in entsprechenden Symptomen ausdrücken; wichtige Rolle bei neurologischen Krankheitsbildern wie Parkinson.
Gaba (Gamma-Amino-Buttersäure): der Neurotransmitter des parasympathischen Nervensystems (→ Parasympathikus/Vagus), gleichsam die Bremsflüssigkeit des vegetativen Nervensystems gegenüber dem → Sympathikus, aber auch der aktivierende Neurotransmitter für alle regenerierenden Prozesse.
Aufgabe/Thema: Vermittlung zwischen verschiedenen neuronalen Instanzen des Organismus, zwischen Steuerungs- und Vollzugsebenen; Bewusstseinsveränderungen.
Urprinzip: Merkur.

Nieren

Symbolische Be-Deutung: Gleichgewichts- und Partner(schafts)organe; Filter- und Reinigungsstationen für Lebensenergie und Blut; alles, was einem »an die Nieren geht«.
Aufgabe/Thema: Gleichgewicht zwischen sauren (männlichen) und basischen (weiblichen) Kräften wahren, damit Harmonie zwischen männlichem und weiblichem Pol herstellen; Aussteuerung zwischen den Extremen, die Mitte zwischen den Polen finden und bewahren; Differenzen ausgleichen, Unterschiede/Gegensätze harmonisieren; mitmenschlicher Kontakt als Begegnung mit dem unbewussten Seelenaspekt = Schatten; Filterung; Ganzheit; in der chinesischen Medizin für die erste Potenzierung von Kraft und Willenskraft zuständig; regieren die Geburt und das Wachstum, die Fortpflanzung und allgemein die Entwicklung; Sitz des angeborenen Qi, stoffliche Basis, Konstitution; Zuordnungen: Yin, Element Wasser, Emotion Angst/Schrecken, komplementär zur → Harnblase (Yang).
Urprinzip: Venus.
Lit.: *K 239–249.*

Nierenbecken

(siehe auch Nieren)
Symbolische Be-Deutung: Auffangtrichter des Über*flüssigen, des Seelenabwassers*; beliebter Ort für Versteinerungen unbewältigter Partnerschafts- und Schattenthemen.
Aufgabe/Thema: den flüssigen (seelischen) Abfall sammeln, bevor er ausfällt; unerlöste Aufgabe: größeren Steinen, die Lebensweg und freien Fluss blockieren, Lebensraum einräumen.
Urprinzip: Venus-Mond.

O

Oberarme

(siehe auch Arme)
Symbolische Be-Deutung: Kraft, Stärke, Macht; die persönlichen *Arme*en; Kraftsymbole (Bizeps), Heimat der (Durch-)Schlagkraft; Durch*halte*vermögen.
Aufgabe/Thema: halten, heben, (Aufgaben) stemmen, schlagen; Hebelkraft einsetzen; die Welt heranholen, Feinde von sich stoßen.
Urprinzip: Mars.
Lit.: *KS.*

Oberkiefer

(siehe auch Kiefer)
Symbolische Be-Deutung: Waffenlager der → Zähne; statische Heimat und Basis unserer oberen Waffen; gehört im Vergleich zum → Unterkiefer (Erdelement) schon zum »Himmel« des Gesichts und zum Luftelement; steht für die höheren Kräfte des Menschen, aber auch für die Herkunft(sfamilie); bestimmt mit den Wangenknochen den Gesichtsausdruck wesentlich: mit hohen Wangenknochen vermittelt er die etwas leidend wirkende, in slawischen Ländern häufige Gesichtsform, die heute dem Schönheitsideal entspricht (→ Wangen).
Aufgabe/Thema: die Zähne in etwas schlagen (erstes Fangen, bevor mit dem Unterkiefereinsatz die Falle endgültig zuschnappt); sich durchbeißen.
Urprinzip: Mars-Saturn.

Oberschenkel

Symbolische Be-Deutung: stärkste Muskeln, größte Kraft des Organismus, vom größten Muskel (Gluteus maximus) bewegt; als Symbol der Urkraft, verdeutlichen sie, wie der eigene (Lebens-)Raum erschlossen wird; Kraft des Fortschritts und Aufstiegs; stehen für die Kraft auf dem (Entwicklungs-)Weg, die man mitgebracht (ererbt) hat, Familientradition; Wunsch, alles zu beherrschen, was zwischen die Schenkel kommt; zeigen Vermögen, sich mit seiner eigenen Energie auf intime Begegnungen einzulassen.
Aufgabe/Thema: Ausschreit(ung)en, Fortschreiten = Vorwärtskommen, Fortschritt.
Urprinzip: Jupiter (gebiert Dionysos, den Gott des Rausches, der Ekstase und der Maßlosigkeit, aus seinem Oberschenkel).
Lit.: *S 370f., KS.*

Oberschenkelform

Symbolische Be-Deutung: **1.** stark, muskulös: *bei Frauen* weibliche Macht der großen Göttin; mächtige Kraft, um den Palast des Geschlechts zu schützen; den Mann dazwischen bezwingen (Brunhilde), im Zeitalter männlicher Frauenideale außer bei Athletinnen eher verpönt; *bei Männern* große (Stoß-) Kraft; zwischen den Schenkeln alles beherrschen, im Griff haben, »sich im Sattel halten« (Rodeo, Cowboy); sich Zutritt zu einer Frau verschaffen und zwischen ihren Schenkeln bestehen; **2.** dick, weich: *bei Frauen* weiche weibliche Ausstrahlung;

fleischige Schenkel mit wenig Kraft früher Schönheitsideal, heute als strukturlos und schwabbelige Cellulite-Landschaften verpönt; *bei Männern* in jeder, v. a. archetypischer Hinsicht unpassend, kraftlos und strukturschwach; ungeeignet, um im Sattel zu bleiben und im Leben Halt zu finden; **3.** dünn, schlank: von *Frauen* als modernes weibliches Schönheitsideal angestrebt; Eleganz der Kraft vorziehen, wobei von schlanken Schenkeln eine drahtige, kräftige Ausstrahlung ausgehen kann; *bei Männern*: Ausdruck von Ohnmacht, seine Männlichkeit nicht durchdrücken können, sich nicht so leicht im Sattel halten, den Halt und die Macht verlieren.

Aufgabe/Thema: **1.** überzeugende Einstellung vermitteln, Durchsetzungskraft, Einfluss und Kraft ins Leben bringen; mit beiden Beinen auf dem Boden stehen; sich *besserstellen*; mehr zu sich stehen; **2.** *bei Frauen*: weiche Hingabe entwickeln, fließende Ergebenheit kultivieren (weiches Wasser höhlt den härtesten Stein); den eigenen weiblichen Archetyp schätzen und lieben lernen; *bei Männern*: sich um die Anima, den eigenen weiblichen Seelenanteil, kümmern; **3.** *bei Frauen*: sich bereitwillig öffnen, dem Leben Einlass bieten, sowohl schnell und gewandt als auch wehrhaft sein, sich elegant aus der Affäre ziehen, statt massiven Widerstand zu leisten; *bei Männern*: nachgeben, sich lieber aus dem Staub machen als kämpfen; Nachgiebigkeit und Anpassungsfähigkeit in geschlechtlichen Angelegenheiten lernen; flexibel statt stark werden.

Urprinzip: **1.** Jupiter-Mars; **2.** Jupiter-Jupiter; **3.** Jupiter-Venus.

Lit.: *KS*.

Ohren/Gehör

(siehe auch Trommelfell)

Symbolische Be-Deutung: hören – horchen – gehorchen; für die Lebensstimmung wichtiger als Augen/Sehsinn (Taubheit schwerer erträglich als Blindheit, da Mitschwingen fehlt); Ohrmuscheln als passives, immer bereites Empfangsorgan: die Augen lassen sich (ver-)schließen, aber nicht auf Dauer die Ohren; sich jedoch je nach Bedarf *taub stellen* können; Teleskopantennen für den äußeren Raum; Aushängeschilder: die Ohrmuschel ist dabei Mandala und äußeres Abbild des inneren Mandalas, der Gehörschnecke; Ohrmuschel: Trägerin von Reflexzonen, die den ganzen Menschen widerspiegeln und auf diesem Weg therapeutischen Zugang zu ihm ermöglichen; Größe als Hinweis auf die Orientierung nach außen (große Ohren) oder innen (kleine Ohren); → Gleichgewichtsorgan im Innenohr: die Mitte wahren, für Balance sorgen.

Aufgabe/Thema: hereinlassen; hören, horchen, das Außen auf der Schwingungsebene integrieren bis zum Gehorchen; Demut; in die Tiefe zu den Wurzeln des Lebens lauschen; mitschwingen, Mitgefühl; »Wer nicht hören will, muss fühlen«; Zuge*hör*igkeit: »jmd. sein Ohr leihen«; wenn wir «jmd. Gehör

schenken«, fühlt der andere sich automatisch zuge*hör*ig und ge*hört* zu uns; unsere Ange*hör*igen sollten dieses Gefühl haben; wenn sie sich nicht ge*hör*ig angehört fühlen, wie es sich ge*hört*, kann es zu unerhörten, unge*hör*igen, ungehorsamen Reaktionen führen, die auf mangelnde Zugehörigkeit zurückgehen; in unerlöster Form: Hörigkeit; Kinder und Tiere, aber auch Erwachsene, die zu wenig Gehör und Aufmerksamkeit bekommen, werden geradezu hörig statt ungehorsam (Zuhälter machen »ihre« zum Anschaffen genötigten Frauen oft vorsätzlich hörig); Ohren verbinden Innen und Außen bzw. Mikro- und Makrokosmos (Reflexzonen) und bringen sie zum Ausgleich; Innen und Außen miteinander in Gleichklang bringen und schwingen lassen; eng verbunden mit dem → Gleichgewichtsorgan besitzt das Ohr dieselbe Funktion.
Urprinzip: Mond-Saturn.
Lit.: *S 156–162, K 211 f.*; *CD/Audio »Tinnitus und Gehörschäden«.*

Ohrform

Symbolische Be-Deutung: **1.** groß, abstehend: starke Außenorientierung, begierig zu empfangen; große Reflexzonen-Landkarten; gesundes Selbstvertrauen, das durch das Symptom getestet wird (»Esels-« oder »Segelohren«, »Elefantenohren« als Grund für Hänseleien); gut entwickeltes logisches Denken, Fantasie und Selbstbeherrschung, geringerer Zugang zu Gefühlen; Ausdauer und Durchsetzungskraft, der Welt gut gewachsen sein; **2.** klein: nach innen gerichtete Aufmerksamkeit, weniger Interesse für die Außenwelt, introvertiert; Tendenz zu einfachen, weniger differenzierten Weltbildern, unkomplizierte Lebensentwürfe; **3.** kantig, spitz: scharfe Konturen besitzen, mit *gespitzten Ohren* auf der Hut sein (Böses vermuten), schwieriges Verhältnis zu Gott und der Welt (Mephistos Ohren sind meist spitz dargestellt); unrund und eckig, hart gegen sich und die Welt sein, leicht Anstoß nehmen, anstößig wirken, überall *Ecken und Kanten* finden; **4.** stark gerundet: reiches inneres Leben, attraktive Ausstrahlung, runde Persönlichkeit; **5.** große Ohrläppchen: Zeichen hoher Entwicklung und Reife oder von Bindegewebsschwäche (siehe Buddha-Darstellungen, Ohren alter Menschen); idealistische Einstellung mit Tendenz zu visionärer, oft aber auch irrealer Sicht der Welt, bildhaftes Denken, transzendente Erfahrung; **6.** kleine Ohrläppchen: vernunftbetont, realitätsbezogen, an diesseitigen Dingen interessiert, nüchtern, sachlich, ergebnisorientiert, auf Kontrolle ausgerichtet; **7.** angewachsene Ohrläppchen: Steigerung kleiner Ohrläppchen, extreme rationale Nüchternheit, Kontrolle, Absicherung, Schnörkellosigkeit, mechanisches Denken und Erleben.
Aufgabe/Thema: **1.** offen sein für alles, wachsen und sich der Welt gewachsen zeigen; **2.** mit den eigenen Pfunden wuchern, die Innenwelt erforschen und in ihr ein Zuhause

finden, in sich selbst Ruhe und Erfüllung erleben, im Außen klein anfangen; **3.** die eigenen »Haken und Ösen« kennen, annehmen und klären; sich selbst helfen, um später auch anderen helfen zu können; achtsam und aufmerksam sein (»die Ohren spitzen«); Geheimnisse lüften; **4.** das Mandala im Ohr als Wegweiser zur Verwirklichung von Vollkommenheit nutzen; **5.** die Persönlichkeit im spirituellen Sinn entwickeln; eigene Visionen wahr- und wichtig nehmen, (v)erklärenden Zauber in die kalte rationale Welt bringen; **6.** der Welt auf objektiven Wegen näherkommen, Naturwissenschaft als Aufgabe und Chance; **7.** die fassbare Welt wirklich verstehen lernen, sich dann mit objektiven Methoden dem Unfasslichen zuwenden.
Urprinzip: **1.** Jupiter; **2.** Mond; **3.** Saturn-Pluto; **4.** Sonne; **5.** Neptun; **6.** Merkur; **7.** Jungfrau-Merkur.
Lit.: *KS*.

Ohrspeicheldrüse

(Parotis)
Symbolische Be-Deutung: größte Mundspeicheldrüse (→ Speichel[drüsen]); durch Kauen aktivierter Mundbefeuchter; Wichtigkeit guten Kauens, um den Mund feucht und Gesichtsschädel muskulös und markant zu erhalten.
Aufgabe/Thema: Speichel produzieren, das Wasser im Mund zusammenlaufen lassen; dafür sorgen, dass die Nahrung gut rutscht; gut kauen, der Verdauung und der Gesichtsform zuliebe.
Urprinzip: Mond.

Os sacrum

siehe Kreuzbein

Ösophagus

siehe Speiseröhre

Ostium uteri

siehe Gebärmuttermund

Ovarien

siehe Eierstöcke

P

Pankreas

siehe Bauchspeicheldrüse

Parasympathikus/Vagus

Symbolische Be-Deutung: der weibliche Gegenpol des (männlichen) → Sympathikus im Eingeweidenervensystem: Loslassen, Entspannung und Regeneration.
Aufgabe/Thema: Erholung und Ruhe, Aus- und Entspannen und alle weiblich nach innen gerichteten Aktivitäten, die auf die Arterhaltung zielen (»aus der Ruhe kommt die Kraft«).
Urprinzip: Mond-Venus.

Parotis

siehe Ohrspeicheldrüse

Penis

Symbolische Be-Deutung: *das Glied*, das unter allen anderen Gliedern diesen Namen für sich allein beansprucht, was seine Stellung andeuten mag; als Phallus: männliche Macht (»Gemächte«); Organ der Zeugung und Über*zeugung*, Begattungsorgan; Zauberstab (spendet Leben); durchdringende Kraft, Kanonenrohr für die Spermien (= Lenkwaffen); Schwert, das sich nach der Scheide sehnt, um Lust und schließlich Ruhe zu finden; Machtausübung: penetrieren, entjungfern (»Speer«), verletzen; be*herr*schen und beschenken liegen nahe beieinander; seine Größe wird in ihrer Bedeutung überschätzt, wichtiger ist (den meisten Frauen) die Kompetenz im Umgang damit; das Organ, des Sicheinlassens auf die Frau; Einlass kann dominant erzwungen oder erspielt und erbeten und als Geschenk erhalten und empfangen werden; Heimat der → Harnröhre, des entscheidenden Abwasserrohres für alles er- und überlebte Seelische, das es loszulassen gilt.
Aufgabe/Thema: das (neue) Leben lenken, Lust schenken; Abschussrampe für Samen; einerseits Machtgelüste austragen, andererseits sich auf die Welt des Weiblichen einlassen; Möglichkeit, zusammen mit dem weiblichen Pendant, der → Scheide, die Zweiteilung für einen Moment wieder aufzuheben: Einheitserlebnisse im Orgasmus vermitteln.
Urprinzip: Mars.

Perikard

siehe Herzbeutel

Peristaltik

(siehe auch Darm)
Symbolische Be-Deutung: Rhythmus des Erdelements, der über das Darmrohr läuft.
Aufgabe/Thema: den Speisebrei von der Speiseröhre bis zum Anus befördern, die Stuhlentleerung in Gang bringen.
Urprinzip: Pluto-Mond.
Lit.: *V*; *CD/Audio »Verdauungsprobleme«*.

Plazenta

siehe Mutterkuchen

Po

siehe Gesäß

Prostata

(Vorsteherdrüse)
Symbolische Be-Deutung: daumen- oder walnussgroße Drüse, die die Harnröhre umschließt und das Hauptvolumen des Ejakulats (der Samenflüssigkeit) beisteuert; hat die männliche Speerspitze (→ Penis) »einzufetten« bzw. ist für ihre Feuchtigkeit und Glitschigkeit verantwortlich; Vertrauen in (männliche) Sexualität, Vitalität, männliche Selbstachtung und Lebenslust; Hüter an der Schwelle zur zweiten Lebenshälfte.
Aufgabe/Thema: sorgt mit dem Prostatasekret für das richtige Milieu und die Ernährung der Spermien auf ihrem Weg zur Eizelle; lässt den sinnlich kompe-

tenten Mann ebenso feucht werden wie die Scheide bei der vital-lustvollen, nicht frigiden Frau (was bei der westlichen männlichen Art von Schnellschuss-Erotik aber fast in Vergessenheit geraten ist), anders ausgedrückt: viele Männer bleiben inzwischen trocken und somit im eigentlichen Sinn frigide (männliche Frigidität wird zwar von der patriarchalischen Schulmedizin nicht so genannt, ist aber eine Volksseuche); würden Männer im ursprünglichen, natürlichen Sinn ihren Beitrag (via Prostata und Cowpersche Drüsen) zum glitschigen Gelingen des Geschlechtsverkehrs beitragen, gäbe es keine frigiden Frauen.
Urprinzip: Mond-Mars.

Pyknischer Typ

siehe Konstitution

R

Rachen

siehe Schlund
Rechtshändigkeit
(siehe auch Hände)
Symbolische Be-Deutung: in der patriarchalischen, archetypisch männlichen Welt die *dominierende* Seite, insofern sozial bevorzugt, obwohl von Natur aus benachteiligt (Rechtshänder haben v. a. Zugang zur linken Hirnhälfte und nicht zu beiden wie Linkshänder [→ Linkshändigkeit]).
Aufgabe/Thema: das Leben auf archetypisch männliche Art in Angriff nehmen und in den Griff bekommen.
Urprinzip: Merkur-Sonne.
Lit.: *SdS*.

Regenbogenhaut

siehe Iris

Rhythmus der vier Elemente

Symbolische Be-Deutung: ergeben in ihrem synergetischen Zusammenspiel den Lebensrhythmus, der noch immer von der Schulmedizin unterschätzt und geradezu verkannt wird.
1. *Luft* (archetypisch männlich): → Atemrhythmus, → Zwerchfell: Rhythmusorgan des Atems.
2. *Feuer* (archetypisch männlich): → Herzrhythmus, → Sinusknoten: Rhythmusorgan für das Herz.
3. *Wasser* (archetypisch weiblich): → Craniosacral-Rhythmus zwischen den beiden → Gehirnhäuten Pia mater, der frommen Mutter, und Dura mater, der harten; verläuft zwischen Kreuzbein (*os sacrum* = »heiliges Bein«) und Schädel (*cranium*).
4. *Erde* (archetypisch weiblich): → Peristaltik des Darms von Speiseröhre bis Enddarm (Rektum), den Impulsgeber kennen wir noch nicht wirklich.
Aufgabe/Thema: **1.** *Der Atemrhythmus* (Luft) ist uns sehr bewusst; sich mit Lebensenergie versorgen; den »langen Atem der Sieger« entwickeln, d. h., tief, aber mit geringer Frequenz und insgesamt weniger atmen: den Ausatem, der uns in den parasympathischen,

archetypisch weiblichen Pol führt, verlängern – der Regeneration und Ruhe zuliebe, die heute viel zu kurz kommen.
2. *Der Herzrhythmus* (Feuer) ist uns vertraut und wichtig; bringt zusammen mit dem Luftelement Be*geist*erung ins Leben, aber hier ist weniger mehr und ein niedriger Puls mit mehr Herzkraft-Entfaltung ungleich gesünder.
3. *Der Craniosacral-Rhythmus* (Wasser) wurde erst spät von John Upledger entdeckt; führt noch immer ein Schattendasein wie das Wasserelement insgesamt, indem wir u. a. zu wenig trinken (mindestens 2 l pro Tag sollten es sein, andernfalls werden wir das am Lebensende bereuen, wenn wir körperlich und vor allem hirnmäßig zu stark vertrocknen).
4. *Die Peristaltik* (Erde) ist entscheidend für den gesunden, gut und regelmäßig entleerten Darm, denn dort sitzt bekanntlich, und schon von Hippokrates beschworen, der Tod. Als archetypisch weiblicher Rhythmus braucht er in unserer Kultur viel mehr Anerkennung, seiner Bedeutung entsprechend. Wieder sind die Ebene und das rechte Maß entscheidend, um das archetypisch Weibliche zu ehren.
Urprinzip: Mond (Rhythmus)
1. Mond-Merkur, **2.** Sonne-Merkur, **3.** Mond-Neptun, **4.** Mond-Merkur.
Lit.: *SH (Kap. Rhythmus des Lebens).*

Riechhirn

(Rhinencephalon; siehe auch Geruchssinn)
Symbolische Be-Deutung: der *Riecher* verbindet Witterung mit Gefühlswelt bzw. Gespür/Instinkt mit Intuition; älterer und ursprünglicherer Gehirnteil als Großhirn, insofern für gelingende Partnerschaft Geruch wichtiger als Aussehen.
Aufgabe/Thema: als stammesgeschichtlich älterer Teil des Gehirns verbindet es uns mit unseren Anfängen, d. h. der Instinkt- und Gefühlswelt; Witterungen verarbeiten, den 6. Sinn ins Leben einbringen.
Urprinzip: Pluto (das uralte Gehirn)-Neptun (Witterung, Gespür).

Ringfinger

(Goldfinger; siehe auch Finger)
Symbolische Be-Deutung: Verbundenheit, Treue, Status; Anzeiger des Familienstandes, Beziehungsstatus, auch die Beziehung und Verbundenheit zu sich selbst und zur eigenen Freiheit (wer sich nach einer Scheidung selbst heiratet und treu bleibt, braucht nur einen Ring); **1.** rechter Ringfinger: Ästhetik, Liebe, Kreativität; **2.** linker Ringfinger: Beziehung, Partnerschaft.
Aufgabe/Thema: glänzen, gesellschaftliche Stellung offenbaren; **1.** Zurückhaltung aufgeben; **2.** Probleme mit Intimität lösen.
Urprinzip: Merkur-Sonne.
Lit.: *SdS 59f.*

Rippen

Symbolische Be-Deutung: Bauelemente des Brustkorbes, zu dessen *Mächt*igkeit beitragend; Korb, der Sicherheit und Schutz für Herz und Lungen gewährt, letztlich für den Seelenvogel im Zentrum der Brust und für die Thymusdrüse im Zentrum des Abwehrsystems; Flexibilität und Anpassung (an den Rhythmus des Atems – an die Polarität).
Aufgabe/Thema: schützen, anpassen, Eindruck machen und Wirkung ausstrahlen.
Urprinzip: Saturn-Merkur.

Rippenfell

(Pleura, Brustfell)
Symbolische Be-Deutung: Außentapete der Lunge; das Tuch, in das die Lungenflügel eingeschlagen sind und das die Innenfläche des Brustkorbes auskleidet; (Auf-) Spannrahmen und Hülle zugleich; Stütze und Grenze unserer Flügel.
Aufgabe/Thema: das Kontaktorgan Lunge einhüllen und offen halten durch Unterdruck im Pleuraspalt zwischen Lungen und Rippen; Gleitfähigkeit, Anpassungsfähigkeit im Bereich der Kommunikation.
Urprinzip: Merkur.

Rücken

(siehe auch Wirbelsäule)
Symbolische Be-Deutung: verrät das Alter (die Jahre, die man *auf dem Buckel* hat); Last(enträger) des Lebens: Anstrengung (»sich für jmd. krummlegen«); Kraft, Rückhalt, einen *breiten Rücken* haben oder *mit dem Rücken zur Wand stehen*, Angst vor Hinterhalt, Dolchstoß, *rücksichtslos* sein; Schönheit, Grazie (»ein schöner Rücken kann auch entzücken«); Ehrlichkeit und Aufrichtigkeit, Geradlinigkeit: »aufrecht sein«, »sich für etwas gerademachen«, »für jmd. oder etwas ein- und geradestehen«; Haltung verdeutlichen: aufrecht oder gebeugt, gedemütigt sogar bucklig sein oder *buckeln* müssen.
Aufgabe/Thema: aufrichten und aufrecht/aufrichtig sein, Ehrlichkeit ausd*rücken*; die Last des Lebens tragen und ertragen, geschulterte Bürden an- und auf sich nehmen, Fähigkeit zu ertragen (Ertrag).
Urprinzip: Saturn.
Lit.: *S 271–300; CD/Audio »Rückenprobleme«.*

Rückenmark

Symbolische Be-Deutung: Datenautobahn des Körpers (von oben nach unten und umgekehrt); Regionalverwaltung; das Gehirn im Körperland.
Aufgabe/Thema: Dinge vor Ort (in der Horizontalen) regeln, Wichtiges weiterleiten nach oben und von oben nach unten.
Urprinzip: Merkur.

Rückenmarkshäute

(Meninges)
Symbolische Be-Deutung: Verpackung und Schutz der Hauptnervenbahnen, das Zentralnervensystem in Wasser betten.
Aufgabe/Thema: Abgrenzung,

Schutz und Rhythmik (rhythmisches Pulsieren des → Craniosacral-Stromes).
Urprinzip: Saturn-Mond.

Rückgrat
siehe Wirbelsäule

S

Salz
(Elektrolyte)
Symbolische Be-Deutung: Salz des Lebens: die Essenz des Lebens, das Wesentliche (wer ständig nachsalzt, verrät, dass ihm *das Salz in der Suppe* fehlt und sein Leben fad und geschmacklos geworden ist); Sal(z) hat sprachlich dieselbe Wurzel wie Heil.
Aufgabe/Thema: Aufrechterhaltung der Spannungspotenziale an der Zellmembran (Zelle als Batterie); Bindung des Wassers: Salz hält das seelische Element bei der Stange; in der Alchemie entspricht es dem Körper, der Materie.
Urprinzip: Saturn.

Samenleiter
Symbolische Be-Deutung: Rennstrecke der Samentierchen (Spermien); Lebensbahn.
Aufgabe/Thema: neues Leben vermitteln und leiten.
Urprinzip: Merkur.

Schädel
siehe Kopfformen

Schambein
(siehe auch Venushügel)
Symbolische Be-Deutung: knöcherne Basis des weiblichen Venus- bzw. Schamhügels oder -berges (ist bei Männern ebenso vorhanden, steht aber weniger im Mittelpunkt); Schutz der Geschlechtsregion, der Schambeinfuge (Symphyse); Berg, den Männer am liebsten und am meisten besteigen; früher mussten sie durch dichten Urwald, sprich Behaarung, vorstoßen, heute finden sie häufig Kahlschlag vor wie im Makrokosmos.
Aufgabe/Thema: den Beckenring schließen und stabilisieren; bei besonderer Ausprägung Betonung der Beckenfestung, des Venusberges, der erobert werden will, und des Scham-Aspektes.
Urprinzip: Saturn-Venus.

Schamhaare
Symbolische Be-Deutung: Hinweis auf einsetzende Pubertät bzw. Zeichen von Geschlechtsreife beim Erwachsenwerden; Urwald, in dem der Eingang zum Palast des Geschlechts verborgen und geschützt ist; dichter Haarwald spricht für Respekt oder sogar Angst vor Sexualität; kaum Schamhaare deuten auf geringen Schutz hin und hohe Verletzlichkeit bzgl. des Sexuallebens; heute bei beiden Geschlechtern Schauplatz von Schamhaarfrisuren oder völliger Nacktheit als Symbol größter Entblößung, Offenheit und Hingabebereitschaft.
Aufgabe/Thema: den Intimbereich verstecken und schützen, Wahrung

des Geheimnisses einer zauberhaften Welt, verborgene archetypische Weiblichkeit.
Urprinzip: Pluto.
Lit.: *SuL.*

Schamlippen

(siehe auch Vulva)
Symbolische Be-Deutung: äußere Doppelpforte zur geschlechtlichen Innenwelt; die unteren Lippen bewachen und öffnen den Palast des weiblichen Geschlechts – weitgehend wie die oberen → Lippen die Mundhöhle; der in diesem Fall ordinäre Volksmund weiß: »Wie die Lippen des Weibes, so ihr Schlitz des Leibes«; innere Schamlippen reicher innerviert und empfindsamer als die äußeren, bergen zwischen sich mit der → Klitoris (Kitzler) den Ort höchster Erregbarkeit, der mit einem ähnlich großen Schwellkörper wie beim männlichen Penis verbunden ist, der aber den meisten unbekannt und verborgen bleibt; auf dem Weg von außen nach innen nimmt die Empfindsamkeit dramatisch zu (in primitivsten muslimischen Kulturen Afrikas wird jungen Mädchen dieser Ort größter Empfindsamkeit [innere Schamlippen und Klitoris] auf brutale Art ohne Betäubung bis heute noch immer oft weggeschnitten, um sie lebenslang ihrer Lust zu berauben).
Aufgabe/Thema: äußere Schamlippen (äußerer Verschluss der Geschlechtswelt) und innere Schamlippen (innerer Verschluss) als doppelt verschlossene Sicherheitsschleuse, die nur den einlässt, der wirklich willkommen ist.
Urprinzip: Pluto-Venus.
Film: *Die Wüstenblume* (2009.)

Scheide

(Vagina)
Symbolische Be-Deutung: zu Kontraktionen fähiger Muskelkanal, der den Eingang der inneren Schamlippen mit dem Gebärmuttermund verbindet: sich verschließen oder öffnen, Hingabe; Leben in den eigenen Schoß einladen und aufnehmen; sinnlicher Genuss; *Scheide für das männliche Schwert*; vorderer Ein- und Ausgang der (geschlechtlichen) Unterwelt; Vermittlung von Leben und Lust (Schatzkammer oder Palast der Lust in östlichen Liebeslehren); je größer und weiter, desto mehr kann *frau* sich öffnen, desto tiefer kann ihre Hingabe gehen; sie korreliert mit der wachsenden Hingabe- und Orgasmusfähigkeit nach Geburten; reife Männer ziehen diese Weite und Offenheit der Enge und Verschlossenheit vor, während junge, kämpferische Männer, die sich noch (ihre Männlichkeit) beweisen müssen, die enge jungfräuliche Scheide suchen, die sie erobern und mit phallisch penetrierender Gewalt auch einnehmen wollen; wenn die Frau Lust empfindet, sondern die Drüsen ihrer Scheide Gleitflüssigkeit im Überfluss ab, außerdem tragen beim Mann Prostata und Cowpersche Drüsen bei, dass alles »rutscht und flutscht«; im schlechtesten Fall stehen auf beiden Seiten Angst, Miss-

trauen und schlimme Vorerfahren dem entgegen; das beste natürliche und nebenbei noch gesunde Gleitmittel ist dann Kokosöl (grundsätzlich reicht die Flüssigkeit von einem Partner, wobei moderne Männer diesbezüglich meist komplett ausfallen, weil ihre Drüsen wegen der Kürze des Verkehrs nie richtig in Gang kommen); Möglichkeit, zusammen mit dem männlichen Pendant des → Penis die menschliche Zweiteilung (siehe Genesis oder Platons Gleichnis von den Kugelmenschen) für einen Moment wieder aufzuheben und Einheitserlebnisse im Orgasmus zu ermöglichen.
Aufgabe/Thema: bergen und umfangen, aufnehmen und entlassen; Hingabe und Lust bis zur Erfahrung der Einheit.
Urprinzip: Mond-Venus.

Schienbein
siehe Unterschenkel

Schilddrüse
(siehe auch Hormone)
Symbolische Be-Deutung: Regelstelle des Stoffwechsels, bestimmt über die jodhaltigen Hormone Thyroxin und Trijodthyronin die Stoffwechselrate (das Bruttosozialprodukt des Körpers); durch den Jodgehalt sind beide auch wirksame Antiseptika (Desinfektionsmittel); Entwicklung, Evolution, Reifung; maßgebende Instanz für Kommunikation und Ausdruck (entspricht dem 5. Chakra *Vishuddi*, → Chakren), Vitalität, Aktivität, Motivation und Selbstbestimmung.
Aufgabe/Thema: Regelung von Temperament, Temperatur und Stimmungslage; Entwicklung, Wachstum.
Urprinzip: Merkur-Uranus.
Lit.: *S 254–270.*

Schlaf
Symbolische Be-Deutung: die dunkle Seite des Lebens, archetypisch weibliche Hälfte der Existenz, Nachtmeerfahrt der Seele und Reich der Träume.
Aufgabe/Thema: Regeneration, Verarbeitung der Tages- und Lebenskonflikte in Träumen; Ausgleich zum archetypisch männlichen Tag; Einschlafen erfordert Loslassen, gelingt am besten, wenn fertig mit dem Tagewerk.
Urprinzip: Mond-Neptun.
Lit.: *Sch.*
Film: *The Good Night* (Bd 1).

Schleimhaut
Symbolische Be-Deutung: Schutzhülle, innere Grenze, zweite Schwelle nach innen: Schranke zwischen innerer Außen- und wirklicher Innenwelt; Aufnahmemembran, fruchtbare Zone der Aufnahmebereitschaft; Schleim als Fruchtbarkeitssymbol; indianische Völker glauben, das Leben komme aus dem Schleim.
Aufgabe/Thema: Schutz der Organe, Gleitmittel (Schleim) produzieren; inneren Austausch vermitteln, durchschleusen, aufnehmen; lebensfähiges Milieu schaffen.
Urprinzip: Mond.

Schlüsselbein

(siehe auch Schultern, Gelenke)
Symbolische Be-Deutung: als 12 bis 15 cm langer S-förmig gebogener Knochen direkt unter der Haut gelegen; wesentlicher Teil des Schultergürtels, verbindet Brustbein mit dem Acromion, dem obersten Teil der → Schulterblätter: Brückenfunktion zwischen Körpervorder- und -rückseite; für die seitliche Anhebung des Armes sind seine beiden Gelenke wichtig.
Aufgabe/Thema: wichtige Funktion im Rahmen der Schultergelenksbeweglichkeit, besonders beim Heben des Arms seitlich über die Horizontale hinaus; ermöglicht das Ausbreiten der eigenen Flügel.
Urprinzip: Merkur.

Schlund/Rachen

(Pharynx)
Symbolische Be-Deutung: (Besitz) einverleiben, (eine Firma) *schlucken*; Gier- und Geizhals; »den Hals nicht voll genug kriegen«, aber auch »etwas in den falschen Hals bekommen«, sich übernehmen (*sich verschlucken*); (lymphatischer) Abwehrring.
Aufgabe/Thema: hereinholen, einver*leib*en; (Feinde) abwehren.
Urprinzip: Venus-Pluto.

Schneidezähne

siehe Zähne

Schulterblätter

Symbolische Be-Deutung: knöcherner Rückenpanzer zum Schutz und zusammen mit den Schlüsselbeinen für das → Schultergelenk zuständig; große flache Knochen wie knöcherne Flügel, ähnlich den Lungenflügeln als innere Flügel; ihr Zustand verdeutlicht die Leichtigkeit, mit der wir durchs Leben schwingen, oder die Schwere, die uns schmerzhaft drückt; *linkes Schulterblatt*: archetypisch weibliche Themen, z. B. Familie, *linkes Schulterblatt*: männlicher Pol und Arbeitswelt.
Aufgabe/Thema: Halt und Haltung geben (als Teil des Schultergürtels); den Rücken schützen, sichern und panzern; das Gefühl geben und dazu ermutigen, Raum einzunehmen, seine Flügel auszubreiten zu Gedanken- und Höhenflügen.
Urprinzip: Merkur-Uranus.

Schultergelenk

(siehe auch Gelenke)
Symbolische Be-Deutung: äußerst bewegliches, dafür weniger stabiles Kugelgelenk; Kompromiss zwischen größtmöglichem Bewegungsspielraum auf der einen und Stabilität und Sicherheit auf der anderen Seite; Beweglichkeit auf oberer Ebene; Basis der eigenen Handlungsweisen; Vermittlung der Welt: während Hüftgelenke erlauben, auf die Welt zuzugehen, ermöglichen Schultergelenke, sie zu sich heranzuholen.
Aufgabe/Thema: auf physischer Ebene Zugang zur Welt herstellen: agieren und artikulieren; gewährt große Freiheit bei nur geringen Einschränkungen, verhindert aber Extreme der *Artikulation*, indem

es die *Fassung* verliert; animiert zu mutiger (geistiger) Beweglichkeit und dazu, den großen (Lebens-ent-)Wurf zu wagen und über sich hinauszuwachsen; Basis unserer Hand(werkszeuge); erlaubt, den Bogen handwerklicher Aktivitäten weit zu spannen; reagiert aber empfindlich, wenn er überspannt wird; erlaubt, weite Kreise zu ziehen, bestraft aber jedes Überziehen der Artikulationsmöglichkeiten; zeigt an, wenn das Handwerk gegenüber dem geistigen Werk übertrieben wird.
Urprinzip: Merkur-Mars.
Lit.: *S 301–308.*

Schultern

Symbolische Be-Deutung: den eigenen Lebensraum mit Selbstbewusstsein und Stolz beanspruchen; die Fähigkeit und Bereitschaft, Last(en), Belastungen zu tragen (»etwas schultern«) und Verantwortung zu übernehmen; gehören zu den beweglichsten Körperteilen (→ Schultergelenk): Ausstrahlung von Kraft und Freiheit entwickeln (breite Schultern) oder Schutzbedürftigkeit signalisieren (schmale Schultern); *rechte Schulter*: aktive archetypisch männliche Anteile, z. B. Arbeit, Autorität, Handeln; von anderen aufgebürdete Probleme; *linke Schulter*: archetypisch weibliche empfangende Gefühlsseite; sich selbst aufgeladene Probleme; Haltung zum Leben (→ Schulterform); sich die Schultern aufpolstern: so tun, als hätte man breite Schultern und könnte viel (er-)tragen; Haltung zu anderen Menschen (»die kalte Schulter zeigen«); Schulterschluss: zueinander und füreinander (ein-) stehen: »Schulter an Schulter«, »Schulter zum Anlehnen« suchen oder anbieten: »jmd. unter seine Fittiche nehmen«; Auseinandersetzung mit der Welt: hängende Schultern (Resignation, Minderwertigkeitsgefühle), »etwas auf die leichte Schulter nehmen«, »jmd. über die Schulter gucken«, »geschwollene Schultern« (überheblich sein), »jmd. auf die Schulter klopfen« (ihn loben und dabei hinunterdrücken?), »mit den Schultern zucken« (Ratlosigkeit, Unwissenheit), »Schultern zurücknehmen und Brust raus«: sich brüsten.
Aufgabe/Thema: tragen und ertragen, Belastbarkeit, Lasten (mit sich herum-)schleppen; innere Haltung nach außen spiegeln; Verbindung der Expressivität von Händen und Armen mit der Brust als Ort der Mitte und Integration; den Armen Handlungsfreiheit geben.
Urprinzip: Saturn-Jupiter-Merkur.
Lit.: *KS, S 301–308.*

Schulterform

Symbolische Be-Deutung: **1.** breit: das Leben *schultern*, vieles auf sich nehmen können, Schutz und Geborgenheit gewähren, Sicherheit vermitteln; archetypisch männliche Silhouette; **2.** schmal: keine breite Rückendeckung vorhanden, geringe Belastbarkeit; Hilfsbedürftigkeit; *bei Männern*: Zeichen von Schwäche, mangelnder Kraft und Belastbarkeit, unmännlich; *bei Frauen*: Zerbrechlichkeit und Schutzbe-

dürftigkeit, archetypisch weibliche Silhouette; **3.** hängende, krumme Schultern, Rundrücken bis zum Buckel: deprimierter, resignierter Aus- und Eindruck, nicht belastbar, überfordert, *unerträgliche* Schuldgefühle, die Schwere der Verantwortung, die fast erdrückt; energielos, erschöpft, alles an sich abgleiten lassen, aufgeben; **4.** hochgezogen: Starre, Angst, Schock, Schutzbedürfnis, den Kopf einziehen.
Aufgabe/Thema: **1.** Mut und Tatkraft beweisen; für andere Sorge tragen; **2.** für sich selbst sorgen lernen; **3.** nicht mehr auf sich nehmen, als man (er-)tragen kann; weniger ist mehr; niederdrückende Belastungen und Bürden einer Revision unterziehen; sich bewusst in die Niederungen des eigenen Unbewussten und Schattens herunterholen lassen; Überflüssiges loswerden, an sich abgleiten lassen; unbelastet mit dem Strom des Lebens fließen; **4.** sich schützen, die Zentrale in Sicherheit bringen, den Kopf rechtzeitig einziehen lernen; alle Kraft und allen Mut zusammennehmen; handlungsfähig werden, sich nicht zum Hampelmann machen.
Urprinzip: **1.** Mars; **2.** Mond; **3.** und **4.** Saturn.
Lit.: *KS*.

Schweißdrüsen

(siehe auch Achseldrüsen)
Symbolische Be-Deutung: Schleusen (von innen nach außen); Haut- und Temperaturregulatoren; Erzeugung von Duftnoten.
Aufgabe/Thema: Hautmilieu stabilisieren: schützen (vor Austrocknung), abwehren (den Säuremantel der Haut schaffen), kühlen (bei Überhitzung), reinigen (durch Ausscheidung); Revier markieren, Partnerakquisition.
Urprinzip: Merkur-Mond-Venus-Mars.

Sehnen

(siehe auch Achillessehne, Bänder)
Symbolische Be-Deutung: Stricke, an denen alles hängt; Verankerung im Leben; Transmissionsriemen des Bewegungsapparates und damit der Willensimpulse; Befestigungstaue (für die Muskeln), Übertragung der Bewegungsdynamik auf Strukturelemente (Knochen); stellen Verbindungen zwischen Knochen und Muskeln her, wenn sie reißen, ergeben weder Knochen noch Muskeln Sinn; wenn Kontakt zwischen zwei Menschen fehlt, entsteht *Sehn*sucht und die Suche nach der Verbindung (*Sehn*e).
Aufgabe/Thema: Umsetzung der eigenen Kräfte und Energien in die Praxis (Übertragung der Muskelkraft auf die Knochen); geben Spannkraft wie die Sehne des Bogens, die gespannt, aber nicht überspannt werden darf (deshalb kann man Marathon am besten auf festem Untergrund laufen und nicht im Sand).
Urprinzip: Mars-Merkur (Kraftübertragung)-Saturn (Merkur verbindet Mars und Saturn).

Sehnerv

siehe Nervus opticus

Sehrinde

(Großhirnteil)
Symbolische Be-Deutung: Entstehungsort der inneren Bilder; magischer Spiegel: macht aus Lichtreizen Bilder; rechnet elektrische Signale in Bilder um, stellt diese auf die Füße, denn die Linse des Auges meldet alles auf dem Kopf stehend; Heimkino.
Aufgabe/Thema: Lichtreize in Bilder verwandeln, zu Bewahrendes aussortieren.
Urprinzip: Sonne/Mond-Uranus.

Septum

siehe Herzscheidewand

Sexualität

Symbolische Be-Deutung: Grundbedürfnis, Urtrieb zur Fortpflanzung und Weitergabe des Lebens; Vitalität, Kreativität, Verlangen, Lebendigkeit, Liebe, Lust, Erotik.
Aufgabe/Thema: Kinder in die Welt setzen, Liebe zeigen, Geschlechtlichkeit und Lebensfreude ausleben, wobei es neben der mit Abstand am meisten verbreiteten *Heterosexualität*, der gegengeschlechtlichen Anziehung, weitere Spielarten der Natur gibt; *Bisexualität*: ein Geschenk, das zu Weite und Offenheit einlädt; *Homosexualität*, ob bei Frauen (lesbisch) oder Männern (schwul): seine Liebe großzügig und (geschlechts-)grenzenlos verschenken, beide Geschlechter intensiv kennen und schätzen lernen; eine Aufforderung, das eigene Geschlecht mehr annehmen, schätzen und lieben zu lernen; *Transsexualität*: Identifizierung nicht so sehr mit jenem bei der Geburt festgestellten und -geschriebenen Geschlecht, sondern mit dem Gegenpol; eine Aufforderung, sich mit beiden Seiten der geschlechtlichen Wirklichkeit einzulassen.
Sich generell nicht davon irremachen lassen, dass weltweit in vielen Gesetzesbüchern und Köpfen andere als heterosexuelle Orientierungen sowie bestimmte Formen und einvernehmliche Praktiken der menschlichen Sexualität noch immer als krankhaft und strafbar eingestuft werden.
Urprinzip: Mars, Venus; Uranus (Homosexualität, Transsexualität), Pluto.
Lit.: *SuL*.

Sinnesorgane

Symbolische Be-Deutung: Brücken zwischen innen und außen, zwischen weiblichem und männlichem Pol; fünf klassische Sinne: 1. *Sehen*, Sicht und Gesicht (→ Augen), 2. *Riechen*, Geruch und Witterung (→ Geruchssinn), 3. *Hören*, Gehör und Gehorsam (→ Ohren/Gehör, Trommelfell), 4. *Schmecken*, Geschmack in doppelter Hinsicht (→ Geschmacksknospen) und 5. *Tasten* (→ Tastsinn) sowie die *Intuition* als 6. Sinn; inzwischen wird auch der *Gleichgewichtssinn* (→ Ohren/Gehör) hinzugezählt; die Erfahrung der äußeren und inneren Welt vermitteln; ohne Sinne kein Sinn (»von Sinnen sein«).
Aufgabe/Thema: lassen uns die Welt erkennen; vermitteln Sinnlich-

keit und Sinnenfreude; helfen, über sinnliche Erfahrung Sinn zu finden.
Urprinzip: Venus-Merkur-Jupiter (von den Sinnen zum Sinn).

Sinusknoten

Symbolische Be-Deutung: tonangebendes, rhythmusgebendes Zentrum im → Herz und damit für den ganzen Organismus; den Ton im Herz angeben, den Rhythmus des Feuerelements (→ Rhythmus der vier Elemente) bestimmen; die Spitze der Hierarchie: Primus inter pares (Erster unter Gleichen), da auch alle anderen Herzzellen Rhythmusorgane nur auf geringerem Frequenzniveau sind.
Aufgabe/Thema: dem Herz *Beine machen*, es mit jedem Impuls elektrisch antreiben und zugleich alle anderen Zentren entmachten (elektrisch entpolarisieren), um die Hierarchie zu erhalten, die dem Leben Ordnung, Stabilität und seinen Rhythmus schenkt.
Urprinzip: Sonne-Uranus.
Lit.: *H 174–177*.

Skelett

(Knochengerüst; siehe auch Knochen)
Symbolische Be-Deutung: das strukturgebende Gerüst im Körper; stützen (die langen Knochen) und schützen (Knochenschalen wie Schädel und Beckenschale sowie die Rippen).
Aufgabe/Thema: die individuelle Struktur verdeutlichen, die uns aufrecht hält und den aufrechten Gang ermöglicht: Garant der Ehrlichkeit; dem Leben ein Gerüst und damit Stabilität und Festigkeit geben; es aber auch bergen und schützen.
Urprinzip: Saturn.

Sommersprossen

siehe Teil 2

Sonnengeflecht

(Solarplexus)
Symbolische Be-Deutung: Selbstvertrauen, Lebensfreude (entspricht dem dritten Chakra [*Manipura*]; → Chakren); Punkt, auf den manche deuten, wenn sie »ich« sagen (die meisten deuten allerdings auf das Herz-Chakra [*Anahata*]).
Aufgabe/Thema: Steuerung von Magen und Darmtrakt.
Urprinzip: Sonne-Merkur.

Speichel(drüsen)

(siehe auch deren größte, die Ohrspeicheldrüse)
Symbolische Be-Deutung: Appetit, (Essens-)Lust (»das Wasser läuft im Munde zusammen«); Nähe, Speichel als intime Lustflüssigkeit: küssen und Speichel lecken.
Aufgabe/Thema: Schlucken und Stimmbildung durch Befeuchtung erleichtern; Kohlenhydratverdauung durch Amylasebildung; Vermischung (der Speisen und Menschen): wen oder was wir *zum Fressen gern haben*, versuchen wir einzuspeicheln; in die Hände spucken, wenn man sich motivieren oder Mut machen will; ein dreifaches Ausspucken mit dem Ausspruch »Toi toi toi!« wünscht Glück.

Urprinzip: Venus-Mond.
Lit.: *V 66–68.*

Speiseröhre

(Ösophagus)
Symbolische Be-Deutung: Transportweg, Nahrungszulieferung von der Mund- zur Magenhöhle.
Aufgabe/Thema: Verbindung zwischen Geist- und Körpersphäre, zwischen Himmel und Erde; Nahrungsanlieferung durch rhythmische Wellenbewegungen, damit einem nichts *im Halse steckenbleibt*; Weitertransport alles Geschluckten: Beginn der → Peristaltik des Darms, des Rhythmus des Erdelements.
Urprinzip: Merkur.

Sprunggelenk

siehe Fußgelenk

Stammhirn

(siehe auch Limbisches System, das seinen größten Teil ausmacht)
Symbolische Be-Deutung: ursprünglichste Koordination, erstes Computermodell; (entwicklungsgeschichtlich) altes Gehirn, das uralte Überlebensvorgänge (wie Atmung) regelt; *Stamm* des Gehirns, aus dem sich alle anderen Äste (auch das Großhirn) entwickeln konnten.
Aufgabe/Thema: verarbeitet und koordiniert Signale aus dem Körperinnern mit solchen aus der Umwelt; regelt die zum Überleben notwendigen Lebensvorgänge (z. B. die Atmung) über das entsprechende Zentrum.
Urprinzip: Pluto.

Steißbein

(Os coccygis, siehe auch Wirbelsäule)
Symbolische Be-Deutung: Überbleibsel der Evolution, Rest des Schwanzes der Wirbeltiere, deutet beim Menschen nur noch knöchern den Beckenboden an wie ein knöcherner Sporn im weichen Gewebe; tiefster Punkt des Beckens, Erdverbindung (Wurzel-Chakra [*Muladhara*] → Chakren); bei Stürzen gefährdet, (schmerz-)empfindlicher Stoßdämpfer: »auf den Hintern fallen« (Bruchlandung, die anzeigt, dass etwas Grundsätzliches im Leben nicht stimmt).
Aufgabe/Thema: den Inhalt der Beckenschale schützen; das Ende der Wirbelsäule markieren.
Urprinzip: Pluto.
Lit.: *KS.*

Sternum

siehe Brustbein

Stimmbänder

(siehe auch Kehlkopf)
Symbolische Be-Deutung: klassisches Organ des Selbstausdrucks, der eigenen Individualität; Saiten, die wir (in uns) und die uns zum Klingen/Schwingen bringen; über die → Stimme die Stimmung mitteilen; sich beim Sprechen – und noch mehr beim Singen – mit Schwingungen verbinden und ins Mitschwingen kommen, was Resonanz bringt, Nähe schafft und sich genussvoll anfühlt.
Aufgabe/Thema: Artikulation, Sprachbildung; verbaler Ausdruck, Kommunikation.

Urprinzip: Merkur-Venus.
Lit.: *S 248–253.*

Stimme

Symbolische Be-Deutung: Stimm(ungs)- und Schwingungsausdruck; Kommunikation.
Aufgabe/Thema: Artikulation, Sprachbildung; Ausdruck von Information und Gefühl (Stimm[ungs] lage); erlaubt, be*stimm*t und *stimm*ig aufzutreten; der eigenen Be*stimm*ung nahekommen, wenn wir stimmig ausdrücken, was für uns stimmt, wenn wir sagen, was wir denken, und tun, was wir sagen; schädliche Fremdbe*stimm*ung: andere für uns abstimmen lassen; dem nicht zustimmen, was wir sagen, und damit unstimmig werden; hohe, piepsige Stimme im Kindesalter als Zeichen noch schwacher Erdung und hochfliegender Vorstellungen in dieser Zeit; Lebensstimmung ist noch nicht gefestigt; erst in der Pubertät entwickelt sich mit dem → Kehlkopf Realitätssinn und Erdung; die Stimme kommt nach einigen Eskapaden und Ausrutschern herunter und findet ihre Tiefe, dies besonders deutlich bei Jungen im Stimmbruch; es mag aber auch länger dauern, die richtige Stimm- und Schwingungslage im Leben zu finden; Singen kann die Stimme befreien.
Urprinzip: Merkur (Vermittlung), Mond (Stimmung), Sonne (Ich-Ausdruck).
Lit.: *S 248–253.*

Stirn

Symbolische Be-Deutung: Angriffsfläche, die wir dem Leben bieten, die Front und Vorderseite; Kon*front*ation (lat. *frons, frontis, f.* = Stirn), »jmd. die Stirn bieten«, »jmd. hat die Stirn, etwas zu tun oder zu sagen«, »mit dem Kopf durch die Wand«; sich be*haupt*en; eine Art Anzeigetafel für das, was dahinter stattfindet: Geisteskraft; direkt hinter der Stirn liegt das Frontalhirn und damit das, was uns persönlich als Mensch ausmacht.
Aufgabe/Thema: lenken, kon*frontieren*, vorausgehen; Schutzschild, hinter dem sich das Denken vollzieht und auch die Glücksempfindungen entstehen.
Urprinzip: Mars (Front)-Uranus (Himmelsbezug).
Lit.: *SdS.*

Stirnform

Symbolische Be-Deutung:
1. *hoch*: »Denkerstirn«, vernunftgesteuert, sachlich, vorurteilsfrei; klarer Verstand leitet Denken und Handeln; *breit*: geistige Weite, Aufgeschlossenheit; **2.** *eng*: zielstrebiges Denken, ein eng umrissenes Weltbild und die Gefahr von Einseitigkeit und Fanatismus (»Engstirnigkeit«); **3.** *vorgewölbt*: das Denken braucht (übertrieben) viel Raum; ausgeprägt gutes Vorstellungsvermögen, große (ausufernde) Fantasie und Tendenz zur Philosophie; **4.** *fliehend*: archaisches Antlitz, der ursprüngliche Mensch, »primitive« Ausstrahlung, intellektuell »minderbemittelt«, dafür

besser in Verbindung mit der Welt der Emotionen und Gefühle (Mittelhirn) sowie der Überlebensinstinkte (Stammhirn); **5.** *glatt, faltenfrei*: eine glückliche, sorgenfreie, jugendliche Erscheinung, das Leben hat keine Spuren hinterlassen, glatte Fassade (als ob jmd. »kein Wässerchen trüben könnte«), nichts an sich heranlassen, Mangel an Erfahrungen, ungelebt; **6.** *waagerechte Falten*: »Sorgenfalten«, der Ernst des Lebens steht jmd. »ins Gesicht geschrieben«; die Zahl der ganz durchlaufenden Falten liefert Hinweise auf die Zahl individueller großer Lebensthemen; **7.** *senkrechte und waagerechte Falten*: das Kreuz des Lebens auf der Stirn tragen, mit sich selbst über Kreuz sein; Zerknitterung, Unzufriedenheit, durchkreuzte Hoffnungen, gezeichnet sein.
Aufgabe/Thema: **1.** Denken auf hohes Niveau bringen, den Geist über die Materie herrschen lassen, Philosophie als Liebe zur Weisheit; **2.** konzentriert zu Werke gehen; kleine, enge Bereiche erschöpfend durchdenken (Spezialistentum); **3.** den Fantasien Raum geben, sie wachsen lassen; der Welt der Seelenbilder Ausdruck verschaffen; **4.** die frühen Themen leben, z. B. Gefühle und Emotionen; eine Überlebenspersönlichkeit entwickeln; **5.** geradliniges, klares Denken kultivieren, jugendliche Ausstrahlung genießen, sich emotional berühren lassen, mit dem inneren Kind in Kontakt treten; **6.** sich konsequent und ernsthaft der Verantwortung des Lebens und seinen großen Themen stellen; **7.** sein Kreuz auf sich nehmen; sich auszeichnen.
Urprinzip: **1.** Merkur-Jupiter; **2.** Jungfrau-Merkur; **3.** Merkur; **4.** Pluto; **5.** Mond; **6.** und **7.** Saturn.
Lit.: *KS*.

Stirnhöhle

siehe Nasennebenhöhlen

Stoffwechsel

Symbolische Be-Deutung: Fließgleichgewicht; die innere biochemische Aktivität aller Organe, Gewebe und Zellen.
Aufgabe/Thema: das Leben in Gang halten, die Zusammenarbeit aller Organe mit allen anderen sichern.
Urprinzip: Merkur.

Sympathikus

Symbolische Be-Deutung: die archetypisch männliche Seite des Eingeweide-Nervensystems: Gaspedal des Lebens; »männlicher« Gegenspieler des »weiblichen« → Parasympathikus; bringt in die Habtachtstellung für die Überlebenssicherung durch Kampf-oder-Flucht-Reaktion.
Aufgabe/Thema: zuständig für Angriff und Flucht, für Kon*frontationen*, Vorausstürmen und alle archetypisch männlich nach außen gerichteten Aktivitäten, die die Art weiterbringen wollen.
Urprinzip: Sonne/Mars.

T

Taille

Symbolische Be-Deutung: nach dem Hals im Prinzip die zweitengste Stelle des Körpers; dieser Engpass bzw. das Taillenmaß entscheidet über Figur und weibliche oder männliche Silhouette; *bei der Frau*: mittlere Zauberzahl beim magischen Dreigespann: Brust – Taille – Hüfte; Männer schätzen bei Frauen die obere und die untere Betonung (Sanduhrform), wobei deren deutliche Trennung durch eine schlanke Taille entscheidend für den Gesamteindruck und die männliche Reaktion ist; Frauen sollen also einen deutlichen Bezug zum Oben und zum Unten (zum Himmel des Herzens und zur Erde und dem Becken) haben, aber beide dürfen einander keinesfalls übergangslos berühren; *beim Mann* ist die schmale Taille zusammen mit ebensolchem Becken wichtig, um als männlicher Prototyp zu gelten; hier reicht also ein Bezug zum Oben (zum Himmel), Verwurzelung und Erdbezug sind weniger gefragt; das Becken sollte hier nicht hervortreten (Ypsilonform).
Aufgabe/Thema: Ideal *für Frauen*: obere und untere Ebene des Lebens differenzieren; Wurzeln und Herz entwickeln, aber auseinanderhalten; Ideal *für Männer*: dem Herzen Raum schaffen und breite, verlässliche Schultern entwickeln, sich nach unten zur Taille kontinuierlich verjüngen.
Urprinzip: Saturn.
Lit.: *KS*.

Taillenform

Symbolische Be-Deutung:
1. *schmal*: Engpass des Lebens; modernes Ideal der Wespentaille; bei extremer Betonung durch (früheres) Schnüren oder Gürten droht Gefahr der Ohnmacht, da oben und unten nicht mehr zusammenkamen (die *Haupt*sache bekam zu wenig Energie von der Basis); Biegsamkeit; **2.** *dick*: »Rettungsring« aus Hüftspeck lässt jmd. oben schwimmen, allerdings auf problematischer Ebene; Angst unterzugehen; weibliches Figurmuster, weiche Hüfte; tiefer gelegter Körperschwerpunkt.
Aufgabe/Thema: **1.** Himmel und Erde trennen, wobei sie sich nur in einem Punkt berühren sollten; **2.** dafür sorgen, nicht unterzugehen, sondern oben zu schwimmen; sich auf anspruchsvollerer Ebene mit dem unteren weiblichen Pol einlassen; bodenständige Themen ins Leben integrieren; die Themen nähren, die in der Mitte des Lebens stehen; Herz und Becken, Gefühl und Lust zusammenbringen und auf breiter Basis verbinden.
Urprinzip: 1. Saturn; 2. Saturn-Jupiter.
Lit.: *KS, AfS*.

Tastsinn

(siehe auch Haut)
Symbolische Be-Deutung: sich spüren, die Umwelt ertasten, die Welt begreifen; Wissen, Sicherheit,

Orientierung und Lust vermitteln; das Leben genießen durch zärtliche Berührung von Schönem und Geliebtem in jeder Form, besonders im Ertasten des Partners, der Partnerin: die Haut und v. a. die sekundären und primären Geschlechtsorgane stimulieren, wo der Tastsinn extrem ausgeprägt ist.
Aufgabe/Thema: spüren, was sich auf der Haut abspielt und unter die Haut geht.
Urprinzip: Venus.

Thalamus

(griech: »Kammer«, auch Sehhügel genannt; siehe auch Limbisches System)
Be-Deutung: ein Kerngebiet des Zwischenhirns, Sammelstelle aller Sinneseindrücke außer dem Geruchssinn.
Aufgabe/Thema: alle Eindrücke des Sehens, Hörens, Fühlens, der Temperatur- und Schmerzempfindung werden hier auf ihrem Weg zur Großhirnrinde umgeschaltet.
Urprinzip: Venus-Uranus.

Thrombozyten

(im → Knochenmark gebildete Blutplättchen; siehe auch Blut)
Be-Deutung: Vermittler der Blutgerinnung.
Aufgabe/Thema: Blutungen stillen, den Lebenssaft bewahren, das Leben retten; die Blutkörperchen in (Fibrin-) Netzen einfangen, Wunden schließen.
Urprinzip: Mars-Saturn.

Thymusdrüse

Symbolische Be-Deutung: Abwehrzentrale und Schulungszentrum der eigenen Armeen zur inneren Selbstverteidigung; Entwicklung der Immunität; Ursprungsbasis der T(hymus)-Lymphozyten (T-Zellen); Reifung(sort) der Persönlichkeit (Eigenes erkennen, Fremdes ausgrenzen); Steigerung der Lebensenergie (Gorillas schlagen sich vor dem Kampf dorthin, neuerdings u. a. auch Sportler); Beziehung zu Gottvertrauen, das in der Kindheit ausgeprägt ist, solange die Thymusdrüse noch voll aktiv ist; sie verdünnisiert sich im Laufe des Lebens immer mehr bzw. verfettet.
Aufgabe/Thema: lehrt, Feinde zu enttarnen und zu attackieren; innere Selbstverteidigung; verhilft dazu, sich für den Lebenskampf zu wappnen und dabei zu bewähren.
Urprinzip: Mars-Sonne-Jupiter.

Tonsillen

siehe Mandeln

Tränendrüsen

Symbolische Be-Deutung: emotionaler und Gefühlsausdruck, überfließende Seelenenergie; Träne = Symbol des Schmerzes, der Trauer und der Freude.
Aufgabe/Thema: Seelenfenster waschen; intensive Gefühle ausdrücken, die die Aufnahmefähigkeit übersteigen.
Urprinzip: Mond.

Transsexualität

siehe Sexualität

Träume

Symbolische Be-Deutung: Seelenbilderwelten als Ausgleich zu den rationalen Tagesbildern, seelische Verarbeitung des Tagesgeschehens.
Aufgabe/Thema: Balance zwischen archetypisch männlichen und weiblichen Kräften; das Leben im Lot halten; den mythischen Wesen des Schatten- und Lichtreiches und ihren Themen Zeit und Raum geben, z. B. Nemesis (Vergeltung) und den Erinnyen (Rache), den Moiren (Schicksal und Schatten in Gestalt der → Albträume) und Cupris (Lust, Sehnsucht) und auch den Ahnen.
Urprinzip: Mond-Neptun.
Lit.: *Sch.*

Trommelfell

Symbolische Be-Deutung: Bespannung unserer Trommel im Ohr, eines unserer drei »Musikinstrumente« nach Becken und Stimmbändern.
Aufgabe/Thema: eingefangen von beiden Ohrmuscheln gelangen Töne und Klänge in Form verdichteter Luft auf das Trommelfell, das dadurch in Schwingungen versetzt wird; über die Endolymphe (wässrige Körperflüssigkeit) wird das so Aufgenommene ins Innenohr und schließlich ins Gehörzentrum des Gehirns geleitet und dort von unserem »Bio-Computer« zu dem verrechnet, was wir als Hören (→ Ohren/Gehör) empfinden.
Urprinzipieller Bezug: Mars-Venus-Saturn.

U

Unterarme

(siehe auch Arme)
Symbolische Be-Deutung: Hebelkraft, »jmd. (aus-)hebeln«; die Welt heranholen oder -zwingen.
Aufgabe/Thema: (fest-)halten; sich das Gewünschte heranholen; vermitteln; Handlungsfähigkeit.
Urprinzip: Merkur.
Lit.: *KS.*

Unterkiefer

(siehe auch Kinn)
Symbolische Be-Deutung: Heimat des Waffenarsenals der → Zähne, bewegliche Basis unserer unteren Waffen (Zähne); als Kinn Ausdruck von (Macht-)Willen und Durchsetzung(skraft).
Aufgabe/Thema: ermöglicht erst das Kauen, da der → Oberkiefer starr ist; gibt uns Biss: »sich etwas abbeißen«, »sich durchbeißen«; vermittelt durch das Kauen auch das Verdauen; das Eingefangene festhalten; lässt die Falle endgültig zuschnappen; steht für die irdischen, persönlichen Anliegen (Erdelement), den eigenen Willen, während der Oberkiefer für die obrigkeitlichen Kräfte steht (die himmlischen, die der Herkunft und der Eltern; Luftelement).
Urprinzip: Mars-Saturn.

Unterschenkel/Waden, Schienbein

Symbolische Be-Deutung: doppelter Stützpfeiler; (Ab-)Sprungkraft; Spannkraft, Elastizität; die eigene Kraft auf dem (Entwicklungs-) Weg; Spontaneität (»immer auf dem Sprung«); Tresor emotionaler Überspanntheiten; Verbindung der Sprungmuskeln über die → Achillessehne mit der Ferse; Wadenmuskeln verbinden die zweitstärksten Muskeln über das stärkste Band mit der heikelsten Stelle (Biss der Schlange, Achill[e]s' Ferse); Garanten des Fortschritts: vorwärtskommen, (sich s)einen Weg bahnen; mutig ausschreiten, sich Zutritt verschaffen, offensiv einen Fuß in die Tür stellen; aber auch treten, »jmd. (zer-)treten«; dicke Waden: ständig sprungbereit sein, auf den Absprung warten, mit viel Emotionen durchs Leben stapfen; Schienbein: gefährdete Stelle, die bei (sportlichen) Kämpfen geschient und geschützt werden muss, da sehr schmerzempfindlich.

Aufgabe/Thema: den (richtigen) Absprung kriegen, Sprungbereitschaft anzeigen; uneingestandene Überlastung ausdrücken; (plötzliche) Veränderungen herbeiführen; Emotionen speichern; bei dicken »Stampfern« (dicken Waden und Fesseln): gut auftreten, den eigenen Willen durchdrücken, feste Standpunkte einnehmen; sich wappnen, um nicht »eins vors Schienbein zu bekommen«.

Urprinzip: Uranus-Mars.

Lit.: *KS*.

Urvertrauen

Symbolische Be-Deutung: Basis von Selbstvertrauen und -sicherheit; entsteht zu Beginn der Schwangerschaft (in jedem Fall bevor diese bemerkt wird) und solange der Embryo schwerelos und unbeschränkt im körperwarmen Fruchtwasser schwebt und so die Grenze zwischen drinnen und draußen gar nicht wahr- und wichtig nehmen kann, d. h., in einer Situation von Grenzenlosigkeit und dem Gefühl, eins mit allem zu sein (Erfahrungen der Einheit).

Aufgabe/Thema: dem Leben die sicherste und glücklichste Grundlage schenken; wo das aufgrund frühzeitiger Sorgen oder Abtreibungsgedanken seitens der Eltern unterbunden wurde, lässt sich Urvertrauen nur durch spätere Einheitserfahrungen der Allverbundenheit nachträglich gewinnen: hier bieten sich Gipfelerlebnisse (*peak experiences*) an, wie sie am leichtesten und raschesten mittels der Exerzitien des verbundenen Atems zu verwirklichen sind.

Urprinzip: Neptun.

Lit.: *At, Jea*.

Uterus

(siehe Gebärmutter)

V

Venen

(siehe auch Blutgefäße)
Symbolische Be-Deutung: die Straßen der Heimkehr (lat. *venire* = kommen); Heimwege der Energie: die alte, verbrauchte Lebensenergie (das bläuliche Blut) rettet sich im Körperkreislauf auf diesen Wegen zurück zum Jungbrunnen (Herz-Lungen-System).
Aufgabe/Thema: Rücktransport des ausgelaugten, verbrauchten Blutes (relativ arm an O_2 und reich an CO_2) zum Herz.
Urprinzip: Mond-Merkur.
Lit.: *H.*

Venushügel

(Venusberg, siehe auch Schambein)
Symbolische Be-Deutung: Sexualität; sanfter Hügel der Lust, der sich über dem Schambein erhebt und mit dem Schamhaardreieck bedeckt ist.
Aufgabe/Thema: Eingang zum Palast des Geschlechts schützen und verbergen; einerseits verhüllen und andererseits verlocken: der Hügel will erobert und bestiegen werden oder abschrecken.
Urprinzip: Venus.

Verdauungsorgane

Symbolische Be-Deutung: das Leben verdauen, Welt essen (ind.: *Bhoga* üben) und verdauen.
Aufgabe/Thema: die stoffliche Welt aufnehmen und verarbeiten; die Karmafrüchte, die einem zureifen, annehmen, verarbeiten und verdauen.
Urprinzip: Mond (Magen)-Merkur (Dünndarm)-Pluto (Dick- und Mastdarm).

Vorhaut

Symbolische Be-Deutung: Vorhang vor der männlichen Waffenspitze.
Aufgabe/Thema: schützen, Sensibilität bewahren; für Sauberkeit sorgen vor jedem Waffeneinsatz.
Urprinzip: Mars-Saturn.

Vorsteherdrüse

siehe Prostata

Vulva

(äußere weibliche Genitalien)
Symbolische Be-Deutung: Schutzwall, Eingangsbereich zum Palast des weiblichen Geschlechtes, Ort der Geheimhaltung und des Geheimnisses.
Aufgabe/Thema: das Geschlecht verhüllen und schützen, aber auch öffnen; Ort höchster Sensibilität und Lust mit dem Kitzler (→ Klitoris) als Krönung.
Urprinzip: Pluto-Venus.

W

Waden

siehe Unterschenkel

Wangen

Symbolische Be-Deutung: **1.** allgemein: zeigen die Art des Durchbeißens, da sie aus den Kaumuskeln (Musculus masseter) bestehen;

Orte besonderer Empfänglichkeit von Zärtlichkeit (Venus), aber auch prädestiniert für den Austausch von Aggressionen z. B. in Form von »Backpfeifen« (Mars); **2.** volle Wangen (»Hamsterbacken«): Probleme mit dem Nehmen; hängende Wangen: treuherziger Ausdruck (Boxerhund); **3.** hohle Wangen: leidender, strenger Ausdruck; nicht genug bekommen (haben); alt, ausgezehrt, krank, abgemagert aussehen; gilt heute als attraktiv (Models haben fast alle hohle Wangen bei hohen Wangenknochen).
Aufgabe/Thema: **1.** Zärtlichkeit austauschen, Aggressionspotenzial anzeigen; Biss entwickeln und sich durchbeißen; ist zu kräftigen durch viel Kauen; auch Kaugummi ist besser, als gar nicht mehr zu kauen; **2.** sich vermehrt der eigenen Basis zuwenden, sich nehmen, was man braucht, sich bewusst hängenlassen (Regeneration); **3.** Konturen entwickeln; Strenge sich selbst gegenüber lernen; positiven Bezug zum Leid finden; Askese als Kunst des Lebens verstehen.
Urprinzip: **1.** Venus-Mars; **2.** Jupiter; **3.** Saturn.
Lit.: *KS*.

Wirbelsäule

(Rückgrat; siehe auch Rücken, Atlas, Axis, Brustwirbel, Lendenwirbel, Kreuzbein, Steißbein)
Symbolische Be-Deutung: Halt und Dynamik: Wirbel-Säule = Dynamik und zugleich Statik (wirbeln und tragen, stützen [Säule]); unsere polare Lebens- und Weltachse, zugleich Stoßdämpfer; Aufrichtigkeitsmesser: der aufrechte Gang, »sich für etwas geradeamachen«, *aufrichtig*, d. h. ehrlich, *aufrecht* durchs Leben gehen; Verbindungsachse von oben und unten; Ort der Menschwerdung, menschlicher Aufstieg: Heimat der Kundalini-(Energie-)Schlange; wie die Wirbelsäule macht die (biblische) Schlange die Menschen erst zu Menschen; Spiegel der menschlichen Entwicklungsgeschichte; Abbild der Ursymbolik = Wechsel von Männlichem und Weiblichem (harter Wirbelkörper – weiche Bandscheibe); Weltachse, um die sich das ganze Leben dreht, so wie es sich in früherer Zeit um die Mariensäule im katholischen Dorf drehte, die Omphalusstele in Siedlungen der Megalithkultur, den Obelisk im alten Ägypten und den Totempfahl bei indianischen Völkern; auch Paracelsus sah diese Entsprechung und formulierte sie mit der Gleichung »Mikrokosmos Mensch = Makrokosmos Erde«.
Aufgabe/Thema: einerseits Halt geben und Stütze sein, andererseits Beweglichkeit und Flexibilität sicherstellen; die Stöße des Lebens abfedern: Doppel-S-Form = Stoßdämpfer aus Lordose und Kyphose (natürliche Krümmung nach vorn bzw. hinten); das Gewicht der Existenz (er-)tragen: → Bandscheiben als Beilagscheiben; die *Haupt*-Sache, unsere Weltkugel, tragen, gestützt auf die Beckenschale: der stolz erhobene Kopf; Ausdrucksorgan: »sich geradeamachen«, »Rückgrat zeigen«; Enthüllung und

Demonstration innerer Haltungen: »hocherhobenen Hauptes«; Gegenpol: »der krumme Hund«, »Haltung annehmen« bei Soldaten, weil innerlich meist keine vorhanden ist; oben und unten verbinden: die Wurzeln tief in Mutter Erde, den Kopf beim Vater im Himmel; sich erheben (Aufstand): sich aus der Gemeinschaft der Lebewesen erheben: Gott ähnlich werden; die Dinge in der Weltachse richtigstellen, (sich) ins Lot bringen; Möglichkeit, die ganze Wirbelsäule über die Fußinnenseite zu massieren.

Urprinzip: Saturn.

Lit.: *S 271–300; CD/Audio »Rückenprobleme«.*

Zuordnungen der Wirbel zu seelischen Themen, Problemen und Krankheitssymptomen (nach Dieter Dorn, Walter Landis u. a.)

1. Halswirbel (C1, Atlas): die *Haupt*sache und die Last der Welt und des Lebens tragen; mit Abstand der wichtigste Wirbel und wahrscheinlich der wichtigste Punkt im ganzen Körper. Themen: sich noch anderer Leute Lasten aufbürden, alles (er-)tragen müssen; sich vor Verantwortung und Problemen drücken, unter ihnen erdrückt werden; Angst versus Selbstbewusstsein, Nervosität, Nervenkrisen – Blutdruckprobleme (Nieder-/Hochdruck), Epilepsie, Veitstanz, Kopfschmerzen, Migräne, chronische Müdigkeit, Erschöpfung, Schlaflosigkeit, Schwindel, halbseitige Lähmungserscheinungen, Vergesslichkeit, Erkältungen.

2. Halswirbel (C2, Axis): Selbstverweigerung und Ehrgeiz, Besserwisserei und Sündenbocksuche – Augen- und Ohrprobleme wie Schielen, Taubheit, Ohrenschmerzen; Allergien, Nebenhöhlenaffektionen, Sprachprobleme, Ohnmachtsanfälle.

3. Halswirbel (C3): Schuldgefühle und Freiheitsbedürfnis, Minderwertigkeitskomplexe – Neuralgien, Nervenentzündungen, Probleme mit Zähnen und Ohren (auch Tinnitus), Akne, Ausschläge, Ekzeme.

4. Halswirbel (C4): Ambivalenz gegenüber dem Leben, es als unfair empfinden, alte Schuldgefühle und Traurigkeit mit sich herumschleppen, unterdrückte Wut – Allergien (z. B. Heuschnupfen), Erkältung, Taubheit, Zahnprobleme, Polypen, Schwerhörigkeit.

5. Halswirbel (C5): Selbstunsicherheit, Angst vor Spott und Peinlichkeit, Abgrenzungsprobleme, mangelndes Selbstbewusstsein und Selbstsabotage – Halsschmerzen, Stimmbandprobleme wie Heiserkeit, Kehlkopfentzündungen.

6. Halswirbel (C6): Flexibilitätsmangel, Überforderung durch Ängste und Sorgen – Mandelentzündungen, Genicksteifigkeit, Arm- und Schulterschmerzen, (Keuch-)Husten, Krupp.

7. Halswirbel (C7, Prominens): Müdigkeit und Erschöpfung, Hilflosigkeit und Loslassprobleme – Schilddrüsenprobleme (Kropf), Depression, Ängste, Schulter- und Ellbogenprobleme, Erkältungen.

1. Brustwirbel (TH 1): Statusprobleme, Überforderung, Loslassprobleme – Schmerzen in den oberen Extremitäten bis in die Finger, Unterarmschmerzen (Tennisarm, Sehnenscheidenentzündung), Atemprobleme (Husten, Asthma).
2. Brustwirbel (TH 2): Verschlossenheit, Ent-Täuschungen, Energiemangel, Festklammern an Vergangenheit – (funktionale) Herzbeschwerden, Ängste, Blutdruckprobleme, Brustschmerzen.
3. Brustwirbel (TH 3): Kommunikationsprobleme, Selbstaufgabe, sich für andere aufopfern, Burn-out-Gefahr – Bronchitis, Lungenentzündung, Pleuritis, Atembeschwerden, trockener Husten, Grippe.
4. Brustwirbel (TH 4): Verbitterung, Frustration – Gallenbeschwerden, Gelbsucht, Kopfschmerzen, Gürtelrose.
5. Brustwirbel (TH 5): Emotionsstau, sich in Äußerlichkeiten verlieren – Leberprobleme, Kreislaufprobleme, Kreislaufschwäche (Niederdruck), Blutarmut, Gürtelrose, Müdigkeit, Anämie, Arthritis.
6. Brustwirbel (TH 6): Sorgen, Ängste (vor Zurückweisung), Unterdrückungsthematik – Verdauungsprobleme, Sodbrennen, Magenbeschwerden, Gewichtsprobleme.
7. Brustwirbel (TH 7): Genussprobleme, Groll und Bitternis, sich in die Opferrolle flüchten – Diabetes, Geschwüre, Verdauungsbeschwerden, Gastritis, Schluckauf.
8. Brustwirbel (TH 8): Selbstherabsetzung, Scheitern, Unzufriedenheit, Projektionsneigung, nachtragendes Verhalten – Milzprobleme, Abwehrschwäche, Energiemangel.
9. Brustwirbel (TH 9): Perfektionismus, Opferrolle, Selbstbetrug – Allergien, Urtikaria, gestörte Hormonproduktion der Nebennieren.
10. Brustwirbel (TH 10): Arroganz, Projektionsneigung, an der Vergangenheit und alten Emotionen wie Wut und Groll festhalten – Nieren-, Hautprobleme, Arteriosklerose, chronische Müdigkeit.
11. Brustwirbel (TH 11): schwaches Selbstwertgefühl – Hauterkrankungen (Akne, Ekzeme), Bettnässen, Nierenprobleme, Autointoxikation.
12. Brustwirbel (TH 12): (Selbst-) Unsicherheit – Blähungen, Wachstumsstörungen, Rheumatismus, Sterilität.
1. Lendenwirbel (L 1): Trennungsprobleme, Vergangenheit hängt nach, Stagnation – Darmprobleme (Colitis, Verstopfung, Durchfall), Bruch-Erkrankungen (Hernien).
2. Lendenwirbel (L 2): Ausweglosigkeit, Selbstaufgabe – Übersäuerung, (Bauch-)Krämpfe, Krampfadern, Blinddarmentzündung.
3. Lendenwirbel (L 3): Verdrängung, Frustration, Schuld und Missbrauch, voller Widerstand sein – Schwangerschaftsstörungen, Menstruationsbeschwerden, Impotenz, Bettnässen, Blasenleiden, Knieschmerzen.
4. Lendenwirbel (L 4): Druck, Überforderung, Zwänge, Kontrolle, Versagensängste – Ischias, Hexenschuss, Prostataprobleme.
5. Lendenwirbel (L 5): Genussunfähigkeit, Selbstsabotage, Opferrolle – Durchblutungsstörungen in

Beinen, Schwellungen und Krämpfe in Füßen und Unterschenkeln.
Kreuzbein: unerledigte Familienthemen, alter Groll, Rache – Schmerzen in Hüfte, Beinen und Füßen, Ischias, chronische Verstopfung, Unterleibsprobleme, Wirbelsäulenverkrümmungen.
Steißbein: Gleichgewichtsprobleme, Projektion, Ungerechtigkeitsgefühle – Hämorrhoiden, Afterjucken (Pruritus ani), Schmerzen beim Sitzen.
Insgesamt 33 Wirbel: 7 schmale sehr bewegliche Halswirbel, 12 breitere, kaum bewegliche Brustwirbel, 5 mittelbewegliche Lendenwirbel, 5 völlig unbewegliche, miteinander verwachsene Kreuzbeinwirbel, 4 verwachsene, rückgebildete Steinbeinwirbel.

Wurmfortsatz

(Appendix vermiformis, siehe Blinddarm, Dickdarm

Z

Zahnbett

Symbolische Be-Deutung: Verankerung, tiefe Verwurzelung des Allerhärtesten (der Zahn aus Schmelz [Adamantin] und Zahnbein) im Knochen, umgeben von → Zahnfleisch; hält den Zahn und die Phalanx der Waffenbrüder.
Aufgabe/Thema: Halt geben, Stand halten, Krafteinsatz ermöglichen, nähren.
Urprinzip: Saturn-Mond.
Lit.: *Wwg*.

Zähne

Symbolische Be-Deutung: **1.** *allgemein*: einerseits (harte) Waffen im Mund: Aggression; Vitalität, Potenz, Entscheidungsfähigkeit; andererseits ausdauernde Mühlen: Reduktion, Problembewältigung (Zerkleinerung großer Brocken), Integrationswille.
2. *Schneidezähne* (1er, 2er): *oberer linker (1er)* steht für Anima, weibliches Prinzip, für die Mutter; *oberer rechter (1er)* für Animus, männliches Prinzip, für den Vater; steht der linke weiter vor als der rechte, dominierte die Mutter und das weibliche Prinzip, umgekehrt der Vater; der *untere linke 1er* zeigt die Art, wie der weibliche Pol in das Leben integriert und erlebt wird; der *untere rechte (1er)*, wie es dem männlichen Pol diesbzgl. ergeht; die *2er* stehen für einen selbst: stehen sie vor den 1ern, gehen diese Kinder an ihren Eltern vorbei ihren eigenen Weg, stehen die 1er vor den 2ern, bestimmen die Eltern über die Kinder und deren Weg.
3. *Eckzähne* (3er; Canini = Hundszähne, Reißzähne): Beute machen (»jmd. oder etwas aufreißen«), »Raffzahn«; der *rechte obere 3er* zeigt, wie man sich der Welt präsentiert; der *linke obere 3er*, wie man auf Wandel und Veränderung reagiert; der *rechte untere 3er* gibt Auskunft über Körperwachstum und Anspruch ans Leben; *der linke untere 3er* über die Art, wie seeli-

sche Veränderungen bewältigt werden.
4. *Backenzähne* (Molaren; lat. *mola* = Mühle, Mühlstein): zermahlen, aufbereiten, Problembearbeitung (»an etwas nagen«, »an etwas zu kauen haben«).
Aufgabe/Thema: **1.** zupacken, anpacken, angreifen: »jmd. auf den Zahn fühlen«, Schlagfertigkeit, sich zur Wehr setzen: »das Leben in *Angriff* nehmen«, Entscheidungen fällen; jmd. eine Illusion nehmen: »jmd. einen Zahn ziehen«; tiefverwurzelte Überzeugungen; Aggressionen äußern und einsetzen: »die Zähne zeigen«; Durchsetzung: »sich durchbeißen«; Lebenskraft und Potenz zeigen: »Biss haben«; ein »steiler Zahn« verleitet Männer zu »männlichen« Gedanken; sich seinen Anteil sichern: abbeißen; Probleme bewältigen: »Kerne knacken«, Großes zerkleinern; Aggressionsstau: »verbissen«, »zerknirscht« sein; **2.** abbeißen, sich sein Stück des Lebens (heraus-)nehmen; **3.** dem Leben Eckpunkte geben, sein Feld abstecken; **4.** harte Brocken (zer-)mahlen: »Gottes Mühlen mahlen langsam«, Eindrücke sortieren, Lösungen in Gang setzen.
Urprinzip: **1.** Mars, Saturn; **2.** und **3.** Mars; **4.** Saturn.
Lit.: *K 177–180, Wwg 282–320, KS.*

Zahnform/Zahnstellung

Gepflegtes Gebiss: die eigenen Waffen sind *in Schuss*.
Strahlend weiß: frische, *blendende* Situation, Vitalität.
Regelmäßige Zähne: geordnete Verhältnisse im vitalen Bereich, Harmonie im Energiebereich.
Unregelmäßige Zähne: fehlende Schlachtordnung, Chaos im Aggressionsbereich, aus der Reihe tanzende Einzelkämpfer brauchen viel mehr Beachtung auf allen Ebenen (von Einzelbehandlung mit Zahnseide bis zur seelischen Entsprechung); Aufgabe: mutigerer, wilderer Umgang und Einsatz von Aggressionsenergie, sich (etwas) trauen, aus der Reihe tanzen, für seinen eigenen Weg kämpfen; ungewöhnliche, originelle Wege der Durchsetzung gehen, auch zu verrücktem Vitalitätsausdruck stehen lernen.
Auffallend groß und hervorstechend: große Kraft und Energie (stark wie ein Pferd, »Pferdegebiss«), Vitalität und Potenz, damit kann man richtig *reinhauen*, gefährlich; Aufgabe: sich der guten Waffen würdig erweisen, mutig leben.
Klein (»Mäusezähne«): harmlos, lieb, niemandem etwas zu Leide tun, kraftlos, bedürftig, sich klein machen; edel, klein, aber fein; Aufgabe: mit den Kräften haushalten lernen.
Lücke zwischen den oberen mittleren Schneidezähnen (Diastema): Mutter und Vater, Anima (die innere Frau) und Animus (der innere Mann), Göttin und Gott gehen auf Distanz, die weibliche (linker 1er) und männliche Seite (rechter 1er) nicht leicht zusammenbringen, Mangel an Integration der beiden Seelenanteile: Frauen stellen gern

(ihre) Männer grundsätzlich infrage, Männer fühlen sich von (ihren) Frauen oft zugleich angezogen und abgestoßen; Aufgabe: bewusst inneren Abstand zum Gegenpol gewinnen.
Große 1er, die die 2er dominieren oder überlagern (»Hasenzähne«): Dominanz des männlichen Prinzips und der Eltern; Eltern regieren ins Leben der Kinder hinein; hohe Aggressionsenergie.
Kleine 1er (»Mäusezähnchen«): Angst.
Überlagerung eines oberen 1er durch den anderen 1er: der aus der ersten Reihe verdrängte Eltern- und Wesensteil spielt eine untergeordnete Rolle, bzw. der sich vordrängende dominiert (linke 1er: Anima, Mutterbild, rechte 1er: Animus, Vaterbild); Aufgabe: den verdrängten Seelenanteil wieder wahr- und wichtig nehmen, ohne den anderen zu schwächen.
2er stehen weiter vor als 1er: Vorwärtsgewandtheit, seinen eigenen Weg in Freiheit gehen (wollen); an den Eltern vorbeiwachsen, sich über sie stellen, frühe Unabhängigkeit.
Auffällig kleine 2er (bis zu »Mäusezähnchen«): liebenswürdig, freundlich, sich selbst oft zu kurz kommen lassen, zuerst gegenüber den Eltern und dann gegenüber deren Stellvertretern.
Zurückgebliebener rechter oder linker 2er: sich männlichen Autoritäten (rechter 2er) bzw. weiblichen Autoritäten (linker 2er) unterwerfen.
Prominente Eckzähne (3er): »Vampirzähne«, reißerischer Raubtieraspekt, phallische Kraft.
Untere 3er stehen über oberen 3er: zeigt bei Frauen, dass der männliche Seelenanteil, bei Männern, dass der weibliche Anteil unterdrückt ist.

Zuordnung der Zähne zu den Meridianen

1er und 2er oben und unten: Urogenitalsystem: Niere/Harnblase und Rachenmandeln, Stirnhöhle, Ohren.
3er oben und unten: Leber/Gallenblase und Augen (deshalb »Augenzahn«); Gaumenmandeln, Keilbeinhöhle, Hüfte, Knie.
Prämolaren (*4er* = erste Backenzähne und *5er* = zweite Backenzähne):
oben: Lunge/Dickdarm, Nasennebenhöhlen, Bronchien, Siebbeinzellen;
unten: Kehlkopf, Kieferhöhle, Milchdrüsen;
links: Milz und Magen;
rechts: Bauchspeicheldrüse und Magen;
5er unten: Lymphgefäße.
Molaren (Mühlenzähne; *6er* = erste Mahlzähne und *7er* = zweite Mahlzähne): Kehlkopf, Sinus maxillaris;
oben rechts: Bauchspeicheldrüse und Magen;
oben links: Milz und Magen;
unten: Dickdarm und Lunge, Bronchien, Nasennebenhöhlen, Siebbeinzellen.
Weisheitszähne (8er): Herz, Dünndarm, Mittelohr, Schulter und Ellbogen;
oben: Zentralnervensystem;

unten: periphere Nerven;
rechts: Zwölffingerdarm;
links: Ileum (Krummdarm), Jejunum (Leerdarm).

Zahnfleisch

(siehe auch Zahnbett)
Symbolische Be-Deutung: Wiege der Waffen (Aggression), das weiche Bett der Zähne (Abbeißen und Mahlen); Urvertrauen; die Versorgung der Waffenbrüder, Sicherung von Nachschub und Halterung.
Aufgabe/Thema: Unterstützung und Versorgung des Zahnhalteapparates mit Lebensenergie sicherstellen; Regeneration der Aggressionswerkzeuge; Zahnfleisch der oberen Etage zeigt den Zustand der (archetypisch männlichen) Yang-, das der unteren der (archetypisch weiblichen) Yin-Energie.
Urprinzip: Mond.

Zahnschmelz

(Adamantin)
Symbolische Be-Deutung: Härtepol: Waffenstahl, Diamantsubstanz des Körpers; Schmelz: seine Härte und blitzende Vitalität lassen Nahrungsmittel und Partner dahinschmelzen und vergehen.
Aufgabe/Thema: die Waffen stählen, die Zähne für die Härte des Lebenskampfes wappnen; schneiden (*schneidig*) und mahlen (*Mahl*).
Urprinzip: Saturn.

Zahnwurzel

(siehe auch Zahnbett)
Symbolische Be-Deutung: Wurzeln und Heimat der Waffen im Mund.
Aufgabe/Thema: den Waffen Halt und Festigkeit geben und sie adäquat ernähren.
Urprinzip: Saturn.

Zehen

Symbolische Be-Deutung: die unteren Finger, Zugriff auf die Erde; geben Halt, gehen voran, weisen nach vorn und in die Zukunft; die einzelnen Zehen symbolisieren die Einzelheiten der Zukunft: *große Zehe rechts* = Freude, große *links* = Kummer; *2. rechts* = Wunsch/Verlangen, *2. links* = Gefühle und Emotionen; *3. rechts* = Aggression/Tatendrang, *3. links* = Kreativität; *4. rechts* = Zuneigung, Kontrollzwänge, *4. links* = Liebe; *kleine Zehe rechts* = Angst/Respekt, *kleine links* = Urvertrauen/Sex.
Aufgabe/Thema: Bodenhaftung, Standfestigkeit, Gleichgewicht sichern, Dynamik des Fortschritts garantieren; geradeaus gehen (Zehen gerade nach vorn ausgerichtet = Ideal, alle Themen ohne Ausreden anschauen, impliziert Fort-Schritt); vorgreifen auf die Zukunft (»jmd. auf die Zehen steigen« = ihn bremsen, seinen Fortschritt behindern); Beweglichkeit der Füße; feinere Wurzeln: das Ende des Körpers; Verbindung über die Reflexzonen mit dem Kopf (wie oben, so unten).
Urprinzip: Merkur-Neptun-Saturn.
Lit.: *SdS 136–162.*

Zehennägel

Symbolische Be-Deutung: untere (hintere) Krallen; Seelenfenster zum jeweiligen Zehenthema.

Aufgabe/Thema: sich festkrallen, Halt finden; heute mehr Schutzschild als Aggressionswerkzeug.
Urprinzip: Mars.
Lit.: *SdS 125f.*

Zeigefinger

(siehe auch Finger)
Symbolische Be-Deutung: Fingerzeig (weist die Richtung und den Weg, wo es langgeht); Finger der Anweisungen, aber auch der Schuldzuweisungen, des Urteilens, des Wissens, auch Besserwissens (sich melden, aufzeigen in der Schule); oft verbunden mit Stolz, (wirklicher, gewünschter oder eingebildeter) Autorität, Selbstzufriedenheit und Ehrgeiz; Angst, nicht genug Anerkennung zu bekommen, gar verurteilt zu werden, nicht der erste zu sein; Jupiterfinger; bildet mit → Daumen die Zange, die Zugreifen ermöglicht (»in die Zange nehmen«); Zielorientierung, Handlungsfähigkeit; **1.** rechter Zeigefinger: Anführer, eigene Macht; **2.** linker Zeigefinger: Sehnsucht nach Unabhängigkeit; Wunsch, seine Ziele zu finden.
Aufgabe/Thema: Orientierung (der erhobene Zeigefinger schulmeistert gern, mit dem Zeigefinger auf andere zu zeigen gehört sich nicht und wird von diesen auch urprinzipiell richtig empfunden, nämlich als aggressiv [Mars]); Einfluss geltend machen, Verlockung, Verführung (mit gekrümmtem Zeigefinger heranziehen oder -winken); Verbindung zur Einheit (der Finger, den Gott dem Menschen hinstreckt in Michelangelos Fresko in der Sixtina); **1.** Orientierungslosigkeit abbauen; **2.** Lebensfreude und -sinn finden.
Urprinzip: Merkur-Jupiter.
Lit.: *SdS 54–57.*

Zentralnervensystem

siehe Gehirn, Nervensystem (allgemein), Rückenmark

Zirbeldrüse

(Epiphyse, Corpus pineale [Pinienzapfen])
Symbolische Be-Deutung: produziert Melatonin, den »Chef« der → Hormone; innerer (Lebens-) Rhythmusgeber, die innere Uhr; hat nach okkulter Anatomie Beziehung zum dritten Auge (*Ajna*, → Chakren) und damit zur Einsicht, auch zum 1000-blättrigen Lotos, dem obersten Kronen-Chakra der Erlösung.
Aufgabe/Thema: Tag-Nacht-Rhythmik regeln, Verbindung zum spirituellen Wesenskern sichern, zur inneren Stimme.
Urprinzip: Chronos-Saturn (Quantität der Zeit), Kairos (Zeitqualität: die beste Zeit für ein Vorhaben)-Mond (Rhythmus).
Lit.: *SH (Kap. Die Zirbeldrüse).*

Zunge

Symbolische Be-Deutung: Muskel der Sprachbildung: »in vielen Zungen sprechen« und »in Zungen sprechen« (biblisch) als Ausdruck höherer Führung; Direktheit des verbalen Ausdrucks, Waffe: »die spitze Zunge«, »scharfzüngig« – eine solche Zunge gilt es, »in Zaum zu hal-

ten«, um sich nicht »die Zunge zu verbrennen« oder »auf die Zunge beißen« oder sie sich gar »abbeißen« zu müssen, auch wenn etwas noch so »auf der Zunge brennt«; (Un-)Ehrlichkeit: »mit gespaltener Zunge sprechen«, bei einer belegten Zunge, kann etwas *auf der Zunge liegen* oder sogar *brennen*; Kauhilfe: Nahrung zwischen die Mahlzähne schieben; Sinnlichkeit, Geschmack, Genuss: (sch)lecken und schmecken, Zungenküsse.
Aufgabe/Thema: Geschmacksbestimmung: Unterscheidung; Kommunikation; Vermittlung, Transport, Einverleibung; (aggressiver) Ausdruck der Ablehnung: »jmd. die Zunge herausstrecken«; spiegelt den Gesundheitszustand wider (Zungendiagnose).
Urprinzip: Merkur, Venus.
Lit.: *V 62–66.*

Zwerchfell

(Diaphragma)
Symbolische Be-Deutung: Muskelplatte als Blasebalg (der Lunge), Hauptatemmuskel; Grenze, innere Scheidewand (zwischen Ober- und Mittelwelt), Vermittlung zwischen bewusstem Austausch (Oberkörper) und unbewusstem Verarbeiten (Unterleib); galt früher als Sitz der Seele; Heim des Atems.
Aufgabe/Thema: ausführendes Rhythmusorgan des Atems – Rhythmus des Luftelements; Abtrennung von oberer männlicher (Luft, Feuer) und unterer weiblicher Körperhälfte (Wasser, Verdauungssäfte); Vermittlung zwischen Anima und Animus.
Urprinzip: Merkur (Verbindung)-Sonne (Zentrum)-Mond (Mitschwingen).

Zwölffingerdarm

siehe Dünndarm

TEIL 2

Register der Symptome

Abkürzungen

(siehe Literaturverzeichnis im Anhang des Buches)

Rubrik *Lit.:*

AaG = *Das Alter als Geschenk*
AfS = *Angst frisst Seele*
At = *Die wunderbare Heilkraft des Atmens*
CaW = *Corona als Weckruf*
D = *Schattenreise ins Licht (Depression)*
Dt = *Körper-Geist-Seele-Detox*
F = *Frauen-Heil-Kunde*
Fas = *Das große Buch vom Fasten*
Gug = *Gesund und glücklich älter werden*
Gmm = *Glücklich mit mir selbst*
H = *Herz(ens)probleme*
Hag = *Hör auf, gegen die Wand zu laufen*
HT = *Heilsame Tugenden*
Jea = *Jetzt einfach atmen*
K = *Krankheit als Weg*
KR = *Krebs – Wachstum auf Abwegen*
KS = *Der Körper als Spiegel der Seele*
KSdK = *Krankheit als Sprache der Kinder-Seele*
LP = *Die Lebensprinzipien*
MI = *Mein Individualgewicht*
MF = *Mind Food*
PF = *Peace Food*
R = *Das Raucherbuch*
RE = *Richtig essen (E-Book)*
R = *Krankheit als Sprache der Seele*
Sch = *Endlich wieder richtig schlafen*
SdS = *Die Spuren der Seele – was Hand und Fuß über uns verraten*
SH = *Mein Buch der Selbstheilung*
SI = *Der Seeleninfarkt. Zwischen Burn-out und Bore-out*
SP = *Das Schatten-Prinzip*
SuL = *Wie Sex und Liebe sich wieder finden*
SvI = *Schutz vor Infektionen*
V = *Verdauungsprobleme*
VdgV = *Von der großen Verwandlung*
Wwg = *Wenn wir gegen uns selbst kämpfen*

CD/Audio = Heilmeditationen

Rubrik *Film:*

(Bd 1) = *Die Hollywood-Therapie*
(Bd 2) = *Die Spielfilm-Therapie*
oder: Filmtitel und (Erscheinungsjahr)

→ verweist auf eigenes Stichwort

A

Abgang
(Abortus) siehe Fehlgeburt

Abhängigkeit
siehe Drogensucht, Suchtkrankheiten

Abkapselung
(siehe auch Alexithymie)
Symptomebene: sich von der Welt zurückziehen, Kontakte abbrechen, Vereinsamung.
Bearbeitung: sich seiner Einsamkeit bewusst werden, die Gründe finden; seine Bedürfnisse entdecken, etwas Positives daraus entwickeln: Meditationsübungen.
Einlösung: in sich gehen, in Stille sich selbst finden, Ashram-, Klosterweg.
Urprinzipieller Bezug: Saturn.
Film: *Ein Mann namens Ove* (Bd 1).

Ablatio retinae
siehe Netzhautablösung

AB0-Inkompatibilität
siehe Blutgruppenunverträglichkeit

Abrissfraktur
Körperebene: Verbindungsstellen von Knochen (Stabilität, Festigkeit) und Sehnen (Stricke, an denen alles hängt).
Symptomebene: Überforderung der Beweglichkeit des Bewegungsapparates; zu starke und zu plötzliche Bewegung reißt die Stricke aus ihrer Verankerung heraus.
Bearbeitung: die eigenen Ausdrucksmöglichkeiten mit großer Kraft und Energie bis an die Grenzen und darüber hinaus erforschen; hinterfragen, auf welchen Ebenen es sinnvoll ist, sich selbst zu übertreffen oder über die eigenen Möglichkeiten hinauszuwachsen.
Einlösung: Aussöhnung mit den eigenen Artikulations-/Ausdrucksmöglichkeiten; sich in den Rahmen der eigenen Möglichkeiten fügen.
Urprinzipieller Bezug: Mars-Saturn, Jupiter-Saturn (Maßlosigkeit der Bewegung).

Absenzen
(anfallartige Bewusstseinstrübung; siehe auch Epilepsie)
Körperebene: Gehirn (Kommunikation, Logistik).
Symptomebene: Abkehr von dieser Welt, Flucht aus der Realität; Sonderformen: **1.** Schwatzepilepsie: anfallsartige Schwatzanfälle, an die später keine Erinnerung besteht; unbewusstes Bedürfnis nach Ratsch und Tratsch setzt offensichtlich so unter Druck, dass es sich durchsetzt und entlädt; unterdrücktes Rede- und Schwatzbedürfnis; **2.** Wanderepilepsie: scheinbar unmotivierte Wanderanfälle, an die man sich später nicht erinnert; unbewusstes Bedürfnis, wegzugehen, *sich gehenzulassen*, *sich davonzumachen*.
Bearbeitung: Verständnis dafür entwickeln, dass der Körper hier, die Seele aber hier *und* drüben lebt; zum bewussten Wanderer zwischen den Welten werden; **1.** dem Bedürf-

nis nach weniger hochstehendem Austausch Rechnung tragen, sich auch ein niedriges Kommunikationsniveau zugestehen; **2.** freiwillig und bewusst Wanderungen unternehmen, nochmals aufbrechen im Leben, zu neuen Ufern streben, sich auf- und davonmachen und vielleicht neu anfangen.
Einlösung: mit der anderen, unsichtbaren Welt vertraut sein und trotzdem *hier* leben: Grenzgänger sein.
Urprinzipieller Bezug: Neptun.
Lit.: *S 233f., 240.*
Film: *Väter & Töchter* (2015).

Abstilldyspepsie

(zu Verdauungsproblemen führendes zu schnelles Abstillen)
Körperebene: Verdauungstrakt (»Welt essen und verdauen« = ind. *Bhoga*), Bauch (Gefühl, Instinkt, Genuss, Mitte).
Symptomebene: Säugling kann die (abrupte) Trennung von der Mutterbrust nicht verdauen, verarbeiten, akzeptieren; Rebellion über den Bauch.
Bearbeitung (seitens der Mutter): in der Verkrampfung des kindlichen Bauches die eigene Krampf- und Kampfneigung erkennen; Freiheitsbeschneidung durch das Kind (an-)erkennen; von vorgegebenen Meinungen und Programmen loslassen; sich der individuellen Situation anpassen; das Behüten (Mütterlichkeit) und Gebären (Loslassen) miteinander versöhnen.
Einlösung: Säugling behutsam auf die nächste Stufe von Unabhängigkeit begleiten, die Mutter und Kind zu größerer Unabhängigkeit führt.
Urprinzipieller Bezug: Mond-Uranus.

Abstoßreaktion

(im Rahmen von Organverpflanzungen)
Körperebene: Abwehrsystem (Verteidigung); alle Bereiche, wo transplantiert wird.
Symptomebene: natürlicher Versuch des Organismus, seine Integrität zu wahren und sich vor Fremdem (Gewebe) zu schützen; Selbstverteidigung des Abwehrsystems; Zurückweisung einer (Organ-)Spende = Organ als unverdientes Geschenk nicht akzeptieren können (Missverhältnis von Geben und Nehmen).
Bearbeitung: sich die Ablehnung und jene Tiefenschicht bewusst machen, auf der das ursprüngliche Krankheitsbild weiter sein Recht fordert und die einfache Lösung der Spende nicht angenommen werden kann; das Thema doch noch integrieren, das von dem zugrunde gegangenen Organ und nun wieder vom Austauschorgan symbolisiert wird.
Einlösung: sich mit dem gespendeten Organ auf der Ebene der inneren Bilder anfreunden; die Abwehr in anderen Bereichen zum Einsatz bringen: zur Wahrung der eigenen Integrität; Selbstverteidigung in geistig-seelischer Hinsicht bei gleichzeitiger Offenheit für neue Impulse und Anregungen; Dankbarkeit; Annehmen des Geschenks

des (neuen) Lebens; sich Fremdes bewusst und demütig zu eigen machen.
Urprinzipieller Bezug: Mars-Saturn.

Abszess

(Eiteransammlung durch Gewebseinschmelzung; siehe auch Analabszess, Entzündung, Furunkel, Zahnabszess)
Körperebene: fast alle Gewebe und Bereiche der Haut (Grenze, Kontakt, Zärtlichkeit); auch in Organen; Zugang zum Lymphsystem (Gewebereinigung).
Symptomebene: Probleme, seelischen Konfliktstoff auszudrücken und an die Oberfläche kommen zu lassen; Explosion aufgestauter Konflikte; aus der Tiefe hochdrängender Konflikt, der die Hautgrenze überschreiten und ans Licht der Bewusstheit kommen will; Grenzkonflikt; abgekapselte Wut, Kummer und Verzweiflung; *heißer A.*: energiegeladene Situation, zur Explosion drängend; *kalter A.*: (kalte) Wut, die sich in Resignation und Enttäuschung gewandelt hat, energielose Situation, Abkapselungsgefahr ohne Entladungsmöglichkeit (wegen Energiemangels); *steriler A.*: kein Erregernachweis möglich; kein bewusster (menschlicher) Gegner, sondern unbestimmtes Thema; Gefahr der Fistelbildung (Aggressionsenergie auf Irr- und Abwegen) mit Entladung in eigene Körperhöhlen oder Hohlorgane bis hin zur Selbstzerstörung (→ Blutvergiftung der rote Strich entlang der Lymphgefäße).
Bearbeitung: Aggressionen bewusst ausleben: Kampfkünste, Boxen, Schreiübungen, aggressives Tanzen, Streitkultur entwickeln; sich als Vulkan erleben; was hinausmuss, auf der Bilderebene entlassen, Grenzen offensiv durchbrechen: Explosion statt Implosion.
Einlösung: mutige Konfliktbewältigung durch Überschreiten der eigentlichen Grenzen; Ausdrücken des Themas: Entlastung durch den Durchbruch über die Bewusstseinsgrenze.
Urprinzipieller Bezug: Umgang mit Mars (Energie) und Saturn (Grenze) lernen, Neptun.
Film: *Wut, In Sachen Henry, Der letzte Samurai* (alle Bd 1).

Abtreibung(sgedanken)

Körperebene: Gebärmutter (Fruchtbarkeit, Geborgenheit).
Symptomebene: bewusste Ablehnung des ungeborenen Kindes; Angst vor der Mutterrolle; Angst vor der Herausforderung (im körperlichen, seelischen, geistigen und/ oder sozialen Bereich); unbewusst etwas hereinlassen und später nicht zu der Herausforderung stehen; aus der Verantwortung fliehen; Unfähigkeit, dem Leben zu antworten.
Bearbeitung: sich vor Wertungen hüten, stattdessen die Relativität der jeweils herrschenden Wertungen durchschauen (im Krieg gibt es für vorsätzliches Töten sogar Orden); Freiräume für sich schaffen; die eigenen Entwicklungsmöglichkeiten auch unabhängig von der Schwangerschaft sicherstellen; die Ent-

wicklungschancen erkennen, die die Schwangerschaft mit sich bringen könnte (z. B. Erwachsenwerden); auf Herausforderungen antworten lernen; Aussöhnung zwischen bewussten und unbewussten Kinderwünschen; Meditationen über die eigene Rolle zwischen Mädchen, Frau und Mutter; sich Ego-Thematik bewusst machen.
Einlösung: aus Sicht der esoterischen Philosophie kann man das Leben weder schaffen noch abschaffen, es beginnt und endet nicht, sondern ist; empfänglich, aufnahmebereit sein für die großen Aufgaben des Schicksals: Hingabe und Verantwortung; wirklich erwachsen werden: *Selbst*verwirklichung (Selbst = Ich + Schatten).
Urprinzipieller Bezug: Mond-Saturn-Pluto.
Lit.: *F.*

Abusus

(krankhafter Missbrauch von Suchtmitteln; siehe auch Suchtkrankheiten)
Symptomebene: Verwechslung von Körper- und Seelenebene (der Alkoholiker müsste sich mit spirituellen Themen statt mit Spirituosen befassen, der Kinderschänder mit dem unerlöst Kindlichen in sich und sich mit seiner Sehnsucht nach Unschuld und Reinheit aussöhnen).
Bearbeitung: Meditation über das eigentliche (geistig-seelische) Ziel der Begierde; Rausch und Ekstase in sich selbst und ohne Hilfsmittel entdecken.
Einlösung: eins werden mit der Suche (beim Drogen- oder Tablettensüchtigen); eins werden mit dem Weiblichen in sich (beim Vergewaltiger); allgemein: die spirituelle (religiöse) Dimension des Lebens erforschen, um aus dem Wiederholungszwang der Exzessivität herauszukommen.
Urprinzipieller Bezug: Pluto, Neptun.
Lit.: *CD/Audio »Sucht und Suche«.*
Film: *My Name Is Bill W.*, *28 Tage*, *When a Man Loves a Woman*, *Unterwegs mit Jungs*, *Picknick mit Bären*, *Der große Trip*, *Bob, der Streuner*; *Danny Collins* (alle Bd 2); *Walk the Line*, *Ray*, *Die Legende von Bagger Vance* (alle Bd 1).

Abwehrschwäche

(siehe auch Entzündung, Allergie)
Körperebene: Abwehrsystem (Verteidigung).
Symptomebene: übertriebene Abwehr auf Bewusstseinsebene (*S 96*); den Körper den (verschiedenen) Erregern öffnen, statt sich im Bewusstsein erregen zu lassen; übertriebenes Sichverschließen, zu allem Nein sagen; Unfähigkeit, sich innerlich zu öffnen; übertrieben gegen (etwas) ankämpfen.
Bearbeitung: sich auf der körperlichen Ebene gegen Lebensfeindliches zur Wehr setzen lernen: abhärtende, abwehrsteigernde Maßnahmen (von »Kneipp« bis zum »inneren Lächeln«); Lieben als Akt des Hereinlassens; Grenzen (Ego) öffnen für das Du; eins werden.
Einlösung: allumfassende Liebe; seelische Offenheit auf dem Boden

von Stärke (*S 97*); Offenheit, wo möglich (im Bewusstsein); Abwehr, wo nötig (im Körper).
Urprinzipieller Bezug: Mars-Neptun-(Saturn).
Lit.: *K 150–155, Wwg 157–164, KSdK 199–204.*
Film: *Gefährliche Schönheit, Der bunte Schleier* (beide Bd 1); *Mary und Martha* (Bd 2).

Acanthosis

(Wucherung der Stachelzellen der Oberhaut; Acanthosis nigricans = Schwarzwucherhaut; Hyperkeratose = übermäßig starke Verhornung der Haut)
Körperebene: Haut (Grenze, Kontakt, Zärtlichkeit).
Symptomebene: Panzerung besonders an empfindlichen Stellen (Vermehrung der Zellen der Stachelzellschicht der Haut); Schutz der empfindlichsten Stellen durch Verdunkelung (abnorme Pigmentierung besonders an Nacken, Achseln, Leisten, Ellbogen, Anogenitalregion, Lippen); sich durch Hässlichkeit tarnen (warzige Wucherung der Haut, Hyperkeratose, → Keratose).
Bearbeitung: sich die Angst vor Verletzungen an den besonders empfindlichen Stellen eingestehen; bewusste Abwehr- und Schutzmaßnahmen ergreifen; sich bzgl. empfindlicher Stellen und Schwachpunkte abhärten.
Einlösung: die eigenen Schwachpunkte und verletzlichen Stellen bewusst verteidigen.
Urprinzipieller Bezug: Saturn/Venus-Saturn.

Achalasie/Kardiastenose

(verengter Mageneingang; siehe auch Erbrechen)
Körperebene: Speiseröhre (Nahrungszulieferung).
Symptomebene: Abneigung gegenüber den geschluckten Brocken (*V 55*); chronisches Aufbegehren (*V 56*); tiefliegende Angst vor jeder Art von Aufnahme; sich dem Zugemuteten verschließen; »etwas kotzt einen an« bzw. »kommt einem wieder hoch«; großer Hunger und gewaltige Angst halten sich die Waage; Gier und Askese.
Bearbeitung: ehrlich werden gegenüber der eigenen Verweigerungshaltung; sich eingestehen, dass man mit der Verarbeitung der Welt und des Lebens überhaupt nicht beginnt; aufhören, alles bewusstlos zu schlucken; ausspucken lernen, was unbekömmlich ist; Lernprogramm für bewusstes Essen und Genießen: langsam und in kleinen Happen aufnehmen.
Einlösung: auswählen, sich gegen Unzuträgliches wehren; Weg der kleinen Schritte gehen; auf dem Gegenpol: *Bhoga* (ind. »Welt essen und verdauen«).
Urprinzipieller Bezug: Mond-Saturn.
Lit.: *V 85–89.*

Achillessehnenriss

(siehe auch Bänderriss)
Körperebene: Achillessehne (seelische [Ab-]Sprungkraft, Fortschritt, Aufstieg), Ferse (Schwachpunkt), Bänder/Sehnen (Stricke, an denen alles hängt).

Symptomebene: den Bogen extrem überspannt haben, zu hohe Sprünge gewagt haben; auf den Boden der Tatsachen zurückgezwungen werden; Hybris: sich etwas *Vermessenes*, Unrealistisches in den Kopf gesetzt haben; emotionale Kraftakte; abruptes Stoppen von Ehrgeizprojekten; Ehrgeiz wird zum Fallstrick, der (stärkste) Strick (des Körpers) reißt; wenn alle Stricke reißen, ist es meist schon sehr spät.
Bearbeitung: Denkpause; erst einmal keine großen Sprünge mehr unternehmen; seelisch *überreißen*, wohin man strebt; erkennen, welche Verbindungen ins Unglück ziehen und aufzugeben sind; Konsequenzen der körperlichen und geistigen Sprünge bedenken und akzeptieren lernen.
Einlösung: genug Zeit haben; Denkpausen vor den Aktivitäten (Übersicht gewinnen); äußere Ruhe für innere Aktivität nutzen (innere Sprünge, Geistesblitze); mit kleinen Schritten zu den großen Zielen gelangen.
Urprinzipieller Bezug: Saturn-Mars-Jupiter.
Lit.: *S 376–379.*

Achromatopsie

siehe Farbenblindheit

Achylie

(Mangel an Magensaft)
Körperebene: Magen (Gefühl, Aufnahmefähigkeit).
Symptomebene: Mangel an männlicher marsischer Zersetzungskraft; häufig aufgrund langen Schluckens von Basenpulver (Alternative: Verpackung in säurefesten Kapseln).
Bearbeitung: Verzicht auf saure Reaktionen im häuslichen (Mond-) Bereich; das Saure dort lassen, wo es hingehört.
Einlösung: Gefühlsbereich ohne männlich-zersetzende Kräfte; die Welt ohne saure Reaktionen aufnehmen und verarbeiten.
Urprinzipieller Bezug: Mars (Säure)-Mond (Magen)-Saturn (Mangel).
Lit.: *V 99–103.*

Adam-Stokes-Atmung

(Sauerstoffmangelversorgung des Gehirns)
Körperebene: Atemzentrum (Austausch, Gesetz der Polarität) geschädigt durch Herzprobleme, Schlaganfall oder Vergiftung; Atmung vor dem physischen Ende.
Symptomebene: aus dem Rhythmus gefallen sein; Kampf in aussichtsloser Situation (*H 193*).
Bearbeitung/Einlösung (für Begleiter; bewusste Bearbeitung/Einlösung seitens der Betroffenen kaum noch möglich; es geht jetzt meist um das letzte Loslassen, das bewusste Verlassen des Körpers): Messen, Oratorien im Krankenzimmer spielen; aus dem tibetischen/ägyptischen Totenbuch oder der Bibel vorlesen.
Urprinzipieller Bezug: Saturn-Merkur.

Addison-Krankheit

([teilweiser] Ausfall der Nebennierenrinde; J.F. Kennedys Krankheitsbild, dessen Symptome er als Frauenheld und auch durch seine Devise »Frage nicht, was dein Land für dich tun kann, frage, was du für dein Land tun kannst« deutlich überkompensierte)
Körperebene: Nebennierenrinde (Nebenniere = Zentrale für Stressregulierung, Wasserhaushalt und Geschlechtsleben).
Symptomebene: Mangel an den Hormonen (Botenstoffen) Cortison und Aldosteron sowie an Geschlechtshormonen: Durst nach Seelischem (Wasser); keinen Hunger aufs Leben haben (Appetitlosigkeit) und un(ge)wichtiger werden (Gewichtsverlust); »Schiss« = Angst haben (Durchfall); Machtlosigkeit (Schwäche); Überpigmentierung der Haut und Schleimhaut: Vitalität vortäuschen.
Bearbeitung: sich mit Seelischem beschäftigen; verzichten statt einverleiben: Macht (Gewicht) abgeben; Konzentration auf Wesentliches; Enttäuschungen überwinden; materielle, emotionale und spirituelle Mangelsituationen erkennen und ausgleichen; Hingabeübungen; die dunklen Seiten/Schattenthemen, die einem Kraft geben oder kosten, beachten.
Einlösung: integrierter weiblicher Pol; Hingabe als Lebensthema.
Urprinzipieller Bezug: Mond-Saturn-Mars.
Lit.: *SP*.

Adenitis

(Lymphknotenentzündung)
Körperebene: überall, wo sich Lymphknoten (Polizeistationen) finden (Hals, Leistenbeuge usw.).
Symptomebene: Konflikt, Kampf, Abwehrschlachten: Krieg auf begrenzter lokaler Ebene und an einem Fort, das den Zugang zu einer Körperregion überwacht.
Bearbeitung: sich mutig und offen(siv) auseinandersetzen, die andrängenden Themen *in Angriff nehmen*, statt zu warten, bis sich ein Stau (Knoten) gebildet hat; sich wehren und mit der Umweltauseinandersetzung lernen.
Einlösung: ein offensiv und mutig gelebtes Leben.
Urprinzipieller Bezug: Mars.
Lit.: *Wwg, SvI*.

Adenoide (gutartige) Wucherungen

(Polypen; chronisch vergrößerte Rachenmandeln, Rachenmandelhyperplasie)
Körperebene: Rachenmandeln (Polizeistationen) im Waldeyerschen Rachenring (Abwehrring), Schleimhaut (innere Grenze, Schranke, Schutzhülle) der Nase (Macht, Stolz, Sexualität) und Nasennebenhöhlen (Leichtigkeit, Luftigkeit).
Symptomebene: die Nase *zuwachsen* lassen, die Nase chronisch *voll haben* (Behinderung der Nasenatmung); staunender, verblüffter Gesichtsausdruck: »da bleibt einem vor Staunen der Mund offen«; »dümmlicher«, wenig wacher Gesichtsausdruck wegen des zum

Atmen ständig offen stehenden Mundes: Kinder z. B. schnuppern nicht herum, sind weder neugierig noch *naseweis*, sondern eher träge, unkonzentriert, »schwer von Begriff« und manchmal auch schwerhörig = abgeschnitten von den ursprünglichen Sinneswahrnehmungen (Riechen, Schmecken und Hören), unsinnliche Existenz; nicht genug Austausch (Luft) bekommen: wer nicht durch die Nase atmet, kann auch nicht riechen, schnuppern, wittern; das Leben schmeckt nicht besonders (kein Aromaempfinden, alles Essen schmeckt langweilig, das *Salz in der Suppe* fehlt); genug haben und überfordert sein; Gefahr von Entwicklungsstillstand oder -verzögerung (bei Kindern); Verstocktheit; kein Zugang zum Intuitiven: das »Näschen« ist verlegt, der »gute Riecher« kann nicht funktionieren; Dauerkonflikt; Energiemangel durch Festgefahrensein, in falsche Bahnen gelenkte, blockierte Kommunikation: Notwendigkeit, Kommunikation einzuschränken; Polypen, umgangssprachlich für Polizisten, die einen (wie die Tintenfische) mit ihren Fangarmen erwischen: Abwehr, Schutz des Organismus vor Eindringlingen.
Bearbeitung: sich bewusst werden, chronisch *die Nase voll zu haben*; Überforderungen und Frustrationen bewusst bearbeiten; Konflikt im Kommunikationsbereich mit der Umwelt erkennen; die eigenen Kommunikationsbahnen überprüfen: weise Beschränkung lernen; allopathisch: Entwicklung zulassen, Selbstvertrauen und Entschlossenheit (im Gegensatz zu Verschlossenheit) entwickeln; Grenzen öffnen, statt (sich) zu (ver-)schließen, Hindernisse auf allen Ebenen, aber besonders im Kommunikations- und Austauschbereich, wirklich aus dem Weg räumen, nicht nur zur Seite schieben (Bearbeitung bei Kindern mit homöopathischen Mitteln).
Einlösung: Kommunikation und Verbindungen nach außen auf Wesentliches reduzieren; Fähigkeit zum Staunen statt Verstocktheit; Ruhe und Stille inmitten des Lebensstromes.
Urprinzipieller Bezug: Merkur-Saturn-Mars (Polypen/Polizisten).
Lit.: *S 176–178, KSdK 227–238.*

Adenokarzinom

siehe Lungenkrebs

Adenom

(gutartige, vom Drüsengewebe ausgehende Geschwulst)
Körperebene: verschiedene Drüsengewebe (Steuerung, Information).
Symptomebene: Schwellung, Wucherung; eventuell Überfunktion des jeweiligen Drüsengewebes; oft aufgrund eines Schockerlebnisses: die Schockenergie wird im entsprechenden Organ oder Gewebe abgefangen und verdichtet sich in dem Tumor.
Bearbeitung: im symbolischen Entsprechungsbereich expandieren (z. B. beim Bronchialadenom: Kommunikation ausdehnen).

Einlösung: geistig-seelisches Wachstum auf der symbolischen Entsprechungsebene der jeweiligen Ausgangsdrüse.
Urprinzipieller Bezug: Jupiter.

Adhäsionen

(Verwachsungen, Verklebungen)
Körperebene: alle inneren Organe im Bauchbereich können betroffen sein (besonders als Folge von Operationen, seltener von Infektionen).
Symptomebene: Strukturen, die ursprünglich nicht zusammengehören, wachsen zusammen und behindern sich schmerzhaft; zu sehr an etwas oder jmd. festhängen; sich mit unpassenden Menschen und Projekten einlassen und absichtlich zusammenwachsen; zu sehr auf ungeeignete Verbindungen setzen, sich mit Falschem und den Falschen zusammentun, statt selbst- und eigenständig zu bleiben.
Bearbeitung: auch ungewöhnliche Verbindungen im geistig-seelischen Bereich herstellen, wenn notwendig unter Schmerzen; die verschiedenen Wege der Verdauung und Verarbeitung näher zusammenbringen; auf sein Eigenleben setzen, statt sich anzuklammern.
Einlösung: ungewöhnliche, neue Verbindungen auf übertragener Ebene; inhaltliches Zusammenwachsen verschiedener fremder Bereiche; auf Kooperation setzen, mit seiner Intuition (Bauchgefühl) eins werden.
Urprinzipieller Bezug: Merkur-Jupiter.

ADHS (Aufmerksamkeits-Defizit-Hyperaktivitäts-Störung)

siehe Hyperkinese

Adipositas

(Fettleibigkeit; siehe auch Übergewicht, Lipödem)
Körperebene: der ganze Körper kann betroffen sein, besonders Bauch (Gefühl, Instinkt, Genuss, Mitte), Gesäß (Durchhaltevermögen, Durchsetzung), Schenkel (Fortschritt, Standfestigkeit), Hals (Einverleibung, Verbindung, Kommunikation) usw.
Symptomebene: äußere Fülle statt innerer Erfüllung; äußere Schutzwälle statt innerer Sicherheit; »Fettsucht« erhöht das Risiko für das → Metabolische Syndrom, wahrscheinlich auch für → Krebs, → Demenz, → Asthma, → Allergien.
Bearbeitung: in übertragener Hinsicht expandieren, den eigenen Einflussbereich erweitern; wichtig statt gewichtig werden.
Einlösung: Erfüllung; den gebührenden Raum einnehmen und ausfüllen; Bewusstseinserweiterung.
Urprinzipieller Bezug: Jupiter.
Lit.: *MI; CD/Audio »Mein Individualgewicht«.*
Film: *Schwer verliebt* (Bd 1).

Adnexitis

(Unterleibsentzündung, Entzündung der Anhangsgebilde der Gebärmutter; Tuben und Ovar; siehe auch Eierstockentzündung, Eierstockvereiterung, Eileiterentzündung, Eileitervereiterung)

Körperebene: weibliche Geschlechtsregion (Fruchtbarkeit, Sexualität).
Symptomebene: Konflikt um die Themen Fruchtbarkeit, Fortpflanzung; Sex als Leistungssport verkennen; Überreizung des Themas und der betroffenen Region.
Bearbeitung: auf *Sauberkeit im Geschlechtsbereich* achten; häufig wechselnden Geschlechtsverkehr als Ausdruck von einem Konflikt erkennen; Auseinandersetzungen im Bereich Fruchtbarkeit/Geschlechtlichkeit führen.
Einlösung: mit offensiven, mutigen Mitteln die eigenen Vorstellungen von Fruchtbarkeit und Kinderkriegen durchfechten.
Urprinzipieller Bezug: Mond-Mars.
Lit.: *F*, *Wwg*, *SvI*.

Adontie

(angeborene Zahnlosigkeit)
Körperebene: Mund (Aufnahme, Ausdruck, Mündigkeit), Ober- und Unterkiefer (Waffenlager).
Symptomebene: Mangel an Biss und Durchbeißen (»zahnlos sein«); Vitalitätsdefizit: sich seinen Teil vom Leben nicht abbeißen können; Mangel an Attraktivität: alt und eingefallen aussehen; einen unlebendigen Eindruck machen.
Bearbeitung/Einlösung: Übungen, sich ohne Aggression durchsetzen zu lernen (Vorbild: Mahatma Gandhi); innere Schönheit entdecken und verwirklichen.
Urprinzipieller Bezug: Saturn-Mond.

Adrenogenitales Syndrom

(Umkehrung der → Testikulären Feminisierung)
Körperebene: Geschlechtsorgane (Sexualität, Polarität, Fortpflanzung).
Symptomebene: Frau, die in einem männlich anmutenden Körper lebt; ein Exilleben führen.
Bearbeitung: in einer natürlichen männlichen Verkleidung als Frau die Männerwelt kennenlernen; Aussöhnung mit dem männlichen Seelenanteil auf allen Ebenen.
Einlösung: bewusst die Anteile beider Geschlechter (Anima und Animus) in sich tragen und erlösen.
Urprinzipieller Bezug: Uranus.

ADS (Aufmerksamkeitsdefizit-Syndrom)

siehe Hyperkinese

Aerophagie

(Luftschlucken)
Körperebene: Magen (Gefühl, Aufnahmefähigkeit), Schlund (Einverleibung, Abwehr), Verdauungsorgane (»Welt essen und verdauen« = ind. *Bhoga*).
Symptomebene: vorgetäuschte Bereitwilligkeit, etwas zu schlucken und sich einzuverleiben; Luftelement wird geschluckt und nicht gedanklich umgesetzt: ein Aggression auslösendes Missverständnis; »armer Schlucker«: nichts zu sagen haben, alles widerspruchslos hinunterwürgen, Befehle schlucken müssen; hoher bzw. intellektueller Anspruch: sich aufblasen, aufblähen (vor Wichtigkeit?); unter

Druck stehen, sich auszudrücken (aufstoßen); nicht ausreichend zu Wort kommen (Kinder setzen oft an, kommen nicht zum Zug und schlucken alles herunter); sich nicht genug Zeit nehmen zum Kauen und Essen.
Bearbeitung: sich Luft machen; Luftelement in Form von Gedanken/ Fantasien/Ideen/Büchern verschlingen, verdauen und in Form von offensiven, innovativen Ideen wieder hinauslassen; sich konkret ausdrücken, statt Luftblasen und heiße Luft zu produzieren: erkennen, wo man sich übertrieben aufbläht; Denken und Bewusstsein in seelische Bereiche bringen.
Einlösung: Qualitätsbewusstsein beim Schlucken und Sprechen; Gedanken verarbeiten und bewusst fühlen und empfinden; sich nehmen, was man in ideeller Hinsicht braucht.
Urprinzipieller Bezug: Mond-Merkur.
Lit.: *V 76–78.*

Affektpsychose
siehe Manisch-depressive Erkrankung

Affenhand
siehe Handprobleme

Affenpocken
siehe Zoonose

Afterjucken
siehe Analpruritus

Aftervorfall
siehe Analprolaps

Ageusie
siehe Geschmacksverlust

Aggressivität
(negativer, destruktiver Aspekt der Aggression; siehe auch Wutanfälle, Amoklaufen)
Körperebene: Gehirn (Kommunikation, Logistik).
Symptomebene: gestaute Aggressionsenergie sucht sich verschiedene Ventile: über die Muskulatur im Sinne von Unruhe (→ Hyperkinese), Übergriffen und Tätlichkeiten oder → Unfall; über den sprachlichen Ausdruck im Sinne von verbalen Attacken (→ Mobbing); körperlich auch im Sinne von Infektionen (→ Entzündung) und → Allergie bis hin zu → Autoimmunkrankheiten/Autoaggressionskrankheiten (z. B. → Rheumatismus, → Depression).
Bearbeitung/Einlösung: konstruktive Auseinandersetzung mit der eigenen Aggressionsenergie: Sport treiben, Streitkultur entwickeln, Immunsystem stärken.
Urprinzipieller Bezug: Mars.
Lit.: *Wwg, SP, Hag, KSdK 501–503.*
Film: *Der letzte Samurai*, *In Sachen Henry*, *Wut* (alle Bd 1).

Agnosie
(Verlust der Fähigkeit, Eindrücke aus verschiedenen Sinnesgebieten im Gehirn zu erkennen)
Körperebene: Gehirn (Kommunikation, Logistik).

Symptomebene: Unfähigkeit zur Selbsterkenntnis (*S 241*), z.B. bei → Alzheimer-Krankheit, → Gehirnprellung; kann alle Sinneswahrnehmungen betreffen, die zwar aufgenommen, aber im Gehirn nicht verarbeitet und daher nicht genutzt werden können (vielleicht etwas gesehen, gehört, gespürt, geschmeckt oder gerochen haben, das man nicht verarbeiten konnte, und jetzt unbewusst auf höchster Ebene Verweigerung, daran erinnert zu werden).
Bearbeitung/Einlösung: lernen, mit einfachsten Wahrnehmungen auszukommen und vorliebzunehmen; die Einfalt auf der übertragenen Ebene verwirklichen (»Selig sind die Armen im Geiste [Einfältigen], denn ihrer ist das Himmelreich«).
Urprinzipieller Bezug: Saturn.

Agoraphobie

(Platzangst, Angst vor großen freien Plätzen; siehe auch Phobie)
Symptomebene: sich nicht in die große, weite Welt wagen, Angst vor Weite und Offenheit in geistig-seelischer Hinsicht; Angst, den eigenen sicheren Platz nicht zu finden; Angst, Raum einzunehmen, Angst vor all den Menschen, die diesen Platz bevölkern könnten und die große Welt darstellen; für sich und in seinem Nest bleiben wollen.
Bearbeitung: sich die letzte Geburtsphase bewusst machen: Schritt von der Enge in die Weite (Verlorenheit in der Welt); sich die eigene (Bewusstseins-)Enge bewusst machen; das eigene Kleinsein annehmen; akzeptieren, dass man ein Sandkorn im Kosmos ist; die Aufgabe dieses Sandkornes erfüllen; sich auf Wesentliches konzentrieren; die eigenen engen vier Wände sichern; die Leere und Weite im eigenen Leben annehmen.
Einlösung: Aussöhnung mit zwanghafter Enge, Sicherheit im engsten Bereich finden; sich eingestehen und ertragen, dass man »allein auf weiter Flur« ist; auf dem Gegenpol: innerlich weit werden, Raum einnehmen; den eigenen Platz (in der Welt), die eigene Heimat finden; Fernziel: Erkenntnis, dass das eigentliche Reich nicht von dieser Welt ist.
Urprinzipieller Bezug: Saturn-Jupiter.
Lit.: *AfS*; *CD/Audio »Angstfrei leben«.*
Film: *Angsthasen, Fearless, Patch Adams, Die Bücherdiebin* (alle Bd 1); *Angst essen Seele auf* (Bd 2).

Agranulozytose

(Fehlen weißer Blutkörperchen; siehe auch Leukopenie)
Körperebene: Abwehrsystem (Verteidigung).
Symptomebene: tödliche Unfähigkeit, sich gegen Angriffe von außen zu wehren (fehlende Abwehrkraft gegen Bakterien auf dem Boden fehlender weißer Blutkörperchen).
Bearbeitung: Übungen des Hereinlassens im übertragenen Sinn, statt körperlich auf alle Gegenwehr zu verzichten.

Einlösung: geistige Aufnahmebereitschaft; Offenheit, Grenzenlosigkeit innerhalb der Grenzen des eigenen Schicksals(weges); Gleichgewicht zwischen Abgrenzung und Offenheit.
Urprinzipieller Bezug: Saturn-Mars.
Lit.: *Wwg*.

Aids

Körperebene: Abwehrsystem (Verteidigung).
Symptomebene: körperliche Offenheit statt geistig-seelischer, was mit dem Leben auf Dauer nicht vereinbar ist; körperliche Wehr- und Schutzlosigkeit bei erhöhter Abwehr im übertragenen Sinn; zunehmende Unfähigkeit, sich immunologisch zu verteidigen, bei erhöhter seelischer Verteidigungsbereitschaft; sexuelle → Schuldgefühle; unterdrückte Liebe; Bedrohung über die Kraft der Triebe; bringt den archetypisch männlichen Pol zur Verzweiflung und erzwingt Achtung für den weiblichen; zwingt das männliche Prinzip in die Knie und versucht, ihm Liebe beizubringen; Appell an das Mitgefühl der anderen; Überbetonung des Äußerlichen/Materiellen bei Vernachlässigung des Innern, des Gefühls und Bewusstseins (Sex statt Liebe); Unterbindung allen Widerstands: lehrt so auf der Körperebene, was Vereinigung und Liebe auf der seelischen Ebene sein könnten; Ausdruck der unterdrückten dunklen Göttin (Hekate/Kali) und ihres fürchterlichen Zorns; Symbol kollektiver Abhängigkeit und der Verwobenheit miteinander.
Bearbeitung: geistig-seelische Offenheit erkämpfen, um körperlich die (lebenswichtigen) Grenzen wahren zu können; lernen, sich seelisch einzulassen und körperlich zu verteidigen: die körperliche Ebene schützen lernen (Kondome); lernen, Inhalt und Form (Liebe und Sexualität) zusammenzubringen; von physischer Gewalt und Kraft (Mars) Abstand nehmen, Betonung von Zärtlichkeit (Venus), die zu keinen Verletzungen führen kann; den weiblichen gegenüber dem männlichen Pol betonen lernen; seelische Öffnung durch vorbehaltlose Gespräche; Vertrauensübungen: sich fallen lassen lernen; Selbst-Beherrschung zur Triebbeherrschung.
Einlösung: sich auf einen Menschen wirklich einlassen; Verbindlichkeit in Beziehungen, Konsequenzen (er-)tragen; Hingabe an das ganze Leben einschließlich seiner dunklen Seiten (auch in Beziehungen); Vereinigung, mit allem auf der geistig-seelischen Ebene eins werden.
Urprinzipieller Bezug: Pluto-Neptun (Mars-Venus-Saturn).
Lit.: *Wwg*.

Akathisie

(Unfähigkeit, ruhig sitzen zu bleiben)
Körperebene: Gehirn (Kommunikation, Logistik), Bewegungsapparat (Beweglichkeit, Fortschritt).
Symptomebene (Grundsituation klären und deuten): Richtungslosig-

keit, sich im Kreis drehen, vom Weg abkommen, z. B. bei → Alzheimer-Krankheit (*S 421*).
Bearbeitung: Orientierungsübungen in geistig-seelischer Hinsicht; Drehtänze wie Walzer und Reigen, Mandalamalen und -meditation als bewusste Rituale; sich gerichtet auf den Weg machen (das große Ziel, die Einheit, vor Augen).
Einlösung: sich bewusst dem Kreis des Lebens (Mandala) anvertrauen; Offenheit in alle Richtungen leben; Meditationen über Heraklits Satz: »*Panta rhei*« (»Alles fließt«).
Urprinzipieller Bezug: Uranus-Jupiter.

Akinospermie

(Unbeweglichkeit der männlichen Spermien; siehe auch Nekrospermie, Unfruchtbarkeit)
Körperebene: Hoden (Fruchtbarkeit, Kreativität).
Symptomebene: Unfruchtbarkeit aufgrund der Bewegungsunfähigkeit der Samentierchen; Unbeweglichkeit im Hinblick auf die eigene Männlichkeit; die Männerrolle nicht mehr wirklich ausfüllen können; kein wirklicher Gatte mehr sein (kann nicht mehr *begatten*); sich für unwürdig befunden fühlen, Kinder zu zeugen, das eigene (Erb-)Gut weiterzugeben.
Bearbeitung: althergebrachte Vorstellungen von Männlichkeit aufgeben; die eigene Rollenerwartung überprüfen; die mangelnde Fruchtbarkeit erkennen und umdenken; das unverbindliche »Herumgewusel« aufgeben; selbst mehr zur Ruhe kommen, statt die Spermien ruhigzustellen.
Einlösung: den eigenen Lebensrhythmus finden; innere Ruhe verwirklichen.
Urprinzipieller Bezug: Mars-Saturn.

Akne

siehe Pubertätsakne, Hautausschlag

Akromegalie

(verspätetes Wachstum der Körperenden auf dem Boden einer Hypophysenerkrankung mit vermehrtem Ausstoß von Wachstumshormon; siehe auch Hypophysenadenom)
Körperebene: Vergrößerung von Händen (Ergreifen, Erfassen, Handlungsfähigkeit, Ausdruck), Füßen (Standhaftigkeit, Verwurzelung), Ohren (Hören, Horchen, Gehorchen), Nase (Macht, Stolz, Sexualität), Kinn (Wille, Durchsetzung).
Symptomebene: Wachstum auf körperlicher statt geistig-seelischer Ebene; Pranken statt Hände wachsen lassen; auf zu großem Fuß und zu großspurig leben; »Elefantenohren« bekommen, einen »Zinken« statt einer Nase, einen »begehbaren Unterkiefer« entwickeln.
Bearbeitung: das Leben in den Griff bekommen, großzügiger sein; zupacken lernen, größere Schritte in übertragener Hinsicht üben; auf größerem Fuß leben; (nach innen) horchen und der inneren Stimme gehorchen lernen (Meditationen zur Entdeckung der inneren Stimme), ein »Näschen« für Trends entwi-

ckeln, seinen Willen öfter ein- und durchsetzen.
Einlösung: das Leben in den Griff bekommen, sich vor einem größeren geistigen Horizont bewegen, innere und äußere Weltanschauung entwickeln; horchen und gehorchen lernen; einen »guten Riecher« entwickeln (Intuition); Mut zur Durchsetzung lernen.
Urprinzipieller Bezug: Jupiter.

Akrophobie

siehe Höhenangst

Aktinomykose

(Strahlenpilzerkrankung mit Infiltration der Schleimhaut und Bildung kleiner, harter schmerzloser Einschlüsse)
Körperebene: v. a. Schleimhaut (innere Grenze, Schranke, Schutzhülle) der Mundhöhle (Mund = Aufnahme, Ausdruck, Mündigkeit).
Symptomebene: Abkapselungen, Fremdkörper auf der Ebene der Mündigkeit.
Bearbeitung: erkennen, welche Probleme in Bezug auf Mündigkeit bestehen; bei wem man diesbzgl. zehrt (Pilze = Parasiten); Achtsamkeit bzgl. fremder Dinge, die man im Munde führt.
Einlösung: mündig (verbindlich) sein; die eigene Linie verfolgen; gesunde Ich-Grenze finden; auf dem Gegenpol: nur saubere eigene Worte im Mund führen.
Urprinzipieller Bezug: Pluto.

Akusticus-Neurinom

(gutartige Geschwulst des Nervus statoacusticus)
Körperebene: Gehirn (Kommunikation, Logistik), Nervus statoacusticus (Telefonleitung).
Symptomebene: Wachstumsimpulse im Bereich des Gleichgewichts und Gehörs statt auf den entsprechenden übertragenen Ebenen.
Bearbeitung: inneres Gleichgewicht üben und Horchfähigkeit nach innen ausbauen (Krankheitsbild droht mit Ertaubung und Gleichgewichtsverlust); Meditationen über die eigene Mitte, Tai Chi, Töpfern auf der drehenden Scheibe, Mandalamalen.
Einlösung: zuhören und (nach innen und außen) horchen, der inneren Stimme gehorchen lernen; ins (innere) Gleichgewicht finden, die Mitte verwirklichen.
Urprinzipieller Bezug: Saturn-Jupiter-Venus.

Akzeleration

siehe Frühreife

Albinismus

(Pigmentmangel)
Körperebene: Haut (Grenze, Kontakt, Zärtlichkeit) und ihre Anhangsgebilde; Augen (Einsicht, Durchblick, Spiegel und Fenster der Seele).
Symptomebene: weißlich-rosafarbene Haut mit rötlich durchscheinenden Blutgefäßen, weiße Haare, rote Augen wegen Unfähigkeit, Melanin zu produzieren: so kommt keine Farbe ins Leben; vom

Schicksal in ein schneeweißes (Engels-)Gewand gesteckt sein, wie ein Wesen aus der Märchenwelt erscheinen; Farblosigkeit im Bereich der Grenzen (Haut): farbloses Leben; Farblosigkeit der Freiheits- und Machtsymbole, der Antennen (Haare); rote durchschimmernde Fenster der Seele (Augen): Warnung; Weiß als Zeichen der Einheit auf der körperlichen statt auf der Bewusstseinsebene: nicht auf das Leben in der Polarität vorbereitet sein; unschuldig, aber auch kränklich wirken; in der embryonalen Paradiessituation steckenbleiben, schwache Grenze haben; Vitalität erscheint gefährlich; Sonne wird zur Gefahr (Verbrennungen durch → Sonnenbrand).
Bearbeitung: das Außergewöhnliche der eigenen Seele herausstellen und leben, statt sich als Sonderling und Außenseiter auszuschließen; sich bewusst erlauben, ganz anders zu sein und ein märchenhaftes Leben zu führen; kontrastreich leben; Farben als Mangelzustand durchschauen und Weiß als die Summe aller Farben bzw. Farbe der Ganzheit erkennen; Beschränkung auf die wesentlichen Gegensätze in der Außenwirkung.
Einlösung: Weiß als Farbe der Einheit auf der Bewusstseinsebene gerecht werden; sich sein Engelsgewand verdienen, eine weiße Weste verwirklichen und stolz annehmen; Weiß für sich zu schätzen wissen und mit Würde tragen wie der Papst und viele Gurus; innere Helligkeit; Fernziel auf dem Gegenpol: sich dem Leben mit seinen Farben und Zwischentönen öffnen.
Urprinzipieller Bezug: Saturn-Mond, Uranus.
Film: *Powder* (Bd 2).

Albträume/Angstträume

(siehe auch Schlafprobleme, Angst)
Körperebene: meist Bewusstseinsproblem.
Symptomebene: Begegnung mit eigener fehlgeleiteter Kraft; Schatteninhalte (Ängste, Beklemmungen) drängen ins Traumbewusstsein, um bearbeitet zu werden; Versuch einer Konfliktlösung, die im Laufe des hellen Tages verweigert wurde; nächtliche Schattentherapie; Angst, den Anforderungen der Lebensaufgabe nicht gerecht zu werden.
Bearbeitung: sich bewusst den eigenen dunklen Aspekten und Seiten stellen; bedrängende und verdrängte Konflikte ins Tagesbewusstsein heben und mutig angehen; unfertige Träume als Fantasiereise weiterführen, da Lösungen für symbolisches Geschehen in den Träumen selbst zu finden sind; luzides Träumen lernen; Loslassübungen.
Einlösung: mit existenziellen Ängsten und dem Leben in der Materie *fertig werden*; Bereitschaft, den ureigenen Weg zu gehen; Streitkultur entwickeln und pflegen; Offenheit für seelische Wahrheiten; sein Ich mit dem Schatten vereinen und Selbstverwirklichung anstreben.
Urprinzipieller Bezug: Neptun-Pluto.
Lit.: *AfS, SP, Sch, KSdK (Kap. Schlafprobleme); CD/Audio*

»Schlafprobleme«, »Traumreisen, »Angstfrei leben«.
Film: Albträume – *Black Swan, Wer früher stirbt ist länger tot* (beide Bd 1); Angst – *Angsthasen, Fearless, Patch Adams, Die Bücherdiebin* (alle Bd 1); *Angst essen Seele auf* (Bd 2).

Albuminurie

(Eiweißausscheidung über den Harn bei Nierenproblemen oder Überanstrengung)
Körperebene: Nieren (Gleichgewicht, Partnerschaft).
Symptomebene: Bausteine des Lebens gehen durch den Nierenfilter verloren; die für das Gleichgewicht verantwortlichen Nieren lassen essenzielle Dinge durch; loslassen auf der körperlichen statt auf der übertragenen Ebene.
Bearbeitung: wichtige Themen im partnerschaftlichen Bereich loslassen; loslassen, verzeihen lernen, aber auch erkennen, wo einem Lebenswichtiges »durch die Lappen geht«.
Einlösung: geschehen lassen, auch bei lebenswichtigen Dingen loslassen können; Fernziel auf dem Gegenpol: Gleichgewicht zwischen loslassen und bewahren.
Urprinzipieller Bezug: Venus.

Alexie

(Leseunfähigkeit)
Symptomebene: sich dieser intellektuellen Welt weitgehend verweigern.
Bearbeitung: Gottes Sprache direkt verstehen lernen, die in aller Schöpfung *deut*lich zu erkennen ist, statt Buchstaben (ursprünglich Buchenstäbchen, die den Willen Gottes veranschaulichten) zu deuten; sich mit Konkretem beschäftigen statt mit Abstraktionen.
Einlösung: in Gottes Schöpfung wie in einem offenen Buch lesen lernen.
Urprinzipieller Bezug: Merkur-Saturn.

Alexithymie

(Gefühlsblindheit, in den USA zunehmend gebräuchliche Diagnose, siehe auch Abkapselung)
Symptomebene: den emotionalen Bezug zur Welt verlieren und völlig vereinsamen, allerdings ohne selbst Leidensdruck zu spüren; es sind die anderen, die sich sorgen; Ausfall des emotionalen Gehirns; zuerst verschwindet der Partner aus dem Leben, dann Kinder und Angehörige, zum Schluss nur für die Arbeit klaglos weiterfunktionieren; Überwiegen des Intellekts; in der milden Form ständiges »Zurechtrationalisieren« des eigenen Lebens; Warnzeichen des emotionalen Gehirns nicht ernst nehmen, dass eine Arbeit oder Beziehung gar nicht mehr passend ist; immer wieder Gründe finden, alles auszuhalten und beim Alten zu lassen; kann in reinem (Arbeits-)Roboterdasein enden und zum Sinnverlust bzgl. des eigenen Lebens führen.
Bearbeitung: sich eingestehen, dass etwas nicht stimmt, und erkennen, dass etwas dramatisch fehlt, statt weiterhin die Misere schönzu-

reden; Lebenslügen erkennen; den Menschen der Umgebung rechtzeitig zuhören; Warnungen von innen und außen ernst nehmen; erste Zeichen erkennen; den Anfängen wehren.
Einlösung: die Welt der Gefühle zurückholen und genießen lernen.
Urprinzipieller Bezug: Merkur.

Alkalose

(pH-Wert-Anstieg im Blut, Gegenpol der → Azidose [Übersäuerung])
Körperebene: anfangs im Gewebe (Halt), später auf das Blut (Lebenskraft) übergreifend.
Symptomebene: zu viel »weibliche« basische Elemente im Körper statt in der Seele.
Bearbeitung: mehr Weibliches auf der übertragenen Ebene bewahren; sich bewusst freundlich öffnen (statt *sauer* zu reagieren).
Einlösung: dem eigenen weiblichen Pol gerecht werden; dem Weiblichen in der Welt Raum geben; Fernziel: Gleichgewicht zwischen dem männlichen und weiblichen Pol (Yin und Yang) finden und bewahren.
Urprinzipieller Bezug: Mond-Venus (Gegenpol zur Säure des Mars).
Lit.: *At, Jea.*

Alkohol-Intoleranz

(siehe auch Allergie)
Körperebene: Schleimhaut (innere Grenze, Schranke, Schutzhülle) des Verdauungstraktes (ind. *Bhoga* = »Welt essen und verdauen«) und in der Folge der ganze Organismus.
Symptomebene: allergische Wirkungen schon bei kleinsten Dosen mit → Hautausschlag, → Quincke-Ödem des Gesichts, Schwindel (→ Gleichgewichtsstörungen) und → Unwohlsein.
Bearbeitung: jede Form von Alkohol meiden: von homöopathischen Tropfen und anderen flüssigen Arzneien mit Alkoholgehalt bis zu den Spuren im alkoholfreien Bier; sich die durch moderaten Genuss möglichen anregenden Effekte auf anderen, weniger allergisierenden Wegen verschaffen.
Einlösung: ein beschwingtes, wahrheitsliebendes, mutiges Leben, das den eigenen Schatten konfrontiert (das »Monstergesicht« des Quincke-Ödems), den *Schwindel* im eigenen Leben entlarvt und auch die üblen, *zum Kotzen* animierenden Lebenssituationen verarbeitet.
Urprinzipieller Bezug: Neptun-Pluto.
Lit.: *CD/Audio »Sucht und Suche«.*
Film: *My Name Is Bill W., 28 Tage, When a Man Loves a Woman, The Doors, Leaving Las Vegas, Picknick mit Bären* (alle Bd 2); *Die Legende von Bagger Vance, Walk the Line* (beide Bd 1).

Alkoholismus

(siehe auch Suchtkrankheiten, Depression, Fettleber, Leberzirrhose, Bauchspeicheldrüsenentzündung)
Körperebene: fast alle Bereiche sind betroffen, besonders Leber (Leben, Wertung, Rückverbindung), Magen (Gefühl, Aufnahmefähigkeit) und Nervensystem (Nachrichtendienst).

Symptomebene: Alkohol entspannt, ist letztlich ein Narkotikum; bei moderatem Konsum wirkt er auch anregend, beschwingend, kann Mut vermitteln, im Übermaß immer unverträglich, der Kampf gegen die Abhängigkeit von ihm legendär; Versuch, die harte Welt weich erscheinen zu lassen bzw. sich weich und rund zu fühlen, meist zu weich für die harte Welt sein; sich abfüllen: Gehaltlosigkeit des Lebens mit Getränken hohen Alkoholgehalts auffüllen und überspielen; Fluchtdroge: sich über Alkohol in eine schönere Welt voller Illusionen und Träume davonstehlen; → Schuldgefühle und Empfinden von Unzulänglichkeit, Verlassenheit, Einsamkeit, eigener Wertlosigkeit »runterspülen«; jmd. oder etwas »schönsaufen«, etwa ein hartes Leben (Missbrauch); Schuldgefühle oder Schmerz über Misserfolg zudecken; Ausdruck von Unsicherheit und Schwäche; Mutlosigkeit: »sich Mut antrinken«; die Enge von Ängsten aufweichen, sich nur im Rausch groß und mächtig und voller Kraft erleben; im Anfangsstadium sich eine »kleinen Stärkung genehmigen«, »sich einen Schluck gönnen«, nur unter Alkohol ehrlich und wahrhaftig sein (»in vino veritas«; s. a. das Theaterstück von Brecht *Herr Puntila und sein Knecht Matti,* in dem der »Herr« nur im betrunkenen Zustand weise und menschlich handelt); den Abgrund innerer Leere und Sinnlosigkeitsgefühle »zuschütten«; Traumata nicht verarbeiten können: mit Alkohol das Elend der eigenen Geschichte und/ oder Existenz verdrängen; runterspülen, was sonst zu schwer verdaulich wäre; alles (runter-)schlucken; schlucken, was kommt (»armer Schlucker«, »Schluckspecht«); im Vollrausch alles vergessen können, sich an- und aufheitern, nur im »angeheiterten« Zustand mit eigener Trauer, Depressionen oder Schuldgefühlen fertigwerden, Kummer in Alkohol ertränken; Flucht aus Druck und (An-)Spannungssituationen; Alkoholrausch statt Ekstase; Mangel an Freunden: die Flasche wird zum besten Freund, zur Stütze; aus Mangel an Halt im Leben sich an die Flasche halten; Sehnsucht nach menschlicher Nähe und konfliktfreier, heiler, brüderlicher Welt über den Weg der Konfliktvermeidung; Verbrüderung (mit allen) bei Bierfesten wie dem Oktoberfest; Regression: der lallende, strauchelnde Mensch fällt sprachlich und motorisch zurück auf die Ebene des Kleinkindes und hängt auch wieder an der Flasche; das Saugen an der Flasche gibt »Säuglingen« Geborgenheitsgefühl; »ererbter« Alkoholismus als Familientradition; Alkohol führt auf Dauer wie kaum etwas anderes zu → Impotenz.

Bearbeitung: sich mit der eigenen Weichheit anfreunden und Oasen der Weichheit (des weiblichen Pols) in der harten Welt suchen; für Geborgenheit im geistigen und sozialen Bereich sorgen; das eigene Leben zu einer runden Sache machen, seine weichen Seiten genießen; Regressionsübungen

im warmen Wasser (Mutterleibsübungen); das Schlucken im übertragenen Sinn lernen, Frustrationstoleranz erwerben; Ekstaseübungen: ekstatische Sexualität, entsprechendes Tanzen, Musizieren, Sporttreiben; sich andere Arten von Rausch gönnen, z. B. der Geschwindigkeit beim (Wind-)Surfen oder Tiefschneefahren oder des Kletterns, des Reitens (»Das Glück dieser Erde liegt auf dem Rücken der Pferde«); sich mit der eigenen Kindlichkeit aussöhnen; Rituale des Erwachsenwerdens; Rück(be)zug zum Wesentlichen; Rituale der Suche: Vision Quest; Spiritualität statt Spirituosen (»meditieren statt saufen«); Gruppen der Anonymen Alkoholiker (AA) besuchen.
Einlösung: auf- und annehmen, was auf einen zukommt; Suche nach Sinn, Einheit, Heilsein: heile Welt im Innern verwirklichen; *Religio* als Rückverbindung zur Einheit, Einswerden mit allem (wahre Brüderlichkeit), Ekstase und den Rausch von Einheitserfahren (*peak experiences*) finden; auf dem Gegenpol: Welt bewältigen statt Weltflucht.
Urprinzipieller Bezug: Neptun.
Lit.: *CD/Audio »Sucht und Suche«.*
Film: *My Name Is Bill W.*, *28 Tage*, *When a Man Loves a Woman*, *The Doors*, *A Star Is Born* (alle Bd 2); *Die Legende von Bagger Vance*, *Ondine* (beide Bd 1).

Alkoholpsychose

(siehe auch Alkoholismus, Alkoholvergiftung, Korsakow-Syndrom, Suchtkrankheiten, Delirium)

Körperebene: fast alle Bereiche sind mitbetroffen, besonders Gehirn als Bewusstseinsbasis, Nervensystem (Verbindung, Kommunikation), Leber (Leben, Wertung, Rückverbindung).
Symptomebene: in der Regel Entwicklung aus einer langen Geschichte von Alkoholmissbrauch; das Gehirn reagiert überempfindlich schon auf kleinste Mengen Alkohol (Sensibilisierung auf Alkohol); Zusammenbruch der nach außen gezeigten Persönlichkeitsfassade unter der Gifteinwirkung des Alkohols; tief ins Unbewusste abgedrängte Persönlichkeitsanteile finden den Weg ins Bewusstsein; Enthemmung, Denkstörung, Urteilsschwäche, Kontrollverlust, Eifersuchtswahn, Zusammenbruch des kritischen Denkens und der Urteilsfähigkeit, Überschwemmung mit Ängsten aus den Tiefen der Schattenwelt; aber auch *»In vino veritas«*.
Bearbeitung: sich mit der eigenen Schattenwelt aussöhnen (Psychotherapie); sanfte Regressionsübungen z. B. im warmen Wasser (Mutterleibsübungen); Rituale der Suche: Vision Quest; Alkoholtherapie siehe unter → Alkoholismus und → Alkoholvergiftung.
Einlösung: als Aufgabe annehmen, was aus den Tiefen der eigenen Unterwelt aufsteigt; Schattentherapie, die die Mauer zwischen bewussten und unbewussten Geistesebenen vorsichtig durchlässiger macht, um Schatteninhalte allmählich bewusst werden zu lassen.

Urprinzipieller Bezug: Neptun-Pluto.
Lit.: SP; *CD/Audio »Sucht und Suche«.*
Film: *The Doors* (Bd 2).

Alkoholvergiftung

(siehe auch Korsakow-Syndrom)
Körperebene: Gehirn (Kommunikation, Logistik), Leber (Leben, Wertung, Rückverbindung).
Symptomebene: Ende der Kontrollmöglichkeit, Enthemmung, Denkstörungen, Urteilsschwäche, Distanzlosigkeit: Kontrollverlust statt Aufgabe der einschränkenden Hemmungen; Aufgabe des kritischen Denkens zugunsten des Fühlens und Empfindens; Nachlassen der Urteilsfähigkeit und der Tendenz des Verurteilens; Aufgabe der Distanz zu den Menschen.
Bearbeitung: Vertrauensübungen, sich fallen lassen; erkennen, welche inneren Haltungen in der Tiefe von anderen Menschen trennen; Rauscherfahrungen, Begeisterung im Hinblick auf das Lebensziel; sich einfühlen, statt sich abzufüllen; Nähe und Einfühlsamkeit, Fühlen und Vertrauen über erlöste Wege zu erreichen suchen.
Einlösung: sich dem Leben und der eigenen Aufgabe darin ergeben; eins werden mit der Sehnsucht nach Einheit, sich auf die spirituelle Suche machen; Verbrüderung auf der geistig-seelischen Ebene mit allen fühlenden Wesen.
Urprinzipieller Bezug: Neptun.
Lit.: *CD/Audio »Sucht und Suche«.*

Allergie

(siehe auch Abwehrschwäche, Entzündung, Impfschäden, Nahrungsmittelunverträglichkeit, Multiple Chemical Sensitivity)
Körperebene: Haut (Grenze, Kontakt, Zärtlichkeit): was einem wider Willen *unter die Haut geht*, wird hier bekämpft; Schleimhaut (innere Grenze, Schranke, Schutzhülle) besonders der Nase (Macht, Stolz, Sexualität): als *anrüchig* eingeschätzte Themen werden hier deutlich; Lunge (Kontakt, Kommunikation, Freiheit): Themen, an denen man zu *ersticken* droht, schlagen sich hier nieder, Verdauungssystem (»Welt essen und verdauen« = ind. *Bhoga*): unverdauliche Themen führen hier zum Aufstand.
Symptomebene: überzogener Verteidigungskrieg auf körperlicher Ebene statt Auseinandersetzung auf symbolischer; sich voller Widerstand sträuben: gegen jmd. oder etwas »allergisch sein«; tiefgehende Intoleranz, Gereiztheit und Überreaktion, die sich an bestimmten Stoffen und deren Symbolik festmacht; ein Teil der Welt wird abgelehnt und auf der Symbolebene massiv unter Einsatz der eigenen Abwehr bekämpft; Allergie als Möglichkeit, nein zu sagen; Konflikt zwischen hoher Aggression und hoher Sensibilität; Krieg auf der Körperebene; Überreaktion, Hochrüstung, Abwehr, überzogenes Feindbild: auf Freunde (z. B. Lebensmittel) statt auf Feinde (z. B. gefährliche Erreger) losgehen; starke unbewusste Aggressivität, nicht erkannte und

nicht ausgelebte Aggression: blinde Aggressionsprojektion, Aggressionsstau, unterdrückte Vitalität; Bekämpfung von Angstmachendem, Angst vor Lebendigkeit/Vitalität: Angst vor vitalen Durchbrüchen (z. B. auch denen des Frühlings mit seinen *spitzen* Knospen und Keimen, *ausschlagenden* Bäumen und *schießendem* Salat); Machtspiele: über die Vermeidung von Allergenen sich durchsetzen, die Umwelt tyrannisieren und damit Aggressionen ausleben; daraus resultierende → Schuldgefühle führen zur weiteren Verdrängung von Aggressionen; ständige Wachsamkeit und Suche nach Feinden, in Angst vor ihnen leben, immer kampfbereit und hochgerüstet sein; Kampf gegen Symbole.
Film: *In Sachen Henry, Der letzte Samurai, Wut* (alle Bd 1); speziell zu Angst – *Angsthasen, Fearless, Patch Adams, Die Bücherdiebin* (alle Bd 1); *Angst essen Seele auf* (Bd 2).
Allergene: Symbole für etwas Vitales oder Schmutziges, das als gefährlich eingestuft wird; häufig symbolisch verbunden mit einem Ereignis oder einer Person, gegen die heftige Aversion oder Wut besteht; lassen sich in zwei einander durchdringende Kreise einordnen: 1. Allergene mit erotisch-sexuellen Themen (Samen, Pollen, Tierhaare und Früchte sowie alles Schleimige, Weiche und Breiige), 2. Allergene mit den Themen Schmutz, Unwertes und Weibliches im engeren oder weiteren Sinn. Der kleine 1. Kreis wird vom großen 2. Kreis mit eingeschlossen, da seine Allergene nur als solche wirken können, wenn Sexualität und Erotik unbewusst ebenfalls als schmutzig und unwert empfunden werden. Oft sind auch beide Aspekte vermischt in einem Allergen anzutreffen. Der symbolische Bezug muss einem dabei nicht bewusst sein; es reicht, wenn er im kollektiven Unbewussten bekannt ist (z. B. das kleine Kind weiß nicht, dass Penicillin aus Schimmelpilz hergestellt wird).
1. Gruppe: erotisch-sinnlicher »Schmutz«
Tiere = unbewusste Ablehnung des Animalischen, Tierischen, Wilden (in der Sexualität).
Tierhaare = Angst vor Liebe und ihrem animalisch-sexuellen Bezug; jedes Fell vermittelt etwas animalisch Kuscheliges, Weiches, Warmes und damit Sinnlich-Erotisches, Lebendiges und kann als solches allergisch bekämpft werden. *Frau* kann sich aber auch hineinkuscheln wie in Pelzmäntel und -kragen.
Hunde(haare) = das Angriffslustige (Bellen), aggressive männliche Kräfte (der scharfe Wach- und Polizeihund), Abstammung vom Wolf; Bissigkeit (Liebesbisse, »jmd. zum Fressen gern haben«);
Pferde(haare) = das Triebhafte (Mädchen haben vor der Pubertät oft eine »Pferdephase«, in der sie üben, sich mit dem Triebhaften auf reiterliche und damit ritterliche Weise anzufreunden), das Männliche (der Cowboy, der mit seiner Schenkel Kraft seine Welt

beherrscht); sich Erfolg versagen, da man nicht zu seiner männlichen bzw. weiblichen (Schenkel-)Kraft steht, Angst vor und Abwehr gegen dieses große mächtige, feurige Tier (urprinzipiell dem Jupiter-Prinzip zugeordnet) in sich selbst.
Katzen(haare) = Erotik pur (Schmusekatze, Kätzchen) mit einem Schuss Aggression (Krallen zeigen, Raubkatze); Sensibilität und Bedürfnis nach Freiheit und Unabhängigkeit (Katzen sind wählerisch, frei und unabhängig); die »falsche Katze« (zugleich Lustmörderin bei den Mäuschen und Schmusetier bei »ihrem« Menschen), leisetreten, sich anpirschen; Magie und Hexerei (schwarze Katze auf der Schulter der Hexe).
Federn, Daunen = Kampf gegen Symbole der Freiheit und Unabhängigkeit, der Möglichkeit, einfach wegzufliegen, sich davonzumachen; lieber »Federn lassen«, »sich rupfen lassen«, als auf eigenen Schwingen davonzufliegen, sich dafür hassen und das Symbol der Federn bekämpfen; Federn auch als Symbol der Leichtigkeit, des Leichten, Beschwingten stellvertretend bekämpfen; sich schwer und an den Boden gefesselt oder festgenagelt, schlimmstenfalls am Boden zerstört oder mit schwerem Schicksal geschlagen fühlen und sich dafür ablehnen; sich die animalische Herkunft und kuschelige Weichheit wie bei Daunenbetten missgönnen und stellvertretend symbolisch bekämpfen.
Antibiotika = Leben(digkeit) wird stellvertretend bekämpft (*anti* = gegen, *bios* = Leben); Allergien betreffen v. a. das Penicillin, das zudem eine zweite Symbolik des Unreinen, Schmutzigen hat, da aus Schimmelpilz gewonnen.
Blütenpollen, Gräsersamen = der männliche Samen der Pflanzen (»pflanzliche Spermien«) = Fruchtbarkeit, Liebe, Sexualität, Triebhaftigkeit (siehe auch Allergie gegen menschliches Sperma).
Nüsse = Fruchtbarkeit (Hoden, »Nüsse haben«), Liebe, Sexualität, Triebhaftigkeit; unlösbare oder zumindest schwierige Probleme (»harte Nuss«).
Früchte = Ergebnisse der geschlechtlichen Vereinigung von Männlichem und Weiblichem; die verbotene reizvolle Frucht jenseits des Zaunes, die »Kirschen aus Nachbars Garten«, »So ein Früchtchen!«; Ausdruck für eine verführerische »Lolita« (→ Fruktose-Intoleranz);
Apfel = das Symbol der Versuchung (seit dem Paradiesgarten), Aspekt der Neugierde; Wunsch, neue Wege zu gehen;
Erdbeere = die pralle, reife, verführerisch rote Frucht mit all ihren schon äußerlich sichtbaren kleinen Samen; »Ich bin so wild auf deinen Erdbeermund« (François Villon);
Pfirsich = anziehende Pfirsichhaut, erotischer Pfirsichpo;
Kirsche = immer zu zweit hängen sie mit verräterischer Signatur am Baum;
Banane = von der Form her phallische Frucht, die zermust als Müsli-

oder Kinderbreigrundlage etwas Klebrig-Matschiges, Schleimiges hat, das unbewusst ans Rutschen und Flutschen auf Schleimbasis beim Geschlechtsverkehr erinnert.
Menschliches Sperma = das als unsauber und gefährlich eingeschätzte Männliche; *frau* will keine Berührung mit *ihm* und keine gemeinsame Sache (in Form eines Kindes) mit ihm machen; größtmögliche unbewusste Ablehnung des Partners.
Insektenstiche = Eindringen, Geschlechtsakt (Eindringen des phallischen Stachels, der etwas Giftiges einspritzt, das *frau* anschwellen lässt); emotionale Stiche, Sticheleien: angegriffen werden; speziell Bienenstiche = das Bienenfleißige, Aufopferungsvolle im eigenen Wesen; Wespenstiche = die eigene aggressive Art.
Sonnenstrahlen: 1. Allergie gegen Sonnenschutzmittel = lustvoller Aspekt des Eincremens, glitschiger eingeölter Körper als Sexobjekt oder Symbol erotischer Kraft; 2. Angst vor liebkosender, erotischer und wärmender Berührung der Haut durch Sonnenstrahlen; Bedeutung als Allergen heute auch aufgrund aktueller Warnungen vor dem Ozonloch.
(Tages-)Licht = Sonnenlicht und ein Symbol des männlichen Prinzips (zu unterscheiden von echten → Photodermatosen, die weniger Allergiecharakter als Abwehrreaktionen der Haut auf Sonne und Licht sind); Abwehr und Angst vor Aufdeckung von Geheimnissen: »nicht im Rampenlicht stehen wollen«, »kein Licht auf etwas werfen wollen«, »das Licht der Wahrheit scheuen«, »nichts ans Licht kommen lassen«, das einen bloßstellen könnte, »sich bloß nicht in seinem wahren Licht zeigen«, »Wo Schatten ist, da ist auch Licht«; kein Licht der Bewusstheit auf dunkle und abgewehrte Gelüste sexueller und als schmutzig empfundener Art werfen wollen (»Rot*licht*-Viertel«); Angst vor der Anfachung der Lebenskraft (Grünkraft nach Hildegard von Bingen): »grünes Licht bekommen« und vor dem Anstoß zur Individuation: »Es werde Licht!«; Angst vor dem Leben: »das Licht der Welt nicht erblicken wollen«.
2. Gruppe: vordergründiger Schmutz, Unwertes und »Vermischtes«
Hausstaub (Kot der Hausstaubmilben) = das Schmutzige, Unsaubere, Unreine, aber auch das Banale, Gewöhnliche, der Alltagsdreck; oft als Allergen bei Menschen, die höher hinauswollen oder sich zu Höherem berufen fühlen, denen aber der Mut fehlt, aus dieser Überzeugung Konsequenzen zu ziehen.
Waschmittel = Mittel gegen Schmutziges, Beflecktes, Unsauberes, Unreines; im Waschmittel wird der Gegenpol (zum Schmutz) *deutlich* und entsprechend bekämpft.
Nahrungs- und Genussmittel (*Lebens*mittel, *Vitalität*) generell = das gefürchtete Schmutzige, Verunreinigte, Gefährliche in der Nahrung (→ Nahrungsmittelunverträglichkeit) bekämpfen (materielle Gifte in der Nahrung sind durchaus existent,

aber hier nicht gemeint).
Getreide (als Getreidebrei/klebriger Teig) = das Glitschige, Schleimige, Süße (lange gekautes Brot wird süß wegen enthaltener Glukose) wird wegen seiner Ähnlichkeit zur glitschigen Geschlechtsverkehrssituation bekämpft, darüber hinaus die eigene, aus der Familie übernommene Bescheidenheit, sich mit einfachen Dingen wie Brot zu begnügen;
Gluten (der Kleber des Getreides) = das Schmierige, Pappige, Verbindende (→ Zöliakie/Sprue);
Milch = das Mütterlich-Weibliche (→ Milchunverträglichkeit);
Eiweiß (Proteine wie Casein) = Lebensvermeidung (Eiweiß ist der erste Grundbaustoff des Lebens);
Fisch (auch sog. Meeresfrüchte wie Hummer, Langusten und Muscheln) = »wie ein Fisch im Wasser« (im Seelenelement), sich unbewusst dagegen wehren, seinen Platz in der Seelenwelt zu finden;
Tierprotein = das Tierische, Unbewusste, Schmutzige.
Alkohol = das Rauschhaft-Ekstatische, Kontrollverlust, Herausbrechen dunkler Kräfte, Enthemmung.
Medikamente sind zunehmend auch als gefährlich, verunreinigt und schädlich ins Gerede gekommen (seitdem auch häufiger als Allergene); Sonderfall Penicillin (der *Schimmel*pilz Aspergillus penicillium), Schimmel gilt als Schmutz.
Farben, Lösungsmittel: seitdem sie zunehmend als gefährlich und giftig entlarvt wurden, treten sie immer häufiger als Allergene auf (im kollektiven Unbewussten ist dies jetzt verankert).
Metall: betrifft ausschließlich unedle Metalle und deren Legierungen, Verbindung auch zu (Münz-) Geld = Ablehnung des Wertlosen, Unedlen; Angst, sich mit Geld die Finger schmutzig zu machen.
Metalllegierungen als Verbindungen und Verschmelzungen verschiedener Elemente = sexuelle Parallelen, Ablehnung sexueller Verschmelzung.
Bearbeitung: lernen, Ablehnung offen auszudrücken; Neinsagen trainieren; lernen, auf anderen Ebenen zu kämpfen; Aggressionsübungen (dynamische Meditation, Konfrontationsübungen, Körperarbeit – Energie statt Allergie!) und Sensibilitätsschulung (Freunde von Feinden unterscheiden lernen); dem Körper die Aggressionsausübung wieder abnehmen und aggressiver denken und handeln; das Leben wagen, Herausforderungen bewusst annehmen, statt Vermeidungsverhalten zu kultivieren; offensiv agieren; reaktionsbereiter werden, den Lebens*kampf* be*streiten*; Erotik genießen lernen; Desensibilisierung auf der psychischen Ebene durch bewusste Auseinandersetzung mit den gemiedenen und abgewehrten Bereichen; Gemiedenes ins Bewusstsein lassen und assimilieren, z. B. bei Hausstauballergie: Aussöhnung mit *schmutzigen* Witzen, mit Bewusstheit *dreckige* Wäsche waschen, um sie zu säubern; Psychotherapie (Schattenarbeit); sobald Allergien mit äußeren Mitteln bekämpft werden, wozu

nicht nur Antihistaminika und Cortison, sondern auch symptomorientierte Akupunktur und Naturheilkunde usw. gehören, kann sich die Allergie auf andere Gruppen ausweiten, in diesem Zusammenhang ist auch an die sog. Kreuzallergien zu denken, bei denen jeweils bestimmte Allergene zusammenkommen.
Einlösung: »Liebet eure Feinde«; erkennen, dass das Feindliche auch in einem selbst ist; die als feindlich eingestuften Symbole wieder bewusst hereinlassen und in ihrer ganzen Bedeutung annehmen; erkennen, dass sie in Wirklichkeit Freunde sind; mutig leben, die heißen Eisen (Mars) im Leben *in Angriff nehmen*; dem Leben die Stirn (lat. *Frons, frontis, f.*) bieten, es konfrontieren; die Angst vor Bestrafung überwinden; Herausforderungen dankbar und mutig annehmen und sich von ihnen fordern und fördern lassen; mutig gelebte, vitale Erotik (Venus), sich von Liebespfeilen (Mars) entzünden und entflammen lassen; weibliche und männliche Energie in harmonischer Spannung halten.
Urprinzipieller Bezug: Mars-Pluto (Aggressionsunterdrückung), Mars-Neptun (Flucht vor Aggression).
Lit.: *Wwg 212–235, K 150–156, KSdK 321–341, SP, AfS; CD/Audio »Allergien«.*
Film: *Fearless* (Bd 1) mit Beispiel Erdbeerallergie, die je nach Bewusstseinszustand verschwindet oder wiederkehrt.

Alopecia areata
siehe Haarausfall

Alopecia pityrodes
siehe Haarausfall, Kopfschuppen

ALS
siehe Amyotrophe Lateralsklerose

Altersangst
(siehe auch Angst, Alterssymptome)
Symptomebene: Angst vor Verfall, Schwäche, Ausgeliefertsein, Wertverlust, Tod, aber auch vor Veränderungen und Übergängen, vor der Metamorphose, die in der Entwicklung liegt.
Bearbeitung: sich mit dem Lebensmuster aussöhnen, das Unausweichliche in seinem Sinn erkennen.
Einlösung: in Würde altern.
Urprinzipieller Bezug: Saturn-Saturn.
Lit.: *AaG, AfS, Gug, VdgV; CD/Audio »Angstfrei leben«.*
Film: *Shakespeare für Anfänger* (Bd 2); allgemein zu Angst – *Angsthasen, Fearless, Patch Adams, Die Bücherdiebin* (alle Bd 1); *Angst essen Seele auf* (Bd 2).

Altersbrand
siehe Brand

Altersflecken und -auswüchse
(siehe auch Alterssymptome)
Körperebene: Haut (Kontakt, Grenze, auch die Leinwand des eigenen Lebens, auf der sich Spuren abzeichnen und v. a. Ungelebtes deutlich wird).

Symptomebene: das »alte Fell« wird räudig; Zeit und Erfahrungen haben Spuren hinterlassen und einem das Fell zwar noch nicht *über die Ohren gezogen*, aber doch schon gegerbt; unschöne Zeichen der Zeit; obwohl medizinisch in der Regel ganz harmlos, verderben sie doch den äußeren Eindruck: Dinge erblühen, die man lieber verbergen möchte (u. a. auch Sorgen); *Auswüchse* und Erlebnisse, die man sich auf anderen Ebenen nicht gegönnt hat, werden ebenfalls sichtbar und hinterlassen wenigstens hier Spuren: Haut wird zu einer Art Land- und Lebenskarte; die Weste ist nicht mehr weiß; die dunkelsten und dicksten Flecken weisen auf das Ungelebte, Vermiedene, Ausgelassene hin.
Bearbeitung: die Zeichen und Symbole deuten und lesen lernen und noch leben, was möglich ist; sie wahr- und wichtig nehmen, statt sie sich wegoperieren lassen; Aussöhnung mit eigenen dunklen Seiten (Schattentherapie).
Einlösung: eine seelische reine Weste anstreben, die äußere Haut in Würde tragen und sich schließlich mit dem eigenen (un-)gelebten Leben aussöhnen; zu seinem Erfahrungsschatz stehen; Zugang zur inneren Schönheit finden.
Urprinzipieller Bezug: Saturn.
Lit.: *AaG 105f.*, *Gug*; *CD/Audio »Hautprobleme«*.

Altersherz

(Herzinsuffizienz; siehe auch Herzversagen, Alterssymptome)

Körperebene: Herz (Liebesfähigkeit, Emotion).
Symptomebene: sich im Alter häufig auf dem Boden eines schwächer und sogar ungenügend (insuffizient) werdenden Herzens ergebende, im Röntgenbild schuhförmig imponierende Herzvergrößerung; langfristig vergeblicher Versuch, durch Herzerweiterung den überfordernden Anforderungen gerecht zu werden; das Zentrum des Lebens expandiert auf Ersatzebene *(H 199)*; Versagen bzgl. eines zentralen Lebensthemas *(H 191)*, in zentralen Lebensbereichen bahnt sich ein Aufgeben an; das Lebensende nimmt in der Herzvergrößerung konkrete Form an.
Bearbeitung: Rückbesinnung auf die eigenen ursprünglichen Herzensthemen und -wünsche; Ausweitung der eigenen Herzensangelegenheiten; sich öffnen und weiten für den Strom der Lebensenergie und des Lebens *(H 199)*; konkretes Exerzitium: Fastentherapie, um dem körperlichen Herz die Chance zu geben, in (seine ursprüngliche) schlanke Form zurückzufinden, und stattdessen das Herz im übertragenen Sinn weiter werden lassen.
Einlösung: sich um die eigene Mitte und das Zentrum des eigenen Lebens kümmern; dem Herzen erlauben, über sich hinauszuwachsen und sich im übertragenen Sinn zu weiten und zu öffnen; Raum für die ganze Welt im eigenen Herzen schaffen; das eigene Herz der Welt und allen Menschen öffnen,

lieben lernen; (letzte) Ruhe finden *(H 192)*.
Urprinzipieller Bezug: Sonne-Saturn/Neptun.
Lit.: *H 196–204, Gug*.
Film: *Rendezvous mit Joe Black, Broken Silence, Zurück zu Dir* (alle Bd 2).

Altersschwerhörigkeit

(Presbyakusis; siehe auch Alterssymptome)
Körperebene: Ohren (Hören, Horchen, Gehorchen).
Symptomebene: nachlassende Hörfähigkeit besonders für hohe Töne; die Außenwelt zieht sich allmählich akustisch von einem zurück; Reaktion auf überzogene Außenorientierung; nicht mehr mitschwingen können; nicht mehr alles zu Gehör bekommen; zur *tauben Nuss* werden; Abwehr unangenehmen Außenkontakts.
Bearbeitung: die Aufforderung erkennen, sich von der Außenwelt ab- und der Innenwelt zuzuwenden; die Stille suchen; sich von Einflüsterungen befreien; auf den Boden der Tatsachen herunterkommen.
Einlösung: abschalten für eine realistische Neuorientierung von außen nach innen; auf die eigene innere Stimme horchen und ihr gehorchen; über die innere Stimme zu der des Gewissens, des inneren Arztes, der großen Göttin, zu Gottes Stimme gelangen.
Urprinzipieller Bezug: Saturn.
Lit.: *AaG 95–97, Gug*.

Alterssymptome

(siehe auch Altersflecken, Altersherz, Altersschwerhörigkeit, Altersweitsichtigkeit, Ankylose, Ergrauen, Chronische Krankheiten, Depression, Grauer Star, Schlaflosigkeit, Schlafprobleme, Senilität, Vergesslichkeit, Oligurie)
Symptomebene generell: alles rückt von einem ab in die Ferne (→ Altersweitsichtigkeit) – auch der Tod, dadurch erscheint das Leben länger; die Schritte werden kürzer, wodurch der Weg weiter und das Leben länger erscheint: das Ziel rückt in die Ferne (der Tod wird weggeschoben, obwohl er ständig näher rückt); der Schlaf wird kürzer, wodurch die Tage länger erscheinen; Illusion, man habe viel Zeit, obwohl einem immer weniger bleibt; auf dem Gegenpol der Eindruck, als flöge die Zeit nur so an einem vorbei, der Rückweg (im Lebensmandala) erscheint einem viel kürzer als der Hinweg; je weniger intensiv das Leben gelebt wird, desto schneller verfliegt es.
Symptomebene speziell: → Altersflecken (harmlose Pigmentstörungen der Haut): vom Alter gezeichnet sein; Alterswarzen (harmlose Auswüchse des Alters): unbewältigte dunkle Seiten drängen herauf; → Haarausfall bis zur Glatzenbildung: Haare (Federn) lassen; graue Haare → Ergrauen: Durchgangsstadium des grauen »hässlichen Entleins« auf dem Weg zu »weißer« Vollkommenheit, Weisheit und Reife; → Vergesslichkeit (Kurzzeitgedächtnis): das Naheliegende aus

dem Bewusstsein verlieren; Verkalkung (→ Arteriosklerose): die Strombahn der Vitalität eng und starr werden lassen; Gelenksteife (→ Ankylose): nichts läuft mehr wie geschmiert; Faltenbildung: Gräben, die man im Leben aufgerissen hat; Zeichen von Austrocknung und Einbuße von Seelenflüssigkeit; die seelische Grundhaltung spiegelt sich im Gesicht und gerät einem zur Maske; Runzeln und Krähenfüße: verraten die Spuren, die das Leben geschlagen hat; Züge des Gegengeschlechts entwickeln: Vermännlichung der Frau (herbe Gesichtszüge, → Damenbart) und Verweichlichung des Mannes (»weibische« Gesichtszüge); senile Bettflucht: die dunklen, noch unbearbeiteten Aspekte des Lebens lassen einen nicht mehr ruhen; Rückzug der Geschmacks- und Geruchsempfindungen: sich auf die Essenz des Lebens konzentrieren; durch den oft veränderten Körpergeruch wird das Alter auch ruchbar bzw. anrüchig.
Bearbeitung: zu seinem Alter stehen lernen; es annehmen und genießen; sich das Einfache und Natürliche gönnen; das Gezeichnetsein wandeln in eine Auszeichnung durch das Leben, das seine Spuren hinterlassen hat; sich mit den eigenen dunklen Charaktereigenschaften aussöhnen; Erinnerung an unbeglichene Rechnungen (*Haare lassen* = bezahlen müssen); sich um den roten Faden im Leben kümmern, den naheliegenden Kleinkram vergessen; sich (sein Leben) auf Wesentliches reduzieren; zu seinen charakterlichen Grundzügen stehen lernen; die Spuren des Lebens als Auszeichnungen tragen; Reduktion und Konzentration auf das Wesentliche; sich um den seelischen Gegenpol kümmern (Animus bei der Frau, Anima beim Mann); auf dem Rückweg zur Mitte des Lebensmandalas Offengebliebenes bearbeiten.
Einlösung: Weisheit; humorvolles Mitfließen mit dem Lebensfluss (Flow); spirituelles Erwachen; sich auf den letzten Übergang vorbereiten, die (Er-)Lösung.
Urprinzipieller Bezug: Saturn.
Lit.: *AaG, Gug, VdgV*.
Film: *Die fünf Menschen, die dir im Himmel begegnen, The Magic of Belle Isle, Die Herbstzeitlosen, Nokan, Die Bücherdiebin* (alle Bd 1); *Das Beste kommt zum Schluss* (Bd 2).

Altersweitsichtigkeit

(Presbyopie; siehe auch Alterssymptome)
Körperebene: Augen (Einsicht, Durchblick, Spiegel und Fenster der Seele).
Symptomebene: das Nahe, der näher rückende Tod erscheinen einem immer unschärfer und verschwommener; die Weite bleibt scharf erhalten, das Leben erscheint länger; Empfindungen des Altwerdens und der Entrückung: das Naheliegende und Augenblickliche verschwimmen.
Bearbeitung: die Aufforderung annehmen, sich von dem naheliegenden alltäglichen Kleinkram zu lösen, um einen Überblick über die

Weite des Lebens zu bekommen: die großen Zusammenhänge des Lebens überblicken.
Einlösung: Aussöhnung mit der Ferne und dem Überblick über die Dinge des Lebens; Übersicht gewinnen; Rückblick halten und den roten Faden im eigenen Leben finden; das (Fern-)Ziel erkennen; die Weitsicht und Weisheit des Alters schätzen lernen.
Urprinzipieller Bezug: Jupiter-Sonne/Mond.
Lit.: *AaG 97f., Gug.*
Film: *Die fünf Menschen, die dir im Himmel begegnen* (Bd 1).

Alzheimer-Krankheit

Körperebene: Gehirn (Kommunikation, Logistik), Nerven (Nachrichtendienst).
Symptomebene: vorzeitiges Altern als häufigste Form der → Demenz (früher: präsenile Demenz); sich aufs Altenteil flüchten, um keine Verantwortung mehr übernehmen zu müssen, Verbindungen kappen; Gedächtnisverlust, Machtverlust; zeigen, dass man nicht mehr kann (nichts mehr erinnern, nichts mehr wissen, nichts mehr tun); Flucht aus eingebildeter oder konkreter Schuld; unbewusste Demonstration von genereller Unfähigkeit; die Verbindung zum Entwicklungsweg verloren haben; Flucht zurück in die Kindlichkeit, alle Verantwortung an die Umgebung abgeben: kindisch werden, statt (dem Jesus-Wort folgend) zu werden wie die Kinder; Verantwortung für das Nächstliegende aufgeben (Kurzzeitgedächtnis lässt zuerst nach); vom Weg abkommen, Orientierungsverlust (den Osten, das Licht, nicht mehr finden): am Ende des Lebens ist kein Ziel erreicht, sondern der Weg aus den Augen verloren; Karikatur des unerlösten Alterns: Verwirrung; in den Schatten gesunkenes Loslassen; »Götterdämmerung«: das große Vergessen; äußere Unruhe (→ Akathisie) zeigt die innere Spannung: umtriebig, winzige Trippelschritte führen im Kreis herum (sich im Kreis drehen); Sprachstörungen (→ Dysphasie) zeigen, dass man nichts mehr zu sagen hat und nicht mehr im Rhythmus schwingt; mit der Welt nicht mehr in Kontakt kommen; die Unfähigkeit zu erkennen (→ Agnosie) zeigt, dass keine Erkenntnis mehr möglich ist; im Endstadium sich selbst nicht mehr erkennen: Gegenpol zur Selbsterkenntnis; Unbeweglichwerden (→ Apraxie) verrät die Unfähigkeit, die praktischen Notwendigkeiten des Lebens zu bewältigen; Wechsel von → Depression (Aufforderung, sich mit dem Tod zu beschäftigen) und Euphorie (den Himmel in sich verwirklichen); möglicherweise Folge von Lärm- und Chemiebelastung (Aluminiumbelastung durch Impfungen, Kochgeschirr, Alufolie usw.), von allgemeiner Reizüberlastung (Gehirn als Verdauungsorgan im immateriellen Bereich ist überstrapaziert und in seinen Möglichkeiten frühzeitig erschöpft) sowie von Fehlernährung (Zuckerflut, die zu »Typ-III-Diabetes« führt), was Gehirnzellen verhungern lässt und

den Nachschub neuer Gehirnzellen unterbindet.
Bearbeitung: sich von der Vergangenheit mit ihren Bindungen und Verbindlichkeiten lösen; sich auf den Weg machen: lieber kleine Schritte als keine; still werden, Entspannung zulassen; die Bilder des Lebens Revue passieren lassen; Rückbesinnung auf die Heimat der Seele; die Welt wieder mit kindlichem Staunen betrachten lernen (Sprachlosigkeit, → Dysphasie); Wärme ins Leben bringen; mit dem Tod fertig werden (→ Depression); die Karikatur der Glückseligkeit (Euphorie) in echtes Glück und Lebensfreude wandeln; Umstellung auf ketogene Ernährung (»*Peace Food Keto-Kur*«) und regelmäßiges Fasten.
Einlösung: Agnosie: Wissen in Weisheit wandeln und diese aufgeben: »Ich weiß, dass ich nichts weiß«; Desorientierung: im Dunkel des eigenen Schattens das Licht der Bewusstheit entdecken; sich selbst nicht mehr erkennen wie Odysseus, der sich als Niemand erkennt; die Einfalt des Kindes auf erlöster Ebene verwirklichen: »werden wie die Kinder«, Leben im Hier und Jetzt; mit anderen mitschwingen; die Süße des Lebens spüren; sich der Schöpfung hingeben; Rückkehr in die Einheit.
Urprinzipieller Bezug: Neptun-Saturn, Mond, Pluto.
Lit.: *AaG 107–132, Gug, S 417–425, PF.*
Film: *Honig im Kopf*, *Die Auslöschung*, *Still Alice*, *An ihrer Seite*, *Vergiss mein nicht* (alle Bd 2).

Amalgamvergiftung

(siehe auch Schwermetallvergiftung)
Körperebene: überall im Bindegewebe (Verbindlichkeit, Halt), besonders gefährdet: Nieren, Nerven, Muskeln.
Symptomebene: Ablagerung im Nervensystem (Gehirn, Rückenmark, Nerven): die zentrale Regulation wird infrage gestellt; der Überblick geht verloren; in den Muskeln (→ Fibromyalgie mit typischen Muskelschmerzen): die (geistig-seelische) Beweglichkeit ist zum Problem geworden; in den Gelenken (rheumatische Beschwerden): sich nur noch unter Schmerzen artikulieren können; in den Nieren: harmonische Beziehungen zu den Mitmenschen werden durch Blockaden in der Kommunikation erschwert.
Bearbeitung: auf der zahnärztlichen Ebene Amalgamsanierung unter entsprechenden Vorsichtsmaßnahmen (Kofferdamm-Abschirmung des zu behandelnden Zahnes vom übrigen Mundraum mittels Spanngummi) sowie Amalgamsanierung auf der Gewebeebene; im eigenen Leben die Tendenz erkennen, durch Sanierung von Problemen neue Problembereiche zu schaffen; die eigene Unbeweglichkeit als Problem erkennen (Nervensystem, Muskeln und Gelenke haben sämtlich Beziehung zum Bewegungsthema).
Einlösung: für saubere Verhältnisse zwischen den Zeilen und in den alles verbindenden Bereichen sorgen.
Urprinzipieller Bezug: Mars-Pluto/Neptun.

Lit.: *Dt*; *CD/Audio »Entgiften, Entschlacken, Loslassen«.*

Amastie

(angeborenes Fehlen der Brust oder Brustwarze [Athelie])
Körperebene: weibliche Brust (Nähren, Sinnlichkeit).
Symptomebene: die Attribute reifer Weiblichkeit fehlen und damit die Fähigkeit, zu stillen und Partner auf diesem Weg anzulocken.
Bearbeitung: Akzeptanz der natürlichen Amazonensituation: weibliche und männliche Themen und Eigenschaften gleichzeitig leben.
Einlösung: Annehmen der androgynen Lebenssituation: Engel haben keine Brüste, aber Flügel.
Urprinzipieller Bezug: Mond-Uranus.
Lit.: *F 357–363 (Kap. Brust).*

Amenorrhoe

siehe Menstruation, fehlende

Aminkolpitis

(siehe auch Geschlechtskrankheiten)
Körperebene: Scheide (Hingabe, Lust).
Symptomebene: fischiger Geruch im Intimbereich, hervorgerufen durch sexuell übertragene Gardnerella-Bakterien; ständiger nässender → Ausfluss; der untere Bereich der eigenen Geschlechtlichkeit stinkt ihr selbst und dem Partner; unbewusste Ablehnung der Sexualität: sich (unabsichtlich) unattraktiv machen.
Bearbeitung: sich dem anrüchigen Problem zuwenden; sich vor zweifelhaften Eindringlingen schützen, ungebetene Gäste abwehren, den Intimbereich schützen.
Einlösung: eine kluge Wahl treffen, um sich innerlich wirklich öffnen zu können.
Urprinzipieller Bezug: Pluto-Venus.
Lit.: *F 302f., SvI.*

Amnesie

(vollständiger oder teilweiser Gedächtnisverlust)
Körperebene: Gehirn (Kommunikation, Logistik).
Symptomebene: sich an nichts mehr erinnern wollen, sich kein Bild mehr machen; das bisherige Leben bzw. einzelne Ereignisse (Teilamnesie) vergessen, ausblenden, aus seiner Erinnerung und damit aus dem Leben streichen; nichts mehr mit der Vergangenheit zu tun haben wollen, davor ins Vergessen flüchten; aus der Verantwortung aussteigen, sein Schicksal lieber in fremde Hände legen; Teil von Alzheimer-Demenz (→ Alzheimer-Krankheit).
Bearbeitung: bewusste Loslassübungen, vertrauen lernen: bewusst, gleichsam rituell kopfüber ins Wasser springen; sich nach hinten in auffangbereite Arme fallen lassen; sich blind in einem Freundeskreis stehend in bereite Arme fallen lassen; sich helfen lassen; den Lebensbereich herausfinden, in dem ein Neubeginn ansteht, Hilfe annehmen, auch in aussichtsloser Situation.
Einlösung: Befreiung von der Vergangenheit; Altes loslassen, im Augenblick des Hier und Jetzt an-

kommen; wahre Identität finden.
Urprinzipieller Bezug: Neptun.
Lit.: *AaG*.

Amnestisches Syndrom
siehe Korsakow-Syndrom

Amnionitis
siehe Eihautinfektion

Amöbiasis (Amöbenruhr)
siehe Ruhr

Amoklaufen
(siehe auch Aggressivität)
Symptomebene: lange aufgestaute Aggression (malaiisch *amok* = Wut) anfallsartig und rücksichtslos nach außen gegen zumeist Unbeteiligte richten: Bruch des Aggressionsstaudammes; Dammbruch der Emotionen; Explosion, nachdem das Überdruckventil lange verstopft war; Schattenthema bricht sich in plötzlicher aggressiver Bewegung Bahn, wobei der Amokläufer in der traditionellen malaiisch-indonesischen Kultur als das unzurechnungsfähige Opfer »dunkler innerer Mächte« galt und straffrei ausging.
Bearbeitung: seine Meinung äußern und die sich daraus ergebenden Konsequenzen ertragen lernen; lernen, Aggressionen rechtzeitig zu äußern; Aggressionsübungen wie dynamische Meditation, Kampfsport, Sport und Bewegung als Aggressionsventil.
Einlösung: Selbstbeherrschung (setzt Erkennen der eigenen Aggressionen voraus) statt Unterdrückung; Aggression als gesunden Aspekt der Vitalität ins Leben integrieren; Fernziel unter Einschluss des Gegenpols: Versöhnung von Krieg (Mars) und Frieden (Venus); Harmonie in der Mitte zwischen den Extremen (Polen) finden: Freundschaft mit Harmonia, der Göttin des Ausgleichs, schließen, die eine Tochter von Venus und Mars ist.
Urprinzipieller Bezug: Mars-Pluto-Uranus (plötzlicher Ausbruch unterdrückter Aggression).
Lit.: *Wwg 108–112*.

Amputation
(siehe auch Phantomschmerz, Unfall, Brand, Diabetes mellitus)
Körperebene: führt zum Verlust eines Gliedes, Organes; alle Körperteile können betroffen sein.
Symptomebene: unbewusstes Opfern eines Körperteils, → Schuldgefühle bzgl. Verfehlungen oder »böser« Taten (in Ländern mit mittelalterlichem Rechtsstandard bis heute Strafe für Verbrechen; Dieben wird die Hand abgehackt).
Bearbeitung: entsprechende Vergehen freiwillig sühnen; aus freien Stücken und in eigener Regie Opfer bringen; den Verlust akzeptieren, die Situation annehmen, um Phantomschmerz zu (er-)lösen.
Einlösung: sich im übertragenen Sinn aufopfern, statt Körperteile zu opfern.
Urprinzipieller Bezug: Pluto.

Amyotrophe Lateralsklerose
(ALS, auch CMT [Charcot-Marie-Tooth-Krankheit] oder Lou-Gehrig-Syndrom)

Körperebene: motorisches Nervensystem (Nachrichtendienst), erstes oberes und zweites unteres Motoneuron.
Symptomebene: Degeneration der Nerven vom Gehirn über das Rückenmark bis zu den peripheren Nerven mit der Folge von vielfachen spastischen Lähmungen einschließlich der Atemmuskulatur, die später in schlaffe Lähmungen übergehen (in Folge davon häufig → Lungenentzündungen, diese auch aufgrund von Schluckproblemen); aufgeben der Verbindung zu den ausführenden Organen; Geist und Seele dringen immer weniger zum Körper durch; Männer sind häufiger als Frauen betroffen, darunter auffällig viele Leistungssportler, insbesondere Fußballer.
Bearbeitung: freiwillig den (möglicherweise bisher überbetonten) Körper ins zweite Glied stellen; Seele und Geist, die nicht betroffen sind, in den Mittelpunkt rücken, wichtiger nehmen und sich an ihnen erfreuen; der Astrophysiker Stephen Hawking lebte ca. 55 Jahre mit dem Krankheitsbild; er bildete zwar diesbzgl. eine Ausnahme, zeigte aber in jedem Fall die Chance.
Einlösung: bewusste Vergeistigung des eigenen Lebens; seelische Entwicklung steht im Mittelpunkt: freiwillige Aufgabe der Ansprüche an den Körper; Überwindung des Körperlichen: platonische Liebe; mit dem Universum geistig eins werden: Befreiung.
Urprinzipieller Bezug: Saturn-Pluto.
Film: *Das Glück an meiner Seite* (Bd 2); *Dienstags bei Morrie* (1999).

Anaesthesia

siehe Schmerzunempfindlichkeit

Analabszess

(siehe auch Abszess)
Körperebene: Haut (Grenze, Kontakt, Zärtlichkeit), Anus/After (Ein- und Ausgang der Unterwelt).
Symptomebene: ein dunkler, mit der Unterwelt zusammenhängender Konflikt durchbricht die Grenze im heiklen Bereich der Ausscheidung, des Loslassens von Schattenaspekten; explosive Konfliktstoffe und Unterweltdruck suchen Ausweg und »reißen den Arsch auf«.
Bearbeitung: Konflikt(stoff)e herauslassen, sich mit Dunklem auch in schwierigen Bereichen konfrontieren und es ans Licht kommen lassen; den seelischen Ausscheidungen mit Achtsamkeit und Offenheit begegnen.
Einlösung: dunkle anale Themen aktiv und mutig ans Licht bringen.
Urprinzipieller Bezug: Mars-Pluto.
Lit.: *Wwg.*
Film: *Der letzte Samurai, In Sachen Henry* (beide Bd 1).

Analekzem

(siehe auch Ekzem, Hautausschlag)
Körperebene: Haut (Grenze, Kontakt, Zärtlichkeit), Anus/After (Ein- und Ausgang der Unterwelt).
Symptomebene: etwas Dunkles durchbricht die Grenze nach außen in einem heiklen Bereich; bisher

Zurückgehaltenes, Verdrängtes attackiert die Grenze der Unterdrückung, um in die Sichtbarkeit (ins Bewusstsein) zu gelangen (*K 233*): angstvolles Abwehren eines nach außen dringenden analen und/oder dunklen (unbewussten oder verheimlichten) Konflikts; Verletzung der Integrität im analen Bereich von innen heraus; der Ausdruck der reinen, ehrlichen Haut wird durch Unreines entstellt; unansehnliche Oberflächensituation: unsaubere Verhältnisse im eigenen Hinterhof; Seelenenergie (Sekret) im Bereich des Ausgangs aus der Unterwelt verschmieren (absondern): ständig einen leicht feuchten Hinterausgang haben; unterdrückte Angst, Druck sucht Ausweg: »den Arsch offen haben«.

Bearbeitung: Inneres nach außen, Unteres nach oben kommen lassen; bisher zurückgehaltenen analen Themen die inneren Grenzen freiwillig öffnen; sich von Verdrängtem zu Offenheit drängen lassen; das vermeintlich Unsaubere über die Bewusstseinsgrenze lassen, es konfrontieren und akzeptieren; sich auf Verletzungen von innen her, z.B. durch aufsteigende Erkenntnisse vorbereiten; sensibel (verletzlich) werden; klären, was man hintenherum loswerden will, ohne es ans Licht kommen zu lassen; pragmatische Therapie: Behandlung mit dem eigenen Urin (die Abfallregion mit dem Abwasser); Aufmerksamkeit auf den Analbereich lenken und ihm Zuwendung geben.

Einlösung: zu sich selbst einschließlich der dunklen Seiten stehen (sauberer Hinterausgang durch Offenheit auf geistig-seelischer Ebene für die dunklen, scheinbar unsauberen Themen); dunkle anale Themen herauswachsen lassen und mit dem Licht der Bewusstheit erhellen.

Urprinzipieller Bezug: Pluto.

Analfissuren

Körperebene: After (Ein- und Ausgang der Unterwelt), Haut (Grenze, Kontakt, Zärtlichkeit).

Symptomebene: Einrisse und Schrunden in der Afterschleimhaut (Grundsituation klären und deuten, häufig → Verstopfung): sich übermäßig be- oder abmühen; zu harte Brocken entsorgen müssen, sich dabei verletzen, sich zerreißen; bzgl. analer Loslassthemen »gespalten« sein; zerschundener Hinterausgang: unsaubere Verhältnisse im eigenen Hinterhof; aus dem Hinterhalt(-Bereich) bluten: Lebenskraft verlieren (Blutopfer bringen); vieles *hintenherum* lösen wollen; oft Menschen mit → Helfersyndrom, die sich für andere *zerreißen* und sich sogar »den Arsch aufreißen«, meist ohne die notwendige Anerkennung zu bekommen und ohne sich ihre wahre Motivation einzugestehen.

Bearbeitung: der Frage nachgehen, für wen oder was man sich den Hintern aufreißt; die dicken Brocken aus dem Schattenreich lieber im übertragenen Sinn entsorgen; klären, wofür man hintenherum so hart bezahlt; sich für andere(s) nachdrücklich einsetzen.

Einlösung: sauberer, heiler Hinterausgang durch Offenheit auf geistig-seelischer Ebene für die dunklen, scheinbar unsauberen Themen.
Urprinzipieller Bezug: Pluto.

Analfistel

(siehe auch Morbus Crohn)
Körperebene: Anus (Ausgang der Unterwelt).
Symptomebene: fehlgeleiteter Versuch, einen neuen Ausweg aus der Schattenwelt zu finden; Umwege, Schleichwege, Auswege aus dunklen Themen suchen; Auswegsuche, die nichts als Nachteile bringt; anmaßender Überarbeitungsversuch der Schöpfung (des Körpers); Gefahr der Verschleppung von dunklen Reizthemen (Darmkeimen).
Bearbeitung: neue Möglichkeiten suchen, um Schattenthemen ans Licht kommen zu lassen; unkonventionelle Wege gehen, um sich der eigenen Unterwelt zu widmen; Konflikte ums Loslassen auf neue, unübliche Weise austragen.
Einlösung: ungewöhnliche eigene Wege der Entsorgung von überlebten Themen finden; alte Grenzen durchbrechen; unkonventionelle Wege des Loslassens nutzen; bei der Schattenarbeit kreativer werden.
Urprinzipieller Bezug: Pluto-Uranus-Merkur.
Lit.: *V 178*.

Analgesie

siehe Schmerzunempfindlichkeit

Analprolaps

(Mastdarmvorfall; Vorfall der Afterschleimhaut und des letzten Mastdarmabschnittes)
Körperebene: Anus/After (Ein- und Ausgang der Unterwelt).
Symptomebene: ein Stück Darm hängt einem nicht zum Hals, aber zum After heraus; das Schattenreich drängt hintenherum ans Licht der Bewusstheit; der Ausgang des Schattenreiches stülpt sich nach außen, und der Schließmuskel versagt: die Pforten der Hölle sind nicht mehr zu kontrollieren.
Bearbeitung: sich dem Schattenreich freiwillig nähern; die eigenen dunklen Seiten ans Licht kommen lassen und sich eingestehen: erkennen, welche ignorierten seelischen Themen sich hinten hervordrängen (»etwas heraushängen lassen« = es demonstrativ zeigen); den Druck realisieren, unter den das Schattenreich geraten ist; Schatten konfrontieren und *ausdrücken* lernen (Psychotherapie).
Einlösung: Aussöhnung mit dem eigenen Schattenreich; Integration des Schattens ins Ich = Selbstverwirklichung: Ich + Schatten = Selbst (nach C. G. Jung).
Urprinzipieller Bezug: Pluto.

Analpruritus

(Afterjucken)
Körperebene: Anus (Ausgang der Unterwelt).
Symptomebene: Reizzustand im Ausgang; es juckt etwas im Loslassbereich; Reiz, etwas Altes, Überlebtes loszuwerden, sich »den

Arsch aufzureißen«, etwas hinter sich zu lassen; Lust haben, den Eingang zur Unterwelt aufzukratzen; dem Schattenreich gegenüber *aufgekratzt* sein.
Bearbeitung: auf Vergangenes mit Lust »scheißen« lernen, Schattentherapie.
Einlösung: Altes genussvoll loslassen; sich gegenüber der Unterwelt und dem plutonischen Bereich lustvoll aufmachen.
Urprinzipieller Bezug: Pluto-Mars.

Analrhagaden

siehe Analfissuren

Analschmerzen

Körperebene: Anus (Ausgang der Unterwelt).
Symptomebene: Hilfeschreie aus der Analregion; quälende Plage, Ärgernis (neudeutsch: *»a pain in the ass«*); der Ausgang des Schattenreiches braucht Beachtung und Zuwendung; unterdrückte → Schuldgefühle und unbewusste Tendenzen zur Selbstbestrafung (Hinterteil schmerzt, als hätte man Schläge auf den nackten Po bekommen; man verpasst sich in eigener Verantwortung einen wehen Po).
Bearbeitung: sich Unterwelts- und Schattenthemen mit Mut und Energie zuwenden; sich schonungslos mit den eigenen Altlasten auseinandersetzen.
Einlösung: Licht (Energie) ins Dunkel bringen: Schattentherapie.
Urprinzipieller Bezug: Mars-Pluto.
Lit.: *Wwg*.

Anämie

siehe Blutarmut, Aplastische Anämie, Eisenmangelanämie

Anankasmus

siehe Zwangsstörung/Zwangsneurose

Anaphylaxie

siehe Allergie, Kollaps

Andropause

siehe Klimakterium virile

Aneurysma

(Arterien- bzw. Gefäßwanderweiterung; siehe auch Aortenaneurysma, Gehirnaneurysma, Herzwandaneurysma)
Körperebene: Arterienwände (Arterien = Energieversorgungsstraßen).
Symptomebene: häufig auf dem Boden von Wandschädigungen (→ Arteriosklerose); abgestorbene Wandbereiche sowie *Ausweitung* und *Aufblähung* als potenzielle Schwachstellen; Wandschwäche: führt bis zu sackartigen Erweiterungen von Arterien, kann Bruch auslösen mit Entweichen des Blutes, der Lebensenergie, in die Umgebung; entscheidende Dinge übertreiben, zu weit gehen, die Wege der Lebensenergie und -kraft überfordern.
Bearbeitung: die Wege der Lebensenergie im übertragenen Sinn erweitern und ausdehnen; die Lebensenergie in neue Bahnen lenken; seine Lebenskraft nach außen fließen lassen; sich der Schwachstellen

im eigenen Energiesystem bewusst werden; den Druck, der einen zu zerreißen droht, bewusst wahr- und wichtig nehmen; erkennen, wo Lebensenergie droht, vergeudet zu werden.
Einlösung: den Einfluss der Lebensenergie im übertragenen Sinn ausweiten, den eigenen Einflussbereich erweitern und über Grenzen hinauswachsen; dem Druck des Lebens und der Energie rechtzeitig und freiwillig nachgeben.
Urprinzipieller Bezug: Merkur-Jupiter/Mars/Saturn.
Lit.: *H.*

Anfallsleiden

siehe Epilepsie

Angina pectoris

(Herzkranzgefäßverengung/Koronarsklerose
Körperebene: Herz (Sitz der Seele, Liebe, Gefühl), Herz-Chakra (energetische Mitte, Chakren: *Anahata*), Blutgefäße (Verkehrswege der Lebenskraft).
Symptomebene: Verengung (Angina, *K 165*), Beklemmung (lat. *angor, angoris, m.*), Herzensenge, Enge = Angst (lat. *angustus* = eng); Angst des Herzens durch vorübergehende Unterversorgung des Herzmuskels mit Lebensenergie aus Stress, Überforderung; Sorgen und Angst scheinen den Menschen und sein Herz zu erdrücken, Mangel an Lebensenergie und -freude; Schmerz im Herz als Hilferuf nach Nahrung im konkreten wie im übertragenen Sinn; Neigung, sich auf das Herz im konkreten statt im übertragenen Sinn zu konzentrieren, alles zu ernst zu nehmen; aus (Todes-)Angst den Strom der Lebensenergie und -freude blockieren; Vorstufe zum → Herzinfarkt: dem Herzen zu wenig Nahrung (Energie, Sauerstoff) geben, es strangulieren durch Verkrampfung oder »Einbetonierung« (Verkalkung) der Energieversorgungsleitungen; es verhungern lassen; Engherzigkeit (*K 280*); verhärtetes, versteinertes Herz, wie ein Stein in der Brust; Vernichtungsgefühl und Todesangst; beklemmende Situation (*H 20*); Hilferuf der linken/weiblichen Seite; Krampf und Kampf um Herzensangelegenheiten; Versuch, sich Liebe zu verdienen oder sogar zu erkaufen, endet enttäuschend; Herz als Mördergrube, gefüllt mit Hass, Wut und Tränen; festgefahren, verhärtet und kurz vor der Explosion – die Schulmedizin gibt mit Nitroglycerin Sprengstoffkapseln, um die Enge ums Herz wieder aufzusprengen; auch Vorgängersymptom des → Vorhofflimmerns.
Bearbeitung: sich ein Herz nehmen und Ruhe gönnen, sich ein Herz fassen, statt ständig an die Brust und das (schmerzende) Herz zu fassen; sein Leben auf das Herz einstellen; der Stimme des Herzens Aufmerksamkeit und Ausdruck schenken: auf das Herz horchen und seiner Stimme gehorchen; sich Angst- und Hassgefühle eingestehen, die eigene Enge in zentralen Punkten kennenlernen und als Faktum akzeptieren; sich auf seine Herzensangelegenhei-

ten, -wünsche und -themen konzentrieren; herz*erweichend* weinen; aus seinem Herzen keine Mördergrube (mehr) machen; sich auf die eigene Mitte und auf das Wesen(tliche)/ Zentrale des Lebens konzentrieren; den zarteren Regungen des Herzens gehorchen, den Machtanspruch im häufig vorhandenen → Helfersyndrom erkennen, sich selbst in Herz(ens)angelegenheiten helfen; praktisch: Mandalameditationen und -übungen, Tai Chi, Yoga zur Konzentration auf die eigene Mitte; Aufmerksamkeit auf die schönen Seiten des eigenen Lebens, auf seinen Fluss und dessen Schönheit lenken; ausdrücken was man liebt und am liebsten lebt; bedrückende Verpflichtungen aufgeben oder noch besser in Freude wandeln; Umstellung auf pflanzlich-vollwertige Ernährung (*PF*).
Einlösung: Konzentration auf das Herz, es in den Mittelpunkt des Lebens rücken; um die Mitte kreisen, den Tanz um die eigene Mitte tanzen; Fernziel auf dem Gegenpol: wieder Raum für das Herz schaffen; aufmachen und weit werden – zuerst für sich selbst, so wie sich das Herz zuerst Blut nimmt, um sich selbst zu nähren, und zwar vor dem ganzen übrigen Körperland, dann auch für andere Menschen und deren Bedürfnisse: »Liebe deinen Nächsten wie dich selbst«; Herzlosigkeit abstreifen, ein weiches mitfühlendes Herz entwickeln und es spüren, ohne dass es um Hilfe schreien muss; Öffnung für herzliche und herzhafte Regungen; Ichkräfte und Machtwünsche opfern, Selbstachtung und -liebe verwirklichen.
Urprinzipieller Bezug: Sonne-Saturn.
Lit.: *H 90–102.*
Film: *Rendezvous mit Joe Black*; speziell zur Angst – *Angsthasen, Fearless, Patch Adams, Die Bücherdiebin* (alle Bd 1); *Angst essen Seele auf* (Bd 2).

Angina tonsillaris

siehe Mandelentzündung

Angiom

siehe Blutschwamm

Angiospasmus

siehe Gefäßkrampf

Angst

(siehe auch Phobie, Flugangst, Albträume/Angstträume, Altersangst, Ansteckungsangst, Depression, Neurose, Panik)
Körperebene: spürbar v. a. am Hals (Einverleibung, Verbindung, Kommunikation) und an der Atmung (Austausch, Gesetz der Polarität).
Symptomebene: Enge (lat. *angustus* = eng), wie zugeschnürt sein, am freien Atem(fluss) gehindert sein; Fluchtgefühle; oft unverarbeitetes Geburtstrauma (Geburt = Ur- bzw. erste Enge des Lebens): Gefühl, in der Enge zu ersticken, gefangen zu sein, in der Falle zu stecken, stecken zu bleiben, beengt und eingeschränkt zu werden; die eigenen Lebensbedürfnisse werden scheinbar erstickt oder jedenfalls ignoriert;

Gefühl im eigenen Lebens(raum) beschränkt zu werden; Todesangst als unsere tiefste Angst.
Weitere typische entwicklungsbedingte Ängste (des Anfangs/der Kindheit): **1.** Dunkelheit/Nacht (*Pavor nocturnus* → Nyktophobie), »schwarzer Mann« und andere *dunkle Gestalten*: Begegnung mit dem Schattenreich; Angst, in ihm zu versinken; **2.** Geister: übersinnliche, jenseitige Mächte, die als dunkel und böse gefürchtet werden; **3.** Alleinsein/Verlassenwerden: mangelndes Vertrauen, den anderen (Mutter/Vater) nicht spüren, Hilflosigkeit; **4.** Gewitter: Urgewalten, der Natur ausgeliefert sein, Schutzlosigkeit; **5.** Tiere (Hunde, Spinnen, Schlangen usw., → Phobie): Leben und Überleben, Verletzlichkeit, bedrohliche Lebensenergie; ausgesetzt sein, in der Falle stecken; **6.** Neues/Unbekanntes: schmerzhafter Durchbruch, irritierende Instabilität; unvorbereitet sein; **7.** Sitzenbleiben: zurückgelassen werden, andere enttäuschen, Fehler/Schande machen, versagen (→ Versagen); **8.** Einbrecher, Entführer, Fremde (Männer): ausgeliefert sein, Misstrauen gegenüber männlichem Seelenanteil; **9.** Krieg/Katastrophen: Ängste der Umgebung (Eltern) widerspiegeln; **10.** Krankheit/Tod: → Hypochondrie; natürlicher Schutzmechanismus, Selbstschutz; **11.** Wasser, Feuer: Konfrontation mit Seelischem, Weiblichem, Verschlingendem (Wasser) bzw. mit Durchsetzung, Männlichem, Risikohaftem (Feuer); **12.** um/vor Familie: Vertrauen auf dem Prüfstand.
Bearbeitung: sich so weit auf die Angst einlassen, bis sie ihren Schrecken verliert, benennbar wird und sich damit in Weite wandelt; der Angst (freiwillig) Raum geben; Konfrontation der Enge: verbundenes Atmen (ähnlich Rebirthing, Holotropes Atmen); der Angst die Stirn bieten; Geburt nochmals durchleben und bewusst integrieren (Reinkarnationstherapie); (Rück-)Halt finden: Geborgenheit und Halt des Mutterleibes nachholen: Urvertrauen gewinnen (durch Gipfelerlebnisse bzw. Einheitserfahrungen); freiwillige »Enge« = Konzentration (in vieler Hinsicht); sich bewusst festhalten (was sich dann in Loslassen wandeln kann): Festhaltetherapie; seitens der Eltern bei Kinderängsten: Urvertrauen stärken durch solidarische Begleitung, gemeinsam standhalten; sich mit eigenen, von Sohn oder Tochter oft nur widergespiegelten Ängsten auseinandersetzen.
Einlösung: Konzentration auf das Wesentliche, den Augenblick; aus dem Augenblick heraus leben, denn Angst lebt aus der Vergangenheit oder Zukunft; Fernziel auf dem Gegenpol: in der Enge weit, offen und frei werden; Weite.
Urprinzipieller Bezug: Saturn, Pluto.
Lit.: *AfS, SP, D, KSdK 397–426, CaW, MF, HT, Gug; CD/Audio »Angstfrei leben«.*
Film: *Angsthasen, Fearless, Patch Adams, Die Bücherdiebin* (alle

Bd 1); *Besser geht's nicht*, *Angst essen Seele auf* (beide Bd 2).

Angstneurose

siehe Angst, Neurose

Ankylose

(Gelenkversteifung, Gelenkstarre)
Körperebene: Gelenke (Beweglichkeit, Artikulation).
Symptomebene: Versteifung der Gelenke durch Kapselschrumpfung, Knorpelschwund, Entzündungen, Sauersein (→ Azidose); Aufhebung der Beweglichkeit und Artikulationsfähigkeit in diesem Bereich; Einschränkung der Gesamtbeweglichkeit; Einrosten, wodurch *nichts mehr (voran-)geht* (→ Alterssymptome); Mangel an Flexibilität, stattdessen Starre im Bedeutungsbereich des jeweiligen Gelenkes; Starrköpfigkeit, Sturheit, Widerstand.
Bearbeitung: in der Artikulation strenger, strikter, wesentlicher werden; Äußerungen zu bestimmten Bereichen (Thema je nach Gelenk) einstellen; eigene Starre (an-)erkennen, Widerstand auf seelischer Ebene leisten; sich auf den eigenen inneren ruhenden Pol besinnen.
Einlösung: Ersetzen der körperlichen Artikulationsebene durch die sich verbal äußernde geistig-seelische; Beschränkung und Ausrichtung der Bewegungen auf das Wesentliche; wichtige Widerstände (an-)erkennen, sich Bewegungen und Entwicklungen widersetzen, die im Widerspruch zum eigenen Leben stehen.
Urprinzipieller Bezug: Saturn-Merkur.
Lit.: *Gug*.

Anorexia nervosa

siehe Magersucht

Anorgasmie

siehe Orgasmusprobleme

Anosmie

(Geruchs[sinn]verlust)
Körperebene: Nase (Macht, Stolz, Sexualität), Geruchssinn (Chancen und Gefahren wittern).
Symptomebene: nichts mehr riechen können, seinen (guten) *Riecher* verlieren, sein *Näschen* für die Dinge einbüßen; Verlust der Intuition und des Weges, denn »immer der Nase nach«, ergibt keinen Sinn mehr; es wird auch sinnlos, »seine Nase überall hineinzustecken«, sich in alles einzumischen; das Riechhirn (Rhinencephalon), das in enger Beziehung zu den Gefühlen steht, weil sich daraus das limbische System entwickelt hat, spielt nicht mehr mit: das Leben verliert seinen Duft und einen Teil seines Geschmackes, da auch die Aromen über die Nase wahrgenommen werden; Gefährdung, weil die Nase als Warninstrument ausfällt; zeigt, wie sehr man die Nase voll hat vom Duft der Welt, vielleicht weil man ihn als Gestank empfindet; häufiges Symptom bei → Covid-19.
Bearbeitung: Intuition über andere Wege entwickeln, mehr Gespür entwickeln über die anderen Sinne; den Weg bewusster suchen; sich nicht

mehr überall einmischen; sich zurückziehen auf sich selbst.
Einlösung: den Duft der großen weiten Welt im übertragenen Sinn erfahren; den Geruch der Welt erspüren; intuitives Gespür für den Lebensweg entwickeln; Selbstverwirklichung suchen.
Urprinzipieller Bezug: Pluto
Lit.: *SuL.*
Film: *Die Hüterin der Gewürze* (Bd 1).

Anovulatorischer Zyklus

siehe Eisprung, fehlender

Ansteckungsangst

(siehe auch Hypochondrie)
Symptomebene: panische → Angst, durch andere verunreinigt oder mit Krankheitsstoffen verseucht zu werden; anderen, der ganzen Umgebung misstrauen; Körperkontakt und damit meist auch Sinnlichkeit, Erotik und Sex ängstlich meiden, sich eng machen, isolieren und verkriechen; Abneigung gegen den eigenen Körper und seine Sinnlichkeit; ihn verteufeln und verachten; kein Vertrauen zum Leben, es sich als gefährlich und schmutzig vom Leib halten; sich nicht zu leben trauen; lieblose Distanz zu allem Lebendigen; staatlich verordnete Situation in den Corona-Lockdowns.
Bearbeitung: erkennen, dass alles voller Leben und damit auch Bakterien und Mikroorganismen ist und sie das Leben mit ausmachen: 50 % unseres Erbgutes stammt von Viren, die Kraftwerke (Mitochondrien) im Zellplasma sind ursprünglich an- und eingestellte Bakterien, in unserem Darm leben 10-mal so viele Symbionten (hilfreiche Bakterien) als der Organismus Zellen hat, unsere Haut ist übersäht mit Keimen, beim Händeschütteln wechseln ca. 35 Millionen die Besitzer; sich bewusst zurücknehmen, für sich bleiben, die eigene tiefe Verunsicherung spüren und annehmen lernen; in sich gehen und meditieren; in sich Sicherheit und letztlich sich finden.
Einlösung: sich mit der lebendigen Welt aussöhnen; allein alles in sich finden, um daraus Vertrauen zu schöpfen zum Leben und aus der Enge und Angst in die Weite auftauchen: Neugeburt wie Phönix aus der Asche.
Urprinzipieller Bezug: Saturn.
Lit.: *AfS*; *CD/Audio »Angstfrei leben«.*
Film: *Besser geht's nicht* (Bd 2); allgemein zu Angst – *Angsthasen, Fearless, Patch Adams, Die Bücherdiebin* (alle Bd 1); *Angst essen Seele auf* (Bd 2).

Anthrax

siehe Milzbrand

Antibiotikaresistenz

(siehe auch Entzündung)
Körperebene: Abwehrsystem (Verteidigung).
Symptomebene: Schutzlosigkeit gegenüber resistenten Keimen und inneren Attacken (nicht nur fremde, von außen kommende Erreger, sondern auch körpereigene, etwa aus dem Darm, können bedrohlich wer-

den); durch zu viele Antibiotikagaben oder auch nicht lange genug durchgehaltene Antibiotikatherapie Vernichtung des Gros der Keime; anschließend übernehmen nur wenige überlebende, resistente Keime das ganze Terrain mit z. T. tödlichen Folgen.
Bearbeitung: bewusstseinsmäßig abrüsten und die seelischen Grenzen öffnen, statt körperlich auf alle Abwehr zu verzichten; sich vom Leben erregen lassen statt von Erregern; Antibiotika nur im echten Notfall nehmen; dann aber die ganze verordnete Dosis.
Einlösung: die Grenzenlosigkeit des Lebens erkennen und zu leben beginnen, denn alles ist mit allem verbunden, Trennungen entstehen nur im Bewusstsein.
Urprinzipieller Bezug: Mars-Saturn, Pluto.
Film: *Wut, Fearless, In Sachen Henry, Der letzte Samurai* (alle Bd 1).

Antikörpermangelsyndrom

(siehe auch Agranulozytose und Aids, das letztlich auch ein Antikörpermangelsyndrom ist)
Körperebene: Abwehrsystem (Verteidigung).
Symptomebene: Schutzlosigkeit gegenüber äußeren und inneren Attacken (nicht nur fremde, von außen kommende Erreger, sondern auch körpereigene, etwa aus dem Darm kommende Keime können bedrohlich werden).
Bearbeitung: bewusstseinsmäßig abrüsten: die seelischen Grenzen öffnen, statt körperlich auf alle Abwehr zu verzichten.
Einlösung: die Grenzenlosigkeit des Lebens erkennen und zu leben beginnen; erkennen, dass alles mit allem verbunden ist und Trennungen nur im Bewusstsein entstehen.
Urprinzipieller Bezug: Mars-Saturn/Neptun.

Antriebslosigkeit

siehe Depression, Apathie

Anurie

Körperebene: Nieren (Gleichgewicht, Partnerschaft).
Symptomebene: das seelische Abwasser (Urin), die überlebten Seeleninhalte können nicht mehr losgelassen werden (= unter 100 ml Urin pro Tag produzieren; bei unter 500 ml → Oligurie); aufgrund der fehlenden Urinproduktion kommt es zur Selbstvergiftung (Urämie, → Niereninsuffizienz); übergroße Angst vor alten Seelenthemen, die zum Loslassen anstehen, was aber unbewusst verweigert wird.
Bearbeitung: alte Seelenthemen weiterhin wichtig nehmen und sich ihr Wesen zu eigen machen; sich klarmachen, dass man im Seelischen überhaupt nicht mehr loslassen kann; seelische Be- und Verarbeitungswege – etwa in Gestalt von Psychotherapie – finden.
Einlösung: sich mit dem seelischen Gift, das über die Zeit im Leben kreist, aussöhnen; eins werden mit allem auf der übertragenen Ebene: das (seelische) Gift zum Heilmittel

machen; Homöopathie auf Bewusstseinsebene umsetzen.
Urprinzipieller Bezug: Mond/Venus-Saturn/Pluto.
Lit.: *AfS*.
Film: zur Angst – *Angsthasen, Fearless, Patch Adams* (alle Bd 1); *Angst essen Seele auf* (Bd 2).

Anus praeter (naturalis)

(künstlicher Darmausgang; siehe auch Mastdarmkrebs)
Körperebene: Mastdarm (Unterwelt), Anus (Ein- und Ausgang der Unterwelt).
Symptomebene: Problem mit dem Loslassen; Ort des Abgebens wird von hinten nach vorn in die Mitte verlegt; Ausschluss der Unterwelt aus dem Leben; geheimer Wunsch nach Umgehen bzw. Überwindung des Unbewussten; das Ausgeschiedene wird sichtbar.
Bearbeitung: erkennen, wo man im übertragenen Sinn unschöne Dinge am unpassenden Ort herauslässt; Schattentherapie: die Dinge im (eigenen) Leben anschauen, die man auf keinen Fall ans Tageslicht kommen lassen will; Beschäftigung mit dem Alten, Überlebten (Kot) auf der Bewusstseinsebene; die Ausscheidungen aus dem Schattenreich bewusst (vorn auf der hellen Seite) verarbeiten und entsorgen.
Einlösung: Integration des Schattens und Versöhnung mit dem Ich zum Ziel der Selbstverwirklichung (Ich + Schatten = Selbst).
Urprinzipieller Bezug: Pluto-Uranus.
Lit.: *V 300f.*

Aortenaneurysma

(Erweiterung der Herzschlagader-Wand; siehe auch Aneurysma)
Körperebene: Herz (Sitz der Seele, Liebe, Gefühl, energetische Mitte), Blutgefäße/Aorta (Verkehrswege der Lebenskraft).
Symptomebene: häufig nach Wandschädigungen (meist durch → Arteriosklerose und Erstarrung); Aufblähung und Ausweitung auf dem Boden von Schwäche; Verdünnungen und Erweiterungen der Aortenwand bis hin zu sackartigen Ausdünnungen, die zum Bruch der Aortenwand führen können: Tod innerhalb von Minuten durch Verbluten.
Bearbeitung: die Hauptwege der eigenen Lebensenergie im übertragenen Sinn erweitern und ausdehnen; der Lebensenergie weitere Räume geben; die eigene Lebenskraft nach außen fließen lassen; sich der zentralen Schwachstellen im eigenen Energiesystem bewusst werden; die prinzipiell ständige Bedrohung des Lebens ins Bewusstsein lassen.
Einlösung: die Hauptstraßen der Energie im übertragenen Sinn ausweiten und über die Grenzen hinauswachsen lassen; dem Druck der Energie rechtzeitig und freiwillig im übertragenen Sinn nachkommen.
Urprinzipieller Bezug: Merkur-Jupiter/Saturn/Neptun.
Lit.: *H*.

Aorteninsuffizienz

(siehe auch Herzklappeninsuffizienz)

Körperebene: Herz (Sitz der Seele, Liebe, Gefühl, energetische Mitte).
Symptomebene: durch die fehlende Ventilfunktion am Herzausgang Überlastung des Herzens (Linkshypertrophie) mit Kammererweiterung und riesiger Blutdruckamplitude: Überanstrengung (Linksinsuffizienz); Auf-der-Stelle-Treten, Dauerlauf im Stand (Sisyphus-Mythos); notorisches Jasagen, seelische Verfassung ähnlich → Angina pectoris und → Herzinfarkt, den gefährlichen Spätfolgen; nach jedem Geben sogleich wieder unangemessenes Zurücknehmen; völlige Offenheit gegenüber dem Blutstrom; Erschrecken vor der eigenen impulsiven Lebenskraft; Richtungs- und Orientierungsproblem in Sachen zentraler Lebensenergie; die Lebensenergie am Ort ihres stärksten Impulses gleich wieder versickern lassen.
Bearbeitung: lernen, sich Zeit zu lassen; regressive Tendenzen erkennen; Offenheit auf der übertragenen Herzensebene statt auf der Körperebene; lernen zu geben, ohne zu nehmen.
Einlösung: Einklang von Geben und Nehmen; völlige Offenheit auf der Herzensebene; Ausgleich zwischen Ja- und Neinsagen (um wirklich offen zu sein, muss man auch fähig sein, nein zu sagen); auf dem Gegenpol: der einmal in Bewegung gebrachten Lebensenergie den notwendigen Rückhalt geben, sodass sie kontinuierlich vorankommt.
Urprinzipieller Bezug: Sonne-Neptun.
Lit.: *H 169f.*

Aortenisthmusstenose

(angeborener Herzfehler)
Körperebene: Herz (Sitz der Seele, Liebe, Gefühl, energetische Mitte).
Symptomebene: Verengung der Aorta nach Abgang der Gefäße für die obere Körperhälfte: drastische Bevorzugung der oberen archetypisch männlichen Körperhälfte unter Benachteiligung der unteren archetypisch weiblichen; weitgehend (auf den oberen Bereich) beschränktes Leben; kaum Offenheit (Lebensenergie) für den unteren weiblichen Teil des Lebens wie Sexualität und Zeugung von Nachkommen, aber auch Vernachlässigung des Fortschritts (Probleme beim Gehen).
Bearbeitung: sich seiner Ablehnung gegenüber dem eigenen weiblichen Teil bewusst werden; die eigene Einseitigkeit (an-)erkennen; sich dem oberen männlichen Pol ganz hingeben mit dem Ziel, seine Möglichkeiten auszuschöpfen; die energetisch unterversorgten Themen Fruchtbarkeit, Erotik und Fortschritt zurückstellen, bis die Erlösung der oberen Aufgaben weiter fortgeschritten ist; sich erst dann und aus der Kraft des oberen Pols heraus der unteren Themen schwerpunktmäßig annehmen.
Einlösung: die Möglichkeiten der oberen männlichen Ebenen ausschöpfen und erlösen; geistig-seelische Themen wichtiger nehmen als körperliche; Ziel unter Einschluss des Gegenpols: sowohl die untere Körperebene (weiblicher Pol) in symbolischer Hinsicht als auch die körperliche Ebene durch herzchir-

urgischen Eingriff (Aortenplastik) hinzugewinnen.
Urprinzipieller Bezug: Saturn-Sonne.
Lit.: *H 151–154.*

Aortenstenose

(angeborene oder erworbene Verengung der Aorta)
Körperebene: Herz (Sitz der Seele, Liebe, Gefühl, energetische Mitte), Aorta (Haupt[verkehrs]straße des Lebensstromes).
Symptomebene: Verengung direkt am Abgang der Aorta, sodass der ganze Organismus mangelversorgt ist (→ Aortenisthmusstenose, die nur den Unterkörper betrifft); Herz arbeitet gegen großen Widerstand, Ausflussventil bleibt geschlossen: enormer Druck im Herzen, geringer (Blut-)Druck im Körper; Auswirkungen auf das Herz: Linkshypertrophie als Auslöser von → Angina pectoris bis zum → Herzinfarkt; Auswirkungen auf den Körper: → Blutniederdruck, Schwindel, Ohnmachtsanfälle bei Belastung; Auswirkungen allgemein: Körper und Herz erhalten zu wenig (Nahrung); kein (Blut-)Druck im Leben; die Gefühlsebene des Herzens und der Strom der Lebensenergie drohen zu versiegen; beschränktes Leben.
Bearbeitung: sich seiner Einseitigkeit bewusst werden; die eigenen Bedürfnisse drastisch reduzieren und lernen, sich mit Wenigem zufriedenzugeben.
Einlösung: Bevorzugung geistig-seelischer Lebensthemen gegenüber den körperlichen; Fernziel auf dem Gegenpol: auch die untere Körperebene (weiblicher Pol) hinzugewinnen durch herzchirurgischen Eingriff (Aortenplastik); den Lebensstrom in Fluss halten.
Urprinzipieller Bezug: Saturn-Sonne.
Lit.: *H 158–162.*

Apallisches Syndrom

siehe Koma

Apathie

(siehe auch Depression)
Symptomebene: mangelnde Bereitschaft, zum Kampf um und für das Leben beizutragen: das Leben verschlafen; Weigerung, am Leben teilzunehmen und mitzuleiden (griech. *a-pathos* = Nicht-Leiden) aus Angst vor (weiterem) Leid; Abkehr, Rückzug vom Leben, Sinnlosigkeitsgefühle; sich unempfindlich machen gegenüber dem Außen und Innen; Hauptgründe sind neben Angst vor Leid, manchmal auch → Schuld- und → Schamgefühle und mangelnder Lebenssinn; es ohne innere Anteilnahme allen recht machen wollen (*S 223*); völliger Mangel an Leidenschaft, Motivation und Engagement; Gleichgültigkeit; im Ergebnis kommt es zu Stillstand, Stagnation auf allen Ebenen.
Bearbeitung: bewusste Rückbesinnung auf sich selbst; sich gegen überwältigende Gefühle bewusst abgrenzen; Übungen der Einfachheit und Achtsamkeit, des Verzichts: z. B. Zen; Rückzug in die Einsamkeit: Kraft in und aus der Ruhe finden; statt Leidvermeidung

Überwindung des Anhaftens: weise Beschränkung auf Wesentliches (Buddha: »Alles Leid entsteht durch Anhaftung«).
Einlösung: alles als gleich-gültig im buddhistischen Sinn (*Uppekha*) erkennen; Askese als Kunst des Lebens, Selbstgenügsamkeit, Alleinsein als all(es)in ein(em) sein.
Urprinzipieller Bezug: Saturn.
Lit.: *D (Kap. Antriebslosigkeit), SI, AfS.*

Aphasie

(Sprach- und damit Ausdrucksstörung, z. B. nach → Gehirnprellung, → Schlaganfall, seelischen Traumata)
Körperebene: Gehirn (Kommunikation, Logistik).
Symptomebene: das Sprachzentrum ist blockiert, und so werden alle anderen Sinne und (bisher vernachlässigten?) Kommunikationswege *angesprochen*: die Sprache der Emotionen und Gefühle bekommt eine Chance; möglicherweise Korrektur eines intellektuellen Übergewichts.
Bearbeitung: erkennen, was einem die Sprache verschlagen hat; (zu-)hören statt reden; spüren, ahnen, wortlose Kommunikation: die Dinge mitteilen lernen, die sich verbal nicht mitteilen lassen; sich neue Wege des Ausdrucks erschließen; Input statt Output.
Einlösung: Schweigsamkeit (schätzen), nach innen horchen (»Schweigen ist Gold«); mit dem Herzen horchen; kontemplatives Leben.
Urprinzipieller Bezug: Merkur-Saturn.

Aphonie

(komplettes Versagen der Stimme; siehe auch Heiserkeit)
Körperebene: Kehlkopf (Ausdruck), Stimme (Stimmung).
Symptomebene: das Ego oder Selbst hat in jeder Hinsicht nichts mehr zu sagen; (ver-)schweigen, verstummen, nichts mehr zu vermelden haben: alles scheint ausgesprochen zu sein bzw. es scheint besser zu sein, nichts mehr zu sagen; Angst, etwas Peinliches, Unwichtiges oder Sinnloses von sich zu geben.
Bearbeitung: sich bewusst zurücknehmen; sich vorerst mit der Stimmlosigkeit abfinden und die Stimme und sich selbst schonen; die Situation annehmen: »Reden ist Silber, Schweigen ist Gold«.
Einlösung: »Ich weiß, dass ich nichts weiß« (Sokrates) – wie viel leichter ist es heute zu erkennen, wie wenig wir jedenfalls wissen, und damit bescheidener und sogar demütiger werden.
Urprinzipieller Bezug: Saturn.
Film: *Der Chor* (Bd 1); *Der Doktor* (Bd.2).

Aphthen

(entzündliche kleine Geschwüre [Viren]; siehe auch Mundfäule)
Körperebene: Mund (Aufnahme, Ausdruck, Mündigkeit), Zunge (Ausdruck, Sprache, Waffe), Gaumen (Geschmack).
Symptomebene: harmlose, aber sehr schmerzhafte Konflikte im Bereich des Geschmacks; orales Genießen wird zur schmerzhaften

Prozedur; *faule,* ja *anrüchige* Kompromisse hinsichtlich der Reinheit und Zuträglichkeit von Speisen; Auslöser reichen von konkreter Unsauberkeit bis zu fragwürdigen Methoden der Nahrungsproduktion; bei pflanzlich-vollwertiger Kost aus anständigen Quellen kommen Aphthen nach bisheriger Erfahrung nicht vor; zu viel unverträglicher Dreck im Mund bzw. zu vieles, das unbewusst als unsauber und unrein und jedenfalls unzuträglich empfunden wird; Hinweis auf einen Mangel an Achtsamkeit und Hygiene im übertragenen Sinn: einerseits beim Einverleiben im venusischen Sinn, also auch im Bereich von Sexualität und Liebe, andererseits auch auf Gedanken und Ideen bezogen, die man zu sich hereinlässt und -holt; nach Fastenzeiten verraten sie mangelnde Achtsamkeit und Bewusstheit, die man sich eigentlich vorgenommen hatte; oft → Schuldgefühle und unausgesprochene Vorwürfe.

Bearbeitung: offensive, mutige Auseinandersetzung mit Themen des Geschmacks und der Essensauswahl (z. B. nach dem Fasten); Fragen: »Was ist gut für mich? Was ist *sauberes* Essen für mich im Sinne von natürlich und fair(trade), und ist es vertretbar, Tiere so leiden zu lassen?«; den Symptomen nachgeben, sie zwingen (im Fall der → Mundfäule) geradewegs zum Fasten: Genuss auf anderen (sinnlichen) Ebenen finden; konkret-praktisch: Aphten immer wieder mit Kokosöl betupfen und so besänftigen.

Einlösung: abwehren können, was einem nicht zuträglich ist; Kompromisslosigkeit in Sachen Qualität, Quantität und Bewusstheit; sich mutig mit der Thematik des sauberen, anständigen Essens aussöhnen, bis sich Lust entwickelt auf in jeder Hinsicht saubere, kostbare Kost; neben gesunder Ernährung (*PF*) auch für anständige geistige Nahrung (*MF*) sorgen.

Urprinzipieller Bezug: Mars-Mond.

Lit.: *PF, MF, Fas.*

Film: *In Sachen Henry, Der letzte Samurai, Fearless, Wut* (alle Bd 1).

Aplasie

(angeborenes Fehlen von Organen oder Körperteilen, z. B. bei Schädigungen durch das ehemalige Schlafmittel Contergan)

Körperebene: der ganze Organismus kann betroffen sein.

Symptomebene: Fehlen des durch das Organ repräsentierten Themas.

Bearbeitung: Übungen, ohne das entsprechende Thema auszukommen, und dadurch dessen Wichtigkeit (an-)erkennen; Kompensation im Bewusstsein.

Einlösung: auf geistig-seelischer Ebene die (im Körper fehlende) Thematik erlösen.

Urprinzipieller Bezug: je nach fehlendem Organ.

Aplastische Anämie

(Sonderform der → Blutarmut)

Körperebene: Blut (Lebenskraft), Knochenmark (Generierung von Lebenskraft, Waffenschmiede),

alle Blutzellen können betroffen sein, nicht nur rote Blutkörperchen (Lebensenergieträger).
Symptomebene: Zusammenbruch der Vitalität und der Abwehr zugleich; Mangel an Farbe und Intensität im Leben, aber auch Unfähigkeit, sich gegen Angriffe aller Art zu wehren; Vitalitätsmangel, Energielosigkeit, → Müdigkeit; Schwächegefühl und → Abwehrschwäche; ganz selten ererbt, häufig unbekannte Ursache (idiopathisch) oder durch Medikamente wie Antibiotika oder Allopurinol ausgelöst; das Knochenmark als Waffenschmiede des Organismus läuft Amok: Selbstzerstörung; Bürgerkrieg im Abwehrzentrum.
Bearbeitung: die seelische Abwehr einstellen, alles an- und hereinnehmen, was auf einen zukommt; Kampf und Krieg einstellen, sich auf alles einlassen; es bewusst ruhig angehen lassen; in die ruhende Mitte sinken; aus der Schwäche neue Kraft finden; bei Auslösung durch Medikamente sich überlegen, dass weitere Unterdrückung offenbar in große Probleme führt, dass der Körper bereit ist, sich zu ergeben, wenn man es selbst nicht tut.
Einlösung: sich allem öffnen und dem »Dein Wille geschehe« hingeben; nichts mehr tun, alles geschehen lassen; seinen Ruhepol in der eigenen Mitte finden und dem inneren Leben öffnen.
Urprinzipieller Bezug: Mars-Pluto.
Lit.: *H.*

Apnoe

(Atemstillstand; siehe auch Schlafapnoe)
Körperebene: Lunge (Kontakt, Kommunikation, Freiheit), Atemzentrum im Gehirn (Kommunikation, Logistik).
Symptomebene: Loslösung von der polaren Welt des Ein- und Ausatmens; von der Polarität abgeschnitten sein; transzendentem Einheitserleben nahekommen; Abschied aus der Polarität (in Momenten transzendenter Erfahrung steht der Atem ebenfalls still als Zeichen des Kontaktes mit der Einheit).
Bearbeitung (durch Begleiter, seitens der Betroffenen ist sie meist bewusst nicht mehr möglich): Wiederbelebung durch Zurückholen in die Polarität mittels Beatmung und Herzmassage von außen oder, je nach Situation, Sterbebegleitung; Atemübungen: Nehmen üben, Geben geschehen lassen; Übungen mit dem verbundenen Atem; Austausch auf geistig-seelischer Ebene üben; Exerzitien zur Polarität; Vorbeugung: auf konsequente Nasenatmung achten.
Einlösung: mit weniger Austausch und Kommunikation auskommen lernen, Beschränkung auf Wesentliches in energetischer Hinsicht, sparsam mit der eigenen Energie werden.
Urprinzipieller Bezug: Saturn-Merkur.

Apoplexie

siehe Schlaganfall

Appendizitis

siehe Blinddarmentzündung

Appetit, maßloser

siehe Esssucht

Appetitlosigkeit

(Inappetenz; z. B. bei Lebererkrankungen, Depression)
Körperebene: Bewusstsein, Gehirn (Kommunikation, Logistik), Magen (Gefühl, Aufnahmefähigkeit).
Symptomebene: keine Lebens- und Aufnahmelust; Weigerung, am normalen Leben weiter aktiv teilzunehmen, sich einzulassen und das Leben zu sich hereinzuholen; Abkehr von der Energiezufuhr; energetisches Sich-selbst-Aushungern, Selbstzerstörungstendenz; sekundäre Weigerung, das Leben zu verdauen; keinen Hunger aufs Leben haben, sich tot stellen; keine Lust mehr verspüren, in Austausch zu treten, Neues an sich heran- und in sich hereinzulassen; Ursachen: Enttäuschungen, oft auch → Schuldgefühle; sich nichts gönnen (können); manchmal auch schlicht im Gefühlsüberschwang (Verliebtheit) vergessen zu essen oder wegen großer Herausforderungen im Leben, die begeistern, überfordern, frustrieren, jedenfalls stark in Bann schlagen.
Bearbeitung: erkennen, was im übertragenen Sinn nicht mehr schmeckt; bewusster, freiwilliger Verzicht statt Essenverweigerung; bewusstes Fasten; Askeseübungen als Kunst des Lebens; *Bhoga* (ind. »Welt essen und verdauen«) üben; Reduzierung aufs Wesentliche und Nötigste; sich abgrenzen, ganz für sich sein, sich auf sich und die eigene innere Kraft besinnen, zu sich finden und mit sich sein; Neues in sich entdecken.
Einlösung: Genügsamkeit, bewusste Fastenzeit; sich in die Abgeschiedenheit (Kloster) zurückziehen, Eremitendasein.
Urprinzipieller Bezug: Saturn.
Lit.: *V, D, KSdK 532f., Fas.*

Apraxie

(Bewegungsunfähigkeit, ohne gelähmt zu sein)
Körperebene: Gehirn (Kommunikation, Logistik).
Symptomebene: nicht mehr mit der Welt umgehen können, z. B. bei → Alzheimer-Krankheit, → Gehirnprellung (etwas greifen wollen, ohne es *fassen* zu können).
Bearbeitung: die eigenen Unfähigkeiten anerkennen; sich vom praktischen Leben abwenden, um übergeordnetes Verständnis zu erlangen, die inneren Welten bevorzugen; lernen, sich in anderen Welten zu bewegen.
Einlösung: Vorbereitung auf den Wechsel vom äußeren zum inneren Leben.
Urprinzipieller Bezug: Saturn-Neptun.

Arachnophobie

(Spinnenangst); siehe Phobie

Arbeitsunfall/Haushaltsunfall

(siehe auch Unfall, Verkehrsunfall)

Körperebene: alle Körperebenen können betroffen sein.
Symptomebene: »sich den Mund (die Zunge) verbrennen«, »sich die Finger verbrennen«; »ins Stolpern geraten«; »sich (ins eigene Fleisch) schneiden«; sich einen »Ausrutscher« leisten, »ausrutschen«, »sich prellen«, (auf der Karriereleiter) »abstürzen«, »die Leiter hinunterfallen«; (bei einer Aktion) »ausbluten«, »Haare lassen müssen«; »jmd. in den Rücken fallen«; (geschäftlich) »k. o. gehen«, »ausbrennen«, »einen Rückschlag erleiden«; »jmd. einen Schlag versetzen«, »jmd. den Boden unter den Füßen wegziehen«; »sich vergreifen«, »danebenlangen«; »schiefgehen«, »vom Weg abkommen«, »verlorengehen«; »einen Schuss vor den Bug bekommen«, »jmd. anschießen«, »jmd. vors Schienbein treten«, »jmd. umwerfen« bzw. »aus dem Weg räumen«, »jmd. an die Wand stellen«, »jmd. ins Abseits drängen«, »hintanstellen«, »jmd. eine Falle stellen«, »eine schallende Ohrfeige bekommen«; »sich übernehmen« (sich einen Bruch heben), »sich verheben« (Überheblichkeit); »Hochmut kommt vor dem (Un-)Fall«.
Bearbeitung: Rekonstruktion des Unfallgeschehens und Übertragung auf die aktuelle Lebenssituation in geistig-seelischer Hinsicht, z. B. sich aus der Lebensbahn werfen lassen = neue Wege einschlagen, statt mit Gewalt in eine neue Richtung gezwungen zu werden; oder sich mit der Thematik des Sturzes aus der Einheit (des Paradieses) befassen und den eigenen Hochmut bearbeiten, der vor dem Fall kommt, statt immer wieder der Länge nach hinzuschlagen.
Einlösung: auf höherer Ebene das Unfallgeschehen in geistig-seelischer Hinsicht nachvollziehen; heilsame Ventile bzw. kreative Ausdrucksformen für aggressive marsische Energie finden, z. B. neue Wege gehen, statt sich immer wieder zu verfahren oder zu verlaufen; aus der Reihe tanzen und über die Stränge schlagen, statt zu stolpern; heißen Gedankenspuren folgen, statt sich die Zunge zu verbrennen; heiße Eisen (Themen) anpacken, statt sich die Finger zu verbrennen; sich tiefschürfende Gedanken machen, statt sich Schürfwunden zuzuziehen; tiefe Schnitte machen, statt sich ins eigene Fleisch zu schneiden; Beweglichkeit in alle Richtungen leben, statt auszurutschen; Streitkultur entwickeln, statt mit jmd. zusammenzukrachen; sein Licht rechtzeitig tiefer hängen und die Basis ausbauen, statt abzustürzen; freiwillig und rechtzeitig seine Lebensenergie einsetzen, statt auszubluten; rechtzeitig bezahlen (am einfachsten mit Geld), statt später zu bluten oder Haare zu lassen; sich immer beide Seiten anschauen, statt jmd. in den Rücken zu fallen; sich rechtzeitig auf den Boden der Tatsachen begeben, statt unsanft k. o. zu gehen; auf Lösungen brennen, statt auszubrennen; Begeisterung entfachen; die andere Seite der Dinge beachten, statt einen Rückschlag zu erleiden; sich wacker schlagen und einstecken

üben (Rückschlag), statt anderen einen Schlag zu versetzen; für Erdung sorgen, statt sich den Boden unter den Füßen wegziehen zu lassen; lieber alle Möglichkeiten und Wege gedanklich ausschöpfen, bevor man sich vergreift oder danebenlangt oder sonst etwas schiefgeht oder schiefläuft (Kreativität üben); sich an seine Aufgabe/Bestimmung verlieren, statt verloren zu gehen; auf alles gefasst sein, lange bevor man einen Schuss vor den Bug bekommt; den (Gedanken-)Vogel statt einen Menschen (von einem Posten) abzuschießen; anderen rechtzeitig offensiv begegnen, um sie nicht später an- oder abschießen zu müssen; über die eigene Sterblichkeit meditieren, statt andere (verbal) hinzurichten; rechtzeitig mit ganzer Kraft zupacken, statt später überheblich zu werden.
Urprinzipieller Bezug: Uranus.
Lit.: *K 314f., Wwg, SP, Hag.*
Film: *In Sachen Henry, Ziemlich beste Freunde* (beide Bd 1).

Arm auskugeln

siehe Schulterluxation

Armbruch

(siehe auch Knochenbruch)
Körperebene: Arme (Kraft, Stärke, Macht).
Symptomebene: die Botschaft richtet sich danach, welcher Arm gebrochen ist und wie der Unfall geschah: gebrochenes Verhältnis zur Welt; das Leben nicht mehr im Griff haben (Unterarme), es (so) auch nicht in den Griff bekommen; Handlungsunfähigkeit; keinen Zugang mehr zur eigenen Kraft haben (Oberarme), Auflehnung.
Bearbeitung: das eingefahrene Lebensmuster, die eigenen Routinen unterbrechen: das Leben wagen und es als Herausforderung betrachten, Abwechslung ins Leben bringen; Kreativität auf geistiger statt auf körperlicher Ebene: statt den Körper zu zwingen, Gelenke zu erschaffen, wo keine vorgesehen sind, auf der übertragenen Ebene ruhig Beweglichkeit in Bereiche tragen, wo bisher keine üblich war.
Einlösung: kreative, fließende Beweglichkeit, Artikulationsfähigkeit, Zugreifen und das Leben kraftvoll umarmen lernen.
Urprinzipieller Bezug: Uranus-Mars, Merkur.
Lit.: *S 311–313.*

Arrhythmie

siehe Herzrhythmusstörungen

Arterienentzündung

(Arteriitis)
Körperebene: Gefäße (Leitungsbahnen), Arterien (Energieversorgungsstraßen).
Symptomebene: unbewusste chronische Konflikte um die Energieverteilung: »Straßenschlachten«.
Bearbeitung: sich mit der Aufteilung der Energie auseinandersetzen.
Einlösung: mutige, offensive Kämpfe um den Einsatz der eigenen Energie; neue Möglichkeiten des Energieeinsatzes wahrnehmen.
Urprinzipieller Bezug: Merkur-Mars.
Lit.: *SvI.*

Arterienerweiterung
siehe Aneurysma

Arterienverkalkung
siehe Arteriosklerose

Arterienwandentzündung
siehe Panarteriitis

Arteriitis
siehe Arterienentzündung

Arteriosklerose
(Arterienverkalkung; siehe auch Angina pectoris, Claudicatio intermittens, Gehirndurchblutungsstörungen, Metabolisches Syndrom)
Körperebene: Arterien (Energieversorgungsstraßen), Blutgefäße (Verkehrswege der Lebenskraft).
Symptomebene: häufigste Basis von Herz- und Hirninfarkt: partielle oder generelle »Einbetonierung« des lebendigen Lebensflusses; Verhärtungen im Bereich des Lebensflusses; verkalkte Gefäße entsprechen eingeengten, zugemauerten Energiebahnen: Widerstand gegen den Fluss der eigenen Lebensenergie, typisch für Menschen, die ihren Lebensweg äußeren Zwängen (Familie, Firma, Besitz) unterordnen und sich und ihr Leben streng, starr, stur und eben sklerotisch in festgefügte Bahnen zwingen und zwängen lassen, die nicht ihren Interessen und Anlagen entsprechen, sondern sie einengen; alles für die Absicherung (des Lebensweges) tun, zu wenig für die individuellen Entwicklungsmöglichkeiten übrig haben; Abnahme von Flexibilität und Elastizität mit zunehmendem Alter; steigender Innendruck (*K 276*); seelische Enge (*H 92*); zu kurz gekommener weiblicher Pol (*H 93*); angespannte, unflexible und schließlich verhärtete Situation im Bereich der Kommunikationswege der Lebensenergie.
Bearbeitung: Konzentration auf das Wesentliche in energetischer Hinsicht; strenge bis stringente Einteilung der eigenen Energie; Energieverschwendung einstellen; Stellvertreterkämpfe erkennen und konsequent beenden: die entscheidende Ebene angehen; sich auf zentrale Anliegen/das Wesentliche konzentrieren; wirkliche Effizienz anstelle von Verzettelung, Wichtigtuerei; Bsp. aus dem Makrokosmos: das Einbetonieren von Flussläufen bringt nur kurzfristig und kurzsichtig Vorteile, langfristig schadet es.
Einlösung: Verwirklichung von energiesparenden Lösungen; »Das Höchste zuerst« zum Prinzip erheben (z. B. Autoritätskonflikte auf der obersten Ebene lösen).
Urprinzipieller Bezug: Saturn.
Lit.: *H 260, Gug.*

Arthritis
siehe Rheumatismus

Arthritis urica
siehe Gicht

Arthrose
Körperebene: fast alle Gelenke (Beweglichkeit, Artikulation), besonders Hüft-, Knie-, Sprung- und Fingergelenke.

Symptomebene (allgemein): funktionsbehindernde Gelenkveränderung; Abnutzung und Verschleiß, verbrauchtes Gelenk; eingeschränkte Bewegungs- und Artikulationsfähigkeit; starre, sture Haltung; gelöstes Miteinander (der Knochen) ist nicht mehr möglich, das Öl im Getriebe ist verbraucht (Kolbenfresser-Situation); verbrauchtes Gelenk spiegelt das Bedürfnis nach größerer Nähe im Miteinander wider, d. h. nach engster Verbundenheit (die Knochen fressen sich ineinander, die Distanz durch den Gelenkspalt ist dahin); geistige Verhärtung gegen sich selbst und auch Autoritäten; harte Selbstkritik bei Perfektionismus; höchst empfindlich gegen Kritik von außen; nie aufgeben; enorme Motivation, über die eigenen Grenzen und Möglichkeiten hinauszugehen; unfähig, nachzugeben und sich anderen Meinungen zu beugen.
Bearbeitung: siehe bei den einzelnen Gelenken. Praktisch hat sich bewährt, den ganzen Körper morgens und abends mit der hart wirkenden TamanGa-Bürste abzubürsten, sich gern auch von Partnern abbürsten lassen (aber dafür nicht mehr im übertragenen Sinne, sondern nur noch konkret etwa am Rücken); arthrotische Gelenke dabei zeitlich noch bevorzugen, nur sie anschließend mit Kokosöl einschmieren, was die innere Schmiere (Synovial-Flüssigkeit) wirklich anregt. Dadurch konnten schon OP-Termine erst verschoben und schließlich abgesagt werden.

1. *Hüftgelenk* (Ausschreiten)
Symptomebene: in der Vergangenheit zu hohe Anforderungen an Statik und Dynamik; Nachlassen der Artikulationsfähigkeit auf der betroffenen Ebene des Ausschreitens; Fortschritt und überhaupt jeder Schritt schmerzt; das Weiterkommen im Leben ist infrage gestellt; große Schritte/Sprünge sind nicht mehr leicht möglich.
Bearbeitung: Eingeständnis der eigenen Unbeweglichkeit, der Schmerzen, die jeder Fortschritt bereitet; die Überwindung bewusst spüren, die jeder Schritt kostet.
Einlösung: äußerlich Ruhe geben und stattdessen große Schritte nach innen tun; innere Reisen antreten.
Urprinzip: Jupiter-Saturn.
Lit.: *S 368f., Gug, AaG.*
2. *Kniegelenk* (Demut)
Symptomebene: Nachlassen der Artikulationsfähigkeit auf der betroffenen Ebene des Sichbeugens; Demutsgesten (auf die Knie gehen) schmerzen (Berufs-Krankheit[sbild] der Fliesenleger, die ein Leben lang äußerlich auf den Knien herumrutschen und anderen Menschen den Boden bereiten müssen); das Weiterkommen im Leben ist oft nur noch unter Schmerzen möglich; Symptome ziehen die Aufmerksamkeit auf das anstehende Thema Demut bzw. die Achse: Demut – Demütigung.
Bearbeitung: Eingeständnis der eigenen Unbeweglichkeit, der Schmerzen, die jedes Sichbeugen und jedes Ausschreiten verursachen; sich die Überwindung bewusst

machen, die jedes Hinknien kosten würde; bewusste Demutsübungen auf geistig-seelischer Ebene; die körperlichen Ebenen entlasten und dafür auf inneren Ebenen sich *herablassen*, die eigene Situation ernst zu nehmen.
Einlösung: innere Demut.
Urprinzip: Saturn.
Lit.: *Gug, AaG.*
3. *Fußgelenk/Sprunggelenk* (Absprungbasis)
Symptomebene: Nachlassen der Artikulationsfähigkeit auf der Ebene des Springens; Schwierigkeiten, den rechten Absprung zu bekommen; nicht mehr auf dem Sprung sein; keine großen Sprünge mehr tun können, jeder Sprung verursacht Schmerzen; Ende des federnden Ganges; das Weiterkommen im Leben ist oft nur noch schmerzhaft möglich; schmerzende Sprunggelenke ziehen die Aufmerksamkeit auf das anstehende Thema Absprung.
Bearbeitung: sich eingestehen, dass man auf dem Boden der Tatsachen (not-)gelandet ist und nicht mehr ohne Schmerzen hochkommen kann; bewusstes Sichherablassen; Übungen zur Landung; Abschied von hochfliegenden Träumen.
Einlösung: innerlich statt äußerlich *den Absprung kriegen*; innere Elastizität und Dynamik, innerlich springlebendig sein.
Urprinzip: Uranus.
Lit.: *S 383f., Gug, AaG.*
4. *Hand- und Fingergelenk* (Erfassen, Handlungsfähigkeit)
Symptomebene: Nachlassen der Artikulationsfähigkeit auf der Ebene des Zufassens, Greifens und Begreifens; Probleme, das Leben in den Griff zu bekommen; das Manipulieren tut weh; die Handlungsfähigkeit ist schmerzlich eingeschränkt; schmerzende Hand- und Fingergelenke ziehen die Aufmerksamkeit auf die Thematik des Loslassens, die das Symptom erzwingt.
Bearbeitung: sich eingestehen, dass man nicht mehr zupacken kann und offenbar loslassen soll; Übungen zum Loslassen; bewusster Abschied von allen Manipulationen.
Einlösung: das äußere Leben zugunsten des inneren loslassen; das innere Leben in den Griff bekommen; innere Gelassenheit.
Urprinzipieller Bezug: Merkur.
Lit.: *K, Dt, Gug; CD/Audio »Entgiften, Entschlacken, Loslassen«.*
Film: *Maudie, Words & Pictures* (beide Bd 2).

Arzneiexanthem

(siehe auch Allergie)
Körperebene: Haut (Grenze, Kontakt, Zärtlichkeit).
Symptomebene: offensive unbewusste Ablehnung des betreffenden Stoffes.
Bearbeitung: »ausschlagen«, sich bewusst wehren gegen diese Form der Behandlung.
Einlösung: offensive, mutige Abwehrreaktionen im verbalen Bereich statt im körperlichen (z. B. nein sagen, auch wenn etwas von einer Autorität wie einem Arzt kommt).
Urprinzipieller Bezug: Saturn-Mars.

Lit.: *K 150–156, Wwg; CD/Audio »Allergien«.*

Asperger-Syndrom

siehe Autismus

Aspergillose

(durch Pilze der Aspergillus-Gruppe ausgelöste →Lungenentzündung)
Körperebene: Lunge (Kontakt, Kommunikation, Freiheit).
Symptomebene: schwere Konflikte bei geschwächter Abwehrlage; sich seiner Haut und Lunge nicht mehr (er-)wehren können, weil man seine Widerstandskraft auf der falschen, d. h. körperlichen Ebene aufgegeben hat; Lungen- und damit Kommunikationsbereich ist abgestorben, sodass Pilze, die auf Totes und Abgestorbenes stehen, hier einen Nährboden finden.
Bearbeitung: Widerstand auf der seelischen Ebene aufgeben; sich von den wesentlichen Themen erregen lassen, die noch zu lösen bleiben; sich bewusst auch auf dunkle Themen einlassen, sie in seinen Geist hereinholen, statt dunkle Kräfte wie Pilze in seine Lunge aufzunehmen; sich mit den Angehörigen, dem Naheliegenden auseinandersetzen, das in der eigenen Umgebung verkommen ist (zu schimmeln begonnen hat).
Einlösung: mutige geistige Auseinandersetzung mit der eigenen Umgebung, auch Dunklem wie Schattenthemen im Bewusstsein Raum geben.
Urprinzipieller Bezug: Merkur-Pluto.

Aspirationspneumonie

(siehe auch Lungenentzündung)
Körperebene: Lunge (Kontakt, Kommunikation, Freiheit).
Symptomebene: etwas in den falschen Hals bekommen haben (Nahrung ist in die Lunge gelangt), sich ver-schluckt haben.
Bearbeitung: Konflikt über problematische Ernährungswege im Bewusstsein austragen.
Einlösung: mutige geistige Auseinandersetzung über die eigene Ernährung.
Urprinzipieller Bezug: Merkur-Mars.

Asthma bronchiale

(siehe auch Allergie)
Körperebene: Lunge (Kontakt, Kommunikation, Freiheit), Abwehrsystem (Verteidigung).
Symptomebene: **1.** sich übernehmen; Versuch, zu viel zu nehmen und nicht (genug) zu geben; Störung der Polarität von Nehmen und Geben: am (zu viel) Genommenen zu ersticken drohen; alles behalten wollen und sich selbst vergiften, sich von der Fülle abschneiden: »den Hals nicht voll genug bekommen«; sich nach Liebe sehnen, jedoch keine Liebe geben können; starkes Bedürfnis, versorgt und bemuttert zu werden; oft auch jmd. in der Elternrolle mit Tendenz zu Überbehütung (Overprotection): »Helikoptereltern«, »Glucke«; erstickende Pseudoliebe; den freien Atem beschneidende Abhängigkeit. **2.** Widerwille gegenüber Kontakt; Angst vor dem Schritt in die Frei-

heit und Selbstständigkeit; Autonomie wird als Verlust der Versorgung und damit Bedrohung (des Lebens) erlebt; innerlich: Engbrüstigkeit, Angst, Enge; äußerlich: aufgeblasener Dominanz- und Machtanspruch (Fassthorax, → Lungenemphysem); Abwehr des Lebendigen, sich abschließen wollen/sich abkapseln vom Lebendigen; Flucht ins Ideelle und Formalistische.
3. sich brüsten, *sich Luft machen* wollen; Aggression bleibt in der Lunge stecken: »jmd. etwas husten«, vor Wut nach Luft schnappen, vor Wut fast ersticken, aber nichts davon herauslassen können.
4. Machtausübung und Selbstopfer durch »erpresserische« lebensbedrohliche Anfälle (Status asthmaticus), Krankheitsgewinn durch Manipulation der Mitwelt; Ungleichgewicht zwischen Macht und Ohnmacht: »Es verschlägt mir die Sprache«, »Mir bleibt die Luft weg« bei Konfrontation mit Dominanz anderer; Sehnsucht nach reiner Luft, Gebirgshöhen; über den Dingen und den anderen Menschen stehen wollen: »Ich allein und nach mir die Sintflut«; Tränen nach innen weinen.
5. Abwehr der dunklen Lebensbereiche, meist kopflastig; Riesenangst, dass die Luft abgeschnitten wird und Ersticken droht; Verlagerung der Sexualität in die Brust (Schleimproduktion auf problematischer Ebene).
6. Aggression: Auswurf, den anderen etwas vor die Füße spucken, und zwar gleichsam das eigene Leben, die eigene ganze Weichheit.
7. nicht frei atmen können: die eigene Art nicht leben können; sich von der Freiheit des Atems abschneiden durch Enge in den Bronchien, Verstopfung durch Schleim auf der falschen Ebene; die Mitmenschen (Mutter?) geben nicht den Raum zur Entfaltung; Autonomie wird geopfert.
Die Problemkreise zusammenfassend als Stichwort: **1.** Nehmen und Geben, **2.** Sich-abschließen-Wollen, **3.** Aggression, **4.** Dominanzanspruch und Kleinheit, **5.** Sexualität, Liebe und Schmutz, **6.** Aggression, **7.** Freiheit und Raum.
Hinzu kommt → Angst als weiteres zentrales Thema, v. a. in Schwellen- und Trennungssituationen, die als Trauma erlebt werden.
Bearbeitung: **1.** Atemtherapie: unbedingt auf Nasenatmung umstellen; im verbundenen Atem den Ausgleich der Spannungen zwischen Geben und Nehmen erleben und annehmen; **2.** schonungslose Offenheit und Ehrlichkeit; **3.** gesunde Aggression leben; Aggression mit Worten artikulieren: »sich Luft machen«; offensiv leben; **4.** Kleinheit im Bewusstsein realisieren und akzeptieren; lernen, sich durchzusetzen, ohne über die Symptomatik Macht auszuüben; **5.** Liebe geben und annehmen lernen; Sexualität ins Bewusstsein statt in die Brust heben; hereinlassen des Gemiedenen, den eigenen »Dreck und Schmutz« wieder aufnehmen, sich mit ihm auseinandersetzen und ihn integrie-

ren (z. B. Eigenurintherapie); **6.** gesunde Aggression leben; **7.** sich den Raum und die Freiheit zur Selbstverwirklichung nehmen und sie auch anderen geben.
Einlösung: Ausdehnung im Bewusstsein statt im Fassthorax eines übermächtigen Brustkorbes; Raum einnehmen in übertragener Hinsicht; sich über die Polarität erheben, aber die beiden Seiten der Medaille sehen; im Aus- und Einatem das »Stirb-und-werde«-Prinzip anerkennen; hochfliegende Träume bewusst verwirklichen; für sich allein sein: Selbstgenügsamkeit und Autonomie.
Urprinzipieller Bezug: Merkur (-Uranus).
Lit.: *K 163–169, Wwg 235–238, KSdK 259–267; CD/Audio »Allergien«, »Schattenarbeit«, »Selbstliebe«.*
Film: *Fearless* (Bd 1); allgemein zu Angst – *Angsthasen, Patch Adams, Die Bücherdiebin* (alle Bd 1); *Besser geht's nicht, Angst essen Seele auf* (beide Bd 2).

Asthma cardiale

(Herzasthma)
Körperebene: Herz (Sitz der Seele, Liebe, Gefühl, energetische Mitte), Lunge (Kontakt, Kommunikation, Freiheit).
Symptomebene: Asthma und Enge in der Lunge aufgrund mangelnder Herzleistung (linke Herzkammer schafft es nicht, das Blut in den Körperkreislauf zu pumpen, sodass es sich in die Lunge zurückstaut): an der eigenen Lebensenergie, die nicht mehr in Umlauf gebracht werden kann, zu ersticken drohen; zu voll von ungelebter Energie; das Grundproblem des Herzens wird in den Mittelpunkt gestellt.
Bearbeitung: weniger ist mehr: sich schonen bzgl. der äußeren Welt (großer oder Körperkreislauf), sich stattdessen dem inneren Energiestau widmen; sich auf das Herz und die Herzensthemen konzentrieren, sich diesbzgl. anstrengen und zum Wesentlichen kommen.
Einlösung: (allopathisch) das Außen und Innen in ein harmonisches Zusammenspiel bringen.
Urprinzipieller Bezug: Sonne/Merkur-Saturn.
Lit.: *CD/Audio »Selbstliebe«.*

Astigmatismus

(abnorme Wölbung der Hornhaut)
Körperebene: Augen (Einsicht, Durchblick, Spiegel und Fenster der Seele).
Symptomebene: verzerrte Sicht (der Dinge), bestimmte Aspekte und Bereiche des eigenen Lebens verzogen und in schiefem Licht sehen, krumme Sicht und Betrachtungsweise, verbogene Sicht: Zerrspiegel hindert, sich und die Welt zu sehen, wie sie sind; dieser Augapfel ist keine runde Sache (die Lichtstrahlen lassen sich nicht in einem Punkt bündeln, sodass kein scharfer Brennpunkt [griech. *stigma* = Punkt] entsteht); verzogenes Weltbild, häufig Diskrepanz zwischen tradiertem Weltbild und eigenen Ambitionen; Unfähigkeit, sich so ins Gesicht zu sehen, wie man ist;

die wirkliche Wirklichkeit nur verzerrt sehen
Bearbeitung: eigenwillige, krumme Sichtweisen verfolgen; die Welt bewusst auf *eigenartige* Weise wahrnehmen; breite Sicht entwickeln, von zu starker Konzentration absehen; verschiedene Weltbilder gelten lassen; skurrilere, originellere und eigenwilligere Weltsicht entwickeln; allopathisch: in den Bereichen verschrobener Sicht für Durchblick sorgen.
Einlösung: kreative Weltbetrachtung; seine individuelle Weltsicht akzeptieren und nicht für andere, aber für sich selbst verbindlich werden lassen.
Urprinzipieller Bezug: Sonne/ Mond-Uranus.

Aszitesbildung

([Höhlen-]Wassersucht, Ödemneigung; bei Herz-Kreislauf-, Lungen-, Nieren-, Leber- oder Krebserkrankungen)
Körperebene: Bauchhöhle (Geborgenheit) und abhängige Körperpartien.
Symptomebene: Wasser- = Seelenstau; aus dem Blutstrom (Lebenskraft) löst sich der Seelenanteil und tritt aus: schwer am Seelischen tragen; Seelisches mit sich herumschleppen; Stau der Lebensenergie vor dem Gefühlszentrum (Herz) und Sinnzentrum (Leber): Seelisches verlässt den Strom der Vitalität und nimmt nicht mehr am Kreislauf des Lebens teil, sondern behindert ihn: zentrale Funktionen beim Hydroperikard (Herzbeutelwassersucht), die Verdauungsarbeit beim klassischen Aszites in der Bauchhöhle, die Atmung beim Hydrothorax.
Bearbeitung: Seelisches beachten, wichtig nehmen und fruchtbar werden lassen; sich für Impulse der Seele Zeit nehmen.
Einlösung: seelischen Themen Raum geben; (Bauch-)Gefühlen erlauben, sich bemerkbar zu machen; auf dem Gegenpol: Seelenkräfte im Fluss halten.
Urprinzipieller Bezug: Mond.

Ataxie

(Störung im flüssigen Bewegungsablauf; siehe auch Friedreich-Ataxie)
Körperebene: Gehirn (Kommunikation, Logistik), Bewegungsapparat (Beweglichkeit, Fortschritt).
Symptomebene: ruckartige, abgehackte Bewegungsmuster: Unterbrechungen im Bewegungs- und Handlungsfluss; alles geht weniger schnell und flüssig (Schritte, Greifen usw.); etwas erreichen, haben zu wollen wird gebremst.
Bearbeitung: sprunghafte und manchmal über das Ziel hinausschießende Impulse zulassen; aber auch lernen, innezuhalten und Unterbrechungen zu akzeptieren; es muss nicht mehr alles wie am Schnürchen gehen, sondern darf Unterbrechungen und (Denk-)Pausen haben; bewusst nicht mehr alles erreichen, ergreifen und besitzen wollen; bescheidener werden im Erreichen von Zielen und Ergreifen von Gelegenheiten.

Einlösung (auf dem Gegenpol): den goldenen Mittelweg finden und gehen; in Fluss sein: den tief innen fließenden Strom der Existenz entdecken und ihm entsprechen.
Urprinzipieller Bezug: Uranus.

Atemlähmung

Körperebene: Lunge (Kontakt, Kommunikation, Freiheit), Atemzentrum (Steuerung des Austausches).
Symptomebene: vom Sauerstoff wie auch Pranastrom (Lebenskraft) abgeschnitten sein: gelähmte Kommunikation; Abhängigkeit von Beatmung; lahmlegen der Energieversorgung (*S 206*); aufgeben des Nehmens und (folglich auch des) Gebens; im Abgeschnittensein von der Polarität transzendentem Einheitserleben nahekommen.
Bearbeitung: Atemübungen; Übungen zur Polarität; Frage klären, ob es noch etwas Wesentliches zu nehmen gibt; äußere Kommunikation zugunsten innerer reduzieren.
Einlösung: sich bewusst auf den Übergang in die transzendente Welt einstellen (im Zustand tiefer Meditation steht der Atem ebenfalls oft still, wenn man die Grenzen der Polarität transzendiert).
Urprinzipieller Bezug: Merkur-Neptun.

Atemnot

(z. B. bei Bronchitis, Lungenentzündung)
Körperebene: Atemwege (Austausch), Lunge (Kontakt, Kommunikation, Freiheit).
Symptomebene: von der Polarität abgeschnitten sein; »nach Luft schnappen«, Angst zu ersticken, nicht durchatmen können, Kurzatmigkeit; Probleme mit der Leichtigkeit des Luftelements und dem freien Flug in Gedankenwelten; Kommunikationsverweigerung gegenüber dem Leben; *Einatemprobleme*: das Leben ablehnen, es nicht zu sich herein-, nicht an sich heranlassen; *Ausatemprobleme*: nicht (mehr) geben können, mangelnder Glaube, etwas zurückzubekommen; sich schon zu sehr verausgabt haben.
Bearbeitung: erkennen, was einem *den Atem verschlägt*, *die Luft* (zum Atmen) *nimmt*; sich fragen, worin die Überforderung liegt; Atemübungen: Nehmen üben, Geben geschehen lassen; Übungen mit dem verbundenen Atem; Austausch auf geistig-seelischer Ebene üben; Exerzitien zur Polarität; sich bewusst im Rahmen der eigenen Möglichkeiten bewegen.
Einlösung: mit weniger Austausch und Kommunikation auskommen; Beschränkung auf Wesentliches in energetischer Hinsicht, sparsam mit (der eigenen) Energie werden, sie besser verwerten; in Trance atmen Schamanen nur drei Züge pro Minute; wenn der Atem steht, die Nähe der Transzendenz fühlen; beim »verbundenen Atem« steht die Atmung manchmal, wenn der »Hausbesitzer« auf Seelenreise ist oder die Einheit erfährt.
Urprinzipieller Bezug: Merkur-Saturn(-Neptun).
Lit.: *AfS*.

Film: *Angsthasen, Fearless, Patch Adams, Die Bücherdiebin* (alle Bd 1); *Besser geht's nicht, Angst essen Seele auf* (beide Bd 2).

Atemstillstand

siehe Apnoe, Schlafapnoe

Atemwegserkrankungen/ grippale Infekte

(siehe auch Asthma bronchiale, Erkältungskrankheiten, Grippe)
Körperebene: Nase (Macht, Stolz, Sexualität), Schlund/Rachen (Einverleibung, Abwehr), Kehlkopf (Verteilung), Luftröhre (Austausch), Lunge (Kontakt, Kommunikation, Freiheit).
Symptomebene: sich nach außen abschließen (Nase voll, Hals zu, Stimme belegt, Ohren blockiert, Augen gerötet, Bronchien tendenziell zu); Aggressionsäußerungen nach außen (Husten, Schnauben, Niesen); Störung von Lebendigkeit, Rhythmus, Spannung/Entspannung, Austausch.
Bearbeitung: sich nach außen abschotten lernen; eigenen Raum schaffen, die Umwelt auf Abstand halten (»Komm mir nicht zu nahe!«); seinen Lebensraum offensiv verteidigen (»jmd. etwas husten«, »schnauben«).
Einlösung: für die eigenen Bedürfnisse eintreten; rechtzeitig seine Grenzen ziehen; mit Macht seinen Lebensraum sicherstellen.
Urprinzipieller Bezug: Merkur-Saturn, Mars (Husten), Uranus (Niesen).
Lit.: *Wwg 176–183.*

Film: *Glück ist was für Weicheier* (Bd 2).

Atemwegssyndrom

(SARS [Schweres Akutes Respiratorisches Syndrom]), siehe Lungenentzündung

Athelie

siehe Amastie

Athetose

siehe Veitstanz

Atlas-Fehlstellung

(siehe auch KiSS-Syndrom, Halswirbelverschiebung)
Körperebene: Wirbelsäule (Dynamik und Halt, Aufrichtigkeit).
Symptomebene: Atlas und Axis sitzen falsch aufeinander; Schiefheit in eigener Weltachse und damit im eigenen Leben, »Herumbaumeln«; *Haupt*sache hat keine verlässliche Basis; die Engstelle Hals ist zusätzlich belastet(→ Angst); Schwierigkeiten, die Erkenntnisse der Zentrale dem Körper zu vermitteln und umgekehrt.
Bearbeitung: den Kopf mittels Atlaslogie, Osteopathie *zurechtsetzen*; Craniosacral-Therapie, um die Stufen der »Himmelsleiter« (Chakren) für den natürlichen (Lebens-)Energiefluss wieder in Ordnung zu bringen.
Einlösung: den Kopf im übertragenen Sinn zurechtrücken und -setzen lassen, ihn in eine ausbalancierte Position bringen; natürlicher Hierarchie folgen; die Mitte gewinnen; ins Lot kommen.

Urprinzipieller Bezug: Saturn-Uranus.

Atonie

(ausgeprägte Erschlaffung der Muskeln)
Körperebene: Muskulatur (Motor, Kraft).
Symptomebene: aufgeben der dynamischen Bewegungskräfte; Verlust der Fähigkeit, Spannung aufzubauen.
Bearbeitung: Entspannungsübungen für Geist und Seele.
Einlösung: sich der Schwäche ergeben: Hingabe; geistig-seelische Gelassenheit (buddhistisch: *Uppekha* = Gleichmut); auf dem Gegenpol: der Bogen verliert seine Kraft, wenn er überspannt und völlig entspannt wird: die (eigene) Mitte zwischen Schlaffheit und Überspannung finden.
Urprinzipieller Bezug: Mars-Neptun.

Atresie

(Fehlen natürlicher Körperöffnungen)
Körperebene: Körperoberfläche.
Symptomebene: Fehlen von Ventilen für die mit der jeweiligen Körperzone verbundene Thematik.
Bearbeitung: chirurgische Therapie, um den Bereich mit Nachdruck (Gewalt) zu öffnen; ihn später in geistig-seelischer Hinsicht mit Bewusstsein öffnen.
Einlösung: dem entsprechenden Thema Beachtung/Zugang zum Bewusstsein verschaffen.
Urprinzipieller Bezug: Saturn-Pluto (sonst je nach Öffnung).

Atrophie

(Rückbildung von Organen oder Gewebe; siehe auch Muskelschwund)
Körperebene: in vielen Bereichen und sowohl äußerlich als auch innerlich möglich.
Symptomebene: Zurückbilden bestimmter Strukturen bei sonst lebendigem Leib.
Bearbeitung: aufgeben, loslassen der durch die absterbenden Regionen oder Organe symbolisierten Themen.
Einlösung: bestimmten Themen die Lebensenergie entziehen und sich von ihnen trennen.
Urprinzipieller Bezug: Neptun.

Aufmerksamkeitsmangel-Syndrom (ADS/ADHS)

siehe Hyperkinese

Aufregung

(siehe auch Nervosität)
Körperebene: vegetatives Nervensystem (Nachrichtendienst) des ganzen Organismus vom Herz bis zur Haut.
Symptomebene: Ausnahmezustand im Körperland, aus dem Gleichgewicht sein, Verlust der Mitte, Aufruhr im vegetativen Nervensystem: Überwiegen des Sympathikus gegenüber dem Parasympathikus (Vagus); (Alarm-)Bereitschaft, Erwartungshaltung.
Bearbeitung: bewusst in den Körper horchen und den Spannungen nachspüren, die Unruhe und Disbalance im Körperland wahrnehmen und sie ernst nehmen.

Einlösung: für alles offen und zu allem bereit sein; nehmen, was kommt: »Dein Wille geschehe«.
Urprinzipieller Bezug: Uranus.

Aufstoßen, saures

(siehe auch Schluckauf)
Körperebene: Magen (Gefühl, Aufnahmefähigkeit), Speiseröhre (Nahrungszulieferung).
Symptomebene: vertuschter Widerstand gegenüber Heruntergeschlucktem; geschluckte, aber unverdauliche Gefühle drücken hoch; Säure steigt nach oben und will zum Ausdruck kommen; verdeckte Aggression: »sich Luft machen«, »Druck ablassen«; Ärger: »es stößt einem manches sauer auf« – v. a. die Unfähigkeit, sich zu artikulieren; eine Situation »hängt einem zum Hals heraus«.
Bearbeitung: aus der eigenen Tiefe und Körperlichkeit kommende Ausdrucksweise üben: Gefühle von Widerwillen und Sauersein zulassen; Aggressionen äußern, Unterdrücktes aufsteigen lassen; lernen, sich Luft zu machen; sich von Bedrückendem befreien, sich Ärger bewusst machen.
Einlösung: seinen Bauchgefühlen freien Lauf lassen, Bauchgefühl entwickeln, aus dem Bauch heraus sprechen und handeln.
Urprinzipieller Bezug: Mond-Mars.
Lit.: *V 78f.*

Augen, verquollene

Körperebene: Augen (Einsicht, Durchblick, Spiegel und Fenster der Seele).
Symptomebene: die Augen nicht aufbekommen, nicht hinschauen wollen; die Welt und die eigene Situation in der Welt nicht sehen wollen; nicht mehr zuschauen können; etwas nicht mehr mit ansehen können; »es geht einem dick ein«; »alt aussehen«: schlecht aussehen, überfordert sein; Lasten auf den Lidern: Wunsch, die Augen (vor etwas) zu verschließen; (Lebens-) → Müdigkeit, Unwilligkeit, die eigene Situation (das eigene Leben) in Augenschein zu nehmen; Angst, nach vorn zu blicken; Zukunftsangst.
Bearbeitung: erkennen, wer oder was einem die Lebensperspektive so beschwert; die Augen schließen und sich ausruhen; lernen, ein Auge zuzudrücken und großzügiger mit sich und anderen zu sein; Überforderung erkennen und bewusst machen; Auseinandersetzung mit der eigenen Lebensperspektive.
Einlösung: sich Ruhe und Zeit zur Erholung nehmen; die Augen öfter bewusst schließen und nach innen schauen, um Klarheit und -sicht, Durch- und Einblick sowie eine Vision zu bekommen.
Urprinzipieller Bezug: Sonne/ Mond, Saturn.
Lit.: *KS (Kap. Augen).*

Augenfell

(Pterygium conjunctivae)
Körperebene: Augen (Einsicht, Durchblick, Spiegel und Fenster der Seele), Bindegewebe (Verbindung, Halt, Verbindlichkeit).
Symptomebene: Verdickung der

Bindehaut bis in inneren Augenwinkel; Schutzschild des Auges vor Verletzungen und allem, was *ins Augen gehen* könnte; wie ein Kind, das sich die Augen zuhält, um sich zu schützen vor alldem da draußen; Mangel an Geborgenheit, hohe Verletzlichkeit.
Bearbeitung: für Schutz sorgen, sich vor Risiken hüten und trotzdem hinschauen, was sich um einen herum abspielt.
Einlösung: sein Leben sichern; in Kontakt mit der eigenen inneren Kraft und Stärke kommen, um zu lernen, sein Ge*sicht* zu wahren und Schutz und Geborgenheit zu verwirklichen; einen guten Platz, ein verlässliches Nest finden und sicherstellen.
Urprinzipieller Bezug: Sonne/Mond-Saturn.

Augenlidrandentzündung

siehe Lidrandentzündung

Augenprobleme

Körperebene: Augen (Einsicht, Durchblick, Spiegel und Fenster der Seele).
Symptomebene: Probleme mit (Ein-)Sicht und Durchblick, Konflikt um Erkenntnis; Unwilligkeit, das eigene Leben zu betrachten; Angst, nach vorn zu schauen; Zukunftsangst; Probleme mit Ausstrahlung, Sonnenhaftigkeit und Besonnenheit (Goethe: »Wär nicht das Auge sonnenhaft, die Sonne könnt es nie erblicken«) sowie mit dem Seelenspiegel, den die Augen darstellen.
Bearbeitung: Wahrnehmungsübungen: visualisieren lernen; Arbeit an der eigenen Lebensperspektive, an Ausstrahlung und Seele.
Einlösung: Achtsamkeit für die optische Wahrnehmung, die wirkende Wirklichkeit wahrnehmen, Seelentiefe und Charisma entwickeln.
Urprinzipieller Bezug: Sonne/Mond, Merkur.
Lit.: *S 150–156.*

Augenringe

(siehe auch Tränensäcke)
Körperebene: Augen (Spiegel und Fenster der Seele), Bindegewebe (Verbindung, Halt, Verbindlichkeit).
Symptomebene: **1.** konstitutionell bedingt (z. B. bei Indern); **2.** Zeichen, dass es einem schlecht geht; Ausdruck tiefer → Müdigkeit, leidend aussehen, sich gezeichnet fühlen, ein Schatten liegt über dem Leben, das ohne Glanz und Ausstrahlung zu sein scheint, Mangel an Lebensenergie; keine Kraft haben, das Ruder herumzureißen; Resignation und Ausweglosigkeit erleben, Reaktion auf anstrengendes Leben: übernächtigt, müde, mitgenommen sein; bei Nierenproblemen lassen graue Ringe *alt* (und grau) *aussehen* (ungenügende Filterung); gelbe bis braune Ringe zeugen von Leberproblemen bzw. Verarbeitungs- und Entgiftungsproblemen; bläuliche Ringe verleihen dem Gesicht etwas Ermattetes und Edles (Adeliges = Blaublütiges); **3.** bei → Allergien auf Nahrungsmittel; **4.** bei (Eisenmangel-)→ Anämie.

Bearbeitung: sich bewusst den Themen stellen, die das Leben belasten; dem hohen Anspruch gerecht werden; sich auf die jeweilige Situation ganz einlassen, statt sich widerwillig herunterziehen lassen; sich freiwillig in der Tiefe betrachten, freiwillig weit hinunterschauen, den Schatten konfrontieren.
Einlösung: sich vom gezeichneten zum ausgezeichneten Menschen wandeln.
Urprinzipieller Bezug: Sonne/Mond-Saturn, Pluto.
Lit.: *KS*.

Augentrockenheit

(siehe auch Bindehautentzündung)
Körperebene: Augen (Einsicht, Durchblick, Spiegel und Fenster der Seele).
Symptomebene: verbitterte Augen ohne Tränen (Gegenteil von strahlenden Augen); Gefühle sind erloschen bzw. zeigen sich nicht mehr in den Augen, Emotionen sind vertrocknet; trockene (emotionslose) Sichtweise, Nüchternheit; Fehlen der Tränen = Fehlen des seelischen Ausdrucks (Schmerz, Trauer, Wut, Freude); versiegende Augen, versiegende Quelle der Tränen: das weibliche Seelenelement (Wasser) kommt zu kurz; Unterdrückung des Weinens; der Spiegel der Seele droht stumpf zu werden; die glänzenden Augen trocknen aus; die Ausstrahlung geht verloren; sehr häufiges Problem unserer Zeit, da Augen durch Bildschirmarbeit/Starren, trockenes Raum-/Arbeitsklima und Überanstrengung gefährdet sind.
Bearbeitung: konsequent und konzentriert hinsehen: trockenen, scharfen, emotionslosen Blick entwickeln; überpersönliche Sichtweise entwickeln, ohne sich in Emotionen zu verstricken; neben dem Sehen auch Schauen lernen: innere Schau entwickeln.
Einlösung: klarer Blick für Wesentliches; Trockenheit als Konzentration auf das Wesentliche leben; Fernziel auf dem Gegenpol: das männliche Sehen mit dem weiblichen Schauen versöhnen.
Urprinzipieller Bezug: Sonne/Mond-Saturn.

Augenzittern

siehe Nystagmus

Ausfluss

(Fluor genitalis, Weißfluss; siehe auch Scheidenentzündung)
Körperebene: Scheide (Hingabe, Lust).
Symptomebene: vordergründig oft Ergebnis falscher bzw. übertriebener Hygiene (Intimsprays, Scheidenspülungen, Tampons); meist Ergebnis eines Konflikts (→ Entzündung) im Scheiden- oder Gebärmutterbereich: der »Kriegsabfall« wird auf diesem Weg entsorgt; Verweigerung des Geschlechtsverkehrs aus Aggression gegenüber dem Partner, → Schuldgefühlen wegen Fremdgehens und des entsprechenden Konfliktes; Reinigungsversuch der geschlechtlichen Unterwelt, Ekel vor Unsauberkeit des Partners; die Nase auf der unteren Ebene voll haben (Scheidenkatarrh); etwaiger wider-

licher Geruch des Ausflusses verrät, wie sehr *ihr* die Situation stinkt, und auch *er* kann und soll merken, dass hier ein Problem »zum Himmel stinkt«; sich (unbewusst) unattraktiv machen; etwas (Überflüssiges) loswerden (wollen); Macht über die eigene Sexualität zurückerobern, bei unausgesprochenen Partnerschaftskonflikten sich »unbenutzbar« machen; Möglichkeit der Manipulation, um die Häufigkeit des Geschlechtsverkehrs zu kontrollieren; blutiger Ausfluss: Verdacht auf wesensfremdes Leben (Entartung, → Krebs) in diesem (Themen-)Bereich.
Bearbeitung: Verarbeitung/Entsorgung der Scherben und Trümmer laufender Auseinandersetzungen im geschlechtlichen Bereich im Bewusstsein forcieren; fließt Lebensenergie über diesen (Aus-) Fluss weg, schnellstens nach wesensfremden Lebensformen in diesem Themenbereich fahnden (und auch hier wie immer medizinische Abklärung!); den Geschlechtsbereich *sauber halten* (geistig-seelische Klarheit und Reinheit); den Mut aufbringen, den Partner vor einem Besuch auf dieser Ebene zum Waschen zu schicken; im geschlechtlichen Bereich alles wieder in Fluss bringen; aus sich herausgehen.
Einlösung: bewusst loslassen (abfließen lassen), was nicht mehr gebraucht wird; für Ordnung in dieser sensiblen Thematik (diesem empfindlichen Körperbereich) sorgen.
Urprinzipieller Bezug: Venus/ Mond-Pluto.
Lit.: *F 277–283.*

Ausrenkung/Auskugelung
siehe Verrenkung

Aussatz
siehe Lepra

Ausschlag
siehe Hautausschlag

Auszehrung
siehe Kachexie

Autismus
Symptomebene: völliges Sichverschließen gegen die Außenwelt, völlige Verweigerung der Teilnahme; auch Aggressionsausbrüche; kompletter Rückzug in eigene innere Welt, kompromisslos sein eigenes Leben leben; völliges Verstummen gegenüber der Außenwelt, inneres Asyl: äußeres Asyl als Antwort einer hilflosen Gesellschaft; Flucht vor dem sozialen Umfeld, vor der Notwendigkeit, Kompromisse mit anderen zu finden; statt in einem Uni- in einem Multiversum leben: keine Ader für das Allgemeine haben, aber dafür umso mehr für das Konkrete; manchmal Zugang zu pythagoreischen Zahlenwelten; Erkenntnis, dass alles im Universum Zahl und Klang ist: unglaubliche, (für Normale) *wundervolle* Fähigkeiten im Spiel mit Zahlen; Versager sein im Großen und Ganzen, zugleich Genie in schmalen Nischen der Wirklichkeit

(Inselbegabung, Savant-Syndrom); Flucht in solch schmale Nischen; durch die völlige verbissene Konzentration auf Weniges, darin unglaublich gut werden; auffällig ist, dass Autismus bei Zweitgeborenen dreimal so häufig auftritt, wenn die Zeugung innerhalb von 12 Monaten nach der Geburt des Erstlings stattfindet und noch doppelt so oft innerhalb von 12 bis 23 Monaten; möglicherweise empfindet die Seele so kurz nach der Geburt von älteren Geschwistern noch nicht genug Raum für sich und verkriecht sich in sich selbst und in Randgebiete.
Mutismus: nur auf einzelne Personen bezogenes Verstummen aufgrund psychischer Probleme, zeitweilige Sprachverweigerung bei Kindern. *Asperger-Syndrom*: mildere Form, auf Einzelthemen fixiert, aber nicht nur in der eigenen Welt, sondern auch in der großen allgemeinen tätig und manchmal erfolgreich durch völlige Fixierung auf Weniges (Greta Thunberg und *Fridays for Future*).
Bearbeitung (für mitbetroffene Eltern): versuchen, außergewöhnliche Kontakt- und Kommunikationswege (z. B. über Computer) zu erschließen, da Patienten kaum zugänglich und zu normalem Kontakt nicht fähig sind; sich auf eine andere, außerordentliche Welt einlassen; versuchen, den offensiven Selbstausdruck anzuregen, Vitalität auf erlöste Weise nach außen zu bringen; Festhaltetherapie nach Jirina Prekop.
Einlösung: innere Einkehr im Sinne von *All-ein-Sein*.
Urprinzipieller Bezug: Saturn/Uranus-Merkur.
Lit.: *KSdK 565–572*.
Film: *Rain Man*, *Mozart und der Wal* (beide Bd 2).

Autoimmunkrankheiten/ Autoaggressionskrankheiten

(siehe auch Epidermolysis bullosa acquisita, Hashimoto-Thyreoiditis, Lupus erythematodes, Myasthenia gravis, Sjögren-Syndrom, Colitis ulcerosa, Rheumatismus, Fibromyalgie, Krebs, Schmerz, Aggressivität)
Körperebene: Abwehrsystem (Verteidigung); alle Körperzonen können betroffen sein, z. B. Gelenke (Formen der rheumatoiden Arthritis); Dickdarm (Colitis ulcerosa); Schilddrüse; Leber; Haut (Lupus erythematodes); Gefäße (Vaskulitis); Blut (hämolytische Anämien).
Symptomebene: eigene Strukturen werden gewaltsam von innen heraus attackiert; die Abwehrkraft wird gezielt gegen eigene Strukturen statt nach außen gegen äußere Feinde gerichtet: sich selbst zum Feind werden; sich vor ungelebter, drängender Aggression selbst zerfressen und zerstören; Ausdruck stärkster Unterdrückung; sich selbst und Teile von sich als so unwert erleben, dass sie zerstört werden.
Bearbeitung: eigene Strukturen freiwillig infrage stellen; sich im übertragenen Sinn mehr und intensiver erregen lassen: den Kampf auf eine höhere Ebene richten; sich kämpferisch mit sich selbst beschäf-

tigen – das Abwehrsystem dadurch entlasten; Selbstbeherrschung statt Unterdrückung; Übungen, die unter die Haut gehen; am (äußeren) Lack kratzen und bisherige eingefahrene Lebensstrukturen infrage stellen; Fasten (Autophagie = Selbst(fr) essen) als Möglichkeit entdecken, zum Wesentlichen zurückzufinden.
Einlösung: mutiges Infragestellen der eigenen Anschauungen/Lebensstrukturen und deren offensives Umstrukturieren und Umbauen.
Urprinzipieller Bezug: Pluto-Mars.
Lit.: *Wwg 247–281, SvI; CD/Audio »Ärger und Wut«.*
Film: *Black Swan, Harold und Maude, Wut, Der Gott des Gemetzels* (alle Bd 1); *Die dunkle Seite des Mondes* (Bd 2).

Autointoxikation

siehe Selbstvergiftung

Autoreisekrankheit

siehe Kinetosen

AV-Block

(siehe auch Herzrhythmusstörungen)
Körperebene: Reizleitungsgewebe im Herzen: Überleitung vom Sinusknoten zum AV-Knoten (Herz = Sitz der Seele, Liebe, Gefühl, energetische Mitte; Muskel = Kraft).
Symptomebene: die Signale vom ersten Rhythmuszentrum im Vorhof zum zweiten an der Kammerbasis werden ganz oder teilweise blockiert: die Botschaften des Herzens können nicht oder nicht vollständig von der oberen auf die untere Herzebene weitergeleitet werden; Block ersten, zweiten oder dritten Grades, je nachdem, wie viele Impulse verschluckt werden; Informationsblockade im Zentrum des (Gefühls-)Lebens; der rechte Weg ist versperrt; lange Leitung in Herzensangelegenheiten.
Bearbeitung: bewusst manche Anregung auslassen; nicht jedem (Herzens-)Impuls nachgehen; nicht auf allen Hochzeiten tanzen; hin und wieder Gelegenheiten bewusst verstreichen lassen; nur jedem zweiten oder dritten Impuls folgen; sich der zentralen Blockiertheit (in Herzensangelegenheiten) bewusst werden.
Einlösung: in Herzensangelegenheiten ruhiger sein; sich Zeit lassen, nichts forcieren, Angebote auslassen lernen; den Lebensrhythmus verlangsamen und beruhigen.
Urprinzipieller Bezug: Uranus-Sonne.
Lit.: *H 192.*

Azidose

(Übersäuerung)
Körperebene: Flüssigkeitssysteme (Seelenthemen).
Symptomebene: zu viel Männliches (Säure stößt H+-Ionen aus, während auf dem Gegenpol die Base H+-Ionen aufsaugt) kippt das Körperwasser (Seele) aus dem Gleichgewicht; Übersäuerung in Mikro- und Makrokosmos (Verspannungen, Muskelrheumatismus einerseits, saure Böden, Waldsterben andererseits); eine Situation, die sauer macht, die einen innerlich

auffrisst und stock*sauer* werden lässt; begünstigt die Entstehung von → Krebs; oft gestörtes Verhältnis zum Weiblichen, Mütterlichen allgemein oder zur konkreten Mutter; das Weibliche, Mütterliche kommt im Leben zu wenig zum Zuge.
Bearbeitung: mit männlichen Mitteln die Seele durchdringen; Mannsein wagen, sich seine Männlichkeit erobern und verwirklichen; mutige Analyse des archetypisch weiblichen Körpers und der Mutter Natur, um Auswege aus der Einseitigkeit zu finden; konsequent und strikt mit sich sein, sich nicht schonen und das Leben nicht schönen; den Problemen mit dem weiblichen Gegenpol ins Auge schauen.
Einlösung: den männlichen Pol anerkennen, annehmen und verwirklichen; in der Übersäuerung der gesamten Innen- und Außenwelt die Aufgabe erkennen, den männlichen Pol in seinen erlösten Eigenschaften (Ritterlichkeit, Tapferkeit, Edelmut) zu nutzen, um die Misere, in die er uns mit seinen unerlösten Tendenzen geführt hat, auszugleichen, ein Gentleman (= ein edler, ehrenhafter Mann) werden; das Spirituelle (männlich) als Gegenpol verwirklichen zum unerlösten Materialismus, der, seinem Wesen nach weiblich, vom unerlösten Männlichen hemmungslos propagiert wird ; Fernziel auf dem Gegenpol: Harmonie zwischen den Polen.
Urprinzipieller Bezug: Mars.
Lit.: *PF*, *Fas*, *Dt*, *KR 57–60; CD/ Audio »Entgiften, Entschlacken, Loslassen«.*

B

Balanitis

(Eichelentzündung unter Absonderung eines [oft stinkenden] Sekretes)
Körperebene: Eichel (Speerspitze der Männlichkeit), innere Vorhaut (Vorhang vor der Waffenspitze).
Symptomebene: »Feuer an der Lunte«, brennendes Glied: Gefahr im vordersten oberflächlichen Bereich der Männlichkeit; Konflikt um die (Lanzen-)Spitze der Männlichkeit; schmerzlicher Reiz an der Speerspitze: das Glied ist gereizt oder überreizt, »die Lanzenspitze brennt auf Abkühlung«; Glied ist überfordert (zu heiß geworden?); Selbstbestrafung für zu intensiven oder fehlgeleiteten Einsatz (Onanie?); Selbstbestrafung für Unsauberkeit (auf körperlicher oder übertragener Ebene); es *stinkt* ihm in Bezug auf die Speerspitze seiner Männlichkeit, sie ist verkommen: unsauber, stinkend, gerötet und nicht in Form; schlechte, üble Erfahrung im geschlechtlichen Bereich, die ihm gewaltig stinkt.
Bearbeitung: sich der Gefahren im Bereich oberflächlich phallischer Männlichkeit bewusst werden; offensiv und mutig die Konflikte um die Speerspitze der Männlichkeit austragen; für Abhilfe sorgen: *mehr oder weniger* bewusster Einsatz der Männlichkeit; statt das Glied zu überhitzen, das Thema Männlichkeit in Angriff nehmen und in heißem Kampf erobern; Beurtei-

lung/Bestrafung bewusst in höhere Hände legen; sich mit der Lust aussöhnen; sich um die eigenen Waffen kümmern (mehr Pflege in hygienischer oder psychohygienischer Hinsicht); sich trauen, sich mit reizenden Frauen auf den Kampf der Geschlechter einzulassen.
Einlösung: mutige Waffenpflege in jeder Hinsicht üben: die Waffe nicht herunterkommen lassen; verantwortlicher und gekonnter Waffeneinsatz mit Lust und Liebe; Männlichkeit spielerisch-kämpferisch beweisen.
Urprinzipieller Bezug: Mars-Mars.
Lit.: *Wwg, SvI*.
Film: *In Sachen Henry, Der letzte Samurai, Fearless, Wut* (alle Bd 1).

Bänderriss/Sehnenriss

Körperebene: Bänder/Sehnen (Stricke, an denen alles hängt), Gelenke (Beweglichkeit, Artikulation).
Symptomebene: überspannt sein: »den Bogen überspannen«, »die Dinge überziehen«, »alle Stricke reißen«, »außer Rand und Band sein«; die Situation (geistig) nicht mehr *überreißen*; mit aller Gewalt über die aktuellen Möglichkeiten hinausreichen wollen.
Bearbeitung: im übertragenen Sinn an die Grenzen gehen: »sich weit aus dem Fenster lehnen«; eigene (Bewusstseins-)Kräfte testen; die Fantasie/das Bewusstsein statt der Sehnen strapazieren; *Sehn*süchte leben.
Einlösung: die Situation geistig *überreißen*; geistig über die eigenen Grenzen hinauswachsen (dafür den Körper entspannen).
Urprinzipieller Bezug: Uranus-Saturn.

Bandscheibenvorfall

(Diskushernie; siehe auch Ischias/Ischialgie)
Körperebene: Bandscheiben (weiblicher Pol der Wirbelsäule, Puffer), Wirbelsäule (Dynamik und Halt, Aufrichtigkeit).
Symptomebene: existenzieller Überdruck: das Weiche, Weibliche wird von zwei harten männlichen Elementen in die Zange genommen und gequetscht; der weibliche Pol ist »in der Klemme«, eingeklemmt zwischen allen Stühlen, er wird gepresst (erpresst?); innerer Druck bricht sich Bahn; Überlastung (z. B. als Kompensation von Selbstunsicherheit, Kleinheits- und Minderwertigkeitsgefühlen): sich zu viel aufladen, sich zu sehr belasten, sich übernehmen, überheblich sein; Druck geht auf die Nerven; der weibliche, weiche Pol geht auf die Nerven (wird bei der Operation weggeschnitten); Lebensachse ist aus dem Lot: Wirbel- und Bandscheibenverschiebungen, Verklemmung; Demütigung bei fehlender Aufrichtigkeit: »krummer Hund«; sich krummlegen für die Sicherung der Existenz, der Familie; übertriebene Aufrichtigkeit in Form von Rechthaberei: »Hagestolz«; Suche nach Anerkennung.
Bearbeitung: das Weiche, Weibliche der eigenen Existenz in den Mittelpunkt stellen; die Last der

Existenz bewusst (er-)tragen; den Druck, unter dem man steht, bewusst wahrnehmen; die Betonung des Weiblichen forcieren, sich die eigene weibliche Seite zu Bewusstsein kommen lassen; mit der Lebensachse, dem Lebensmittelpunkt experimentieren; eine andere Ausrichtung finden; bei Verrenkung die Angelegenheit wieder einrenken, die Dinge richtigstellen; die durch die Symptomatik erzwungene Ruhe zu innerer Beweglichkeit nutzen, nachdenken; dem inneren Druck nachgeben.
Einlösung: abwechselnd Härte und Weichheit, Spannung und Entspannung ins Leben bringen; Ehrlichkeit, Aktivität und Aufrichtigkeit; Demut statt Demütigung; bedingungslose Liebe statt Leistungszwang.
Urprinzipieller Bezug: Mond-Saturn.
Lit.: *S 280–285, K 288–291; CD/Audio »Rückenprobleme«.*

Bandwurmbefall

(Taeniasis)
Körperebene: Darm (Verarbeitung materieller Eindrücke).
Symptomebene: ungebetene Gäste haben und durchfüttern müssen; ausgenutzt werden; sich selbst wie ein *armer Wurm* fühlen, der bei lebendigem Leib von einem Parasiten ausgenommen wird; Gewichtsabnahme; sich nichts gönnen, sich nicht zunehmen (expandieren) lassen (heute schon als absichtliche Therapie, um nicht zuzunehmen, Bandwürmer als *gebetene* Gäste); Ekel und Angst: von Würmern bei lebendigem Leib aufgefressen werden; Gefühl, dass etwas falsch läuft: »da ist der Wurm drin« (Nährstoffe gehen in falschen Kanal); Unreinheitsempfinden (Erinnerung an das Ende der Körpers); Angst, innerlich aufgefressen zu werden.
Bearbeitung: abhängige, schwächere Wesen (Tiere) bewusst mitnähren; Thema »ausnutzen und ausgenutzt werden« klären; eigenes Parasitentum und Schmarotzertum erkennen; sich bewusst einschränken, z. B. fasten (hungert auch physisch Schmarotzer aus); anstelle von künstlicher Bandwurmimplantation: darauf achten, was man in den falschen Hals bekommt; Energien bewusst umlenken; sich (die Hände) ruhig einmal selbst schmutzig machen; Konzentration auf den eigentlichen Hunger.
Einlösung: andere mitleben lassen, Nächstenliebe; Gastfreundschaft; Mäzenatentum; sich auf das Wesentliche reduzieren, Einschränkung, Askese im Sinne der Kunst des Lebens; Gefühl für die eigenen Bedürfnisse und die der anderen Lebewesen; Kooperation und Koexistenz.
Urprinzipieller Bezug: Jupiter-Pluto.

Bartholinitis

(Entzündung der Bartholinischen Drüsen)
Körperebene: Schamlippen (Tore zur geschlechtlichen Unterwelt), Vulva (Schutzwall).

Symptomebene: aufgrund von einem → Abszess oder einer → Zyste wird der Scheidenvorhof durch die Drüse nicht mehr genügend angefeuchtet; auch Verdickungen im Zuge der Entzündung behindern den Geschlechtsverkehr; nicht für den Geschlechtsverkehr bereit sein; Eingang zum Tempel der Lust blockieren; Widerstand, nichts flutscht mehr; sie reibt sich an ihm und seinen unwillkommenen Gelüsten; Unlust, heiße Wut statt heißer Erotik.
Bearbeitung: sich trauen, nein zu sagen und die Pforte zur geschlechtlichen Unterwelt mit Nachdruck statt mit Schmerzen zu versperren; die eigenen sexuellen Bedürfnisse mutig und offen artikulieren, den eigenen Gelüsten und Vorstellungen nachgehen.
Einlösung: sexuelle Selbstbestimmung; Verantwortung für die eigene Sexualität übernehmen; Kampf der Geschlechter auf der Ebene erotischer Liebeslust.
Urprinzipieller Bezug: Venus-Mars.
Lit.: *F 329–332, Wwg, SvI.*
Film: *Gefährliche Schönheit, Der Rosenkrieg, Der bunte Schleier* (alle Bd 1).

Basaliom

(Karzinom ohne Metastasierungs-, aber mit Rückkehrtendenz nach Operation [Rezidiv], »weißer Hautkrebs«; siehe auch Krebs, Hautkrebs)
Körperebene: *haupt*sächlich im Kopfbereich (Kopf = Hauptstadt des Körpers), dort v. a. im Gesicht (Visitenkarte, Individualität, Wahrnehmung, Fassade).
Symptomebene: zu viel Sonnenbestrahlung (UV-Licht) führt zur Hornhautverdickung (→ Keratose) und später (häufig) zum Basaliom: zerfrisst/entstellt (sich) das Gesicht; Tendenzen des → Krebs(geschehens), aber weniger bösartig, da ohne Aussaat in den übrigen Körper (Metastasenbildung entfällt); beschränkt sich auf Entstellung des Gesichts: sich zerfressen vor nicht gelebten Emotionen, Empfindungen und Gefühlen; geschwürige Veränderungen im Ausdruck bis hin zur Horrormaske nach Operationen.
Bearbeitung: faule Kompromisse und Ausreden beenden; mehr inneres statt äußeres Licht ins Spiel (des Lebens) bringen; Auseinandersetzung mit der eigenen Individualität (→ Krebs); die eigene (falsche) Maske attackieren, um darunter den echten Schattenausdruck zu finden und anzunehmen; Emotionen und Gefühle, v. a. auch deren dunkle Ausprägungen im Gesicht ausdrücken (»Es steht ihm ins Gesicht geschrieben«: dem Basaliompatienten steht nichts ins Gesicht geschrieben, bis der Krebs kommt); Hinweis: statt der Operation hat sich die naturheilkundliche Weihrauch-Creme, die verschreibungspflichtige Aldara-Creme oder, wenn all das nichts nutzt, die indianische Medizin der schwarzen Salbe (mit kanadischer Blutwurz) bewährt, die parallel zur seelischen Aus-

einandersetzung das Problem löst (im Gegensatz zur Operation meist ohne Rezidiv).
Einlösung: die Sonne im Herzen haben; Schattenaufarbeitung bis in die Tiefen der Seele; mutiger, offensiver Selbstausdruck.
Urprinzipieller Bezug: Mars-Sonne-Jupiter (Basaliom), Saturn/Venus (Haut).
Lit.: *S 81–113, KR 110–113, AfS; CD/Audio »Krebs«, »Hautprobleme«.*
Film: *Das Beste kommt zum Schluss, Der Doktor, Schicksalsgesetze* (alle Bd 2); *One Week, Ma Ma – Der Ursprung der Liebe* (beide Bd 1).

Basedow-Krankheit

(siehe auch Schilddrüsenüberfunktion, Kropf)
Körperebene: Schilddrüse (Entwicklung, Reifung), Hals (Einverleibung, Verbindung, Kommunikation).
Symptomebene: vorquellende Augäpfel (Exophthalmus): die ganze Iris wird sichtbar und verleiht den Augen gierigen Ausdruck, als wollten sie aus den Höhlen springen; vor Schreck aufgerissene Augen, als hätten sie das Urgrauen erblickt; der Kropf (dicke Hals) verrät das Thema: den Hals nicht voll genug kriegen; rasender Puls und entsprechendes Herzklopfen: Gehetztheit, Angst, Flucht; Unruhe und Erregbarkeit: Aktivitätsanspruch; Gewichtsabnahme: sich nach etwas verzehren; Zittern: generelle Lebensangst; der häufige Haarausfall zeigt das Opfer an Freiheit, Kraft und Ausstrahlung.
Bearbeitung: lernen, hinzuschauen, auf die Dinge zuzugehen; lernen, sich zu holen, was man braucht; Aktivität in (innere) Bewegung umsetzen; sich für die heißen Themen begeistern; sich ins Leben stürzen, intensiver (er-)leben; ganz in seiner Aufgabe aufgehen und verbindlich werden; Angst vor dem Leben in konzentrierte Bearbeitung der anstehenden Themen wandeln; das Thema ausfindig machen, das einen umtreibt; inneres Grauen konfrontieren; Opfer bringen für die Aufgabe, die einen im Herzen bewegt und auf Trab hält.
Einlösung: sich in das Thema hineinwagen, das einem das Herz bis zum Hals schlagen und die Augen überquellen lässt.
Urprinzipieller Bezug: Merkur-Mars.
Lit.: *S 254–266.*

Bauchfellentzündung

(Peritonitis; siehe auch Magendurchbruch)
Körperebene: Bauchinnenraum, v. a. ausgehend von Magen (Gefühl, Aufnahmefähigkeit) und Darm (Verarbeitung materieller Eindrücke).
Symptomebene: Krieg, Kampf ums Überleben; Auseinandersetzung um die körperliche Mitte (den Bauchraum), wie ein Tritt in den Bauch; alles dreht sich um den Bauch, um den eigenen Nabel kreisen: Nabelschau; Totstellreflex, oft mit → Erbrechen verbunden.

Bearbeitung: Auseinandersetzung um die eigene Mitte führen; (recht-)zeitig (seelische) Nabelschau betreiben; dem Bauch Phasen absoluter Ruhe geben, z. B. durch (Kurzzeit-)Fasten: jede Nacht mindestens 12 Stunden (besser länger), jedes Jahr mindestens in Frühjahr und Herbst je eine Woche fasten; sich hingeben, *übergeben* im übertragenen Sinn.
Einlösung: mutig und offensiv aus der eigenen Mitte heraus agieren; dem Bauchgefühl vertrauen: den Nabel der (eigenen) Welt wichtig und wahrnehmen.
Urprinzipieller Bezug: Merkur/Mond-Mars.
Lit.: *V 112f, SvI.*
Film: *In Sachen Henry, Der letzte Samurai, Fearless, Wut* (alle Bd 1).

Bauchhöhlenschwangerschaft

(Extrauteringravidität)
Körperebene: meist Eileiter (Fruchtbarkeit, erste Rutschbahn des Lebens), seltener Eierstöcke (Fruchtbarkeit), sehr selten freie Bauchhöhle (Geborgenheit).
Symptomebene: oft Folge von in der Jugend verklebten Eileitern (→ Adnexitis): Jugendprobleme belasten die Zeit der Mutterschaft; als Hauptursache auch → Endometriose: Weiblichkeit auf unangemessener Ebene; Blockierungen auf dem Boden von Konflikten (verkörpert in → Entzündungen, ggf. durch Spirale), die generationenübergreifend sein können; Ei nistet sich zu früh ein: Ungeduld auf der Reise und beim Schwangerwerden, sich (dem Ei) nicht genug Zeit lassen; Fruchtbarkeit am falschen Platz (außerhalb der vorgesehenen Gebärmutter): fehlgeleitete Kreativität; Doppelbindung: einerseits schwanger werden wollen, andererseits dem Kind keinen Lebensraum einräumen; dem Kind (dem neuen Leben) und sich keine Chance geben; Gefahr, an der Schwangerschaft auf falscher Ebene zu verbluten; bei Eileiterschwangerschaft (Tubargravidität) Gefahr des inneren Zerreißens (der Tube); zielt auf fremde Hilfe (wenn kein Spontanabgang, Operation oft unumgänglich).
Bearbeitung: sich für seinen (Kinder-)Wunsch (innerlich) zerreißen; auf dem Gegenpol: Geduld lernen bzgl. eigener Kinderwünsche; auf richtigen Zeitpunkt und rechten Ort (richtigen Partner?) warten; unbewusste Widerstände bzgl. Schwangerschaft klären; originelle Früchte produzieren: außergewöhnliche Fruchtbarkeit im übertragenen Sinn, geistige Fruchtbarkeit auf ungewöhnlichen Ebenen; Lebenskraft für ein Herzensthema fließen lassen; lernen, sich helfen zu lassen; Hilfe annehmen.
Einlösung: auf den rechten Augenblick warten; eigene, auch ungewöhnliche kreative Wege gehen; seine ganze Herzensenergie in ein »Kind« (Kreativität) fließen lassen; Kinder auf anderen Ebenen (im übertragenen Sinn) bekommen.
Urprinzipieller Bezug: Uranus-Mond.

Bauchkrämpfe

Körperebene: Bauch (Gefühl, Instinkt, Genuss, Mitte).
Symptomebene: verbissene Art, Erfahrungen, Eindrücke, die Welt zu verdauen.
Bearbeitung: bewusst mutiger, offensiver, energischer, kämpferischer an die Verarbeitung der Eindrücke herangehen; die schwerer verdaulichen Brocken als Herausforderungen annehmen, die einen fördern können; den Bauch als Mittler erkennen zwischen (reinen?) Herzensgefühlen und triebhaften (tierischen?) Interessen des Unterleibes.
Einlösung: Welt verdauen (ind. *Bhoga* = »Welt essen und verdauen«), d. h., alle Früchte des Karmas verdauen (= bewusst bereit sein, zu ernten, was man gesät hat); aus dem Bauch heraus leben.
Urprinzipieller Bezug: Merkur-Pluto.

Bauchschmerzen

(siehe auch Magenerkrankungen, Magenverstimmung, Kinderkrankheiten, Magenneurose, Angst)
Körperebene: die Leibesmitte, Magen (Gefühl, Aufnahmefähigkeit).
Symptomebene: Hilferuf der eigenen Mitte; etwas stimmt nicht mit der Lebensstimmung; schmerzliche Art, die Welt zu verdauen; Kindern unter sechs Jahren schlagen Schwierigkeiten, materielle Eindrücke zu verdauen, in erster Linie auf den Bauch (Nabel der Welt, Kraftzentrum), selbst Kopfschmerzen werden dort lokalisiert, Bauchschmerz ist oft ihre einzige Art, auf sich aufmerksam zu machen; Angst, nicht gehört zu werden, Verlassenheitsgefühle (*KSdK, Kap. Kopfschmerzen, Bauchschmerzen*); auch für Erwachsene ist der Bauch als Sitz von Gefühl und Instinkt ein Seismograph für (Existenz-)Angst und Gefahr.
Bearbeitung: bewusst um Hilfe rufen und sich helfen lassen; der Störung in der eigenen Mitte nachspüren; den Bauch als Mittler verstehen zwischen (reinen?) Herzensgefühlen und triebhaften (tierischen?) Interessen des Unterleibes und der Unterwelt; bewusst mutiger, offensiver, energischer, kämpferischer die Eindrücke verarbeiten; Schwerverdauliches (»harte Brocken«) als Herausforderung akzeptieren, deren schlussendliches Verdauen förderlich sein kann.
Einlösung: die Welt verdauen lernen (ind. *Bhoga* = »Welt essen und verdauen«), d. h., alle Früchte des Karmas akzeptieren und verdauen (bewusst ernten, was man gesät hat); aus dem Bauchgefühl heraus leben; sich vom Bauch(hirn) leiten lassen, seinem Bauchgefühl und den Ahnungen vertrauen lernen.
Urprinzipieller Bezug: Mond-Mars.

Bauchspeicheldrüsenentzündung

(Pankreatitis)
Körperebene: Bauchspeicheldrüse (aggressive Analyse, süßer Genuss).
Symptomebene: Krieg in der Sprengsatzfabrik (doppelt gefährlich); häufige Vorgeschichte: Flucht

in Alkohol und Fressorgien = ruinöse Schonung des Bewusstseins bei Überforderung des Bauchs; Konfliktvermeidung bzw. Vermeidung der Auseinandersetzung und Analyse.
Bearbeitung: offensiver, mutiger und aggressiver denken und analysieren; sich an geladene Themen herantrauen und sie bis in alle Einzelheiten zerlegen; (selbst-)zerstörerische Kräfte in schöpferische Arbeit stecken; aus seinen eigenen Tiefen schonungslos und mutig das Beste herausholen.
Einlösung: Auseinandersetzung mit den drei Grundkräften des Lebens: dem schöpferischen, dem erhaltenden und dem zerstörenden Prinzip (Sonne, Saturn, Pluto).
Urprinzipieller Bezug: Mars, Merkur.
Lit.: *V 158–164, SvI.*
Film: *Wut, In Sachen Henry, Der letzte Samurai, Fearless* (alle Bd 1).

Bauchspeicheldrüseninsuffizienz

(Pankreasinsuffizienz)
Körperebene: Bauchspeicheldrüse (aggressive Analyse, süßer Genuss), Dünndarm (Analyse, Assimilation).
Symptomebene: das Leben nicht mehr verdauen können; Nachlassen der Kritikfähigkeit; inneres Aufgeben der Fähigkeit, den Dingen auf den Grund zu gehen; Mangel an Detailverständnis.
Bearbeitung: Selbst- und Fremdkritik bewusst einschränken; auch mal fünf gerade sein lassen; Oberflächlichkeiten genießen lernen; die große Linie betonen, die Dinge lieber *mit links machen*.
Einlösung: dem Leben vertrauensvoll begegnen, *Bhoga* (ind.: »Welt essen und verdauen«) mit Hingabe üben, die Karmafrüchte als Geschenke erkennen und gern verdauen.
Urprinzipieller Bezug: Saturn-Merkur/Mars.

Bauchspeicheldrüsenkrebs

(Pankreaskarzinom; siehe auch Krebs)
Körperebene: Bauchspeicheldrüse (aggressive Analyse, süßer Genuss).
Symptomebene: aggressive Zerstörung von Pankreaszellen mit der Gefahr, die Verdauungsfunktionen zusammenbrechen zu lassen; das Leben nicht mehr verdauen können; Verzweiflung darüber, seinen Platz darin verloren zu haben; Entartung im Bereich der aggressiven Analyse der Lebensmittel; wild und rücksichtslos wucherndes Wachstum der entarteten Drüsenzellen; fast immer vom Pankreaskopf ausgehend, bei Männern dreimal häufiger als bei Frauen; von der ureigenen Entwicklungslinie bzgl. der Analyse und Verdauung des Lebens so weit abgekommen sein, dass der Körper den (vergessenen/verdrängten) Themen zum Durchbruch verhelfen muss; oft Versorgungskonflikt: nicht bekommen, wovon man glaubt, dass es einem zusteht, bzw. was man schon insgeheim als sein sicheres Eigentum gesehen hat; geistig-seelisches Wachstum in diesem Themenfeld ist so blockiert, dass es sich

im Körper auf aggressive, ungeordnete Weise Bahn brechen muss; der Krebs verwirklicht körperlich im thematisch betroffenen Bereich, was seelisch im entsprechenden Bewusstseinsbereich not-wendig wäre; frühes Übergreifen des bösartigen Wachstums auf Themen wie Partnerschaft und Ausgleich der Gegensätze (Nieren), Austausch und Kommunikation (Lunge) und Lebenssinn (Leber).
Bearbeitung: die alten, überlieferten Gewohnheiten und Traditionen, was Analyse und Verdauung des Lebens angeht, radikal infrage stellen und ggf. rücksichtslos zerstören; sich im Bereich der Analyse und Verdauung für die eigenen ausgefallenen Vorstellungen und kühnen Fantasien öffnen, sie mutig und frei gedeihen und expandieren lassen; frühe Träume an eigene Ziele, Wünsche und Vorstellungen von der Verarbeitung des Lebens erinnern, sie (wild) entschlossen (wieder-)beleben und umsetzen; aus der Gewissheit, nichts mehr zu verlieren zu haben, Mut zur eigenen Verwirklichung/zum eigenen Weg schöpfen; dem Körper den Wachstumsimpuls abnehmen und ihn auf erlöste Ebenen lenken; all die unter → Krebs erwähnten Maßnahmen erwägen: da Krebs den ganzen Organismus betrifft, ihm auch auf der ganzen Linie begegnen.
Einlösung: mit alten, dem eigenen Wesen eigentlich fremden Verarbeitungsvorstellungen, Verdauungsmöglichkeiten, Analysearten, Bewertungen und Beurteilungen brechen und um den eigenen (Lebens-)Weg und Lebenssinn aggressiv und offen(siv) kämpfen; sich Ausdruck im spirituellen Bereich, in der Welt des Sinns verschaffen, statt den Körper für sich sprechen zu lassen; die Notwendigkeit erkennen, vom körperlichen und damit (lebens-)gefährlichen Niveau auf das herausfordernde, aber lebensrettende geistig-seelische Niveau zu wechseln und dort auf expansives Wachstum im betroffenen (urprinzipiellen) Bereich zu setzen; die grenzüberschreitende Liebe entdecken, sich über Fremdbestimmung und selbst- und fremdgeschaffene Normen hinwegsetzen und nur dem eigenen höchsten Gesetz verpflichtet leben und sich ausdrücken.
Urprinzipieller Bezug: Merkur-Pluto.
Lit.: *KR, S 81–113; CD/Audio »Krebs«, »Verdauungsprobleme«.*
Film: *Heute bin ich blond, Miss You Already, Das Beste kommt zum Schluss, Der Klang von Eiswürfeln, Der Professor, Der Doktor, Familienfest, 50/50 – Freunde fürs (Über) Leben, Entscheidung aus Liebe, Schicksalsgesetze* (alle Bd 2); *One Week, Ma Ma – Der Ursprung der Liebe* (beide Bd 1).

Bechterew-Krankheit

(Morbus Bechterew)
Körperebene: Wirbelsäule (Dynamik und Halt, Aufrichtigkeit).
Symptomebene: eigene Weltachse verknöchert zu einem Bambusstab: unbewusstes Aufgeben des weib-

lichen Pols (Bandscheiben) und damit der Beweglichkeit und Flexibilität; Versteinerung der eigenen Mitte und Achse; verkörperter Egoanspruch; verkörperte Unbeugsamkeit, Starrheit; mit der Nase darauf gestoßen werden, wie steif und unnachgiebig man ist (*K 288*); mit dem Kopf zur Erde gedrückt werden.
Bearbeitung: mehr Konsequenz und Rückgrat sich selbst gegenüber zeigen; sich bewusst machen, wie sehr der weibliche Pol zu kurz kommt und wie viel starre Unbeugsamkeit daraus folgt; Männlichkeit in stabiler Form, auf die Verlass ist, entwickeln; echte seelische Gradlinigkeit anstelle körperlicher erringen; Konsequenz und Festigkeit bzgl. der eigenen Lebensachse: z.B. sich einen festen Platz suchen, wo man seinen »Totempfahl« eingraben und wo man innerlich ankommen kann; festen Lebensmittelpunkt und Rückhalt suchen: echte Stabilität ins innere Leben bringen; innere Festigkeit und Aufrichtigkeit gegenüber sich selbst und anderen; sich selbst den Rücken stärken: den eigenen Egoanspruch eingestehen; auf die nächstliegenden Schritte konzentriert bleiben; beobachten, was vor den eigenen Füßen geschieht; üben, sich nicht aus der Mitte bringen zu lassen; sich bewusst auf Mutter Erde einstellen, sich ihr und ganz allgemein dem Weiblichen freiwillig zuwenden.
Einlösung: sich selbst gegenüber gradlinig und im Lot bleiben; äußerste Bescheidenheit und Selbstbeschränkung kultivieren; klare Positionen und Standpunkte beziehen; den Aspekt der Wirbelsäule (das Wirbeln, die Dynamik) wieder ins Spiel bringen, sobald für innere Stabilität gesorgt ist und man sich innerlich *gerade* gemacht und trotzdem in Demut den Blick auf die (Mutter) Erde gewendet hat.
Urprinzipieller Bezug: Saturn-Saturn.
Lit.: *Dt; CD/Audio »Entgiften, Entschlacken, Loslassen«, »Rückenprobleme«.*

Beckenbruch

(Bruch des Beckenrings; siehe auch Knochenbruch)
Körperebene: Becken (Lebensgrundlage, Resonanzboden).
Symptomebene: die Kontinuität der Basis ist unterbrochen und damit die physische Lebensgrundlage infrage gestellt; das Becken als größtes Musikinstrument des Körpers ist entzwei und verstimmt; schlimme Schmerzen an der Basis, die um Hilfe schreit; Fundament der grundlegenden Chakren ist gefährdet.
Bearbeitung: bei entscheidenden Fragen der Lebensgrundlage neue Wege gehen, aus der Reihe tanzen und neuen Impulsen nachgehen und -geben; die eigene Basis bewusst infrage stellen; äußerlich Ruhe geben und nach innen gehen, die innere Basis des Lebens spüren und wiederherstellen; in aller Ruhe wieder zusammenwachsen lassen, was zusammengehört.
Einlösung: sich in grundlegenden Fragen und Dingen des Lebens ura-

nischen Impulsen öffnen und originelle, kreative Lösungen finden.
Urprinzipieller Bezug: Mond/ Saturn-Uranus.

Beckenvenenthrombose

(siehe auch Thrombose, Beinödem)
Körperebene: Becken (Lebensgrundlage, Resonanzboden), Beine (Beweglichkeit, Fortschritt, Standfestigkeit).
Symptomebene: Erstarrung und Verklumpung der Lebensenergie: Lebensfluss ist (schmerzhaft) behindert; Gefahr der → Lungenembolie (Unterbindung lebenswichtiger Kommunikation); Rückweg der Lebensenergie zum Zentrum (Jungbrunnen) ist blockiert; im Energierücktransport legt sich etwas quer: für das, was man ausgegeben hat, nichts oder nicht genug zurückbekommen – im linken weiblichen oder rechten männlichen Bereich; gestörter Lebensfluss im Becken-Bein-Bereich (oft Zusammenhang mit langer Unbeweglichkeit und Hormonpillen); Stau im Bein: Betonung der unteren Extremität und des unteren (weiblichen) Körperpols; schmerzendes schweres, damit schwerfälliges, plumpes Bein durch gestautes, abgesacktes Seelenwasser; Hilfeschrei des betroffenen Beines nach Entsorgung der angefallenen Schlacken; Behinderung von Bewegung und Fortschritt (*H 201*): zur Ruhe gezwungen werden.
Bearbeitung: sich auf seine Vitalität konzentrieren; den Lebensfluss freiwillig verlangsamen und das Lebensschiff in ruhigere Gewässer steuern; freiwillig das Geben gegenüber dem Nehmen betonen; dem weiblichen unteren Bereich mehr Zuwendung und Achtsamkeit (mehr Gewicht) schenken; seinen Schwerpunkt (in Ruhe) finden, die Dinge mit innerer Ruhe angehen; sich gefühlsmäßig fallen und ankommen lassen.
Einlösung: Versöhnung und Harmonisierung der beiden Pole Geben und Nehmen; Besinnlichkeit in Form eines ruhigeren Strömens der Lebensenergie, um den eigentlichen seelischen Aufgabenschwerpunkt zu entdecken (*S 201*); sich mit Genuss verausgaben (ohne Hintergedanken); auf dem Gegenpol: die Rückkehr zum Ursprung in Erwägung ziehen.
Urprinzipieller Bezug: Mond-Saturn.
Lit.: *H 241–247*.

Behinderungen

siehe Missbildungen

Beinbruch

(siehe auch Knochenbruch)
Körperebene: Beine (Beweglichkeit, Fortschritt, Standfestigkeit).
Symptomebene: schlimme Situation, die alle Bewegung und jeden Fortschritt im Leben verhindert und einen radikal bremst und festsetzt; harmlose Situationen werden mit einem »Das ist doch kein Beinbruch« umschrieben, hier ist es aber einer, also eine schlimme Situation, eine Sackgasse.
Oberschenkel: Bruch mit der

Familientradition (der mitgebrachten Kraft auf dem Entwicklungsweg); *Unterschenkel*: Bruch mit den eigenen Vorstellungen auf dem Entwicklungsweg.
Bearbeitung: die erzwungene Ruhe und lange Bedenkzeit nutzen; die Kontinuität des Lebens, den eigenen Fortschritt und das Weiterkommen bewusst infrage stellen und unterbrechen.
Einlösung: innehalten, um sich neue Inhalte zu erschließen; den weiteren Weg neu überdenken.
Urprinzipieller Bezug: Saturn-Uranus.
Film: *Ziemlich beste Freunde, Harold und Maude, Willkommen bei den Hartmanns, Der Engel mit den dunklen Flügeln, Captain Fantastic, Good Morning Vietnam, Jenseits von Afrika, Cartagena* (alle Bd 1).

Beinödem

Körperebene: Beine (Beweglichkeit, Fortschritt, Standfestigkeit).
Symptomebene: Stau des abgesackten Seelenwassers im Beinbereich: Schwerfälligkeit und Plumpheit (»Trampeltier«), das Gegenteil des eleganten Schlankheitsideals; häufig in der Schwangerschaft, wo der Lebensschwerpunkt nach unten in den weiblichen Pol geschoben werden muss; im Sumpf stehen: Bewegung und Fortschritt werden behindert bzw. träge (*H 201*); das seelische (Wasser-)Element sammelt sich im unteren Bereich und lenkt die Aufmerksamkeit auf die eigenen Wurzeln.
Bearbeitung: seinen Schwerpunkt in den unteren weiblichen Pol verlegen: Erdbezug finden; seinen Standpunkt sichern: Standfestigkeit z. B. in Diskussionen erwerben, nicht »den Boden unter den Füßen verlieren«; sich gefühlsmäßig »herablassen«, sich mit bodenständigen Problemen befassen; seelische Regungen tief einsinken lassen; seelische Hingabe (da Zwang, sich hinzulegen); die Beine im konkreten und übertragenen Sinne hochlegen.
Einlösung: Besinnlichkeit und Ruhe; eigentliches seelisches Aufgabenfeld in bodenständigen Bereichen entdecken (*H 201*); seine tiefste Basis finden, Anker werfen: im Hafen (der Ehe?) ankommen.
Urprinzipieller Bezug: Mond-Pluto.
Lit.*: H 241–247.*

Benommenheit

Körperebene: Kopf (Hauptstadt des Körpers), Gehirn (Kommunikation, Logistik).
Symptomebene: etwas stimmt nicht mit einem selbst; nicht ganz bei sich bzw. nicht im Vollbesitz seiner Kräfte sein; die Verantwortung ablehnen; sich gegenüber der Umwelt unempfindlich und unempfänglich machen; Plädoyer für mildernde Umstände.
Bearbeitung: bewusste Bitte um milde Behandlung und Rücksichtnahme.
Einlösung: in transzendente Welten hinüberspüren oder sogar in sie reisen.
Urprinzipieller Bezug: Neptun.

Berufskrankheit(en)

(siehe z. B. auch Vergiftung)
Körperebene: alle Bereiche des Körpers können betroffen sein.
Symptomebene: verschiedene Symptome je nach Beruf.
Bearbeitung: sich fragen, was einem der Beruf gibt, was er nimmt; was einem in »diesem Job« fehlt, warum und womit er einen krank macht.
Einlösung: nach innen horchen auf den Ruf, der von der Berufung kündet, und diese zum Beruf machen.
Urprinzipieller Bezug: je nach Körperbereich alle möglich.

Besenreiser

(Erweiterung kleiner Hautgefäße)
Körperebene: Blutgefäße (Verkehrswege der Lebenskraft), Bindegewebe (Verbindung, Halt, Verbindlichkeit).
Symptomebene: Verletzlichkeit, Empfindlichkeit, leicht beeindruckt oder beleidigt; Wunsch nach Makellosigkeit, Standfestigkeit, charakterlicher Festigkeit wird durchkreuzt durch »harmlose kleine Schönheitsfehler«.
Bearbeitung: sich mehr für geistig-seelische Eindrücke öffnen: meditative Achtsamkeitsübungen; klären, aus welchen Strukturen man am liebsten mit seiner Vitalität herauskommen möchte: die Lebenskraft in übertragener Hinsicht mehr an die Oberfläche lassen; Makellosigkeitswünschen auf der Bewusstseinsebene nachgehen.
Einlösung: kleine Fehler als zur polaren Welt gehörig akzeptieren.
Urprinzipieller Bezug: Merkur/Venus-Uranus.
Lit.: *H 241–247, KS.*

Bettnässen

(Enuresis)
Körperebene: Harnblase (Druck aushalten und loslassen).
Symptomebene: Kinder, die nachts Druck ablassen, den sie tagsüber, in der archetypisch männlichen Tageshälfte, nicht loswerden können; *wässrige* Emotionen zeigen, dass nachts, in der archetypisch weiblichen Tageshälfte, die bewusste Kontrolle nachlässt und der tagtäglich überforderte Kontrollmechanismus des Kopfes versagt: totales Loslassen; Druck zurückgeben, der tagsüber empfangen wurde; nächtliche kindliche Vergeltung bis zu Rache, Machtausübung: den Eltern »gelbe Briefe« aufs Bettlaken schreiben; aufgestauter Kummer kann nicht mehr zurückgehalten werden; unteres Weinen; oft Mutterproblematik; selbstproduzierte feuchtwarme »Nestwärme«; nachts sein Revier markieren aus Angst, keinen eigenen Platz mehr zu haben; häufig im Zusammenhang mit der Geburt des nächsten Kindes; sich Aufmerksamkeit verschaffen.
Bearbeitung (seitens der Eltern/Erzieher): sich den alltäglichen (Leistungs-)Druck auf das Kind bewusst machen: hinter dem Druck die Angst aufspüren; das Kind motivieren, Forderungen und Druck als Herausforderung anzunehmen; tagsüber Entspannungsräume schaffen; auf Drucküberlastungen

mit Spielen reagieren, die genussvolles Loslassen ermöglichen; Ventile für natürliches Weinen schaffen (Freudentränen und solche der Traurigkeit fördern, statt abzuwerten); dem Kind Gelegenheiten schaffen, sich völlig gehenzulassen, völlig zu regredieren; ihm einen sicheren Platz, ein eigenes Revier schaffen.
Einlösung (für das Kind): sich tagsüber von Angesicht zu Angesicht wehren können; mit (eigenen) Emotionen umgehen lernen.
Urprinzipieller Bezug: Mond-Pluto.
Lit.: *KSdK 426–440.*

Bewegungsunfähigkeit

siehe Apraxie

Biermer-Krankheit

siehe Perniziöse Anämie

Bilirubinurie

(Übertritt von Gallenflüssigkeit ins Blut bei → Leberkrankheiten und Ausscheidung des Gallenfarbstoffes mit dem Urin)
Körperebene: Leber (Leben, Wertung, Rückverbindung).
Symptomebene: Ärger und ungelebte Aggressionen mischen sich in den Lebensfluss und verfärben ihn bis in das seelische Abwasser hinein.
Bearbeitung: die eigene Aggression leben lassen; den Ärger an passender Stelle herauslassen.
Einlösung: innerhalb der eigenen Vitalität auch die aggressiven Kräfte am Leben teilhaben lassen.
Urprinzipieller Bezug: Mars-Pluto/Jupiter.
Lit.: *CD/Audio »Leberprobleme«.*

Bindegewebsschwäche

(siehe auch Bluterguss, Blutniederdruck, Krampfadern, Besenreiser, Striae, Thrombose, Tränensäcke)
Körperebene: Bindegewebe (Verbindung, Halt, Verbindlichkeit); betroffen sind hauptsächlich Frauen.
Symptomebene: mangelnder Halt, Tendenz zur Nachgiebigkeit, Mangel an innerer Spannkraft und Stabilität; Leben auf Sparflamme; leicht verletzbar, nachtragend (blaue Flecken) beim kleinsten Anstoß (*K 283*); Mangel an Bindungs- und Verbindungsfähigkeit, Unverbindlichkeit, geringe Verlässlichkeit; Schwierigkeit, geistig-seelischen Aufgaben Gestalt zu geben; Opferhaltung; Wunsch, dass andere die Kastanien aus dem Feuer holen; mit »schwachem Bindegewebe« ist heute v. a. weibliches Bindegewebe gemeint, das zwar nachgiebiger und anpassungsfähiger (→ Cellulite), aber gar nicht so schwach ist (so lebt nach der Statistik das *schwache Geschlecht* länger als das sog. *starke*).
Bearbeitung: lernen, bewusst mit dem Strom des Lebens zu fließen; bewusste Nachgiebigkeit: Tai Chi; äußerlich eingesparte Lebensenergie für innere Prozesse einsetzen; Sensibilität konstruktiv einsetzen (z. B. als intuitiver, einfühlsamer Erzieher, Therapeut usw.); *»Panta rhei«* (»Alles fließt«) bewusst umsetzen, in Bewegung und Entwick-

lung bleiben; innere Aufgaben mit Gefühl und Hingabe angehen; sich aufopfern, statt sich zum Opfer machen zu lassen; mehr Verbindlichkeit ins Leben zu bringen.
Einlösung: Hingabe, sich anvertrauen; eigene Richtung und Struktur finden; Weichheit des Gemüts statt des Gewebes; auf dem Gegenpol: Verbindlichkeit und innerer Halt; allem, was an einem hängt und zieht, Halt geben.
Urprinzipieller Bezug: Mond/Venus-Neptun.
Lit.: *H 241–255, KS*.

Bindehautentzündung

(Konjunktivitis; siehe auch Augentrockenheit)
Körperebene: Augen (Einsicht, Durchblick, Spiegel und Fenster der Seele).
Symptomebene: Konflikt zwischen hin- und wegschauen; vor Konflikten die Augen verschließen, dem Konflikt nicht ins Auge sehen wollen, sich zu verletzt fühlen, überhaupt nicht einverstanden sein mit etwas Gesehenem (Vogel-Strauß-Politik: Kopf in den Sand stecken); Spannung zwischen eigenen Ansichten und fremder Sicht entzündet sich in den eigenen Augen und steht einem somit ins Gesicht geschrieben; oft wenig Zutrauen zur eigenen Sicht der Dinge.
Bearbeitung: kindliche Vermeidungsstrategien aufdecken (»Seh ich dich nicht, siehst du mich nicht«) und sich zugleich bewusste Ruhephasen gönnen, um die Augen zu entspannen; mutiges Hinschauen; offensives Konfrontieren oder absichtliches, bewusstes Wegschauen; äußere und innere Wirklichkeit verbinden lernen.
Einlösung: dem Leben mit seinen Konflikten ins Auge blicken; Einsicht in die eigenen Muster; der (»hässlichen« und der »schönen«) Wahrheit ins Gesicht sehen.
Urprinzipieller Bezug: Mars-Sonne/Mond.
Lit.: *SvI*.
Film: *In Sachen Henry, Der letzte Samurai, Fearless, Wut* (alle Bd 1).

Binge-Eating-Syndrom

Körperebene: Gehirn (Kommunikation, Logistik), Magen (Gefühl, Aufnahmefähigkeit), Verdauungsorgane (ind. *Bhoga* = »Welt essen und verdauen«)
Symptomebene: häufige anfallsartige Essanfälle, früher wurden Betroffene als halt- und maßloser »Fresssack« bezeichnet, heute psychiatrische Überbewertung (siehe Einleitung).
Bearbeitung: den eigentlichen Lebenshunger hinter den »Fressattacken« klären; sich fragen: »Was will ich eigentlich haben, was fehlt mir wirklich, während ich mir alles Mögliche hineinstopfe?«; Themen hinter Maß- und Haltlosigkeit klären; sich zusammenreißen und dem die falsche Ebene betreffenden Impuls widerstehen lernen; die richtige Ebene finden und bearbeiten; die Ernährung umstellen in pflanzlich-vollwertige Richtung, sodass Fertigprodukte als häufige Auslöser von vornherein ausgeschlossen sind.

Einlösung: sich das Leben in seiner ganzen Fülle nehmen und gönnen, die großen und wichtigen Themen des Lebens zu sich hereinholen, sich damit aussöhnen.
Urprinzipieller Bezug: (Jungfrau/) Merkur-Jupiter.
Lit.: *MI, PF; CD/Audio »Mein Idealgewicht«.*
Film: *Schwer verliebt* (Bd 1).

Bipolare Störung

siehe Manisch-depressive Erkrankung

Bissverletzung

(siehe auch Unfall)
Körperebene: alle Bereiche der Körperoberfläche können betroffen sein, meist Gliedmaßen (Beweglichkeit, Aktivität) wie Arme und Beine wegen der leichteren Erreichbarkeit.
Symptomebene: Offenheit für An- und Übergriffe, Resonanz zu Aggressionsthemen: Raubtiere beißen als Angriff oder zur Verteidigung; sich fragen: »Strahle ich so viel Aggression aus, dass Tiere meinen, sich verteidigen zu müssen, oder strahle ich so viel Angst aus, dass Tiere sich zum Angriff herausgefordert fühlen?« (in sich ruhende, mit ihrem göttlichen Kern verbundene, selbstbewusste Menschen, die inneren Frieden und Selbstsicherheit ausstrahlen, werden nicht gebissen); Haustiere reagieren auf die seelische Ausstrahlung der Bissopfer und spiegeln deren Angst- und Kleinheitsgefühle oder unbewusste Aggressionen wider: im Hund kommt obendrein der Wolf zum Vorschein, in Katzen das Raubtier, die Raubkatze usw.; bei Bissen von eigenen Haustieren kommt Vertrauensmissbrauch hinzu; Enttäuschung (sich in jmd./etwas so getäuscht zu haben).
Bearbeitung: aufmachen für energetische Impulse von außen (Aikido, Kampfkunst); sich durch fremde Energien anregen lassen (Angriffe z.B. in Diskussionen herausfordern); innerlich weit, äußerlich stark werden, z.B. einem Hund innerlich offen, äußerlich mutig gegenübertreten (hindert ihn meist schon am Beißen); innerliche Bearbeitung des außen sichtbar gewordenen Tieres: die Aggressivität des Hundes; die verführerische Gefährlichkeit der Schlange usw.; die eigene Bissigkeit konfrontieren; sich bewusstere Wege suchen, eigene Aggressionen auszudrücken; der eigenen Macht vertrauen lernen, Autorität entwickeln, Herr(in) im eigenen Haus werden; der eigenen Natur vertrauen lernen, in Mutter Natur heimisch werden; Pan, dem alten Naturgott begegnen und Angst und Panik kennen- und beherrschen lernen.
Einlösung: Offenheit für Gefahren: Wachsamkeit und Bereitschaft statt Vermeidungsverhalten (Hunden offensiv begegnen, ihnen in die Augen schauen); eigene Aggressionen in konstruktive Bereiche lenken, selbst Biss und Mut entwickeln; sich Herausforderungen stellen; inneren Frieden und Selbstsicherheit entwickeln, Gewaltlosigkeit (ind. *Ahimsa*) leben; pflanzlich-vollwertig essen

und genießen (*PF*), Tieren zum Freund werden; sich mit allen fühlenden Wesen aussöhnen.
Urprinzipieller Bezug: Mars.
Lit.: *Wwg, AfS, SP, Hag.*
Film: *Der Rosenkrieg, Safe Haven, In Sachen Henry, Der letzte Samurai, Fearless, Wut* (alle Bd 1).

Blähhals

siehe Kropf

Blähungen

(siehe auch Trommelbauch)
Körperebene: Dickdarm (Unbewusstes, Unterwelt), Mastdarm (Unterwelt).
Symptomebene: aufgeblasen sein, geschwollener, schmerzender Bauch, unter Druck stehen, sich (etwa beim Essen) unter Druck setzen, Essen nicht entspannt genießen können; oft auf dem Boden zerstörter Darmflora (Ursache: Anti*biotika* [gegen das Leben], Fastfood usw.): Aggression auf Abwegen: »Stinker«, »gegen jmd. anstinken«, »Dampf ablassen«, meist nur mit der verschämten Technik der leisen Schleicher und wenn laute Winde abgehen, vor Scham im Boden versinken; sich »stänkernd« unangenehme Menschen vom Leib halten; andere mit den eigenen Stinkbomben vertreiben; rückwärtige Dampfplauderei; Dampf statt konstruktiver Energie; wertvolle Energie verschwindet durch den Hinterausgang; mangelnde seelische Integrationskraft; sich Dinge einverleibt haben, die einem nicht bekommen, sondern *stinken*; sich in der gegenwärtigen Situation unwohl fühlen; ängstlich festhalten, sich nicht frei ausdrücken können; seinen Dampf nur hintenherum ablassen können.
Bearbeitung: Druck rechtzeitig ablassen; sich aggressiv äußern lernen, stänkern; zeigen, wie sehr es einem *stinkt* und wie man *dagegen anstinken* möchte: Mut zur direkten Konfrontation entwickeln.
Einlösung: »Welt essen und verdauen« lernen (ind. *Bhoga* üben); alles unmittelbar zu seiner Zeit und an seinem Ort verarbeiten.
Urprinzipieller Bezug: Pluto.
Lit.: *V 187–192, KSdK 281–285.*

Blasen

siehe Hautblasen

Blasendivertikel

(sackförmige Ausbuchtung der Harnblase)
Körperebene: Harnblase (Druck aushalten und loslassen).
Symptomebene: Extraspeicher, der den Müll des (Seelen-)Mülls enthält und über die Zeit festhält; führt häufig zu (entzündlichen) Konflikten um diesen Rest(harn).
Bearbeitung: sich der versteckten seelischen Taschen und Geheimfächer bewusst werden und ihren Inhalt offensiv und kritisch sichten; Auseinandersetzungen um die lange zurückgehaltenen seelischen Abfälle wagen.
Einlösung: neue Räume in seelischer Hinsicht öffnen; mutiges Reinemachen im Auffangbecken des Seelenwassers.
Urprinzipieller Bezug: Pluto-Mond.

Blasenentzündung
siehe Harnblasenentzündung

Blasenfistel
siehe Harnblasenfistel

Blasenmole
(Mola hydatiformis; siehe auch Scheinschwangerschaft)
Körperebene: Gebärmutter (Fruchtbarkeit, Geborgenheit).
Symptomebene: Schwangerschaft nur aus blasigem Nachgeburtsgewebe: viel (Mutter-)Kuchen und niemand, der von ihm leben will; Nicht-wahrhaben-Wollen der Realität; das Ei und der Samen sind so massiv gestört, dass sich die daraus entstandene ungute Frucht krebsartig in das Gewebe frisst und die Frau dabei sehr gefährdet: gefährliche Kreativität, die Inhalt und Sinn außer Acht lässt, bedrohliche Eigenblindheit.
Bearbeitung: Sinn für das Machbare entwickeln.
Einlösung: Produktivität in konstruktiven Bahnen fließen lassen.
Urprinzipieller Bezug: Neptun-Mond.

Blasenschwäche
siehe Inkontinenz

Blasensteine
siehe Harnblasensteine

Blaue Flecken
siehe Bluterguss

Bleivergiftung
(siehe auch Schwermetallvergiftung)
Körperebene: alle Gewebe sind betroffen, besonders Bleiablagerung im Knochensystem (Stabilität, Festigkeit).
Symptomebene: schwere → Blutarmut aufgrund der Knochenmarkblockade, Schäden an den Gefäßwänden bis zu Anfällen von → Angina pectoris, Nervenlähmungen; die Struktur des eigenen Lebens ist gefährdet: Gefahr, alle Vitalität einzubüßen; der Fluss der Vitalität ist gestört bis in zentrale Bereiche (Herzensblockaden, bzw. das Herz wird von der Energieversorgung abgeschnitten = stranguliert); totes, aschfahles Aussehen; Bauch eingezogen, Wangen eingefallen: der Lebensfluss hat wenig Kraft; grauer Bleisaum am Zahnfleisch als typisches Zeichen: das Bett der Aggression, die Heimat des Urvertrauens ist matt und farblos.
Bearbeitung: sorgfältige Entgiftung; das Leben langsamer angehen; den Effizienzanspruch zurücknehmen; sich bei Herzsymptomen um seine Herzensangelegenheiten kümmern.
Einlösung: langsamer und bewusster leben, sich im Fluss des Lebens treiben lassen; die nachlassende Lebensenergie in zunehmender Ruhe und Gelassenheit genießen; sich auf das Wesentliche, auf die hintergründigen Bedeutungen des Lebens besinnen.
Urprinzipieller Bezug: Saturn-Neptun.
Lit.: *Dt*; *CD/Audio »Entgiften, Entschlacken, Loslassen«*.

Blepharitis
siehe Lidrandentzündung

Blepharospasmus
siehe Lidkrampf

Blinddarmentzündung
(Appendizitis)
Körperebene: Wurmfortsatz (Appendix) des Blinddarms im Dickdarm (Sackgasse der Sackgasse im Unbewussten, im Totenreich), Polizeistation und Waffenschmiede (Abwehrorgan) der Unterwelt.
Symptomebene: Krieg, Konflikt in der Unterwelt (in der Sackgasse der Sackgasse) früher Seitenkrankheit genannt; Gefühl, in der Sackgasse zu stecken; oft erste schwere Schattenkonfrontation des Kindes: Konflikt im Grenzbereich zwischen »unschuldiger Kindheit« und »gefährlicher Erwachsenenwelt«; Konfrontation mit den Erwartungen und Rollenmustern der eigenen Familientradition, die nicht oder kaum verdaulich erscheinen; Unvermögen, den harten Kern der Dinge zu verdauen; Einbrechen des Schattenreiches in die alltägliche Welt: unterdrückte dunkle Aggressionen brechen auf (*S 177f.*).
Bearbeitung: die Sackgassen erkennen, in denen man nicht aufhören will zu kämpfen; offensive Auseinandersetzung mit dem Schatten (dem »schwarzen Mann«); Verdrängtes, Unterdrücktes wieder mutig ans Licht der Bewusstheit holen; dem Kind Wege in die »gefährliche Erwachsenenwelt« ermöglichen (Pubertätsrituale); als »Erwachsener« es als Anregung zu verstehen, wirklich erwachsen und selbstständig zu werden; wo dieser Bewusstseinsschritt, die Befreiung aus der Sackgasse, nicht geschieht, besteht die Gefahr des Blinddarmdurchbruchs.
Einlösung: Anerkennung des dunklen inneren Partners, Aussöhnung mit diesem Gegenpol oder Schatten; den Durchbruch auf geistig-seelischer oder spiritueller Ebene schaffen.
Urprinzipieller Bezug: Pluto-Mars.
Lit.: *V 237–244, SvI.*
Film: *Der Medicus* (Bd 2); *In Sachen Henry, Der letzte Samurai, Fearless, Wut* (alle Bd 1).

Blindheit
(Sehvermögen unter 10 %; siehe auch Farbenblindheit)
Körperebene: Augen (Einsicht, Durchblick, Spiegel und Fenster der Seele).
Symptomebene: Nicht-sehen-Wollen, Blindheit des Bewusstseins; Zwang, nach innen zu schauen: lediglich die inneren Bilder bleiben (übrig), wenn die äußeren genommen werden.
Bearbeitung: *Blindheit nach Unfall*: »Was habe ich übersehen?« – klären, was es war und was man generell übersehen und nicht wahrhaben will; *Blindheit von Geburt an*: »Was will ich in diesem Leben von Anfang an nicht konfrontieren?« – sich damit auseinandersetzen, was man weder wahrnehmen noch wahrhaben will; *generell:* Innenschau, Reisen nach innen statt nach außen; in

inneren Welten sehen lernen: aus der Bewältigung der inneren Schau die äußere erschließen lernen.
Einlösung (siehe auch die Lebensgeschichte von Helen Keller): wahres Sehen, höhere Einsicht: große Seher, die die Wirklichkeit hinter den äußeren Formen sahen, waren oft blind (z. B. Teiresias im Ödipus-Mythos); Erlösung der inneren Aufgaben, Eroberung der Innenwelt; das innere Licht erblicken; lernen, mit den Augen der Liebe nach innen zu schauen.
Urprinzipieller Bezug: Sonne/Mond-Neptun.
Lit.: *K 210f.*
Film: *Auf den ersten Blick* (1999).

Blut im Stuhl

Körperebene: Verdauungstrakt (»Welt essen und verdauen« = ind. *Bhoga*).
Symptomebene: Lebenssaft auf Abwegen im Abfallbeseitigungssystem/in der Unterwelt (wie immer zuerst schulmedizinisch Ursache klären, das zugrunde liegende Problem suchen und deuten): helles Blut im Stuhl stammt meist von → Hämorrhoiden und ist harmlos; dunkles, schwarzes Blut kann v. a. aus Magen, Zwölffingerdarm (Duodenum), seltener auch dem übrigen Darm stammen (→ Darmpolypen): die Lebensenergie fließt davon, geht über die Abfallentsorgung verloren, wird ausgeschieden; Verlust der Vitalität auf stille, heimliche Art und Weise mit der Gefahr der Entartung und des Bösewerdens (→ Mastdarmkrebs); rote(s) Vitalität(ssymbol) verwandelt sich in schwarzen(s) Tod(essymbol); Blutopfer.
Bearbeitung: seine Lebensenergie in die *Verdauung* (des Lebens) stecken; die eigene Vitalität verausgaben und fließen lassen, auch hinten herum und versteckt; sich verausgaben; Lebensfluss auch ins Schattenreich lenken: lebendige Schattenarbeit leisten; Lebensenergie für abwegige Projekte geben; sich mit dem »Stirb und werde« (dem ewigen Wandel) beschäftigen.
Einlösung: eigene Lebenskraft annehmen und verdauen lernen; die Karma-Früchte mit ganzer Lebensenergie einhüllen und in den Kreislauf des Lebens zurücklenken; Aussöhnung mit Pluto-Hades (Schattentherapie), dem Gott des Totenreiches, der auch der Gott des Reichtums ist: kreatives Potenzial liegt oft im Schattenreich verborgen; Aussöhnung mit dem Tod als Ziel des Lebens.
Urprinzipieller Bezug: Merkur/Pluto-Mars.

Blut im Urin

siehe Hämaturie

Blutarmut

(Anämie; siehe auch Eisenmangelanämie, früher Bleichsucht genannt)
Körperebene: Blut (Lebenskraft), speziell Erythrozyten ([rote Blutkörperchen] Energieträger des Lebensstromes).
Symptomebene: zu wenig Blutkörperchen oder -farbstoff: zu wenig

Farbe und Intensität im Leben; Vitalitätsmangel, (Lebens-)Energielosigkeit, → Müdigkeit, Schwächegefühl; keine Freude am Leben, Mangel an Lebensmut; Weigerung, den einem zustehenden Anteil an Lebensenergie aufzunehmen und in Tatkraft umzusetzen; geringes Interesse am Leben; Krankheit als Alibi für eigene Passivität (*K 274*); (seelische) Unfähigkeit, sich der Lebensenergie zu öffnen, psychische Trägheit; blasses Äußeres steht für ein blasses Leben; blass vor Schreck oder vor Erschöpfung: das ständige, monatlich wiederkehrende Blutopfer der Periode kann nicht kompensiert werden; Hämoglobinämie (Zerfall des Blutfarbstoffs): die Farbe weicht aus dem Leben, es liegt in Scherben und das Gefühl ist zum Sterben.
Bearbeitung: das Leben bewusst ruhig angehen lassen; in die ruhende Mitte sinken und sich (etwa in Meditation oder Gebet) versenken; echte Bescheidenheit lernen; bewusste Abkehr von der Hektik des Alltags, Exerzitien in Stille: in und aus der Schwäche die Kraft finden, sich hinzugeben und gehenzulassen.
Einlösung: den ruhenden Pol in der eigenen Mitte finden; sich mit dem Wesentlichen zufriedengeben; sich mit der Endlichkeit und dem Tod als (Er-)Lösung aussöhnen und dem inneren Leben öffnen; in Hingabe ans Leben aufgehen.
Urprinzipieller Bezug: Mars-Saturn-Mond.
Lit.: *H 239f.*

Blutbild, gestörtes

Körperebene: Blut (Lebenskraft).
Symptomebene: Zahl der
1. *Erythrozyten* (rote Blutkörperchen) zu niedrig: → Blutarmut (Anämie); zu hoch (Polyglobulie): überreichliche Energieversorgung, Gefahr von Gefäßverstopfungen (Vitalitätsstaus, → Gefäßverschluss); Dopingproblem im modernen Ausdauer- und Leistungssport;
2. *Leukozyten* (weiße Blutkörperchen) zu niedrig: allgemeine → Abwehrschwäche (→ Leukopenie); zu hoch (Leukozytose): unspezifische Abwehr läuft auf Hochtouren; die Feinde sind zwar nicht bekannt, aber allgemeine Kampfbereitschaft auf breiter Front;
3. *Lymphozyten* zu niedrig: Abwehrschwäche bis zum Zusammenbruch der Immunität (wenn T-Lymphozyten zu niedrig wie bei → Aids); erhöht: Hinweis auf Infektion (→ Entzündung) bzw. unbewusste Abwehrschlacht;
4. *Thrombozyten* erniedrigt (→ Thrombozytopenie): → Blutungsneigung bis zur Gefahr des Verblutens an Bagatellverletzungen; die Vitalität macht sich davon.
Bearbeitung: **1.** Energieversorgung in den Lebensmittelpunkt stellen; **2.** allgemeine Abwehrlage in Ordnung bringen; generelle Wehrhaftigkeit überdenken; **3.** Abwehrsituation im Hinblick auf spezielle Themen überarbeiten; **4.** den Lebensstrom im übertragenen Sinn leichter fließen lassen; allopathisch: sich um den Erhalt der eigenen Vitalität

kümmern, Lebenskraft schonen, Lebensenergie bewahren.
Einlösung: **1.** Vitalität mit den Lebensbedürfnissen in Übereinstimmung bringen; **2.** allgemeine Kampfbereitschaft in Harmonie mit der Lebenssituation bringen; **3.** spezielle Abwehrfähigkeit in Übereinstimmung mit der Bedrohungssituation bringen; **4.** im (Lebens-)Fluss bleiben.
Urprinzipieller Bezug: **1.** Sonne-Mars; **2.** und **3.** Mars; **4.** Mars-Saturn.

Bluteindickung

(siehe auch Blutgerinnsel, Thrombose, Embolie)
Körperebene: Blut (Lebenskraft), speziell Erythrozyten ([rote Blutkörperchen] Energieträger des Lebensstromes), Blutgefäße (Verkehrswege der Lebenskraft).
Symptomebene: Blutfluss wird langsamer, träge und neigt zur Stagnation, die Lebensenergie stockt; stockender Energieverkehr bedroht die abhängigen Körperpartien mit Verhungern (Beispiel: Herz- oder Lungeninfarkt), oder es bilden sich Thromben (Blutgerinnsel), die bis in die kleinsten Gefäße der Peripherie verschleppt werden und dort zu Stauungs- und Versorgungsproblemen führen (→ Lungenembolie); das Leben ist nicht mehr im Fluss, Stagnation in zentralen Fragen.
Bearbeitung: homöopathisch: das Leben ruhiger angehen, die Lebensenergie bedächtiger und achtsamer fließen lassen, für mehr Essenz im Lebens sorgen, die Energiekonzentration intensivieren; allopathisch: den Lebensfluss intensivieren, flüssiger leben, für raschere Abläufe sorgen, der Seele mehr Anteil am Lebensfluss geben.
Einlösung: homöopathisch: sich auf Wesentliches im Hinblick auf die Lebensenergie konzentrieren; den Fluss des Lebens substanzieller werden lassen; allopathisch: im übertragenen Sinn besser in Fluss kommen, mehr seelisches (Wasser) in den Fluss des Lebens integrieren.
Urprinzipieller Bezug: Mars-Saturn.

Bluterbrechen

(Hämatemesis; bei blutendem → Magengeschwür oder → Ösophagusvarizen)
Körperebene: Magen (Gefühl, Aufnahmefähigkeit), Speiseröhre (Nahrungszulieferung).
Symptomebene (Grundsymptom vorrangig deuten): Lebenssaft (Lebensenergie) ausspucken: innere Wunden brechen auf; Vitalität verlieren; für etwas mit seinem Blut bezahlen (»bluten«).
Bearbeitung: Opferbereitschaft entwickeln; Rechnungen zahlen lernen, die noch offen sind.
Einlösung: Lebensenergie opfern, um ein Problem zu lösen.
Urprinzipieller Bezug: Mars-Neptun/Uranus.

Bluterguss

(Hämatom, blaue Flecken; siehe auch Bindegewebsschwäche)
Körperebene: Haut (Grenze, Kontakt, Zärtlichkeit), Bindegewebe

(Verbindung, Halt, Verbindlichkeit), Blutgefäße (Verkehrswege der Lebenskraft).
Symptomebene: Neigung zu blauen Flecken zeigt die Verletzlichkeit; leicht Anstoß nehmen: schnell beeindruckt, beleidigt und nachtragend; anstößige Gedanken werden im Körper sichtbar, auch in Gestalt blauer Nägel; blaues Auge: Verletzung um ein Fenster der Seele; große Bereitschaft für neue Eindrücke (auf Körper- statt auf Bewusstseinsebene); sich lange an alles (An-)Stößige und alle (An-)Stöße erinnern; Aggressionsopfer; Verletzung des Vitalitätsflusses; Defekt in einem der Kanäle der Lebensenergie; die Anstöße des Schicksals übersehen: kleine Stöße und Schübe auf der Körperebene (harmlos, gesund im Sinne einer Eigenblutbehandlung).
Bearbeitung: sich bewusst beeindrucken, anregen und anstoßen lassen; die eigene Sensibilität auf erlösten Ebenen zum Einsatz bringen; das Gedächtnis trainieren, um sich die Anregungen besser merken zu können; unter Einbeziehung des Gegenpols: freiwillig gehen, statt sich anschieben zu lassen; selbst die Initiative übernehmen, statt immer auf äußere Anstöße zu warten; sich für fremde Anstöße öffnen; äußere Impulse herein- und deren Wirkungen zulassen; mutige Übungen des Annehmens und Einsteckens: Tai Chi, Aikido, Kampfkunst; äußere Anstöße nutzen, um innezuhalten und zur Besinnung zu kommen; sich die Tendenz bewusst machen, auf Verbindlichkeit und feste Beziehungen düster zu reagieren.
Einlösung: momentanes Innehalten im Lebensfluss; Sensibilität, Sensitivität und Empfänglichkeit auf der seelischen Ebene.
Urprinzipieller Bezug: Mars-Mond.
Lit.: *Wwg*.

Bluterkrankheit

(Hämophilie; von Frauen vererbt, aber fast nur bei Männern auftretend; siehe auch Blutungsneigung, Erbkrankheiten)
Körperebene: Blut (Lebenskraft).
Symptomebene: x-chromosomal vererbter Mangel an Stabilisierungsmöglichkeiten der Lebensenergie: Gefahr des Verblutens; Lebensenergie macht sich beim geringsten Anlass davon: Gefahr von Vitalitätsverlust, → Müdigkeit, Schlappheit; Blutungen nach außen, aber gefährlicher noch nach innen (z. B. Gelenksblutungen: jede starke Bewegung kann schon zu viel sein; → Zahnfleischbluten: das Bett der Aggression ist besonders empfindlich und gefährdet); besonders vorsichtig mit dem kostbaren Lebenssaft umgehen müssen: die eigene Vitalität auf Schritt und Tritt kontrollieren und im Zaum halten müssen; Bluttransfusionen entsprechen geliehener Vitalität, die nur kurzfristig vorhält; Lebensaufgabe, alle Aggression und jede Verletzung zu vermeiden (ohne Marsprinzip auf der physischen Ebene auskommen müssen); unter dem Damoklesschwert eines frühen Todes leben

und das Wesentliche auf den nichtphysischen Ebenen erkennen müssen; für eine ererbte Geschichte »bluten« (= bezahlen) müssen.
Bearbeitung: das Erbe der Vergangenheit wichtig nehmen und innerlich aufarbeiten; lernen, die eigene Lebenskraft großzügig fließen zu lassen und Energie (Kraft, Geld, Zeit usw.) zu verschenken: Loslassübungen; lernen, Hilfe anzunehmen; akzeptieren, dass man auf Fremde(s) angewiesen ist; auf seelischer Ebene verletzlich werden; Exerzitien der Achtsamkeit (z. B. Za-Zen, Vipassana); Übungen des Gewaltverzichts: Sanftmut üben (»Selig sind die Sanftmütigen, denn ihrer ist das Himmelreich«); die Kostbarkeit von Zeit und Lebensenergie bewusst schätzen lernen: Meditation über das »Stirb-und-werde«-Prinzip; freiwillig Opfer bringen, bevor sie eingefordert werden; das Leben auf die übertragenen Ebenen verlegen, denn alles Physische ist bedrohlich.
Einlösung: Loslassen vom Egoanspruch; das Geschenk des Lebens als das Besondere erkennen, das es ist: Achtung vor (allem) Leben; Aussöhnung mit der Unsicherheit unseres Daseins und der Sicherheit des Todes (tibetisches/ägyptisches Totenbuch).
Urprinzipieller Bezug: Mars/Saturn-Pluto.

Blutgerinnsel

(siehe auch Bluteindickung, Thrombose, Embolie)
Körperebene: Blut (Lebenskraft), Blutgefäße (Verkehrswege der Lebenskraft).
Symptomebene: ins Stocken geratener Lebensfluss; Verfestigung des Gelösten, Erstarrung des Fließenden (*H 107*); Behinderung/Verstopfung des Lebens(stromes) (*H 161*), sich ihm verweigern; Blockierung von Lebensenergie, Kreativität und Vitalität; Thema bei → Covid-19 und nach diesbzgl. Gen-»Impfungen«.
Bearbeitung: sich mehr Zeit nehmen; das Lebenstempo verringern, nichts überstürzen; aus dem Fluss des Lebens etwas verfestigen, herausholen, etwas daraus machen; das *Wesen*tliche herauskristallisieren; bestimmte (von der Embolie betroffene) Lebensbereiche blockieren bzw. reduzieren.
Einlösung: Nutzung der strömenden Lebensenergie für konkrete Projekte.
Urprinzipieller Bezug: Mars/Merkur-Saturn.

Blutgruppenunverträglichkeit

(AB0-Inkompatibilität)
Körperebene: Blut (Lebenskraft), Abwehrsystem (Verteidigung).
Symptomebene: Risikoschwangerschaft, Unvereinbarkeit zwischen mütterlicher und kindlicher Vitalität; Abwehr der Mutter gegen das Kind, Nichtakzeptieren des Kindes als eigenes (Fleisch und Blut).
Bearbeitung: geistig-seelische *Auseinandersetzung* mit dem Kind; Meditation über die Mutterrolle.
Einlösung: das Kind als eigenständiges Wesen akzeptieren (siehe

Khalil Gibran »Über die Kinder« in: *Der Prophet*); Aussöhnung mit der kindlichen Vitalität, die eigene zurückstellen.
Urprinzipieller Bezug: Mond-Uranus.
Film: *Blood Work* (2002).

Bluthochdruck

(Hypertonie)
Körperebene: Blut (Lebenskraft), Blutgefäße (Verkehrswege der Lebenskraft).
Symptomebene: Blutdruck = Energie/Blutstrom-Widerstand/Gefäßwand-Phänomen; unter Dauerdruck und Dauererregung, eben Hochdruck stehen: »sich unter Druck setzen«; innerlich kochen, ständig in Konfliktnähe und kurz vor der Explosion (voller Zorn, Wut, Hass) leben, ohne eine Lösung herbeizuführen; sich nicht stellen; ständige Prüfungssituation, hohe Anforderungen und Verteidigungsbereitschaft; angespannte Grundsituation voller nervöser Erwartung und innerer Aufregung; unbewältigte Autoritätskonflikte; altes Vaterthema; unter Verleugnung des eigenen Selbst auch als Erwachsener noch immer wie als Kind zu fremden Autoritäten aufschauen, aber bei unterdrückter Feindseligkeit; chronische innere Not; anhaltende, scheinbar nicht zu bewältigende Sorgen; Flucht in äußere Betriebsamkeit, sich in die Rolle oder hinter die Maske eines Helden flüchten; Ablenkung suchen; gehemmte Aggression; körperliche Selbstbeherrschung; Blockade der Aktivität auf körperlicher Funktionsebene; Versuch, alles zu kontrollieren; das Außen wird für wichtiger als man selbst genommen, wodurch Kritik rasch zum Problem wird; durch Leistung beweisen wollen, wer man ist bzw. welch guter Mensch man ist; Kommunikationsproblem: austeilen statt mitteilen, Ant(i)-worte(n) wie aus der Pistole, Widerspruchsneigung.
1. roter Blutdruck: sich unersetzlich fühlen, überall mitmischen wollen; Schaumschläger, Motto: »Ich werde überall gebraucht!«;
2. blasser Hochdruck: übermenschliche Kontrolle; permanenter Lebenskampf im Käfig (der Gefäße); hinter der Fassade verspannter und abgespannter Mensch;
3. Altershochdruck: erstarrte Kommunikation(sbahnen).
Bearbeitung: statt Dauerdruck auszuhalten, den entscheidenden Konflikt suchen; alle Kraft in dessen offensive Lösung stecken; Autoritätsproblem ausmachen und angehen; Feinde stellen; Betriebsamkeit einstellen zugunsten der einen Entscheidungsschlacht; mutiges, offensives Leben; echte innere Selbstbeherrschung; Kontrolle der eigenen Emotionen, um sie gezielt einzusetzen (aus dem Herzen keine Mördergrube machen); Entspannung nach der Auseinandersetzung; Kommunikation *pflegen*: schnelle schlagfertige Antworten an der richtigen Stelle, sonst lieber zuhören; die Weisheit des Spruches »Reden ist Silber, Schweigen ist Gold« erkennen; bewusst Atem holen und

beim Ausatmen loslassen; sich seinen Wunsch nach Anerkennung eingestehen.
1. Fluchtcharakter des eigenen wütenden Treibens erkennen; Druck (am richtigen Ort) ablassen; **2.** eigene Unterdrückung durchschauen, dann Druck wieder nach außen bringen, um ihn schließlich am entscheidenden Punkt abzulassen; **3.** sein Herz sprechen lassen.
Einlösung: Bekenntnis zur eigenen Macht; sich der anstehenden Auseinandersetzung stellen; die Kampfsituation, die im Körper besteht, wirklich umsetzen und den Kampf ums eigene Leben führen; die steckengebliebene Situation mit Druck wieder in Bewegung bringen; Konzentration auf wesentliche Punkte (oft Herz[ens]angelegenheiten); Blick nach innen, auf eigene Herzensthemen, statt Projektion nach außen; auf anderen Ebenen über sich selbst hinauswachsen.
Urprinzipieller Bezug: Mars-Saturn.
Lit.: *H 255–280, K 273–276; CD/Audio »Herzensprobleme«.*
Film: *Wie im Himmel* (Bd 2).

Blutkrebs

siehe Leukämie

Blutniederdruck

(Hypotonie; siehe auch Bindegewebsschwäche)
Körperebene: Blut (Lebenskraft), findet keinen Widerstand an den Wänden der Blutgefäße (Verkehrswege der Lebenskraft), die zurückweichen und sich nicht stellen.
Symptomebene: die Grenzen (der Gefäßwände) werden nicht herausgefordert; Widerständen und Herausforderungen ausweichen; nicht bis an die Grenze gehen, sich bei Konflikten zurückziehen und sich generell dem Leben entziehen; scheinbarer Machtverzicht, Abgeben der Verantwortung; Rückzug ins Unbewusste; Flucht in die Ohnmacht, Totstellreflex; sich aus Angst, ganz zu versagen oder sich zu blamieren, stärker geben, als *sie* sich im Innern fühlt, deshalb auch die eigene Symptomatik hassen, weil sie so deutlich ehrlich macht; Entmutigung bzgl. des eigenen Lebens; Fehlen von Standhaftigkeit und Aufrichtigkeit: Schwindel(n); Strom der Lebensenergie findet nicht zurück zum Zentrum und bleibt irgendwo in der Peripherie hängen; Angst; kalte Füße: mangelnder Erdkontakt; keine lebendige Beziehung zur Mutter Erde/zum weiblichen Prinzip haben; seinen Platz im Leben noch nicht gefunden haben; kalte Hände: im Innern nicht bereit sein, Kontakt aufzunehmen, das Leben anzupacken und in den Griff zu bekommen; Opferhaltung: häufig zur Schnecke gemacht werden und sich in sein Schneckenhaus zurückziehen; zu Boden gezwungen werden; machtlos, niedergeschlagen, ohnmächtig sein; passiver Widerstand (morgens nicht aus dem Bett kommen), Regressionsneigung; langweiliges Leben ohne Spannung, aber lang, weil sehr herzschonend; Lebensverweigerung (kindliche Haltung): »der Papa (der

Ehemann) wird's schon richten«; häufig Tendenz zu → Depression und Miesmacherei und später im Laufe des Lebens zu einem Übergehen in den Gegenpol des → Bluthochdruckes.
Bearbeitung: echte Entspannung statt Schlaffheit; die eigene Kleinheit und Schwäche vor dem Wunder der Schöpfung sehen; sich (dem großen Gesetz) fügen und ohne Groll nachgeben; bewusst verzichten, statt zu kämpfen; sich von Mutter Erde auffangen und tragen lassen; Erdverbundenheit, Verwurzelung anstreben; Verantwortung und Macht in höhere Hände übergeben (»Dein Wille geschehe«): Übungen zur nachträglichen Entwicklung von Urvertrauen (Übungen, die Einheitserfahrungen ermöglichen); »Geben ist seliger als Nehmen« von der Blut- auf die Bewusstseinsebene heben; sich den Mangel an Verwurzelung und Kontakt eingestehen und den ungebundenen Fluss des Geschehens akzeptieren; sich bewusst aufopfern, statt physisch in die Opferrolle zu entfliehen; Regression im Sinne von *Religio* = Rückbezug zum Ursprung des Lebens.
Einlösung: Demut; Anpassungsfähigkeit, Elastizität, Flexibilität; Mitleid (Misericordia); seinen Platz im Leben finden und Wurzeln schlagen: Hingabe an das Leben.
Urprinzipieller Bezug: Mond-Saturn.
Lit.: *H 233–241, K 273f.; CD/Audio »Niedriger Blutdruck«, »Selbstliebe«.*

Blutschwamm

(Hämangiom; gutartige Blutgefäßfehlbildung, v. a. im Kleinkindalter vorkommend; bildet sich meist spontan zurück, kann aber auch ein Leben lang bleiben)
Körperebene: der ganze Körper kann mit seinen Gefäßen (Verkehrswege der Lebenskraft) betroffen sein.
Symptomebene: geballte Lebenskraft auf körperlicher Ebene fehlgesteuert; möglicherweise Vitalitätsstau, überschäumende Lebenskraft, die auf Bewusstseinsebene keinen Raum bekommt; Lebensenergie verläuft nicht wie vorgestellt und gewünscht, sondern drängt auf Um- oder Abwege; (aus-)gezeichnet sein (»Kainsmal«), wenn Blutschwamm an exponierter Stelle auftritt, → Feuermal (z. B. auf Michail Gorbatschows Stirn).
Bearbeitung (seitens der Erwachsenen und der Kinder): Vitalitätsübungen, um Lebensenergie hervor- und herauszulocken; Vitalität in ungewöhnliche Bahnen lenken: die (Aus-)Zeichnung annehmen und sich der Aufgabe stellen.
Einlösung: vitales, vor Lebendigkeit sprühendes Leben; zur eigenen vitalen Kraft stehen; ggf. die Doppelbedeutung des (Aus-)Gezeichnetseins transparent machen.
Urprinzipieller Bezug: Mars-Sonne.

Blutsturz

(plötzliche Entleerung großer Blutmengen aus einer der Körperöffnungen, z. B. After, Scheide, Mund)

Körperebene: Grundproblem in Darm (Verarbeitung materieller Eindrücke), Gebärmutter (Fruchtbarkeit, Geborgenheit), Lunge (Kontakt, Kommunikation, Freiheit), Speiseröhre (Nahrungszulieferung).
Symptomebene: seinen Lebenssaft aufs Spiel setzen; große Mengen an Lebensenergie im Schwall verlieren; akute Lebensbedrohung durch Vitalitätsverlust: Blutopfer; Ereignis, das zu Tode erschreckt.
Bearbeitung: seine Vitalität für überraschendes Projekt einsetzen; vorbehaltlos große Mengen Energie einsetzen; sich überfallartig auftretenden Überraschungen hingeben; Auseinandersetzung mit dem endgültigen Verlust der Lebenskraft.
Einlösung: mit seiner Lebenskraft Außergewöhnliches bewirken; Aussöhnung mit der eigenen Sterblichkeit; Akzeptieren des Todes als letzter Lebensstation.
Urprinzipieller Bezug: Uranus-Mars.

Blutungen nach dem Geschlechtsverkehr

(siehe auch Dyspareunie)
Körperebene: Scheide (Hingabe, Lust).
Symptomebene: tritt meist zusammen mit einer → Hormonstörung (Mangel an »weiblichem« Östrogen) auf, seltener durch Verletzung; setzt der herausfordernden Männlichkeit Widerstand entgegen, will und kann sich nicht öffnen; Selbstbestrafung für uneingestandene Lust, unbewusster Wunsch nach immerwährender Jungfräulichkeit und Reinheit.
Bearbeitung: mit allen Konsequenzen in das Frausein eintreten; dem Frausein die eigene Lebenskraft schenken, statt jedes Mal ein Blutopfer darzubringen; den weiblichen Archetyp der Mutter Maria hinterfragen.
Einlösung: Aussöhnung mit der Welt der Gegensätze, der eigenen weiblichen Rolle und den Opfern, die sie natürlicherweise erfordert.
Urprinzipieller Bezug: Pluto/Venus-Mars.
Lit.: *F 166–170.*

Blutungen nach der Menopause

Körperebene: Geschlechtsorgane (Sexualität, Polarität, Fortpflanzung), Blut (Lebenskraft).
Symptomebene: lang anhaltende Blutungen nach dem Wechsel, weil noch zu viel Östrogen und zu wenig Progesteron im Spiel ist; Schleimhautwucherungen, die jetzt abgestoßen werden, zeigen, dass Wachstumsimpulse drängen: mit dem Thema Kinderbekommen und der zentralen weiblichen Phase noch nicht fertig sein; sich nicht vom jugendlichen Frausein lösen können; sich dem natürlichen Alterungsprozess verweigern; oft gleichzeitig mit → Myomen.
Bearbeitung: loslassen des Mutteraspektes; in die neue Lebensrolle hineinwachsen.
Einlösung: Fruchtbarkeit auf geistigen Ebenen kultivieren, Lebensenergie für andere opfern; Große Mutter werden (sich z. B. für soziale Anliegen einsetzen).

Urprinzipieller Bezug: Mond-Mars/Pluto.
Lit.: *F 447–449, Gug; CD/Audio »Wege des Weiblichen«.*

Blutungsneigung

(hämorrhagische Diathese)
Körperebene: Blut (Lebenskraft).
Symptomebene: Vitalitätsverlust, → Müdigkeit, Schlappheit, Verlust der Lebensfreude.
Bearbeitung: Opfer bringen; Loslassübungen, Geschehenlassen, Tiefenentspannung; Übungen, die den Lebensfluss harmonisieren wie Tai Chi, Qi Gong.
Einlösung: eigene Lebenskraft bewusst verschenken; Egoanspruch loslassen.
Urprinzipieller Bezug: Mars-Neptun.

Blutungsstau

(Hämatokolpos)
Körperebene: Scheide (Hingabe, Lust), Vulva (Schutzwall).
Symptomebene: Monatsblut sammelt sich vor dem verklebten, undurchlässigen Jungfernhäutchen und kann nicht nach außen abfließen, Gefahr der → Entzündung; Konflikt um den Durchbruch der weiblichen Energie; Erkenntnis des eigenen Frauseins wird umgangen; weibliche Sexualität ist mit Tabu belegt; Angst vor dem männlichen Eindringen; unbewusster Wunsch, Kind zu bleiben (den Monatsfluss aufzuhalten).
Bearbeitung: äußere, operative Unterstützung (Entjungferung), um den Abfluss des Monatsblutes zu ermöglichen; Schuldgefühle, Ängste und Schockerlebnisse, die um die Themen Weiblichkeit, Frauwerden und Sexualität kreisen, bewusst machen.
Einlösung: weibliche Vitalität und Lebensfreude genießen; erfüllende Sexualität.
Urprinzipieller Bezug: Mond/ Venus-Saturn.
Lit.: *F 124f.*

Blutvergiftung

(Sepsis)
Körperebene: Blut (Lebenskraft)-/ Lymphbahn (Abwehr)-System des ganzen Körpers.
Symptomebene: erregende Themen (Erreger) überschwemmen die ganze Existenz (den ganzen Körper) und vergiften den Lebensfluss; v. a. bei Menschen, die sich sehr zurückgenommen und die eigenen Lebensinteressen zu weit zurückgestellt haben; Erreger kommen von einer Wunde bzw. Eintrittsstelle den Lymphweg herauf (der rote Strich, der sich zum Herzen entwickelt, entsprechend einer → Lymphangitis) dringen ins Blut ein und überschwemmen so den Organismus noch rascher; Generalmobilmachung (Fieber) gegen die fremden Eindringlinge: der Kampf (Antikörper gegen Erreger) schüttelt einen durch (Schüttelfrost), Puls und Herz rasen, Stoffwechsel auf Höchsttouren; im schlechtesten Fall über allmähliches Sichergeben (Benommenheit) Rückzug der eigenen Truppen (Ohnmacht) zu Kapitulation (Kreislaufversa-

gen) und Aufgabe (Tod); aufgrund der Entwicklung (Heranzüchtung) immer gefährlicherer resistenter Keime in der Massentierhaltung eine zunehmend bedrohliche Situation in modernen Kliniken (→ Hospitalismus) und Zeiten.
Bearbeitung: sich von erregenden Themen existenziell treffen lassen, statt den Erregern Tür und Tor zu öffnen; sich fremden Themen, Ideen und Impulsen öffnen; aufgeschlossen werden für Ungewohntes, Fremdes; die Auseinandersetzung mit den fremden Impulsen mit ganzem Herzen führen und dabei hinsichtlich alter Vorstellungen Kopf und Kragen riskieren; das Risiko bewusst auf sich nehmen, dass alte Ansichten bei kritischen Auseinandersetzungen untergehen; sich dem Fremden, Neuen ergeben, die eigene Macht der Gewohnheit aufgeben und sich von den neuen Ideen übernehmen lassen; sich wandeln; auf der Körperebene: mit fremden Truppen (Söldnern = Antibiotika) dem System zu Hilfe kommen.
Einlösung: existenzielle Erregung und Wandlung; geistige Schlachten wagen und austragen; sich vollständig hingeben, bis zum Letzten gehen.
Urprinzipieller Bezug: Mars-Pluto/Neptun.

Boeck-Krankheit

siehe Sarkoidose

Borderline

(Persönlichkeitsstörung)

Körperebene: Seele, Gehirn (Kommunikation, Logistik).
Symptomebene: gestörte Emotionssteuerung: enorm viel stärker empfundene Gefühle; hohe Impulsivität in »normalen« Situationen führt zu instabilen, emotional intensiven zwischenmenschlichen Beziehungen; impulsgesteuerte Reaktionen; erschwertes Miteinander, aber auch faszinierende, anziehende Wirkung auf andere wegen der besonderen Ausstrahlung; Gefühle werden schneller ausgelöst, sind äußerst stark; überhöhte Sensitivität; sich oft davon überwältigt fühlen; negatives Selbstkonzept: sich oft minderwertig und fehlerhaft fühlen; sich selbst fremd sein, isoliert und wie abgeschnitten von Kontakten und Beziehungen; gestörte Selbstwahrnehmung, rasche Stimmungswechsel und veränderliches Selbstbild: Eindruck der Unberechenbarkeit; oft begleitet von → Essstörungen, → Depressionen, Aufmerksamkeitsdefizit- und Hyperaktivitätsstörungen (→ Hyperkinese); plötzliche Schatteneinbrüche ins vergleichsweise normale Leben sind typisch, gewinnen in emotional belastenden Situationen oft die Oberhand; Grenzgängerschaft zwischen Realität und unverarbeiteter Schattenwelt, die in einer oder auch mehreren Schattenfiguren (multiplen Persönlichkeiten) in die Realität drängt: ein scheinbar völlig anderer Mensch kommt zum Vorschein.
Bearbeitung: bis zu einem gewissen Grad lernen, den Wechsel zwi-

schen ganz unterschiedlichen und meist sogar gegensätzlichen Persönlichkeiten immer bewusster mitzubekommen, Zeugen-Bewusstsein entwickeln und bewusst wahrnehmen, wie sich zwei Persönlichkeiten ein und denselben Körper teilen; sich um immer mehr gleichsam rituelle Aufmerksamkeit im Leben bemühen; letztlich bedarf es der Konfrontation mit der nicht zugelassenen Seite des eigenen Lebens in Form einer Schattentherapie, worauf das Buch *Das Schatten-Prinzip* und die *CD/Audio »Schattenarbeit«* vorbereiten können.
Einlösung: mutige Konfrontation und Integration (Schattentherapie) der eigenen dunklen Seite, die nicht weit von der Bewusstseinsoberfläche lauert. **Urprinzipieller Bezug**: Pluto.
Lit.: *SP, AfS*; *CD/Audio »Schattenarbeit«; E. Podvoll*: *»Aus entrückten Welten«.*
Film: *Durchgeknallt, Einer flog über das Kuckucksnest* (beide Bd 2).

Bore-out-Syndrom

(chronische Gleichgültigkeit und Lethargie; siehe auch Depression)
Symptomebene: Gegenpol zu Überforderung und Überlastung (→ Burn-out-Syndrom), Vorstufe von Depression und Seeleninfarkt; nichts mit sich anfangen können, »genug haben«, »bedient sein«, nicht in die Gänge kommen; Lähmung, tödliche Langeweile, Überdruss, Resignation, Leere, Lebensverweigerung, Widerstand; Bequemlichkeit und Faulheit: → Nesthocker-Syndrom, Couch-Potato-Dasein, Nullbock-Gefühl; abzugrenzen von der → Hebephrenie, dem jugendlichen »Läppischsein«, und dem → Chronischen Müdigkeitssyndrom.
Bearbeitung: (allopathisch) sich fordern lassen und dem Leben öffnen; sich mit Achtsamkeit (»Anfängerbewusstsein«) der Routine widersetzen oder etwas Neues beginnen; (homöopathisch) sich in wirkliche Ruhe und Stille begeben, die immensen Chancen des Nichtstuns auf der spirituellen Ebene erfassen und nutzen; Auseinandersetzung mit eigener Sterblichkeit.
Einlösung: sich bewusst dem nähern, was Buddhisten Nirvana nennen: das Nichts, das alles umfasst; frei und offen für den Augenblick und seine Chancen sein; das Hier und Jetzt auskosten; seiner Berufung nachgehen; Konfliktbereitschaft.
Urprinzipieller Bezug: Neptun.
Lit.: *SI, Hag, HT.*

Borreliose

(auch Lyme-Borreliose, durch Zeckenbiss übertragene bakterielle Infektion; siehe auch Bissverletzung, Insektenstich)
Körperebene: anfänglich können alle Hautpartien (Grenze, Kontakt, Zärtlichkeit) betroffen werden, dann nach einer Ruhephase Überspringen auf Organe und Nerven (Nachrichtendienst).
Symptomebene: Biss durch hinterhältigen kleinen und gefährlich giftigen Vampir; Krieg auf der

Oberfläche, der später auf verschiedene Themenbereiche übergreift und auch das Informationssystem (Nervensystem) befällt; bis auf den (Lebens-)Nerv getroffen sein; kann bei Lyme-Borreliose bis zu Multipler Sklerose ähnlichen Symptomen gehen; sich beißen und aussaugen lassen; Mangel an Widerstandskraft und Selbstwertgefühl, Gefühl von Bedrohung durch Mutter Natur; nachtragende Haltung, (zu) wenig aus Fehlern lernen.
Bearbeitung: sich mit dem plutonischen Prinzip beschäftigen (sich ab und zu »von der Tarantel stechen lassen«); sich mit eigener Hinterhältigkeit und Giftigkeit auseinandersetzen; prüfen, wer wie eine Zecke an einem hängt bzw. an wem man selbst festklammert, und sich mutig abkoppeln; oberflächliche Konflikte bis in die Tiefe verfolgen; Auseinandersetzung auch mit Themen, die auf (und an) die Nerven gehen; den Mitbewerbern um die Lebensenergie rechtzeitig kleine freiwillige (Spenden-)Opfer bringen, um sich nicht zu deren unfreiwilligem Opfer zu machen und im Nebeneffekt größere Konflikte einzufangen (z.B. im Sinne der buddhistischen Spenden an hilfreiche und gefährliche Geister); allopathisch: rechtzeitig Abgrenzung üben; sich auch mit den dunklen Aspekten von Mutter Natur versöhnen; Hyperthermie als freiwilliges »Fegefeuer«, weil Borrelien (Bakterien aus der Gruppe der Spirochäten) bei höheren Temperaturen (42 Grad) absterben.
Einlösung: Aussöhnung mit dem »Stirb und werde« des plutonischen Prinzips, das ohne Rücksicht bis zum Letzten geht; sich freiwillig nichts ersparen aus der Erkenntnis, dass einem sowieso nichts erspart bleibt, und damit auf alles gefasst sein; den Schatten durchlichten, sich als integralen Bestandteil der ganzen Natur erkennen.
Urprinzipieller Bezug: Mars-Pluto/Neptun.
Lit.: *SP*, *Wwg 183–186.*

Botulismus

(Fleisch-, Wurst-, Fischvergiftung hauptsächlich durch verdorbene Konserven, die von Botulismusbakterien mit gefährlichem Nervengift angereichert wurden; Erkrankung muss mit spezifischem Serum behandelt werden)
Körperebene: Lähmungen im Bereich des Nervensystems (Nachrichtendienst).
Symptomebene: nicht mehr durchblicken (Sehstörungen); nichts mehr schlucken (aufnehmen) können (Schluckstörungen); stattdessen hergeben lernen (Magen auspumpen als Erstmaßnahme); nicht mehr an der Kommunikation teilnehmen (Atemstörungen) bis zum totalen Polaritätsboykott (Atemlähmung als Kommunikationsstopp); generelle Blockierung des Fernmeldewesens (Lähmungen durch Nervengift; heute Botox-Therapie: Injektion von Leichengift, um Falten zu beheben, und sogar in Achselhöhlen, um die Schweißabsonderung zu lähmen – aus naturheil-

kundlicher Sicht lebensgefährliche Maßnahme, die zur Selbstvergiftung führt).
Bearbeitung (Überlegungen nach einer überstandenen Erkrankung): sich bewusst machen, was einen vergiftet, was man nicht verarbeiten kann; Einsicht statt Durchblick pflegen; aufhören, alles hereinzulassen, alles zu schlucken; freiwillige Rituale des Hergebens vollziehen; den Nerven Ruhephasen gönnen.
Einlösung: leer werden (im Sinne der großen Leere, des Nirvana); die Polarität tendenziell überwinden (bei Einheitserfahrungen steht der Atem still).
Urprinzipieller Bezug: Merkur-Neptun.

Brachialgie

Körperebene: Arme (Kraft, Stärke, Macht).
Symptomebene: Schmerzen im Armbereich durch Quetschungen der entsprechenden Nerven (Plexus brachialis), oft auf der Basis von Hals-Wirbelsäulen-Problemen: die Dinge stehen nicht richtig in der Lebensachse, im oberen Bereich nicht im Lot sein, sodass man handlungsunfähig wird; den Arm nicht mehr hochbekommen, am Ende sein.
Bearbeitung: die Arme unten lassen und sich um die wesentlichen Probleme in der eigenen Weltachse kümmern; wieder einrenken, was innerlich aus dem Lot geraten ist.
Einlösung: sich ergeben und oben (auf höheren Ebenen, wo das eigentliche Problem sitzt) nach dem Rechten sehen.
Urprinzipieller Bezug: Merkur-Mars-Saturn.

Bradykardie

(Verlangsamung der Herzfrequenz unter 55 Schläge/Minute)
Körperebene: Herz (Sitz der Seele, Liebe, Gefühl, energetische Mitte), Sinusknoten (oberster Rhythmusgeber).
Symptomebene: bei Ausdauersportlern völlig normal und Zeichen für eine ausgezeichnete Herz-Kreislauf-Funktion; krankhafte Bradykardie z. B. bei komplettem Ausfall des Sinusknotens und Übernahme der Hierarchiespitze durch den niedrigfrequenten AV-Knoten.
Bearbeitung: sich im tiefsten Sinn beruhigen: den Lebensrhythmus verlangsamen; die wesentlichen Dinge langsam und Schritt für Schritt bearbeiten; es in Herzensdingen ruhiger angehen lassen; kürzertreten, Tempo aus dem Leben herausnehmen.
Einlösung: achtsam und mit starkem Herzen leben.
Urprinzipieller Bezug: Sonne-Saturn.

Brand

(Gangrän; abgestorbenes Gewebe, das durch Selbstauflösung zerfällt; siehe auch Durchblutungsstörungen, die das Grundproblem sind)
Körperebene: Enden der Gliedmaßen (Beweglichkeit, Aktivität), Darm (Verarbeitung materieller Eindrücke), Lunge (Kontakt, Kom-

munikation, Freiheit), Mundhöhle (Mund = Aufnahme, Ausdruck, Mündigkeit).
Symptomebene: das Leben zieht sich aus bestimmten Körperbereichen zurück, so wie zuvor die Bewusstheit aus den entsprechenden Themenbereichen abgezogen wurde; durch Abschneiden vom Lebensfluss einen Teil von sich verfaulen lassen; oft Zusammenhang mit Groll, der symbolisch mit dem verfaulenden Körperteil verbunden ist.
1. trockener Brand: Vertrocknung (Mumifikation); bei lebendigem Leib vertrocknen (mumifizieren);
2. feuchter Brand durch bakterielle Fäulnis: lebendig verfaulen; stinkender Zerfall des eigenen Organismus.
Bearbeitung: bestimmte Themen, die nicht mehr aktuell sind, bewusst aufgeben und sich aus diesen Bereichen zurückziehen; sie innerlich sterben lassen (z. B. Fortschritt, wenn die Füße betroffen sind); die verbleibende Lebensenergie für die wesentlichen zentralen Themen (z. B. Herz[ensangelegenheiten]) reservieren; sich fragen: »Was ist faul in meinem Leben? Was stinkt mir? Was stinkt bereits zum Himmel?«.
Einlösung: innere Ruhe; Aussöhnung; Erkenntnis, dass alles Irdische vergänglich ist; sterben, um zu leben.
Urprinzipieller Bezug: Pluto-Saturn.

Brandblasen

siehe Verbrennung

Brechdurchfall

(siehe auch Erbrechen und Durchfall)
Körperebene: Magen (Gefühl, Aufnahmefähigkeit), Darm (Verarbeitung materieller Eindrücke).
Symptomebene: die akute Lebenssituation nicht verdauen und verarbeiten können; Verweigerung auf der ganzen Linie: alles nur irgendwie wieder loswerden, aber nichts hineinnehmen wollen; alle Schleusen öffnen, um das Unverdauliche auf allen Wegen wieder loszuwerden.
Bearbeitung: im umfassenden Sinn loslassen, was man nicht verarbeiten kann und will.
Einlösung: alles durch sich hindurchlassen, ohne sich zu verwickeln: das indische *Bhoga* (»Welt essen und verdauen«), ohne sich in der Welt zu verlieren.
Urprinzipieller Bezug: Mond-Merkur-Pluto.
Lit.: *KSdK 307f.; CD/Audio »Verdauungsprobleme«.*

Bronchialkarzinom

siehe Lungenkrebs, Rauchen

Bronchiektasen

Körperebene: Bronchien (Verbindungskanäle zwischen Innen- und Außenwelt), Lunge (Kontakt, Kommunikation, Freiheit).
Symptomebene: sich kaum zurückbildende Erweiterungen der Verästelungen der Bronchien, bis zu größeren Hohlräumen in der Lunge, die den Gasaustausch behindern, weil sie viel Raum einnehmen; zu

einem Viertel angeboren, zu drei Vierteln erworben (durch Infektionskrankheiten im Kindesalter, → Lungenschwindsucht, → Lungenabszess, → Mukoviszidose; Auswurf (maulvolles Sputum); frühe Konflikte hinterlassen Spuren und beanspruchen weiterhin Raum, weil sie nicht endgültig bewältigt sind.
Bearbeitung: sich im vermittelnden, kommunikativen Bereich ausweiten und Raum einnehmen; den Mund aufmachen und herauslassen, was heraus muss; Aggressionen auf angemessenen Ebenen herausbringen, statt schon morgens zu spucken (Sputum); spucken als Ausdruck von Aggression erkennen (»jmd. vor die Füße/ins Gesicht spucken«).
Einlösung: sich Raum für den Austausch verschaffen; mündig werden und den Mund aufmachen; sich verbal ausdrücken.
Urprinzipieller Bezug: Merkur-Jupiter/Mars.

Bronchitis

Körperebene: Bronchien (Verbindungskanäle zwischen Innen- und Außenwelt).
Symptomebene: Konflikt um die Kontaktwege; unterdrückte (verbal auszutragende) Konflikte setzen sich fest; kritische Gedanken werden zurückgehalten; man hustet, statt den anderen etwas zu husten (→ Husten); Verstopfung der Kommunikationsbahnen mit seelischen Themen (Schleim); Kompensation von Heucheleien (schleimende Verbindlichkeit, schleimige Auseinandersetzung); bei spastischer Bronchitis: verkrampfte, weil lange gestaute Aggressionen; es schnürt einem vor Anstrengung die Luftwege zu; sich eng machen, um noch ein wenig Luft schnappen zu können; bei Kleinkindern oft Übernahme chronischer Konflikte der Eltern, die diese nicht lösen konnten und den Kindern überlassen (besonders deutlich bei Rauchereltern, die die Kinder schon im Mutterleib belastet haben und das [rauchend] weiter tun).
Bearbeitung: offensive Auseinandersetzungen suchen und auf verbaler Ebene ausfechten; sich trauen, *jmd. etwas zu husten*; sich von seelischen Aufgaben zum Innehalten bewegen lassen; sich anstrengen, die Verbindungswege gut zu schmieren, damit die Kommunikation flüssig ablaufen kann.
Einlösung: Konfliktbereitschaft: mutig Herausforderungen annehmen; sich von neuen und fremden Themen erregen lassen und sich auf geschmeidige, gut geölte Weise austauschen.
Urprinzipieller Bezug: Merkur-Mars.
Lit.: *KSdK 242–247, R 120ff, SvI; CD/Audio »Rauchen«.*
Film: *In Sachen Henry, Der letzte Samurai, Fearless, Wut* (alle Bd 1).

Bruch

(Hernie; siehe auch Leistenbruch, Nabelbruch, Zwerchfellbruch, Darmeinklemmung, Bandscheibenvorfall [Diskushernie])
Körperebene: verschiedene wie Leiste (Verletzlichkeit) und Bauch

(Gefühl, Instinkt, Genuss, Mitte), Zwerchfell (Grenze), Bandscheiben (weiblicher Pol der Wirbelsäule, Puffer).
Symptomebene: Konkurrenz zweier Bereiche: Missachtung von Grenz- und Eigentumsverhältnissen, wobei keiner gewinnt; falsche und ungeeignete Beziehungen herstellen; falsche Wege gehen, missbräuchliche Beziehungen; sich überfordern; sich über sinnvolle Grenzen hinwegsetzen, statt Grundsätzen unverbrüchlich die Treue zu halten; zu schwere Themen angepackt, sich übernommen haben; Überheblichkeit; Gefahr der Strangulierung der übertretenen fremden Organe; aggressiver Konflikt, Krieg bei plötzlichem Übergriff; Einbrüche bei Schwachstellen (in der Kriminalistik wie im Organismus).
Bearbeitung: Grenzen zwischen getrennten Bereichen überwinden; Durchbrüche in ungewohnte Räume ermöglichen; Bruch mit dem Herkömmlichen, Konventionellen; sich über äußere Grenzziehungen hinwegsetzen, Austausch ermöglichen: Raum einnehmen lernen, aber auf Übergriffe achten; gewichtige Themen anpacken; sich (geistig-seelisch) viel vornehmen; neu hereinkommende Themen intensiv bearbeiten; kreativere Wege beschreiten; sich dort auch mit Nachdruck durchsetzen und Durchbrüche erzielen; das Leben als Chance zu Wachstum und Weiterentwicklung auf neue Ebenen erkennen statt als (Be-)Last(ung); Bereiche ausfindig machen, in denen es sich lohnt, sich zu übernehmen; eigene Zartheit und Schwachpunkte (Leiste, Nabel, Zwerchfelldurchgänge) respektieren.
Einlösung: intensiver grenzüberschreitender geistiger Austausch: im geistig-seelischen Bereich neue Wege gehen und die gewonnenen Erkenntnisse hervorbrechen lassen; naheliegende Themen gedanklich verbinden; scheinbar unmögliche Verbindungen eingehen; Durchbrüche im übertragenen Sinn erzielen; sich geistig-seelisch einiges an Verbindlichkeit zutrauen.
Urprinzipieller Bezug: Uranus-Merkur/Venus/Mond (je nach Bruchstelle).
Lit.: *S 352–357.*

Brüche

siehe Knochenbruch

Brust(drüsen)entzündung

(Mastitis; meist in den ersten Wochen nach der Entbindung beim Stillen)
Körperebene: weibliche Brust (Mütterlichkeit, Ernährung, Geborgenheit, Sinnlichkeit, Lust).
Symptomebene: Konflikt um das Stillen, Nähren, Milchgeben, Bemuttern (Krieg um die »Milchbar«); zu viel bemuttern (wollen); Krieg in der eigenen Brust nähren; sich vor lauter Verantwortung, Versorgung und Verlust eigener Freiheit selbst vernachlässig(t fühl)en; innerlich kochen: sitzengelassen und unfair vom Leben behandelt fühlen; Erregendes (Erreger) dringt (ins Gewebe) über zerschundene Milch-

quellen (Schrunden um die Brustwarze) ein; Gefahr der Vertiefung der Auseinandersetzung (→ Abszess); andere Ursachen: → Insektenstich, der sich infiziert, Partner, der beim Liebesspiel zu sehr saugt oder beißt; *ihr* hängt zu viel am Busen und zerrt an *ihr*: das Kind, der Mann, die Sexualität, die Versorgung (Geldthemen); unbewusste Aggression, weil *sie* nun nur noch geben soll und selbst zu wenig bekommt (Opferrolle); sich (in der Partnerschaft) alleingelassen erleben mit der Aufgabe des Versorgens auf allen Ebenen.
Bearbeitung: sich den Konflikt um das Stillen eingestehen und innerlich ausfechten: »Wer hat welche Rechte an der Mam(m)a – das Neugeborene und die Milchbar, Papa und die Lustquelle, Mama (und Papa) und die Figur?«; erregende Themen über das Stillen zulassen (z. B. Angst um die Schönheit der Brust); den Konflikt bis in die Tiefen der Beziehung (mit Kind, Partner und eigenem Körper) auskämpfen (z. B.: »Was kann/will ich mit der Muttermilch nicht geben?«); mit der totalen Abhängigkeit des Kindes umgehen lernen, aber auch seine ersten Machtambitionen durchschauen lernen; Ansprüche an das Muttersein zurückschrauben; sich selbst bemuttern; Stress abbauen; sich helfen lassen; ein bisschen lässiger und trotzdem verlässlich Mutter sein, ohne sich selbst zu vernachlässigen; sich mutig zu eigenen Bedürfnissen bekennen.
Einlösung: innere Bereitschaft zum Nähren; Weiblichkeit vorbehaltlos annehmen und genießen, Mondprinzip annehmen, Mutterliebe erleben; Hierarchisierung der Beziehungen zugunsten des neuen Lebens: Kind (Stillen, Mond) für eine *gewisse* Zeit an erste Stelle setzen, Partnerbeziehung (Venus) an zweite rücken, sich selbst in beiden finden.
Urprinzipieller Bezug: Mond/Venus-Mars.
Lit.: *F, SvI*; *CD/Audio »Wege des Weiblichen«*.
Film: *In Sachen Henry, Der letzte Samurai, Fearless, Wut* (alle Bd 1).

Brustfellentzündung

(Pleuritis)
Körperebene: Lungenfell (Aufspannrahmen und Hülle der Lungen).
Symptomebene: Konflikt im Bereich der Kommunikation (Grunderkrankungen beachten → Herzbeutelentzündung, → Lungenentzündung, v. a. → Lungenschwindsucht); **1.** trockene Entzündung mit Aggressionsentladungen (Reizhusten, »jmd. etwas husten«), schmerzhafte, beschleunigte, flache Kommunikation (Atmung); **2.** feuchte Entzündung mit Kommunikationsblockaden (Atemnot); Generalmobilmachung (Fieber); Austritt von Seelenflüssigkeit (Pleuraerguss: Wassereinlagerung zwischen Rippen- und Lungenfell), die Atmung und Austausch behindert.
Bearbeitung: Auseinandersetzungen im Umfeld des Kommunika-

tionsbereiches (der Szene, in der man verkehrt) führen; anderen offen(siv) die Meinung sagen (»An wem könnte ich mich reiben?«); schneller, leichter und lockerer kommunizieren; sich gegenüber den eigenen Kommunikationsorganen schonender verhalten (»Woran reibe ich mich auf?«); sich auf generelle Auseinandersetzungen einlassen; Seelisches herauslassen; sich mit*teilen.*
Einlösung: im Spannungsfeld der Kommunikation mutig eigene Meinungen vertreten; seelische Themen äußern, sie ernst und wichtig nehmen; sich im Leben und in der Kommunikation mit anderen verwirklichen; auf dem Gegenpol: wieder beweglich und gleitfähig sein.
Urprinzipieller Bezug: Mars-Merkur.
Lit.: *At, Jea, SvI, AfS.*

Brustknoten, gutartig

(meist Fibroadenom; siehe auch Mastopathie)
Körperebene: weibliche Brust (Mütterlichkeit, Ernährung, Geborgenheit, Sinnlichkeit, Lust).
Symptomebene: etwas Angstmachendes verknotet sich in der Brust; ein Problem (= Knoten), das seelisch nicht gelöst werden konnte, macht sich bemerkbar und droht mit Krebs- und damit Todesangst.
Bearbeitung: bei entsprechender Angst sich mit der Krebs- und Sterbeproblematik aktiv und bewusst auseinandersetzen; den Knoten *sofort* (nicht nach einer eigenen Beobachtungszeit) verlässlich und selbstverantwortlich (schulmedizinisch) diagnostizieren lassen.
Einlösung: die eigenen (Bewusstseins-)Knoten identifizieren, abklären, ansprechen und lösen; nach der Diagnose »gutartig« das »geschenkte Leben« entsprechend nutzen und genießen, eigene weibliche Stärken entwickeln.
Urprinzipieller Bezug: Mond/Venus-Jupiter/Saturn.
Lit.: *F 376f.*; *CD/Audio »Wege des Weiblichen«.*

Brustkrebs

(Mammakarzinom; siehe auch Krebs)
Körperebene: weibliche Brust (Mütterlichkeit, Ernährung, Geborgenheit, Sinnlichkeit, Lust).
Symptomebene: Angst, sich selbst zu leben; zwischen alter und neuer Frauenrolle hin- und hergerissen sein (Konflikte bzgl. Emanzipation und Tradition); die eigene seelische Identität nicht kennen, in fremden Gefühlen leben; Vernachlässigung des individuellen weiblichen Weges; Fremdheit zur eigenen Weiblichkeit (Gefühlswelt, Mütterlichkeit usw.); ungelöste Mutterbeziehung, enttäuschte Mutterliebe; »entarteter« Bezug zur betroffenen Region (z. B. dem Thema Mutter nicht gerecht werden); nicht gelebte Offensivkraft schlägt los; Aggression bricht sich im Körper Bahn; tiefer, unverarbeiteter Kummer hat zur Resignation geführt; unbewusster Rückzug; zutiefst verletzt und böse sein, ohne nach außen bösartig zu reagieren (innerer Trotz, Rache-

gefühle), stattdessen voller Vorwürfe und Schuldzuweisungen sein; Weigerung, loszuschlagen, Druck zu machen, eindringlich zu werden, anzuklagen; stolz darauf, nicht egoistisch zu sein; weiche, weibliche Art der Lebensbewältigung ist hinderlich geworden.
1. linke Brust: der archetypisch weiche, weibliche Anteil steht im Vordergrund (die Brust als nährendes Organ, Urprinzip: Mond); Mutter(schafts)probleme, Nest- und Geborgenheitsthematik (Anima-Thematik); **2.** rechte Brust: der offensive weibliche Anteil steht im Vordergrund (die Brust als weibliche »Waffe«, die Brustspitze als das Eindringende, Urprinzip: Venus); Partner- und/oder Vaterkonflikt (Animus-Thematik).
Bearbeitung: zum eigenen weiblichen Rhythmus zurückfinden; lernen, die eigene Weiblichkeit ohne Rücksicht auf Verluste zu leben; zur eigenen Weiblichkeit stehen; sich auf das Eigene, Individuelle konzentrieren und es durchsetzen oder ganz in der weiblichen Traditionsrolle aufgehen; Themen der Brust (Mamma) offensiv angehen: Mütterlichkeit, nähren, versorgen, sich selbst nähren; Brust offensiv einsetzen: sich seinen Teil vom (weiblichen) Leben erobern; eigene Kraft finden und mutig einsetzen; Wut und Emotionen nach außen zeigen; die eigene Brust öffnen, Kummer herausschreien; auf Wesentliches zurückkommen; bewusster Rückzug auf eigentliches Anliegen; u. U. bewusster Verzicht auf einen Teil der Weiblichkeit; all die unter → Krebs erwähnten Maßnahmen erwägen: da Krebs den ganzen Organismus betrifft, ihm auch auf der ganzen Linie begegnen (das schließt Psychotherapie im Sinne der Krankheitsbildertherapie ebenso ein wie schulmedizinische Abklärung und – wo sinnvoll – auch Operation und in jedem Fall Ernährungsumstellung auf pflanzlich-vollwertige *Peace-Food Keto-Kur* und Entsäuerung mit säurefesten Basenkapseln.
Einlösung: Identitätsfindung; wieder wesentlich werden, bezogen auf den eigenen ursprünglichen Anspruch ans Leben; Rück(be)zug zum eigentlichen Lebensthema: den eigenen Traum leben; mit durchdringender Kraft das eigene Frausein erlösen, um dann Weichherzigkeit, mütterliches Verständnis ins Leben zu bringen; selbstlose Hingabe, nachdem die Identität gefunden ist und gelebt wird; die Notwendigkeit erkennen, vom körperlichen und damit (lebens-) gefährlichen Niveau auf das herausfordernde, aber lebensrettende geistig-seelische Niveau zu wechseln und dort auf expansives Wachstum zu setzen; grenzüberschreitende, alles durchdringende, bedingungslose (unsterbliche) Liebe (z. B. Mutterliebe) entdecken; den eigenen weiblichen Weg in Eigenverantwortung gehen.
Urprinzipieller Bezug: Mond und Venus mit Mars, Pluto, Sonne und Jupiter versöhnen.
Lit.: *KR 95–99, F 384–396, S 81–113, 337–345; CD/Audio »Wege des*

Weiblichen«, »Krebs«, »Schattenarbeit«, »Wut und Ärger«, »Selbstliebe«.
Film: *Der Engel mit den dunklen Flügeln, Ma Ma – Der Ursprung der Liebe* (alle Bd 1); Krebs allgemein – *Der Klang von Eiswürfeln, Heute bin ich blond, Miss You Already, Das Beste kommt zum Schluss, Der Professor, Der Doktor, Jonathan, Die Zeit die bleibt, Das Schicksal ist ein mieser Verräter, Familienfest, 50/50 – Freunde fürs (Über)Leben, Entscheidung aus Liebe, Schicksalsgesetze* (alle Bd 2); *One Week* (Bd 1).

Brustwarze, eingezogene

siehe Hohlwarze

Brustwarze, rissige

Körperebene: weibliche Brust (Mütterlichkeit, Ernährung, Geborgenheit, Sinnlichkeit, Lust).
Symptomebene: Konflikt beim Stillen, Nähren, Bemuttern (Krieg an der »Milchbar«): zu viel unbewusstes Bemuttern?, abgenutzte Andockstelle?, schon ganz ausgefranst sein?; sich die Brust aufreißen (lassen); die Schreie wegen der schmerzenden, wunden Milchquelle beim Stillen unterdrücken; sich zerreißen zwischen Kind und Partner, hin- und hergerissen sein, in sich zerrissen sein, sich die Brust aufreißen für die anderen (siehe auch das christliche Symbol des Pelikans, der sich die eigene Brust aufreißt, um die Jungen mit seinem Blut zu nähren); *sie* hat so viel am Busen, das an ihr zerrt (Kind, Mann, Versorgung, Verantwortung), dass sie und ihre Brust es nicht aushalten, sondern sichtbar Schaden nehmen; Gefahr der Eskalation in Richtung → Brust(drüsen)entzündung.
Bearbeitung: sich den Konflikt um das Stillen eingestehen und innerlich ausfechten: »Wer hat welche Rechte an der Mam(m)a – das Neugeborene wegen der Milchbar oder Papa wegen seiner Lustquelle oder Mama (und Papa) wegen der Figur?«; Konflikt bis in die Tiefen der Beziehung (mit Kind, Partner und eigenem Körper) auskämpfen (z. B. »Was kann/will ich mit der Muttermilch nicht geben?«); lernen, mit der Abhängigkeit des Kindes einerseits und seinen ersten Machtambitionen andererseits umzugehen; Ansprüche an das Muttersein zurückschrauben; sich selbst bemuttern; Stress abbauen; sich helfen lassen.
Einlösung: totale Hingabe an das Leben: an das Neue (Kind), aber auch das Eigene in Bezug auf die Rolle als Mutter und als Frau/Geliebte; innere Bereitschaft zum Nähren entwickeln; Weiblichkeit vorbehaltlos annehmen und genießen; Hierarchisierung der Beziehungen zugunsten des neuen Lebens: das Kind (Stillen) für eine *gewisse* Zeit an die erste Stelle, den Partner an die zweite rücken, dann (was die Brust angeht) wieder umgekehrt verfahren.
Urprinzipieller Bezug: Mond/Venus-Mars.
Lit.: *CD/Audio »Wege des Weiblichen«.*

Brustzyste

(Mastopathia fibrosa zystica; siehe auch Mastopathie, Hormonstörung der Frau, Zyste, Brustknoten, gutartig)
Körperebene: weibliche Brust (Mütterlichkeit, Ernährung, Geborgenheit, Sinnlichkeit, Lust).
Symptomebene: tritt bei drei Vierteln der Frauen in den Industrieländern auf; Ausdruck eines irritierten Hormonsystems; oft in Verbindung mit dem → Prämenstruellen Syndrom und gleichzeitig mit → Eierstockzysten; verschwindet meist mit der Menopause; nicht im Gleichgewicht sein; betrifft oft Frauen, die sich mit dem Mädchentyp identifizieren und den Übergang in den mütterlichen Typ nicht gut schaffen; eingekapselte Tränen aufgrund von seelischen Verletzungen im Bereich von Schwangerschaft und Stillen sowie aufgrund von Schockerlebnissen und Enttäuschungen; Verhärtung von Gefühlen; → Schuldgefühle, weil das Geben von mütterlicher Weiblichkeit, von seelischer Nahrung nicht funktioniert; nicht genug Zuwendung bekommen; Konflikt im Bereich des Nährens und Genährtwerdens.
Bearbeitung: Gefühle und wertvolle Erfahrungen bewusst für sich behalten und am eigenen Busen bergen; es sich wert sein, gut für sich selbst zu sorgen; emotionale und seelische Spannungen entladen, Spannungen im häuslichen Bereich lösen.
Einlösung: in Einklang mit dem weiblichen Kreislauf von Ruhe und Aktivität leben; Lebensrhythmen beachten; für sanfte Zärtlichkeit und Geborgenheit sorgen und sie genießen.
Urprinzipieller Bezug: Mond, Saturn.
Lit.: *F 377–383; CD/Audio »Wege des Weiblichen«, »Krebs«.*

Bruxismus

siehe Zähneknirschen, nächtliches

BSE

siehe Creutzfeldt-Jakob-Krankheit

Buckel

(extreme Krümmung der Brustwirbelsäule nach hinten [Kyphose])
Körperebene: Wirbelsäule (Dynamik und Halt, Aufrichtigkeit).
Symptomebene: Büßergestalt; vom Leben/Schicksal gebeugt sein; der »krumme Hund«; der zur Erde/nach unten gewendete Blick zwingt zum demütigen Eingeständnis der eigenen Herkunft: die Bäume wachsen einem nicht in den Himmel; gedemütigt sein; allem und jedem gezwungenermaßen demütig begegnen: von unten nach oben blicken müssen; Härte sich selbst gegenüber; Verdickung im Nackenbereich (»Witwenhöcker«): ungelebte Trauer.
Bearbeitung: freiwillig Buße tun, wo es *not*wendig ist; Respekt für Mutter Erde lernen; den Menschen mit Demut begegnen: dienen lernen; mit Demut nach oben (zu Gott, zur Einheit) schauen lernen; sich selbst gegenüber konsequent und stark sein; durch Tränen Verfestigungen auflösen.

Einlösung: aus der Demütigung der äußeren Haltung echte Demut als innere Haltung wachsen lassen.
Urprinzipieller Bezug: Saturn-Saturn.
Lit.: *S 291–293, KS; CD/Audio »Rückenprobleme«.*
Film: *Der Glöckner von Notre Dame* (1956).

Bulimie

(Kotz-Fress-Sucht; siehe auch Magersucht, Esssucht, Binge-Eating-Syndrom)
Körperebene: der ganze Körper, besonders in seinen weiblichen Ausformungen; Magen (Gefühl, Aufnahmefähigkeit).
Symptomebene: Verweigerung des Übergangs vom Mädchen zur Frau (extrem selten auch vom Jungen zum Mann); den eigenen (fast immer) weiblichen Körper nicht annehmen, sondern bekämpfen: sich »zum Kotzen« finden; Flucht aus der als unrein empfundenen Polarität mit dem bedrängenden Weiblichen bzw. Geschlechtlichen: Abwertung weiblicher Fülle und Rundheit bzw. eigener Geschlechtlichkeit; vergebliche Suche nach innerer Erfüllung in der anfallsartigen Füllung des Magens; Versuch, die innere Leere mit dem Fressanfall aufzufüllen; krampfhaftes Nehmen und krampfhaftes Geben; sich nichts Genussvolles (Liebe, Essen) gönnen; Erbrechen als Strafe und Reinigung zugleich; mit Gewalt wieder hergeben, was sich gleichsam illegal einverleibt wurde; Angst vor orgastischen (Einheits-)Erfahrungen bei gleichzeitig bestehender Sehnsucht nach Einheit (unstillbare Gier kämpft mit Sehnsucht nach Askese): schneller Wechsel zwischen Askese (erbrechen im Sinne von reinigen, ausleeren) und orgienhafter Fülle (*das große Fressen*); Konflikt zwischen materieller und geistiger Welt: Probleme mit der Polarität auf der Suche nach der Mitte (Fressen = orgiastisches Element, Erbrechen = Selbstkasteiung, Reinigung); aufs Stoffliche beschränktes Einverleiben, fehlende Bewusstseinserweiterung; Lebenshunger wird statt durch Erfahrungen durch Fressen gestillt: »alles in sich hineinfressen«; »Kummerspeck«; auf der falschen Ebene nach Bestätigung, Belohnung und Liebe suchen, statt sich für die Liebe zu öffnen.
Bearbeitung: in Magersuchtphasen: geistige Welten erobern; in Fressphasen: die physische Welt hereinlassen; sich als geschlechtliches Wesen annehmen (Pubertätsrituale); Bereitschaft entwickeln, sich auf die Polarität einzulassen und die unschuldige, reine Kindheit aufzugeben (werden, nicht bleiben wie die Kinder!); sich Sehnsucht nach Reinheit und Jungfräulichkeit bewusst machen; sich etwas gönnen: bewusst viel hereinholen an Eindrücken, Erfahrungen, Empfindungen; engagiertes Nehmen und Empfangen, engagiertes Geben und Verschenken lernen; Venusthemen kennen- und schätzen lernen: erfüllende Sinnlichkeit genießen lernen; erlöste Reinigungsübungen des Hergebens wie Fasten, Schwitzen, Ausscheiden

(Erbrechen ist ein Mittel der alten Naturheilkunde, wie es heute auch noch Einläufe sind); Übungen/Exerzitien der Strenge und Konsequenz gegen sich selbst statt kindlicher Weichheit; die Flucht aus der Polarität in den Versuch wandeln, sie auf dem Entwicklungsweg in Richtung Einheit zu überwinden: die Welt (mythologisch: den Drachen) überwältigen und nicht meiden; häufig Station auf dem Weg von der Magersucht zur Gesundung: in diesem Fall als solche (an-)erkennen; den Kampf mit den Anforderungen der Weiblichkeit bzw. Geschlechtsrolle aufnehmen: Aussöhnung mit der eigenen Bestimmung (als Frau/Mann); den Erfahrungsraum auf seelische und geistige Ebenen ausdehnen: Partner *vernaschen*, *Bücher fressen* als Übergang zu normalem Genießen; in den Hungeranfällen den Lebenshunger erkennen und auf geistig-seelische Ebenen verlegen; alle Eindrücke, die auf einen zukommen, aufnehmen und verarbeiten, was einem bekömmlich ist; mit Konsequenz nach Gipfel-/Einheitserlebnissen (*peak experiences*) streben; Aussöhnungsübungen mit der Polarität (»Sei heiß oder kalt, die Lauwarmen will ich ausspeien«); in den schnellen Ausschlagwechseln des Pendels System erkennen und die Mitte als Ziel ausmachen: die Lebensverweigerung (Erbrechen) und den überzogenen (Lebens-) Hunger als einseitig durchschauen; Übungen zur Verwirklichung der Mitte zwischen den Polen: Tai Chi, Töpfern auf der rotierenden Scheibe, Mandalamalen und -meditation als Ritual, Reiten; Ich-Grenzen öffnen, andere Menschen heran- und hereinlassen.

Einlösung: erwachsen(e Frau) werden (z. B. indem sie ein Kind *empfängt*, dem sie dann ihrerseits das Leben *schenkt*); den Übergang der Pubertät (rituell) bewältigen; die Kindheit und Jugend zurücklassen; Aussöhnung mit dem Irdischen; die Liebe leben mit ihrem genussvollen, gleichzeitig seelischen und körperlichen Nehmen und Geben: sich (den) geliebte(n) Menschen einverleiben, sie/ihn zum Fressen gern haben und das Ganze genießen; Ekstase (z. B. sexuelle) als Vorgeschmack auf die Einheit zu schätzen wissen; »Welt essen und verdauen« (ind. *Bhoga*) üben, statt den Inhalt des Kühlschrankes aufzufressen; Aussöhnung mit der Einheit als alles umfassender Summe der Erscheinungsformen, die auch den Schattenbereich einschließt.

Urprinzipieller Bezug: Mond-Pluto/Uranus.

Lit.: *CD/Audio »Sucht und Suche«.*

Burn-out-Syndrom

(chronisches Ausgebranntsein; siehe auch Depression, Schlafprobleme, Ikarus-Syndrom)

Körperebene: der ganze Organismus kann betroffen sein.

Symptomebene: Seeleninfarkt; sich an »falscher« Stelle verbrennen und verzehren; chronische → Müdigkeit, die durch Schlaf kaum zu bessern ist; Abgeschlagenheit; Energiereserven sind bis auf tiefste Ebene

erschöpft (»leere Akkus«); Gefühl, nicht genug zu leisten, hinter den Anforderungen zurückzubleiben und dem Leben nicht mehr gerecht zu werden; autoaggressive Ausbeutung; Flucht aus einer nicht mehr zu bewältigenden Anforderung (beruflich, familiär, partnerschaftlich); Vorstufe zur → Depression; Gegenpol zum → Bore-out.
Bearbeitung: für innere Ruhe sorgen, Schlafdefizite abbauen; sich bewusst aus den täglichen Auseinandersetzungen des Lebenskampfes zurückziehen; Abstand gewinnen; Energielecks (z. B. unbewältigte Lebenskrise, faule Kompromisse) ggf. mit Hilfe von Psychotherapie identifizieren und schließen; sich seelisch so verausgaben, bis auch hier Leere einkehrt; an »richtiger« Stelle brennen: echte Begeisterung und Motivation entwickeln (brennendes Herz), z. B. Arbeit finden, die Freude macht.
Einlösung: auf seine ureigenen Kraftquellen zurückgreifen; Leere auf der letzten Ebene verwirklichen im Sinne des buddhistischen Nirvana: Meditation.
Urprinzipieller Bezug: Saturn-Neptun.
Lit.: *SI, »Burnout? Schnelltest & Erste Hilfe«, Wwg 247–252, Hag, SH, HT*; *CD/Audio »Vom Stress zur Lebensfreude«, »Depression«*.
Film: *Happy Burnout* (Bd 2).

Bursitis

siehe Schleimbeutelentzündung

C

Candidamykose

(Soor [Candida albicans], Erkrankung an Hefepilzen; siehe auch Dermatomykosen)
Körperebene: äußere Haut (Grenze, Kontakt, Zärtlichkeit), innere Schleimhaut (innere Grenze, Schranke, Schutzhülle), aber auch bei schwacher Abwehr (z. B. → Aids) oder nach lang dauernder Antibiotikatherapie (Organmykosen).
Symptomebene: die eigenen Grenzen werden trotz Schutzschilds aus Säuremantel und Verteidigung durch Abwehrzellen von sich frech ausbreitenden fremden Truppen (sich weit verzweigenden Pilzgewächsen [Myzelen]) besetzt: zu schwach sein, sich seiner Haut zu wehren und Eindrücke lebendig genug zu verdauen (Darmpilz); alles Unlebendige ist vom Pilzbefall gefährdet (Pilze sind Saprophyten, die von toter organischer Materie leben); die kämpferische Auseinandersetzung beginnt erst verspätet und schon tief im eigenen Körperland; sterbenselender Umgang mit sich selbst; die seelische Abwehr ist enorm stark, deshalb die körperliche so schlapp, wie man sich meist fühlt.
Bearbeitung: sich eingestehen, wie viel Totes man mit sich herumschleppt und auch zu sich nimmt in Form von Fertigkost; die eigenen Grenzen in geistig-seelischer Hinsicht öffnen, statt sie zu verteidi-

gen; Raum geben für Fremdes, und es sich zu eigen machen; eigene leblose, abgestorbene Bereiche anderen Lebensimpulsen öffnen; die fremden Lebensimpulse erst einmal ganz an sich heranlassen und aus eigenem Erleben kennenlernen, bevor die kritische und kämpferische Auseinandersetzung mit ihnen beginnt; konkrete Übungen: andere »mitessen« lassen, z. B. Menschen anderer Kulturen an- und aufnehmen, sich mit ihnen einlassen und sich kritisch offen(siv) auseinandersetzen, wo sie ihre Lebensart im eigenen Bereich ausbreiten möchten; lebendige Nahrung zu sich nehmen, die der Körper in lebendige Strukturen umwandeln kann, die die Pilze aber nicht verwerten können wie pflanzlich-vollwertige Kost (*PF*); sich entscheiden, entweder die Pilze gut mit toter Kost oder sich selbst gut mit lebendiger Kost zu ernähren.
Einlösung: Annahme und Integration anderer Impulse und Lebensformen; eigenes lebendiges (Bewusstseins-)Terrain schaffen.
Urprinzipieller Bezug: Pluto.
Lit.: *Wwg 169, KSdK 313–316.*

Carcinoma in situ

(Oberflächenkrebs am Gebärmuttermund; siehe auch Gebärmuttermundkrebs, Geschlechtskrankheiten, Krebs)
Körperebene: Gebärmuttermund (unterer Mund), Schleimhaut (innere Grenze, Schranke, Schutzhülle), Gebärmutter (Fruchtbarkeit, Geborgenheit).
Symptomebene: Grenzkampf und Geschlechterkampf, der innerseelische Kämpfe widerspiegelt; Unfähigkeit, sich gegen sexuelle An- und Übergriffe adäquat zu schützen.
Bearbeitung: Auseinandersetzungen über Themen der sexuellen Selbstbestimmung offensiv führen; die eigene Verletzung und chronische Überreizung in diesem Bereich erkennen; lernen, sich gegen Über- und Angriffe fremder Interessen auf die eigene Weiblichkeit zu schützen; all die unter → Krebs erwähnten Maßnahmen erwägen: da Krebs den ganzen Organismus betrifft, ihm auch auf der ganzen Linie begegnen.
Einlösung: bei Auseinandersetzungen im Intimbereich die eigenen Interessen wahren; die Notwendigkeit erkennen, vom körperlichen und damit (lebens-)gefährlichen Niveau auf das herausfordernde, aber lebensrettende geistig-seelische Niveau zu wechseln und dort auf expansives (seelisches) Wachstum zu setzen; grenzüberschreitende Liebe entdecken, sich über Fremdbestimmung und selbst- und fremdgeschaffene Normen hinwegsetzen und nur dem eigenen höchsten Gesetz verpflichtet leben und sich entwickeln.
Urprinzipieller Bezug: Mond-Pluto.
Lit.: *F 346–348, KR; CD/Audio »Wege des Weiblichen«.*
Film: *Das Beste kommt zum Schluss*, *Der Klang von Eiswürfeln*, *Schicksalsgesetze* (alle Bd 2); *One Week* (Bd 1).

Cellulite

(fälschlich auch als Cellulitis bezeichnet, obwohl keine Entzündung; siehe auch Bindegewebsschwäche, Lipödem).

Körperebene: Haut (Grenze, Kontakt, Zärtlichkeit), Unterhautfettgewebe (Überfluss, Reserve), praktisch ausschließlich Frauenthema.

Symptomebene: insofern Modeerscheinung, als es sich um ein Phänomen handelt, das noch um die vorletzte Jahrhundertwende keinerlei Krankheitswert hatte, sondern im Gegenteil zum vollschlanken Schönheitsideal jener Zeit gehörte (z. B. Rubens' *Drei Grazien* sind typische »Fälle«); zum schlanken, ranken Ideal unserer Zeit passt die Fettgewebsvermehrung an Schenkeln, Po usw. dagegen nicht; Orangenhautphänomen durch hinzukommenden milden Lymphstau und → Ödembildung; die weiblichen Aspekte der Figur werden zusätzlich betont und engagiert bekämpft (meist mit Mitteln, die nur den Herstellern nutzen, das Phänomen aber auf Dauer unbeeinflusst lassen); mit dem Alter gewinnt die Schwerkraft immer mehr Einfluss: schlappes Bindegewebe spiegelt inneres Sichhängenlassen; in Zusammenhang mit → Übergewicht: Überfluss auf falscher Ebene.

Bearbeitung: homöopathisch: Annehmen der urprinzipiell weiblichen weichen Lebensart, der Schwäche und Weichheit, die sich mit dem Alterungsprozess noch verstärken; Hingabe als archetypisch weibliches Lebensthema verwirklichen (statt Bindegewebsschwäche und Sichhängenlassen); dem Weiblichen auch auf allen anderen Ebenen mehr Raum geben; allopathisch: Gewichtsabnahme und Bewegung, Training und Trimmung (in Richtung männliches Figurideal); auch geistig in Bewegung kommen, das flüssige Seelische in Bewegung bringen; mit zunehmendem Alter die Fülle auf den Ebenen des Wissens, der Weisheit und auch der materiellen Polster verwirklichen; pflanzlich-vollwertige Ernährung, zweimal im Jahr fasten.

Einlösung: sich dem weiblichen Lebensfluss anvertrauen, in Fluss bleiben und sich mit dem eigenen Lebensthema aussöhnen.

Urprinzipieller Bezug: Mond-Jupiter.

Lit.: *F 464–468, KS.*

Cervicitis

siehe Gebärmutterhalsentzündung

Cervixkarzinom

siehe Gebärmutterhalskrebs

CFS (Chronic Fatigue Syndrome)

siehe Chronisches Müdigkeitssyndrom

Charcot-Krankheit (CMT)

siehe Amyotrophe Lateralsklerose; siehe auch Multiple Sklerose wegen ähnlicher Symptome

Chemikalien-Sensitivität

siehe Multiple Chemical Sensitivity (MCS)

Chlamydienbefall

(siehe auch Geschlechtskrankheiten)
Körperebene: Geschlechtsorgane (Sexualität, Polarität, Fortpflanzung).
Symptomebene: Bakterien nisten sich in den Zellen ein und führen im fortgeschrittenen Stadium der Erkrankung zu Symptomen wie Verklebung des Eileiters bzw. → Nebenhodenentzündung, → Prostataentzündung und → Unfruchtbarkeit, spätere Erfüllung von Kinderwünschen wird vereitelt bzw. unbewusster Widerstand gegen das Ungeborene; Sex als Leistungssport oder Modedroge führt zu innerer Unerfülltheit; undifferenziert alles Mögliche aufnehmen.
Bearbeitung: auf das Wesen des Partners zielen statt nur auf Sex; in der Sexualität in die Tiefe gehen; psychische Abwehrstärke entwickeln; eine gesunde Auswahl treffen; Ablehnung von Fruchtbarkeit hinterfragen.
Einlösung: Sex als körperlichen Formaspekt erkennen, dessen Inhalt die seelische Liebe wäre; Sinnsuche; auf die innere Stimme hören und ihr gehorchen.
Urprinzipieller Bezug: Pluto.
Lit.: *F 295–298.*

Chloasma

siehe Pigmentflecken

Cholangitis

(vom Darm oder der Gallenblase ausgehende Entzündung des Gallenblasengangs; siehe auch Gallenblasenentzündung)
Körperebene: Gallenblase (Aggression, Gift und Galle).
Symptomebene: offensiver Kampf im Ausleitungsbereich der hintergründigen Aggressionen.
Bearbeitung: sich mutig und offensiv der Ableitung alter, teilweise abgestandener Aggressionen widmen.
Einlösung: mit dem Loslassen aufgestauter Aggressionen ins Reine kommen.
Urprinzipieller Bezug: Pluto-Mars.
Lit.: *SvI.*

Cholera

(Gallenbrechruhr; siehe auch Durchfall)
Körperebene: Darm (Verarbeitung materieller Eindrücke).
Symptomebene: Konflikt um die Verdauung, meist ausgelöst durch verschmutzte Nahrung (Cholera-Vibrionen); Angst, die sich in massiven Durchfällen (»Schiss haben«, »die Hosen voll haben«) ausdrückt; Verarmung an Seelischem (durchfallbedingte Wasserverluste) bedroht das Leben (Kreislaufversagen).
Bearbeitung: offen(siv)er Kampf um die Verarbeitung/Verdauung: sich Selbsttäuschungen in diesem Bereich bewusst machen; Auseinandersetzung mit den dunklen Seiten (Schmutz) dessen, was es zu *verdauen* gilt; Seelisches in stärkstem Ausmaß herauslassen, ans Licht der Bewusstheit bringen; Enge und Angst auf die Bewusstseinsebene holen; sich der Angst ganz hingeben, bis sie sich in Weite wandelt; sich freiwillig der totalen Reinigung

der Schattenwelt (im übertragenen Sinn) unterziehen.
Einlösung: Konfliktbereitschaft hinsichtlich der Schattenthemen, aber auch Akzeptieren der Grenzen eigener Aufnahme- und Verdauungsbereitschaft; in Fluss sein.
Urprinzipieller Bezug: Merkur-Neptun-Mars.
Film: *Der bunte Schleier* (Bd 1).

Cholesterinspiegel, hoher

(Grundproblem: hohes Stressniveau, das über Blutdruckschwankungen zu Verletzungen der Gefäßinnenhaut führt; siehe auch Hypercholesterinämie)
Körperebene: Arterien (Energieversorgungsstraßen), Cholesterin (Verbands- und Dichtungsmaterial des Körpers).
Symptomebene: Versuch, sich zu schützen, alle Ritzen dichtzumachen, sich abzuschotten und zu verbarrikadieren; überforderte Energiebahnen voller Baustellen und Reparaturkolonnen: der Strom der Lebensenergie transportiert große Mengen Dichtungs- und Verbandsmaterial; Gefahr von Verkehrsengpässen (Lumenreduzierung der Arterien), Staus (Gefäßverschlüssen) und Verkehrsinfarkten (Versorgungszusammenbrüchen).
Bearbeitung: undichte Stellen in der seelischen Struktur suchen und abdichten; das eigene Nervenkostüm vor Überlastung und die Seele vor Unterversorgung schützen; Auseinandersetzungen im täglichen Überlebensstress von der körperlichen auf die geistig-seelische Ebene verlegen (z. B. verbale Ausdrucksübungen statt permanenter Anspannungs- und Druckübungen im Ateriensystem); ergründen, wo, wann und warum man sich immer wieder eng macht; für alle (Un-)Fälle in übertragener Hinsicht gewappnet sein; sich der Energieversorgungsengpässe auf der übertragenen Ebene bewusst werden (einiges muss bei dem erhöhten Verkehrsaufkommen und der irrsinnigen Geschwindigkeit zu kurz kommen – z. B. Herz[ensangelegenheiten]); die eigenen wunden (Schwach-) Punkte kennenlernen: sich Zeit geben, die Wunden heilen zu lassen; Nerven(stärke) (wie Drahtseile) entwickeln; Verbandsmaterialtransporte durch vorbeugende Maßnahmen überflüssig machen: das erhöhte Lebenstempo – sichtbar am erhöhten Lebensdruck – reduzieren durch Verkehrsberuhigung (künstliche Engpässe).
Einlösung: Energie fließt rechtzeitig und in aller Ruhe in die entscheidenden Bereiche (*Herz*ensthemen, innerer Fortschritt [Beine], allum fassende Einsicht [Gehirn]).
Urprinzipieller Bezug: Mars-Saturn.
Lit.: *V 152–158.*

Cholezystitis

siehe Gallenblasenentzündung

Chondrodystrophie

Körperebene: Knochen (Stabilität, Festigkeit).
Symptomebene: angeborene Verknöcherungsstörung führt

zu Zwergwuchs bei normalem Kopf und Rumpf und zu kurzen Armen und Beinen; die Behinderung im Bereich des physischen Welteroberns verlegt den Lebensschwerpunkt sinnvollerweise auf geistig-seelische Entwicklungsbereiche.
Bearbeitung: die Kleinheit im physischen Bereich akzeptieren, Demut lernen, hinaufblicken, die Welt von unten betrachten, die Welt aus kindlicher Perspektive erfahren.
Einlösung: die Besonderheit annehmen und jmd. Besonderes werden.
Urprinzipieller Bezug: Saturn-Uranus.

Chorditis

siehe Kehlkopfentzündung, Heiserkeit

Chorea

siehe Veitstanz

Chronische Krankheiten

(siehe auch Entzündung)
Körperebene: der ganze Organismus kann betroffen sein.
Symptomebene: gebundene Energie, unbereinigte Situation; Dauerkonflikt: kein echter Krieg, kein echter Friede, weder ja noch nein sagen, sich nicht einlassen (→ Entzündung), steckenbleiben, festsitzen, faule, lauwarme Kompromisse (Entzündungsherde, stille Entzündungen [Silent Inflammation]); kalter Krieg; Feigheit; Angst vor Konsequenzen des Handelns und vor Verantwortung; Angst, die Entscheidung zu suchen; fehlender Mut/fehlende Kraft für eine Entscheidung: Stagnation, Frustration, Stellungskrieg; chronischer Widerstand gegen das Leben; Angst vor mit Entscheidungen verbundenen Opfern; dauerhafte Weigerung zu lernen; häufig → Alterssymptom, das auftritt, wenn der Schatten über lange Zeit nicht bearbeitet wurde: Situation der Hoffnungslosigkeit (keine Hoffnung mehr auf Heil[ung], deshalb oft Verbitterung bis zu Bosheit und Hass [auf das Leben] als Ausdruck von Schattenenergien, → Verbitterungssyndrom).
Bearbeitung: Energie auf übertragener Ebene bewahren, speichern (haushalten lernen); unter Feuer leben, durchhalten, etwas aussitzen im Sinne des Za-Zen; bereitwillig den Konsens suchen: die Mitte finden, die beiden Seiten gerecht wird; eingefahrene oder tote Gleise des Lebens verlassen; die Dinge durchstehen, sie ertragen lernen; gewohnte Reaktionen vermeiden, weil das den Konflikt zu etwas Dauerhaftem macht (*actio = reactio*); den ersten Schritt aus dem Teufelskreis der Gewohnheiten wagen; die Enge der Situation ertragen, bis sie sich auf ihrem Höhepunkt ausweitet; unter Einbezug des Gegenpols, den es später auch zu erlösen gilt: Entscheidungen treffen (das Schwert aus der Scheide befreien); potenzielle Energien in kinetische umwandeln und umgekehrt (eine festgefahrene Situation in Bewegung bringen; eine hektische beruhigen): mit Energien spielen; Verantwor-

tung übernehmen: Antworten finden; Mitgefühl entwickeln, da auch die andere Seite recht hat (aus ihrer Sicht); den inneren Ort des Stagnierens ausfindig machen und energische Wiederbelebungsversuche unternehmen.

Einlösung: Verantwortung für die eigenen Entscheidungen tragen; die Mitte finden: Harmonie als gelungener Kompromiss zwischen Krieg und Frieden (die Göttin Harmonia als Kind der Liebesgöttin Venus und des Kriegsgottes Mars); konsequente, beharrliche Suche nach dem (mittleren) Weg; nichthandelnd handeln: handeln unter Verzicht auf die Früchte des Handelns, um die Stagnation zu beenden, aber ohne das Pendel in den anderen Pol hinüberzutreiben; Erkenntnis, dass große Siege zu großen Kriegen führen und Stillhalten zu innerer Ruhe verhilft; Integration erst des einen, dann des anderen Pols; Heilwerden, Bewusstwerden; Ausdauer auf geistig-seelischer statt auf körperlicher Ebene; sich bewusst einlassen und mitspielen im Spiel des Lebens.

Urprinzipieller Bezug: Saturn (= Chronos)-Mars.

Lit.: *K 139f., SP, AfS, Hag, PF, SvI, Gug.*

Film: *Words & Pictures, Maudie* (beide Bd 2) als Beispiele, aber auch alle Krebs-, Herz-, Angst-Filme (in Bd 1 und 2).

Chronisches Müdigkeitssyndrom

(CFS = Chronic Fatigue Syndrome; siehe auch Long Covid)

Körperebene: Gehirn (Kommunikation, Logistik), Abwehrsystem (Verteidigung).

Symptomebene: oft in Folge von viralen, nicht ganz ausgestandenen Infekten, aufgrund einer geschwächten Abwehr; Lebenslust und Hoffnung verlieren, geistige Erschöpfung; autoaggressive Selbstzerstörung: das eigene Immunsystem attackiert das Nervensystem und setzt es teilweise außer Gefecht; sich ohnmächtig und lebensmüde machen und fühlen, jede kleine Anstrengung ist schon zu viel; Angst vor Verantwortung, Herausforderungen und letztlich dem ganzen Leben; da das Richtige nicht zu finden scheint, alle Energie pessimistisch fahren lassen, da sie sowieso nur in weitere Abgründe bzw. in die falsche Richtung fließen würde; selbsterfüllende Prophezeiung: je schlechter man sich selbst sieht, desto schlechter wird es gehen und die Misere noch verstärken; weder etwas bewegen noch bewältigen; mit den Nerven statt mit der Arbeit fertig sein (Ideal: Tagewerk als Maß und am Abend *rechtschaffene* Müdigkeit, weil das Tagewerk geschafft ist); insgesamt geschafft sein, da alles müde, letztlich sogar lebensmüde macht, was nicht mit der eigenen Gabe, Be*gab*ung und Hingabe zu tun hat (→ Müdigkeit); keinen Sinn im eigenen Tun finden und dadurch so sehr ermüden, dass man nichts mehr tun kann (→ Burn-out- und → Bore-out-Syndrom); am Abend mangels eigenen Lebens(sinnes) an dem anderer auf

der Fernsehebene teilhaben; Fernsehabende machen aber auf Dauer noch müder und fertiger, sie sind anstrengend für die Nerven, statt sie zu nähren, und fördern nachweislich → Alzheimer.
Bearbeitung: herausfinden, worum es einem wirklich im Leben geht, was einen ansprechen, anregen und anmachen würde – als Voraussetzung, um auf Empfang geschaltet und fürs Leben eingeschaltet zu sein und das, was die Seele im Innersten bewegt, dann auch zu tun und sich darin zu verwirklichen.
Einlösung: seine Gabe in der Begabung finden, die jeder Mensch hat, und ihr folgen, dadurch viel und oft unendlich viel von sich geben können, was einen selbst und die Beschenkten glücklich macht.
Urprinzipieller Bezug: Neptun-Pluto.
Lit.: *Wwg*, *Hag*.

Claudicatio intermittens

(zwischenzeitliches Lahmen, »Schaufensterkrankheit«; siehe auch Arteriosklerose)
Körperebene: Blut (Lebenskraft), Blutgefäße (Verkehrswege der Lebenskraft).
Symptomebene: es geht nichts (mehr) vorwärts und nichts (mehr) aufwärts im Leben; enge Grenzen, harte Widerstände; eingeschränkte Beweglichkeit, minimaler Aktionsradius: »nicht weit kommen«, »es nicht weit bringen«.
Bearbeitung: Ehrgeiz, Aufstiegsfantasien und Fortschrittsambitionen bewusst loslassen; es zu nichts mehr bringen wollen; den Kampf aufgeben: *kürzertreten*; die vorgefundenen Grenzen respektieren lernen; Widerstände als Hinweise akzeptieren; der Lebenskraft neue Wege bauen und alte ausbauen (Gefäßtraining).
Einlösung: Resignation: von einmal gesetzten Zielen und hochfliegenden Träumen zurücktreten; sich dem schwächer gewordenen Fluss der Lebensenergie ergeben; sich ohne Anspruch und Kampf treiben lassen; vom Turm des Ego absteigen und ausruhen: innere Ruhe finden; Umkehr, Heimkehr und Einkehr statt langer Märsche und Aufstieg.
Urprinzipieller Bezug: Mars-Saturn-Neptun.
Lit.: *H 260, R 132f., Gug*.

CMT

siehe Amyotrophe Lateralsklerose und wegen ähnlicher Symptome auch Multiple Sklerose

Co-Abhängigkeit

siehe Helfersyndrom

Colitis

siehe Darmentzündung

Colitis ulcerosa

(Dickdarmentzündung; siehe auch Darmentzündung, Reizdarm)
Körperebene: Dickdarm (Unbewusstes, Unterwelt), Blut (Lebenskraft).
Symptomebene: unbewältigte, ins Körperreich abgestürzte Konflikte, die die Darmwand geschwürig zerfressen; große Verluste an Wasser

(Seelenflüssigkeit), Salzen (Elektrolyte als Salz des Lebens), Lebensenergie (Blut); Bürgerkrieg in der Unterwelt mit undurchsichtigen Fronten: verlustreicher Kampf gegen sich selbst; Autoaggression: »sich den Arsch aufreißen«; »Schleimscheißer«, anderen »hinten reinkriechen«, um »sich lieb Kind zu machen«; in der Hölle ist der Teufel los: magische Blutrituale im Unterweltmilieu; Opferrolle; Blutopfer bringen (unbewusstes Opfern der eigenen Vitalität); auf dem Gegenpol: verzweifelte Versuche, sich bis aufs Blut zu reinigen; Dutzende Entleerungen (Einläufe): Waschzwang auf der unteren Ebene; Lebenskraft konzentriert sich in der Unterwelt; Angst, das eigene Leben und die eigene Persönlichkeit zu verwirklichen; aus großer Angst »Blut und Wasser schwitzen«; ständig »Schiss« zu haben ist demütigend: Peinlichkeits- und → Schamgefühle; Verzicht auf persönliches Leben zugunsten symbiotischer Einheit mit einem anderen (oft der Mutter); explosives Geschehen, wenn Abhängigkeitsverhältnis in Bewegung kommt; in früher Phase hängengeblieben sein; wunder Babypo; noch nicht sauber sein, Windeln brauchen; drohend und kontrollierend erlebte Mutter, die Unterwerfung fordert; sich an die Mutter krallen; erzwungene Symbiose; Angst vor Einsamkeit durch Selbstverantwortung; Resignation, Selbstaufgabe, Hoffnungslosigkeit; fauler Kompromiss beim Herausgeben und Behalten.

Bearbeitung: statt Schuldgefühlen wirkliche Reue zeigen (Metanoia: Umkehr der Gesinnung); mutige Auseinandersetzung mit den eigenen widerstrebenden Kräften im Schatten(reich); hart gegen sich selbst sein; sich anstrengen beim Kampf um die seelischen Schattenthemen; weitgehende Opferbereitschaft entwickeln (eigene Lebenskraft zur Verfügung stellen); sich anderen gegenüber verbindlich bemühen; Beziehungen zum Laufen (»wie geschmiert«) bringen; sich der Thematik von Abhängigkeit und Unabhängigkeit bzw. Seelenmacht und Macht über Seelen bewusst werden; die Enge in Beziehungen erkennen und mit der Angst vor dem Leben in Zusammenhang bringen (unverarbeitetes Geburtstrauma?); Psychotherapie: durchschauen und auflösen des Seelenhandels (»Paktes«), der an die Unterwelt fesselt – damit auch die »sonnige Oberwelt« entdecken (Blut als Vitalitätsaspekt); Rückbesinnung auf sich selbst; Rückzug ins eigene Reich: antworten lernen auf die (Heraus-) Forderungen des Schicksals; Blutsbande zu Blutsverwandten lösen und ggf. auf freiwilliger Basis neu knüpfen.

Einlösung: offensive, mutige Durchlichtung der Unterwelt und des Schattens; Aussöhnung mit den eigenen magischen Wurzeln; harte innere Kämpfe auf dem Weg zum eigenen Selbst; Opferbereitschaft bis zum Letzten an der richtigen Stelle; Macht über andere Seelen bewusst aufgeben, um freizugeben

und frei zu sein; die große Wandlung aus eigener Kraft verwirklichen: Metanoia.
Urprinzipieller Bezug: Pluto-Sonne.
Lit.: *V 216–232, SvI; CD/Audio »Verdauungsprobleme«.*
Film: *Der Gott des Gemetzels, Der letzte Samurai, In Sachen Henry, Fearless, Wut* (alle Bd 1).

Commotio

siehe Gehirnerschütterung

Compressio cerebri

siehe Hirndrucksyndrom

Contusio

siehe Gehirnprellung

COPD

(Chronic Obstructive Pulmonary Disease [chronisch obstruktive Lungenkrankheit], Kombination von chronisch obstruktiver → Bronchitis und → Lungenemphysem)
Körperebene: Lunge, (Kontakt, Kommunikation).
Symptomebene: in Belastungssituationen →Husten, vermehrter Auswurf und → Atemnot; Erschwerung von ausatmen und damit loslassen; »Raucherlunge«, »Raucherhusten«; der Auswurf zeigt, dass man auf körperlicher Ebene loszuwerden versucht, was Gasaustausch und Kommunikation behindert; die Aufblähung der Lungen im Emphysem verrät wie beim → Asthma bronchiale den *überblähten, aufgeblasenen* Anspruch, der sich auch im oft hinzukommenden Fassthorax verkörpert.
Bearbeitung: die Aggressionen herauslassen; ausspucken, was schon lange gesagt werden wollte; mutige Kommunikation wagen; das Loslassen üben, sich eigene Egoansprüche ehrlich eingestehen; die Hindernisse im Austausch angehen; die Grundprobleme → Rauchen, chronische → Bronchitis bearbeiten.
Einlösung: sich ausdrücken lernen, von der Kommunikation zur Kommunion gelangen.
Urprinzipieller Bezug: Merkur-Saturn.

Cor pulmonale

(Lungendruckerhöhung)
Körperebene: Lungengefäße (Kontakt, Kommunikation).
Symptomebene: im Kommunikationsbereich unbemerkt (Krankheitsbild macht kaum Symptome) unter Druck geraten (Grundproblem in der Lunge; z. B. → Asthma deuten und angehen); auf lange Sicht: an Herz(ens)erschöpfung zugrunde gehen (Gefahr des [Rechts-]Herzversagens).
Bearbeitung: sich den Druck im Kontaktbereich eingestehen und ihm (den gestellten Anforderungen) gerecht werden; sein Herz rechtzeitig ausschütten; Herzensangelegenheiten austauschen.
Einlösung: sich herz(ens)mäßig verausgaben; mit ganzem Einsatz (vollkommene) Verbindungen zwischen Innen- und Außenwelt herstellen.
Urprinzipieller Bezug: Merkur-Pluto.

Corona-Infektion
siehe Covid-19

Corpus-luteum-Zyste
siehe Gelbkörperzyste

Covid-19
(siehe auch Lungenentzündung, Entzündung, Long Covid, Angst, Ansteckungsangst)
Körperebene: Atemwege (Austausch), Lunge (Kontakt, Kommunikation, Freiheit), Blutgefäße (Verkehrswege der Lebenskraft); Mitochondrien (Energieproduktion der Zellkraftwerke), Gehirn (Kommunikation, Logistik), Nase (Macht, Stolz, Sexualität), Geschmacksknospen (Geschmackssensoren, Vorkoster).
Symptomebene: oft verschärfte typische Symptome der → Grippe/Influenza (→ Fieber, → Husten, → Heiserkeit, → Atemnot), zusätzlich Gefahr von → Lungenentzündung, → Durchblutungsstörungen durch → Blutgerinnsel (Thrombosen, Embolien), Geruchsverlust (→ Anosmie) und → Geschmacksverlust (Ageusie); beim häufigsten Verlauf zeigt sich ein Kommunikationskonflikt mit Generalmobilmachung, Blockierung zweier wesentlicher Sinne, wodurch nichts mehr schmeckt und alles sein Aroma und seinen Duft verliert; das Krankheitsbild führt schon von sich aus zur Isolation; weitere soziale Isolierung führt nicht selten zu seelischen Störungen und Veränderungen wie Mutlosigkeit, →Angst(syndrome),→Depression; mit den attackierten Atemwegen und der umkämpften Lunge kommt ein Kampf um die Themen Austausch, Kontakt und Freiheit ins Spiel, beim Blut und seiner veränderten Gerinnung geht es um sich verklumpende Lebenskraft; das Leben verliert seinen Fluss; Angst vor dem Leben, vor Freiheit und Kraft (siehe auch das Krankheitsbild in seiner chronischen Form → Long Covid).
Als weltweite → Epidemie (Pandemie): kollektive Hilfslosigkeit und Angst, die ab 2020 auch Politik, Gesellschaft, Wirtschaft und Medizinsystem befallen hat, d. h., unvorbereitet sein (auf eine Seuche), überwältigt werden, eigene → Ansteckungsangst verbreiten, Unterdrückung als Gefahrenmanagement; Angst vor dem scheinbar Unbekannten/Unkontrollierbaren; Kriegführung auf unerlöst materieller Ebene; Angst vor Austausch (Kommunikation fand während der Pandemie zwar mehr als je zuvor statt, allerdings digital; die physische, emotionale, sinnliche wurde aber als gefährlich eingestuft und nach dieser Logik verboten); Herausforderung, sich kollektiv und im persönlichen Leben der Einheit und Verbundenheit aller bewusst werden über den Weg der potenziell todbringenden Ansteckung mit Viren, die keine Grenzen kennen und sich als sehr lebendig und kreativ erweisen in ihrer Mutationsfreude, in Quarantäne/Isolation gehen müssen, wissend, dass alle mit allen verbunden sind, was weitere Angst verursacht;

rückwirkend betrachtet erweisen sich die Kollateralschäden durch Angstverbreitung und Kommunikationsblockade besonders bei Kindern oft gravierender als das Krankheitsbild.
Bearbeitung: Konfliktbereitschaft und Streitkultur entwickeln; sich mutig und entschieden mit seiner (Todes-)Angst auseinandersetzen; Konfrontation der speziellen Angst vor der Seuche und vor mRNA-Impfstoffen, die mit einer klassischen Impfung nichts zu tun haben (→ Impfschäden); zur Behandlung und Vorbeugung, d. h., zur Virenabwehr und erheblichen Steigerung der natürlichen Killerzellen ist generell anzuraten: pflanzlich-vollwertige Kost (*PF*), ausreichende Versorgung mit Vitamin D, am besten durch Sonnenbaden mit Hormon D, regelmäßige Waldbäder.
Einlösung: Offenheit und Mut fürs Leben und Aussöhnung mit seiner Endlichkeit; Konflikte austragen lernen, zum Wohl aller Beteiligten; erkennen, dass der fast fließende Übergang der Corona-Pandemie in den Ukraine-Krieg ein Spiegel der kollektiven Aufgabe ist, sich sowohl mit Aggression, Feindbildern und Kriegführung auf materieller Ebene als auch mit einer durch atomare und biologische Kriegswaffen geschürten Todesangst auseinanderzusetzen.
Urprinzipieller Bezug: Saturn, Pluto ([-Todes-]Angst und Tod, gesellschaftliche Spaltung, Projektion und Sündenbockpolitik), Mars (Entzündung).
Lit.: *CaW, Wwg, SvI, MF, AfS*.
Film: zum Saturnprinzip – *Wer früher stirbt, ist länger tot, Nokan, Die Bücherdiebin* (alle Bd 1); zum Marsprinzip – *Gefährliche Schönheit, In Sachen Henry, Der letzte Samurai, Fearless, Wut* (alle Bd 1); *Besser geht's nicht* (Bd 2).

C-Protein-Mangel

Körperebene: Lungengefäße (Kontakt, Kommunikation), Blutgefäße (Verkehrswege der Lebenskraft).
Symptomebene: C-Protein ist einer der Faktoren, die das Blut flüssig halten und so → Thrombosen und → Embolien verhindern; der fast immer angeborene Mangel fällt in der Regel zuerst durch Kurzatmigkeit auf (ausgelöst durch → Blutgerinnsel, die die Lungengefäße verstopfen); auf lange Sicht kommt es zur Erschöpfung des Herz(ens) mit der Gefahr des (Rechts-)Herzversagens.
Bearbeitung: homöopathisch: aus dem Blut (der Lebensenergie) mehr herausholen; die Lebensenergie konzentrieren, intensivieren; aus der eigenen Energie mehr machen; Kontakt und Kommunikation reduzieren; Selbstbesinnung; die eigene Lebensfreude und -kraft entwickeln; sich den Druck im Kontaktbereich eingestehen und ihm nachgeben, weniger Kommunikation statt weniger Atmung; allopathisch: seinen Lebensfluss in Gang halten, mit dem Leben fließen; aus dem Herzen keine Mördergrube machen, sondern es rechtzeitig ausschütten; körperlich: Blutverdün-

nungsmittel (Marcumar) einnehmen.
Einlösung: Lebensenergie und -freude in den Mittelpunkt des Lebens stellen; aus seiner Lebensenergie etwas machen und dies auch nach außen vermitteln; den Lebensfluss in Gang halten, mit dem Leben fließen; sich herz(ens)mäßig verausgaben; mit ganzem Einsatz (vollkommene) Verbindungen zwischen Innen- und Außenwelt herstellen.
Urprinzipieller Bezug: Merkur-Saturn.

Creutzfeldt-Jakob-Krankheit

(wahrscheinlich menschliche Variante des Rinderwahnsinns [BSE = Bovine Spongiforme Enzephalopathie, Gehirnschwamm der Rinder])
Körperebene: Gehirn (Kommunikation, Logistik), Zentralnervensystem (Nachrichtendienst).
Symptomebene: Übertragung durch körpereigene Eiweiße (Prione), die, in ihrem Bauplan geringfügig verändert, sich an Nervenzellen des Gehirns anlagern und diesen ihren Plan aufzwingen: Absterben der Nervenzellen, Poröswerden des Gehirns; Übertragung von Gehirn zu Gehirn (Operationen, Transplantate); der Weg vom Rind auf den Menschen ist noch ungeklärt, aber wahrscheinlich (in diesem Zusammenhang wichtig: Verfütterung von infizierten Schafkadavern an Rinder); Gehirn wird löchrig wie ein Schwamm, zeigt Ablagerungen (Plaques), verschrumpelt schließlich: Tod im → Koma; Schlaflosigkeit: keine Ruhe mehr finden, nicht mehr »abschalten« können; Kopfschmerzen: »sich den Kopf zerbrechen«, keine Ruhe mehr im Kopf finden; motorische Ausfallerscheinungen: Verhinderung aller weiteren Schritte und Bewegungen; Gedächtnislücken bis zu völligem Ausfall: Aussteigen aus aller Verantwortung; Taubheitsgefühle in den Gliedmaßen: Unempfindlichkeit von innen heraus; Stimmungsschwankungen, Aggressionsausbrüche bis hin zu Depressionen: Opfer eigener, nicht zu bewältigender Emotionen sein; Wahnvorstellungen (→ Halluzinationen) mit paranoiden Tendenzen: Verrücktheit, nicht mehr funktionieren im Zusammenhang dieser Welt, von eigenen inneren Bildern gepeinigt sein; Krankheitsbilder als Spiegel dieser Gesellschaft bzgl. ihres Umgangs mit Tieren.
Bearbeitung (seitens der Angehörigen und der Gesellschaft, für die Betroffenen führt das Krankheitsbild bisher ausnahmslos zum Tod): bewusste Sterbebegleitung und -vorbereitung; sich die Verantwortung für diese Schöpfung mit all ihren fühlenden Wesen eingestehen; weitere Schritte in unmenschlicher Richtung bzgl. der (Be-)Nutzung der Tiere verhindern; die Gefühllosigkeit dieser Zeit bzgl. abhängiger Wesen (wie Tiere) durchschauen; aus dem Wahnsinn unserer modernen Weltsicht (Machbarkeitswahn, der z. B. aus Profitgier dazu führt, Vegetariern wie Rindern Schafleichen als Futter unterzuschieben) aussteigen; sich eingestehen, dass

wir bei Schlachttieren deren Stress und Aggression im Todeskampf mitessen; sich Bilder machen vom Leiden der für menschliche Zwecke gequälten Kreaturen; Auseinandersetzung mit dem Sterben an sich.
Einlösung: Verantwortungsbewusstsein für die Welt und die in ihr lebenden Wesen, Wandlungsbereitschaft.
Urprinzipieller Bezug: Pluto-Merkur, Mars (Schlachten), Neptun (Verzicht).
Lit.: *Wwg 186–196, PF.*
Film: *Die Bücherdiebin* (Bd 1);
Doku: *The Game Changers* (Bd 2).

Cushing-Syndrom

(Cortisonvergiftung)
Körperebene: der ganze Organismus ist betroffen.
Symptomebene: falsche Prioritäten (Grundproblem identifizieren, v. a. Dauer- und Überdosierung von Cortison, Cortisol-produzierender Nebennierenrindentumor); Missverhältnis der Maßnahmen: Stammfettsucht = dürre Extremitäten bei überdimensioniertem Körper; vorgetäuschte Gesundheit: Vollmondgesicht mit Pausbacken (Puttengesicht); vorgetäuschte Kraft: Büffelnacken; Persönlichkeitsverfremdungen, seelische Veränderungen (Cortison-Euphorie); körperlich und geistig-seelisch aus dem Gleichgewicht sein.
Bearbeitung: sich auf die eigene Mitte konzentrieren; das eigene Zentrum stärken; wirkliche Gesundheit anstreben aus eigener Kraft (innerer Arzt); die Stimmung aus sich selbst heraus bessern durch Aktivitäten, die das Grundproblem angehen.
Einlösung: Lösung des Grundproblems; starke eigene Mitte verwirklichen: die Ruhe der Mitte, aus der die Kraft fließt.
Urprinzipieller Bezug: Mond-Jupiter-Neptun.

D

Daktylogryposis

siehe Verkrümmung der Finger und Zehen

Damenbart

(siehe auch Hirsutismus, Klimakterische Beschwerden)
Körperebene: Gesicht (Visitenkarte, Individualität, Wahrnehmung, Fassade).
Symptomebene: zu kurz gekommener männlicher Anteil (Animus); kosmetische Entstellung zielt auf den Gegenpol und zeigt das wahre Gesicht: die versteckte männliche Härte; Wunsch nach Willenskraft und Durchsetzungsfähigkeit (*S 120*).
Bearbeitung: Aufmerksamkeit auf den männlichen Pol (Animus) lenken; vorgegebenen weiblich-mondhaften Weg in Einklang mit den eigenen männlich-sonnenhaften Anteilen bringen, um beiden Seiten der eigenen Seele gerecht zu werden; Verwirklichung des Animus-Prinzips; Integration des Gegenpols auf der seelischen statt auf der kör-

perlichen Ebene; zu eigenen auffälligen Wesenszügen stehen; bewusst aus den weiblichen Normen herausfallen.
Einlösung: den inneren Mann (Animus) entwickeln, typisch männliche Eigenschaften wie Durchsetzungsfähigkeit, Entscheidungs- und Handlungsfähigkeit zeigen; mit dem seelischen Gegenpol eins werden: chymische Hochzeit.
Urprinzipieller Bezug: Mond-Sonne, Venus-Mars.
Lit.: *F 452–454, S 406–409, KS; CD/Audio »Wege des Weiblichen«.*

Dämmerzustand

(z.B. bei → Epilepsie, → Alkoholismus)
Symptomebene: Bewusstseinstrübung mit Ausfall der willentlichen Steuerungsmechanismen und verminderter Verarbeitung von Außenreizen (stunden- oder tagelang): auf unerlöste Weise (mit sich) geschehen lassen; Abschied von der Verantwortung für sich und andere; auf Unterstützung von anderen angewiesen sein; Abwendung von der äußeren und Eintauchen in die innere Welt; Stimmungsveränderungen; Verhaltensänderungen bis zu wesensfremden Aktionen wie sexuellen und kriminellen Delikten: Schattenaspekte drängen von unten ins Bewusstsein hoch.
Bearbeitung: Einflussnahme auf die äußere Welt freiwillig für einige Zeit aufgeben; sich von der Außenwelt abschotten und bewusst nach innen wenden; die Verantwortung bewusst an andere übergeben; äußere Unterstützung bewusst und dankbar annehmen lernen; sich auf andere, auch dunkle Stimmungen bewusst einlassen; dem eigenen Ich fremde, dem Schattenreich zuzurechnende dunkle Wünsche und Sehnsüchte bewusst kennenlernen; (Psycho-) Therapie bzgl. des Grundproblems.
Einlösung: Kontemplation; sich bis in die Tiefe kennen und annehmen; sich auf die (vorgefundene) Wirklichkeit einlassen.
Urprinzipieller Bezug: Neptun.
Film: *The Good Night* (Bd 1).

Dammriss

siehe Geburtskomplikationen

Darmausgang, künstlicher

siehe Anus praeter

Darmbrand

(Enteritis necroticans)
Körperebene: Darm (Verarbeitung materieller Eindrücke).
Symptomebene: Absterben von Teilen der Darmwand, die von der Durchblutung abgeschnitten sind, z.B. durch Einklemmung (im Bruchsack, bei Verwachsungen), Bildung von → Thrombosen: die lebendige Verdauung des Lebens ist teilweise behindert oder ganz ausgefallen; Fäulnis der abgestorbenen Bereiche: es ist etwas faul mit der Verarbeitung des Lebens.
Bearbeitung: jene Bereiche links liegen lassen, die einen nichts angehen; einiges von der Verarbeitung ausschließen; sich nur noch darum kümmern, was einem wirklich zur Verdauung aufgegeben ist.

Einlösung: die eigenen Karmafrüchte verdauen; das Leben verarbeiten, soweit es einen selbst betrifft.
Urprinzipieller Bezug: Merkur/Mars-Pluto.
Lit.: *SvI*.

Darmeinklemmung

(siehe auch Bruch)
Körperebene: Darm (Verarbeitung materieller Eindrücke).
Symptomebene: ein Stück Darm wird blockiert und damit das ganze Verdauungsrohr lahmgelegt; nicht mehr durchlässig sein für die Aufgaben und Karmafrüchte, die einem zureifen; das Leben kann nicht mehr verdaut werden, sondern ist im Gegenteil akut bedroht; Totenstille im Bauch, seelische Sackgasse.
Bearbeitung: akute Lebensbedrohung erfordert sofortige chirurgische Intervention; nichts Neues mehr hereinlassen, nichts herauslassen, einen totalen Stopp einlegen; völlig zur Ruhe kommen.
Einlösung: unabhängig und selbstgenügsam werden, sich zurückziehen, vom Wirbel und Austausch des gesellschaftlichen Lebens Abstand halten; zu sich selbst finden, ohne das Außen noch zu brauchen oder zu bedienen.
Urprinzipieller Bezug: Merkur-Saturn.

Darmentzündung

(Colitis, siehe auch Colitis ulcerosa als besonders ernste Form der Darmentzündung, Reizdarm)
Körperebene: Dünndarm (Analyse, Assimilation), Dickdarm (Unbewusstes, Unterwelt).
Symptomebene: auf der Ebene des Schattenreiches der Unterwelt unbewältigte, ins Körperreich abgestürzte schmerzhafte Konflikte, die die Darmwand entzünden; Schmerzen als Hilferufe aus dem Totenreich; Konflikte bei der Verdauung (der Welt), speziell: bei der Analyse und Assimilation (Unterscheidung und Aufnahme) = Dünndarmbereich; bei der Unterweltreise = Dickdarmbereich; aggressive Auseinandersetzung um Aufzunehmendes oder Herzugebendes im Körper; im Bewusstsein zu vorsichtige und ängstliche Auseinandersetzung.
Bearbeitung: offensive Auseinandersetzung mit dem Schattenreich und seinen Themen, das Stirb-und-Werde konfrontieren; sich auch umwälzenden, an die Essenz gehenden Konflikten stellen; mutige Kämpfe um die Themen, die hereingelassen werden sollen; Mut zur Anpassung an die gegebenen Lebensbedingungen; Konflikte um das Ja- und Neinsagen offen austragen (v*erdauen* heißt auch, die Spreu vom Weizen zu trennen und zu lernen, was gut und was schlecht für einen selbst ist).
Einlösung: sich bewusst und offen(siv) einlassen auf das »Eingelassene«, Geschluckte; die Reise durch das Schattenreich mutig angehen; Aussöhnung mit radikalen, an die Wurzeln gehenden Auseinandersetzungen, Bereitschaft zu fundamentalem Wandel, zu totaler Wandlung (Metamorphose) und tiefster Reue (Metanoia).

Urprinzipieller Bezug: Pluto-Mars-Merkur.
Lit.: *V, SvI; CD/Audio »Verdauungsprobleme«.*
Film: *Wut, In Sachen Henry, Der letzte Samurai, Fearless* (alle Bd 1).

Darmfistel

(»illegale« Verbindung des Darms zur Körperoberfläche oder zu einem anderen Hohlorgan; siehe auch Morbus Crohn)
Körperebene: Darm (Verarbeitung materieller Eindrücke).
Symptomebene: Schattenthemen auf Ab- oder Irrwegen; Schatteninhalte drängen auf spektakulären und ungewohnt problematischen Wegen ans Licht der Bewusstheit, dadurch werden Kriege und Konflikte riskiert; gefährliche Verbindungen in der Unterwelt eingehen; gefährliche Abkürzungen versuchen (Fluchtwege).
Bearbeitung: Integration des Schattens statt Versuch des Vermeidens (Fluchtwege): auf ungewöhnliche, kreative Weise den Schatten ans Licht holen; riskante Wege der Schattenverarbeitung ins Auge fassen; mutig und offen(siv) auch Abkürzungen des Weges versuchen (statt Umwege zu gehen); Schattenthemen auch in gänzlich unerwarteten Bereichen suchen.
Einlösung: Aussöhnung mit den dunklen Bereichen der eigenen Existenz unter Einbeziehung ihrer individuellen Ausprägungen.
Urprinzipieller Bezug: Pluto-Uranus-Merkur.
Lit.: *V 178f.*

Darmgrippe (Darmkatarrh)

siehe Darmentzündung

Darmkrebs

siehe Mastdarmkrebs

Darmlähmung

(paralytischer Ileus; siehe auch Darmverschluss, Hirschsprung-Krankheit)
Körperebene: Dünndarm/Ileum (Ausgleich, Analyse, Assimilation), Dickdarm (Unbewusstes, Unterwelt).
Symptomebene: passiver Streik an der Darmfront: die Arbeit und jede Bewegung sind eingestellt; durch Gifteinfluss bringen schlängelnde Bewegungen (Peristaltik) nichts mehr in Gang; dichtmachen: »So kann es nicht weitergehen«; Versuch, eine Änderung der Arbeitsbedingungen zu erzwingen; Durchfluss des Lebens durch die Schattenwelt wird verhindert: Rückstau der Schatteninhalte bis zu ihrem Erbrechen; Koterbrechen: Schattenwelt kann nicht verarbeitet werden und drängt zum Eingang statt zum Ausgang; Schatten *kommt einem hoch*, es ist einem *zum Kotzen*.
Bearbeitung: in der Verarbeitung/Verdauung der Welt echte Pausen einlegen; nicht mehr mitmachen; lernen, sich zu verweigern; sich Ruhe gönnen; sich der Polarität zeitweise entziehen; hin und wieder Urlaub nehmen bzgl. der Verarbeitung von Eindrücken; den Einfluss neuen Schattenmaterials stoppen: sich eine Aus- und Bedenkzeit nehmen; neue

Formen der Verarbeitung mit Nachdruck angehen; Schatten auf ungewöhnlichem Weg heraufholen: *ausspucken* statt stauen.
Einlösung: Aufnahme und Verarbeitung des Lebens sind in rhythmischem Einklang.
Urprinzipieller Bezug: Merkur (Dünndarm)/Pluto (Dickdarm)-Neptun (Lähmung).
Lit.: *V 179; CD/Audio »Verdauungsprobleme«.*

Darmparasiten

(siehe auch Bandwurmbefall, Ruhr)
Körperebene: Darm (Verarbeitung materieller Eindrücke).
Symptomebene: »Besessenheit« auf der Unterweltsebene; ungebetene Gäste durchfüttern; ausgenommen werden, Gewichtsabnahme, manchmal →Durchfall; oft Ekel und Angst; Empfinden, innerlich verseucht zu sein; sich unbewusst als Opfer von Ausnutzung fühlen.
Bearbeitung: sich den Themen des Schattenreiches geistig-seelisch widmen; herausfinden, was bei der Verdauung des Lebens nicht stimmt, wo sich im eigenen Leben ungebetene »Gäste« breitgemacht haben; das Thema »ausnutzen und ausgenutzt werden« bearbeiten; abhängige, schwächere Wesen (Tiere) in der Umgebung bewusst mitnähren, um die eigene Innenwelt zu entlasten; sich selbst bewusst einschränken; Fasten hungert solche Schmarotzer auch physisch oft aus.
Einlösung: andere (Wesen) mitleben lassen, Nächstenliebe kultivieren; bewusste Einladungen aussprechen; zum Mäzen werden; Gefühl für die eigenen und die Bedürfnisse anderer Lebewesen entwickeln; Aussöhnung mit der eigenen Unterwelt.
Urprinzipieller Bezug: Merkur-Pluto.

Darmpilz

siehe Candidamykose

Darmpolypen

(Polyposis intestinalis)
Körperebene: Schleimhaut (innere Grenze, Schranke, Schutzhülle) des Dickdarms (Unbewusstes, Unterwelt).
Symptomebene: (gutartige) Auswüchse in der Unterwelt (im Unbewussten); Möglichkeit, über sie Lebensenergie an die Unterwelt zu verlieren (Blutungen); große Polypen können den Transport in der Unterwelt behindern (→ Darmverschluss); Gefahr der Entartung und des Bösewerdens (Polyposis, → Mastdarmkrebs).
Bearbeitung: sich die eigene Tendenz zu Auswüchsen bewusst machen; Hinweise auf nicht kontrolliertes Wachstum im Schattenreich ernst nehmen: nachfragen, was in der eigenen Unterwelt wachsen könnte; Kreationen des Schattenreiches ins Bewusstsein aufsteigen lassen; Frage nach verdrängten dunklen Seiten; Gefahr der Entartung von Schattenthemen zu ungehemmten Egotrips rechtzeitig ins Auge fassen (Therapie) und eigene Wege der Bewusstwerdung und

Durchlichtung einschlagen; Lebensenergie freiwillig an die Unterwelt abgeben und Achtsamkeit, Bewusstwerdung in diesem Bereich; Transporthindernisse bei Schatteninhalten in Erwägung ziehen und bearbeiten.
Einlösung: kreativer Umgang mit dem Schatten; Wachstum im Unterweltsbereich zulassen: Erkenntnis, dass ein Wachsen nur über die Integration von Schattenanteilen möglich ist; Rücknahme von Projektionen, Erkenntnis, dass sich nicht nur andere böse Auswüchse und Entgleisungen leisten.
Urprinzipieller Bezug: Pluto-Jupiter.
Lit.: *V 236, S.*

Darmprobleme

Körperebene: Dünndarm (Analyse, Assimilation), Dickdarm (Unbewusstes, Unterwelt).
Symptomebene: Probleme mit der Verdauung des Lebens.
Bearbeitung: bewusster integrieren lernen = Fremdes zu Eigenem machen.
Einlösung: Welt verdauen; Karma aufarbeiten (ind. *Bhoga* = »Welt essen und bewältigen, verdauen«) statt Verweigerung und Anhaftung.
Urprinzipieller Bezug: Merkur, Pluto.
Lit.: *V 123–251; CD/Audio »Verdauungsprobleme«.*
Film: *Der Gott des Gemetzels* (Bd 1).

Darmprolaps

siehe Analprolaps

Darmverschluss

(Ileus; siehe auch Morbus Crohn)
Körperebene: Dünndarm/Ileum (Ausgleich, Analyse, Assimilation), Dickdarm (Unbewusstes, Unterwelt).
Symptomebene: Streikblockade; dichtmachen: »So kann das Leben nicht weitergehen«, »lieber tot als weiter so«; Überforderung (z. B. zu viel vom Falschen zur falschen Zeit und ohne Vorbereitung); ungelöster, als hoffnungslos empfundener Konflikt; Durchfluss des Lebens ist durch viele schwelende Konflikte (beim → Morbus Crohn) behindert: »Ich bekomme zu wenig ab, und in dem, was ich bekomme, ist zu wenig drin«; *mechanischer Ileus*: ausgelöst durch handfeste konkrete Blockade; etwas Sperriges aufgenommen haben; *paralytischer Ileus*: verursacht durch Darmlähmung; sich wie gelähmt fühlen und die Verdauung des Lebens einstellen; Selbstboykott.
Bearbeitung: nicht mehr mitspielen; lernen, sich rechtzeitig zu beschränken und ggf. auch zu verweigern; die vielen problematischen Themen nutzen, um das Tempo des Durcharbeitens zu verlangsamen und Pausen einzulegen; den Durchfluss der Eindrücke stoppen: sich mehr Zeit nehmen und sich besser vorbereiten; lernen, mit Geduld auf den richtigen Zeitpunkt zu warten (»Gut Ding will Weile haben«); sich nach dem größten Hindernis beim Verarbeiten der (eigenen) Welt fragen: eine Momentaufnahme der eigenen Lebenssituation machen.

Einlösung: das Leben in Ruhe verdauen.
Urprinzipieller Bezug: Merkur/Pluto-Saturn (Verschluss).
Lit.: *V 179f.*

Dauererektion

(Priapismus; z. B. auf der Basis von Prostata- und Harnblasenerkrankungen oder von Überdosierung mit Sidenafil [Viagra])
Körperebene: Penis (Lust, Macht).
Symptomebene: Energie- (Blut-) stau im Zeugungsorgan (Grunderkrankung deuten); Hochdruck im »Zauberstab«, aber kein Ventil; Dauererregung unter Schmerzen ohne sexuelle Lust und Ejakulation: unbewusste Paarungs- und Befruchtungsdauerbereitschaft; Gefahr, im Gegenpol bei → Impotenz zu landen.
Bearbeitung: Verhältnis zur phallischen Energie klären; Grundproblem bewusst machen; Energie und Aufmerksamkeit in den Geschlechtsbereich schicken; Ventile für Kreativitätsdruck schaffen; Dauerbereitschaft zur Auseinandersetzung mit der Polarität aufbringen.
Einlösung: Lebensenergie in Zeugungsvorgänge stecken; zur eigenen männlichen Geschlechtlichkeit stehen.
Urprinzipieller Bezug: Mars-Pluto.
Lit.: *SuL.*

Daumenlutschen

Körperebene: Daumen (Ich und Selbst).
Symptomebene: normales Verhalten von Kleinkindern als Ersatz für mütterliche Brust und Fläschchen; wird zum Problem beim daran Hängenbleiben im fortgeschrittenen Alter; möglicherweise werden die Einser und Zweier der oberen Zahnreihe nach vorn gedrückt, was den Biss ruiniert, denn eine »geschlossene«, erwachsene Persönlichkeit muss den Mund schließen können.
Bearbeitung: Bewusstheit auf den Ersatzcharakter lenken, den Kindern Ersatz für den Ersatz und dabei Besseres bieten; kindliches Wachstum und entsprechende Entwicklung fördern: für gute Gesellschaft unter Gleichaltrigen sorgen, denn dabei wird Daumenlutschen unangenehm für die Lutscher.
Einlösung: für Reifung und Entwicklung sorgen.
Urprinzipieller Bezug: Sonne-Mond.
Film: *Tanguy* (Bd 1); *Drei Männer und ein Baby* (1985).

Debilität

(Oligophrenie; geringgradiger Schwachsinn)
Körperebene: Gehirn (Kommunikation, Logistik).
Symptomebene: intellektuell minderbemittelt sein, dafür oft wie als Ausgleich große Gefühlstiefe und reiche Emotionalität.
Bearbeitung (für Eltern, Betreuer): die schicksalhafte (Schicksal = geschicktes Heil [lat. *salus* = Heil]) intellektuelle Einschränkung des Betroffenen akzeptieren und dessen andere Entwicklungsschwerpunkte (aus der Gefühlssphäre heraus leben; den eigenen emotionalen

Bedürfnissen nachgehen; sich bereitwillig auf einfache Arbeiten beschränken) schätzen lernen.
Einlösung: in die älteren, ursprünglicheren Bereiche des Menschseins und des Gehirns eindringen; als Gefühlsmensch leben; einfache und wesentliche Dinge mit Liebe statt mit Verstand ausführen.
Urprinzipieller Bezug: Mond-Sonne statt Merkur-Saturn.
Film: *Ich bin Sam, Forrest Gump* (beide Bd 1); *Durchgeknallt, Einer flog über das Kuckucksnest* (beide Bd 2); *Am achten Tag* (1996).

Dekubitus

(Druckgeschwüre durch langes Stillliegen)
Körperebene: Haut (Grenze, Kontakt, Zärtlichkeit); Kreuz- und Steißbein, Ferse und alle Partien, wo die Haut ungepolstert über den Knochen liegt.
Symptomebene: Bewegungslosigkeit führt zu Energieversorgungs-(Durchblutungs-)störungen; die äußere Haut springt auf, und das Fleisch liegt roh da: Wundliegen bei langem Stillhalten.
Bearbeitung: äußere Ruhestellung annehmen und zu innerer Beweglichkeit nutzen: Gedankenausflüge, Fantasiereisen; innere Reisen statt Gedanken an äußere Betriebsamkeit; die inneren Schutzhüllen statt der äußeren Haut öffnen: der offenliegenden Innenwelt gerecht werden; sensibel werden für alle Sinnesreize (eine dünne Haut haben); zur eigenen Schwäche stehen lernen.
Einlösung: mit Leben erfüllte Innenwelt; Auflösung der Grenze zwischen innen und außen (mit allem eins werden); geistig-seelische Vorbereitung auf die innere und dann auch auf die jenseitige Welt – die Grenze durchlässiger werden lassen: sich für den nächsten Schritt öffnen.
Urprinzipieller Bezug: Neptun (Öffnung)-Saturn (Grenzen).

Delirium

Körperebene: Gehirn (Kommunikation, Logistik) als Bewusstseinsbasis.
Symptomebene: Zerbrechen der Festungsmauer zwischen Tagesbewusstsein und den eigenen Tiefenschichten, z. B. durch → Vergiftung, → Drogen(sucht/-einfluss): ungelebte Themen drängen unkontrolliert durch den Intellekt ins Bewusstsein; Heraufdrängen des Schattens/der tiefsten dunklen Seite, der/die zu lange unter zu strikter Kontrolle gehalten wurde; außer Rand und Band sein: den Rand des gesellschaftlich Zulässigen überschreiten, sich durch nichts mehr gebunden fühlen, keine Rücksicht mehr nehmen.
Bearbeitung: Übungen, die die Mauer zum Unbewussten infrage stellen: freiwillig in neue (Bewusstseins-)Welten hineinschauen; Zugang zum Schattenreich finden; ungelebte Träume und Ängste wahr- und wichtig nehmen; Auseinandersetzung mit ihnen auf kontrollierbare Weise; Schattentherapie: die Schutzschicht zwischen den bewussten und den unbewussten

geistigen Ebenen vorsichtig durchdringen, um in tiefere Bereiche vorzustoßen, was die Schatteninhalte allmählich frei werden lässt.
Einlösung: Aus- und Eingang zum Schattenreich bewusst benutzen; Schattenintegration im Sinne des Jungschen Individuationsweges oder der Reinkarnationstherapie: Selbst-Erkenntnis; die Relativität unserer »realen Welt« bewusst annehmen.
Urprinzipieller Bezug: Neptun-Pluto.
Lit.: *SP*.

Delirium tremens

siehe Delirium, Alkoholismus, Halluzinationen

Demenz

(geistige Umnachtung; siehe auch Alzheimer-Krankheit, Senilität)
Körperebene: Gehirn (Kommunikation, Logistik).
Symptomebene: das große Vergessen: Naheliegendes wird sofort, Ferneres langsamer vergessen; die Zentrale (der Zentralcomputer) baut ab; während der Intellekt schnell verschwindet, bleiben emotionale und Gefühlsfähigkeiten länger erhalten; alle Verantwortung wird abgegeben (Flucht), muss aber auch abgegeben werden, da man nicht mehr in der Lage ist, sie wahrzunehmen.
Bearbeitung: den Versuch aufgeben, so weiterzumachen wie bisher; das Alltägliche zurückstellen und sich der Aufarbeitung der Vergangenheit widmen; es geht nun nur noch um große Zusammenhänge, die Strukturen des Lebens; der Kleinkram soll ignoriert (vergessen) werden: alles Unwesentliche (die irdischen Formen betreffend) vergeht, Wesentliches (die seelische Entwicklung) bleibt lange erhalten; Frage: »Was bin ich (in) meinem Leben schuldig geblieben?«; den Intellekt und die Ratio zurückstellen, die Welt jenseits des Sichtbaren wahr- und wichtig nehmen; die Verantwortung in der Generationenreihe weiterreichen; bewusster Rückzug aufs Altenteil; Einkehr, Heimkehr statt Flucht.
Einlösung: sich aus allem bisher Wichtigen zurückziehen; auf der geistig-seelischen Ebene vollziehen, was bei der Demenz auf das Gehirn beschränkt bleibt: »So ihr nicht umkehret und werdet wie die Kinder, könnt ihr das Himmelreich Gottes nicht erlangen«; bescheiden im Geiste, einsichtig statt einfältig werden.
Urprinzipieller Bezug: Merkur-Neptun.
Lit.: *AaG*, *S 417–425.*
Film: *Honig im Kopf, Die Auslöschung, Still Alice, An ihrer Seite, Vergiss mein nicht, Iris* (alle Bd 2).

Demineralisation

(Mineralienverlust)
Körperebene: verschiedene Organsysteme und Körperzonen können betroffen sein.
Symptomebene: Mineralienverarmung: das Salz des Lebens fehlt; bei Kalziummangel: → Osteoporose; bei Kalzium- und Phosphatmangel: → Rachitis;

bei Eisenmangel: → Blutarmut, → Eisenmangelanämie; bei Kochsalzmangel: → Erbrechen, starkes Schwitzen.
Bearbeitung: das Grundproblem auf der körperlichen und seelischen Ebene angehen; feststellen, was einem an Wesentlichem fehlt.
Einlösung: für das Salz in der Suppe des Lebens sorgen.
Urprinzipieller Bezug: Saturn.

Dengue-Fieber

(Tropenkrankheit, die aber wie → Malaria langsam aufgrund der Klimaerwärmung unsere Breiten erobern wird; siehe auch Entzündung, Fieber)
Körperebene: Blut (Lebenskraft).
Symptomebene: durch tropische Stechmücke übertragene Virusinfektion mit starkem → Fieber: sich sein eigenes *Fegefeuer* bescheren; Gelegenheit, auch weitere chronische Krankheitserreger loszuwerden wie Borrelien und andere Spirochäten (Bakterien), die bei Temperaturen über 40 Grad zugrunde gehen, und entsprechende → Herde zu sanieren; Fieber kann jedoch so hoch und heftig werden, dass es einen zu verbrennen droht; der Kopf kann abschalten zugunsten der Welt der Fieberfantasien; innere Blutungen als schlimmste Komplikation: die Lebensenergie still und gleichsam heimlich im eigenen Innern versickern lassen; verbluten: sich klammheimlich davonmachen, davonstehlen; trifft häufig Auswanderer, Langzeitreisende, »Expats«.
Bearbeitung: sich mehr auf das eigene innere Feuer einlassen, seinen persönlichen Lösungen entgegenschwitzen, für die man mit Begeisterung einstehen und Feuer und Flamme sein kann; sich freiwillig auf die eigenen Fantasien und Visionen einlassen; die eigene Lebensenergie für die eigenen Träume einsetzen, der Gefahr der Resignation rechtzeitig ins Auge schauen.
Einlösung: für seine Ziele brennen, seine Visionen mit Feuereifer verfolgen, seine ganze Lebenskraft einsetzen.
Urprinzipieller Bezug: Neptun.

Depression

(siehe auch Winterdepression, Manisch-depressive Erkrankung, Wochenbettdepression, Verbitterungssyndrom)
Körperebene: alle Körperebenen können mitbetroffen sein; speziell Gehirn (Kommunikation, Logistik) im Sinne einer überzogenen Schutzreaktion in scheinbar aussichtsloser (Stress-)Situation.
Symptomebene: unterdrückte Aggression/Lebensenergie, die gegen sich selbst gerichtet als → Selbstmordtendenz oder in → Schuldgefühlen oder maskiert in Form verschiedener Symptombilder (larvierte Depression) zutage tritt; Mangel an Inhalt und Sinn im Leben, fehlender Antrieb, fehlender Gefühlsbezug zum Leben: lebensmüde; tiefe Traurigkeit (→ Melancholie) oder unterdrückte Trauer (Susan Sontag: »Depression ist Melancholie abzüglich

deren Charme«); Unterdrückung der Lebensenergie an einem Wendepunkt des Lebens; Flucht vor dem Druck (De-pression als De-kompression); Unfähigkeit, zu leben und zu sterben; unerlöste Form der Umkehr auf dem Lebensweg; blockiert zwischen Wut und Trauer; Angst vor Verantwortung, sich tot stellen (Morgentief); unerlöste Form der Beschäftigung mit dem Sterben (Selbstmordgedanken) und mit dem »dunklen« weiblichen Archetyp; Regression auf eine tiefere Gehirn- und Entwicklungsebene: wie ein bedürftiges Kleinkind andere für sich sorgen lassen; Entspannung auf der falschen (körperlichen) Ebene: Muskelkraft lässt nach, weil die Muskeln keinen Tonus mehr aufbauen; Verstopfung, weil die Darmperistaltik nachlässt; Impotenz und Lustlosigkeit, Inappetenz, weil auch Sexualität vom Aufbau von Spannung lebt; flache Atmung und geringe Herzleistung, weil auf diesen zentralen Ebenen das Einlassen auf die Polarität ebenfalls zu kurz kommt; Unfähigkeit, Wesentliches adäquat auszudrücken, führt u. a. zu Antriebslosigkeit, → Müdigkeit, → Appetitlosigkeit, → Schlaflosigkeit, Unruhe.

Bearbeitung: mit Nachdruck die eigenen Abwehrmauern schleifen (das Feuer der Selbsterkenntnis gegen sich selbst richten); eigene frühe Traumata anschauen, verarbeiten und loslassen; sich vom Alltagsdruck zurückziehen, um Zeit für Wesentliches zu finden (Inhalt und Sinn durch Kontemplation, *Medi*tation = die bewusste Rückkehr zur Lebensmitte); bewusste Umkehrmaßnahmen: erlöster Rückzug in Richtung der Mitte des Lebensmandalas; in die Angst hineingehen, bis sich in der größten Enge die Weite der Erkenntnis auftut; lernen, auf die (Heraus-)Forderungen des Schicksals zu antworten; Beschäftigung mit der eigenen Sterblichkeit (des Körpers) im Hinblick auf die Unsterblichkeit der Seele: »So du nicht stirbst, bevor du stirbst, du auf ewiglich verdirbst« (Angelus Silesius); tibetisches/ägyptisches Totenbuch, Ars moriendi des Mittelalters; (Helden-)Reise in die eigene Unterwelt wagen; bewusste Auseinandersetzung mit klassischen Dramen und Tragödien; aufwachen für die eigenen Bedürfnisse nach vitaler Lebensäußerung, pragmatische Therapie: Schlaffasten (eine Nacht aufbleiben, dann Umstellen des Schlaf-Wach-Rhythmus); bewusste Auseinandersetzung sowohl mit unterdrückter Trauer als auch mit unterdrückter Wut.

Einlösung: Aussöhnung mit dem Rhythmus des Lebens: einerseits mit dem Verfall, dem Sterben, der Trauer und andererseits mit der Wiedergeburt und Lebensfreude; das Licht im Dunkeln finden; seiner Berufung folgen; seinen eigenen individuellen Lebenssinn und -inhalt finden; den Weg der Individuation gehen; mit der Liebe in Resonanz treten.

Urprinzipieller Bezug: Mond-Saturn (Tod)/Neptun (Flucht)/Pluto (Druck).

Lit.: *D, SP, K 321–323, VdgV, AaG*; *CD/Audio »Angstfrei leben«, »Depression«, »Schattenarbeit«, »Selbstliebe«.*
Film: *Melancholia, Mr. Jones, Das Meer in mir, Schmetterling und Taucherglocke* (alle Bd 2); *Die Bücherdiebin* (Bd 1).

Dermatitis

(Hautentzündung)
Körperebene: Haut (Grenze, Kontakt, Zärtlichkeit).
Symptomebene: Konflikte um die Grenze nach außen; Auseinandersetzungen im Kontaktbereich.
Bearbeitung: mutig und offen(siv) die Grenzen verteidigen (bei Krankheitsbildern, die zu Schwellungen und Verdickungen der Haut führen); mutig und offen(siv) die Grenzen öffnen (bei Krankheitsbildern, die zu Rissen, → Rhagaden [Schrunden] und anderen Öffnungen der Haut führen).
Einlösung: offener Kampf um die Verteidigung oder Öffnung der Grenzen; sich erfolgreich *seiner Haut wehren.*
Urprinzipieller Bezug: Venus-Mars/Saturn.
Lit.: *SvI; CD/Audio »Hautprobleme«.*

Dermatitis herpetiformis Duhring

(Morbus Duhring/Duhring-Brocq-Krankheit; siehe auch Allergie, Zöliakie)
Körperebene: Haut (Grenze, Kontakt), Abwehrsystem (Verteidigung).
Symptomebene: allergische Blasenbildung besonders an den Streckseiten (Ellbogen); feste Bläschen, Quaddeln (Urticae) und Hautknötchen (Papeln) sind mit einem schier unerträglichen → Juckreiz verbunden; ausgelöst durch normale Antikörper der Haut (IgA), die gegen ein körpereigenes Enzym (Transglutaminase) Amok laufen nach (Nahrungs-)Aufnahme von Gluten und Jod (Seefisch); Hautmanifestation der → Zöliakie/Sprue; aus der Haut fahren wollen vor Juckreiz, die Hautgrenze von innen sprengen (Blasen) und von außen die Krallen zu kratzender Mithilfe einladen.
Bearbeitung: aus schulmedizinischer Sicht ist lebenslange glutenfreie Diät geboten; eine sehr einfache Form pflanzlich-vollwertiger Kost (*PF*) mit einer deutlichen Rohkostkomponente wäre damit wundervoll vereinbar und kann auf Dauer viele Unverträglichkeiten beheben, v. a. wenn dabei auf einfache, d. h. kaum durchmischte Nahrung geachtet wird; neben dieser in diesem Fall gesunden Vermeidungsstrategie ist aber am wichtigsten die Auseinandersetzung mit der Thematik der → Allergie und der → Zöliakie/Sprue.
Einlösung: einverstanden sein mit dem *Kleber* und der *Schmiere*, dem Zusammenbringen von jedem mit allem auf den verschiedensten Ebenen.
Urprinzipieller Bezug: Mars-Venus.
Lit.: *Wwg, PF, SvI; CD/Audio »Allergie«.*

Dermatomykosen

(siehe auch Candidamykose, Nagelpilz, Fußpilz)

Körperebene: Haut (Grenze, Kontakt, Zärtlichkeit).

Symptomebene: die eigenen Grenzbefestigungen werden trotz Schutzschilds aus Säuremantel von sich frech ausbreitenden fremden Truppen besetzt: zu schwach sein, sich seiner Haut zu wehren (bei schwacher Abwehrlage, z. B. durch → Aids oder bei lang dauernder Antibiotikatherapie); alles Unlebendige kann zum Opfer der Pilzinvasion werden (Pilze sind Saprophyten, die sich von totem organischem Material ernähren).

Bearbeitung: die Grenzen in geistig-seelischer Hinsicht öffnen, statt sich zu verteidigen; Raum geben für Fremdes und es sich zu eigen machen, statt sich vom Fremden übernehmen zu lassen; sich in Beziehungen hingeben, aber auch lernen, sich abzugrenzen; Auseinandersetzung mit dem Thema Schmarotzertum führen; eigene nicht mehr benutzte und folglich nicht mehr gebrauchte, d. h. leblose, abgestorbene Bereiche fremden Lebensimpulsen öffnen; sich an den äußeren Berührungsflächen mutig und offen(siv) mit erregenden Themen einlassen und auseinandersetzen (*Wwg 164–166);* konkrete Übungen: Fremdes und Fremde kennenlernen; sich mit Fremdem einlassen und sich kritisch, offen(siv) auseinandersetzen; lebendige Nahrung zu sich nehmen, die die Pilze nicht verwerten können, die der Körper aber in lebendige Strukturen umwandeln kann; sich die tägliche Wahlmöglichkeit bewusst machen: entweder den Pilz mit toten Nahrungsmitteln nähren oder sich selbst mit lebendigen Lebensmitteln.

Einlösung: fremde Impulse und Lebensformen an seine Grenzen heranlassen, kennenlernen, annehmen und ins eigene Leben integrieren; auch andere Ansichten von der Welt hereinlassen; lebendiges eigenes (Bewusstseins-)Terrain ohne tote Bereiche.

Urprinzipieller Bezug: Venus/Saturn (Haut)-Pluto (Pilz).

Lit.: *CD/Audio »Hautprobleme«.*

Dermatomyositis

Körperebene: Haut (Grenze, Kontakt, Zärtlichkeit), Muskulatur (Motor, Kraft).

Symptomebene: schwere Allgemeinerkrankung mit Schwellung und Rötung der Haut, sich ausweitenden Muskelschmerzen und allmählicher → Atrophie der Muskulatur; sich in der eigenen Haut nicht mehr wohl fühlen können; Konflikte um die eigenen Grenzen und Kontaktwünsche; Konflikte um die (geistig-seelische) Beweglichkeit.

Bearbeitung: sich mit der Definition der eigenen Grenzen auseinandersetzen, Kontaktwünsche artikulieren und mutig durchsetzen oder bewusst zurücknehmen; seinen Bewegungsraum offensiv abstecken, das Feld des eigenen Einflusses kämpferisch bestimmen.

Einlösung: mutige Schritte der Selbsterkenntnis, um sich in seiner Haut und seinem Bewegungsraum wohl zu fühlen.
Urprinzipieller Bezug: Saturn-Mars/Neptun.
Lit.: *SvI*.

Dermoidzyste

siehe Teratom

Diabetes insipidus

(Wasserharnruhr)
Körperebene: Nieren (Gleichgewicht, Partnerschaft), Harnausscheidungsorgane (Abwasserkanäle).
Symptomebene: Unvermögen der Nieren, den Harn zu konzentrieren, als Grundproblem: große Mengen an Seelenenergie (unkonzentrierter Urin [fast Wasserqualität]) gehen verloren; enormer Durst auf Seelisches (Wasser des Lebens).
Bearbeitung: die Grunderkrankung bzw. -problematik (Nieren = Gleichgewicht, Partnerschaft) deuten und klären; Seelisches herauslassen: im Beziehungsbereich Energien los- und fließen lassen; viel mehr Seelisches aufnehmen.
Einlösung: intensiver seelischer Austausch, der den Körper von diesem Thema entlastet.
Urprinzipieller Bezug: Mond-Merkur.

Diabetes mellitus

(Zuckerkrankheit, früher auch als Zuckerharnruhr bezeichnet)
Körperebene: Bauchspeicheldrüse (süßer Genuss, aggressive Analyse).
Symptomebene: zu unterscheiden sind: **1.** möglicherweise genetisch bedingter Typ I: langsame oder plötzliche Erschöpfung der Insulinausschüttung bis hin zu völligem Insulinmangel (IDDM = Insulin-Dependent Diabetes Mellitus, insulinabhängiger oder juveniler D. m.); **2.** meist aufgrund ungesunder Lebensweise und entgleisten Wachstums (→ Übergewicht) erworbener, oft insulinunabhängiger Typ II (NIDDM = Non-Insulin-Dependent Diabetes Mellitus); laut WHO eine der Seuchen unserer Zeit (genauso → Übergewicht, mit dem er oft zusammen auftritt, → Metabolisches Syndrom); **3.** Typ III: Gehirnzellen sind mit raffinierten Kohlenhydraten (Zuckerflut) übersättigt, sodass sie, einer Insulinresistenz auf Ebene der Körperzellen vergleichbar, dichtmachen (→ Alzheimer-Krankheit)); **4.** Schwangerschaftsdiabetes.
Durchfall der Liebe: Angst/Schiss vor der Liebe; in Liebesdingen nicht auf Empfang eingestellt sein (die Zellen öffnen sich der Glukose nicht wegen Insulinresistenz im Körper (Typ II) oder im Gehirn (Typ III); oft Wunsch, süße Sachen (Liebe) und das süße Leben zu genießen, bei gleichzeitiger Unfähigkeit, Liebe anzunehmen und ganz hereinzulassen; die Süße des Lebens nicht aufnehmen bzw. nicht ins Innerste (der Zellen) einlassen können; sich nicht auf die Liebe einlassen; nicht eingestandener Wunsch nach Lieberfüllung; dazu neigen, wegen mangelnder Liebesfähigkeit *sauer* (→ Azidose) zu werden; nicht ge-

lernt haben, Liebe zu geben; sich nicht trauen, den Liebesbereich aktiv anzugehen; grundlegender Hader mit dem Leben.
Bearbeitung: die Angst und Enge bzgl. Liebesangelegenheiten erkennen; sich die Unfähigkeit, Liebe in sein Innerstes (Zucker in die Zellen) zu lassen, eingestehen; lernen, unerlöste Ebenen der Liebe zu meiden bzw. sich ihnen zu verschließen; Nähe und Distanz klarer leben und sich das Ungeliebte vom Hals halten, um Genuss hereinlassen zu können; sich auf seelischer Ebene abgrenzen und nein sagen lernen; auf dem Gegenpol (v. a. für Typ II): der Liebe keinen Widerstand entgegensetzen; sich der Liebe in körperlicher, seelischer und geistiger Hinsicht öffnen; Fehlernährung auf physischer und seelischer Ebene erkennen und beenden; pflanzlich-vollwertige Keto-Kost (»*Peace Food Keto-Kur*«) als Ausweg (v. a. für Typ III).
Einlösung: die Mitte finden zwischen Annehmen und Abgeben; emotionale Abhängigkeit zulassen, statt auf körperlicher Ebene von Insulin oder Dialyse abhängig zu werden; Nehmen und Geben als die beiden Seiten der Liebe und der Wirklichkeit erkennen und leben; die Liebe durch sich durchfließen lassen, ohne zu versuchen, sie festzuhalten oder sich an geliebte Menschen zu klammern; den freien Fluss der Liebesenergie genießen und mit ihm fließen; die Süße des Lebens in übertragener Weise genießen.
Urprinzipieller Bezug: Venus.
Lit.: *K 190f., RE, PF, KSdK 380–396.*
Film: alle der 7. Lebensbühne zum Venusthema (Bd 1), v. a. *Don Juan DeMarco, Gefährliche Schönheit, Der bunte Schleier, Der Vorleser, Labor Day, Die Brücken am Fluss.*

Diarrhoe

siehe Durchfall

Diathese, hämorrhagische

siehe Blutungsneigung

Dickdarmentzündung

siehe Colitis ulcerosa

Dickdarmkrebs

(siehe Mastdarmkrebs)

Diphtherie

(Infektionskrankheit, die neuerdings wieder zunimmt)
Körperebene: besonders der Bereich Rachen (Einverleibung, Abwehrring) und Mandeln (Polizeistationen); über die Toxine aber auch Schäden an Herz (→ Myokarditis), Kreislauf (→ Kollaps) und Nervensystem (→ Lähmung).
Symptomebene: massiver Kommunikationskonflikt; seine Bedürfnisse nicht artikulieren können, alles schlucken und nichts äußern; Krieg um die Eingangspforte ins Körperinnere; dicke entzündliche Beläge in Hals und Rachen: vor Schmerzen nichts mehr schlucken können/wollen; Gefahr der Ausdehnung der Kämpfe auf das Herz: Myokarditis = Kampf ums Herz; auf die Nerven:

Lähmungen = Streik im Fernmeldebereich; Gefahr des Kreislaufversagens: nicht mehr am Lebenskreislauf teilnehmen; Gefahr, sich für immer der Polarität (dem Leben in dieser polaren Welt) zu verschließen (Tod durch Ersticken); von den entzündlichen Belägen ausgehender krankheitsspezifischer süßlicher Mundgeruch: Tendenz zu süßlicher, unechter Kommunikation.
Bearbeitung: Kampfbereitschaft um den Einlassbereich zeigen: »Was darf in mein Leben hinein, was nicht?«; sich bewusst machen, wie weh einem das Schlucken tut, dass man genug geschluckt hat und nicht mehr will (»Ich kann nicht mehr« = Feststellung und Hilferuf); bewusst zumachen und sich sperren; den Kampf um Herzensangelegenheiten bewusst aufnehmen; Kommunikations- und Kontaktbereiche offensiv verteidigen; aktive Auseinandersetzung mit der Polarität; lernen, die eigenen Bedürfnisse charmanter und gefälliger, aber trotzdem mit Bestimmtheit zu formulieren.
Einlösung: den Lebenskampf mutig führen, Auseinandersetzungen um die Eingangssphäre wagen; mutig selbst entscheiden, was man hereinlässt; seine Forderungen gegenüber dem Leben auf ansprechende Weise formulieren und kommunizieren.
Urprinzipieller Bezug: Venus/Saturn-Mars.
Lit.: *SvI.*
Film: *In Sachen Henry, Der letzte Samurai, Fearless, Wut, Der bunte Schleier* (alle Bd 1).

Diskushernie

siehe Bandscheibenvorfall

Divertikulitis

(akute Entzündung von Darmtaschen; voraus geht eine → Divertikulose)
Körperebene: Dickdarm (Unbewusstes, Unterwelt).
Symptomebene: auf der Basis des Zurückhaltens und Hortens von Unbewusstem kommt es zu vielen kleinen Konflikten im Bereich der Hamstertaschen des Darms; dem Leben, der Zukunft nicht trauen, deshalb so viele kleine Geheimverstecke in der Unterwelt, um die es nun zum Krieg kommt.
Bearbeitung: offen(siv)e, mutige Auseinandersetzung um unbewusste Inhalte (kämpferisch die Konfliktbereitschaft bis in die dunkelsten, abgelegensten Ecken des Schattenreiches hineintragen); sich fragen, was man in den Hamstertaschen bunkert.
Einlösung: offen(siv)e Kampfbereitschaft bzgl. der eigenen dunklen Reserven.
Urprinzipieller Bezug: Mars-Pluto.
Lit.: *V 233–235, SvI; CD/Audio »Verdauungsprobleme«.*
Film: *In Sachen Henry, Der letzte Samurai, Fearless, Wut* (alle Bd 1).

Divertikulose

(chronisch bestehende Taschenbildung im Darm)
Körperebene: Dickdarm (Unbewusstes, Unterwelt).
Symptomebene: kleine Misthaufen in dunklen Ecken, Hamstertaschen,

Sparstrümpfe, Sondermülldeponien: Sicherheitsbedürfnis, Sparsamkeit, Enge, nicht eingestandener Wunsch nach stillen Reserven; Misstrauen gegenüber Leben und Zukunft; auf der Basis des Zurückhaltens und Hortens von Unbewusstem kann es zu vielen kleinen Konflikten im Bereich der Hamstertaschen kommen (→ Divertikulitis); um gebunkerte, dem Lebensfluss entzogene Reichtümer kommt es leicht zum Streit.
Bearbeitung: sich mehr Reserven gönnen, darunter auch Überflüssiges wie z. B. Ballaststoffe in der Ernährung; sich etwas im eigenen Haus oder auf der Bank zurücklegen, statt im Darm Verstecke anzulegen; offen(siv)e, mutige Auseinandersetzung um unbewusste Inhalte (in die dunklen Ecken des Unbewussten schauen): den eigenen Keller aufräumen – den inneren in psychotherapeutischer Absicht, den äußeren in einem Ritual.
Einlösung: dem eigenen Sicherheits- und Sparbedürfnis auf entsprechenden Ebenen gerecht werden; Sicherheit auf anderen Ebenen finden, z. B. durch Selbstwertgefühl.
Urprinzipieller Bezug: Pluto-Venus.
Lit.: *V 233–235; CD/Audio »Verdauungsprobleme«.*

Donjuanismus

(Womanizer-, Weiberer-, Stenz-Syndrom; [auf dem Gegenpol: Nymphomanie])
Symptomebene: als unreifer Mann mit Minderwertigkeitskomplexen über weibliche Bestätigung sich zu finden versuchen; »Je mehr Frauen desto besser«, das ist die Hoffnung, die in aller Regel trügt, (der Film *Don Juan DeMarco* illustriert das eindrücklich); sich selbst nicht liebenswert finden und sich als Kompensation als Held der Liebe immer wieder feiern und bestätigen lassen; wie Casanova den Frauen guttun und sie verwöhnen (im Gegensatz zum → Satyrismus, einer undifferenzierten Geilheit, die auf Sexopfer aus ist).
Bearbeitung: bewusst in die Schule der Liebe gehen; die vielen wundervollen Wege der Liebe erforschen und sie selbst gehen lernen, um der Liebe einer Frau würdig zu werden nach zuvor entwickelter Selbst- oder Eigenliebe.
Einlösung: sich ganz auf einen Menschen einlassen und in Liebe aufgehen.
Urprinzipieller Bezug: Mars-Venus.
Lit.: *SuL.*
Film: *Don Juan DeMarco* (Bd 1); *Ich bin dein Mensch* (2021).

Doppel(bilder)sehen

Körperebene: Augen (Einsicht, Durchblick, Spiegel und Fenster der Seele), Netzhaut (Fotoplatte des Auges); z. B. bei → Multipler Sklerose: Gehirn (Kommunikation, Logistik).
Symptomebene: die Welt doppelt wahrnehmen; die beiden Seiten der Polarität nicht mehr zusammenbringen; die polare Spaltung der Welt in zwei gegensätzliche Seiten drängt sich einem optisch auf: zwischen

den beiden Seiten der Wirklichkeit zerrissen werden, Gefühl des Gespaltenseins; unklare, verschwommene Bilder; Entscheidungsprobleme wegen zu vieler Optionen und zu starker Ambivalenz.
Bearbeitung: sich klarmachen, dass alles zwei Seiten hat und immer der Gegenpol dazugehört; lernen, die Gegensätze im eigenen Leben zu sehen, anzuerkennen und zusammenzubringen; an Vereinheitlichung und Vereinigung arbeiten.
Einlösung: jeweils beide Seiten einer Angelegenheit *wahr*nehmen; die Polarität alles Geschaffenen immer mit im Auge behalten und dahinter die Einheit wissen und erstreben.
Urprinzipieller Bezug: Sonne/ Mond-Merkur.
Lit.: *S 228.*

Doppelkinn

(siehe auch Übergewicht)
Körperebene: Hals (Besitz, Verbindung, Angst), Kinn (Wille, Durchsetzung).
Symptomebene: Anspruch auf doppelte Durchsetzungsfähigkeit bei prominentem Kinn (Ludwig Erhard, der deutsche Wirtschaftswunder-Organisator mit dem Mehrfachkinn); verkörperte Unersättlichkeit: »den Hals nicht voll genug bekommen«, Machtanspruch, »sich aufplustern«; auf dem Gegenpol bei wenig prominentem Kinn: allen Willen in weichem Fett versinken lassen; gemütliches Wesen, Willensschwäche, Weichheit, Genussorientierung.
Bearbeitung: sich mit doppeltem Einsatz einbringen und den eigenen Kopf (Willen) durchsetzen; den Hunger auf anspruchsvolleren Ebenen stillen; Wichtigkeit statt Gewicht erlangen; Weichheit auf anspruchsvollere Ebenen verlegen: z. B. ein weiches, mitfühlendes Herz entwickeln; weiche, harmonisch fließende Verbindung zwischen oben und unten schaffen.
Einlösung: Eindruck, Willen und Gewicht auf der geistig-seelischen Ebene verwirklichen; im übertragenen Sinn verbindlicher werden, *Bhoga* (ind. »Welt essen und verdauen«) üben und die Karmafrüchte bewusst verzehren.
Urprinzipieller Bezug: Mars (Durchsetzung)-Jupiter (Fülle).
Lit.: *KS.*
Film: *Schwer verliebt* (Bd 1).

Dornwarzen

(Fußsohlenwarzen)
Körperebene: Füße (Standhaftigkeit, Verwurzelung), Fußsohle (Verwurzelung, Erdkontakt).
Symptomebene: Warze = Auswuchs aus dem Schattenreich, der durch Magie weggezaubert werden kann (»besprechen«); Botschaft aus der Schattenwelt, die auf die eigenen Standpunkte drückt; auf dem Schatten »herumtrampeln«, ohne ihn in seiner Bedeutung zu erkennen: »der Pfahl/Stachel im eigenen Fleisch«, schmerzhafter Bodenkontakt, schmerzhaftes Stehen und Verstehen, schmerzhafte Verwurzelung, problematisches Verhältnis zur Mutter Erde; schmerzhafte Behinderung des Fortschritts.

Bearbeitung: erkennen, dass man auf einem Schatten »steht«, der auf Okkultem *basiert*; sich die okkulte Seite seiner Existenz bewusst machen: den magischen Schatten durchleuchten; klären, wobei die Warzen stören/woran sie hindern; sanfteres Auftreten; lernen, auch unter schwierigen Bedingungen aufzutreten; behutsameren Umgang mit der Erde und den eigenen Wurzeln lernen; auch in schmerzhaften Situationen zu sich *stehen* lernen; danach fragen, wo einen der (Lebens-)Schuh drückt; geistige Bewegungsfaulheit und Fortschrittsfeindlichkeit auflösen.
Einlösung: auch schmerzliche Eindrücke aufnehmen können; Verständnis (für schmerzhafte Situationen) wachsen lassen; Anerkennung der eigenen Schattenwelt, auf der (die) man steht.
Urprinzipieller Bezug: Neptun-Saturn/Pluto.
Lit.: *S 389f., SdS.*

Down-Syndrom

(Trisomie 21; im Volksmund »Mongolismus« wegen asiatisch anmutender Augenform)
Körperebene: in jedem Zellkern ist die Hälfte des 21. Chromosoms verdoppelt, dadurch entsteht ein ganz anderer Mensch (zu viel von etwas Zentralem und Grundlegendem besitzen); zahlreiche Abweichungen von der normalen, gewohnten Gehirnentwicklung; Bindegewebsschwäche mit extremer Überdehnbarkeit der Gelenke; eine Reihe äußerer Zeichen wie Schlupflid, Vierfingerfurche der Hand, Sandalenfurche am Fuß; häufig Herzfehler.
Symptomebene: zu viel Erbsubstanz: »weniger wäre mehr«; geistige Behinderung im Sinne intellektueller Minderbemittlung; oft wie als Ausgleich große Gefühlstiefe und reiche Emotionalität, natürlicher Bezug zum höchsten der Gefühle, zur Liebe; schwache Extremitäten verhindern den üblichen Weltbezug: die Welt lässt sich nur schwer heranholen, das Fortschreiten ist behindert bzw. verlangsamt; Arbeiten ist auf einfache Verrichtungen beschränkt: zumeist leistungsunwillig; statt Reifung und Differenzierung, die sich immer mehr aus der Einheitlichkeit herausbildet, unausgeformt bleiben und damit im Kollektiven verharren, verringerte Individuation; neue Art von Menschsein: in sich stimmige Gesamtgestalt, nicht eigentlich behindert; entspricht einem lebensfähig gewordenen Fetus (nicht ausgebacken, ausgeformt), die Gestaltbildung ist auf der Stufe der Vorgestalt stehen geblieben, diffus, wenig strukturiert, es fehlt der geistige Prägnanzdruck; dafür verdeutlichen »Mongies« mit ihrer spontanen Natürlichkeit, sorglosen Fröhlichkeit und ausgesprochenen Liebenswürdigkeit im Umgang mit anderen fühlenden Wesen und ihrem grenzenlosen Gottvertrauen geradezu das Ideal franziskanischen Christentums; angeborene Akromikrie = ausbleibende Ausdifferenzierung der Körperspitzen (Nase, Finger

usw.); → Blutniederdruck: geringer Druck hinter allem; kaum zielgerichtete Handlungen, alles bleibt lange Zeit im Agieren hängen; Sprache: undifferenziert, unklar, unbestimmt, ungenügende Prägnanz; abstraktes Denkvermögen, die Spitze der Denkfunktion, ist wie alle Spitzen nicht ausgebildet; die Welt mit ihren Differenzierungen bleibt verschlossen, das Kind (auch der Erwachsene) kann kaum über sich reflektieren; von den drei Gestaltqualitäten – Struktur, Qualität und Wesen – ist die Struktur am meisten von der regressiven Tendenz betroffen; regressive Tendenzen werden im Laufe des Lebens immer stärker.

Bearbeitung: für die Betroffenen selbst(verständlich): die schicksalhafte (Schicksal = geschicktes Heil; lat. *salus* = Heil) intellektuelle Einschränkung akzeptieren und andere Entwicklungsschwerpunkte suchen: aus der Gefühlssphäre heraus leben, den (eigenen) emotionalen Bedürfnissen gerecht werden, sich bereitwillig auf einfache Dinge und Arbeiten einlassen, länger Kind bleiben dürfen und das Mondprinzip genießen.

Für betroffene Eltern, Erzieher: ein Down-Kind bringt wie jedes Kind Ausgleich ins Leben (das, was fehlt) mit der Tendenz, die Familie ins Gleichgewicht zu bringen; einem intellektuellen Schwerpunkt wird ein Gegengewicht entgegengesetzt: das magische Weltbild des Down-Kindes; eigene Vorstellungen und Ansprüche werden korrigiert: Kind ist nicht das Abbild seiner Eltern, sondern bringt etwas völlig Eigenes mit, es gleicht keinem von beiden, sondern hat seine eigene (Down-) Familie, deren Mitgliedern es ähnlich sieht, unabhängig von Rassen; sogar Affen sind vom Down-Symptom betroffen; es stellt eine viel größere und unvertraute Aufgabe und Herausforderung dar; ein Kind aus einem anderen Reich (»mongolisch«) und einer anderen Zeit (menschliche Frühzeit, Leben vor dem Intellekt); sich daraus ergebende Aufgaben: Leistungsanspruch relativieren; Vertrauen ins eigene Lebensschicksal prüfen; Leben als etwas letztlich nicht Planbares erkennen und annehmen; Ehrfurcht vor jedem Leben bezeugen: wer ein ganz besonderes Kind wollte, bekommt es (manchmal auf diese herausfordernde Art); wer besonders dringend ein Kind wollte, bekommt ein besonders kindliches, das lange über die normale Zeit Kind bleibt und entsprechende Versorgung erwarten darf; Machtlosigkeit und Abhängigkeit akzeptieren lernen (»Deine Wille geschehe«).

Einlösung: bedingungslose Liebe und emotionale Offenheit lernen; die geistige Behinderung annehmen und zur Chance machen: sich an intellektuellen Spielen bereitwillig hindern lassen; in die älteren, ursprünglicheren Bereiche des Menschseins und des Gehirns tiefer eindringen; zum Außerhalb-der-Norm-Sein stehen: selbstbewusstes Außenseitertum; bewusst als Gefühlsmensch leben: im Bereich

naiver ursprünglicher Sinneswahrnehmung aufgehen; einfache und wesentliche Dinge mit Liebe statt mit Verstand tun: benediktinische Mönchsregel »*Ora et labora*« (»Bete und arbeite«) verwirklichen; Einfalt erlösen: Nähe zur Einheit bleibt oft durch Herzfehler erhalten (→ Herzscheidewanddefekte); Christussatz »Selig sind die Armen im Geiste, denn ihrer ist das Himmelreich« leben; Trisomiekinder galten den Azteken als heilig, wohl weil sie ihre Einfalt als direkte Nähe zur Gottheit interpretierten; nach dem ersten Schock werden die Kinder manchen Eltern auch bei uns zu einem »Engel«, »Sonnenschein« oder »Geschenk des Himmels«.
Urprinzipieller Bezug: Mond-Pluto, Merkur-Neptun.
Lit.: *KSdK 572–588.*
Film: *Am achten Tag* (1996).

Drehschwindel

(siehe auch Gleichgewichtsstörungen, Menière-Krankheit)
Körperebene: Gleichgewichtsorgan im Innenohr (Gleichgewichtsmelder).
Symptomebene: Kontrolle verlieren: auf schwankendem Boden stehen; den »richtigen Dreh« noch nicht gefunden haben; statt an den Dingen zu drehen und etwas im Leben zu bewegen, drehen und bewegen sich die Dinge unkontrolliert um einen herum.
Bearbeitung: bewusste (spirituelle) Übungen, Kontrolle aufzugeben (loslassen lernen); das kindliche Spiel (viele Drehspiele) wiederentdecken; Walzer tanzen, ohne zu *schwindeln*; dafür sorgen, dass sich im übertragenen Sinne alles oder jedenfalls vieles um einen selbst dreht; bewusst im Leben etwas bewegen, sich drehen und wenden, statt Opfer körperlicher Bewegungsillusionen zu werden.
Einlösung: den richtigen Dreh im Leben finden; angenehme Aspekte am Sichgehenlassen entdecken (Derwischtanz: drehen bis zur Ekstase).
Urprinzipieller Bezug: Neptun.

Dreimonatskolik

Körperebene: Dünndarm (Analyse, Assimilation).
Symptomebene: Weigerung, so viel, so schnell zur falschen Zeit zu verdauen; Kind will Kontakt, Zuwendung und Ansprache und wird aufgrund eines modernen Missverständnisses dauernd gefüttert, dadurch kommen in seinem Darm alle Stufen von angedauter, vor- und halbverdauter Milch zusammen, was ihn überfordern und in den Streik treiben kann: den Anforderungen an die Verdauung des Lebens noch nicht gerecht werden können; schmerzhaftes Verarbeiten der Welt: erst lernen müssen zu verdauen; ab dem vierten Monat stehen dem Kind dann andere Möglichkeiten zur Verfügung, um Hautkontakt zu bekommen, damit Besserung der Situation.
Bearbeitung (für die Eltern): Stillen nur mit Abständen von ein paar Stunden (nicht nach sturem Stundensystem, aber auch nicht auf je-

des Schreien des Kindes hin, denn das führt obendrein zur Prägung, dass alle Probleme mit Essen zu besänftigen sind); genug (Haut-) Kontakt unabhängig vom Stillen geben; das Kind seelisch fordern und fördern, statt körperlich zu überfordern.
Einlösung: dem Kind nicht mit Konzepten (Bedarfsstillen, alle vier Stunden stillen usw.), sondern mit Gefühl begegnen.
Urprinzipieller Bezug: Mond/Merkur-Pluto (Kolik).
Lit.: *KSdK 270–281.*

Dreitagefieber

siehe Fieber

Drogensucht

(siehe auch Suchtkrankheiten, Toxikomanie)
Körperebene: besonders häufig Gehirn (Kommunikation, Logistik) und Leber (Leben, Wertung, Rückverbindung).
Symptomebene: Sucht – Flucht – Suche: auf der Suche zu früh haltmachen bzw. in die Flucht gehen, auf einer Ersatzebene steckenbleiben; innere Leere; Gefühl, nicht zu genügen, Mangel zu leiden: in Drogen Ersatz suchen, das Mangelgefühl mit ihnen betäuben, sich durch sie eine Ersatzempfindung als eigentliches Ziel vorgaukeln lassen; Projektion des letzten Ziels der Einheit auf etwas leichter Erreichbares; gefährliche Abkürzungsversuche; Versuch, es sich sehr leicht zu machen; Einverleibung des Ersatzes, der langfristig weder sättigen noch befriedigen kann; sich im Weg zum Ziel irren; mangelnde Frustrationstoleranz (nicht gelernt haben, Niederlagen zu verarbeiten und mit Zurückweisungen umzugehen); Angst vor neuen Erfahrungen; zu große Bequemlichkeit (Faulheit), zu hoher Anspruch an das eigene Wohlergehen, zu kindliche bis kindische Haltung zum Leben = zu geringe Sehnsucht nach dem (Seelen-)Heil.
Bearbeitung: sich seine Neigung zu unzulässigen Abkürzungen bewusst machen; an Exerzitien der Suche teilnehmen: Visionssuche, Meditationsübungen: Zen usw.; Übungen zur Definition des eigenen Lebenszieles; Frustrationstoleranz erwerben, z. B. in Psychotherapien: erkennen, dass nur das, was man sich durch bewusstes Bemühen selbst erarbeitet hat, transformatorischen Charakter hat (im Volksmund: »Ohne Fleiß kein Preis«); sich in therapeutischen Prozessen so weit auf die Angst einlassen, bis sie sich in Weite und Mut wandelt; lernen, sich zu stellen, statt zu fliehen und zu kneifen; erkennen, dass es des größten Einsatzes bedarf, um das höchste Ziel (Einheit) zu verwirklichen: in den durch Drogenkonsum erreichbaren Zuständen wieder dieses eigentliche Ziel erkennen lernen; die Desillusionierung vorantreiben: Scheinwelt (des Drogenrausches) als solche erkennen; regressive Tendenzen aufdecken (etwas haben wollen, ohne seinen Preis zu zahlen); die ursprüngliche Motivation beim Drogenkonsum (Sehnsucht

nach Einssein und Einheitsgefühlen) wiederbeleben.
Einlösung: das Leben als Reise verstehen, wieder zum Suchenden werden; die Einheit als letztes Ziel entdecken: Meditation und *Religio* (Rückverbindung zur Einheit) als Fahrzeuge zu diesem Ziel wahrnehmen.
Urprinzipieller Bezug: Neptun.
Lit.: *K 330–334; CD/Audio »Sucht und Suche«.*
Film: *A Star Is Born, Leaving Las Vegas, The Doors, My Name Is Bill W., When a Man Loves a Woman, 28 Tage, Unterwegs mit Jungs, Picknick mit Bären, Christiane F – Wir Kinder vom Bahnhof Zoo, Bob, der Streuner; Der große Trip, Danny Collins* (alle Bd 2); *Die Legende von Bagger Vance, Walk the Line, Ray, Ondine* (alle Bd 1).

Drogen in der Einzelkritik

(Zu bedenken ist, dass in einer Gesellschaft, die aufgehört hat, Kultur zu sein, und die die Suche aus dem Auge verloren hat, fast alles zur Droge werden kann, also z. B. auch Arbeit, Besitz, Spiel, Sex, Internet usw.; → Suchtkrankheiten)
1. Heroin
Symptomebene: totale Flucht vor der Auseinandersetzung mit der Welt; Unbesiegbarkeitsgefühl; Gefahren: enormes Suchtpotenzial, Abrutschen in die Beschaffungskriminalität, → Aids (über infizierte Nadeln), Gehirnabbau, zum Schmarotzer (an der Gesellschaft oder Angehörigen) verkommen.
Bearbeitung: die wirkliche Heldenreise (Heroine, Heros) wagen; sinnvollere Versuche des Erwachsen- und Groß- und Starkwerdens unternehmen; Projektionen (Elternhaus, Gesellschaft usw. für das eigene Elend verantwortlich machen) zurücknehmen lernen.
Einlösung: Einheit (über Exerzitien) erfahren, statt mit dem goldenen Schuss aus der Polarität zu fliehen.
Urprinzipieller Bezug: Neptun-Pluto
2. Alkohol (siehe auch Alkoholismus)
Symptomebene: doppelter Selbstbetrug, weil legale Droge; typische Fluchtdroge (sich zuschütten); Gefühl, die Welt sei rund; Weichzeichnereffekt: Vermeidung der Härte des Lebens; Regression auf Kinderebene: torkeln, lallen, an der Flasche hängen; Gefahren: → Leberzirrhose, Nervenschäden, → Delirium, sozialer Abstieg.
Bearbeitung: sich andere (vom Einsatz her allerdings aufwändigere) Erfahrungsebenen für das legitime Bedürfnis nach Hingabe, Weichheit und Rundheit, Offenheit, Mut, Fröhlichkeit und Ekstase suchen.
Einlösung: ins Meer der Einheit eintauchen, statt im Alkohol unterzugehen: Spiritualität (lat. *spiritus* = Geist) statt Spirituosen.
Urprinzipieller Bezug: Neptun-Mond.
3. Kokain
Symptomebene: Hunger nach Erfolg und Liebe; Erfolg wird als Liebe missverstanden; enorme,

übernatürliche Leistungsfähigkeit bei gehobener Stimmung auf der Bühne, im Bett und wo immer die eigene Energie nicht (mehr) reicht; Droge der Leistungsträger; als Kreativitätspusher in Künstlerkreisen; Gefahren: nervlicher Zusammenbruch, Raubbau an Körper und Seele.
Bearbeitung: statt sich eine Linie nach der anderen in die Nase zu ziehen, Linie ins Leben bringen; Leistung auf natürliche Weise steigern: mühsames, aber gesundes Fitnesstraining; Wege finden, aus eigener Kraft zum eigenen Leistungspotenzial zu gelangen; lernen, dass sich Kreativität auch erarbeiten lässt; das Missverständnis durchschauen lernen, dass Applaus und Erfolg etwas mit Liebe zu tun haben.
Einlösung: mit inneren Hindernissen auf dem Weg der Selbstentfaltung selbst fertig werden; unabhängig von Erfolg und künstlichen Hilfsmitteln mit sich und einem geliebten Menschen eins werden.
Urprinzipieller Bezug: Neptun-Sonne/Mars.
4. Amphetamine, Speed und andere Aufputschmittel
Symptomebene: die Geschwindigkeit des Lebensgefühls erhöhen (immer mehr und schneller wechselnde Eindrücke); mehr aus sich und der Zeit machen wollen (künstliche Leistungssteigerung); Gefahren: nervlicher Zusammenbruch, Raubbau an Körper und Seele.
Bearbeitung: mehr werden, statt schneller zu leben; mehr erleben: tiefer hineingehen; natürliche Leistungsverbesserung aus eigener Kraft.
Einlösung: Sein erfahren, wo die höchste Geschwindigkeit und absolute Ruhe eins sind.
Urprinzipieller Bezug: Neptun/Uranus-Mars.
5. MDMA (Ecstasy, Discodroge)
Symptomebene: künstliche Ekstase durch Ausschüttung allen vorhandenen Serotonins in den Synapsenspalt; Öffnen des Herz-Chakras, um sich in der Liebe zu spüren (Gefühl des Ankommens am Ziel); Form seelischer Onanie; Gefahren: Kreislaufzusammenbruch mit Todesfolge bei starker Bewegung und zu geringem Trinken (in Techno-Discos, wo Ecstasy z. T. billiger zu haben ist als Mineralwasser).
Bearbeitung: natürliche Wege zur Öffnung des Herzens finden: ekstatische Liebe; sich wirklich auf Beziehungen (von Herz zu Herz) einlassen; Gemeinschaft und Solidarität leben.
Einlösung: sich in der Liebe zu einem Menschen, zur Welt als eins mit allem erfahren, Gipfelerlebnisse, Einheitserfahrung.
Urprinzipieller Bezug: Neptun-Venus/Sonne.
6. Valium (*Mother's Little Helper*) und andere (ursprünglich) medizinisch verordnete Drogen (Schlafmittel, Leistungssteigerer, Antidepressiva); siehe auch Toxikomanie
Symptomebene: generell: Stimmungsaufhellung, »besser drauf sein«, je nach Droge: Verdrängung der Alltagsrealität (Fluctin/Prozac

= Medikament der letzten Antidepressiva-Generation der Serotonin-Wiederaufnahmehemmer, pharmakologisch ähnlich wie Ecstasy, da ebenfalls Erhöhung des Serotonin-Angebots im Synapsenspalt, nur schwächer wirkend), Stimmungsaufhellung (Lexotanil), Leistungssteigerung (Captagon), Angstbekämpfung (Valium); Gefahren: z. T. hohe Suchtpotenziale; sich oft in trügerischer Sicherheit wiegen, weil man seine Suchtmittel von Ärzten bekommen hat; erhöhte Selbstmordneigung.
Bearbeitung: lernen, die entsprechenden Themen auf anspruchsvollere Weise aus eigener Kraft anzugehen.
Einlösung: Glück aus eigener Kraft erfahren; Leben auf die mühsame Art aus eigener Kraft und eigenem Engagement bewältigen; statt mit Schwierigkeiten zu hadern und immer gleich nach Hilfe zu rufen, Hindernisse als natürliche Aufgaben und Herausforderungen des Lebensweges betrachten; die hilfreiche Hand zuerst am Ende des eigenen Unterarmes suchen, dann bei anderen Menschen und keinesfalls in chemischer Form.
Urprinzipieller Bezug: Neptun-Merkur.
7. Cannabisprodukte (Haschisch, Marihuana)
Symptomebene: einlullendes Geborgenheitsgefühl; Flucht vor der harten Realität; Erhöhung der Sensibilität für Musik und Gefühle; Stimmungsintensivierung; künstliche Fröhlichkeit (albernes Dauerlachen usw.); kann (verstockte) Zungen lösen; geringes Suchtpotenzial, aber Gefahr sozialer Desintegration, die meist schwärmerisch überhöht wird; inneres Aufweichen: immer schlapper, unengagierter, willenlos (in negativer Hinsicht) werden (»Qualendasein«).
Bearbeitung: Geborgenheit im Zwischenmenschlichen suchen; erlöste Gemeinschaftsrituale entwickeln (das Herumgehen des Joints gleicht verblüffend dem Kreisen der Friedenspfeife bei Indianern und hat ähnliche Bedeutung); Sensibilität durch wache Bewusstheit steigern; Übungen zur Konfrontation der Wirklichkeit; Lebensintensität auf natürliche Weise (z. B. durch interessante Arbeit) steigern.
Einlösung: echte Geborgenheit erfahren; die Wunder des Lebens auch *nüchtern* sehen können und sich daran freuen.
Urprinzipieller Bezug: Neptun-Neptun-Mond.
8. Psychedelische Drogen (LSD, Mescalin, Psylocybin usw.)
Symptomebene: Versuch, in die Transzendenz vorzustoßen; Durchbruch zu anderen Bewusstseinsebenen (Bilderrausch); Suche nach der wahren inneren Wirklichkeit; Sehnsucht nach Einweihung in letzte Wirklichkeit; plötzliche, unerwartete Durch- bzw. Einbrüche ins Unbewusste gehen bis in psychotische (Schatten-)Erfahrungen (Horrortrip); Abenteuersuche im Sinne des Erwachsenwerdens; Gefahren: nur sehr geringes Suchtpotenzial; praktisch keine körperliche Abhängig-

keit, jedoch Auslösung von psychotischen Episoden, damit Verbauen des Zugangs zum eigenen Schatten über ehrliche und langfristig wirksamere, dafür aber anstrengende Wege.
Bearbeitung: Meditationsübungen, um zu ehrlichen, weil aus eigener Kraft und Hingabe erreichten Ergebnissen zu kommen; Geduld lernen, bis man so weit ist, die ersehnten Erfahrungen geschenkt zu bekommen; Psychotherapie, um sich mit dem Schatten auszusöhnen, bevor er einen unerwartet in Form eines Horrortrips heimsucht; Meditation und Exerzitien, um die eigenen und zugleich archetypischen Seelenbilder auf ehrliche und wohldosierte Weise zu erleben; für Späthippies: Einweihung ins Erwachsensein suchen.
Einlösung: echte Einweihungserfahrung.
Urprinzipieller Bezug: Neptun-Uranus-Jupiter.

Duchenne-Muskeldystrophie
siehe Muskeldystrophie

Ductus Botalli, offener
(siehe auch Herzfehler, angeborener)
Körperebene: Herz (Sitz der Seele, Liebe, Gefühl, energetische Mitte).
Symptomebene: Festhalten an einer früheren Phase (embryonale Situation im Mutterleib wird beibehalten): mit der Lebenskraft auf dem falschen Weg sein; sich weigern, in die (unheile) Polarität einzutreten.
Bearbeitung: sich dem Spiel der Gegensätze unterwerfen; Austausch, Kommunikation auf vorgesehenen Wegen üben.
Einlösung: die kindliche Situation (des Energieflusses) erst einmal verlassen, um sie dann später auf höherer Ebene und in geistig-seelischer Hinsicht wiederzuerobern (»So ihr nicht werdet wie die Kinder…«).
Urprinzipieller Bezug: Sonne-Mond.
Lit.: *H 149f.*

Duhring-Brocq-Krankheit
siehe Dermatitis herpetiformis Duhring

Dünndarmentzündung
siehe Morbus Crohn

Dupuytren-Kontraktur
(Palmare Fibromatose; siehe auch Fibromatose der Muskulatur, Handprobleme)
Körperebene: Handfläche (Ehrlichkeit, Offenheit), selten auch Sehnenplatte der Füße (Standhaftigkeit, Verwurzelung), Muskulatur (Motor, Kraft).
Symptomebene: je nachdem, welche/r Hand/Fuß betroffen ist, geht es um die weibliche (links) oder männliche (rechts) Art von Lebensverständnis; geschlossene Hand: nicht mehr (an-)nehmen können/wollen, sich davon abhalten, glücklich zu werden, das Leben nicht in den Griff bekommen, sondern dabei verkrampfen (die Hand verdeutlicht die verkrampfte Einstellung); krampfhaft zupacken, die Zügel unbewusst nicht fest in den

Händen behalten wollen und dabei verkrampfen; geballte Faust: unbewusste Aggression, die Macht um jeden Preis behalten wollen, Feindseligkeit; Verschlossenheit, Unehrlichkeit: die offene Hand wäre die ehrliche; die verschlossene, verkrampfte ist eine gierige Hand (»Raffgier«), noch mehr besitzen wollen oder die Zügel nicht loslassen können: nicht mehr offen sein fürs Leben; nicht mehr bereit sein, es zu ergreifen; Angst, Geheimniskrämerei; nicht Fuß fassen können.
Bearbeitung: sich die Aggression bewusst machen und das Leben auf der übertragenen Ebene anpacken, Gelegenheiten beim Schopf ergreifen bzw. auf der Erde Fuß fassen; Unehrlichkeit (sich oder anderen gegenüber) eingestehen; eigene Gier (»Raffsucht«) konfrontieren: bewusstes Geben und Nehmen lernen; in die Angst hineingehen, bis sie sich in Weite und Offenheit verwandelt.
Einlösung: sich zur Qualität seiner *Hand*lungen bekennen; ins Leben treten; Harmonie, die schöne Hand, ergibt sich aus Mut (Mars) und Frieden (Venus); mit der Welt Frieden schließen.
Urprinzipieller Bezug: Merkur-Pluto.
Lit.: *S 319–322, SdS.*

Durchblutungsstörungen

(siehe auch Arteriosklerose, Herzinfarkt, Claudicatio intermittens, Raucherbein)
Körperebene: arterielle Blutgefäße (Verkehrswege der Lebenskraft).
Symptomebene: partielle oder generelle Versorgungsmängel des Gewebes durch Arteriosklerose oder andere Gefäßerkrankungen, Strangulierung der abhängigen Regionen oder Organe: Schmerzen in den unterversorgten Gebieten als Hilfeschreie des Gewebes; bei Arteriosklerose: »Einbetonierung« des Lebensenergieflusses, Verhärtungen im Lebensfluss.
Bearbeitung: Reduzierung des Energieverbrauches, strenge Einteilung der eigenen Energie, Energieverschwendung einstellen, Konzentration auf das Wesentliche in energetischer Hinsicht; lernen, um Hilfe zu rufen, wenn einem Wesentliches zum Leben fehlt; erkennen lernen, dass in manchen Bereichen Wesentliches zu kurz kommt.
Einlösung: energetisch sparsam und bescheiden leben; wirkliche Effizienz, Konzentration auf das Wichtige und Wesentliche; Hilfe annehmen können.
Urprinzipieller Bezug: Mars-Saturn.
Lit.: *H; CD/Audio »Herzensprobleme«.*

Durchfall

(Diarrhoe; siehe auch Brechdurchfall, Reisedurchfall)
Körperebene: Dünndarm (Analyse, Assimilation), Dickdarm (Unbewusstes, Unterwelt).
Symptomebene: die Angebote des Lebens nicht annehmen (können), Gelegenheiten und Chancen verstreichen lassen; Übermaß an (Detail-)Analyse und Kritik, an

allem etwas auszusetzen haben und nichts aufnehmen wollen (voluminöse Dünndarmdurchfälle); Eindrücke unverdaut hindurchfallen lassen; vor Angst auf dem stillen Örtchen »den Dingen ihren Lauf lassen«; das Salz des Lebens und die Seelenflüssigkeit des Wassers werden geopfert, um nicht aufzunehmen, was man zu mögen vorgegeben hatte (*V 59*); Existenzängste, »Schiss haben«, »sich vor Angst in die Hosen machen«, »die Hosen (gestrichen) voll haben«, Lebensangst; Mangel an Flexibilität (Flüssigkeitsverlust); vergebliches Festhaltenwollen (Tenesmen); Rückfall in frühkindliches Verhalten: »kleiner Scheißer«, weit und durchlässig wie ein Kind sein; Reinigung, Abwerfen von Ballast (Einlauf).
Bearbeitung: auch die eigene Kritiksucht der Kritik unterziehen; fasten; freiwillig und bewusst nichts Materielles aufnehmen; lernen, Dinge unvoreingenommen zu betrachten und manches auch ungeprüft durchzulassen; Opferbereitschaft entwickeln und freiwillig geben und schenken lernen; sich bis in die Tiefe der Angst stellen und sie so in Weite und Offenheit gegenüber der Existenz wandeln; seinem inneren Kind auf Bewusstseinsebene Raum geben; von überhöhten Ansprüchen und Mutproben (→ Reisedurchfall der Globetrotter) loslassen; sich ausdehnen, flexibel werden, den Dingen ihren Lauf lassen; ehrlich werden (»die Hosen runterlassen«) und bekennen, unter welchem Druck man steht; Angst, bei der Prüfung (des Lebens) durchzufallen, kann *Schiss* und Durchmarsch machen, ist aber auch Aufforderung und Chance, alles durchzulassen, ohne anzuhaften, sich darum *nicht zu scheißen* und einfach *durchzumarschieren*.
Einlösung: geschehen lassen, was geschehen muss; *Uppekha* (Gleichmut) üben: auf das Ergebnis *scheißen*; Klarheit und Struktur finden, den eigenen Wesenskern entdecken.
Urprinzipieller Bezug: Merkur (Dünndarm)-Pluto (Dickdarm)-Uranus (Durchfall).
Lit.: *V 192–199, AfS, KSdK 297–304; CD/Audio »Verdauungsprobleme«.*
Film: *Angsthasen, Fearless, Patch Adams, Die Bücherdiebin* (alle Bd 1); *Besser geht's nicht, Angst essen Seele auf* (beide Bd 2).

Durchschlafstörungen

siehe Schlaflosigkeit

Dysbiose

(Missverhältnis zwischen nützlichen und pathologischen Bakterien im Darm)
Körperebene: Dickdarm (Unbewusstes, Unterwelt).
Symptomebene: (Zer-)Störung des Zusammenlebens (Symbiose) von Darm und seinen natürlichen Bakterienkulturen (Symbionten) v. a. durch Antibiotikatherapien: → Verdauungsbeschwerden, → Blähungen, → Durchfall.
Bearbeitung: statt Kampf gegen die Bewohner des Dickdarms mit Antibiotika lieber mit den Waffen

des Lichtes (der Bewusstheit) gegen die dunklen Themen der eigenen Unterwelt zu Felde ziehen; Aussöhnung der widerstreitenden Kräfte im Schattenreich: Psychotherapie; bewusste Ernährung und aktiver Wiederaufbau eines natürlichen Darmmilieus; Symbioselenkung.
Einlösung: in Einklang mit den anderen Lebensformen sein, die diesen Körper (Mikrokosmos) und den der Erde (Makrokosmos) beleben.
Urprinzipieller Bezug: Pluto.
Lit.: *V*.

Dysenterie

siehe Durchfall, Ruhr

Dyskalkulie

siehe Rechenschwäche

Dysmenorrhoe

siehe Menstruation, schmerzhafte

Dyspareunie

(Schmerzen beim Geschlechtsverkehr; siehe auch Blutungen nach dem Geschlechtsverkehr)
Körperebene: Scheide (Hingabe, Lust).
Symptomebene: heiße, trockene Scheide, tritt v. a. in der zweiten Zyklusphase, in der keine Befruchtung zu erwarten ist, auf; Widerstand gegenüber einem groben, ungeschickten oder egoistischen Partner: »Er tut mir weh«; Ablehnung von Sex, der nicht zur Zeugung eines Kindes führt; Traumatisierung des Beckenbodens nach einer Geburt, durch Vergewaltigung oder Missbrauch; Versuch, sich den falschen Mann vom Leib zu halten; Alibi, um nicht mit ihm schlafen, sich nicht auf ihn einlassen zu müssen; Angst vor dem angeblich zu großen Penis.
Bearbeitung: Angst vor Hingabe und Verschmelzen hinterfragen; lernen, sich zu öffnen und dem Männlichen zu vertrauen; für ein reiches Liebesspiel sorgen; lernen, nein zu sagen.
Einlösung: die Polarität im Orgasmus überwinden.
Urprinzipieller Bezug: Venus-Mars.
Lit.: *F 416–421, SuL; CD/Audio »Wege des Weiblichen«.*
Film: *Angsthasen, Fearless, Patch Adams, Die Bücherdiebin* (alle Bd 1); *Besser geht's nicht,* Angst *essen Seele auf* (beide Bd 2).

Dysphagie

(Schluckstörung; siehe auch Achalasie)
Körperebene: Schlund (Einverleibung, Abwehr).
Symptomebene: auf dem Boden eines Passagehindernisses in der Speiseröhre oder häufiger primär seelisch; unbewusste Verweigerung der Aufnahme (materieller Eindrücke); sich verschlucken: »etwas in den falschen Hals bekommen«.
Bearbeitung: lernen, nicht alles zu schlucken, sich gegen manche Dinge bewusst zu verschließen, Unbekömmliches zurückzuweisen.
Einlösung: bei der Verdauung und Verarbeitung der Welt andere, unkonventionelle Wege gehen.
Urprinzipieller Bezug: Venus-Uranus.

Dysphasie

(Sprachstörung, z. B. bei → Alzheimer-Krankheit; siehe auch Stottern)
Körperebene: Gehirn (Kommunikation, Logistik).
Symptomebene: Desorientierung, den roten Faden verlieren; *nichts mehr zu sagen haben*; nicht mehr im selben Rhythmus mit anderen schwingen.
Bearbeitung: sich von herkömmlichen Strukturen und Regeln lösen; auf alle Macht freiwillig verzichten; sich auf den eigenen Rhythmus einstellen.
Einlösung: Innenschau statt Außenorientierung.
Urprinzipieller Bezug: Merkur-Neptun.
Film: *The King's Speech* (Bd 2).

Dystonie

siehe Vegetative Dystonie

Dysurie

(Störung der Harnblasenentleerung; siehe auch Anurie)
Körperebene: Harnblase (Abwasserreservoir, Druck aushalten und loslassen).
Symptomebene: das Loslassen des seelischen Abfalls ist erschwert oder schmerzhaft; tritt z. B. bei → Prostatavergrößerung auf; sich verkrampfen, statt sich zu öffnen.
Bearbeitung: mutiges Zurückbehalten alter seelischer Themen, um sie endgültig zu verarbeiten; anschließendes offensives Loslassen des seelischen Mülls.
Einlösung: an Seelischem behalten, was noch notwendig ist, um damit wirklich fertig zu werden.
Urprinzipieller Bezug: Mond-Mars/Pluto.

E

Effloreszenzen

Körperebene: Haut (Grenze, Kontakt, Zärtlichkeit).
Symptomebene: Hauterscheinungen bei → Kinderkrankheiten wie Masern, Scharlach usw., Blüten auf der Haut: etwas blüht auf, das im Seelischen keinen Raum gefunden hat; die Haut *treibt seltsame Blüten*; etwas kommt an die Oberfläche, um Beachtung zu finden; Mangel an notwendigem Hautkontakt in Hinblick auf Zuwendung, Zärtlichkeit und Liebe.
Bearbeitung: den Kindern eine Auszeit gönnen, in der das neu Hervordrängende sich ausbreiten und auch im Bewusstsein etablieren kann; im eigenen Wesen aufblühen lassen, was herauswill; sich zeigen in all seinen Kreationen und Blüten; herausstellen, was drängt und das Licht der Öffentlichkeit sucht; die eigenen Grenzen freiwillig infrage stellen und von sich aus überschreiten.
Einlösung: den neuen Herausforderungen gerecht werden; sie annehmen und sich von ihnen fördern lassen.
Urprinzipieller Bezug: Saturn-Mars-Jupiter.

Ehlers-Danlos-Syndrom
siehe Hypermobilitätssyndrom

Eichelentzündung
siehe Balanitis

Eierstockentzündung
Körperebene: Eierstöcke (Fruchtbarkeit).
Symptomebene: Hilfeschrei des weiblichen (unteren) Pols; Konflikt um das Kinderempfangen (Fortpflanzung); kämpferische Auseinandersetzung um Fruchtbarkeit, Kreativität; Gefahr durch Chronifizierung, Verwachsungen, Narben; in der kinderfeindlichen Zeit der Postmoderne sehr häufig: oft steckt eine aus pragmatischen Gründen wider die eigene Seele gefällte Entscheidung gegen eigene Kinder hinter dem Konflikt, der sich – da uneingestanden – verkörpert; unbewusste Wut auf sich selbst wegen dieser Entscheidung.
Bearbeitung: dem Thema Weiblichkeit Zuwendung und (Be-)Achtung schenken; offen(siv) um die eigene Fruchtbarkeit/die eigenen Kinder (auch im übertragenen Sinn) mit sich und dem Umfeld ringen; den Mut finden, auch für alte Modelle (viele Kinder, große Familie) zu kämpfen, wenn es denn die eigenen sind; sich kämpferisch mit seiner Kreativität/seinen Geisteskindern auseinandersetzen; eine lebendige Mitte zwischen den Extrempositionen finden.
Einlösung: eigene Kinder/eigene Werke in die Welt setzen; allen Mut und alle Kraft in kreative Prozesse fließen lassen und Konflikte bewusst und mutig austragen, Streitkultur entwickeln.
Urprinzipieller Bezug: Mond-Mars.
Lit.: *F 266–268, Wwg, SvI; CD/Audio »Wege des Weiblichen«, »Ärger und Wut«, »Schattenarbeit«.*
Film: zum Mondprinzip – *Ma Ma – Der Ursprung der Liebe, Die Frau im Mond;* zum Marsprinzip – *In Sachen Henry, Der letzte Samurai, Fearless, Wut* (alle Bd 1).

Eierstockkrebs
(Ovarialkarzinom; siehe auch Krebs)
Körperebene: Eierstock (Fruchtbarkeit).
Symptomebene: betrifft meist Frauen im Alter zwischen 65 und 70 Jahren; Tumor macht oft erst Beschwerden, wenn Metastasen schon den Bauchraum besiedeln und Gewebewasser ihn überschwemmt (→ Aszitesbildung); Verwundung an der Quelle des Lebens, weibliches Urtrauma; immer zu kurz gekommen sein oder unverarbeiteter Missbrauch; unbewältigte → Schamgefühle, unbewältigte tiefe Trauer; oft im Vorfeld der Erkrankung Probleme mit den Kindern oder Familienprojekten, von denen *sie* sich nicht lösen und abgrenzen oder die sie nicht ausleben konnte; die eigenen Früchte werden zur Bedrohung; nicht selten auch zu langes Ausharren aus äußerlichen Gründen (Tradition, Versorgung) in einer Beziehung, die zutiefst unbefriedigend war; auf ein archetypisch

männliches (Karriere-)Dasein mit dem entsprechenden (kinderlosen) Lebensstil setzen; sich und seine eigenen Möglichkeiten opfern: im Krebstod findet dieses Opfer manchmal seinen Höhepunkt.
Bearbeitung: lernen, sich gegen Über- und Angriffe fremder Interessen auf die eigene weibliche Kreativität und Energie zu schützen; die eigenen Kinder und v. a. die Töchter auch innerlich freigeben; eigene Tendenzen zur Selbstaufopferung kritisch hinterfragen; all die unter → Krebs erwähnten Maßnahmen erwägen: da Krebs den ganzen Organismus betrifft, ihm auch auf der ganzen Linie begegnen.
Einlösung: konsequent den eigenen weiblich kreativen Weg gehen; auch im übertragenen Sinn Kinder in die Welt setzen; die Notwendigkeit erkennen, vom körperlichen und damit (lebens-) gefährlichen Niveau auf das herausfordernde, aber lebensrettende geistig-seelische Niveau zu wechseln und dort auf expansives Wachstum zu setzen; grenzüberschreitende Liebe entdecken, sich über Fremdbestimmung und selbst- und fremdgeschaffene Normen hinwegsetzen und nur der eigenen Kreativität und dem eigenen höchsten Gesetz verpflichtet leben und sich entwickeln.
Urprinzipieller Bezug: Mond-Pluto.
Lit.: *KR 115–117, F 353–356, Gug; CD/Audio »Wege des Weiblichen«, »Krebs«, »Schattenarbeit«, »Selbstliebe«.*
Film: *Ma Ma – Der Ursprung der Liebe, One Week* (beide Bd 1); *Heute bin ich blond, Miss You Already, Das Beste kommt zum Schluss, Der Klang von Eiswürfeln, Der Doktor, Schicksalsgesetze* (alle Bd 2).

Eierstockvereiterung

(Pyovar; siehe auch Eierstockentzündung, Eileitervereiterung, Adnexitis)
Körperebene: Eierstöcke (Fruchtbarkeit).
Symptomebene: tritt meist zusammen mit einer Vereiterung des Eileiters auf; schwerer akuter oder chronischer Konflikt im Bereich der Sexualität und Fruchtbarkeit; Kriegsschrott (Eiter) blockiert schöpferischen Ausdruck.
Bearbeitung: die eigenen Vorstellungen von Fruchtbarkeit durchfechten.
Einlösung: offensive Auseinandersetzung mit der eigenen Kreativität auf allen spezifisch weiblichen Ebenen.
Urprinzipieller Bezug: Mond-Mars.
Lit.: *F 266, SvI.*
Film: *Ma Ma – Der Ursprung der Liebe, In Sachen Henry, Der letzte Samurai, Fearless, Wut* (alle Bd 1).

Eierstockzyste

(Ovarialzyste)
Körperebene: Eierstöcke (Fruchtbarkeit).
Symptomebene: Flüssigkeitsansammlungen in Hohlräumen der

Eierstöcke, die lediglich im seltenen Fall des Platzens und im Fall extremer Größe durch Verdrängen gefährlich werden (können heute frühzeitig im Ultraschall gesichtet werden, müssten aber meist nicht operiert werden): Seelenwasser sammelt sich im Eierstock; auf der Basis stressbedingter hormoneller Störungen kommt es zu fehlgeleitetem Wachstum, das wiederum Blutungen nach sich ziehen kann: Verlust von Lebensenergie; Störung der geregelten Follikelbildung: aus dem (weiblichen) Gleichgewicht fallen; Vortäuschen von Follikelsprüngen und großer Aktivität im Fruchtbarkeitsbereich, ohne echtes Einlassen auf das Thema; *hinunter*geschluckte (eingekapselte) Tränen, Probleme mit dem Mutterprinzip (mit der eigenen Mütterlichkeit oder der eigenen Mutter); sich hinter den eigenen kreativen Möglichkeiten zurückgeblieben fühlen und darüber unbewusst ungehalten sein; das nicht ausgedrückte Unbehagen kapselt sich in einer Zyste ab.
Bearbeitung: mit den Seelenkräften an das Thema Fruchtbarkeit herangehen; sich der wahren Absichten im Bereich der eigenen Fruchtbarkeit bewusst werden: sich eingestehen, was *frau* dort wachsen lassen will und was sie wachsen lässt.
Einlösung: Aussöhnung mit der Rolle der Fruchtbarkeit im eigenen Leben.
Urprinzipieller Bezug: Mond-Saturn.
Lit.: *F 234–246.*

Eifersucht

(siehe auch Suchtkrankheiten)
Körperebene: Gehirn (Kommunikation, Logistik).
Symptomebene: mit Hilfe von Religion und Moral rationalisierter, mit Besessenheit betriebener Besitzanspruch an eine andere Seele; Machtstreben, Kontrollzwang; dem Partner verbieten wollen, was man selbst nicht lebt oder leben kann; Existenzangst, Selbstunsicherheit, Minderwertigkeitsgefühle; Eifersucht verschließt das eigene Herz und treibt jeden wirklichen Partner in die Flucht; wer aus Schwäche bleibt, muss sich der Besessenheit fügen und sein eigenes Leben abschreiben; Misstrauen und Engstirnigkeit gehen schwer erträgliche Beziehung ein und führen zu Kontrollzwängen und einer extremen Rundumüberwachung; Zerstörung des partnerschaftlichen, aber auch des eigenen Lebens.
Bearbeitung: die eigene Seele in Besitz nehmen; sein Herz verschenken, aber die Seele bewahren; besitzende Liebe (»Ich kann ohne dich nicht leben«) in reife Liebe verwandeln; Psychotherapie.
Einlösung: körperliche Besitzansprüche in Liebe verwandeln; in die Schule der Liebe von Eros zu Agape (göttliche Liebe) gehen.
Urprinzipieller Bezug: Venus-Pluto.
Lit.: *SuL, SP, Hag.*
Film: *Eine verhängnisvolle Affäre, Der Rosenkrieg* (beide Bd 1).

Eihautinfektion

(Amnionitis, bei vorzeitigem Fruchtblasensprung oder sehr langer Geburtszeit, Hauptkomplikation bei der Fruchtwasseruntersuchung [Amniozentese])
Körperebene: Gebärmutter (Fruchtbarkeit, Geborgenheit).
Symptomebene: lebensbedrohlicher Konflikt, der sowohl von der Mutter als auch vom Kind ausgehen kann; Aggression des Kindes gegen das Nest (Eihaut), in dem es sich festgehalten fühlt; Wut gegen die Eischale, die seinen Befreiungsversuch verhindert; Mutter hält das Kind zu lange zurück; Aggression der Mutter gegen das Kind, das aus der schützenden, nährenden Höhle vertrieben wird.
Bearbeitung: Konflikt um die Schwangerschaft konfrontieren und bewusst machen.
Einlösung: sich der Situation stellen und in diesem letzten Konflikt bewusst auf die Seite des Kindes gehen, an seiner Seite um sein Leben mitkämpfen.
Urprinzipieller Bezug: Mond/Saturn-Mars/Uranus.
Lit.: *SvI.*

Eileiterentzündung

(Salpingitis; siehe auch Eierstockentzündung, Eierstockvereiterung, Eileitervereiterung, Adnexitis)
Körperebene: Eileiter (Fruchtbarkeit).
Symptomebene: Konflikt bei der Vermittlung von Fruchtbarkeit; Verletzung der weiblichen Durchlässigkeit.
Bearbeitung: offensive und mutige Diskussion von etwaigen unerfüllten Kinderwünschen; sich die eigene Wut auf den Mann eingestehen; sich von kreativen Projekten erregen lassen.
Einlösung: Wege für Fruchtbarkeit und schöpferischen Ausdruck auf allen Ebenen des Seins durchsetzen.
Urprinzipieller Bezug: Mond/Merkur-Mars.
Lit.: *F 266, SvI.*
Film: *Ma Ma – Der Ursprung der Liebe, In Sachen Henry, Der letzte Samurai, Fearless, Wut* (alle Bd 1).

Eileiterschwangerschaft

siehe Bauchhöhlenschwangerschaft

Eileitervereiterung

(Pyosalpinx; siehe auch Eileiterentzündung, Eierstockentzündung, Eierstockvereiterung, Adnexitis)
Körperebene: Eileiter (Fruchtbarkeit).
Symptomebene: Konflikt bei der Vermittlung von Fruchtbarkeit; häufig die Folge einer Eierstockentzündung; die Rutschbahn ins Leben ist mit Kriegsschrott (Eiter) blockiert.
Bearbeitung: offene Diskussion von Kinderwünschen; dem weiblichen Pol Zuwendung schenken; sich für kreative Vorhaben öffnen.
Einlösung: Vermittlung von kreativen Impulsen.
Urprinzipieller Bezug: Mond-Merkur/Mars.
Lit.: *SvI.*
Film: *Ma Ma – Der Ursprung der Liebe, In Sachen Henry, Der letzte Samurai, Fearless, Wut* (alle Bd 1).

Einäugigkeit
siehe Schielen (funktionale Einäugigkeit)

Eisenmangelanämie
(siehe auch Blutarmut, Demineralisation)
Körperebene: Blutfarbstoff (Farbe der Lebenskraft).
Symptomebene: → Müdigkeit, Abgeschlagenheit, Schlappheit und allgemeines Energiedefizit; Mangel an Lebensenergie, -freude und -kraft, energetische Kraft des Eisens fehlt: die »rote« Kraft von Angriff und Neubeginn kommt nicht zum Zuge.
Bearbeitung: sich weitgehend ohne männliche Energie arrangieren, sich unabhängig davon machen; auf sanfte Weise, ruhig und gelassen weitermachen ohne spannende, spektakuläre neue Impulse – tun, was getan werden muss; sich dem eigenen Rhythmus anvertrauen und hingeben; Übernahme der Verantwortung für den individuellen Lebensstrom; hinsichtlich des Energieverbrauchs bewusst eine sparsame und bescheidene Lebensweise wählen.
Einlösung: sein Leben in ruhiger Gelassenheit bewältigen (im Buddhismus: das Rad in Gang halten, nicht aus Begeisterung, sondern weil es sich drehen muss); den vorgegebenen Bahnen auf eigene unverwechselbare und stetige Art folgen; Hingabe.
Urprinzipieller Bezug: Mars-Neptun.
Lit.: *H.*

Eisenspeicherkrankheit
siehe Hämochromatose

Eisprung, fehlender
(anovulatorischer Zyklus; siehe auch Ovarialinsuffizienz, Hormonstörung der Frau)
Körperebene: Eierstöcke (Fruchtbarkeit).
Symptomebene: natürlichste Form der Verhütung in ganz jungen Jahren, während der Wechseljahre oder in Zeiten von großem Stress; Schutzmechanismus, um kein Kind zu empfangen bei Überlastung, seelischer Belastung; sich nicht für das Kinderkriegen erwärmen können; Bindungsängste, Widerstand gegen ungeeigneten Partner; zu starke Konzentration auf geistige Kinder.
Bearbeitung: die Energie aus äußeren Projekten zurückziehen; Lebens- und Karrierepläne überdenken; zur Ruhe kommen; nicht so viel äußerlich (für sich und andere) herumspringen.
Einlösung: im Gleichgewicht sein; sich Geborgenheit und ein ruhiges Nest schaffen; das kreative Potenzial ausschöpfen und ausleben.
Urprinzipieller Bezug: Mond/Uranus-Saturn.
Lit.: *F 142–145, 153–155.*

Eiterpusteln
siehe Impetigo

Ejaculatio praecox
(vorzeitiger Samenerguss, oft noch bevor das Glied in die Scheide eingedrungen ist; häufig Bezug zu früherem → Bettnässen)

Körperebene: Penis (Lust, Macht).
Symptomebene: Thema Ungeduld: zu schnell zu viel wollen; übererregt, überdreht sein und die zu große Spannung zu schnell zusammenbrechen lassen; Voreiligkeit verhindert Entwicklung von Lust bei der Partnerin: sie und sich selbst um den Orgasmus (das Einheitserlebnis) bringen; versteckte Aggression gegen die Frau und unbewusste Rache an ihr; Versagensangst, die zum Versagen führt; Selbstbestrafung für »Verbotenes«; schnell machen, um nicht ertappt zu werden, rasch »damit« fertig werden.
Bearbeitung: der eigenen Kreativität früher und schneller zum Zuge verhelfen; bewusste Verschwendung in anderen Bereichen üben; ohne Spekulation auf Erfolg und Belohnung geben und schenken lernen: Großzügigkeit und Freigebigkeit entwickeln; kreative Vorleistungen erbringen: Charme sprühen lassen; in die Angst und Enge wie auch in Fantasien von Ungeduld und Aggression bewusst hineingehen und sie durchleben; sich nach Herzenslust gehenlassen; auf dem Gegenpol: Kontrolle im Sinne tantrischer Ideen lernen, aber erst nachdem vorbehaltlose und freigebige Lust genossen wurde.
Einlösung: sich von den eigenen kreativen Möglichkeiten erregen lassen und sie jederzeit zum Einsatz bringen können; Begeisterung für viele Lebensbereiche und innere Erregung wachsen lassen.
Urprinzipieller Bezug: Mars-Uranus.

Ekel

Körperebene: Magen (Gefühl, Aufnahmefähigkeit).
Symptomebene: körperlicher Widerwillen, ausgeprägte Ablehnung; angstvolles Erinnern an die Vergänglichkeit des Irdischen und an die eigene Erdgebundenheit; Widerstand bzgl. Verfall und Rückweg zu Mutter Erde.
Bearbeitung: lernen, Widerwillen zu artikulieren; seinem Abscheu verbal Luft machen; Übungen, die darauf zielen, alles Geschaffene als vergänglich zu erkennen.
Einlösung: Einverständnis mit der eigenen Körperlichkeit; Aussöhnung mit dem eigenen notwendigen körperlichen Verfall im Alter und dem Zerfall des Leibes nach dem Tod.
Urprinzipieller Bezug: Pluto-Saturn.

Eklampsie

(Schwangerschaftskrampfneigung, Spätgestose; siehe auch Gestose, Bluthochdruck, Krämpfe)
Körperebene: Muskulatur (Motor, Kraft), Nieren (Gleichgewicht, Partnerschaft).
Symptomebene: große K(r)ampfanfälle gegen Ende der Schwangerschaft (tonisch-klonische Krämpfe der Skelettmuskulatur); unter hohem Druck stehen (→ Bluthochdruck); in der Partnerschaft geht Wesentliches verloren (Eiweißverlust über den Harn); statt an Wichtigkeit radikal an Gewicht zunehmen; sich aus der Verantwortung davonmachen (Bewusstlosigkeit); Gefahr, sich ganz und mit dem Kind

davonzustehlen (Lebensgefahr für Mutter und Kind).
Bearbeitung: den großen Kampf um die Geburt wagen; sich kämpferisch der neuen Lebensphase stellen und alle notwendigen Anstrengungen unternehmen; den Druck, der auf einem lastet, wahrnehmen; sich eingestehen, wie einem in der Partnerschaft *die Felle davonschwimmen*; sich die eigene Wichtigkeit für das Leben des Kindes bewusst machen; sich zurückziehen, ganz für sich und das Kind da sein: der Schwangerschaft erste Priorität einräumen (gesund essen und leben).
Einlösung: Bündelung aller Kräfte, Konzentration auf das Wesentliche; Erfahrungen von Einheit (zwischen Mutter und Kind).
Urprinzipieller Bezug: Mond-Uranus-Pluto.
Lit.: *CD/Audio »Schwangerschaft und Geburt«*.

Ekstase

(von der Psychiatrie als krankhaft bezeichneter Zustand höchster Verzückung, in Wahrheit nicht nur gesund, sondern der Erleuchtung, der endgültigen Befreiung, dem Paradies nahe)
Körperebene: Gehirn (Kommunikation, Logistik), der ganze Organismus ist betroffen.
Symptomebene: *Ex-stase*: aus der Stagnation heraustreten; außer sich sein, über alle Grenzen hinaus fühlen, spüren und gehen.
Bearbeitung: bewusst mit dem Lebensfluss fließen; Augenblicke der Ekstase zu immer größeren Zeiträumen von Glückseligkeit zusammenfließen lassen.
Einlösung: in Einklang mit der Energie des Universums schwingen, sich und andere *sein* lassen; alles in einem – eines in allem.
Urprinzipieller Bezug: Uranus-Neptun.
Film: *Wie im Himmel, Mr. Jones, Shine* (alle Bd 2).

Ektopie

(Verlagerung der Schleimhaut- und Plattenepithelgrenze am Gebärmuttermund)
Körperebene: Gebärmuttermund (unterer Mund).
Symptomebene: Kampf zweier Hautarten; die Schleimhaut stülpt sich aus dem Innenraum heraus mit der Folge von Kontaktblutungen beim Geschlechtsverkehr und von schleimigem → Ausfluss; Kampf zwischen sensibler Innen- und rauer Außenwelt; problematisches Sich-nach-außen-Öffnen; Konflikt um Kinderwünsche; das Innere drängt nach außen und sucht die Auseinandersetzung.
Bearbeitung: mutig aus sich herausgehen, die eigenen (Kinder-) Wünsche offensiv äußern; dem (unbewussten) Bedürfnis nach innigerem Kontakt zum Partner nachgehen; dem Unterleib und seinen Themen mehr Beachtung schenken; lieber seelisch und mit seinen sexuell-erotischen Bedürfnissen den Kampf mit dem Partner wagen, als ihn auf die körperliche Ebene zu verschieben; sich aber

auch ungewollter sexueller Verfügbarkeit (z. B. durch die Pille) verwehren.
Einlösung: innere urweibliche Bedürfnisse sichtbar werden lassen und sie sich erfüllen.
Urprinzipieller Bezug: Mond-Uranus.
Lit.: *F 327–329.*

Ekzem

(siehe auch Hautausschlag)
Körperebene: Haut (Grenze, Kontakt, Zärtlichkeit).
Symptomebene: Rebellion der Haut, z. B. gegen gefährliche Chemikalien, aber auch, weil der Kontakt (Haut) zu einem über alles geliebten Menschen oder Tier abgebrochen ist; etwas Inneres durchbricht die Grenze nach außen; bisher Zurückgehaltenes, Verdrängtes attackiert die Grenze der Unterdrückung, um in die Sichtbarkeit (ins Bewusstsein) zu gelangen: angstvolles Abwehren eines nach außen dringenden Konflikts bzw. von Grenzen verletzendem Neuen; Verletzung der Integrität von innen; der Ausdruck der reinen, ehrlichen Haut wird durch Unreines entstellt; sich verurteilen und entstellen, sich schlecht und abstoßend darstellen; andere abschrecken und auf Distanz halten.
Bearbeitung: Inneres nach außen, Unteres nach oben kommen lassen; bisher zurückgehaltenen Themen die inneren Grenzen freiwillig öffnen; sich von Verdrängtem zu Offenheit drängen lassen; sich für Verletzungen von innen her, z. B. durch aufsteigende Erkenntnisse, vorbereiten und wappnen; sensibel (verletzlich) werden.
Einlösung: unreine, dunkle innere Themen werden durch Herauswachsenlassen bearbeitet und mit Bewusstseinslicht aufgehellt.
Urprinzipieller Bezug: Saturn/Venus-Mars.
Lit.: *K 231–233; CD/Audio »Hautprobleme«.*

Elektrohypersensibilität

siehe EMF-Syndrom

Elephantiasis

(Dickhäutigkeit durch Lymphstauungen im Unterhautfettgewebe besonders der Gliedmaßen; gegenpoliger Aspekt zur Stammfettsucht bei Cortisonüberschuss)
Körperebene: Unterhautbindegewebe (Schutz, Isolierung).
Symptomebene: Aussehen wie ein Elefant: plumpes, tollpatschiges Auftreten, träge Bewegungen, behinderte Fortbewegung; Problem, sich ungehemmt zu zeigen; Zwang, sich bedeckt zu halten.
Bearbeitung: einen starken Schutzwall nach außen bilden, sich eine *dicke Haut* zulegen: nicht mehr alles so nahe an sich herankommen lassen; sich abschirmen lernen; die eigene Empfindlichkeit abbauen; sich nicht mehr alles *unter die Haut* gehen lassen; lernen, sich verbal zu verteidigen; sich ein stärkeres Erscheinungsbild zulegen: Kraft und Macht ausstrahlen lernen; in die Breite gehen; zulegen, an Gewicht(igkeit) zunehmen; starke

Arme wollen die Welt heranholen; starke Beine sie erobern: diese Themen im übertragenen Sinne angehen: sich die Welt erobern (besonders häufig bei Frauen im Klimakterium).
Einlösung: den einem zustehenden Raum ausfüllen (z. B. die Rolle der Groß[en]Mutter ausfüllen); der eigenen Persönlichkeit Gewicht verschaffen; Ruhe und Gelassenheit in sich (und hinter dem dicken Hautpanzer) finden.
Urprinzipieller Bezug: Mond-Jupiter.
Lit.: *G.*

Ellbogenentzündung

siehe Rheumatismus

Ellbogenschmerzen

siehe Tennisarm/Tennisellbogen

Embolie

(z. B. → Lungenembolie, Gehirnembolie; siehe auch Blutgerinnsel)
Körperebene: Blut (Lebenskraft), Blutgefäße (Verkehrswege der Lebenskraft).
Symptomebene: Verfestigung des Gelösten, Erstarrung des Fließenden; ins Stocken geratene, erstarrte Vitalität verfestigt sich und wird zum Blockadematerial: Verstopfung eines Kanals der Lebensenergie; (Selbst-)Behinderung des Lebens(stromes), ihn v. a. im Kommunikationsbereich (Lunge) stoppen; sich selbst Hindernisse und Blockaden in den Weg stellen → Durchblutungsstörungen im abhängigen Bereich.
Bearbeitung: aus dem Strom des Lebens etwas verfestigen, herausholen, etwas Bleibendes daraus machen; die Dinge bis in die Materialisierung bringen; sich mehr Zeit nehmen; das Lebenstempo verringern; die althergebrachte Energieversorgung der (von der Embolie betroffenen) Organe/Lebensthemen unterbrechen; sich auf neue Art und mit mehr Aufmerksamkeit um diese Regionen kümmern (z. B. nach dem Gehirnschlag [Gehirnembolie] die gelähmte Körperseite wieder ganz neu kennenlernen – ähnlich wie die Durchblutung der betroffenen gegensinnigen Gehirnhälfte auf ganz neuen Wegen erfolgen muss).
Einlösung: Lebensfluss; Materialisation von Ideen und Plänen.
Urprinzipieller Bezug: Mars-Saturn.

Emesis

siehe Erbrechen/Übelkeit, Schwangerschaftsbeschwerden

EMF-Syndrom

(Belastung durch elektrische, magnetische und elektromagnetische Felder, Elektrohypersensibilität; siehe auch Hypersensibilität)
Körperebene: der ganze Organismus kann betroffen sein.
Symptomebene: Hypersensibilität für Schwingungen aller Art, v. a. hypersensibel mit technischen Schwingungen negativ in Resonanz treten; krank durch allgegenwärtigen Wellensalat: alle möglichen vegetativen Symptome von Blutdruckproblemen, Abwehrschwäche

bis zu Schlafstörungen, generell *durch den Wind sein*, aber auch massive Gefährdungen über die Abwehrschwäche bis hin zu gesteigerter Krebsanfälligkeit; das Chaos von sich gegenseitig beeinflussenden und möglicherweise verstärkenden Mobilfunk- und WLAN-Feldern, Radar-, GPS-, Radio- und Fernsehwellen am und im eigenen Leib schmerzhaft spüren: → Kopfschmerzen, → Konzentrationsstörungen, → Erbrechen/Übelkeit, → Schlafprobleme (v. a. durch Melatoninreduktion), → Depression u. a.; Dünnhäutigkeit; Magnet- und Hochfrequenzfelder verstärken → Serotoninmangel, → Stresssymptome und Tendenzen zu Seeleninfarkt (→ Burn-out-Syndrom); höhere Gefahr, an → Krebs zu erkranken; Öffnung der Blut-Hirn-Schranke durch moderne »Umweltgifte« wie Mobilfunk- oder Mikrowellenstrahlung mit Gefahr, langfristig drohen Krankheitsbilder wie → Gehirntumor, → Demenz; schlechte Abgrenzung, überall unfreiwillig mithören/mitfühlen; Störungen erdulden; Sehnsucht nach Stille/Unberührtheit; selten auch Projektion eigener Probleme auf die Umwelt: »Ökochondrie« (→ Hypochondrie in Bezug auf moderne Umweltprobleme); oft von Mitmenschen und Ärzten nicht ernstgenommen werden, obwohl »wandelndes Warnsignal« sein für Gefahren, die die Allgemeinheit betreffen.
Bearbeitung: Wohn- und Arbeitsräume entstören lassen bzw. im Sinne des chinesischen Feng Shui oder indischen Vastu verändern; verantwortungsvoller Einsatz moderner Kommunikationstechnik, häufig abschalten auf allen Ebenen, sich positiv wirkenden Schwingungsfeldern öffnen; undurchdringliche Grenzen setzen, sich abgrenzen lernen, abschotten, abschirmen; *sich erden*; Hilfsmittel wie die »Geonado-Welle«.
Einlösung: sich die richtige Resonanz suchen, selbstbewusste Sensibilität, sich mit höheren göttlichen Schwingungen verbinden.
Urprinzipieller Bezug: Uranus.
Lit.: *»Störfelder und Kraftplätze« (dort auch mehr zur Geonado-Welle), SI (Kap. Mobilfunk).*

Empfängnisschwierigkeiten

siehe Unfruchtbarkeit

Empyem

siehe Abszess

Endangitis obliterans

siehe Raucherbein

Endokarditis

(Herzinnenhautentzündung)
Körperebene: Herz (Sitz der Seele, Liebe, Gefühl, energetische Mitte).
Symptomebene: unbewältigter Konflikt im Innern des Herzens; aggressiver Kampf um die Mitte des Lebens; wachgerüttelt werden; sich *ein Herz fassen*, statt sich vor Schmerzen ans Herz zu fassen.
Bearbeitung: Herzensangelegenheiten bewusst regeln, Konflikte bewusst austragen; sich offen(siv) und mutig dem Kampf um die eigene

Mitte stellen; aufwachen für die Herzensthemen und ihnen Beachtung schenken.
Einlösung: in der eigenen Mitte mutig den entscheidenden Kampf ausfechten (Löwenherz).
Urprinzipieller Bezug: Sonne-Mars.
Lit.: *H 126–136, SvI.*
Film: *In Sachen Henry, Der letzte Samurai, Fearless, Wut* (alle Bd 1).

Endometriose

(Gebärmutterschleimhaut, die außerhalb ihres vorgesehenen Ausbreitungsgebietes angesiedelt ist, z. B. in Scheide, Eileiter, Harnblase, in der freien Bauchhöhle, verursacht auch durch ärztliche Eingriffe wie Kürettagen)
Körperebene: Gebärmutterschleimhaut (Gebärmutter = Fruchtbarkeit, Geborgenheit; Schleimhaut = innere Grenze, Schranke).
Symptomebene: (unbewusste) Weiblichkeit am falschen Platz; eigener Rhythmus wird problematischen Bereichen aufgezwungen (zyklisches Geschehen, wo es nicht hingehört); die Nebenerscheinungen der Weiblichkeit auf falscher Ebene sind unbeherrschbar (Entsorgung der Abfallprodukte des rhythmischen Schleimhautwechsels oft nur chirurgisch möglich); *verrückte* Weiblichkeit (typisch weibliche Aktivitäten an unpassender Stelle) zwingen den Gegenpol ins Spiel (die chirurgische Machermedizin als typisch männliche Erscheinungsform); Schmerzen beim Verkehr zeigen Konflikte in diesem Bereich; Unfruchtbarkeit als häufige Folge: Weiblichkeit auf unangemessener Ebene führt zur Blockierung urweiblicher Fruchtbarkeit (→ Bauchhöhlenschwangerschaft); Demonstration von Weiblichkeit auf (selbst-)gefährdender Ebene.
Bearbeitung: Weiblichkeit auf andere, ungewohnte Ebenen bringen; den eigenen Rhythmus auf weitere Lebensbereiche ausdehnen; Nebenwirkungen der eigenen weiblichen Kraft problematisieren und mitbedenken; sich darauf gefasst machen, dass die Betonung des einen Pols immer auch den Gegenpol auf den Plan zwingt; alte Verletzungen (v. a. durch Partner) verarbeiten und sich trauen, eigene, ungewohnte, kreative Wege zu gehen.
Einlösung: neue kreative Entfaltungsräume für die eigene Weiblichkeit finden.
Urprinzipieller Bezug: Mond, Uranus.
Lit.: *F 318–325; CD/Audio »Wege des Weiblichen«.*
Film: *Ma Ma – Der Ursprung der Liebe, Verborgenes Feuer, Eine verhängnisvolle Affäre* (alle Bd 1).

Endometritis

(Gebärmutterschleimhautentzündung)
Körperebene: Gebärmutterschleimhaut (Gebärmutter = Fruchtbarkeit, Geborgenheit; Schleimhaut = innere Grenze, Schranke).
Symptomebene: eventuell Folge von Fremdkörpern wie Spirale; Konflikt um das Nest für eigene

Kinder (Gebärmutterschleimhaut); aggressive Auseinandersetzung um die eigene Fruchtbarkeitsbasis.
Bearbeitung: offen(siv) um die Basis für eigene Kreativität streiten; sich auseinandersetzen im Hinblick auf ein Nest für eigene Kinder.
Einlösung: Fruchtbarkeit.
Urprinzipieller Bezug: Mond-Mars.
Lit.: *F 269 SvI.*
Film: *Ma Ma – Der Ursprung der Liebe* (Bd 1).

Enteritis

siehe Darmentzündung

Enteritis necroticans

siehe Darmbrand

Entzündung

(Infektion, Inflammatio; siehe auch Herd, Inkubationszeit)
Körperebene: kann den ganzen Organismus betreffen und durch äußere Einwirkung (Mikroorganismen wie Pilze, Viren, Bakterien oder Verletzung) oder durch körpereigene Reize ausgelöst sein.
Symptomebene: Entzündung (*-itis*) = stofflich gewordener Konflikt, Krieg, Aggression: »vor Wut kochen«; der zündende Funke am Pulverfass, ein Konflikt kann aufflammen, ein schwelender Konflikt entflammt oder flackert wieder auf, »Feuer an die Lunte legen«, »Brandfackeln in ein Haus werfen«, etwas geht in Flammen auf, viel Zündstoff bringt etwas zur Explosion; neue Herausforderungen, neue Impulse dringen durch die Abwehr der Bewusstseinsgrenze und wirken erregend (»Der Krieg ist der Vater aller Dinge«, »Was erhitzt mich so?«); wer sich nicht im Bewusstsein erregen lässt, wird stattdessen unbewusst seine Körpergrenzen Erregern öffnen, bzw. je stärker die seelische Abwehr, desto geringer die körperliche: ein entzündeter (infizierter) Mensch wehrt sich seelisch zu wenig; moderne Lebensfeindlichkeit: Lebendigkeit wird mit Antibiotika (*anti* = gegen, *bios* = Leben) bekämpft; chronischer Konflikt (→ Herd): fauler Kompromiss, Dauerfrustration, nur noch halbherziger Kampf, an den man nicht mehr richtig glaubt; begünstigt die Entstehung von → Krebs.
Resistente Keime: Entzündungen (Infektionen) über vom Tier gewonnene Lebensmittel oder über direkten Kontakt mit Tieren; heute Problem, gegen das scheinbar *kein Kraut mehr gewachsen ist*; schulmedizinische Unbeherrschbarkeit wegen (multi-)resistenter Keime, die in der Massentierhaltung durch Missbrauch von Antibiotika geradezu gezüchtet werden (→ Antibiotikaresistenz, → Hospitalismus); aus ärztlicher Sicht ist deshalb sofortiges Verbot von Massentierhaltung geboten, andernfalls katastrophale Folgen, vor denen u. a. die WHO warnt (»Hauptgefahr für die Gesundheit«); neue Generation von Bakterien, gegen die alle vier Antibiotikagruppen machtlos sind, selbst sog. Reserve-Antibiotika. Hintergrund: etwa 85 % aller Antibiotika werden in der Tiermedizin ver-

braucht, was nur die härtesten und resistentesten Keime überstehen; unbeabsichtigte Herauszüchtung besonders gefährlicher Erreger; Wahrscheinlichkeit, dass Schlachttiere aus Massenaufzucht mit resistenten Keimen infiziert sind, weiterhin extrem hoch: 90 % der Hähnchen und Puten, 83 % der Kälber, 77 % der Schweine, über 20 % der Rinder tragen solche Erreger in sich (Stand 2014, Quelle: Bundesinstitut für Risikobewertung).
Bearbeitung: Entladung von Aufgestautem zulassen; sich einem erregenden Konflikt öffnen, statt den Körper zum Schlachtfeld zu machen; Auseinandersetzungen wagen, Konflikte austragen, *heiße Eisen* anpacken; Entscheidungen treffen, gebundene Energien freisetzen; auf die Abwehr neuer Bewusstseinsimpulse verzichten, Stärkung der Verteidigung: Bewusstwerdung fördern, Wandlung riskieren, alte Anschauungen opfern, Gewohnheiten dem Tod überantworten, Reifungs- bzw. Entwicklungssprünge riskieren, Rücknahme von Projektionen; sich mit allen Lebensformen aussöhnen; *(multi-)resistente Keime*: sofortiger Verzicht auf Tierprotein, allgemein Meidung von Fleisch(produkten); pflanzlich-vollwertige Ernährung (*PF*); Fasten und Mobilisierung der Lebenskräfte durch Vollwertnahrung, Smoothies, Fasten, Entspannungsmethoden, geführte Meditationen, Geistheilung.
Einlösung: Konflikthaftigkeit des Menschseins grundsätzlich anerkennen, mit Konflikten mutig leben; auf geistiger Ebene selbstbewusst geführte Auseinandersetzungen; herausfordernde Kämpfe im Bewusstsein führen; den Lebenskampf mutig und offen(siv) führen; Feindesliebe leben; sich den Idealen von Albert Schweizer, Franz von Assisi, des Buddhismus nähern in Gestalt von Ehrfurcht vor dem Leben und Mitgefühl mit allen fühlenden Wesen, einschließlich einem selbst.
Urprinzipieller Bezug: Mars.
Lit.: *K 131–148, Wwg 157–246, KSdK (Kap. Infektionskrankheiten), KR 137f., 148f; Fas, PF, SvI.*

Enuresis

siehe Bettnässen

Enzephalitis

siehe Gehirnentzündung

Epidemie

(griech. *epidēmíā nósos* = »im ganzen Volk verbreitete Krankheit«; Seuche)
Körperebene: der ganze Körper kann betroffen sein; Basis ist eine → Entzündung, d.h. der Krieg zwischen Abwehrsystem (Verteidigung) und Erregern, in diesem Fall bei vielen Menschen der Population; wenn weltweit: Pandemie.
Symptomebene: Konflikte sind kollektiv von der Bewusstseinsebene auf die Körperebene verdrängt worden, insbesondere in das → Abwehrsystem und die von den Kämpfen betroffenen Organe; zeitlich und räumlich begrenzte Epidemien als Spiegel für

das Bewusstsein des Kollektivs; Massenschicksale, die viele Menschen mit demselben Aufgabenmuster konfrontieren, wobei die Reaktion doch weitgehend individuell bleibt; als moderne Seuche könnte auch die radioaktive Verstrahlung verschiedener Gebiete der Erde angesehen werden, wobei es sich hier natürlich nicht um eine Infektion im klassischen Sinn handelt, jedoch beschwören wir mutwillig ein Massenschicksal herauf, ähnlich bei der weltweiten Umweltverseuchung.
Bearbeitung: die Konflikte zurück ins Bewusstsein holen sowohl bei den Einzelnen als auch im Kollektiv; das Gemeinsame im ähnlichen Schicksalsmuster verrät zeittypische Aufgaben: so wie die Schwindsucht ihre große Zeit hatte und vor ihr Cholera und Pest, stehen heute → Aids und die radioaktive → Verstrahlung im Mittelpunkt, außerdem Pandemien wie → Covid-19.
Einlösung: den in den Krankheitsbildern deutlich werdenden Aufgaben urprinzipiell gerecht werden; mit den anstehenden heißen Themen fertig werden, die Konflikte lösen; Lösungen finden, die für die ganze Bevölkerung akzeptabel sind; eine wesentliche Einlösung für die vom unerlösten weiblichen Pol drohenden Krankheitsbilder (Krebs, Aids, Verstrahlung) ist die Metamorphose (radikale Wandlung) bzw. Metanoia (Reue im Sinne des Gesinnungswandels); bei einer Pandemie wie Covid-19 ist die Aussöhnung mit der Todesangst Bestandteil der Lösung.
Urprinzipieller Bezug: Mars-Jupiter-Pluto.
Lit.: *Wwg, AfS, SvI.*
Film: *Mary und Martha, Der Zauberberg, Profiteure der Angst, Erin Brockovich* (alle Bd 2); *Der bunte Schleier, Gefährliche Schönheit, Der letzte Samurai, In Sachen Henry, Wut* (alle Bd 1).

Epidermolysis bullosa acquisita

(wörtlich: »erworbene blasenförmige Hautzersetzung«, chronische Erkrankung der Haut und Schleimhaut; siehe auch Autoimmunkrankheiten/Autoaggressionskrankheiten)
Körperebene: Haut (Grenze, Kontakt, Zärtlichkeit), Schleimhaut (innere Grenze, Schranke, Schutzhülle), Abwehrsystem (Verteidigung).
Symptomebene: Antikörper bilden sich gegen ein Protein, das für die Verbindung von Bindegewebe und Lederhaut zuständig ist: pralle Blasen, häufig auch »nur« empfindliche, verletzliche Haut und Wachstumsstörungen der Nägel; Haut löst sich aus der Tiefe blasenförmig auf, die Grenze wird von innen heraus attackiert und zerstört und macht auf der körperlichen Grenzebene verletzlicher statt an den seelischen Grenzen; die Waffen (der Nägel) bleiben im Wachstum zurück und verkommen.
Bearbeitung: die Wurzeln des Aggressionsproblems angehen; seine Grenzen öffnen, Kontaktbedürfnis pflegen; pflanzlich-vollwertige Kost zur Behebung der → Allergie.

Einlösung: sich liebevoll um die eigene Haut kümmern; seine Grenzen im übertragenen Sinn ausweiten; liebevoll Raum einnehmen lernen.
Urprinzipieller Bezug: Venus/Saturn-Mars-Pluto.
Lit.: *Wwg, SP*.

Epididymitis

siehe Nebenhodenentzündung

Epikondylitis

siehe Tennisarm/Tennisellbogen

Epilepsie

Körperebene: Gehirn (Kommunikation, Logistik), Nerven (Nachrichtendienst).
Symptomebene: Entladung gewaltiger innerer (elektrischer) Spannungen; alle Sicherungen brennen gleichzeitig durch beim großen Anfall (Grand mal) – vergleichbar einem Erdbeben oder der medizinischen Elektroschockbehandlung; innerer Stau entlädt sich in krampfartigen Kampfwellen: völlig *außer sich sein*; explodieren, ausfällig werden: der Anfall gleicht dem Ausfall aus einer belagerten Festung; die eingeflossene überstarke Energie wird im Körper in Krampfwellen abgefackelt, danach tiefe Müdigkeit (der Organismus erholt sich von dem Starkstromerlebnis); durch die Überspannungen entsteht auf Dauer erheblicher Schaden an den Leitungen des Strom- bzw. Nervennetzes; Zungenbiss: Verbissenheit; sich lieber »auf die eigene Zunge beißen« oder sie sich sogar »abbeißen«, bevor man Dinge aus dem unbewussten Schattenreich herausließe; Schaum vor dem Mund: vor Wut bzw. Ladung schäumen; (ungleicher) Kampf zweier Welten; Dammbruch, der zurückgehaltene Wesensteile/Schatten in Bewegung bringt; anfallsartiger Einbruch der Anderswelt/gewaltiger übernatürlicher Mächte: Vergewaltigung durch etwas Übermächtiges; früher auch Morbus sacer (heilige Krankheit) genannt, weil die Betroffenen offensichtlich unter dem Einfluss einer höheren Macht stehen, was man früher als Besessenheit bezeichnete; Einbruch von ekstatischem Geschehen in die Alltagswelt, angekündigt von einer Aura (so schildert Dostojewski seine epileptischen Anfälle, die er um nichts in der Welt hätte missen wollen): zu gewaltig für die Seele, die zu ihrer Rettung entflieht (Parallele in der Bibel, wo der direkte Anblick Gottes für die Menschen als zu gewaltig geschildert wird); unerlöster Versuch, *sich gehen* und *fallen zu lassen* (Fallsucht); oft überangepasst und um jeden Preis bemüht sein, als »normal« zu gelten; wesentliche Spannungen so lange zurückhalten, bis sie explodieren, schlechter Bezug zu den eigenen dunklen Seiten und wenig flexibel (schon ein Lichtwechsel zwischen hell und dunkel kann Anfälle provozieren); Sonderformen: *Schwatzepilepsie* = anfallsartige Redeattacken, an die man sich später nicht erinnert, ähnlich wie bei einer Absence; *Wanderepilepsie* = anfallsartige Wanderzwänge, die

weder in der Erinnerung bleiben, noch bewusst erlebt werden.
Bearbeitung: die Spannungen herauslassen und ausleben; sich fallen lassen; loslassen auf der ganzen Linie; intensive Atemtherapie bis zu entsprechenden Entladungen; orgastische Entladungen (z. B. umfassende Orgasmen); Gipfelerlebnisse (*peak experiences*) anstreben; sich die Zone des Zwielichts, des Zwischenreiches zwischen verschiedenen Bewusstseinsschichten, bewusst machen; sich dem Ringen zwischen den Welten hingeben; freiwillig den Kontakt zur anderen Seite/Welt aufnehmen (etwa Entwicklung medialer Zugänge zum transzendenten Bereich); die Aufgabe, Grenzgänger zwischen den Welten zu sein, annehmen.
Einlösung: das Bewusstsein beim Übertritt in transzendente Bereiche aufrechterhalten; mit der anderen Seite auf vertrautem Fuß sein.
Urprinzipieller Bezug: Uranus.
Lit.: *S 233–243.*
Film: *Väter & Töchter* (2015).

Epiphora
siehe Tränenträufeln

Epistaxis
siehe Nasenbluten

Erbkrankheiten
Körperebene: der ganze Organismus kann betroffen sein.
Symbolik: innerhalb einer Familie immer wieder auftretende Lernaufgabe; Familienschicksal, Familienkarma: die Tradition fortsetzen oder/ und das Muster der Ahnen auf ein erlöstes Niveau heben.
Bearbeitung: sich mit der Familiengeschichte aussöhnen, seinen Platz und seine Rolle einnehmen und das Beste daraus machen; in die Aufgabe hineinwachsen und möglicherweise darüber hinauswachsen (meist entwicklungsförderlicher als Rebellion, die mit der Gefahr verbunden ist, in den Gegenpol zu fallen); die Botschaft der Ahnen erahnen: nach Tradition vieler indigener Völker stehen zu unserer Linken die weiblichen und zu unserer Rechten die männlichen Ahnen und hoffen gemeinsam, dass wir endlich die Lösung des Familien- oder Sippenkarmas verwirklichen. Heute lehrt die Epigenetik (griech. *epi* = darüber, obendrauf), dass wir ererbten Krankheitsbildern keineswegs so ausgeliefert sind, denn wir können durch Lebensstilveränderungen Gene an- und abschalten (z. B. lässt sich durch pflanzlich-vollwertige Kost das Brustkrebsrisiko, das bis zu einem gewissen Grad über die Gene BRCA 1 und 2 vererbt wird, um 50 % reduzieren).
Einlösung: sich bewusst in die Kette der Ahnen einfügen und die überkommene Aufgabe im Hinblick auf ihre Ein- und Erlösung auf sich nehmen.
Urprinzipieller Bezug: Pluto-Saturn.
Film: *Still Alice* (Bd 2); *Am achten Tag* (1996).

Erblindung
siehe Blindheit

Erbrechen/Übelkeit

(Emesis; siehe auch Brechdurchfall, Koterbrechen, Schwangerschaftsbeschwerden, Muttermilcherbrechen, Kinetosen [Reise- und Bewegungskrankheiten])

Körperebene: Schlund (Einverleibung, Abwehr), Magen (Gefühl, Aufnahmefähigkeit).

Symptomebene: etwas *bricht* hervor; zu viel Unpassendes/Unverdauliches in sich hineingestopft haben; sich der Dinge und Eindrücke, die man nicht haben/verdauen will, entledigen; Abwehr, Ablehnung, Nichtakzeptieren: »der Magen dreht sich mir um«, »etwas kommt mir wieder hoch«; akutes Aufbegehren: »die Situation ist zum Kotzen«; ein Problem liegt wie ein Stein im Magen und verdirbt den Appetit; vor Wut toben und giftige Aggressionen ausspucken: »Gift und Galle spucken«; Erleichterung, Befreiung suchen, etwas Bedrückendes loslassen wollen, Selbstschutz; unbewusster Hungerstreik.

Bearbeitung: Widerstand bewusst eingestehen; Aufstand lernen, sich nicht alles bieten lassen; sich eigene Wut und Giftigkeit eingestehen; Übungen des Loslassens von gestauten, »verdrucksten« Aggressionen; akzeptieren, dass man nicht alles unter allen Bedingungen verdauen kann; sich bewusst erleichtern (Erbrechen als Maßnahme der alten Naturheilkunde).

Einlösung: Befreiung von Dingen, in denen man sich getäuscht hat, mit denen man nicht klarkommt, die man nicht verdauen kann und will; ausspucken, was einen bedrückt.

Urprinzipieller Bezug: Mond-Mars/Uranus.

Lit.: *V 55–59, K 181 f., KSdK 286–297.*

Erektionen, schmerzhafte nächtliche

Körperebene: Penis (Lust, Macht).

Symptomebene: Schmerzen sind immer Hilfeschreie; Hinweis auf tagsüber nicht ausreichend gelebte Sexualität, die sich über nächtliche Träume Bahn bricht.

Bearbeitung: Entwicklung einer befriedigenden partnerschaftlichen Sexualität, die den (Entladungs-) Druck aus den Nächten nimmt.

Einlösung: zur Sexualität auch die Liebe finden, um Form und Inhalt zusammenzubringen.

Urprinzipieller Bezug: Mars.

Lit.: *SuL*, *Wwg*.

Erfrierungen

Körperebene: besonders die Körperenden (Finger, Zehen, Ohrläppchen, Nasenspitze).

Symptomebene: extremer Mangel an Zuwendung (Unterkühlung) führt zum Absterben der Körperenden; sich teilweise absterben lassen aus Mangel an Bewegung und innerer Wärme; (in seinen Reaktionen) erstarrt sein.

Bearbeitung: allopathisch: Wärme und Bewegung (reiben, kneten); homöopathisch: Kältezufuhr (sich mit Schnee einreiben); sich die Kälte gegen sich selbst bewusst machen: unterkühlter Typ; emotional kühler

(beherrschter, überlegter) werden, Konsequenzen bedenken; Erfrierung = Erstarrung: Winter will von uns Stille und Ruhe, kein Herumrasen in der unter dem Schnee (Leichentuch) erstarrten Welt; auf die eigenen Grenzen und Enden achten; das Schicksal nicht herausfordern, sondern sich für seine Fingerzeige erwärmen.
Einlösung: sich die Konsequenzen seines Handelns vorher überlegen; der Zeitqualität Rechnung tragen; kühler und beherrschter der Zeit geben, was sie erfordert; den Diamanten völliger Klarheit und Struktur in sich verwirklichen (innere Stille statt äußerer Starrheit); für sich sorgen.
Urprinzipieller Bezug: Saturn.

Ergrauen

(siehe auch Alterssymptome)
Körperebene: Haare (Freiheit, Vitalität).
Symptomebene: Resignation, Zurückstecken, sich Sorgen machen (»sich graue Haare wachsen lassen«); Schrecken, Todesangst, Grauen; die Vielfalt der Farben des Lebens verblasst unter dem Grauschleier, der fast alle Menschen gleichmacht; graue Schläfen suggerieren Erfahrung; die Weisheit der ergrauten Häupter; Durchgangsstadium zum Archetyp des Alten Weisen.
Bearbeitung: bewusster Rückzug Richtung Ausruhen; ausziehen, das Fürchten zu lernen (vor dem letzten und wichtigsten Übergang des Lebens), und dabei die Angst endgültig verlieren; auf die Nachtseite des Lebens wechseln; Erfahrungen machen, die noch offen sind; konsequent an sich arbeiten und Reife gewinnen.
Einlösung: in Weisheit ergrauen: das Wissen in Weisheit verwandeln.
Urprinzipieller Bezug: Saturn.
Lit.: *S 412–417, AaG 92f.; CD/Audio »Lebenskrisen als Entwicklungschance«.*
Film: *Die Bücherdiebin* (Bd 1); *Shakespeare für Anfänger* (Bd 2).

Erkältungskrankheiten

(siehe auch Grippe, Entzündung, Atemwegserkrankungen)
Körperebene: Nase (Macht, Stolz, Sexualität), Hals (Einverleibung, Verbindung, Kommunikation), Lunge (Kontakt, Kommunikation, Freiheit).
Symptomebene: die Lebenssituation lässt einen kalt, sich für nichts mehr erwärmen: Erkältung; nicht die Kälte macht krank, sondern der Mensch *erkältet* sich; sich die Erreger holen, die man zur Darstellung des Dramas braucht: »Da hab ich mir was aufgeschnappt«; Konfliktbearbeitung: »die Nase voll haben«, »verschnupft sein«; Rückzug aus Krisensituationen des Alltags; »dichtmachen«; Abwehrwälle aus Papiertaschentüchern bauen; sich Menschen und Situationen vom Leib halten: »Komm mir nicht zu nahe, ich bin erkältet«, Überlastung, Fluchtwünsche: »nichts mehr hören und sehen wollen« (Druck auf den Ohren; angestrengte, müde Augen); »nur noch ins Bett und die Decke über den Kopf«; Empfindlichkeit

ausleben: »Haarspitzenkatarrh«; Einschränkung der Kommunikation: Nase zu, Bronchien tendenziell zu, Hals voll; Verweigerung: »nichts mehr schlucken wollen«(→ Halsschmerzen); Abwehrhaltung: »jmd. etwas husten«; Gefühl wie nach Schlägerei und Gebrüll: Zerschlagenheit und → Heiserkeit; Schnupfen, damit man nichts mehr riechen muss; Heiserkeit, damit man nichts mehr sagen muss; → Mandelentzündung, damit man nichts mehr schlucken muss; → Husten, damit man seine Meinung hinausbellen kann; Tubenkatarrh (Verschluss der Ohrtrompete), damit man nichts mehr hören und niemandem mehr sein Ohr leihen muss; Erkältung auch als Möglichkeit, sich abzukühlen, nachdem man einmal ganz in die Hitze (→ Fieber) hineingegangen ist; auf ungeschickter Ebene ins Fließen kommen (Schnupfen).
Bearbeitung: etwas in Fluss bringen, Probleme bereinigen; wieder mit dem Leben fließen, Bereitschaft für die Übergänge des Lebens (Frühling und Herbst) entwickeln, statt an den Übergangszeiten des Jahres stellvertretend die eigene seelische Situation im Körper in Szene zu setzen; lieber fasten und entgiften in den Übergangszeiten des Jahres, statt Fließschnupfen und Aushusten als Form der Reinigung zu benutzen; Reinigungsrituale; sich von den anderen abschließen und wieder zu sich kommen (Wendung nach innen); sich bewusst machen, was einen so kalt lässt: sich von den erregenden Themen reizen lassen, statt zum Opfer der Erreger zu werden; sich Raum (auf bewusste Weise) verschaffen, zur Not auch mit aggressiven Methoden (»jmd. etwas husten«); sich wieder für die Umwelt öffnen: Feuer und Flamme für die anstehenden Probleme; Begeisterung ausleben; heiß auf die kommenden Aufgaben sein; sich offensiv und mutig, aber wo nötig auch schleimig-freundlich (gut geschmiert) durchschlagen und den eigenen Kopf durchsetzen.
Einlösung: im Fluss (des Lebens) sein: das Leben und nicht die Nase überfließen lassen.
Urprinzipieller Bezug: Mond (Rückzug, Verschleimung)-Mars (Entzündung).
Lit.: *K 170–172, Wwg 176–183, KSdK 221–225.*

Ermüdungslähmung

siehe Myasthenie

Ernährungsschäden

(bei Erwachsenen in Industrieländern)
Körperebene: Stoffwechsel (Fließgleichgewicht), Gelenke (Beweglichkeit, Artikulation), Blutgefäße (Verkehrswege der Lebenskraft), letztlich sind alle Gewebe und Organe betroffen.
Symptomebene: von → Arteriosklerose bis → Rheumatismus, von → Übergewicht und → Untergewicht bis zu → Bluthochdruck; erzeugt nicht nur in Deutschland jährlich einen schweren volkswirtschaftlichen Schaden; letztlich ein Bewusstseinsproblem: es wird in

der Regel zu viel vom Falschen gegessen, v. a. viel zu viel tierisches Eiweiß und zu viel raffinierte, ihrer wesentlichen Nährstoffe beraubte Industrienahrung (Fertiggerichte, Fastfood usw.).
Bearbeitung: durchschauen der Mechanismen der eigenen Fehlernährung und der Kompensation von grundlegenden Bedürfnissen wie dem nach Sinnlichkeit durch Über- und Falschessen: schnell, kurzlebig und hastig oder bewusst vollwertig essen und leben (»Du bist, was du isst«); Verständnis für eine »artgerechte« (dem Homo sapiens entsprechende) menschenwürdige Ernährung entwickeln; herausfinden, was man wirklich (zum Leben) braucht.
Einlösung: artgerechte, sinnlich erfüllende, vollwertige und typgerechte Ernährung genießen; auf allen Ebenen des Einverleibens Qualität über Quantität stellen.
Urprinzipieller Bezug: Mond/Venus-Saturn/Jupiter.
Lit.: *PF, RE.*
Film: *Schwer verliebt* (Bd 1).

Erröten

(siehe auch Schamgefühle)
Körperebene: Gesicht (Visitenkarte, Individualität, Wahrnehmung, Fassade).
Symptomebene: Signal, äußeres Zeichen von → Scham; Hinweis auf ein missachtetes angst- und peinlichkeitsbeladenes Thema: »rot vor Scham«; die rote *Birne* wird zur persönlichen *roten Laterne*, um die Wahrheit zu verkünden (*H 184*) und einen wider Willen ehrlich zu machen; unterdrückter narzisstischer Wunsch nach Beachtung; im Mittelpunkt stehen wollen (Größenfantasien: »Ich bin die/der Beste«).
Bearbeitung: sich seiner Schamhaftigkeit bewusst werden und dazu stehen lernen; sich bewusst in den persönlichen »Rotlichtbezirk« hineinwagen und entsprechende Erfahrungen machen; erkennen, dass die Rötung der Wangen, des Halses und der Brust in den einschlägigen Situationen weder beängstigend noch peinlich, sondern natürlich ist; das Thema mehr und mehr ausleben und damit ins Bewusstsein integrieren, damit es sich immer weniger bei jeder »unpassenden« Gelegenheit in den Vordergrund schiebt; Arbeit am Selbstbewusstsein (Voraussetzung: Urvertrauen, das sich in der frühen Schwangerschaft entwickelt).
Einlösung: ehrlich zu sich stehen (und zum eigenen [geheimen] Wunsch nach Beachtung und Anerkennung); befriedigende Sexualität, die einem das Blut v. a. in die unteren Körperbereiche treibt und nur nebenbei die Wangen leicht rötet.
Urprinzipieller Bezug: Venus/Mars-Neptun/Sonne.
Lit.: *S 129f.*
Film: *Angsthasen, Fearless, Patch Adams, Die Bücherdiebin* (alle Bd 1); *Besser geht's nicht,* Angst *essen Seele auf* (beide Bd 2).

Erschöpfung

siehe Müdigkeit, Burn-out-Syndrom, Depression, Long Covid

Erstickungsanfälle

(siehe auch Krupp)

Körperebene: Luftwege (Kommunikation, Kontakt).

Symptomebene: demonstrativer Versuch, den Kontakt zur Welt abzubrechen; Zeichen, dass die Luft zum Atmen in der entsprechenden Situation nicht ausreicht; stranguliert werden, sich gewürgt fühlen, nicht genug Lebensenergie und -raum haben; nicht das leben können, was man möchte.

Bearbeitung: bewusst Kontakte reduzieren, sich zurücknehmen, den Lebensraum freiwillig beschränken, nicht so viel Energie verbrauchen, sich auf weise Art reduzieren.

Einlösung: Einsamkeit und Abgeschlossenheit als Chance erkennen, ganz für sich und bei sich sein.

Urprinzipieller Bezug: Pluto-Merkur.

Erysipel

siehe Wundrose

Erythrodermie

(siehe auch Erröten)

Körperebene: Haut (Grenze, Kontakt, Zärtlichkeit).

Symptomebene: starkes Erröten größerer Hautflächen (Grundlage kann → Leukämie oder sekundär → Schuppenflechte bzw. → Ekzem sein): die Haut wird zum *roten Tuch*, zur Reizfläche: heiß auf Berührung sein; intensives Jucken löst das Bedürfnis nach Kratzen aus (Kratzen = gewaltsames Öffnen der Hautgrenze); Schuppenbildung auf den betroffenen Flächen: abschilfernde Hautoberfläche macht die Grenze durchlässiger.

Bearbeitung: sich Hautreize gönnen; die eigenen Grenzen von außen öffnen und durchlässiger werden lassen; weithin sichtbare Signale geben, die zugleich warnen (rote Ampel) und faszinieren (rote Laterne).

Einlösung: den eigenen Grenzen zur Welt Beachtung schenken: sie beleben, öffnen und sensibler/durchlässiger machen.

Urprinzipieller Bezug: Venus-Mars.

Erythrophobie

(Angst vor dem Erröten); siehe Phobie

Essstörung

siehe Bulimie, Magersucht, Esssucht, Binge-Eating-Syndrom, Übergewicht, Depression, Orthorexie

Esssucht

(siehe auch Binge-Eating-Syndrom, Übergewicht, Appetitlosigkeit [als Gegenpol])

Körperebene: Bewusstsein, Gehirn (Kommunikation, Logistik), Magen (Gefühl, Aufnahmefähigkeit).

Symptomebene: nicht genug bekommen, ein Loch im Magen haben, sich leer fühlen; Hunger nach Liebe und Lebenslust, Nahrung als Lebens- und Liebesersatz; maßloser Appetit, das Leben zu verschlingen; überstarkes Verlangen, am Leben teilzuhaben, sich einzulassen und »das Leben ein-

zu-laden«; sich abfüllen, Fülle statt Erfüllung.
Bearbeitung: sich das Leben mit all seiner (Lebens-)Freude gönnen, es zu sich einlassen und sich darauf einlassen; sich seinen Teil vom Leben nehmen; einfordern und hereinholen, was einem zusteht.
Einlösung: Erfüllung finden, eins mit allem werden; Integration.
Urprinzipieller Bezug: Jupiter.
Lit.: *MI, PF, RE; CD/Audio »Mein Individualgewicht«.*

Eunuchoidismus

Körperebene: Keimdrüsen (Fruchtbarkeit) und sekundäre Geschlechtsorgane (Fruchtbarkeit, Lust).
Symptomebene: Fehlen sekundärer Geschlechtsorgane aufgrund von mangelnder oder ganz fehlender Keimdrüsenfunktion, was zu Riesenwuchs wie auch Fettsucht führen kann: die Entwicklung zum Mann (unbewusst und spät) verweigern.
Bearbeitung: allopathisch: rechtzeitige Hormontherapie; den Männlichkeitsanspruch zurücknehmen, seine weiblichen (Anima-)Seiten und das innere Kind entwickeln und fördern.
Einlösung: die eigenen weichen weiblichen Wesenszüge verwirklichen; die männlichen zurückstellen; Kindlichkeit auf seelischer Ebene leben (offen und spontan sein wie ein Kind).
Urprinzipieller Bezug: Uranus.

Ewing-Sarkom

(siehe auch Krebs)
Körperebene: Knochen (Stabilität, Festigkeit).
Symptomebene: Knochengewebe entartet und bildet äußerst bösartigen Bindegewebstumor.
Bearbeitung: den eigenen Weg finden und ihn im Hinblick auf die eigene Struktur und Stärke mutig und offensiv beschreiten.
Einlösung: Selbstverwirklichung in jenem Bereich, dessen Symbolik durch die Lokalisation des Tumors besonders angesprochen ist; Eigenstruktur (die dem eigenen Wesen entspricht) finden.
Urprinzipieller Bezug: Saturn-Pluto.
Lit.: *S 81–113, KR; CD/Audio »Krebs«.*
Film: *Das Schicksal ist ein mieser Verräter, Heute bin ich blond, Das Beste kommt zum Schluss, Der Klang von Eiswürfeln, Der Doktor, 50/50 – Freunde fürs (Über)Leben, Schicksalsgesetze* (alle Bd 2); *One Week, Ma Ma – Der Ursprung der Liebe* (beide Bd 1).

Exhibitionismus

(siehe auch Voyeurismus als Gegenpol, Perversionen)
Körperebene: Geschlechtsorgane (Sexualität, Polarität, Fortpflanzung).
Symptomebene: unaufgeforderte Zurschaustellung des entblößten Geschlechtsteils fast nur durch Männer – in sicherer Entfernung gegenüber einer fremden Person und mit jederzeitiger Fluchtmöglichkeit; angstbeladene Geschlechtlichkeit; sich in seiner Geschlechtlichkeit nicht anerkannt fühlen; Machtausübung über andere;

möglicherweise unbewusste Rache für frühe Verletzungen, Herabsetzungen der Geschlechtlichkeit.
Bearbeitung: sich der Natürlichkeit des Geschlechts zur Erhaltung der Art bewusst werden; Befriedigung der eigenen Lust; Psycho- und Sexualtherapie.
Einlösung: Aussöhnung mit der natürlichen Lust bei Sex und Geschlechtsverkehr.
Urprinzipieller Bezug: Pluto.
Lit.: *AfS*.

Exostose

Körperebene: Knochen (Stabilität, Festigkeit).
Symptomebene: langsam »aus dem Knochen heraus« (*Ex-ostose*) wachsender gutartiger Tumor (Osteom); Knochengewebe wächst und bildet aufgrund von Druck, Überbeanspruchung oder auf dem Boden von → Knochenhautentzündung aus dem relativ soliden Außenbereich des Knochens (Compacta) »Überbeine« in verschiedenen Bereichen, v. a. **1.** am Fersenbein (Kalkaneussporn, → Fersen(bein) sporn); **2.** im Bereich des Beckens (»Dornbecken«); **3.** im Gehörgang; **4.** unter den Nägeln; **5.** knorpelig vorgeformt an den Enden langer Knochen wie Unter- und Oberschenkelknochen; **6.** an der Innenseite des Unterkiefers; außerdem (Pseudo-)Exostosen des Großzehengrundgelenks beim → Hallux valgus sowie bei anderen Gelenken → Ganglion; →Schmerz als Hilferufe aus der Region, → Entzündung als Zeichen für den herrschenden Konflikt. Je nach Lokalisation ergibt sich die Be-Deutung: **1.** *Sporen*, die man sich nicht gibt und die nun im Körper dort wachsen, wo Sporen hingehören; **2.** *dornige* Situation im Beckenbereich; **3.** Tendenz des Zumachens und damit verbundener Hörverlust: Hinweis, mehr nach innen als nach außen zu hören; **4.** Versuch einer Verstärkung der eigenen *Krallen* und Waffen; **5.** fehlende Durchsetzungsfähigkeit.
Bearbeitung: **1.** in Gang kommen, mit dem eigentlichen Leben beginnen; **2.** Aufmerksamkeit auf die Beckenregion lenken und strukturiertes Wachstum in diesem Bereich anstreben; **3.** lernen, nicht jedem und allem sein Ohr zu leihen, sondern öfter der eigenen inneren Stimme zu vertrauen; **4.** seine Waffen verstärken, sich wappnen, schlagfertiger und rüstiger werden; **5.** lernen, sich seinen Weg frei zu machen und sich durchzusetzen; schulmedizinische Behandlung: Wegmeißeln der überstehenden Knochen in Lokalanästhesie, wobei zugegeben wird, dass entstehende Narben oft unangenehmer sind als ursprüngliche Exostosen.
Einlösung: strukturiertes Wachstum im entsprechenden Bereich auf geistig-seelischer Ebene verwirklichen.
Urprinzipieller Bezug: Saturn-Jupiter.

Exsikkose

(Austrocknung; Gefahr besonders bei Kindern)
Körperebene: der ganze Organismus ist betroffen (jede Zelle verliert Wasser).

Symptomebene: Wasser- (Seelen-) verlust aller Zellen meist einhergehend mit Salzverlusten; Lebensenergie wird träge (Eindickung des Blutes); Herz(ens)kräfte lassen nach; Oberfläche (Haut) wird runzelig, *sieht alt aus*: evtl. unbewusster Wunsch, sich davonzumachen.
Bearbeitung: akut, allopathisch: sich des eigenen Zustandes der Aus- und Vertrocknung bewusst werden; mehr Seele (Wasser) zulassen, d. h. (zu) sich nehmen: trinken; langfristig, homöopathisch: das Seelische etwas zurückstellen zugunsten trockener, nüchterner Überlegungen; den Lebensfluss ruhiger fließen lassen; Emotionen und Gefühlswellen zurückstellen; sich erwachsener und reifer verhalten; nüchternen Blick fürs Wesentliche entwickeln, gern auch trockenen Humor.
Einlösung: nur wenn das Wasser ausgegossen ist, kann man den Grund des Bechers erkennen (ein Schiff kommt ins Trockendock zur Reparatur); natürliche sinnvolle Entwässerung zur Erleichterung der Zellen beim Fasten; zum Wesentlichen durchstoßen, nüchterner werden.
Urprinzipieller Bezug: Saturn.
Lit.: *Fas, Gug*.

Extrasystolen
siehe Herzstolpern

Extrauteringravidität
siehe Bauchhöhlenschwangerschaft

F

Fallhand
siehe Handprobleme

Fallsucht
siehe Epilepsie

Falten
siehe Alterssymptome

Farbenblindheit
(Achromatopsie)
Körperebene: Augen (Einsicht, Durchblick, Spiegel und Fenster der Seele).
Symptomebene: Blindheit für die Mannigfaltigkeit und Buntheit des Lebens: nichts erscheint farbenfroh; alles grau in grau sehen; Versuch, Unterschiede zu nivellieren: »in der Nacht sind alle Katzen grau«; was das Leben bunt machen würde, bleibt ausgeklammert, möglicherweise seit Generationen; bei Rot-Grün-Blindheit: die Farben des Wachstums (Rot = Kraft des Anfangs, Energie schlechthin; Grün = Natur, Hoffnung) nicht differenzieren können; Rot (Energie des Menschenreiches) und Grün (Energie des Pflanzenreiches) sind Komplementärfarben, die sich ergänzen und brauchen – Unfähigkeit, diese beiden Reiche zu unterscheiden; den Unterschied zwischen Anregung (Rot) und Beruhigung (Grün) verkennen.
Bearbeitung: die *Eintönigkeit* der eigenen Wahrnehmung und die Gefahr eines farblosen Lebens

erkennen; in Farben träumen lernen, die Welt in eigenen Farben malen; sich durch die Buntheit des Lebens nicht von den eigentlichen Aufgaben ablenken lassen; alles als Nuancen desselben durchschauen lernen; bewusst durch das Grau(en) hindurchgehen; die Farben der Welt als Ausdruck von Fehlendem erkennen (jeder Farbe fehlt ihre Komplementärfarbe zur Ganzheit, die sich im Weiß ausdrückt); sich vom Mangel lösen und das Ganze überall erkennen lernen; speziell für Rot-Grün-Blindheit: lernen, Energie und Wachstum als Einheit zu sehen; lernen, in den Gegenpolen der Komplementärfarben Rot und Grün ein und dieselbe Grundkraft oder (nach Hildegard von Bingen) Grünkraft zu sehen, und erkennen, wie sie einander brauchen; sich nicht vom Farbenspiel der Maya verführen/einfangen lassen: Meditation über den Reiz der Schwarzweißfotografie.
Einlösung: Licht (Weiß) und Schatten (Schwarz) ergeben die Einheit (Grau): zu jeder Zeit die Einheit hinter der Polarität und in der Tiefe von allem das Eine erkennen.
Urprinzipieller Bezug: Sonne/ Mond-Saturn/Neptun.

Fazialisparese

siehe Gesichtsnervenlähmung

Fehlgeburt

(Abgang/Abortus, vorzeitiges Ende der Schwangerschaft, Gewicht des Fetus unter 500 g; siehe auch Totgeburt [Gewicht des Fetus mindestens 500 g])
Körperebene: Gebärmutter (Fruchtbarkeit, Geborgenheit).
Symptomebene: Flucht der Frucht (des Ungeborenen): genetische Fehler als Ausdruck einer Erblast; Aufgabe scheint unlösbar bzw. zu schwer; Abschluss einer kurzen Entwicklung; Flucht der Mutter aus einer körperlichen, seelischen oder sozialen Überforderungssituation: Abschieben eines ungebetenen Gastes; unbewusste Abtreibung; aufsteigende Entzündungen als Ausdruck heraufdrängender Konflikte; Stress, Arbeitsüberlastung als Zeichen mangelnden Sicheinlassens.
Bearbeitung (für die Mutter): lernen, zu einmal (auf höheren Ebenen) getroffenen Entscheidungen zu stehen, zu empfangen und zu behalten; den Kinderwunsch auf tieferer Ebene hinsichtlich uneingestandener Ablehnung überprüfen; Nestbauübungen in physischer und seelischer Hinsicht.
Einlösung: Aussöhnung mit dem Thema Leben schenken und geschenkt bekommen; den dem eigenen Wunsch und Willen übergeordneten Willen akzeptieren.
Urprinzipieller Bezug: Mond-Uranus, Pluto.
Lit.: *CD/Audio »Wege des Weiblichen«.*

Feigwarzen

(Condylomata acuminata; Infektion mit Kondylom-Virus)
Körperebene: Hautoberfläche (Grenze, Kontakt, Zärtlichkeit), besonders an geschützten, feuchten Stellen: Geschlechtsorgane (Sexu-

alität, Polarität, Fortpflanzung) und Anus/After (Ein- und Ausgang der Unterwelt).
Symptomebene: harmlose kleine, zerklüftete, blumenkohl- oder hahnenkammförmige Auswüchse (höchstens in der Menge kosmetisch störend).
Bearbeitung: sich auch kleine harmlose Spielereien (in den betroffenen Bereichen) zugestehen; »kleine Dinge« wachsen lassen, die keinen Zweck verfolgen, nicht nutzen und nicht schaden, aber etwas Eigenes darstellen; sich auch Unnützes leisten; harmlose Konflikte in den betroffenen Bereichen.
Einlösung: spielerischer Ausdruck von Wachstumsmöglichkeiten; Kreativität und harmlose, spielerische Auseinandersetzungen im intimen Bereich.
Urprinzipieller Bezug: Venus-Mars Pluto (Warze).

Fersen(bein)sporn

(siehe auch Exostose)
Körperebene: Ferse (Schwachpunkt).
Symptomebene: schmerzender (Knochen-)*Auswuchs* am Punkt des festen Auftretens; oft unerträgliche Druckbeschwerden beim Auftreten: im Bereich der eigenen Standpunkte unter Druck geraten; Abnutzungserscheinung am verletzlichen Fersenpunkt; chronisches Unwohlsein an der eigenen Basis, an den eigenen Wurzeln; Widerstand gegen eigenen Körper, nicht lange stehen und nicht zu sich stehen können; sich weder auf die Hinterfüße stellen noch eigenen Standpunkt verteidigen können, auch nicht gut und schmerzfrei vorwärtskommen; fehlender Rückhalt; oft Angst vor Autoritäten; Aufforderung, zu wachsen, sich selbst höher (über die Dinge) zu stellen; gleichsam körpereigene Stöckelschuhe entwickeln und im übertragenen Sinn eine gehobene Position anstreben und einnehmen; vorsichtiger auftreten im doppelten Sinn des Wortes; seinen (ökologischen) Fußabdruck, der die Erde schmerzen kann, ernst nehmen.
Bearbeitung: Symptom zwingt (allopathisch) dazu, physisch nicht so hart aufzutreten (*leiser treten*): leichtfüßiger werden und durchs Leben schweben, statt zu trampeln; seine Standpunkte überdenken (vielleicht sind es die Schwachpunkte?); nicht so oft einrasten und Standpunkte einnehmen, die einem (nur) wehtun; nicht überall mitlaufen, sondern vorher in Ruhe nachdenken; (homöopathisch) lernen, auch unter Druck mit offensiver Kraft aufzutreten; sich die Sporen geben: in Gang kommen, mit dem eigentlichen Leben beginnen; die eigene Struktur notfalls auch unter Schmerzen wachsen lassen und sich erheben, ohne überheblich zu werden; sich unter Druck bewähren; weiter zu sich stehen und fortschreiten, aber die Hilferufe der eigenen Wurzeln beachten; sich seiner Achillesferse (seiner Schwachpunkte) bewusst werden und sie sich zugestehen.
Einlösung: Wachstum im Bereich der eigenen Schwachpunkte bzw.

rechten oder linken Standpunkte und diese relativieren im Sinne von Heraklits »*Panta rhei*« (»Alles fließt«); wenn alles fließt, sind keine festen Standpunkte mehr notwendig, jedenfalls müssen sie nicht mit Nachdruck verteidigt werden; über sich hinauswachsen, höhere Ebenen erreichen.
Urprinzipieller Bezug: Neptun-Jupiter-Saturn.
Lit.: *SdS*.

Fetischismus

(siehe auch Perversionen, sexuelle)
Symptomebene: sexuelle Erregung durch Berühren von Körperteilen und Gegenständen (z. B. [rote] Schuhe, Unterwäsche); Einengung der sexuellen Erregungsauslösung; Prägung im sexuell-erotischen Bereich auf untypische Auslöser; Trennung von Form (Sexualität) und Inhalt (Liebe); Angst vor Menschen, Gegenstände erscheinen ungefährlicher.
Bearbeitung: bewusste (psychotherapeutische) Rückkehr zum Ausgangsort und -moment der Erregungseinengung und Wiedererleben des prägenden Ereignisses; dessen Symbolik klären, verstehen und sich damit aussöhnen; über die Bedeutung von Fetischen im spirituellen Sinn meditieren; die Erregungsfähigkeit über die sekundären auf die primären Geschlechtsorgane wieder ausweiten.
Einlösung: das Ziel des Lebensweges, in allem Gottes liebenswerte Schöpfung zu erkennen, im Auge behalten und verfolgen.
Urprinzipieller Bezug: Uranus-Venus.
Lit.: *SuL*.

Fetopathie

Körperebene: Möglichkeit von mitgebrachten Missbildungen auf fast allen Körperebenen.
Symptomebene: **1.** vor große und ganz unerwartete Aufgaben gestellt werden; **2.** für betroffene Eltern/Erzieher: behinderte Kinder bringen wie gesunde Kinder Ausgleich ins Leben (das, was fehlt) mit der Tendenz, die Familie, die ja ein kleiner Kosmos für sich ist, ins Gleichgewicht zu bringen: eine wie auch immer geartete Einseitigkeit bekommt so oft ein Gegengewicht; eigene Erwartungen und Vorstellungen werden korrigiert: die Kinder sind oft weniger das Abbild ihrer Eltern, sondern bringen etwas völlig Eigenes, Unerwartetes mit.
Bearbeitung 1. für die Betroffenen selbst(verständlich): die schicksalhafte (Schicksal = geschicktes Heil, lat. *salus* = Heil) intellektuelle oder körperliche Einschränkung akzeptieren und andere Entwicklungsschwerpunkte suchen; den eigenen betonten, oft emotionalen Bedürfnissen gerecht werden; sich bereitwillig auf mögliche einfache Aufgaben und Arbeiten einlassen; länger Kind bleiben dürfen und das Mondprinzip genießen; **2.** für betroffene Eltern/Erzieher: den eigenen Leistungsanspruch an das Kind und sich selbst relativieren; Vertrauen ins eigene Lebensschicksal prüfen; Leben als etwas letzt-

lich nicht Planbares erkennen und annehmen; im eigenen Schicksal die Wachstums- und Heilskomponente erkennen; Ehrfurcht vor (je) dem Leben: wer ein besonderes Kind wollte, bekommt es (manchmal); wer besonders dringend ein Kind wollte, bekommt (manchmal) ein besonders kindliches, das lange über die übliche Zeit in der Kindheit bleibt und entsprechender Versorgung bedarf.
Einlösung: die Behinderung annehmen und die Chance in ihr erkennen; lernen, einfache und wesentliche Dinge mit Liebe statt mit Verstand oder Geschick zu tun: die benediktinische Mönchsregel »*Ora et labora*« (»Bete und arbeite«) als Chance erkennen.
Urprinzipieller Bezug: Mond/Saturn-Pluto.

Fettbuckel

(siehe auch Buckel, Fettnacken, Cushing-Syndrom [Symptom Büffelnacken])
Körperebene: Fettgewebe (Überfluss, Reserve, Isolation), Rücken (Anstrengung, Aufrichtigkeit).
Symptomebene: Rucksack voller Reserven, der durch ein beschwerliches Leben (→ Übergewicht) geschleppt wird; unter der Last des eigenen Überflusses *krumm* (unehrlich) werden.
Bearbeitung: sich den beschwerlichen Ballast eingestehen, den man durchs Leben schleppt; die Frage klären, was einem *im Kreuz hängt* und *im Nacken sitzt*.
Einlösung: mit echter Demut tragen lernen, was einem aufgegeben ist und was man mitnehmen will.
Urprinzipieller Bezug: Saturn-Jupiter.
Lit.: *KS*.

Fettembolie

(siehe auch Embolie)
Körperebene: Blut (Lebenskraft), Blutgefäße (Verkehrswege der Lebenskraft).
Symptomebene: Fetttröpfchen gelangen unter traumatischem Einfluss (Knochenbruch, große Bauchverletzung, Fettabsaugung (Lipolyse) in die Blutbahn, wo sie für Verstopfungen sorgen (das zugrunde liegende Trauma deuten): Fett als Symbol des Überflusses und der Reserven führt zur Behinderung der Energieversorgung; Überfluss auf unpassenden Ebenen; an eigenen Reserven leiden; Blockierung eines Kanals der Lebensenergie; Behinderung des Lebens(stromes); Versorgungs-(Durchblutungs-)störung im abhängigen Bereich.
Bearbeitung: sich der (problematischen) Rolle der eigenen Reserven und des Überflusses bewusst werden; sich mehr Zeit nehmen; das Lebenstempo verringern; die gewohnte Bearbeitung der (von der Embolie betroffenen) Lebensthemen (Organe) unterbrechen und auf ein neues Niveau bringen; sich auf neue Art und mit mehr Achtsamkeit um diese Themen/Regionen kümmern, z.B. nach dem Gehirnschlag (Gehirnembolie) die gelähmte Körperseite wieder ganz

neu kennenlernen – ähnlich wie die Durchblutung der betroffenen gegensinnigen Gehirnhälfte auf ganz neuen Wegen erfolgen muss.
Einlösung: sich vom eigenen erreichten Überfluss im Lebenstempo bremsen lassen; geruhsamer und kreativer Lebensfluss.
Urprinzipieller Bezug: Saturn-Jupiter.

Fettgeschwulst

(Lipom)
Körperebene: Fettgewebe (Überfluss, Reserve, Isolation), fast alle Partien des Unterhautfettgewebes können betroffen sein.
Symptomebene: gutartige Wucherung im Bereich des Überflusses, der Speicherkapazität; Wachstum der Reservekapazität; überschießendes Wachstum in isoliertem Bereich; »sein Fett (an bestimmten Stellen) abbekommen«, diese Stellen fordern auf harmlose Weise Beachtung, sie werden speziell gut isoliert; oft Arroganz in diesem Themenbereich; u. U. lageabhängige Druckschmerzen: unter Druck kommen aufgrund von ausufernden Entwicklungen im Bereich der Überflussbildung;
Bearbeitung: da nichts so gut isoliert und immer oben schwimmt wie Fett, herausfinden, warum gerade diese Stelle besonderer Isolierung und Schutzes bedarf: sind es allen sichtbare Auswüchse am Kopf oder an verborgener Stelle (z. B. wo der BH sitzt?); den Überfluss, der unter Druck bringt, kritisch beobachten und bearbeiten(»Warum habe ich gerade hier *mehr Fett abbekommen*?); die Fettgeschwulst, wenn sie sehr stört, nach der Deutung weggeben, z. B. in die Hände von Chirurgen; materielle und geistig-seelische Reserven anwachsen lassen; Reserven sichtbar und fühlbar werden lassen, sie im Leben zeigen und einsetzen.
Einlösung: Reserven bzw. Überfluss auf übertragenen Ebenen (Bankkonto und Bewusstseinsbank) verwirklichen; sich im übertragenen Sinn schützen.
Urprinzipieller Bezug: Jupiter.

Fettherz

siehe Herzverfettung

Fettleber

Körperebene: Leber (Leben, Wertung, Rückverbindung), Fettgewebe (Überfluss, Reserve, Isolation).
Symptomebene: Expansion aufgrund hoher Anforderungen in der Verarbeitung von Überfluss (zumeist geistiger Getränke, aber auch von Drogen, [Umwelt-]Giften); anfangs sinnvoller Zuwachs, bald aber nur noch Fettmasse unter Verlust der Funktion; Fehleinschätzung, was nützlich oder schädlich/giftig ist; Maßlosigkeit bei der Aufnahme: Speichern – eigentlich eine untergeordnete Aufgabe der Leber – wird hier zur überzogenen und alles andere dominierenden Funktion; überzogene Expansionswünsche, zu hohe Ideale, Größenfantasien; Energie- und Potenzverlust als Korrektiv für ein Zuviel; Vernachlässigung weltanschaulicher Themen.

Bearbeitung: Expansion in Bereichen von Philosophie und Religion statt auf Leberebene; geistige Auseinandersetzung mit weltanschaulichen Dingen statt mit geistigen Getränken (*»In vino veritas«* reicht nicht); sich auf geistig-seelischer Ebene viel zumuten; erlöste Ebenen des Speicherns finden: sogar die Polster auf Bankkonten geben mehr Sicherheit als die der Leber; in der Verausgabung von (auch sexueller) Energie sparsamer werden.
Einlösung: das rechte Maß: »Die Dosis macht das Gift« (Paracelsus); Vertrauen.
Urprinzipieller Bezug: Jupiter-Jupiter.
Lit.: *K 191–195; CD/Audio »Leberprobleme«.*

Fettleibigkeit

siehe Übergewicht

Fettnacken

(siehe auch Fettbuckel, Übergewicht, Cushing-Syndrom [Symptom Büffelnacken])
Körperebene: Nacken (Kraft, Verletzlichkeit).
Symptomebene: Vortäuschung eines starken Nackens: hinter den Fettbergen verbirgt sich Schlappheit; weiche, träge Unbeweglichkeit aufgrund geringer Belastbarkeit, aber starker Eindruck; oft im Ganzen Dickfelligkeit.
Bearbeitung: sich die eigene Hilfsbedürftigkeit eingestehen; echte Kraft statt Schein schaffen; aus dem jovischen Überfluss marsische Kraft entwickeln: im übertragenen Sinn zum Stier werden und *den Karren aus dem Dreck ziehen.*
Einlösung: echte Gewichtigkeit; starkes Selbstvertrauen.
Urprinzipieller Bezug: Venus-Jupiter.
Lit.: *KS.*

Fettschürze

(siehe auch Übergewicht)
Körperebene: Bauch (Gefühl, Instinkt, Genuss, Mitte).
Symptomebene: Schürze schützt und verdeckt: in diesem Fall die Geschlechtsorgane, so wie der (Lenden-)Schurz die Blöße bedeckt; schützt vor Schmutz und Befleckung; Flucht in den Kummer- und Babyspeck; sich seinem Unterleib und dessen Bedürfnissen nicht stellen wollen: Bauchbetonung erinnert an den kindlichen Bauch, Bauch macht geschlechtsneutral und damit harmlos; oft verbunden mit Wundsein: Konflikt um das Muttersein; Bauch als Schwangerschaftssymbol; oft Ergebnis nach Fettabsaugung (Lipolyse).
Bearbeitung: sich mit eigener Sexualität und → *Scham*gefühlen auseinandersetzen; sich auf übertragenen Ebenen vor sexuellen Übergriffen schützen; den Versuch, unbefleckt zu bleiben, erkennen und überprüfen, ob es im Bewusstsein nicht wirkungsvollere Methoden gibt (»werden wie die Kinder«); jovische Fülle nicht auf Fettberge beschränken; Vorsicht gerade bei Operation am Bauch: dabei werden viele Energiebahnen (Meridiane, Nadis) durchtrennt von Chirurgen, die da-

von nichts wissen (wollen); überlegen, ob es das wert ist; ggf. spätere Narbenentstörung versuchen.
Einlösung: Erfüllung statt (körperliche) Fülle; erlöste Seiten der Schamhaftigkeit (Empfindsamkeit); bewusste Askese (als Kunst des Lebens).
Urprinzipieller Bezug: Mond-Jupiter.
Lit.: *MI, F 460–463, KS; CD/Audio »Mein Idealgewicht«, »Wege des Weiblichen«.*

Fettstuhl

(Steatorrhoe)
Körperebene: Bauchspeicheldrüse (aggressive Analyse, süßer Genuss) oder Leber (Leben, Wertung, Rückverbindung).
Symptomebene: entweder Problem der Bauchspeicheldrüse (Fehlen der Enzyme zur Fettverdauung) oder der Leber (Fehlen der zur Fettverdauung nötigen Gallensäuren) oder hervorgerufen durch Einnahme von Medikamenten wie Xenikal; voluminöse, oft stinkende Stühle: Fett nicht mehr verdauen, das am meisten Nährende nicht mehr aus dem Leben herausholen können; mit dem Überfluss nicht mehr fertig werden.
Bearbeitung: den Überfluss bewusst an sich vorbeigehen lassen; genügsam werden, sich bescheiden, sich reduzieren.
Einlösung: nur noch Wesentliches aufnehmen, auf alles Überflüssige und Üppige verzichten.
Urprinzipieller Bezug: Merkur/Pluto-Jupiter.
Lit.: *V.*

Fettsucht

siehe Adipositas

Feuchte Aussprache

siehe Spucken

Feuermal

(siehe auch Blutschwamm, Muttermal)
Körperebene: der ganze Körper kann betroffen sein, besonders deutlich auf der Stirn (Front, Angriffsfläche).
Symptomebene: gezeichnet sein (»Kainsmal«); *gebranntes Kind* sein; oft Zusammenhang mit Themen früherer Inkarnationen.
Bearbeitung: Schattentherapie; sich aussöhnen mit diesem Zeichen; zu seiner Besonderheit stehen lernen.
Einlösung: Gezeichnetsein in Ausgezeichnetsein verwandeln (siehe das Feuermal auf der Stirn von Michail Gorbatschow, das ihn früher sicher gezeichnet hat und heute auszeichnet).
Urprinzipieller Bezug: Pluto.

Fibroadenom

siehe Brustknoten, gutartig

Fibromatose

(geschwulstartige Wucherung des Bindegewebes verschiedener Organe; siehe auch Fibromatose der Muskulatur)
Körperebene: der ganze Organismus kann betroffen sein.
Symptomebene: Verdrängung des Wesentlichen durch Unwesentliches (Bindegewebsvermehrung unter Verdrängung des spezifischen

Organgewebes); die Dienstboten übernehmen die Macht (ausufernde Wucherung der verbindenden Hilfszellen bei Schrumpfung der Spezialisten: Beamtenstaat); Gefahr durch Ausfall des entsprechenden (Organ-)Themas.
Bearbeitung: auf der Ebene des Organthemas den unwesentlichen Nebensachen mehr Bedeutung einräumen; auf die Zwischentöne achten, das *Drumherum* in seinem Wert erkennen; Verbindungen und Verbindlichkeiten wichtig nehmen, das Verbindende und Verbindliche schätzen lernen; Verbindlichkeit über Leistung stellen.
Einlösung: Erkenntnis, dass der Körper und das Leben *im Wesentlichen* aus den vielen kleinen Dingen und Schritten bestehen, und diese wertschätzen: »Der Weg ist das Ziel«, der Alltag das eigentliche Leben.
Urprinzipieller Bezug: Merkur-Jupiter, Saturn.

Fibromatose der Muskulatur

(siehe auch Dupuytren-Kontraktur)
Körperebene: Skelettmuskeln (Motor, Kraft).
Symptomebene: Bindegewebe verdrängt die spezifischen Muskelzellen, was zu Schwächung, Steifheit, Verlust der Geschmeidigkeit und Elastizität führt; Schmerzensschreie um Hilfe für die Garanten der Beweglichkeit; Zeichen eingeschränkter geistig-seelischer Bewegungsfähigkeit; Mangel an Nachgiebigkeit, ängstliche Starr- und Sturheit auf Körper- und Geistebene.
Bearbeitung: sich neben den Muskelzellen auch um Faszien, Sehnen und Bänder kümmern; für mehr Struktur und Unterbau bei geistigen Bewegungen sorgen, geistige Klarheit entwickeln.
Einlösung: mutig auf Struktur und Zusammenhalt, verbindliche Verbindungen zwischen Körper, Seele und Geist setzen.
Urprinzipieller Bezug: Mars-Saturn.

Fibromyalgie

(siehe auch Autoimmunkrankheiten/ Autoaggressionskrankheiten, Chronisches Müdigkeitssyndrom
Körperebene: Muskulatur (Motor, Kraft), Bindegewebe (Verbindlichkeit, Halt), Abwehrsystem (Verteidigung).
Symptomebene: Schmerzen (Hilfeschreie) fast überall, besonders in Gelenken, Muskeln, Sehnen; manchmal Bild eines amoklaufenden Abwehrsystems, das nach einer Herausforderung einfach weiterkämpft im eigenen Land und das Krieg gegen eigene Strukturen besonders des Bewegungsapparates (Beweglichkeit, Fortschritt) führt; große Angst vor Veränderungen, enorme Vorsicht und Rücksicht (auf sich selbst), kaum Neuerungen riskieren; zu großer Respekt vor Bewegung (geistig-seelischer Art), lieber am gewohnten Furchtbaren festhalten, als fruchtbare Ausbruchsversuche aus dem vertrauten Jammertal zu wagen; negative Erwartungshaltungen (»Es wird ja doch alles wieder

nicht helfen«); mögliches Symptom einer → Amalgamvergiftung (auch Zeckenbisse angeschuldigt, aber letztlich ungeklärte Auslösung); Muskelschmerzen, wenn sich Quecksilber in den Häuten der Muskeln (Faszien) und den versorgenden Nerven abgelagert hat; Gelenkschmerzen ebenfalls aufgrund von Quecksilberablagerungen in den Gelenkkapseln (aber Amalgamsanierung bringt meist nichts): die geistig-seelische Beweglichkeit ist infrage gestellt, lange Leitung und Sand im Getriebe (»falsches Rheuma«); die Umsetzung der inneren Impulse in äußere Aktivitäten funktioniert nicht mehr gut oder nur noch unter Schmerzen; leichte bis mittlere → Depressionen, → Schlaflosigkeit; Unfähigkeit, mit dem alltäglichen Leben fertig zu werden, bei oft bestehendem Perfektionismus; Frauen deutlich (5- bis 7-mal) häufiger betroffen.
Bearbeitung: auf die Hilfeschreie des Körpers achten, horchen und ihre Botschaft erkennen; Jammern und Beschwerden als nutzlos erkennen und einstellen; diese bringen nichts weg und niemanden weiter, machen aber oft alles noch schlimmer, denn sie bringen die Umgebung gegen die Jammerer auf; die Blockaden auf der Ebene der geistig-seelischen Beweglichkeit und Kommunikation (dem alles verbindenden Bindegewebe mit seinen Blockaden entsprechend) erkennen; Beziehungen überdenken, Projektionen zurücknehmen; Mobbing unterbinden: sich wehren, kündigen und v. a. selbst aufhören, schlecht über andere zu denken.
Einlösung: sich von der Außenwelt eher zurückziehen, die Bewegung nach außen reduzieren; innere Kräfte mit Nachdruck mobilisieren; eigenen Bewegungen im inneren und äußeren Leben einen neuen Rahmen geben; wache Aufmerksamkeit für die eigenen Verbindlichkeiten; in diesem Körper bewusst ankommen, ihn annehmen und als großes Geschenk erkennen und aus ihm das Beste machen; ihn gut pflanzlich-vollwertig ernähren, ihm in Frühjahr und Herbst Fastenzeiten gönnen und sich selbst Ruhe.
Urprinzipieller Bezug: Merkur/Mars-Pluto.
Lit.: *Wwg 260–262.*

Fieber

(siehe auch Entzündung)
Körperebene: betrifft den ganzen Organismus.
Symptomebene: Feuer und Flamme sein auf der körperlichen Ebene statt im Bewusstsein (Fieber der Leidenschaft); Generalmobilmachung (der Armeen) des Körpers im Kampf gegen die Invasion fremder Eindringlinge und Störenfriede (Bakterien, Viren): generalisierter Konflikt, der das ganze Wesen erfasst; mit jedem Grad Fieber steigt die Kampfkraft um mehr als das Doppelte (entsprechende Steigerung der Stoffwechselrate): einer Lösung entgegenfiebern, in fiebriger Erwartung/Spannung sein; »vor Wut kochen«, im eigenen inneren Feuer schmoren; (ärgerliche) Probleme

verbrennen; Zeichen gesunder Abwehrkraft (Hitze des Gefechts), das schlimmere Symptom ist die Unfähigkeit zu fiebern; hohes Fieber im Kindesalter (im Zusammenhang mit den entsprechenden → Kinderkrankheiten oder als erstes Krankheitsbild im Babyalter: Dreitagefieber) zeigt die anfangs noch vorhandene Konfliktfreudigkeit auf der Körperebene (auf der Seelenebene stehen dafür u. a. Trotzphase, Wutanfälle, Abenteuerlust, Wagemut und die kindliche Neugierde), Entgegenfiebern als Reifungsprozess.
Bearbeitung: offen(siv)e Auseinandersetzung mit Konflikten im Geiste; Kampfbereitschaft auf Bewusstseinsebene trainieren (verbale Schlagfertigkeit, spitze, schnelle Zunge, schlagende Argumente, [er-] schlagende Wortführung usw.); das Feuer der Begeisterung nähren; wie im Fieber lieben/arbeiten/handeln.
Einlösung: Entscheidungen treffen: das Schwert aus der Scheide ziehen und loslegen; sich (auf Auseinandersetzungen) einlassen; sich dem (Lebens-)Kampf stellen.
Urprinzipieller Bezug: Mars.
Lit.: *Wwg (Kap. Infektion), KSdK (Kap. Fieber), SvI (Kap. Körpertemperatur, Fieber).*

Fieberblasen
siehe Herpes labialis

Fieberkrämpfe
(besonders bei Kindern; siehe auch Fieber)
Körperebene: Skelettmuskulatur (Motor, Kraft).
Symptomebene: verkrampfte Generalmobilmachung im Kampf gegen eine feindliche Invasion mit Daueranspannung (tonische Krämpfe) oder in ständigem Spannungswechsel (klonische K.); einer Lösung übertrieben kämpfend entgegenfiebern; in fiebriger verspannter Erwartung nicht mehr durchblicken; mit verbissener Anspannung und enormem Kraftaufwand um sein Leben kämpfen; starke Defensive führt zu Kurzschlussreaktion.
Bearbeitung: alle Kräfte mobilisieren im Kampf für die Entscheidung (Krisis); mit gespannter Kampfbereitschaft an die Dinge herangehen; den Intellekt zurückstellen und alle Kräfte schlagartig in den Kampf werfen.
Einlösung: sich mutig und tapfer seinem Kampf stellen und um sein (Über-)Leben ringen.
Urprinzipieller Bezug: Mars Uranus.
Lit.: *Wwg, KSdK (Kap. Fieber).*

Filzlausbefall
(Pediculosis pubis; siehe auch Geschlechtskrankheiten, Juckreiz)
Körperebene: sekundäre Geschlechtsregionen (Fruchtbarkeit, Lust).
Symptomebene: juckende Belästigung im Schamhaarbereich und manchmal unter den Achseln und sehr selten den Augenbrauen; durch Geschlechtsverkehr erworben; unerlöste Befruchtung (statt Samentierchen andere weitergeben); Konflikt im Vorfeld der geschlechtlichen Unterwelt; Abwehr des (unbewusst)

als schmutzig empfundenen Geschlechtsbereichs, des Partners oder von Sexualpraktiken, die als abartig und pervers empfunden werden; Selbstbestrafung, → Schamgefühle wegen Fremdgehens und sich dafür bestraft fühlen.
Bearbeitung: Eingeständnis der eigenen (als schmutzig eingestuften) Lust, die auch vor einer unsauberen Situation nicht Halt macht (»es juckt mich«); den körperlichen Intimbereich sauber halten, für die entsprechenden Gelüste und Fantasien saubere Lösungen und Spielwiesen finden; lieber die Fantasien in »schmutzige« Tiefen wandern lassen; sich innerlich öffnen; lieber innere Wagnisse eingehen und Grenzen überschreiten, statt äußerliche Grenzenlosigkeit zuzulassen; seelisch lebendiges Sexualleben entwickeln, statt sich unangenehme Lebewesen einzufangen.
Einlösung: offener auf der entscheidenden Seelenebene werden, dafür äußerlich die eigenen Grenzen erkennen und wahren; prickelnde Reize auf seelischer und geistiger Ebene suchen und zulassen; herausfordernde Kommunikation und Befruchtung.
Urprinzipieller Bezug: Pluto.

Fingergelenkentzündung

siehe Rheumatismus

Fingerkuppen, aufgesprungene

Körperebene: Finger (die Welt in den Griff bekommen).
Symptomebene: (blutende) → Rhagaden an den Fingerspitzen: immer wieder aufbrechende Konflikte im Bereich von Fingerspitzengefühl und Sensibilität im Umgang mit der Umwelt; mangelndes Fingerspitzengefühl führt zu dauernden Schmerzen im täglichen Leben.
Bearbeitung: fälligen Auseinandersetzungen in Bewusstsein und Alltag Raum geben; Konflikte im Umgang mit der Welt austragen; sich den schmerzlichen Erfahrungen im übertragenen Sinne stellen und die alten Wunden heilen lassen: Ruhe geben, (Haus-)Arbeit ruhen lassen.
Einlösung: Fingerspitzengefühl, Sensibilität.
Urprinzipieller Bezug: Merkur-Mars.
Lit.: *SdS*.

Fingernägel, brüchige

Körperebene: Fingernägel (Krallen, Aggression).
Symptomebene: die Krallen werden stumpf und brechen; Zeichen von Schutzlosigkeit und der Unfähigkeit, sich zu »krallen«, was man braucht.
Bearbeitung: sich zurücknehmen, sich weniger exponieren; abrüsten, die überholten Waffen verschrotten; warten, bis das kommt, was man will, statt es sich aggressiv, offensiv zu »krallen«.
Einlösung: Frieden in seine Beziehungen zur Umwelt einkehren lassen, Frieden schließen, inneren Frieden finden.
Urprinzipieller Bezug: Mars-Saturn.
Lit.: *KS, SdS*.

Fischschuppenkrankheit

siehe Ichthyosis

Fistel

(Verbindung zwischen verschiedenen Hohlorganen oder Weg nach außen, aber auch künstlich angelegter Schlauch [Magenfistel zur Ernährung, Darmfistel als künstlicher Ausgang]; siehe auch Analfistel, Darmfistel, Harnblasenfistel, Zahnfistel)
Körperebene: verschiedene Organe können betroffen sein.
Symptomebene: Auswege, Umwege, Schleichwege suchen; gefährlicher Aktionismus; fehlgeleitete Reparaturversuche; Verbesserungsversuche, die nichts als Nachteile bringen; Überarbeitungen der Schöpfung (des Körpers), die dieselbe (denselben) gefährden; Gefahr der Verschleppung von Reizthemen (Erregern) in Bereiche, wo sie nicht hingehören und gefährlich werden.
Bearbeitung: Auswege im geistig-seelischen Bereich suchen; neue, unkonventionelle Wege gehen; Themen auf vielfältigen Wegen in andere Bereiche übertragen; Verbesserungen wagen, sie aber auf ihre Qualität prüfen; Konflikte um das Loslassen mutig und auf neuen Wegen austragen und lösen.
Einlösung: neue Wege der Entsorgung; unkonventionelle Wege des Loslassens; kreative Verbesserungen und Neuorientierungen.
Urprinzipieller Bezug: Merkur-Uranus.
Lit.: *V.*

Flatulenz

siehe Blähungen

Flechte

siehe Dermatomykosen, Lichen

Flohbefall

(siehe auch Insektenstich)
Körperebene: Haut (Grenze, Kontakt, Zärtlichkeit).
Symptomebene: Überfall durch Parasiten, die Blut saugen und die Grenze attackieren; stark juckende Einstichfelder (→ Juckreiz) verraten die als peinlich angesehene Diagnose; als Zeichen von unsauberen Lebensverhältnissen stark tabuisiert; uneingestandene Konflikte um die eigenen Grenzen; aus der Haut fahren wollen, d. h., gar nicht so bleiben wollen; einen starken Veränderungsimpuls spüren; uneingestandene Probleme mit der Sauberkeit und der Nähe anderer Menschen.
Bearbeitung: sich reizen und locken lassen; Nähe bewusst suchen, die eigenen Grenzen offensiv öffnen; sich mit eigenen parasitären Tendenzen auseinandersetzen; Selbstbesinnung auf die eigene Energie und Lebenskraft; sich in Gang und in Bewegung bringen lassen; fremde Energien bewusst aufnehmen und sich an- statt aufregen lassen; darauf achten, wo man ausgesaugt wird, und lieber freiwillig seine Lebensenergie geben und einsetzen; machen, was einen juckt und reizt.
Einlösung: anderen freiwillig von der eigenen Lebenskraft abgeben

und die Gabe in der eigenen Begabung finden, die in jedem Menschen steckt.
Urprinzipieller Bezug: Pluto.

Flüche aussprechen/Neigung zum Verfluchen

(siehe auch Mobbing)
Symptomebene: letztlich gegen Gott und die Welt fluchen; so wütend und enttäuscht sein, dass man sich von allem lossagt und gegen alles losgeht; extrem geladen sein und Bedürfnis haben, alle Hemmungen fallenzulassen und seine Wut/Projektion auf Gott loszulassen; fassungslos über eigene Macht- und Hilflosigkeit in Projektion flüchten.
Bearbeitung: sich bewusst machen, dass jmd. zu verfluchen zum Schlimmsten gehört, was man *sich selbst* und anderen antun kann; Flüche als Projektionen eigener Unfähigkeit durchschauen und stattdessen an Hindernissen und Widerständen wachsen lernen.
Einlösung: Flüche als Gegenpol zum Segnen erkennen und sich bewusst entscheiden für die entwickelte segensreiche Variante.
Urprinzipieller Bezug: Neptun-Pluto.
Lit.: *Hag*.

Flugangst

(siehe auch Angst, Phobie)
Symptomebene: Angst vor Absturz; Angst, den (Mutter-)Boden zu verlassen, die Bodenhaftung zu verlieren; Angst, in die Luft zu gehen; Angst vor Höhenflügen; Angst vor Enge (der enge Flugzeugleib kann Mutterleibassoziationen der engen Zeit kurz vor der Geburt hervorrufen).
Bearbeitung: die Füße fest auf den Boden bringen; von dieser sicheren Basis aus Vertrauen ins Luftelement entwickeln; den sicheren Boden des Vertrauten, Gewohnten verlassen; sich auf gedankliche Höhenflüge einlassen und Offenheit für Fantasiereisen entwickeln; das eigene Geburtstrauma (mit psychotherapeutischer Hilfe) nochmals durchleben und sich damit aussöhnen.
Einlösung: Fall und Sturz als menschliche Urthemen (Engelsturz, Luzifers Fall) erkennen und sie sich als ständig drohende Gefahr bewusst machen, mit der es zu leben gilt.
Urprinzipieller Bezug: Saturn-Uranus.
Lit.: *AfS*; *CD/Audio »Angstfrei leben«.*
Film: *Fearless, Angsthasen, Patch Adams, Die Bücherdiebin* (alle Bd 1); *Besser geht's nicht, Angst essen Seele auf* (beide Bd 2).

Fluor genitalis

siehe Ausfluss

Foetor (ex ore)

siehe Mundgeruch

Föhnkrankheit

(siehe auch Wetterfühligkeit)
Körperebene: der ganze Organismus kann betroffen sein.
Symptomebene: Druckveränderungen zwischen Luftfronten der Atmosphäre lösen vielfältige Sym-

ptome aus; Wetterfronten betonen die Unausgewogenheit einer Situation; Wetter ist nichts anderes als der Ausgleich zwischen atmosphärischen Ungleichgewichten, diese werden stark empfunden und innerlich abgelehnt und in entsprechenden Symptomen bekämpft; Kopfschmerzen: Veränderungen im Kopf bekämpfen; übermäßige Reizbarkeit, Übelkeit: sich *zum Kotzen* fühlen, auf Veränderungen mit Widerwillen reagieren; Müdigkeit, Abgeschlagenheit: Veränderungen werden mit Resignation beantwortet; allgemeine Unlust: neue Entwicklungen lösen Passivität aus; → Depressionen bis zur Neigung zum → Selbstmord: Niedergeschlagenheit.
Bearbeitung: statt gegen die Veränderungen der (Wetter-)Lage anzukämpfen, sie als gedankliche Herausforderungen annehmen; sich von äußeren Reizen anregen lassen; Veränderungen mit Willenskraft statt mit Widerwillen begegnen; in die Offensive gehen und sich dem Neuen stellen, statt sich davon unterkriegen zu lassen; Selbstvertrauen und innere Stärke entwickeln, um von dieser Basis aus Veränderungen der inneren und äußeren Wetterlage aktiv und offen(siv) begegnen zu können nach dem Motto: »Es gibt kein schlechtes Wetter, nur unzweckmäßige Kleidung und unpassende Einstellungen«; feinfühlig werden für kollektive Stimmungsveränderungen.
Einlösung: den Wandlungen des Wetters offen gegenübertreten: Wetterwechsel als Symbol des sich ständig wandelnden Lebensflusses verstehen; »Alles fließt« (Heraklit) als Weltgesetz durchschauen und annehmen; die passive Grundhaltung »Hoffentlich passiert nichts« in das aktive »Hoffentlich passiert einiges und kommt die Entwicklung weiter voran« verwandeln.
Urprinzipieller Bezug: Mond/Uranus/Neptun.

Follikulitis

(Pickel; siehe auch Pubertätsakne, Mitesser)
Körperebene: Haarbälge und Talgdrüsenöffnungen der Haut (Grenze, Kontakt, Zärtlichkeit).
Symptomebene: etwas ist unter die Haut gegangen und schmort dort; in der Tiefe sitzender Konflikt verschafft sich Bewusstseinszugang (Luft), indem er nach oben in die Sichtbarkeit drängt; Vulkanentwicklung: auf der (Haut-)Oberfläche wird sichtbar, was sich in der Tiefe an Spannung und Ladung zusammenbraut und auf Entladung und Ausbruch wartet; Durchbruch einer (symbolischen) Botschaft über die (Haut-)Grenze.
Bearbeitung: Themen, die einem unter die Haut gegangen und nicht verarbeitet sind, freiwillig weitere Beachtung schenken; von unten heraufdrängenden Themen nachgeben; Entladungen und Ausbrüchen innerer Energien offen(siv) gegenübertreten und sie fördern; (Bewusstseins-)Grenzen öffnen; Normen infrage stellen; Kontakte ermöglichen; für Austausch sorgen.

Einlösung: den Durchbruch schaffen; die eigenen Grenzen hinter sich lassen.
Urprinzipieller Bezug: Mars-Uranus (Ausbruch)/Neptun (Flucht)/Pluto (Vulkan).
Lit.: *SvI; CD/Audio »Lebenskrisen als Entwicklungschance«.*

Fraktur
siehe Knochenbruch

Freitod
siehe Selbstmord

Fremdenfeindlichkeit
(Xenophobie, Rassenhass)
Symptomebene: fremde, unbekannte Menschen bzw. Menschen anderer Hautfarbe und Kultur ablehnen bis bekämpfen; eigene Fremdheitsgefühle an anderen auslassen und attackieren; sich im eigenen Körper weder zu Hause noch wohl fühlen; sich in der eigenen Partnerschaft, im Beruf fremd und nicht heimisch fühlen; nichts geschafft und geleistet haben, auf das sich stolz sein ließe; Angst um Arbeitsplatz, Auskommen haben und die Aversion gegen die eigenen Fremdheitsgefühle auf andere offensichtlich Fremde projizieren und an ihnen bekämpfen.
Bearbeitung: die Fremdenfeindlichkeit als ein *Fremdeln* mit sich selbst erkennen; sich die Angst und Machtlosigkeit, das unbewusste Gefühl von Bedrohung eingestehen; sich den Wunsch nach Aufmerksamkeit und Liebe zugestehen; dem Hass gegen sich selbst nachspüren und nachgehen; sich mit all dem beschäftigen, was einen im eigenen Leben befremdet, was einem fremd geblieben ist in Job und Partnerschaft, an der eigenen Geschichte und Kultur; Reisen, um die Fremde genießen zu lernen.
Einlösung: sich mit allem Fremden im eigenen Wesen, in der eigenen Seele aussöhnen; sich in allem vertraut werden und sich immer mehr Fremdes zu eigen machen, um mit allem eins zu werden.
Urprinzipieller Bezug: Saturn-Pluto-Mars-Jupiter.
Lit.: *AfS*, *SP, Hag*.
Film: *Angsthasen, Fearless, Patch Adams, Die Bücherdiebin* (alle Bd 1); *Besser geht's nicht, Angst essen Seele auf* (beide Bd 2).

Fress-Kotz-Sucht
siehe Bulimie

Friedreich-Ataxie
(siehe auch Ataxie, Erbkrankheiten)
Körperebene: Gehirn (Kommunikation, Logistik), Nerven (Nachrichtendienst), Bewegungsapparat (Beweglichkeit, Fortschritt).
Symptomebene: Erbkrankheit des Nervensystems mit Mangel an Koordination und Gleichgewichtsgefühl durch Degenerationserscheinungen an Kleinhirn und Rückenmark; gestörte Bewegungskoordination, Einschränkung der Bewegungsfreiheit durch → Gleichgewichtsstörungen, als Folge häufige Tendenz, sich von der Welt zurückzuziehen bis zu Isolation und Entwicklungsstörungen, zumal der

ataktische (schwankende) Gang zu Unterstellungen wie Trunkenheit und dergleichen führen kann; bei Rückzug und Resignation droht schon früh der Rollstuhl.
Bearbeitung: sich auf geistige Beweglichkeit konzentrieren; grundsätzlich ist pflanzlich-vollwertige, glutenfreie Kost zu empfehlen (lt. Prof. Sinclair kann die Einnahme von NMN [Nicotinamid Mononukleotid], das in Avocado, Kohl und Brokkoli vorkommt, davor schützen).
Einlösung: seinen Lebensschwerpunkt auf die geistig-seelische und spirituelle Ebene verlegen.
Urprinzipieller Bezug: Uranus-Neptun
Lit.: *PF, David A. Sinclair: »Das Ende des Alterns«.*

Frigidität

(wörtlich: »Kältlichkeit«; siehe auch Orgasmusprobleme, Lustlosigkeit)
Körperebene: Geschlechtsorgane (Sexualität, Polarität, Fortpflanzung) der Frau; beim Mann wird dieselbe Situation kaum je als Frigidität diagnostiziert, obwohl die meisten Männer frigide sind und keinerlei Flüssigkeit zum guten Gelingen des Geschlechtsverkehrs beitragen; Prostata und Coupersche Drüsen wären dazu durchaus in der Lage, werden aber aufgrund der in der westlichen Kultur üblich gewordenen Kürze des Geschlechtsverkehrs kaum dazu herausgefordert. Prinzipiell würde es reichen, wenn einer der Partner Gleitflüssigkeit produziert, anders ausgedrückt: für einen diesbzgl. gesunden Mann gäbe es keine frigide Frau.
Symptomebene: die Hauptregion der Lust trockenlegen oder sie gar nicht erst wecken (Dornröschen, das ewig darauf wartet, von [s]einem Prinzen wachgeküsst zu werden); Sex lässt sie (oder ihn) kalt und eng; Enge = Angst, sich dem Geschlechtlichen zu öffnen (wegen schlimmer Erfahrungen wie → Vergewaltigung oder schlimmer Vorstellungen von Sexualität); Mangel an Wärme und dem feucht-schleimigen Klima von Fruchtbarkeit und Genuss; sich genussmäßig austrocknen, sich (und dem Partner) nichts gönnen; Angst vor Triebhaftigkeit und (weiblicher) Unbe*herr*schtheit; statt schlüpfriger Glitschigkeit nüchterne Trockenheit: nichts flutscht in dieser Hinsicht, stattdessen klemmt und schmerzt die Region; mitten im weiblichen Stamm land männliche Politik (Wüste statt Sumpf, Saturn statt Mond); Angst vor Tod = Orgasmus (= Egotod, Ich-du-Grenze löst sich auf), Kontrollverlust; Angst vor der eigenen Weiblichkeit (oder schlüpfriger Männlichkeit), vor eigener Lust und ausgelassener Wildheit, Angst vor dem bedrohlich aggressiven Männlichen (dem verschlingenden Weiblichen); Angst vor Hingabe und Loslassen, vor Ekstase; Festhalten am Ich/Ego: Dominanzwünsche; Angst vor Leistung; unter Leistungsdruck versagen: Angst, nicht die tolle Geliebte (der »tolle Hecht«) zu sein, mit Vorgänger(inne)n verglichen zu werden; Festhalten am (Gefangen-

sein im) Intellekt; sich vor der weiblichen (männlichen) Rolle drücken; Sexualität als schmutzig abwerten: der dunklen unteren Höhle das Wasser abgraben; ödipale Probleme (der Frau): dem eigenen Vater nicht untreu werden wollen; weibliche Kompensation: eine erfolgreiche (Karriere-)Frau statt eine Frau auf allen Ebenen werden; sich und den Partner mit der schmerzlich trockenen Situation bestrafen (z. B. für taktlose oder übertriebene, der Situation unangemessene Wünsche; häufig bei Frauen, die dem Partner, und manchmal sich selbst, zu lange etwas vorgespielt haben oder zur Sexualität gezwungen wurden oder sich zwingen mussten); noch nicht reif sein für reife Sexualität (bei jungen oder »späten« Mädchen, die den Schritt zur Frau noch nicht gemacht haben); bei Männern die Angst, als Weichei zu gelten, wenn *er* seine fließend weiblichen Eigenschaften ausspielt und etwas zum Flutschen der Situation beisteuert; Widerstand gegen das Leben, zu viel im Kopf und zu wenig im Becken leben.

Bearbeitung: **1.** für Frauen: die eigene Weiblichkeit ihrem Wesen nach verstehen und akzeptieren: nüchternes Denken, trockenen Humor und sachliche Argumente – ohne sie abzuwerten – als dem männlichen Pol zugehörig durchschauen; weiche, wässrige, gefühlsschwangere Atmosphäre als zum eigenen weiblichen Pol gehörig (an-)erkennen; für genügend Sicherheit und Geborgenheit sorgen, um sich wirklich hingeben zu können; sich zurücknehmen und bewusst und nachdrücklich verweigern, was einem keinen Spaß macht: zu sich finden und die eigenen Bedürfnisse für sich entdecken; bewusst kühl und besonnen sein auf Ebenen, wo das mehr Sinn macht als im Geschlechtsbereich; nüchtern und trocken werden in bestimmten Lebensbereichen; auf dem Gegenpol: Übungen zum Loslassen, Meditation; Übungen, bei denen *frau* sich ins Wasser (Weiblich-Seelische) fallen lässt, Lust als (über-)lebenswichtig einordnen: statt der Lust das (seelische) Wasser abzugraben, sie genießen lernen; die Pole ordnen: das (weibliche) Yin und (männliche) Yang an ihren jeweiligen Plätzen zu ihrem Recht kommen lassen; (Aus-) Gelassenheit als Tugend erkennen; sich schlüpfrige Gedanken und Fantasien zugestehen; Ekstase als Lebensrecht erkennen, das uns von den ekstatisch-ozeanischen Gefühlen im Mutterleib bis zum orgiastischen Erleben von Musik, Sport oder Sexualität zusteht; sich mit den eigenen männlichen Kräften anfreunden, um so auch wieder zur weichen, weiblichen Seite finden zu können; die eigene männliche Durchsetzungskraft kennen- und einsetzen lernen: wissen und offen(siv) zu verstehen geben, dass *frau* nicht immer zur Verfügung liegen muss; das Nein in der Sexualität entdecken, um in passenderen Situationen aus ganzem Herzen und mit dem ganzen Wesen ja sagen zu können; Verdrängtes sichtbar werden lassen; den übermächtigen Intellekt aus-

schalten, austricksen; Orgasmen (sich selbst zuliebe) so gut spielen lernen, bis sie einem geschehen; auf dem Gegenpol: Kühlschrank abtauen als bewusstes Ritual (Milton Erickson); **2.** für Männer: die eigene weibliche Seite entdecken und in die geschlechtliche Begegnung ein*fließen* lassen; etwas beitragen zur seelischen Erfahrung der Vereinigung; die eigene Seele (Wasser, das Fließende) an der Sexualität beteiligen.
Einlösung: Verzicht auf das Ich beim Orgasmus als Vorübung für den großen endgültigen Verzicht und den großen Orgasmus mit der Schöpfung (= kosmisches Bewusstsein); sich mit dem Sterben beschäftigen als letzter Form der Hingabe und Egoaufgabe.
Urprinzipieller Bezug: Venus-Saturn/Pluto.
Lit.: *F 414–416, K 267–270, AfS, SuL; CD/Audio »Wege des Weiblichen«.*
Film: *In guten Händen, Angsthasen, Fearless, Patch Adams, Die Bücherdiebin* (alle Bd 1); *Besser geht's nicht, Angst essen Seele auf* (beide Bd 2).

Frosch im Hals

siehe Kloßgefühl im Hals

Frostbeulen

(Perniones)
Körperebene: Haut (Grenze, Kontakt, Zärtlichkeit).
Symptomebene: lokale chronische Entzündung mit Degenerationserscheinungen auf dem Boden extremer Kälteeinwirkung: sein Grenz- und Kontaktorgan chronischer Unterkühlung aussetzen; lang anhaltender Konflikt mit Absterbe-Tendenz; Gefahr der Entwicklung chronischer Geschwüre.
Bearbeitung: sich der eigenen Haut positiv zuwenden; sie als Schutz genießen, aber auch die Verpflichtung spüren, sie zu schützen; sich um seine Grenz(fläch)en aufopferungsvoll kümmern, die Versorgung mit Leben(senergie) anregen (durchblutungsfördernde Maßnahmen).
Einlösung: sich warm anziehen, wenn man in die Kälte geht: sich rechtzeitig vor emotionaler Feindseligkeit schützen.
Urprinzipieller Bezug: Saturn.

Frühgeburt

(siehe auch Geburtskomplikationen)
Körperebene: Gebärmutter (Fruchtbarkeit, Geborgenheit).
Symptomebene: **1.** bei der Mutter: → Scheidenentzündung auf der Basis einer örtlichen Abwehrschwäche, die aufsteigt und Wehen auslöst: Unfähigkeit, den Eingang in die eigene Unterwelt adäquat zu verteidigen; Konflikt um den Ausgang, der sich bis ins körperliche Zentrum der Bauchhöhle drängt und dem Kind das Nest streitig macht; (unbewusst) das Kind so schnell wie möglich loswerden wollen; sich von der Verpflichtung, es noch länger (aus-)tragen zu müssen, vorschnell entbinden lassen; dem Kind möglichst rasch das Leben schenken wollen; es vorschnell von sich abnabeln, trennen; aufgrund von Kummer und Leid unfähig sein, dem Kind ein seelisches Nest zu bauen.

2. beim Kind: Flucht nach vorn (→ Geburtskomplikationen: Fruchtblasensprung): »Bloß weg hier«; vorschneller Ausweg aus der bedrückenden Enge; Mut des Vorpreschens; Neugierde.
Bearbeitung: **1.** seitens der Mutter: bewusste Auseinandersetzung mit vorschnellen Trennungstendenzen, frühreifen Entscheidungen, dem Umgang mit einmal eingegangenen Verpflichtungen, voreiligen Geschenken; sich für den weiblichen Mondarchetyp öffnen.
2. seitens des späteren Erwachsenen: auf die Wahl des passenden Momentes achten; Fluchttendenzen nach vorn be(ob)achten; Tendenz, bei verschiedenen Gelegenheiten zu früh zu kommen, im Auge behalten; bewussten Umgang mit eigener Neugierde pflegen; eigenen Mut hinterfragen: ist er nur Mangel an Fantasie?; lernen, die eigenen Früchte heranreifen zu lassen, bis sie (fast) von selbst abfallen.
Einlösung: die Kunst des rechten Zeitpunktes beherrschen (»Alles hat seine Zeit«).
Urprinzipieller Bezug: Mars-Mond/Uranus.
Lit.: *CD/Audio »Schwangerschaft und Geburt«, »Wege des Weiblichen«.*

Frühjahrsmüdigkeit

(siehe auch Müdigkeit)
Körperebene: Stoffwechsel (Fließgleichgewicht)
Symptomebene: früher ernährungsbedingt (verstärkt durch im Frühjahr auftretenden Vitamin-C-Mangel); Stoffwechselumstellung: im Wechsel der Jahreszeiten den Wechsel als Symbol ablehnen; vor dem Steigen der (eigenen) Säfte zurückschrecken; in der offensiven Marsaktivität (ausschlagende Bäume, schießender Salat, spitze Keime, die die Mutter Erde durchbohren, Knospen, die ihre Hüllen sprengen) die eigene Marskraft bekämpfen; Angst vor dem Aufbruch zu neuen Ufern, vor der Energie, die im Frühjahr zum Ausdruck kommt; den Winterschlaf verpasst, nicht genügend Kraft getankt haben.
Bearbeitung: den Wechsel als Wesen der Schöpfung begreifen und annehmen; der eigenen vitalen Energie mit Offenheit begegnen; lernen, sich an ihr zu erfreuen; das Neue als Wachstumschance lieben lernen.
Einlösung: in Einklang mit der Zeitqualität leben: Ruhe und Aktivität zum jeweils richtigen Zeitpunkt; sich in den Lauf der Jahreszeiten einordnen.
Urprinzipieller Bezug: Mond/Mars.

Frühreife

(Akzeleration)
Körperebene: der ganze Organismus in seinem Wachstum und seiner Entwicklung ist betroffen.
Symptomebene: früh einsetzende Pubertät, beschleunigte körperliche Entwicklung bei oft verlangsamter psychischer Reifung.
Bearbeitung: seelisches Wachstum fördern, jedoch Leistungsdenken und übertriebenen Ehrgeiz abbauen.
Einlösung: geistig-seelische Pro-

zesse rasch durchlaufen; für Gleichgewicht zwischen Körper und Seele sorgen; sich früher und mutiger auf die erotisch-sexuelle Spielwiese wagen.
Urprinzipieller Bezug: Venus-Uranus.
Lit.: *F 427–429.*

Fruktose-Intoleranz

(Unfähigkeit, Fruchtzucker zu verdauen)
Körperebene: Verdauungsorgane (»Welt essen und verdauen« = ind. *Bhoga*), Abwehrsystem (Verteidigung).
Symptomebene: die Süße der Früchte (des Lebens) nicht mehr genießen und noch nicht einmal ertragen können: sich nicht mehr von Mutter Natur beschenken lassen; stattdessen Gegen- und Abwehrreaktion im Körper; analog wie es bei einer Laktose-Intoleranz (→ Milchunverträglichkeit) um eine Abwehrreaktion gegen das mütterliche Mondprinzip geht, wird hier das genussreiche Venusthema bekämpft.
Bearbeitung: die *Auseinandersetzung,* den *Konflikt* mit dem Venusthema und seinen Geschenken des Lebensgenusses und der natürlichen Süße auf die Bewusstseinsebene holen und dort führen, statt sie dem Organismus bzw. dem Immunsystem zu überlassen; aus schulmedizinischer Sicht: fruktosefreie Diät als lebenslange Vermeidungsstrategie; damit gut vereinbar ist Therapie durch eine sehr einfache Form pflanzlich-vollwertige Kost (*PF*), die auf Dauer viele Unverträglichkeiten beheben kann, v. a. wenn auf einfache, d. h. kaum durchmischte Nahrung geachtet wird; dazu mit einer Fastenzeit beginnen und danach pflanzlich-vollwertig und fruchtzuckerfrei aufbauen, nach zwei, drei Monaten etwa mit einer Birne beginnen, was meist wieder vertragen wird; über eine Fruchtart pro Tag und langsam steigern, so lässt sich oft wieder Zugang zu den Geschenken der Natur finden, besonders wenn deren Bedeutungsgehalt geklärt ist (»So ein Früchtchen!«, »dein Erdbeermund« usw.).
Einlösung: die Süße des Lebens im Übertragenen genießen, sich die *süßen Früchte* des Lebens gönnen, sich mit Venus aussöhnen.
Urprinzipieller Bezug: Venus-Mars.
Lit.: *SuL, Wwg; CD/Audio »Allergie«.*

FSME (Frühsommer-Meningo-Enzephalitis)

siehe Gehirnentzündung, Gehirnhautentzündung

Furunkel

(Haarbälge in der Tiefe der Haut; Karbunkel = mehrere untereinander in Kontakt stehende Furunkel; siehe auch Abszess, Follikulitis)
Körperebene: Haut (Grenze, Kontakt, Zärtlichkeit).
Symptomebene: Durchbruch, Ausbruch, Entladung einer (symbolischen) Botschaft über die (Haut-) Grenze; ein konfliktgeladenes Thema (z. B. große Wut), ein tief-

sitzender Konflikt (z. B. unbewältigter Ärger) ist einem (tief) *unter die Haut gegangen*, ohne bearbeitet zu sein; das Thema verschafft sich Bewusstseinszugang (Luft) und drängt nach oben in die Sichtbarkeit; Vulkanentwicklung: an der (Haut-)Oberfläche droht zu explodieren, was sich in der Tiefe an Spannung und Ladung zusammengebraut hat (bei Karbunkel: ein Themenkomplex); Ort des Geschehens verrät wie immer die Ebene: z. B. im Genitalbereich Wut und Enttäuschung bzgl. ungelebter sexueller »Vulkanausbrüche«; am Gesäß: Ärger, sich nicht durchsetzen zu können.
Bearbeitung: sich bis in die Tiefe von reizenden Themen erregen lassen; tiefsitzenden, unter die Haut gegangenen und nicht verarbeiteten Themen freiwillig und offensiv Beachtung schenken; von unten heraufdrängenden reizvollen Themen den Weg freigeben; Entladungen und Ausbrüche innerer Energien offen(siv) *herausfo(ö)rdern*; (Bewusstseins-)Grenzen öffnen; Normen infrage stellen; Kontakt ermöglichen; mutigen Austausch pflegen.
Einlösung: Durchbrüche erreichen; offensiv und mutig über eigene Grenzen hinauswachsen.
Urprinzipieller Bezug: Mars-Uranus, Neptun, Pluto.
Lit.: *SvI.*
Film: *Wut, In Sachen Henry, Der letzte Samurai* (alle Bd 1).

Fußbruch

(siehe auch Knochenbruch)
Körperebene: Füße (Standhaftigkeit, Verwurzelung).
Symptomebene: die Wurzeln brechen; sich (mit Gewalt) entwurzeln im Hinblick auf archetypisch weibliche Themen (linker Fuß) oder archetypisch männliche (rechter Fuß); *den Boden*(kontakt) *unter den Füßen verlieren.*
Bearbeitung: bewusst konfrontieren, wo etwas auf originelle und kreative Weise im Bereich der Lebensgrundlage zu verändern ist; sich um neue Wurzeln und Verwurzelung kümmern.
Einlösung: neue Wurzeln schlagen, eine (konkrete und geistige) Heimat finden, wo sich besser leben lässt mit neuen festeren und sichereren Standpunkten; für Festigkeit und Verlässlichkeit der neuen Stellung und Position sorgen.
Urprinzipieller Bezug: Neptun-Uranus.

Fußgelenkentzündung

siehe Rheumatismus

Fußödem

(siehe auch Ödem)
Körperebene: Füße (Standhaftigkeit, Verwurzelung).
Symptomebene: angestautes (Seelen-)Wasser beschwert den eigenen Standpunkt; Wasser zieht einen runter in den unteren weiblichen Bereich; Füße wie zwei Anker, die Bewegung und Fortschritt mehr behindern als fördern.
Bearbeitung: seelische Aspekte in

die eigenen Positionen und Standpunkte mit einfließen lassen; sich freiwillig mit dem unteren weiblichen Bereich beschäftigen; innerlich mehr zur Ruhe kommen; feste Standpunkte und Positionen finden; den Ödipus (= Schwellfuß)-Mythos lesen.
Einlösung: das eigene Aufgabenfeld entdecken und dort Wurzeln schlagen; Besinnlichkeit; auch im unteren weiblichen Teil des eigenen Wesens ankommen.
Urprinzipieller Bezug: Neptun.

Fußpilz

(siehe auch Dermatomykosen)
Körperebene: Haut (Grenze, Kontakt, Zärtlichkeit), Füße (Standhaftigkeit, Verwurzelung), Zehennägel (untere Krallen, Aggression).
Symptomebene: Kontakt zu Mutter Erde/Frau/Welt ist nicht sauber; ein in Vergessenheit geratener Konflikt um die eigene Standhaftigkeit will ins Bewusstsein zurückkehren und ausgetragen werden; zu schwach sein, sich seiner Haut zu wehren (schwache Abwehrlage); die eigenen Grenzbefestigungen (Haut) und Waffenarsenale (Krallen) werden von fremden Invasionstruppen besetzt, die anschließend darauf schmarotzen; v. a. Unlebendiges wird Opfer von Pilzinvasionen (Pilze ernähren sich als Saprophyten von totem organischem Material).
Bearbeitung: Abwehr bzgl. der eigenen *Stand*punkte reduzieren; kompromiss- und kooperationsfreudiger werden, die Auseinandersetzung mit fremden Impulsen pflegen; Fremdes zu sich hereinlassen; Raum geben für Fremdes und es sich zu eigen machen, statt sich vom Fremden übernehmen zu lassen; eigene unbenutzte, nicht mehr benötigte, leblose, abgestorbene Bereiche für fremde Lebensimpulse öffnen; um unsaubere, unklare Standpunkte ringen, sie aggressiv überdenken und ggf. revidieren; lebendige Nahrung zu sich nehmen, die den Pilzen nichts *abgibt*; bewusst die tägliche Wahl treffen: den Pilz mit toten *Nahrungs*mitteln nähren oder sich selbst mit lebendigen *Lebens*mitteln; Frage des eigenen Parasitentums klären: »Wo schnorre ich mich durch?«; sich klarmachen, welche seelischen Themen von den jeweiligen Zehennägeln oder Regionen angesprochen sind.
Einlösung: Integration fremder Impulse und Lebensformen: »Leben und leben lassen«; lebendiges eigenes (Bewusstseins-)Terrain.
Urprinzipieller Bezug: Neptun/Saturn-Pluto.
Lit.: *S 386–388, Wwg 170–172, SdS.*

Fußprobleme

siehe Spitzfuß, Plattfuß, Spreizfuß, Fersen(bein)sporn, Hallux rigidus, Hallux valgus

Fußschmerzen

Körperebene: Füße (Standhaftigkeit, Verwurzelung).
Symptomebene: Hilfeschreie der Wurzeln; schmerzhafte Verwurzelung: nicht problemlos im Leben verankert sein, in seinen Grundfesten schmerzhaft bedroht

sein; Schwierigkeiten, zu sich zu stehen, einen eigenen sicheren und unumstrittenen Standpunkt zu finden und zu vertreten; schmerzlich erleben, dass man seinen Platz (im Leben) noch nicht gefunden hat, dass der aktuelle Standpunkt oder Platz im Leben wehtut.
Bearbeitung: Energie in das Thema Verwurzelung lenken; mit Engagement und schmerzhafter Härte gegenüber der eigenen Person an den eigenen Standpunkten arbeiten; sich im Leben mit offensiver Kraft verankern.
Einlösung: seinen Platz (im Leben) mit Nachdruck und Mut finden und einnehmen.
Urprinzipieller Bezug: Neptun-Mars.
Lit.: *Wwg, SdS.*

Fußschweiß

(siehe auch Hyperhidrosis, Körpergeruch als [Warn-]Zeichen)
Körperebene: Füße (Standhaftigkeit, Verwurzelung), Schweißdrüsen (Schleusen).
Symptomebene: stinkende Schweißabsonderung über die Wurzeln: Überflüssiges über die Wurzeln abgeben; innerer Gestank macht sich nach außen Luft; Turnschuhe als (schweißtreibende) Alltagsschuhe fördern den Trend zum Schweißfuß: immer jugendlich-sportlich erscheinen wollen und dabei im Nassen stehen; Entgiftung über die Wurzeln; Duftmarkierung des eigenen Territoriums; Stinkfüße stoßen andere ab; auch anderen die Botschaft zukommen lassen, dass etwas anrüchig ist bzgl. der eigenen Verwurzelung; tief nach unten gedrückte (verdrängte) Angst: mangelndes (Ur-)Vertrauen, ob man das Leben auch durchstehen kann.
Bearbeitung: Entgiftungsmaßnahmen verstärken: pflanzlich-vollwertige Kost, Fasten, andere Wege suchen über Darm und Nieren (beim Fasten), über die Haut (Sauna, beim sportlichen Schwitzen), v. a. aber seelisch durch Loslassen all dessen, was man anderen nachträgt, durch Aufgeben eigenen Beleidigtseins; seinen Einflussbereich mit angenehmeren Methoden markieren: über künstliche Düfte, durch die eigene raumfüllende Ausstrahlung usw.; lieber den Mund aufmachen und stänkern, als (unbewusst) zu stinken; sich andere mit bewussteren Maßnahmen vom Leib halten: verbal, durch sein eigenes Feld (Ausstrahlung); viel Barfußgehen bessert riechbar; für gesünderen und unverstellten Kontakt zum Boden sorgen.
Einlösung: innere Reinheit und Klarheit; Entgiftung auf allen Ebenen: »Der Gesunde riecht nach der zuletzt genossenen Frucht« (indische Weisheit); starke Ausstrahlung; Aussöhnung mit der Erde.
Urprinzipieller Bezug: Neptun-Mars.

Fußsohlenwarzen

siehe Dornwarzen

Fußverstauchung

(siehe auch Verstauchung)
Körperebene: Füße (Standhaftigkeit, Verwurzelung).

Symptomebene: hart gelandet sein; zu große Sprünge machen, danebentreten, danebenliegen; Kontakt zwischen Gedankenwelt und Wirklichkeit läuft unharmonisch und über gefährliche Wege.
Bearbeitung: sich eingestehen, wenn man danebenliegt und danebentritt; sich *Fehltritte* bewusst machen, um daraus zu lernen; geistige Luftsprünge und Höhenflüge besser absichern; mehr äußere Ruhe bei innerer Beweglichkeit anstreben.
Einlösung: große Sprünge sind der eigenen Standfestigkeit angepasst (auf größerem = großzügigerem Fuß leben, um mehr Sicherheit zu erwerben); auf dem Boden bleiben, trotz gedanklicher Höhenflüge: »mit den Füßen fest in Mutter Erde verwurzelt, den Kopf zum Vater im Himmel erheben« (indianische Lebensweisheit).
Urprinzipieller Bezug: Neptun-Uranus.
Lit.: *S 383f.*

G

Galaktostase

siehe Milchstau

Gallenblasenentzündung

(Cholezystitis; siehe auch Cholangitis)
Körperebene: (Aggression, Gift und Galle).
Symptomebene: offensiver Kampf im Speicherbereich der hintergründigen Aggressionen; unterdrückte, ungelebte Aggression wird im Untergrund bitter, giftig und durch lange Zurückhaltung hinterhältig; bei ihrem (körperlichen) Ausbruch wird diese Aggressionsform schmerzhaft deutlich; offensive Galligkeit bricht (körperlich) hervor.
Bearbeitung: sich mutig dem Reservoir alter, abgestandener Aggressionen stellen; offensiv den Zusammenhang zu der ursprünglichen Entstehungssituation dieser Aggression wiederherstellen.
Einlösung: mit der aufgestauten Aggression ins Reine kommen, bevor sie sich gegen einen selbst richtet.
Urprinzipieller Bezug: Pluto-Mars.
Lit.: *SvI.*
Film: *Phenomenon, The Green Mile, Der letzte Samurai, Wut, Der Gott des Gemetzels, In Sachen Henry* (alle Bd 1).

Gallenblasenkrebs

(siehe auch Krebs)
Körperebene: Gallenblase (Aggression, Gift und Galle).
Symptomebene: unterdrückte, unverwirklichte Aggression, die im Untergrund bitter, giftig und durch langen Stau gefährlich hinterhältig geworden ist, fängt an, eigene Wege zu gehen, sich im körperlichen Bereich auszutoben und sich so doch noch zu verwirklichen; im Zusammenhang mit dem Speicher und Staubassin der Aggression so weit von seiner Lebensbestimmung abkommen, dass die zu lange unbelebten Kräfte auf eigene Faust los-

schlagen und ihren körperlichen Egotrip im Sinne der Entartung durchziehen.
Bearbeitung: sich die eigene Galligkeit bewusst machen; die entsprechenden lange unterdrückt gehaltenen geistig-seelischen Kräfte bewusst zum Zuge kommen lassen, um den Körper zu entlasten; was auf der Bewusstseinsbühne ablaufen darf, wird auf der Körperbühne unwichtig und oft eingestellt; im Speicherbereich der hintergründigen Aggressionen mutig für Entlastung sorgen: unterdrückten giftigen Aggressionen ihren Lauf ins Bewusstsein lassen; die eigene Galligkeit offensiv zum Ausdruck bringen (erleben heißt aber nicht zwingend, ausleben); all die unter → Krebs erwähnten Maßnahmen ergreifen: da Krebs den ganzen Organismus betrifft, ihm auch auf der ganzen Linie begegnen.
Einlösung: zu seinem ureigenen Weg zurückkommen, sich von gestauten, abgestandenen Aggressionen nicht länger an der Selbstverwirklichung hindern lassen; die Notwendigkeit erkennen, vom körperlichen und damit (lebens-) gefährlichen Niveau auf das herausfordernde, aber lebensrettende Niveau zu wechseln und dort auf expansives Wachstum zu setzen; die grenzüberschreitende Liebe entdecken, sich über Fremdbestimmung und selbst- und fremdgeschaffene Normen hinwegsetzen und nur dem höchsten Gesetz verpflichtet leben und sich entwickeln.
Urprinzipieller Bezug: Pluto-Pluto.
Lit.: *S 81–113, KR; CD/Audio »Krebs«.*
Film: *Das Beste kommt zum Schluss, Der Klang von Eiswürfeln, Entscheidung aus Liebe, Schicksalsgesetze* (alle Bd 2); *One Week* (Bd 1).

Gallengangkarzinom

siehe Gallenblasenkrebs

Gallenkolik

(siehe auch Kolik, Gallensteine)
Körperebene: Gallenblase (Aggression, Gift und Galle).
Symptomebene: wehenartige Geburtsschmerzen, die den Stein (des Anstoßes, der aus versteinerter Aggression wie Zorn und Wut besteht) vorwärts- und hinaustreiben und gegen das Hindernis mit immer neuen Angriffswellen zu Felde ziehen; im wahrsten Sinne des Wortes umgetrieben sein; wer zu lange Gift und Galle geschluckt statt gespuckt hat, muss sich solche Ausfälle geronnener giftiger Wut gefallen lassen; mit starken Geburtswehen eine schwere Geburt bewältigen: einen Neuanfang schaffen; die geronnene und verfestigte giftige Aggression doch noch zur Welt bringen; Verklemmungen mit Nachdruck lösen; Lösung des durch die Blockade entstandenen Energiestaus.
Bearbeitung: sich mit rhythmischer Gewalt von Steinen befreien, die man sich selbst in den Weg gelegt hat; die eigene Trägheit (Symbol: Stein) überwinden; durch Beharrlichkeit Festgehaltenes, Verklemm-

tes loswerden; jedoch kein Dauereinsatz, sondern die *Lösung* mit rhythmisch an- und abschwellenden Versuchen herbeiführen; die eigene Giftigkeit herauslassen: lieber Gift und Galle spucken, als Gallensteine zu gebären; offen(sichtlich)e Demonstration der eigenen Aggressionsenergie; offen(siv) die eigene aggressive Energie wieder in Fluss bringen; mutig erste Schritte unternehmen; (auf schmerzhafte Art und Weise) loslassen, was einem entspannten Leben *im Wege steht*; Hindernisse überwinden, statt ihnen auszuweichen: Alternative (auch noch nach der Operation): entweder Schonkost oder offensives Leben.
Einlösung: sich bewusst werden, in welcher Hinsicht dieser Gallenstein ein Stein des Anstoßes ist (Gift? [Gallen-]Säure? Galligkeit?), und diese Thematik in Zukunft auf bewusstere und schonendere Art und Weise zur Welt bringen; loslassen und bewältigen von Hindernissen, die einem im Weg stehen.
Urprinzipieller Bezug: Pluto-Mars.
Lit.: *V 148–152.*
Film: *Der letzte Samurai, Wut, In Sachen Henry* (alle Bd 1).

Gallensteine

(siehe auch Steinleiden, Gallenkolik)
Körperebene: Gallengänge und -blase (Aggression, Gift und Galle).
Symptomebene: geronnene Energie, versteinerte Aggression, v. a. im Rahmen von familiären Zwängen (am häufigsten erkranken verheiratete Frauen mit Kindern); giftig-hintergründige Aggression (*V 145*), die Energiestau verursacht; Geburt nicht gelebter Galligkeit, verfestigten Giftes; Verdichtung jener (Wut- und Zorn-)Ausbrüche, die man sich über lange Zeit verkniffen hat.
Bearbeitung: aggressive Energie durch verbale Attacken und konkrete Aktionen ausdrücken und ausleben; die Fülle, Würze und Üppigkeit des Lebens mit Nachdruck genießen; starke Bewegungen und lautes Schreien erleichtern die Geburt von Gallensteinen; rechtzeitig praktiziert, können sie diese auch über*flüssig* machen; vorbeugend ist alles, was obige Themen in Fluss hält.
Einlösung: siehe Gallenkolik.
Urprinzipieller Bezug: Pluto/Saturn-Mars.
Lit.: *V 148–152.*

Ganglion

(umgangssprachlich: »Überbein«, obwohl kein Knochen)
Körperebene: an Gelenkkapseln (Gelenke = Beweglichkeit, Artikulation) oder am Gleitgewebe von Sehnen (Stricke, an denen alles hängt).
Symptomebene: bindegewebige Geschwulst (gallertgefüllte Zyste), die durch schleimige Degeneration von Bindegewebe entsteht; bei geringem Krankheitswert kann sie gelegentlich stören: harmlose Auswüchse, die schlimmstenfalls die Optik stören.
Bearbeitung/Einlösung: Chirurgen vom alten Schlag lösten das Problem durch einen Schlag auf das Ganglion, der die Zyste sprengte

und das Problem löste: einmal richtig mit der Faust *auf den Tisch hauen*, um die Auswüchse zu beenden; Markantes (aus sich) wachsen lassen.
Urprinzipieller Bezug: Jupiter-Merkur-Saturn.

Gangrän

siehe Brand

Ganzkörperbehaarung

siehe Hypertrichosis

Gärungsdyspepsie

(siehe auch Durchfall, Blähungen)
Körperebene: Dickdarm (Unbewusstes, Unterwelt), Mastdarm (Unterwelt).
Symptomebene: Störungen der Kohlenhydratverdauung führen zur Gärung im Dickdarm; typischer Entstehungsweg: Aggressionsverweigerung führt oft zu vegetarischer Ernährung (keinem Tier etwas zuleide tun wollen), vegetarische Vollwerternährung braucht aber besonders guten, aggressiven Einsatz der Waffen im Mund (Zähne), sonst gelangen unverdauliche Brocken in den Dickdarm, der zur Hexenküche von Milliarden Höllenbewohnern wird, die hier nun ihr Süppchen brauen: Gärung und entsprechende Abgasbildung (aggressives Stänkern; »gegen jmd. anstinken«); schäumende Gärungsdurchfälle: vor (unterdrückter) Aggression (Wut) schäumen; »die Hosen voll haben«, »Schiss haben«; die süßen Sachen (Kohlenhydrate = Zucker) nicht verdauen können, sondern zum Zündstoff der Unterwelt verkommen lassen; gezwungen werden, die Hosen herunterzulassen.
Bearbeitung: Auseinandersetzung mit dem eigenen Aggressionsproblem; Entscheidungen treffen: »Kauen oder stänkern?«; sich die eigene Angst eingestehen und ihr bis auf den Grund gehen, wo sie sich in Weite wandeln kann; sich offen(siv) mit den süßen Seiten des Lebens einlassen.
Einlösung: Aggression als eine Grundkraft erkennen und sich bewusst mit ihrem Gegenpol Venus (Genuss) einlassen; ehrlich mit sich selbst sein bzgl. aggressiver Kräfte.
Urprinzipieller Bezug: Mars-Pluto.
Lit.: *V*, *Wwg*.

Gasbrand

Körperebene: Haut/Unterhautgewebe (Grenze, Kontakt, Zärtlichkeit).
Symptomebene: Sekundärkrieg: auf bereits bestehenden Schlachtfeldern (offenen Wunden) bricht die eigentlich tödliche Aggression aus; im Kampf sich entwickelnde Giftgase vollbringen ihr Vernichtungswerk; Sepsis: Überschwemmung des ganzen Systems mit (Bakterien-)Giften (→ Blutvergiftung); Gefahr des Zusammenbruchs der zentralen Versorgungsstrukturen: Kreislaufzusammenbruch; Konflikt um Leben und Tod: hohe Todesrate.
Bearbeitung: Vorsicht mit noch nicht aufgeräumten, verarbeiteten, abgeklärten Kampfschauplätzen; die giftigen Nebenprodukte kriegerischer Auseinandersetzungen im

Auge behalten; sich mutig und offensiv an noch nicht verheilte Wunden machen und aufräumen; mit den giftigen Nebeneffekten von Auseinandersetzungen umgehen lernen; sich insgesamt von diesen Effekten, die leicht zur Hauptsache werden können, betreffen lassen.
Einlösung: sich mutig auf lebensentscheidende, mit allen Mitteln geführte Auseinandersetzungen einlassen.
Urprinzipieller Bezug: Mars-Pluto.
Film: *Der letzte Samurai, Wut, In Sachen Henry* (alle Bd 1).

Gastritis
siehe Magenschleimhautentzündung

Gastroenteritis
siehe Magen-Darm-Katarrh

Gastrokardialer Symptomenkomplex
siehe Roemheld-Syndrom

Gastroptose
siehe Senkmagen

Gaucher-Krankheit
siehe Lipidspeicherkrankheiten

Gaumenspalte
siehe Gesichtsspalten

Gebärmutterhalsentzündung
(Cervicitis)
Körperebene: Gebärmutterhals (Tor zur Urhöhle allen Anfangs), Schleimhaut (innere Grenze, Schranke, Schutzhülle).
Symptomebene: Kampf um den Eingang zur weiblichen Unterwelt, Konflikt um Fruchtbarkeit und Kreativität.
Bearbeitung: sich die Wut über den Partner eingestehen; sich von der Auseinandersetzung um die innerste Pforte erregen lassen; Bereinigung der faulen Kompromisse im Bereich Fruchtbarkeit, Pseudolösungen hinterfragen und durch Lösungen, die dem eigenen Lebensplan gerecht werden, ersetzen.
Einlösung: mutige Verteidigung des eigenen Allerheiligsten; sich selbst die Frage klar beantworten: »Wer darf hier herein und wer nicht?« und die Entscheidung gegenüber der Umwelt notfalls auch kämpferisch verteidigen.
Urprinzipieller Bezug: Mond-Saturn-Mars.
Lit.: *F 268f., SvI.*
Film: *Der letzte Samurai, Wut, In Sachen Henry* (alle Bd 1).

Gebärmutterhalskrebs
(Cervixkarzinom; siehe auch Gebärmutterkrebs, Krebs)
Körperebene: Schleimhaut (innere Grenze, Schranke, Schutzhülle) im Bereich des Gebärmutterhalses.
Symptomebene: auf dem Boden einer Virusinfektion entstehend, häufig bei jüngeren Frauen vor der Menopause, nach gehäuften → Scheidenentzündungen und häufigem Wechsel des Sexualpartners: chronisch ungelöste Konflikte im Sexualbereich, die dazu neigen, bösartig zu werden und das ganze Leben infrage zu stellen; fast als → Geschlechtskrankheit zu sehen

(z. B. nie bei Jungfrauen [Nonnen]), da immer auf dem Boden von Infektionen durch Geschlechtsverkehr; oft auch Frauen betroffen, deren Männer häufig zu Prostituierten gehen und dann alle Mitbringsel zu Hause abladen; oft Frauen, die von ihren »schmutzigen«, »schmuddeligen« Männern missbraucht werden; Unfähigkeit, sich gegen An- und Übergriffe adäquat zu schützen; nicht richtig zumachen können; alle Sorgen, Kälte, Keime in sich hineinholen; Hoffnung, über Geschlechtsverkehr mit wechselnden Partnern Liebe zu bekommen; Nest (Gebärmutter) dauernd aktivieren, ohne echte Chance für Fruchtbarkeit; im Orgasmus wenigstens den Geschmack von Liebe finden, letztlich aber nur Nestbeschmutzung erreichen; Bezug zu mangelnder Hygiene (Vorhautschmiere [Smegma]), da kaum in Kulturen bekannt, wo die Männer beschnitten sind.
Bearbeitung: Auseinandersetzungen über Themen der Sexualität offensiv führen; die eigene Überreizung in diesem Bereich erkennen; lernen, sich gegen Über- und Angriffe fremder Interessen auf die eigene Geschlechtssphäre zu schützen; den eigenen Weg gehen, die Liebe bei sich selbst statt im anderen suchen; für befriedigende Geschlechtshygiene beim Partner sorgen, statt ständig Pap-Abstriche machen zu lassen, die sehr häufig zu falsch positiven Ergebnissen führen; all die unter → Krebs erwähnten Maßnahmen erwägen: da Krebs den ganzen Organismus betrifft, ihm auch auf der ganzen Linie begegnen.
Einlösung: für (nach eigenen Maßstäben) *saubere* Verhältnisse sorgen; Auseinandersetzungen im Intimbereich zu eigenen Gunsten entscheiden; die Notwendigkeit erkennen, vom körperlichen und damit (lebens-)gefährlichen Niveau auf das herausfordernde, aber lebensrettende geistig-seelische Niveau zu wechseln und dort auf expansives Wachstum zu setzen; die grenzüberschreitende Liebe entdecken, sich über Fremdbestimmung und selbst- und fremdgeschaffene Normen hinwegsetzen und nur dem eigenen höchsten Gesetz verpflichtet leben und sich entwickeln.
Urprinzipieller Bezug: Mond/ Mars-Pluto.
Lit.: *KR 117–120, F 348–351, S 81–113; CD/Audio »Wege des Weiblichen«, »Krebs«, »Schattenarbeit«, »Selbstliebe«.*
Film: *Heute bin ich blond, Miss You Already, Das Beste kommt zum Schluss, Der Klang von Eiswürfeln, Der Doktor, Entscheidung aus Liebe, Schicksalsgesetze* (alle Bd 2); *Ma Ma – Der Ursprung der Liebe, One Week* (beide Bd 1).

Gebärmutterhalspolypen

(siehe auch Gebärmutterpolypen)
Körperebene: Gebärmutterhals (Tor zur Urhöhle allen Anfangs), Schleimhaut (innere Grenze, Schranke, Schutzhülle).
Symptomebene: Schleimhautauswüchse, die auch zum Gebärmutter-

mund herausschauen können; *Polypen* als Hüter oder Polizisten an der Schwelle zur intimsten Höhle bewirken sehr leicht → Blutungen nach dem Geschlechtsverkehr; auf dem Kampfplatz der Geschlechter wartet sie mit dem »Knüppel« auf sein »Schwert«, lässt sich bei der Auseinandersetzung aber besiegen und verletzen: die Märtyrerin.
Bearbeitung: sich die innere Verletzlichkeit bei jedem phallischen Kontakt bewusst machen; sich sinnvoll auf der Bewusstseinsebene wappnen; auch verrückte, ausgefallene Ideen im Bereich der Erotik und Sexualität umsetzen.
Einlösung: kreativ ausgelebte Intimität.
Urprinzipieller Bezug: Mond-Saturn-Jupiter.
Lit.: *F 325–327.*

Gebärmutterkrebs

(Uteruskarzinom; siehe auch Krebs)
Körperebene: Schleimhaut (innere Grenze, Schranke, Schutzhülle) der Gebärmutter (Fruchtbarkeit, Geborgenheit).
Symptomebene: Krebs der zweiten Lebenshälfte, tritt bei → Bluthochdruck, → Diabetes mellitus und → Adipositas gehäuft auf; chronisch ungelöster, in den Schatten gedrängter Sexualkonflikt mit hoher Frustration; der Bluthochdruck spricht von dem Druck, unter dem sie steht, der Diabetes von Problemen mit der Liebe, das Übergewicht davon, dass das Thema Erfüllung in den Körper gesunken ist; häufig bei Frauen, deren Sehnsucht nach sexueller Erfüllung nie befriedigt wurde oder sogar ins Gegenteil umschlug: Widerwillen beim Verkehr (»Augen zu und durch«) oder gar das Gefühl der Benutzung und → Vergewaltigung; wild wucherndes Wachstum ohne Struktur und Ordnung im Feld der Fruchtbarkeit und Kreativität; von der ureigenen Entwicklungsschiene, was den weiblich-mütterlichen Bereich angeht, so weit abgewichen sein, dass in diesem Bereich Eigenentwicklung auf der körperlichen Ebene das Thema übernimmt; das geistig-seelische Wachstum in diesem Feld war lange so blockiert, dass es sich im Körper Bahn bricht und auf aggressive, rücksichtslose Weise losschlägt; der Krebs verwirklicht körperlich im Gebärmutterbereich, was seelisch im entsprechenden Bewusstseinsbereich not-wendig wäre; oft auf der Basis von zu viel Östrogen (»Liebeshormon«) nach der Menopause: statt Vorbereitung der Eieinnistung wuchernde Schleimhautentartung; nicht gelebte (entartete) Mutterschaft oder auch nicht gelebte Liebessehnsüchte (gehäuft bei kinderlosen Frauen, Nonnen, Prostituierten), unerfüllte Kinderwünsche; als Frau unter hohem Druck stehen und den männlichen Pol leben.
Bearbeitung: Erfüllung auf anderen Ebenen als der sexuellen finden; im Bereich von Fruchtbarkeit und Kreativität eigenen (auch wilden) Ideen und offensiver Kühnheit Tür und Tor öffnen; mutigen und gewagten Wachstumsimpulsen nachgeben; die Träume vom Leben bzgl. der The-

men Kinderbekommen, Fruchtbarkeit wieder erinnern und wiederbeleben; dem eigenen Weg folgen, Verjüngungskuren (mit Östrogenen) meiden; all die unter → Krebs erwähnten Maßnahmen ergreifen: da Krebs den ganzen Organismus betrifft, ihm auch auf der ganzen Linie begegnen.
Einlösung: entdecken, wo die eigene Kreativität und Identität liegen; die Notwendigkeit erkennen, vom körperlichen und damit (lebens-)gefährlichen Niveau auf das herausfordernde, aber lebensrettende seelische Niveau zu wechseln und dort auf expansives Wachstum zu setzen; Mutterschaft bewusst er- und ausleben: vor der Menopause im konkreten, danach im Sinne der Groß(en)Mutter.
Urprinzipieller Bezug: Mond-Pluto.
Lit.: *F 351f., S 81–113, KR; CD/ Audio. »Wege des Weiblichen«, »Krebs«, »Schattenarbeit«, »Selbstliebe«.*
Film: *Heute bin ich blond, Miss You Already, Das Beste kommt zum Schluss, Der Klang von Eiswürfeln, Der Professor, Der Doktor, Jonathan, Die Zeit die bleibt, Das Schicksal ist ein mieser Verräter, Familienfest, 50/50 – Freunde fürs (Über)Leben, Entscheidung aus Liebe, Schicksalsgesetze* (alle Bd 2); *One Week, Ma Ma – Der Ursprung der Liebe* (beide Bd 1).

Gebärmuttermundkrebs

(siehe auch Carcinoma in situ als Vorstadium dieser Krebserkrankung, Krebs)

Körperebene: Gebärmuttermund (unterer Mund), Schleimhaut (innere Grenze, Schranke, Schutzhülle), Gebärmutter (Fruchtbarkeit, Geborgenheit).
Symptomebene: Grenzkampf; Zulassen zu vieler Übergriffe; Unfähigkeit, sich gegen An- und Übergriffe adäquat zu schützen.
Bearbeitung: Auseinandersetzungen über Themen der sexuellen Selbstbestimmung offensiv führen; die eigene Verletzung und chronische Überreizung in diesem Bereich erkennen; lernen, sich gegen Über- und Angriffe fremder Interessen auf die eigene Weiblichkeit zu schützen; all die unter → Krebs erwähnten Maßnahmen erwägen: da Krebs ein den ganzen Organismus betreffendes Krankheitsbild ist, ihm auch auf der ganzen Linie begegnen; schulmedizinische Vorschläge zur »Vorbeugung« durchschauen, d. h. bessere Prophylaxe als Impfung und Abstriche: Partner zu Hygienemaßnahmen verpflichten, beste und einzig echte Prophylaxe: seelisch-geistige Auseinandersetzung mit Konfliktthemen.
Einlösung: bei Auseinandersetzungen im Intimbereich die eigenen Interessen wahren; die Notwendigkeit erkennen, vom körperlichen und damit (lebens-)gefährlichen Niveau auf das herausfordernde, aber lebensrettende geistig-seelische Niveau zu wechseln und dort auf expansives Wachstum zu setzen; die grenzüberschreitende Liebe entdecken, sich über Fremdbestimmung und selbst- und fremdgeschaffene

Normen hinwegsetzen und nur dem eigenen höchsten Gesetz verpflichtet leben und sich entwickeln.
Urprinzipieller Bezug: Mond-Pluto.
Lit.: *F 346–348, KR; CD/Audio »Krebs«, »Wege des Weiblichen«, »Schattenarbeit«, »Selbstliebe«.*
Film: *Heute bin ich blond, Miss You Already, Das Beste kommt zum Schluss, Entscheidung aus Liebe, Schicksalsgesetze* (alle Bd 2); *One Week, Ma Ma – Der Ursprung der Liebe* (beide Bd 1).

Gebärmutterpolypen

(siehe auch Gebärmutterhalspolypen)
Körperebene: Gebärmutter (Fruchtbarkeit, Geborgenheit), Schleimhaut (innere Grenze, Schranke, Schutzhülle).
Symptomebene: Auswüchse der Schleimhaut im Innern der Gebärmutter, die auch zu → Unfruchtbarkeit führen können; mehrere kleine Polypen als materialisierte Tränen der Gebärmutter; ein großer Polyp als Zeichen eines großen Schmerzes in diesem Bereich, möglicherweise auch ein verkörperter unerfüllter Kinderwunsch; Mangel an Geborgenheit und schöpferischen Impulsen.
Bearbeitung: auf kreative Weise für sich selbst sorgen, sich ein gemütliches Nest schaffen, sich verwöhnen; sich für den Gedanken an ein eigenes Kind erwärmen.
Einlösung: sein inneres Kind umhegen; kreativ ausgelebte Intimität.
Urprinzipieller Bezug: Mond-Jupiter.
Lit.: *F 325–327.*

Gebärmutterriss

(Uterusruptur; kommt in der Schwangerschaft oder während der Geburt fast nur nach Kaiserschnitt und anderen Gebärmutteroperationen [z. B. wegen Myomen] oder bei einem vernarbten Gebärmutterhals vor oder durch zu starke Fremdhilfe bei der Geburt [Kristellern], z. B. bei einer Querlage des Kindes)
Körperebene: Gebärmutter (Fruchtbarkeit, Geborgenheit).
Symptomebene: Befreiungskampf, zum Platzen angespannte Lage, Missverhältnis von mütterlicher und kindlicher Kraft (→ Geburtskomplikationen); Bedrohung des Lebens der Mutter durch Verbluten und des Kindes durch Ersticken: die Mutter ist in Gefahr, zu viel Lebensenergie zu verlieren, und das Kind, den Austausch mit der Welt einzustellen, bevor er richtig begonnen hat; **1.** das Kind überfordert die Kräfte der Mutter; bahnt sich seinen Weg ohne Rücksicht auf Verluste; muss sich ein Loch in sein Nest reißen, um freizukommen, Unbändigkeit; **2.** Mutter kann die Last des Kindes nicht mehr (er-)tragen, ist dem zunehmenden inneren Druck nicht mehr gewachsen; kann das Kind nur unter Zwang loslassen; öffnet sich nicht schnell genug; Überlastung im kreativen Bereich (wenn alle Stricke reißen, ist es schon spät, wenn ein so starker Muskel reißt, ist es höchste Zeit).
Bearbeitung: allopathisch und als Sofortmaßnahme: für Entlastung sorgen und das Kind operativ holen; **1.** (durch den späteren

Erwachsenen) die eigene Kraft einschätzen lernen, sie maßvoll einsetzen; **2.** Eingeständnis, sich übernommen und zu viel zugemutet zu haben; sich rechtzeitig für fremde Hilfe öffnen, sie bereitwillig annehmen lernen; das Kind in die Unabhängigkeit entlassen, es beizeiten freigeben; Halt geben.
Einlösung: die eigene Mitte zwischen Über- und Unterforderung finden.
Urprinzipieller Bezug: Mond-Uranus.
Lit.: *CD/Audio »Schwangerschaft und Geburt«.*

Gebärmutterschleimhautentzündung

siehe Endometritis

Gebärmuttervorfall

(Prolapsus uteri; siehe auch Bindegewebsschwäche)
Körperebene: Gebärmutter (Fruchtbarkeit, Geborgenheit), Harnblase (Druck aushalten und loslassen), Mastdarm (Unterwelt) und Scheide (Hingabe, Lust) senken sich.
Symptomebene: durch Erschlaffung der Umgebung sinkt die Gebärmutter (Fruchtbarkeit) herab und drückt auf Scheide, Harnblase und Mastdarm; Harnblasendruck führt oft zu deren Überlaufen bei körperlicher Belastung: das Thema Fruchtbarkeit macht Druck; Loslassen geschieht, sobald die Kontrolle etwas nachlässt oder sich der Druck noch etwas erhöht (beim Lachen, Rennen, Heben); Tendenz, alle Organe der Weiblichkeit unter sich lassen wollen (homöopathisch *Sepia*: alles drängt nach unten hinaus); häufiger, wenn das Kinderbekommen mehr aus Befolgung der Tradition als aus persönlichem Wunsch erfolgt ist.
Bearbeitung: die Fruchtbarkeitsambitionen tiefer hängen, gehen lassen, loslassen; auf geistig-seelischer Ebene statt im Körper loslassen; sich hängenlassen und einmal richtig erschlaffen lassen; tiefes Ausruhen; sich den Druck aus der Fruchtbarkeitsthematik bewusst machen, bewusste Entscheidungen treffen; den unbewussten und nun verkörperten Wunsch bewusst konfrontieren: sie will das Thema (Gebär-)Mutter am liebsten *unter*drücken und ganz loswerden; sich mit der Tradition aussöhnen oder sie radikal hinter sich lassen.
Einlösung: sich bewusst und offen auf das Thema Mutter einlassen; sich dem Druck der (Gebär-) Mutter(schaft) ergeben; sich seelisch ausruhen und den Körper wieder zu Kräften kommen lassen.
Urprinzipieller Bezug: Mond-Pluto.
Lit.: *F 247–253; CD/Audio »Wege des Weiblichen«.*

Geburtskomplikationen allgemein

(siehe auch Frühgeburt, Kaiserschnitt, Plazentainsuffizienz, Plazenta praevia, Plazentalösung, Totgeburt)
Körperebene: Gebärmutter (Fruchtbarkeit, Geborgenheit).
Symptomebene: das Geburtsmuster ist prägend für jeglichen späte-

ren Umgang mit Neuanfängen und Durchbrüchen und für viele spätere Angstsymptome: »Im Anfang liegt alles« als Grunderkenntnis der esoterischen Philosophie.
Bearbeitung (im späteren Leben): sich das durch die Geburt geprägte Muster bewusst machen und seine Grundthemen auf möglichst erlösten Ebenen verwirklichen; z.B. statt als Kaiserschnittkind immer auf fremde Hilfe zu warten, diese annehmen, wo sie vorhanden ist, aber sonst lernen, auf die hilfreiche Hand am Ende des eigenen Unterarmes zurückzugreifen; statt »Sollen die anderen mal zusehen, dass aus mir etwas wird« lieber »Sollen die anderen mal sehen, was aus mir alles wird!«; Geburt(smuster) in therapeutischen Prozessen klären und akzeptieren; ggf. Aufarbeitung des eigenen Geburtstraumas.
Einlösung: Aussöhnung mit den marsischen, aggressiven Kräften des Anfangs.
Urprinzipieller Bezug: Mars-Mond.
Lit.: *CD/Audio »Schwangerschaft und Geburt«*.

Geburtskomplikationen: Aufreißen der Schambeinfuge

(Symphysenruptur)
Körperebene: Becken (Lebensgrundlage, Resonanzboden), Schambein (Basis des Venushügels, Schutz der Geschlechtsregion).
Symptomebene: Zerbrechen der durch den hohen Östrogenspiegel vor der Geburt aufgelockerten Beckenschale durch das vorwärtsdrängende Kind; **1.** Mutter ist dem Ansturm nicht gewachsen, er geht an die Substanz und bis auf die Knochen; die Selbstaufgabe zu weit treiben; **2.** als Kind in »egoistischer« Weise zu groß geworden sein; seinen Kopf rücksichtslos durchsetzen; Kampf auf Biegen und Brechen, da das *großkopferte, dickköpfige* Kind bei der Mutter zu wenig Rückhalt erfährt.
Bearbeitung: **1.** sich im übertragenen Sinn für das Kind einsetzen und sich für seine Lebensinteressen *zerreißen*; sich noch mehr öffnen und über alle Grenzen hinaus Raum geben, sich anpassen und sogar Überforderungen nachgeben; **2.** (durch den späteren Erwachsenen) die eigene Mutter, die eigene Herkunft beschädigen; das Nest zerstören.
Einlösung: sich bis zum Letzten einsetzen, bis zum Letzten gehen; sich für das Leben zerreißen (lassen).
Urprinzipieller Bezug: Saturn-Uranus.

Geburtskomplikationen: Dammriss

Körperebene: Scheide (Hingabe).
Symptomebene: bei ungeeigneter (Rücken-)Lage der Mutter während der Geburt drückt der Kindskopf auf den Damm statt auf die Öffnung und zerreißt ihn; Überforderung, »sich den Arsch aufreißen«; zu einer Offenheit gezwungen sein, die einem nicht entspricht.
Bearbeitung (durch Geburtshelfer): die Mutter nicht *aufs Kreuz legen*

(Dammschnitt zur Vorbeugung späterer Senkung ist auch schulmedizinisch widerlegt; kleine Dammrisse in Kauf nehmen, da sie genauso gut heilen wie Nähte); der werdenden Mutter schon während der Geburtsvorbereitung geschicktere Haltungen ans Herz legen, z. B. eine, bei der sie auf den eigenen Beinen stehen bzw. hocken bleibt und in dieser Selbstständigkeit auch Verantwortung wahrt.
Einlösung (seitens der Mutter): aus einer Position der Kraft wie der Hocke dem Kind das Leben schenken.
Urprinzipieller Bezug: Mars-Mond.

Geburtskomplikationen: Gebärmutterhalsriss

(Cervixruptur)
Körperebene: Gebärmutterhals (Tor der Urhöhle allen Anfangs).
Symptomebene: **1.** Mutter öffnet dem Kind die Pforte in die polare Welt nicht (frei-)willig; es nicht hergeben wollen; **2.** Kind erzwingt mit brachialer Gewalt den Weg in die Freiheit: »mit dem Kopf durch die Wand gehen«.
Bearbeitung: **1.** das Kind in die Unabhängigkeit entlassen, es entbinden; sich für die neuen Wege des Lebens öffnen und weit machen; **2.** (durch den späteren Erwachsenen) sich um fast jeden Preis sein Recht auf Leben nehmen; sich rücksichtslos durchsetzen und seinen Weg (der Individuation) gehen.
Einlösung (für beide): sich zerreißen lassen, um neues Leben zu ermöglichen; Selbstaufopferung, Hingabe bis zum Letzten.
Urprinzipieller Bezug: Mond-Mars/Uranus.

Geburtskomplikationen: Nabelschnurvorfall

Körperebene: Hals (Einverleibung, Verbindung, Kommunikation), Gebärmutter (Fruchtbarkeit, Geborgenheit).
Symptomebene: **1.** seitens der Mutter: Neigung, das Kind auch später (z. B. mit »Liebe«) zu ersticken, zu erdrücken; Liebe, die die Luft zum Atmen nimmt; durcheinander sein, inneres Chaos; **2.** seitens des Kindes: Autoaggression, sich in eine Falle hineinmanövrieren; Versuch, sich zu strangulieren: »Lieber bringe ich mich um, als loszulassen und mich dem Fluss anzuvertrauen«; Angst vor dem Kommenden, voreilig und gereizt oder gekränkt sein; oft in Verbindung mit einer Querlage, um über den Weg des → Kaiserschnitts befreit zu werden; Kind lässt sich hängen, auch im übertragenen Sinn; es bringt keine Kraft auf, sich zu befreien; der Kampf ums Leben wird verweigert, mit der eigenen Strangulation drohen.
Bearbeitung: **1.** Gefahr der Überbehütung (Overprotection) im Auge behalten; große Dominanzansprüche kontrollieren; **2.** (durch den späteren Erwachsenen) sich der eigenen plutonischen (verschlingenden und umschlingenden) Kräfte bewusst werden;

destruktive Kräfte durchschauen lernen und → Selbstmord als Flucht erkennen.
Einlösung (für beide): das »Stirb-und-werde«-Prinzip als eines der Urthemen des Menschseins erkennen; mit Metamorphoseprozessen umgehen können; sich entwickeln, statt sich zu verwickeln.
Urprinzipieller Bezug: Mond/Mars-Pluto.

Geburtskomplikationen: Querlage

Körperebene: Gebärmutter (Fruchtbarkeit, Geborgenheit).
Symptomebene (beim Kind): nicht mehr mitmachen wollen; perfekte Verweigerung, destruktive Trotzhaltung: »Ich lege mich quer, sollen die anderen doch schauen, was aus mir wird« (→ Kaiserschnitt); frühe Trotzphase (»Querkopf«); mit dem eigenen Entwicklungsweg über Kreuz sein; nicht lernen, durch Enge und Angst hindurchzugehen; auf die Welt kommen, ohne geboren zu werden; darauf warten, befreit zu werden, statt sich zu befreien (Prinzessinnenhaltung): auf die Erlösung warten, statt sich darum zu bemühen.
Bearbeitung (beim späteren Erwachsenen): Erwartungshaltungen abbauen; Engeerfahrung als Einweihung in die Welt der Polarität mit ihrer Angst nachholen.
Einlösung: mit dem eigenen Weg (inklusive Kaiserschnitt) einverstanden sein.
Urprinzipieller Bezug: Mond/Mars-Saturn.

Geburtskomplikationen: Scheidenriss

(Kolporrhexis; kann Dammriss einschließen)
Körperebene: Scheide (Hingabe, Aufnahme).
Symptomebene: letzte Pforte ist zu eng, nachdem die Gebärmutter den Kopf des Kindes schon freigegeben hat; Missverhältnis zwischen Mutter und Kind; **1.** Mutter hat entweder das Kind zu lange zu sehr hochgefüttert und die eigenen Möglichkeiten des Weiterwerdens und Raumgebens überschätzt, oder der Vater war im Verhältnis zu ihr zu großmächtig, was ebenfalls auf eine Überschätzung hinausläuft; kann später bis zu einem Sichaufopfern für das Kind gehen, sich im wahrsten Sinn des Wortes für das gemeinsame Kind *zerreißen*; **2.** Kind: zu viel Raum einnehmen, zu rücksichtslos vorwärtsstürmen, die Mutter überfordern.
Bearbeitung: **1.** sich dem Geburtsgeschehen hingeben und öffnen, die individuell angemessene Geburtshaltung frei wählen; **2.** sich den Weg ins Leben mit aller Kraft bahnen; seinen Weg kompromisslos gehen.
Einlösung: **1.** sich aufopfern für die nächste Generation, den Weg freimachen;
2. seinem Weg treu bleiben, sich mutig, kompromisslos den Weg freikämpfen.
Urprinzipieller Bezug: Mond/Mars-Uranus.

Geburtskomplikationen: Schulterdystokie

Körperebene: der Kopf (Hauptsache) des Kindes ist bereits geboren, die Schulter (Belastbarkeit, Haltung) bleibt jedoch im mütterlichen Becken (Lebensgrundlage) *quer* hängen.
Symptomebene: häufiger bei übergewichtigen Müttern, Diabetikerinnen oder bei übermäßiger Gewichtszunahme während der Schwangerschaft und generell bei Übertragung bzw. bei Kindern mit über 4500 g Geburtsgewicht; generell: Unverhältnismäßigkeit, Übertreibung, Unentschlossenheit, Zerreißprobe; es sich und anderen unnötig *schwer* machen; **1.** seitens der Mutter: das Kind nicht hergeben, es zu gut und zu lange gefüttert und getragen haben und damit sein Eigenständig- und Geborenwerden gefährden; **2.** seitens des Kindes: den letzten Schritt ins Leben nicht geschehen lassen; falsch liegen und stecken bleiben, sich verkanten, sich spreizen, sich aufplustern und spätere Handlungsfähigkeit riskieren (Gefahr der Plexuslähmung).
Bearbeitung: 1. das Kind im übertragenen Sinne lange nähren und versorgen; es nur Schritt für Schritt ins eigenständige Leben entlassen, sich weiter um sein Wohlergehen kümmern; **2.** (beim späteren Erwachsenen): auch ungewöhnlichen (Situations-)Lagen mit großer Konsequenz begegnen; Schieflagen bewusst erkennen und lösen, sich wichtig nehmen und bewusst Raum einnehmen.
Einlösung: **1.** dem eigenen Kind alles geben; **2.** lebensfördernde Entschlossenheit leben; Schritt für Schritt in die Selbstständigkeit und Eigenverantwortung gehen; in Etappen auf die eigenen Beine kommen.
Urprinzipieller Bezug: Mond/Mars-Saturn.

Geburtskomplikationen: Steißlage/Beckenendlage

Körperebene: Gebärmutter (Fruchtbarkeit, Geborgenheit).
Symptomebene (beim Kind): Opposition, Verweigerung, Protest: »Ihr könnt mich mal (*am Arsch lecken*)«; der Welt den Allerwertesten zur Begrüßung entgegenstrecken; Mekonium (Kindspech, erster Stuhlgang) wird zur Begrüßung ausgedrückt: »beschissener« Übertritt ins Luftreich; häufig Kinder, die nicht das Geschlecht haben, das die Eltern sich offen oder insgeheim gewünscht hatten; Vermeidung des Marsprinzips und eines mutigen Kopfsprungs in die polare Welt; frühzeitige ängstliche Abkehr vom Leben; spätere Strategie des Kopf-um-jeden-Preis-oben-Behaltens; Dickköpfigkeit.
Bearbeitung (beim späteren Erwachsenen): Hingabe lernen.
Einlösung: Aussöhnung mit dem Marsprinzip.
Urprinzipieller Bezug: Mond/Mars-Saturn-Uranus.

Geburtskomplikationen: Übertragung

Körperebene: Gebärmutter (Fruchtbarkeit, Geborgenheit).

Symptomebene: **1.** seitens der Mutter: Weigerung, das Kind herzugeben; (Kind) nicht loslassen wollen; mangelnde Austreibungskraft; **2.** seitens des Kindes: den mutigen Kopfsprung ins Leben scheuen; mangelndes (Ur-)Vertrauen; sich nicht lösen wollen aus dem gemütlichen Nest (Bequemlichkeit).
Bearbeitung: **1.** Überbehütung (Overprotection) des Kindes vermeiden; alle Kompensationsmaßnahmen bergen die Gefahr der Übertreibung in sich (z.B. Überfütterung bis zum Vollstopfen); sich bewusst werden, dass Mutter sein nicht nur bergen und behüten, sondern auch gebären und hergeben bedeutet; **2.** (seitens des späteren Erwachsenen) Gefahr rechtzeitig ins Auge fassen, überall zu lange *sitzen zu bleiben*, die Dinge zu überziehen, zu lange zu bleiben; sich auf eine gewisse Entwicklungsfeindlichkeit einstellen, um ihr begegnen zu Können.
Einlösung: **1.** dem Kind seinen (Lebens-)Raum geben; **2.** Mut fassen; notwendige Dinge rechtzeitig in Angriff nehmen.
Urprinzipieller Bezug: Mond/Mars-Jupiter-Pluto.

Geburtskomplikationen: vorzeitige Wehen

Körperebene: Gebärmutter (Fruchtbarkeit, Geborgenheit), Geburtskanal (Rutschbahn ins Leben).
Symptomebene: das Kind ist zu früh auf dem (Lebens-)Weg; **1.** auf Seiten der Mutter: Versuch, das Kind vorzeitig loszuwerden, es rauszuschmeißen und an die Luft zu setzen, unbewusster Austreibungsversuch; **2.** auf Seiten des Kindes: voreiliges Vorpreschen, Flucht, Umtriebigkeit.
Bearbeitung: **1.** bei der Erziehung: dem Kind seine Zeit lassen und ihm seinen Raum geben; sich das Kind zu Herzen nehmen; sich in Geduld üben; die zeitlich vorgezogene soziale Entbindung dankbar annehmen, sich in die Ruhe fügen; **2.** (seitens des späteren Erwachsenen) Vorsicht (und Rücksicht) üben; die Gefahren der Ungeduld erkennen lernen: Nacharbeit ist meist anstrengender als die notwendige Ausdauer; mit der eigenen Geschwindigkeit umgehen lernen; Hektik und Umtriebigkeit in energetisches Handeln wandeln.
Einlösung (für beide): Dinge zum Abschluss bringen; bis zum Ende bei der (Fahnen-)Stange bleiben.
Urprinzipieller Bezug: Mond/Mars-Uranus.

Geburtskomplikationen: vorzeitiger Fruchtblasensprung

Körperebene: Gebärmutter (Fruchtbarkeit, Geborgenheit).
Symptomebene (auf Seiten der Mutter): das Kind zu früh *an die Luft setzen* (→ Frühgeburt); ihm das Wasser des Lebens abgraben; die Mutterhöhle nicht länger zur Verfügung stellen wollen (→ Eihautinfektion).
Bearbeitung (Mutter und späterer Erwachsener): auf voreilige unbedachte Entscheidungen Acht geben.

Einlösung: die Kunst des rechten Augenblicks beherrschen.
Urprinzipieller Bezug: Mond/Mars-Uranus.

Gedächtnisschwäche

siehe Vergesslichkeit

Gedächtnisverlust

siehe Amnesie

Gefäßkrampf

(Angiospasmus)
Körperebene: alle Gefäße können betroffen sein; besonders gefährlich am Herz (Gefahr des → Herzinfarkts).
Symptomebene: Kampf um die Vitalität; der freie Fluss der Lebensenergie wird krampfhaft behindert.
Bearbeitung: bewusst um die eigene Vitalität kämpfen; sich kopfüber ins wirkliche Leben stürzen; sich die verkrampften Regionen des eigenen Lebens bewusst machen.
Einlösung: mit der Energie des Lebensflusses fließen, sich ihm anvertrauen; die freie Lebendigkeit genießen; Spannung im ernsthaften Bereich der Gefühlswelt entstehen lassen.
Urprinzipieller Bezug: Merkur-Uranus.

Gefäßverkalkung

siehe Arteriosklerose

Gefäßverschluss

(siehe auch Thrombose)
Körperebene: Blut (Lebenskraft), Blutgefäße (Verkehrswege der Lebenskraft).
Symptomebene: Verstopfung eines Kanals der Lebensenergie; Behinderung des Lebens(stromes); **1.** bei arteriellem Verschluss: in die Sackgasse geratene Lebensenergie, ausweglose Situation; ins Stocken geratene Vitalität verfestigt sich und wird zur Blockade; Absterbegefahr im abhängigen Bereich; **2.** bei venösem Verschluss: Verstopfung des Rückflussgefäßes, die ausgegebene Vitalität nicht mehr zurückbekommen; mehr geben als bekommen; Seelen(wasser)stau im ganzen Bereich: → Ödem; Überschwemmung des umliegenden Körperlandes mit (Seelen-)Wasser.
Bearbeitung: sich mehr Zeit nehmen; das Lebenstempo verringern; sich auf andere Art und mit mehr Aufmerksamkeit um diese Regionen kümmern; mit der Lebensenergie neue Wege gehen, Brücken schlagen, kleine Schritte unternehmen; hin und wieder zum Stillstand kommen und eine Standortbestimmung vornehmen; den Energieaufwand neu bestimmen; neu anfangen; **1.** die bisherige Energieversorgung der (von der Embolie betroffenen) Organe/Lebensthemen auf neues, sparsameres Niveau bringen; **2.** bewusst und freiwillig mehr geben als zurückerwarten; Seelenenergie über den ganzen betroffenen Themenbereich verteilen (z. B. beim Bein den Bereich des Fortschrittes).
Einlösung: das Leben geruhsamer fließen lassen.
Urprinzipieller Bezug: Merkur-Mars/Saturn.
Lit.: *H 246 f.*

Gefühlsarmut/-mangel

siehe Depression

Gehemmtheit

siehe Angst

Gehirnabszess

(siehe auch Abszess)
Körperebene: Gehirn (Kommunikation, Logistik).
Symptomebene: Eintrittspforte über Ohr (ge-horchen), Nase (wittern), durch Trauma (→ Unfall) oder metastatisch (Aussaat; z. B. bei → Kindbettfieber); zentraler lebensbedrohlicher Konflikt, der nicht ins Bewusstsein dringt; → Kopfschmerz und Schwindel (→ Gleichgewichtsstörungen): es stimmt etwas nicht im zentralen Bereich, man macht sich etwas vor, beschwindelt sich; Nackensteifigkeit: Hartnäckigkeit wird offenbar; Schwächegefühl: Nachlassen der Lebenskräfte wird deutlich; stark erhöhte Blutsenkung: der Zusammenhalt des Lebenssaftes lässt nach, die Blutkörperchen trennen sich schnell vom Serum, Zerfall der Lebensenergie; Pulsverlangsamung: der Kreislauf des Lebens wird schwächer und arbeitet dem Fieber entgegen, Schwächung im lebensnotwendigen Abwehrkampf.
Bearbeitung: sich die Entstehung und die Wurzeln des zentralen Konfliktes bewusst machen: den lebensentscheidenden Kampf mutig führen; Hartnäckigkeit und Sturheit in Zielstrebigkeit und Konsequenz wandeln; die eigene Lebensenergie für die zentrale Problematik einsetzen (opfern).
Einlösung: sich mutig und offen(siv) der entscheidenden Schlacht stellen, sich wehren und kämpfen.
Urprinzipieller Bezug: Merkur-Mars.
Film: *In Sachen Henry, Der letzte Samurai, Wut* (alle Bd 1).

Gehirnaneurysma

(Erweiterung einer Arterie im Gehirn; siehe auch Aneurysma)
Körperebene: Gehirn (Kommunikation, Logistik).
Symptomebene: Schwachstelle auf dem Boden einer Wandvorschädigung: Wandausdünnung unter ständiger Gefahr des Zerreißens; jede körperliche Anstrengung und jede Blutdruckerhöhung kann diese Zeitbombe zum Platzen bringen.
Bearbeitung: Zwang zu einem äußerlich sehr vorsichtigen Leben; André Hellers Liedzeile: »Die wahren Abenteuer sind im Kopf, und sind sie nicht im Kopf, dann sind sie nirgendwo…«, gilt ab jetzt mit großer Nachdrücklichkeit auf der inneren Ebene von Gedanken und Vorstellungskraft; die prinzipiell ständige Bedrohung des Lebens ins Bewusstsein lassen.
Einlösung: das Leben innerlich in Fluss bringen und auf den entscheidenden Ebenen der Zentrale des Lebens ausweiten; die Gedanken- und Fantasiewelten mit mehr Energie und Lebenskraft versorgen und reicher ausgestalten.
Urprinzipieller Bezug: Merkur-Jupiter/Mars-Neptun.

Gehirnatrophie

(Verkleinerung der Gehirnmasse, Verschmälerung der Gehirnwindungen, Vergrößerung der Ventrikel [Hohlräume], Vermehrung des Bindegewebes, Verkleinerung der Ganglienzellen, Pigmentanhäufungen)
Körperebene: Gehirn (Kommunikation, Logistik).
Symptomebene: Rückzug des Gehirns v. a. im Greisenalter: Rückzug des Geistes; Leere auf der physischen Ebene statt geistige Anpassung, Vergeistigung; Vergrößerung der Hohlräume (»Hohlkopf«).
Bearbeitung: Wissen rechtzeitig in Weisheit wandeln (»Ich weiß, dass ich nichts weiß«); Rückzug ab der Lebensmitte mit Bewusstheit planen und durchführen; das Primat des Intellektes zurücknehmen zugunsten eines reicheren emotionalen und Gefühlslebens; bewusst Abschied nehmen von der physischen Welt: sich auf den Übertritt in die jenseitige Welt vorbereiten.
Einlösung: die Leere auf der übertragenen Ebene anstreben (das Nirvana des Buddhismus).
Urprinzipieller Bezug: Merkur-Neptun.

Gehirnblutung

siehe Schlaganfall

Gehirndrucksteigerung

siehe Hirndrucksyndrom

Gehirndurchblutungsstörungen

(Zerebralsklerose; siehe auch Durchblutungsstörungen, Arteriosklerose)
Körperebene: Gehirn (Kommunikation, Logistik).
Symptomebene: vorgezogener Altersabbau mit den typischen Symptomen wie Vergesslichkeit, Konzentrationsstörungen, Leistungsabfall, Schwindel, Kopfschmerzen; im fortgeschrittenen Stadium: Gehirnerweichung, Gefahr von → Schlaganfall und → Demenz; Mangelversorgung der Zentrale mit Lebensenergie; partielle oder generelle »Einbetonierung« des lebendigen Lebensflusses zur Zentrale, Ergebnis: Engstirnigkeit; Gefahr der Isolierung der Schaltstelle und genereller Fehlleistungen, die alle Lebensbereiche betreffen können; vorrangig betroffen sind Gedächtnis- und Merkfähigkeit; Abnahme der Leistungsfähigkeit im (männlichen) intellektuellen Bereich; ein (halbes?) Leben lang zu kurz gekommener weiblicher Pol kommt besser zum Zuge, weil hier die Ausfälle meist geringer sind: oft bleibt fast nur archetypisch Weibliches übrig.
Bearbeitung: Konzentration auf die wesentlichen Bedürfnisse in energetischer Hinsicht; Beschränkung der Zentrale auf Notwendiges: Herz und Bauch, denen das Schicksal die Energie noch nicht abdreht, nun mehr Zuwendung schenken, beide mehr zum Zuge kommen lassen; strenge, stringente Eintei-

lung der eigenen Energie für die höchste Ebene: Energieverschwendung reduzieren; die Isolation der Zentrale und deren einseitige Arbeitsausrichtung erkennen; intellektuelle Gedächtnis- und Merkarbeit freiwillig reduzieren zugunsten ganzheitlicher Wahrnehmung und spielerischen Umgangs mit den Fähigkeiten der Zentrale; bevor einem sowieso nichts anderes mehr übrig bleibt, sich freiwillig dem archetypisch Weiblichen hingeben: Weichheit und Anpassungsfähigkeit fördern; sich nach innen wenden.
Einlösung: (lebens-)energiesparende Lösungen verwirklichen; nach dem Prinzip »Das Höchste zuerst« leben und erkennen, dass der Schwerpunkt vom Gehirn auf Herz und Bauch übergehen will; das wirklich Wichtige und Wesentliche (Gefühl) angehen anstelle von Wichtigtuerei (des Intellekts): das weibliche Prinzip für sich entdecken und leben; Vorbereitung auf transzendente Welten.
Urprinzipieller Bezug: Merkur-Saturn.
Lit.: *H 93, 260.*

Gehirnentzündung

(Enzephalitis; siehe auch Gehirnhautentzündung)
Körperebene: Gehirn (Kommunikation, Logistik).
Symptomebene: Kampf um die *Haupt*sache, aggressive Auseinandersetzung um die (Schalt-)Zentrale: Sein oder Nichtsein.
Bearbeitung: sich offen(siv) und mutig um die Regelung seines Lebens kümmern; den Kampf ums Überleben annehmen und mit allem Einsatz ausfechten; sich in zentralen Bereichen des Lebens erregen lassen; Herausforderungen, die den Lebensnerv treffen, mit Mut begegnen.
Einlösung: sich auf Kämpfe ums Ganze einlassen; mutige Offenheit der eigenen Bewusstseinsgrenzen für revolutionäre Ideen und kritische Auseinandersetzung mit ihnen.
Urprinzipieller Bezug: Merkur-Mars.
Lit.: *S 199–202, SvI.*
Film: *In Sachen Henry, Der letzte Samurai, Fearless, Wut* (alle Bd 1).

Gehirnerschütterung

(Commotio; siehe auch Gehirnprellung, Unfall, Arbeitsunfall/Haushaltsunfall, Sportunfall, Verkehrsunfall)
Körperebene: Gehirn (Kommunikation, Logistik), Kopf (Hauptstadt des Körpers).
Symptomebene: Erschütterung des Denksystems; der bisherigen gewohnten Denkmuster (jmd., der sonst durch nichts zu erschüttern ist, kann so doch noch erschüttert [erreicht] werden); Rücknahme der Dominanz des Kopfes; Warnschuss *vor den Bug*, »Schlag vors Hirn«, »eins draufbekommen«, »es haut einen um«; mindestens einen Schritt zu weit gegangen sein; gewaltsame Korrektur eines Irrweges; Versuch, mit dem Kopf durch die Wand zu gehen, ist schmerzhaft gescheitert; sich etwas vorgemacht haben; kurzzeitiges Abgeben der Verantwortung und ohne Macht über sich

und die Welt sein; sich aus der Verantwortung stehlen; nicht wissen, was im eigenen Leben vorgeht und wie es zu entscheidenden Dingen kommt; Versuch, sich außer Gefecht zu setzen; das Hirn ausschalten, um sich eine Situation nicht eingestehen zu müssen (retrograde Amnesie = sich an den Unfallhergang nicht erinnern); möglicherweise Ausweg aus einer unbewusst unerträglichen Lage durch Flucht auf andere Ebene.
Bearbeitung: die bisherigen Denkgewohnheiten, die bis in die Katastrophe geführt haben, revidieren; dem Kopf (und sich allgemein) ausgiebige Ruhepausen gönnen; auf Warnungen achten, vorsichtiger fortschreiten; den eingeschlagenen Weg grundsätzlich überprüfen; rechtzeitig Denkpausen einlegen, vom hohen Ross herabsteigen; über bestimmte Dinge hinwegsehen lernen: vergessen und vergeben lernen; Verantwortung und Macht zeitweise freiwillig übergeben, um auszuruhen; sich auf geistiger Ebene hingeben, statt sich physisch zu übergeben; Kon*front*ationen im übertragenen Sinne annehmen.
Einlösung: Katastrophen (griech. *he katastrophe* = Katastrophe und Umkehrpunkt) zum Anlass der Um- und Einkehr nehmen; sich erschüttern lassen und umdenken.
Urprinzipieller Bezug: Uranus-Merkur.
Lit.: *S 192–195.*

Gehirnhautentzündung

(Meningitis)
Körperebene: Gehirn (Kommunikation, Logistik), Gehirnhaut (Schutz).
Symptomebene: extreme Kopfschmerzen: Hilfeschreie der umkämpften Zentrale; Nackensteifigkeit (Opisthotonus): Karikatur selbstgerechter Geradheit, überzogene Selbstbehauptung; *bei Neugeborenen*: Krieg gegen bewahrende weibliche Kräfte; Kampf gegen die Kräfte der Urmutter; Egoproblem (»Dickkopf«), Widerstand gegen neue Inkarnation, Entscheidung zwischen Welt und Rückkehr zur (Großen) Mutter; *bei Erwachsenen*: verdrängte Aggression; mangelnde Bereitschaft, bewusst zum Kampf ums Leben beizutragen/sich von der Urmutter zu lösen; Leben verschlafen, Appetit aufs Leben verloren haben; zu wenig Bereitschaft, sich seinen Lebensraum zu erobern; starre Haltung in der Zentrale (Genickstarre); Kampf der Polaritäten, Ungleichgewicht zwischen weiblich-wässrigen und männlich-feurigen Elementen bzw. zwischen dunkler Mutter und lichten Geisteskräften.
Bearbeitung: für sein eigenes Leben kämpfen; die Mitte finden; Verbindung von Fühldenken mit Intellekt; in Angriff nehmen, was einen bedrückt; Krieg auf höchster Ebene wagen; Selbstbewusstsein und Stolz entwickeln; Verlassen des Mutterschoßes und Einlösen von dessen Ansprüchen auf höherer Ebene.
Einlösung: neuerliche Geburt, Auseinandersetzung zwischen bewahrenden weiblichen und vorwärtsstrebenden männlichen Kräften.

Urprinzipieller Bezug: Merkur/Mond-Mars.
Lit.: *S 195–202, SvI.*
Film: *In Sachen Henry, Der letzte Samurai, Fearless, Wut* (alle Bd 1).

Gehirnödem

(siehe auch Ödem)
Körperebene: Gehirn (Kommunikation, Logistik).
Symptomebene: Wassereinlagerung im Gehirn bzw. zwischen den Gehirnstrukturen: das Seelenelement fordert in zentralen Angelegenheiten auf physischer Ebene Raum und sein Recht; Gehirnschwellung: Gedankenwelt (Intellekt) ist überbläht; steigender Gehirndruck: Kopf fühlt sich zum Zerplatzen; Kopfschmerz, Überdruck, Benommenheit bis zur Bewusstseinstrübung und Ohnmacht; Nüchternerbrechen: es ist einem ständig »zum Kotzen«, nichts mehr an- und aufnehmen können, alles von sich geben (wollen); Stauungspupille: verrät den Druck, unter den die Zentrale geraten ist, aber auch die gestörte, starre Sicht.
Bearbeitung (nachdem auf der körperlichen Ebene der lebensbedrohende Druck allopathisch behandelt wurde!): erkennen, dass das (wässrige) Seelenelement zu wenig in die Gedankenprozesse eingebracht wurde und sich nun körperlich auslebt und das Leben blockiert; dem Seelischen vor dem Intellekt den Vorrang geben; bewusstes Loslassen statt Aufnehmen; sich den Druck bewusst machen, unter den man geraten ist.
Einlösung: Hingabe statt Kontrolle; der Seele Raum geben, statt nur den Intellekt zu füttern.
Urprinzipieller Bezug: Merkur-Pluto/Neptun.

Gehirnprellung

(Contusio; verstärkte Symptomatik der → Gehirnerschütterung)
Körperebene: Gehirn (Kommunikation, Logistik), Kopf (Hauptstadt des Körpers).
Symptomebene: wie Gehirnerschütterung, allerdings mit Gefahr bleibender Schäden: Aufsteigen verdrängter Inhalte infolge der heftigen Erschütterung; bisherige Denkmuster werden durchgerüttelt; Waghalsigkeit; an definitive Grenze(n) stoßen; vor den Kopf gestoßen werden; zeitweilige Rücknahme der Dominanz der Schaltzentrale: Regression in Ohnmacht.
Bearbeitung: der Schaltzentrale freiwillig ausgiebige Ruhepausen zugestehen; sich Bewusstlosigkeit und Ohnmacht eingestehen; sich lieber in seiner Gedankenwelt rechtzeitig erschüttern lassen.
Einlösung: Neubeginn.
Urprinzipieller Bezug: Merkur-Uranus/Saturn.
Lit.: *S 194f.*

Gehirnsklerose

siehe Gehirndurchblutungsstörungen

Gehirntumor

(siehe auch Krebs)
Körperebene: Gehirn (Kommunikation, Logistik).

Symptomebene: wild und rücksichtslos wucherndes Wachstum in der eigenen Zentrale; auch sog. gutartige Tumore können allein durch ihre Raumforderung in eingeschlossener Lage gefährlich und in den Konsequenzen doch bösartig werden, obwohl sie es vom Gewebe her nicht sind; Anstieg aggressivster, tödlicher Gehirntumore (Glioblastome) im Bereich Frontal- und Temporallappen und entsprechende Studien nähren den Verdacht, dass der immer intensivere Gebrauch von Mobiltelefonen dafür verantwortlich ist; von der ureigenen Entwicklungsschiene bzgl. des Regierens so weit abgekommen sein, dass der Körper dem Thema in eigener Regie zum Ausdruck verhilft; geistig-seelisches Wachstum in diesem Feld war lange so blockiert, dass es sich nun im Körper auf aggressive, ungeordnete und rücksichtslose Weise Bahn bricht; der Krebs verwirklicht körperlich im Bereich der (Schalt-) Zentrale, was seelisch im entsprechenden Bewusstseinsbereich notwendig wäre; → Kopfschmerzen als Hinweis auf ein der eigenen Natur zuwiderlaufendes Denken.

Bearbeitung: sich die eigenen »Hirngespinste« bewusst machen; ein*gebildetes* geistiges Wachstum erkennen; sich im Regierungsbereich für die eigenen wilden Vorstellungen und kühnen Fantasien öffnen, sie mutig und gewagt wachsen und gedeihen lassen; Selbstverwirklichung im Bereich der eigenen Gedankenwelt; der Raumforderung rechtzeitig auf übertragenen Ebenen entgegenkommen; sich an frühe Träume vom eigenen Leben zurückerinnern und sie wild entschlossen wiederbeleben und umsetzen; aus dem »Nichts-mehr-zu-verlieren-Haben« Mut schöpfen; all die unter → Krebs erwähnten Maßnahmen erwägen: da Krebs den ganzen Organismus betrifft, ihm auch auf der ganzen Linie begegnen; bei Glioblastomen zusätzlich zur seelischen Umstellung und komplementären Behandlungsformen auch Einsatz der neuen schulmedizinischen Methoden, z. B. Ergänzung herkömmlicher Therapien mit Methadon und gen- und immuntherapeutische Maßnahmen.

Einlösung: die alle Grenzen überwindende Liebe entdecken, sich über selbst- und fremdgeschaffene Normen hinwegsetzen und dem individuellen höchsten Gesetz verpflichtet schalten und walten; die Notwendigkeit erkennen, vom körperlichen und damit (lebens-) gefährlichen Niveau auf das herausfordernde, aber lebensrettende seelisch-geistige Niveau zu wechseln und dort auf expansives Wachstum zu setzen.

Urprinzipieller Bezug: Mond/ Merkur-Pluto.

Lit.: *S 81–113, KR 122–124; CD/ Audio »Krebs«, »Schattenarbeit«, »Selbstliebe«.*

Film: *Heute bin ich blond, Miss You Already, Das Beste kommt zum Schluss, Der Klang von Eiswürfeln, Der Doktor, Jonathan, Die Zeit die bleibt, Das Schicksal ist ein mieser Verräter, Entscheidung aus Liebe,*

Schicksalsgesetze (alle Bd 2); *One Week, Ma Ma – Der Ursprung der Liebe* (beide Bd 1).

Gehörgangsekzem

(siehe auch Ekzem, Hautausschlag)
Körperebene: äußerer Gehörgang (Schalltrichter, Hörrohr).
Symptomebene: juckender Ausschlag im Eingangsbereich des Hörorgans: etwas *juckt* einen zu hören; etwas Dunkles, Unangenehmes, aber doch Reizvolles durchbricht die Grenze, um gehört zu werden; aggressive Äußerungen (Ausschlag) im Bereich des Gehorchens.
Bearbeitung: in der Tiefe des Unbewussten bohren, statt sich dauernd im Ohr zu kratzen; sich dem Horchen nach innen widmen: »Was will da heraus an Dunklem?« »Was juckt mich so dringlich?«; Gehörgang und Gehör pflegen (Ersteren z. B. regelmäßig mit eigenem Urin [Seelenabwasser] betupfen).
Einlösung: Offenheit für (gemeinhin als unangenehm klassifizierte) Botschaften aus der Tiefe.
Urprinzipieller Bezug: Saturn/Venus-Mars.

Gehörgangsentzündung

(Otitis externa)
Körperebene: äußerer Gehörgang (Schalltrichter, Hörrohr).
Symptomebene: Konflikt um die Filterung des Eingelassenen (Reizüberflutung); Entzündung des äußeren Gehörgangs aufgrund kleiner Verletzungen, möglicherweise auf dem Boden von Ohrenschmalzmangel (schlecht geöltes Gehörorgan): Konflikt um das Gehörte, um Horchen und Gehorchen; Wut über Gehörtes und Unerhörtes, an dem sich ein heißer Konflikt entzündet; dieser verhindert zwischenzeitlich sogar das Hören, sodass man besser nach innen horchen und der inneren Stimme gehorchen kann: »War das Gehörte auch gehörig? Gehörte es sich überhaupt, da zuzuhören, oder war das an sich schon ungehörig? Wurde Unerhörtes gehört?«; aggressive Auseinandersetzung im Bereich des Gehorchens in Bezug auf die innere Stimme.
Bearbeitung: in den Tiefen des Unbewussten forschen, statt wegen der Entzündungsschwellung dauernd im Ohr zu stochern, um sich Erleichterung zu verschaffen; nach innen horchen, was an Unerhörtem und Ungehörigem überhört wurde; Gehörgang und Gehör pflegen (z. B. es während der Entzündung öfter mit eigenem Urin [Seelenabwasser] betupfen).
Einlösung: mit Mut und Kampfkraft Gehorsam gegenüber der eigenen inneren Stimme lernen; sich Konflikte über Tabubereiche (Unerhörtes und Ungehöriges) zugestehen und Licht ins Dunkel bringen.
Urprinzipieller Bezug: Saturn-Mars.
Lit.: *SvI*.
Film: *In Sachen Henry, Der letzte Samurai, Fearless, Wut* (alle Bd 1).

Geisteskrankheit

(veraltete Bezeichnung für eine »pathologische Störung der psychischen Funktionen«; siehe auch Psy-

chose, Schizophrenie, Borderline, Delirium, Depression, Halluzinationen, Manisch-depressive Erkrankung, Neurose, Paranoia, Spirituelle Krise, Stalking im Liebeswahn)
Symptomebene: außer sich (selbst) sein, Identitätsverlust, Widerstand gegen das Dunkle; Angst vor dem Schatten, gesteigert bis zu Verfolgungsideen und Wahn; ursprünglich zum Leben gehörende Themen werden abgespalten und die entsprechenden Energien verbannt; häufig im völligen Widerstand – voller Bitterkeit und Vorwürfe – gegen einen, besonders oft gegengeschlechtlichen Elternteil (der Anima oder Animus widerspiegelt); Flucht in eigene kleine Privatwelt, weil in der *eindrucks*vollsten Zeit der Kindheit so verletzt, dass einem das Leben verleidet ist und keine Lust auf Besserung besteht; die Geisteskrankheit als eigene Wahl und letzte Zuflucht gegen alle von außen kommenden Therapieversuche verteidigen.
Bearbeitung: die Schattenaspekte und -gestalten wahr- und wichtig nehmen, die eigenen dunklen Seiten ernst nehmen und beachten; anerkennen statt abschieben; sich mit dem »inakzeptablen« Elternteil versöhnen.
Einlösung: Schattenintegration, Individuation.
Urprinzipieller Bezug: Pluto/Uranus/Neptun.
Lit.: *SP, D; E. Podvoll: »Aus entrückten Welten«; CD/Audio »Schattenarbeit«.*
Film: *Durchgeknallt, Einer flog über das Kuckucksnest, Shine, Birdy, A Beautiful Mind, Mr. Jones, Silver Linings, Love & Mercy, Angel Baby, Aus tiefster Seele, Besser geht's nicht* (alle Bd 2); *Patch Adams, Fearless, Angsthasen* (alle Bd 1).

Gelbkörperzyste

(Corpus-luteum-Zyste; siehe auch Eierstockzyste)
Körperebene: Eierstöcke (Fruchtbarkeit).
Symptomebene: nach dem Eisprung werden die Reste des ersten Nestes nicht aufgegeben, sondern wachsen im Fall einer Schwangerschaft weiter; verschwindet häufig im 3. Schwangerschaftsmonat; in Bezug auf Fruchtbarkeit und Kinderbekommen mehr oder weniger (je nach Größe der Zyste) unter Druck geraten.
Bearbeitung: Auseinandersetzung mit dem Problem des zu langen Festhaltens an alten Vorstellungen über das Kinderbekommen.
Einlösung: Loslassen von behindernden Traditionen.
Urprinzipieller Bezug: Mond-Saturn/Pluto.
Lit.: *F 244f.*

Gelbsucht

(Ikterus; siehe auch Neugeborenengelbsucht)
Körperebene: **1.** Gallenblase (Aggression, Gift und Galle); **2.** Leber/Hepatitis (Leben, Wertung, Rückverbindung); **3.** Blutstoffwechsel (Lebenskraft).
Symptomebene: **1.** Energiestau: Abflussstau im Bereich der hintergründigen, zersetzenden, einseifen-

den Gallenenergie, *Gift und Galle* staut sich; **2.** mangelnde Unterscheidungskraft: Kampf um das Körperlabor; das rechte Maß ist in Gefahr geraten: die Giftigkeit jedes Zuviels; **3.** schnellerer Zerfall der Lebensenergieträger, als sie ersetzt und abgebaut werden können; gelb (Farbe des Neides) im Gesicht: unlebendig, energielos, abgespannt.
Bearbeitung: **1.** die hintergründige Energie des Galligen kontrollieren lernen; **2.** aggressive Auseinandersetzungen um Weltanschauungsfragen wagen; mutig um die Lebensphilosophie streiten; sich kritisch mit dem persönlichen rechten Maß Auseinandersetzen; **3.** die Basis der Lebensenergie bewusst erneuern; Ruhe einkehren lassen und sich nach innen Wenden.
Einlösung: **1.** die gallige Kraft sowohl zurückhalten als auch bei Bedarf fließen lassen (Funktion der Gallenblase): bewusster Umgang mit dieser Energieform; **2.** den Sinn des eigenen Lebens finden und sein persönliches Maß daran anlegen; **3.** den ewigen Wechsel auch der Lebenskraft erkennen und annehmen.
Urprinzipieller Bezug: **1.** Pluto-Jupiter, **2.** Jupiter-Mars, **3.** Saturn-Jupiter.
Lit.: *SvI*.

Gelenkentzündung

siehe Rheumatismus

Gelenkerguss

Körperebene: Gelenke (Beweglichkeit, Artikulation).
Symptomebene: **1.** Gewebewasser überschwemmt das Gelenk und lässt es absaufen; ins Gelenk weinen, es unter Wasser setzen; **2.** Blutansammlung; **3.** Schwellung, Schmerz, Überwärmung.
Bearbeitung: **1.** mit seelischen Mitteln dem Thema des betroffenen Gelenkes begegnen; die über das entsprechende Thema vergossenen Tränen verstehen lernen; **2.** Lebenskraft sammeln für den Ausdruck der von diesem Gelenk widergespiegelten individuellen Dynamik und sie für eine neue lebendige Beweglichkeit nutzen; **3.** den Konflikt wichtig nehmen; das heiße Eisen erkennen, das hier liegt; den Hilferuf der betroffenen Region ernst nehmen; etwas daraus machen und lernen; Energie in die Konfliktlösung hineingeben.
Einlösung: **1.** die entsprechende Thematik mit Seelenenergie erlösen (z. B. bei einem Kniegelenkerguss mit seelischer Energie die Artikulation von Demut fördern); **2.** Lebensfreude durch die Thematik des betroffenen Gelenks finden; **3.** mit Mut und Engagement das Thema in den Mittelpunkt stellen und lösen: daran wachsen, heiler werden; allopathisch: zur Ruhe kommen, Druckentlastung durch Gelenkpunktion; kühlende Anwendungen.
Urprinzipieller Bezug: Merkur-Mond-Mars.

Gelenkerkrankungen

Körperebene: Gelenke (Beweglichkeit, Artikulation).
Symptomebene: sich auf etwas versteifen, eine Sache überziehen,

zu weit gehen; jmd. (ver-)prellen, zusammenstauchen, zurechtstoßen; sich verrenken, es übertreiben, *sich ein Bein ausreißen*; überspannt, verspannt oder verdreht sein.
Bearbeitung: sich gerademachen für eine Sache, zu etwas stehen; über die eigenen Grenzen hinausgehen; jmd. mit Nachdruck abwehren; jmd. nachhaltig die Meinung sagen; die Dinge einrenken, zurechtrücken oder richtigstellen; Entspannungs-/Anspannungsübungen machen (Jacobson-Training).
Einlösung: sich richtig (zu den Dingen) (ein-)stellen; die eigenen Grenzen kennen und darüber hinauswachsen; sich den eigenen Möglichkeiten entsprechend artikulieren.
Urprinzipieller Bezug: Merkur-Jupiter (überdehnen)/Saturn (versteifen)/Uranus (stauchen)/Pluto (prellen).
Film: speziell zu Rheuma – *Maudie, Words & Pictures* (beide Bd 2).

Gelenkversteifung

siehe Ankylose

Genickbruch

(siehe auch Querschnittslähmung)
Körperebene: Nacken (Kraft, Verletzlichkeit), Halswirbel(säule) (Wendehals, Beweglichkeit des Kopfes).
Symptomebene: »sich den Hals brechen« = sich (fast) umbringen; (unbewusst) diesem Leben ein Ende setzen (wollen): viele Selbstmorde und Hinrichtungen zielen bewusst auf das Genick; Verbindung zwischen dem Leben, das man führt, und dem eigentlichen Sinn des Lebens nicht mehr spüren können.
Bearbeitung: sich bewusst machen, dass man (unbewusst) dieses Leben so nicht weiterleben wollte, dass etwas ganz anderes dran ist.
Einlösung: die extreme Schicksalswendung annehmen und die sich daraus ergebenden neuen Aufgabenstellungen einlösen (→ Querschnittslähmung).
Urprinzipieller Bezug: Saturn-Uranus.

Genickstarre

siehe Nackensteifigkeit

Geräuschüberempfindlichkeit

siehe Hyperakusis

Gerinnungsstörung

siehe Blutungsneigung

Gerstenkorn

(Hordeolum)
Körperebene: Augen (Durchblick, Einsicht, Spiegel und Fenster der Seele).
Symptomebene: kleiner eitriger Entzündungsherd an einer Wimpernwurzel am Lidrand: die Augen zudrücken und offen halten tut weh; Konflikt, der *ins Auge sticht*, um das Hin- und Wegschauen, z. B. etwas anschauen, das man eigentlich nicht hätte sehen sollen, bzw. wegschauen, wo ein offenes Auge gefordert gewesen wäre: betrifft bei *linkem Auge* archetypisch weibliche Themen der Seelen-Bilder-Welt, bei *rechtem Auge* archetypisch männliche Themen der rationalen Verstan-

deswelt; Aggression im Blick (böser Blick?); Konflikt zwischen Weinen und Bösesein; das Auge hat die Tendenz, zuzuschwellen und im Laufe der Nacht zu verkleben: »der Balken im eigenen Auge« wird allen sichtbar; geronnene Tränen: Verhärtung von Seelischem; springender Punkt ist erreicht, um (Welt-)Sicht zu erweitern.
Bearbeitung: Welt (selbst-)kritisch betrachten; sich vom Gesehenen erregen lassen; offensive Sichtweise entwickeln; lernen, die Augen offen zu halten, aber auch einmal bewusst *ein Auge zudrücken*; sichtbare Konflikte bewusst wahrnehmen; Blicken standhalten lernen.
Einlösung: Sicht(weisen) wechseln können; im richtigen Augenblick hin- und wegschauen; neben dem Splitter im fremden auch den Balken im eigenen Auge wahr- und wichtig nehmen; Seelisches ausdrücken.
Urprinzipieller Bezug: Sonne/Mond-Saturn.

Geruchsempfindlichkeit
siehe Hyperosmie

Geruchs(sinn)verlust
siehe Anosmie

Geschlechtskrankheiten
(venerische Krankheiten, sexuell übertragbar; siehe auch Aids, Aminkolpitis, Carcinoma in situ, Candidamykose, Chlamydienbefall, Filzlausbefall, Gonorrhoe, Herpes genitalis, Syphilis, Trichomoniasis, Dermatomykosen)
Körperebene: alle Körperbereiche können in Mitleidenschaft gezogen werden, Eintrittspforte der Probleme ist die Geschlechtsregion (Sexualität, Polarität, Fortpflanzung).
Symptomebene: besonders negativ bewertete Krankheitsbildergruppe, wobei es nie um Wertungen, sondern immer nur um Deutungen gehen sollte; im Übrigen ist statistisch gesehen das ganze Leben eine durch Geschlechtsverkehr übertragene, in jedem Fall tödlich verlaufende Krankheit; entgegen dem eigentlichen biologischen Sinn des Geschlechtsverkehrs, Samen(tierchen) zu übertragen, kommt es hier zur Übertragung anderer Tierchen, die ganz anderes Leben in Gang setzen; Gefährlichkeit von Geschlechtsverkehr mit wechselnden Partnern: die Biologie scheint parteiisch Treue zu belohnen; (unbewusste) Konflikte um Sexualität und Geschlechtlichkeit: → Schuldgefühle bzgl. sexueller Regungen; sexuelle Schuldgefühle mit der unbewussten Tendenz, sich für Seitensprünge (selbst) zu bestrafen: sich und Partnern (unbewusst) den sexuellen Bereich verleiden; an Erregern leiden, weil man sich erregt hatte, ohne es sich wirklich zu gönnen.
Bearbeitung: Sexualität als integralen Teil eines erfüllten Lebens anerkennen; existiert sie abgetrennt vom Geistig-Seelischen, neigt sie dazu, die fehlende Lebendigkeit über andere Wege zu integrieren; sich ekstatisch erregen lassen, statt sich Erregern zu öffnen; die eigenen Gren-

zen für den Partner und erotische Ekstase öffnen; sich schützen durch *Sauberkeit* in Geschlechtsangelegenheiten; sich bewusst machen, dass aus kleinsten Konflikten und Unsauberkeiten im Umgang mit dem Geschlechtsbereich, der symbolisch für die Beschäftigung mit der Polarität steht, alle möglichen, auch ernste Komplikationen erwachsen können; den Ge*schlecht*sbereich von schlechten Bewertungen befreien und als Garant des Überlebens der Menschheit und als Reich der Lust erkennen und genießen lernen; auswählen lernen: die stimmige Partnerwahl löst das Problem, das durch *Danebenlangen* erst entsteht; mit der Flamme der Sexualität auch die Seele in Brand setzen; das ganze Wesen vom Feuer der Ekstase ergreifen lassen.
Einlösung: Form und Inhalt zusammenlassen: geschlechtliche Liebe im Zusammenhang mit geistig-seelischer führt zu festen Beziehungen und beugt der Gefahr am wirksamsten vor; Bewältigung des Problems des Umgangs mit der Polarität und der Umsetzung der entsprechenden Erkenntnisse in die Lebenspraxis; tiefe, auf alle Ebenen der Existenz übergreifende Kräfte in der Sexualität entdecken (Tantra-Yoga).
Urprinzipieller Bezug: Venus-Pluto.
Lit.: *F 284–313, SuL, SvI.*

Geschlechtsverkehr, schmerzhafter

siehe Dyspareunie

Geschmacksstörungen/ Geschmackshalluzinationen

(siehe auch Halluzinationen)
Körperebene: Geschmacksknospen (Geschmackssensoren, Vorkoster), Sinnesorgan (Brücke zwischen innen und außen).
Symptomebene: Geschmacksfehlwahrnehmungen (häufig zusammen mit Geruchshalluzinationen): **1.** bitter – bittere Wahrnehmung der eigenen Situation und Welt; das Leben schmeckt einem bitter, egal was man isst; unbewusste Bitterkeit und Bitternis und vielleicht sogar Ver*bitter*ung (→ Verbitterungssyndrom); **2.** salzig – Bedürfnis nach mehr *Salz in der Suppe*, Sehnsucht nach dem Salz des Lebens; **3.** süß – Bedürfnis, Süße im eigenen Leben zu finden, Sehnsucht nach der Süße des Lebens.
Bearbeitung: sich die Isolations- und Rückzugstendenzen bewusst machen; erkennen, dass man keinen Geschmack mehr am Leben findet; die Geschmackssensationen wahr- und wichtig nehmen und ihnen nachspüren; **1.** dem Gefühl von Bitterkeit, Verbitterung nachgehen und die Quellen im eigenen Leben finden; **2.** für Salz in der eigenen Lebenssuppe sorgen, für Salz im Leben einstehen oder sogar zum Salz Des Lebens werden; **3.** sich die Süße des L(i)ebens gönnen.
Einlösung: das Leben und sein Angebot, das weit über Essen hinausgeht, wieder kosten, um Geschmack am Leben finden zu können und für ein Leben Sorge tragen, das einem selbst schmeckt,

sich dem Geschmack der Gerichte und großen weiten Welt widmen.
Urprinzipieller Bezug: Venus.
Lit.: *SuL.*
Film: *Die Hüterin der Gewürze* (Bd 1).

Geschmacksverlust

(Ageusie)
Körperebene: Geschmacksknospen (Geschmackssensoren, Vorkoster), Nase (Macht, Stolz, Sexualität; Aromawahrnehmung).
Symptomebene: nichts mehr schmecken, keinen Geschmack haben, nichts mehr riechen; fehlende Brücke zwischen innen und außen; sich von der Welt zurückziehen, keinen Geschmack mehr an ihr finden: »das Leben schmeckt nicht mehr«; Kontakt abbrechen, sich zurückziehen und isolieren; die Welt *nicht mehr riechen können* und wollen; oft mit Geruchsverlust (→ Anosmie) verbunden, Begleiterscheinung von → Covid-19; keinen »guten Riecher«, kein »Näschen« mehr haben; sensorische Deprivation kann eine Foltermethode sein, aber auch ein Schritt zur Befreiung.
Bearbeitung: sich bewusst werden, keinen Geschmack, kein *Näschen* mehr zu haben; Hilfe bei denen suchen, die Geschmack und einen *Riecher* für Wesentliches haben.
Einlösung: ohne Ablenkung durch äußere Sinneseindrücke sich nach innen wenden; wie bei Meditationsübungen (die Augen sind geschlossen, die Ohren verstopft, um den inneren Ton zu hören) lernen, den Geschmack des Himmlischen, den Duft der Erleuchtung, das innere Licht wahr- und wichtig zu nehmen.
Urprinzipieller Bezug: Venus-Saturn.
Lit.: *CaW.*

Geschwürbildung

(Ulzeration; siehe auch Magengeschwür)
Körperebene: Haut (Grenze, Kontakt, Zärtlichkeit) oder Schleimhaut (innere Grenze, Schranke, Schutzhülle).
Symptomebene: geschwüriges Aufbrechen der Haut; Durchbruch von düsterer Energie über die eigene Grenze nach außen; etwas frisst sich in die Tiefe, nagt an einem; es zerstört die Oberfläche und macht die Tiefe sichtbar; Selbstzerfleischung: Aggression richtet sich gegen die eigenen Grenzen.
Bearbeitung: die dunklen ekligen Säfte (Seelenthemen) bewusst herauslassen; andere, schonendere Entgiftungsmaßnahmen ins Auge fassen; konsequent mit sich sein; Konflikte tiefer an sich heranlassen, sich darauf einlassen; sich in die eigene Tiefe vorarbeiten; an die eigenen Tiefen herangehen; eigene vitale Kräfte bei der Durchbrechung selbstgeschaffener Grenzen mutig einsetzen.
Einlösung: den eigenen Schatten freiwillig auf geistig-seelischer Ebene anschauen, die dunklen Schattenwunden konfrontieren und pflegen; Umgestaltung der eigenen Grenzen in belebte Felder der Auseinandersetzung.
Urprinzipieller Bezug: Mars-Pluto.

Gesichtsnervenlähmung

(Fazialisparese)
Körperebene: Gesicht (Visitenkarte, Individualität, Wahrnehmung, Fassade), Nervus facialis (Stimmung, Identität).
Symptomebene: Verriss in einer tieferen Wesensschicht: »es verreißt einem das Gesicht«; die zwei Gesichter eines Menschen werden offenkundig, Einseitigkeit wird offenbar; die (äußere) Fassade bricht zusammen, die Maske (Mimik) gerät außer Kontrolle; man kann sein Gesicht nicht mehr wahren: sein wahres Gesicht (Grimasse, Fratze) zeigen; Zerrissenheit der Seele: »zwei Seelen in einer Brust«; sich schlagartig hängenlassen; heruntergekommene (Schatten-)Seite tritt in den Vordergrund: satanische Zweiheit; Sehnsucht nach der dunkleren Persönlichkeitsseite; Gegenpol zum Keepsmiling; Resignation: der hängende Mundwinkel, das hängende Augenlid.
Bearbeitung: sich auf seiner anderen Seite berühren/treffen lassen, statt sich immer zusammenzureißen; die andere, bisher verborgene Seite konfrontieren: Einseitigkeiten entdecken und bearbeiten; je nachdem, welche Seite betroffen ist, sich mit dem dunklen weiblichen (links) oder dunklen männlichen (rechts) Pol auseinandersetzen; die andere Seite des eigenen Wesens hervorkehren; Selbstkontrolle und Zusammenreißen immer wieder aufgeben; sich öfter gehenlassen und ausruhen; den Rückzugstendenzen nachgeben, sich Entspannung und Ruhe gönnen, bevor es einem die Fassade (das Gesicht) verreißt; zu seiner Gespaltenheit stehen; die Maske freiwillig fallen lassen; sich die Resignation von Teilen des eigenen Wesens eingestehen.
Einlösung: offene Darstellung des eigenen Wesens hinter der Fassade; den beiden Seiten des eigenen Wesens gerecht werden; die Mitte zwischen Anspannung und Entspannung in sich finden; wieder lachen und weinen, streiten und sich versöhnen: das lachende Gesicht des Harlekins, der mitten in der Polarität stehend als ausgewiesener Außenseiter nicht an Normen orientiert und an keiner Fassade interessiert ist.
Urprinzipieller Bezug: Uranus-Neptun-Pluto.
Lit.: *S 134–140.*

Gesichtsrose

(siehe auch Gürtelrose)
Körperebene: Gesicht (Visitenkarte, Individualität, Wahrnehmung, Fassade).
Symptomebene: lange unterdrückter Konflikt wird unübersehbar und spürbar, Explosion einer Zeitbombe; enormer Widerstand gegenüber einem zentralen Lebensbereich wird auf dem Spiegel des Gesichts deutlich: »es steht einem ins Gesicht geschrieben«; vor langer Zeit ging etwas unter die Haut bzw. auf die Nerven; Angst vor dem Auf- , Aus- und Hervorbrechen; flammender heiliger Zorn (*Ignis sacer*); (aus-) gezeichnet sein (Kainsmal auf Zeit); Aufblühen einer Rose, Selbstentfal-

tung auf unerlöster Ebene; Schambezug im Erröten (auf Dauer).
Bearbeitung: die verdrängten Dinge hoch und ans Licht kommen lassen; je nach betroffener Stelle im Gesicht sich mit den unterdrückten weiblichen (links) oder männlichen (rechts) Energien auseinandersetzen; bisher Ungesagtes nicht mehr nur *durch die Blume*, sondern unverblümt äußern; sein eigenes wahres Wesen zum Erblühen bringen, das Hinter- und Tiefgründige aufblühen lassen; zu seinen erotischen Wünschen und Fantasien stehen lernen.
Einlösung: Offenheit und Unverblümtheit; den eigenen Wesenskern zur Blüte bringen.
Urprinzipieller Bezug: Venus-Mars.
Lit.: *S 140–144.*

Gesichtsspalten

(Hasenscharte, Lippen-Kiefer-Gaumen-Spalte)
Körperebene: Gesicht (Visitenkarte, Individualität, Wahrnehmung, Fassade).
Symptomebene: seitliche Lippenspalte (Hasenscharte) am häufigsten, sonst mittlere Lippenspalte und Gesichtsspalte; heute leicht chirurgisch zu deckender Defekt, was aber meist ästhetische Probleme hinterlässt: mitten im Gesicht ein Defekt; gezeichnet, aber auch ausgezeichnet sein; in jedem Fall Außenseiter und von der Norm abgerückt sein; schicksalhaft mitgebrachte Aufgabe, die nach Erlösung verlangt; Schwierigkeit, bei offener Lippenspalte eine in sich »geschlossene« Persönlichkeit zu entwickeln; Probleme, mündig zu werden, wenn sich der Mund nicht ganz schließen lässt und beim Öffnen Probleme macht.
Bearbeitung: die Besonderheit annehmen und sich bewusst als vom Schicksal (aus-)gezeichnet annehmen (z. B. häufig bei Schamanen zu finden); nach chirurgischer Deckung des physischen Defektes die seelische Schließung des Defektes im Bereich der Sinnlichkeit anstreben; Übungen in Sachen Mündigkeit: verbal üben, sich seiner Haut zu wehren; Selbstverantwortung übernehmen, wo sich Gelegenheiten ergeben.
Einlösung: Aussöhnung mit der Schicksalsaufgabe der (Aus-)Zeichnung; etwas Besonderes aus sich machen: die oder der werden, die oder der nur man selbst werden kann.
Urprinzipieller Bezug: Saturn-Uranus.

Gestose

(Kurzform für Gestationstoxikose = in der Schwangerschaft durch Umstellungsprobleme auf die neue [Hormon-] Situation entstehende [Vergiftungs-] Erscheinungen; siehe auch Ödem, Bluthochdruck, Glomerulonephritis)
Körperebene: betrifft den ganzen Organismus.
Symptomebene: unter uner*träg*lichem Druck stehen; unbewusste Ablehnung der Schwangerschaft; Kampf gegen die Schwangerschaft auf verschiedenen Ebenen (Präklampsie: → Eklampsie,

Hepatosen: → Lebererkrankungen); Unfähigkeit, sich der neuen Situation zu zweit anzupassen.
Bearbeitung: Einstellung auf Schwanger- und Mutterschaft: Rituale zum Frauwerden; für zwei denken und planen lernen, aber nicht für zwei essen: Gewichtszunahme kontrollieren (12 kg als Richtmaß); an Gewicht nur im übertragenen Sinne zunehmen (in Partnerschaft und Gesellschaft); Gespräche mit dem Ungeborenen (über die innere Stimme); versuchen, Mutter einer Familie zu werden, eine Familie zu gründen, soziale Sicherheit zu finden.
Einlösung: Aussöhnung mit der neuen (Lebens-)Situation, dem Frausein, dem Mutterwerden.
Urprinzipieller Bezug: Mond-Uranus.
Film: *Ma Ma – Der Ursprung der Liebe* (Bd 1).

Gicht

(Arthritis urica)
Körperebene: zunächst die kleineren, später auch die größeren Gelenke (Beweglichkeit, Artikulation) betreffend, oft am Großzehengrundgelenk (Podagra) beginnend.
Symptomebene: Störung der (Harn-)Säureentsorgung und in der Folge massive Übersäuerung; Abfallbeseitigungsproblem im aggressiven Bereich; Übersäuerung des gesamten Körperlandes (Hyperurikämie = zu viel saure, aggressive Energie in Lebensstrom und Gewebe); ungelöste Probleme schlagen sich punktuell und schmerzhaft nieder (Gichtknoten = Tophie): Knoten aus *Saurem* drängen sich schmerzhaft ins Bewusstsein; Schwachpunkte werden deutlich, besonders am Großzehengrundgelenk: jeder Schritt wird durch Schmerzen verhindert; man sitzt fest (konkret und im Leben); schmerzhafte Konflikte im Bereich des kleineren Bewegungsumfeldes, die später auf die Gesamtbeweglichkeit übergreifen; Einlagerung von saurer verfestigter K(r)ampfenergie in die Gelenke: die Artikulation wird durch geronnene Aggressionsenergie schmerzlich vereitelt; Blockade aller Aktivität im muskulären Bereich: Fortschritt wird behindert und zunichtegemacht; Unfähigkeit, den männlichen Pol (Säure) auf erlöste Ebenen zu bringen (in Lösung zu halten): oft herrisch statt männlich, Wut statt Kraft (früher »Herrenkrankheit«); stock*sauer* über die eigene Lage sein, aber nur selten bereit, an der seelischen Grundsituation etwas Substanzielles zu ändern; starr in seinem Grundmuster eingemauert sein; von den (Gicht-)Nadeln (aus Harnsäurekristallen) im Fleisch zwar maximal gepeinigt werden, aber doch stur genug sein, um lieber schmollend hocken zu bleiben; fehlende Bereitschaft, Bewegung in den Lebensfluss und die aufgestauten Gefühlswelten zu bringen (das typisches Bild von einem/einer *Sitzengebliebenen* bieten); Schwierigkeiten, Hilfe anzunehmen; nach außen Machtposition aufbauen zur Kompensation eigener Minderwertigkeitsgefühle und Ohnmacht; andere verurteilen, weil man sich selbst nicht mag.

Bearbeitung: bewusste Zurückhaltung aggressiver Abfallprodukte aus dem Tagesablauf, um sie doch noch zu verarbeiten: gerade was geärgert hat, sollte verdaut werden; bewusste Umsetzung der aggressiven Energie: Schlagfertigkeit, Bereitschaft zu Auseinandersetzung, vitale Lebensäußerungen, was einen selbst angeht; den männlichen Pol im eigenen Wesen zur (Er-)Lösung bringen; Mut, die Konflikte aus dem engeren häuslichen Bereich ins weitere Umfeld hineinzutragen (statt sie z. B. im allabendlichen Glas Wein oder Bier zu ertränken); sich bewusst von seinen ungelebten Konflikten in der Beweglichkeit gehindert fühlen, um sich doch noch damit einzulassen; aggressive Probleme an bestimmten Punkten festmachen und offen(siv) austragen; in der erzwungenen äußeren Ruhe für mehr innere Bewegung sorgen, sich kämpferisch mit den eigenen ungelebten, ungeäußerten und ungelösten Knoten herumschlagen; innere Einkehr, statt in jedem Gasthaus einzukehren; Lösung durch pflanzlich-vollwertige basische, entsäuernde Kost plus säurefeste Basenkapseln zur weiteren Entsäuerung.
Einlösung: innerer Fortschritt; innere Entwicklung; sich mutig mit den inneren Konflikten auseinandersetzen und sie kämpferisch artikulieren (den heiligen, heilsamen Krieg mit dem eigenen Ego führen und gewinnen).
Urprinzipieller Bezug: Jupiter-Mars/Saturn.
Lit.: *SvI*.

Gigantismus

(Riesenwuchs; nach schulmedizinischer, aber [von → Akzeleration und Frühreife] längst überholter Definition mehr als 180 cm Größe bei Frauen, mehr als 190 cm Größe bei Männern; siehe auch Zwergwuchs als Gegenpol)
Körperebene: Körper ist auf ganzer Länge betroffen, in der Regel ohne irgendwelche daraus folgenden körperlichen Einschränkungen.
Symptomebene: manchmal durch Tumor des Hypophysenvorderlappens bedingte vermehrte Ausscheidung von Wachstumshormon, die zu vermehrtem Längenwachstum führt (wobei es viele Frauen über 180 cm und Männer über 190 cm Größe gibt, bei denen sicher kein Tumor vorliegt); durch Größe auffallen, überall herausragen, überall die/der Größte sein; Gefühl, für diese Welt zu groß geraten zu sein (alles ist zu klein; Schwierigkeiten, passende Kleidung und Schuhe zu finden, in ein normales Auto zu passen, mit der normalen Türstockhöhe zurechtzukommen usw., woraus sich der Zwang ergibt, sich viel zu beugen, zu bücken und zu verbiegen, um *durchzukommen*).
Bearbeitung: zur äußeren auch innere Größe entwickeln; im übertragenen Sinn herausragen (Form und Inhalt zusammenbringen); neben dem Akzeptieren der Nachteile die Vorteile nutzen: nicht übersehen werden, sofort in jeder Hinsicht für groß und bedeutsam gehalten werden; Große werden oft im übertragenen Sinn für großartig

gehalten, also einfach den Erwartungen gerecht werden; sich schon auf die nächste größere (transzendente) Welt beziehen und innere Größe entwickeln.
Einlösung: zu seiner wahren (äußeren) Größe (auch innerlich) stehen; den großen Körper geistig-seelisch ganz beseelen und ausfüllen.
Urprinzipieller Bezug: Jupiter.
Lit.: *KS, SdS.*

Gingivitis

siehe Zahnfleischentzündung

Glatzenbildung

siehe Haarausfall

Glaukom

siehe Grüner Star

Gleichgewichtsstörungen

(siehe auch Menière-Krankheit, Kinetosen, Drehschwindel, Schwangerschaftsbeschwerden)
Körperebene: Gleichgewichtsorgan im Innenohr (Gleichgewichtsmelder).
Symptomebene: verschiedene, sich widersprechende Informationen kommen in der Zentrale zusammen; z. B. bei Seekrankheit und dem entsprechenden *Schwindel*: die Augen melden Ruhe, das Gleichgewichtsorgan schlingernde Bewegungen; sich auf schwankendem Boden erleben; sich der eigenen Lage nicht bewusst sein; sich bzgl. der eigenen Anpassungsfähigkeit täuschen; sich nicht in seinem Element fühlen; zu schnelle Bewegungen für das eigene Bewusstsein; seinen Augen nicht trauen können; aus dem Gleichgewicht sein, Zerrissenheit, zwischen zwei Entscheidungen *schwanken*; der Schwindel ist der Vater des Fallens, und der Fall ist das Urtrauma des Menschen (Sündenfall); die Lust am Schwindel und am Schwindeln: nach dem Sündenfall *ziehen sich* die ersten Menschen *an* (in des Wortes doppeltem Sinn: mit Feigenblättern und sexuell): Walzertanzen und die Vergnügungsfahrten auf Volksfesten stehen für den verlockenden Schwindel; Schwindel(n): sich etwas vormachen; auch Ausdruck von Fluchttendenzen (im falschen Bett ertappt, sich vor Schreck kurz aufrichten und dann schwindelnd niedersinken); aus einer Situation fliehen, die sich zu schnell entwickelt (zu schnell aufstehen bei niedrigem Blutdruck und dem entsprechenden Muster).
Bearbeitung: die Informationen zur Übereinstimmung bringen, z. B. bei Seekrankheit: auf dem Schiff an Deck gehen und die Wasserbewegungen bewusst wahrnehmen oder die Augen schließen und als Fehlerquelle ausschließen; sich dem schwankenden Boden anvertrauen und mitschwingen; sich dem fremden Element bewusst anvertrauen, sich ihm hingeben; Geschwindigkeit anpassen und entsprechend der eigenen Verarbeitungsgeschwindigkeit drosseln; sich aus dem (scheinbaren) Gleichgewicht bringen lassen, sich den wahren Gegebenheiten anvertrauen und auf einem neuen, realistischeren Niveau ein neues

Gleichgewicht finden und Entscheidungen treffen; innere Sicht der (und Einstellung zur) Situation entwickeln.
Einlösung: sich der Situation ergeben.
Urprinzipieller Bezug: Venus-Neptun.
Lit.: *S 163–165.*

Gliederzucken/Gliederreißen

(Jaktation; siehe auch Muskelzuckungen, Restless Legs)
Körperebene: Gliedmaßen (Beweglichkeit, Aktivität).
Symptomebene: plötzliche, unerwartete zuckende Energieentladungen der Glieder; unwillkürliche, unbeabsichtigte Bewegungen der Beine und Arme: festgehaltene Bewegungsenergie entlädt sich unkontrolliert.
Bearbeitung: Bewegungsimpulsen nachgeben; den Gliedern erlauben, sich in gezielten Aktionen auszutoben: freies Tanzen (Biodanza), Ausschütteln des Körpers; Spannungen loslassen; wenn es in den Fingern juckt bzw. zuckt, sie auch zum Zuge kommen lassen; öfter Dynamische Meditation als Ventil.
Einlösung: innerlich blockierten Aktionen und eingefrorenen Bewegungsmustern erlauben, sich mit Spaß zu lösen.
Urprinzipieller Bezug: Uranus.

Glioblastom

siehe Gehirntumor

Globusgefühl

siehe Kloßgefühl im Hals

Glomerulonephritis

(Nierenentzündung, Entzündung der Nierenkörperchen)
Körperebene: Nieren (Gleichgewicht, Partnerschaft).
Symptomebene: oft von der Harnblase (Druck ablassen) aufsteigende Konflikte, die im Inneren der Niere vom Nierenbecken auf das spezifische Nierengewebe (Glomeruli) übergreifen; erregende Themen können auch (z. B. in Gestalt von Streptokokken aus dem Urogenitaltrakt) aus dem unteren Schattenreich in obere Bereiche der Partnerschaft und des Ausgleichs der Gegensätze aufsteigen; bei der akuten Glomerulonephritis (Konflikt in den Nierenkörperchen an den Filtern) kommen Erregungen auch aus dem Rachenbereich (Konflikte an den Mandeln: Krieg ums Schlucken), von den Nasennebenhöhlen (chronisch *die Nase voll haben*), von Zahnabszessen (Aggressionskonflikt) oder von Scharlach (heißer Kampf bei einer Entwicklungskrise); Generalmobilmachung der körpereigenen Kriegsmaschinerie (hohes Fieber) und alles erschütternde Schlachten (Schüttelfrost) um die Themen Ausgleich der inneren Gegensätze, Partnerschaft; Schwierigkeiten, Seelisches loszulassen (behinderter, schmerzhafter Harndrang); wichtige Stoffe (für Partnerschaftsinszenierungen) und Themen gehen über den (seelischen) Abwasserstrom verloren (Eiweißverlust über den Harn); Versagen der Differenzierung und Unterscheidung im Filtersystem: wichtige Themen/Prob-

leme werden nicht mehr als eigene erkannt und gehen verloren (durch den Krieg in den Nierenkörperchen [Glomerulus] sind die Filtersysteme beschädigt); Gefahr, dass äußere (Schein-)Harmonie als innere Disharmonie *deut*lich wird: Aufforderung, auch äußerlich in die Disharmonie (Auseinandersetzung, Konflikt) zu gehen mit dem Ziel, echte Harmonie zu erreichen; Gefahr der Chronifizierung und des Übergangs in → Niereninsuffizienz; von Beziehungsproblemen schwer gezeichnet und enttäuscht sein; gegen seine Gefühle leben, um eine Partnerschaft über deren Zeit hinaus aufrechtzuerhalten und nach außen den (An-)Schein einer heilen Ehewelt zu vermitteln.
Bearbeitung: Schattenthemen aus dem Bereich des Ausgleichs der Gegensätze und der Partnerschaft von unten freiwillig hochsteigen lassen, um sie (gemeinsam) im Bewusstsein kritisch miteinander ringend zu bearbeiten; sich bewusst machen, wie leicht ungelöste Konflikte aus anderen Bereichen (Thema: Einverleiben und Hereinlassen aus dem Rachenbereich; untergründige Aggressionen [Zahnwurzeleiterung], chronische Frustrationen [Sinusitis] oder Entwicklungskrisen) in den Partnerschaftsbereich eindringen und hier Probleme schaffen; alle Kräfte in die Auseinandersetzung werfen, auch auf die Gefahr hin, bis in die Grundfesten erschüttert zu werden; auch wichtige Dinge und Themen los- und ablassen, um den Körper davon zu entlasten und das (über-)lebenswichtige Eiweiß behalten zu können; die Poren des (Bewusstseins-)Filters weiter stellen und nicht mehr alles für sich (zurück-)behalten: geben und schenken lernen; Eingeständnis, dass lebenswichtige Themen bei diesem Konflikt verlorengehen und auch losgelassen werden müssen; die Brisanz der Thematik des Ausgleichs der Gegensätze und der (Be-)Wahrung der Mitte erkennen und sich bewusst machen, dass sonst das Leben in Gefahr gerät.
Einlösung: wirkliche Harmonie (die Gegensätze zum Ausgleich bringen); sich über Themen, die z.B. in der Partnerschaft im Spiel gehalten werden sollen, offen(siv) auseinandersetzen und andere loslassen: geben und schenken; sich im weitesten Sinne mit Partnerschaft offensiv und mutig auseinandersetzen und am Ausgleich der Gegensätze arbeiten, wissend, dass zeitweilige Ungleichgewichte nicht zu vermeiden sind; die Rücknahme von Projektionen in den Mittelpunkt stellen.
Urprinzipieller Bezug: Venus-Mars.
Lit.: *SvI, Gmm.*
Film: *Der bunte Schleier, Gefährliche Schönheit, Der Rosenkrieg, The Lucky One, Safe Haven, Wellness für Paare, 45 Years, In Sachen Henry, Der letzte Samurai, Fearless* (alle Bd 1).

Glossitis

siehe Zungenentzündung

Glutenunverträglichkeit

(siehe auch Zöliakie/Sprue)
Körperebene: Dünndarm (Analyse, Assimilation), Haut (Grenze, Kontakt, Zärtlichkeit), Nerven (Nachrichtendienst).
Symptomebene: der Getreidekleber – nicht nur in Weizen, sondern auch in Roggen, Gerste, heute sogar in Hafer und Dinkel – zieht die Darm(schleimhaut), Haut und Nervensystem in Mitleidenschaft; die Symptome können weit über die Unverträglichkeit im Darm bei → Zöliakie/Sprue hinausgehen: von → Darmentzündungen bis zu Haut- und Schlafproblemen, → Kopfschmerzen und vernebeltem Kopf (sog. Gehirnnebel [Brain Fog]).
Bearbeitung: den Körper nicht mehr verkleben, Gluten konsequent weglassen durch Umstieg auf Reis, Mais, Buchweizen, Hirse, Quinoa, Amaranth; die individuellen Beschwerden deuten und verstehen.
Einlösung: strikter Glutenverzicht zur Erlösung von Verklebungen und Befreiung von Blockaden von der biochemischen bis zur mentalen Ebene.
Urprinzipieller Bezug: Merkur-Venus-Saturn.
Lit.: glutenfreie Rezepte in »*Das Lebensenergie-Kochbuch*«, »*Peace Food – vegan einfach schnell*« (bei den wenigen Rezepten mit Dinkel ist dieser durch glutenfreie Getreidesorten wie Hirse zu ersetzen).

Gonarthritis

siehe Kniegelenkentzündung

Gonorrhoe

(Tripper; zweithäufigste und älteste Geschlechtskrankheit; siehe auch Geschlechtskrankheiten)
Körperebene: von der Genitalregion (Sexualität, Polarität, Fortpflanzung) ausgehend, kann die unbehandelte Gonorrhoe viele Körperregionen in Mitleidenschaft ziehen.
Symptomebene: massiver Konflikt ausgehend vom Geschlechtsbereich: (eitriger) Ausfluss (aus Harnröhre oder Scheide) transportiert den Kriegsschrott hinaus; das Loslassen von Seelenabfall wird als brennende Herausforderung erlebt: Reizung und Brennen beim Wasserlassen (v.a. beim Mann, bei Frauen oft fast symptomlos); Ausweitungstendenz des entflammten Konfliktes zunächst auf den gesamten Genitalbereich: Übergreifen auf Scheide, Gebärmutter, Eileiter bzw. Prostata; später auch auf Gelenke (Beweglichkeit, Artikulation), Herzbeutel (Schutzwall), Rippenfell (Brustkorbauskleidung), Muskeln (Bewegungsapparat); der Konflikt verhindert häufig spätere Schwangerschaften (Sterilität bei Frauen durch Eileiterverklebungen).
Bearbeitung/Einlösung: siehe Geschlechtskrankheiten.
Urprinzipieller Bezug: Venus-Pluto.
Lit.: *F 287–291, SvI.*

Grauer Star

(Katarakt; siehe auch Alterssymptome)
Körperebene: Augen (Durchblick,

Einsicht, Spiegel und Fenster der Seele).
Symptomebene: allmähliche Eintrübung der Augenlinse mit dem Ergebnis eines verschwommenen, verschleierten Blickes, die Wirklichkeit nicht in ihrer Schärfe sehen (wollen); wolkiger bzw. wolkenverhangener grauer Blick auf das eigene Leben, alles wird unklar und neblig; grauen Vorhang vor der Wahrheit und Wirklichkeit herunterlassen: die Welt verliert durch den Grauschleier an Klarheit, aber auch an verletzender Schärfe; »alles grau in grau« und ohne Kontraste: man sieht die Welt, wie man lebt, ohne Höhen und Tiefen; trüb(selig)e Aussichten: weder Hoffnung noch Glaube noch Zukunft; Bevorzugung von Sicherheitsaspekten gegenüber Lebendigkeit; beruhigende Distanzierung von der Umwelt; Jalousien runter, um nicht sehen zu müssen, was man nicht sehen will; »seinen Augen nicht trauen«, »Schuppen vor den Augen haben«; trüber, glanzloser Blick als Gegenpol zu den leuchtenden Augen der Kindheit; die funkelnden Augensterne verblassen unter dem Grauschleier, und es entwickelt sich manchmal ein starrer Blick; tritt v.a. nach der Lebensmitte auf bei Angst vor dem Alter (→ Altersangst), vor Verlust an Attraktivität und Macht; Krankheitsbild lässt einen »alt aussehen«, aber man muss das eigene (Er-)Grauen nicht mehr mit ansehen; häufiger und früher bei in lichte Sonnenländer Ausgewanderten, die die äußere Sonne statt der inneren suchen.
Bearbeitung: die äußere Welt verschwimmen lassen, den Blick auf die innere schärfen; sich von der äußeren Welt distanzieren, um sich der Innenwelt widmen zu können; die äußeren Rollläden herablassen und innen für Ordnung sorgen; sich um den seelischen Gegenpol kümmern (Animus bei der Frau, Anima beim Mann); trübe Aussichten in klaren Einblick wandeln; der Frage nachgehen, welche innere Fehlhaltung den äußeren klaren Blick trübt; statt viel äußerer sich mehr innere Sonne und Besonnenheit gönnen und ein sonnigeres Gemüt entwickeln.
Einlösung: dem christlichen Auftrag entsprechen: »Sei heiß oder kalt, die Lauwarmen will ich ausspeien«; Einsicht anstelle äußeren Durchblicks, den Schleier (der Maya) lüften und die Wahrheit sehen lernen; Offenheit für die tiefste Schärfe und Klarheit im Innern entwickeln; Grau als Mitte zwischen Weiß (Licht) und Schwarz (Schatten) und Durchgangsstadium auf dem Weg zur eigenen Mitte erkennen; vom äußeren zum inneren Licht, von der äußeren zur inneren Sonne wechseln, die innere Sonne aufgehen und scheinen lassen.
Urprinzipieller Bezug: Sonne/Mond-Saturn.

Grippe/Influenza

(siehe auch Atemwegserkrankungen, Erkältungskrankheiten, Schweinegrippe, Vogelgrippe, Covid-19)
Körperebene: Kopf (Hauptstadt des Körpers), Nase (Macht, Stolz, Se-

xualität), Hals (Einverleibung, Verbindung, Kommunikation), Lunge (Kontakt, Kommunikation, Freiheit), Muskulatur (Motor, Kraft).
Symptomebene: die Lebenssituation lässt einen unberührt und kalt; sich verschließen und für nichts mehr erwärmen können: Erkältung; sich Erreger (Influenzaviren) *holen/aufschnappen*, die zur Darstellung des Dramas geeignet sind; zumachen, die Sinnespforten nach außen verschließen: »die Nase voll haben«, »verschnupft sein«; den Hals zuschwellen lassen; Rückzug aus Krisensituationen des Alltags: Abwehrwälle aus Papiertaschentüchern bauen, Krankheitsfeld aufbauen; sich Menschen und Situationen vom Leib halten: »Kommt mir nicht zu nahe, ich bin erkältet«; Überlastung, Fluchtwünsche: Hören und Sehen sind einem vergangen: nichts mehr hören und sehen wollen (»ab ins Bett und die Decke über den Kopf ziehen«); Verweigerung weiteren sozialen Kontaktes: »nichts mehr schlucken (hineinlassen) wollen« (geschwollene Mandeln blockieren aggressiv die Passage); Abwehrhaltung: »jmd. etwas husten«; Gefühl wie nach Schlägerei und Brüllerei: Zerschlagenheitsgefühl und Heiserkeit; Einschränkung der Kommunikation: Nase zu, Hals voll, Bronchien tendenziell zu bis hin zur Blockade des (Gas-)Austausches bei der → Lungenentzündung (Kommunikationskonflikt auf tiefster Ebene), wofür man sich eigene Erreger (meist Bakterien) holen muss; durchgeschüttelt werden vom Abwehrkampf (Schüttelfrost); Reinigungsanstrengungen auf körperlicher Ebene.
Bearbeitung: sich das Desinteresse und die mangelnde Begeisterung für die Lebenssituation eingestehen; sich nach außen verschließen, Grenzen setzen, sich den inneren Raum freihalten; freiwilliger Rückzug von äußeren Aktivitäten, sich aktiv äußere Anforderungen vom Leibe halten; sich offensiv gegen weitere *Einfluss*nahme sperren, deutlich machen, dass man nicht länger bereit ist, die Situation (die bisherigen Bedingungen) hinzunehmen (zu schlucken); sich Luft machen; sich offen(siv) aggressiv wehren: den Widersachern etwas husten; Raum für sich schaffen; sich den Herausforderungen/dem Kampf stellen, sich das Zerschlagenheitsgefühl und die Heiserkeit aktiv verdienen; jeden weiteren Austausch (Kommunikation) der bisherigen Art verweigern; sich durchschütteln lassen vom Kampf um die Verbesserung der Lebenssituation; Empfindlichkeit ausleben (Haarspitzenkatarrh: »Rühr mich nicht an«); unklare Situationen be*reinigen*); der zum Scheitern verurteilte Versuch, das Thema mit Impfung aus der Welt zu schaffen, zeigt, wie wenig diese gut gemeinte Verhinderungsstrategie leisten kann (*Wwg 202–211).*
Einlösung: in Fluss sein; Bereinigung festgefahrener Probleme; sich in die Zeitqualität fügen (die großen Grippeepidemien im Herbst und Winter zwingen zur Ruhe, die wir freiwillig nicht geben, obwohl

die Zeit deutlich für Winterschlaf spricht, oder auch dafür, der Frühjahrsmüdigkeit nachzugeben und sich vor dem großen Aufbruch ins Neue richtig auszuschlafen, um ein ausgeschlafener Typ zu werden, ein Erwachter).
Urprinzipieller Bezug: Mars-Neptun.
Lit.: *Wwg 176–183, SvI*.
Film: *In Sachen Henry, Der letzte Samurai, Wut* (alle Bd 1).

Größenwahn(sinn)

(bei Manie, Schizophrenie, Alkoholmissbrauch; häufig auch als gutartigere Form ohne diese Grunderkrankungen [narzisstisches Lebensthema])
Symptomebene: Selbstüberschätzung, die aus tiefem Minderwertigkeitsgefühl, Nichtigkeitsgefühl entspringt; die eigenen geistigen und körperlichen Fähigkeiten maßlos überbewerten, sich für die/den Größte(n) halten(→ Narzissmus); Hybris: sich mit Gott verwechseln; sich dem Ich-Wahn ergeben, weil vom Selbst nichts ahnen; innen ganz klein sein und möglicherweise schwer verletzt von übermächtiger Autorität, nun versuchen, selbst eine zu werden, um von der schrecklichen inneren Leere durch äußere Bestätigung abzulenken.
Bearbeitung (bei → Geisteskrankheit im Rahmen des Grundproblems deuten und bearbeiten): ehrlich werden und das Hoch-oben-Sein als Angst vor dem tiefen Fall erkennen; den richtigen Kern des Größengefühls bewahren, es aber an der Realität der anderen messen; erkennen, dass man zwar selbst wirklich ganz besonders ist, dass es aber auch jeder andere auf seine Art ist; den Wahn durchschauen und sein Ziel bewahren: vgl. Mythos von Ikarus, der zur physischen Sonne fliegen wollte, statt eins mit seiner inneren Sonne zu werden; die eigene Größeneinstellung an der Wirklichkeit, z. B. über den Weg der Zen-Meditation, überprüfen.
Einlösung: mit dem Selbst eins werden: *Selbst*bewusstsein entwickeln; sich mit dem Größten vereinigen, in die Einheit eingehen.
Urprinzipieller Bezug: Jupiter-Sonne.
Film: *The Wolf of Wall Street, Big Eyes, Catch Me If You Can, Aviator, Mr. Jones, A Beautiful Mind* (alle Bd 2).

Grüner Star

(Glaukom)
Körperebene: Augen (Durchblick, Einsicht, Spiegel und Fenster der Seele).
Symptomebene: der Kanal für den Abfluss des Kammerwassers ist blockiert, dadurch steigt der Augeninnendruck mit der Gefahr, die Durchblutung der Netzhaut abzudrücken (Vorsicht bei Senkung systemisch hohen Blutdrucks, er könnte dann nicht mehr für die Netzhautversorgung reichen und zur Erblindung führen): zu wenig seelischer Austausch im Hintergrund; schmerzhafte Sicht unter großem Druck; bedrückt sein durch zurückgehaltene Emotionen; ungeweinte Trä-

nen (oft von lange zurückliegenden emotionalen Verletzungen und Enttäuschungen) bedrohen das Augenlicht; was man in der Vergangenheit mit ansehen musste, bringt einen unter Druck und versperrt die Sicht in die Weite und Breite und auf die Zukunft; verschleierte Sicht, verschleierter Blick; oft gekoppelt mit altem Groll und der Unfähigkeit, sich und anderen zu verzeihen; Tunnelblick, sture Sichtweise, Welt mit Scheuklappen sehen; sich eingesperrt, beschränkt und reduziert fühlen; fixiert auf Details, verbohrt sein; genug (gesehen) haben, Überblick und Weitwinkel gehen verloren: eigene (Welt-)Sicht gerät immer mehr unter Druck, wenn die zugrunde liegenden Konflikte nicht ausgetragen werden; Gefahr der Erblindung bei unbehandeltem Glaukomanfall: dem Druck erliegen und gezwungen werden, nach innen zu schauen (→ Blindheit).

Bearbeitung: mit Nachdruck (hin-)schauen (nach innen?); Kontakt zum aufgebauten Druck finden durch Rückblick auf eine be*drück*ende Vergangenheit; das Nichtgelöste, Aufgestaute wahr- und wichtig nehmen; genauer, schärfer, konzentrierter hinsehen, Unwesentliches ausblenden, den Blick auf Wesentliches konzentrieren, statt ein äußerlich eingeschränktes Gesichtsfeld zu entwickeln; auf dem Gegenpol die eigene Sicht(weise) weicher, nachsichtiger werden lassen; seelischen Austausch intensivieren, wieder Kontakt mit alten abgespeicherten Gefühlsinhalten aufnehmen (z. B. alte ungelebte Trauer); den Druck ungeweinter Tränen spüren und ihm nachgeben, seelische Schleusen und Ventile öffnen, Druck ablassen; direkten, geradlinigen, intensiven Blick entwickeln, etwaigen Gegnern fest ins Auge sehen; Übersicht über die Welt der Dinge reduzieren zugunsten tiefergehender Sicht; Druck, unter den die eigene Weltsicht geraten ist, realisieren und Konsequenzen erwägen; der Gefahr der Erblindung durch freiwillige Innenschau begegnen.

Einlösung: Einblick in die eigene Tiefe gewinnen, Röhrenblick in die Tiefe; die Welt durchschauen; eigene Weltsicht und -anschauung entwickeln, die zugrunde liegenden Strukturen (Gesetze und Lebensprinzipien) erkennen; in transzendente Ebenen Einblick gewinnen.

Urprinzipieller Bezug: Sonne/Mond-Pluto.

Grünholzfraktur

(siehe auch Knochenbruch, Unfall)

Körperebene: Knochen (Stabilität, Festigkeit).

Symptomebene: harmlose Knickbrüche (bei Kindern): Unterbrechung des bisherigen Lebensweges, der von zu hoher Aktivität und Bewegung gekennzeichnet war; (Ab-)Knick(ung) im Lebenslauf; Veränderung der Struktur; Aufbrechen einer Erstarrung; Veränderung der Norm; Unbeugsamkeit; Auflehnungsversuch; Überdehnung, Übertreibung einer Entwicklung; Übersehen des Endes einer Entwicklung;

erzwungene Ruhe, bevor die Entwicklung weitergehen kann.
Bearbeitung: die bisherige Entwicklung unterbrechen; einhalten auf dem Weg; sich beruhigen; »nichts übers Knie brechen«; über die geistig-seelischen Grenzen hinausgehen; Neuorientierung, dem Neuen zum Durchbruch verhelfen.
Einlösung: das Leben wagen und es als Herausforderung betrachten; Abwechslung ins festgefügte Lebensgleis bringen.
Urprinzipieller Bezug: Saturn-Uranus.

Guillain-Barré-Syndrom

(Nervenentzündung der spinalen Nerven(wurzeln) und peripheren Nerven, ihre teilweise Demyelinisierung [die Schulmedizin spricht von »idiopathischer Polyneuritis«, weil sie nicht weiß, was dahintersteckt], überhäufige Nebenwirkung der Schweinegrippe-Impfung)
Körperebene: Nerven (Nachrichtendienst).
Symptomebene: das Immunsystem läuft Amok gegen das eigene Nervensystem, das im Chaos landet: sich komplett *genervt* fühlen: Glieder- und Rückenschmerzen, Gefühlsstörungen (Parästhesien) der Körperenden (Akren) und meist von unten (Beine) aufsteigende oft symmetrische Lähmungen, die auf die Muskulatur von Becken, Rumpf und die Atemmuskeln übergreifen, was bis zu Ausfällen der Hirnnerven führen kann (besonders VII [Gesichtsnerv Fazialis], IX [Zungengeschmacksnerv], X [Vagus]); ist der Vagus/Parasympathikus betroffen, kommt es zu Problemen des vegetativen Nervensystems, z. B. Regulationsstörungen der Lungenfunktion, des Herzens, Probleme beim Wasserlassen: Hilfeschreie aus den Innervationsgebieten, die sich langsam von unten und von der Peripherie dem Zentrum nähern; Zeichen näherkommender Bedrohung; die Kommunikation im eigenen Körperreich droht unter Hilfeschreien zusammenzubrechen; Ursache wahrscheinlich eine → Autoimmunkrankheit/Autoaggressionskrankheit, da Antikörper gegen Nervensubstanz auftreten und oft Infektionen viraler Art (→ Entzündung) vorausgehen mit Erregern wie Herpes-, Epstein-Barr-, Cytomegalieviren, Mykoplasmen (Bakterien) oder Impfungen; im Zusammenhang mit → Impfnebenwirkungen etwa bei den genmanipulierten Seren gegen Covid-19; die Schweingegrippe-Impfung musste deswegen abgebrochen werden; Konflikte, mit denen man nicht fertig geworden ist, schwelen unbewusst und unbemerkt weiter und lösen Bürgerkrieg im betroffenen Areal aus; eigene Abwehr läuft Amok gegen das eigene »Fernmeldenetz« (Nerven). Das gehäufte Auftreten zwischen dem 2. und 3. sowie dem 5. und 6. Lebensjahrzehnt spricht für unverarbeitete Konflikte mit Erwachsen- und Altwerden; besondere Gefahren sind Arrhythmien des Herzens und Lungenprobleme durch Atemlähmung, d. h., das Herz läuft aus dem Ruder,

und die Kommunikation mit dem Leben bricht zusammen.
Bearbeitung: lernen, um Hilfe zu rufen und notfalls auch zu schreien; diese Hilfe dann auch annehmen; seinen ganzen Mut, seine ganze Kraft in die Lösung der eigenen Konflikte mit sich selbst stecken; Aggressionen herauslassen und konstruktiv leben; mutige, auch radikale Wege finden, sie sinnvoll einzusetzen; unbedingt Ernährungsumstellung auf pflanzlich-vollwertige Kost (*PF*).
Einlösung: die Hilfeschreie aus dem eigenen Reich hören und verstehen, mutig und offensiv für Entlastung sorgen und sich um seine Wurzeln und seine Weltachse kümmern; Offenheit für intensive, tief an die Substanz und Essenz gehende Auseinandersetzungen.
Urprinzipieller Bezug: Merkur/Uranus-Pluto.
Lit.: *Wwg, PF, SvI.*

Gürtelrose

(Herpes zoster; siehe auch Gesichtsrose)
Körperebene: Bauch (Gefühl, Instinkt, Genuss, Mitte), seltener auch Gesicht (Erkennungszeichen, Visitenkarte) im Ausbreitungsbereich eines Hautnerven.
Symptomebene: lange aufgestauter Grenzkonflikt entlädt sich aggressiv und schmerzhaft brennend; es ist einem zum Schreien zumute, so weh tut der Ausbruch: zu lange unterdrückte Schreie entladen sich; etwas ist schon früher unter die Haut und auf die Nerven gegangen, das jetzt – eine Schwächeperiode nutzend – hervorbricht; aktives Aufbrechen von Widerstand von innen heraus; das Aufblühen von Rosen auf der Grenzfläche nach außen: sein eigenes Wesen früher nicht ausreichend zur Blüte gebracht (nach außen gezeigt) haben; lange unterdrückte Triebe treiben seltsame Blüten auf der eigenen Haut: ungelebte (Liebes-)Konflikte auf dem Kontaktorgan Haut; brennende Gefühle (Liebe, Eifersucht, Rache) machen sich über die Haut Luft (vgl. im Mythos das brennende Nesselgewand der Medea, den brennenden Fluss Lethe); Symptom macht ehrlich: keinerlei Berührung vertragen, überempfindlich sein; häufig auch Thematik der Beschmutzung und Verunstaltung (Nähe von brennender Liebe und schmutzigen Begierden); häufig bis in die Tiefe gehende Verunsicherung durch Verlust einer großen Liebe (angefangen von einem Liebespartner über die Lieblingsaufgabe bis zu Herzensprojekten).
Bearbeitung: Aufbruch; kämpferische Öffnung der eigenen Grenzen für von innen hervorbrechende offensive Energien; eigenen lange aufgestauten inneren Kräften Raum geben, auch wenn es schwerfällt und schmerzhaft sein mag; aufblühen, sich Raum nehmen und etwas Ungesagtes ausdrücken; sich unverblümt *äußern*; aus Offenheit Energie schöpfen.
Einlösung: nicht geäußerte, untergründige Kräfte in die Freiheit entlassen; sich an den eigenen Kreatio-

nen freuen, sich mit eigenen Blüten schmücken; die Offenheit der eigenen Grenzen genießen.
Urprinzipieller Bezug: Venus-Mars.
Lit.: *S 349–352, SvI.*
Film: *Der bunte Schleier, Gefährliche Schönheit, Der Rosenkrieg, The Lucky One, Safe Haven, Wellness für Paare, 45 Years, In Sachen Henry, Der letzte Samurai, Wut* (alle Bd 1).

Gynäkomastie

(Entwicklung weiblicher Brüste beim Mann, häufig zur Zeit der Lebensmitte)
Körperebene: Brust (Ichgefühl, Persönlichkeit); Brustdrüsen (Mütterlichkeit, Weiblichkeit).
Symptomebene: 1. falsche: durch reine Fettablagerung; 2. echte: Zunahme von Brustdrüsengewebe; weibliche Körperentwicklung statt geistig-seelischer Entwicklung in Richtung Anima; »weibischer« Habitus, Verweichlichung auf der Körperebene statt im Bewusstsein.
Bearbeitung: im Bewusstsein den weiblichen Pol wachsen lassen; sich mit nährenden Aufgaben beschäftigen; (geistige) Kinder im übertragenen Sinne versorgen.
Einlösung: Erblühen des weiblichen Anteils der eigenen Seele.
Urprinzipieller Bezug: Mond.

H

Haarausfall

(Alopecia, Ausfall der Haupthaare, Glatzenbildung)
Körperebene: Haare (Freiheit, Vitalität).
Symptomebene: Mauserung; für Vergangenes zahlen: »Haare lassen«; Opfer bringen müssen: »Federn lassen«, »nicht ungeschoren davonkommen«; die »Gescherten« wurden früher geschoren, um sie zu demütigen (genauso die Feindliebchen und die Hexen); zu wenig Neues nachwachsen lassen; Verlust der (Löwen-)Mähne: Verlust von Macht, Einfluss und Vitalität; wenn einem *das Fell über die Ohren gezogen* wird, ist man danach entblößt, nackt und fühlt sich wie roh; Selbstbestrafung; Regression in frühkindliche haarlose Zeiten: »Glatze wie ein Kinderpopo«; gelichtete Haarpracht: der Urwald (des Unbewussten) wird lichter; bei Soldaten: Zeichen, der eigenen Freiheit und Macht beraubt und einer anderen Macht unterstellt zu sein; bei Nonnen und Mönchen: Zeichen, sich freiwillig einer höheren Macht zu unterstellen und auf die eigenen Insignien von Freiheit und Macht zu verzichten; Zeichen von Unbedarftheit: »nicht viel auf der Platte haben«; biochemisch ein Hinweis auf deutliches Überwiegen männlicher Hormone gegenüber den weiblichen und entsprechend auf Übersäuerung: zu sauer, zu (unerlöst) männlich, zu wenig Vertrauen zur

eigenen Macht und Kraft, ständig unter Adrenalin und Stress stehen, Zukunftsängste, Frust und Enttäuschungen (»zum Haare ausraufen«) statt Freiheit, sich zu entfalten; zu streng mit sich sein, zu wenig freie Entfaltungsmöglichkeiten nutzen, zu kontrolliert und fixiert leben; sich der eigenen Freiheit, Macht und Kraft berauben durch Festlegung und Kontrolle.
Bearbeitung: Haare und alle Hautanhangsgebilde wachsen permanent weiter, sogar über den Tod hinaus, wie in der Pathologie zu erleben: wenn sie äußerlich damit aufhören, kann es ein Hinweis sein, Wachstum mehr auf innere Ebenen zu verlegen und insgesamt zu reduzieren, etwa das Wirtschaftswachstum; alte Strukturen hinterfragen, Altes/Überholtes loslassen, alte Zöpfe abschneiden, Neuem Platz machen; sich von bestimmten Gedankenmustern verabschieden; alte Schulden (auch bei sich selbst) bezahlen; Frage: »Was bin ich (mir) schuldig geblieben?«; sich eingestehen, dass zu wenig Neues kommt, es nicht mehr weitergeht (im Leben), der seelische Fortschritt infrage gestellt ist; inzwischen hinderlich gewordene Freiheiten freiwillig opfern; Freiheitsverlust eingestehen und akzeptieren; seine Männlichkeit bearbeiten und entwickeln; die innere Freiheit finden, man(n) selbst zu sein; Tendenzen zur Selbstbestrafung erkennen und den inneren Anforderungen nachkommen, statt die Strafe (mit Haarverlust) abzubüßen; Glatze: eigene Kindlichkeit auf höherer Ebene wiederentdecken; den Urwald des Unbewussten lichten und bewusst machen; innere Strukturen entwickeln, statt äußere Kontrollmechanismen zu pflegen.
Einlösung: mit der Vergangenheit ins Reine kommen, um neue Impulse und Kräfte sprießen zu lassen; bewusstes Haaropfer: die äußere Freiheit und Macht bewusst aufgeben (Klosterleben) und seine Männlichkeit (oder Weiblichkeit) erlösen und innere Ausstrahlung und Schönheit, Charisma entwickeln.
Urprinzipieller Bezug: Sonne-Uranus/Pluto.
Lit.: *S 122–125, KS.*

Spezielle Formen des Haarausfalls

(Symptom und Bearbeitungsebene)
1. kreisförmiger Haarausfall (Alopecia areata): sich tiefem unbewusstem Kummer und Gram (z.B. durch Verlust früh gestorbener Geschwister) stellen (sich die *Haare* vor Schmerz *raufen, ausreißen*), bewusst trauern, Trauerrituale nachholen; sich in einem abgegrenzten Bereich von überlebten Strukturen lösen; umschriebene Probleme mit dem Bezahlen oder Federnlassen im Hinblick auf Freiheit und Macht lösen; **2.** einer Mönchstonsur ähnelnder Haarausfall beim Mann: sich lieber für höhere Sphären öffnen; **3.** Geheimratsecken: sich besser philosophischen Aspekten und geistigen Dingen öffnen; **4.** hohe Stirn: Raum für geistige Welten öffnen, den geistigen Aspekt des

eigenen Lebens in den Vordergrund bringen.

Haarverlust

(kompletter Ausfall aller Körperhaare; relativ neues Krankheitsbild, bisher nur bei Frauen beobachtet)
Körperebene: Haupthaar (Freiheit, Vitalität), Körperhaare (animalische Kraft).
Symptomebene: nackt und entblößt sein, schutzlos (allen Blicken) preisgegeben sein; nichts mehr verbergen können, Zwang zu größter Offenheit; Rückzugsbedürfnis; unbewusster Wunsch, den Kontakt zur Umwelt abzubrechen (alle Fühler und Antennen abwerfen); die Scham zeigen, sich schamlos offen geben; Gesichtsverlust in aller Öffentlichkeit durch völlig offene Ehrlichkeit; Glatzköpfigkeit wie zu Anfang des Lebens; sich häuten, mausern: Versuch der Erneuerung.
Bearbeitung: sich die Freiheit nehmen, sich zurückzuziehen; oberflächliche Kontakte aufgeben und sich auf sich selbst zurückbesinnen; völlige Offenheit herstellen, ohne Rücksicht auf Macht und Einfluss in der äußeren Welt (Haupthaar); sich bewusst bloßstellen: nackte Ehrlichkeit und schutzlose Offenheit in erotischer Hinsicht zeigen (Schamhaar) – bis zur Schamlosigkeit.
Einlösung: kindliche Offenheit zurückgewinnen, sich von der äußeren Welt unabhängig machen; eigene Kindlichkeit auf höherer Ebene wiederentdecken; eine neue Identität finden, Neubeginn.
Urprinzipieller Bezug: Mond-Venus.
Lit.: *S 121f.*

Habsucht

(siehe auch Suchtkrankheiten)
Körperebene: Gehirn (Kommunikation, Logistik).
Symptomebene: schwere → Geisteskrankheit, die in unserer westlichen materialistischen Lebenswelt allerdings als normal gilt, wohl weil sie ein Massenphänomen ist; alles besitzen wollen; nicht genug bekommen, Maßlosigkeit; Quantität vor Qualität setzen; statt etwas zu besitzen davon besessen sein: Besessenheit von Geld und Besitztümern; über Besitz Macht entfalten; mehr besitzen wollen, als man beleben, d. h., mit Leben füllen kann.
Bearbeitung: innere Leere füllen; Besitz als ungeeignet zum Glücklichwerden durchschauen; Alternativen suchen und finden.
Einlösung: auf der geistig-seelischen Ebene alles haben und für alles offen werden; seine Seele besitzen; sein Bewusstsein bis ins Unendliche erweitern, statt den eigenen Einflussbereich und die materielle Macht mit allen Mitteln zu vermehren suchen; seinen Körper dankbar besitzen und beseelen, sein seelisches Potenzial verwirklichen, mit allem eins werden.
Urprinzipieller Bezug: Neptun-Venus.
Lit.: *Wwg*, *MF*, *»Die Psychologie des Geldes«*.
Film: allgemein zu Sucht in Bd 2.

Halbseitenblindheit

siehe Hemianopsie

Halbseitenlähmung

siehe Schlaganfall

Halitosis

siehe Mundgeruch

Hallux rigidus

(abnutzungsbedingte Erkrankung des Grundgelenkes der Großzehe → Arthrose)
Körperebene: Zehen (Halt), Füße (Standhaftigkeit, Verwurzelung).
Symptomebene: häufig nur einseitig auftretende Gelenkabnutzung führt zu schmerzhafter Bewegungseinschränkung und Schmerzen im Bereich des Zugriffs auf die Erde und beim Thema Halt/Stabilität bzw. Hilfeschrei im Bereich Freude (rechte große Zehe) und/oder Kummer (linke große Zehe); unbehan delt kommt es zur Versteifung des Großzehengrundgelenks; Vorstadien werden auch als **Hallux limitus** bezeichnet; überwiegend sind **Männer** betroffen, beginnt häufig schon in der Jugend.
Bearbeitung: sich den Themen Lebensfreude und auf dem Gegenpol Lebenskummer zuwenden; wieder lernen, geschmeidig und fließend durchs Leben zu schwimmen.
Einlösung: sich mutig und auf der Seelenebene auf Freude und Kummer einstellen; sich mehr Ruhe gönnen und in sanften Fluss kommen.
Urprinzipieller Bezug: Neptun/Sonne-Mars.

Hallux valgus

(X-Stellung der Großzehe bei → Spreizfuß)
Körperebene: Zehen (Halt), Füße (Standhaftigkeit, Verwurzelung).
Symptomebene: Fehlstellung des Großzehengrundgelenkes: aus der Reihe tanzendes Gelenk; große Zehe ist *über Kreuz* mit den anderen bei durchgetretenem vorderem Fußgewölbe, Ballenbildung: Abweichen von der geraden Linie, Behinderung des Abrollvorganges; meist durch zu enge und zu spitz auslaufende Schuhe: die Wurzeln und damit die Verwurzelung werden behindert; verquere Konzepte im Kopf: die Abweichung von der Gradlinigkeit wird schmerzlich spürbar; Frauen sind deutlich häufiger betroffen als Männer.
Bearbeitung: Probleme mit der Verwurzelung erkennen; Bodenhaftung lieber im übertragenen Sinn aufgeben; Eleganz des Auftretens auf natürlicheren Wegen als durch enge Stöckelschuhe anstreben; sich des eingeschränkten Lebensraumes der eigenen Wurzeln bewusst werden; auf kleinerem Fuß leben, sich bewusst einschränken; die eigenen krummen Touren durchschauen lernen; eigenes Abweichen von der Norm akzeptieren: bewusst ungewöhnliche Wege gehen.
Einlösung: auf dem Gegenpol: seinen Wurzeln Raum verschaffen; für bessere Bedingungen sorgen, um überhaupt Wurzeln zu schlagen, anzuwachsen und sich wohl zu fühlen; Bereitschaft zur Verwurzelung, um in den Himmel wachsen zu können.

Urprinzipieller Bezug: Neptun-Uranus.
Lit.: *SdS*.

Halluzinationen

(Wahnvorstellungen, Sinnestäuschungen, Wahrnehmungen ohne äußeren Anlass; siehe auch Geschmacksstörungen/Geschmackshalluzinationen Psychose, Stalking im Liebeswahn)
Körperebene: Gehirn (Kommunikation, Logistik).
Symptomebene: Wahr-Nehmungen bzw. Ein-Bildungen, die andere nicht teilen (können): optische = Bilder sehen; akustische = Stimmen hören; olfaktorische = Gerüche wahrnehmen; taktile = Berührungen wahrnehmen; Geschmackshalluzinationen (→ Geschmacksstörungen/Geschmackshalluzinationen), gefühlsmäßige = (Liebes-)Kontakt spüren (→ Stalking im Liebeswahn).
Bearbeitung: wie bei → Psychosen, in deren Rahmen Halluzinationen v. a. auftreten, den Kontakt zu den Schatteninhalten der Wahnwelten aufnehmen: »Welche Schattenbilder begegnen mir in optischen Halluzinationen, was sagen die Wahnbilder, womit wollen sie mich konfrontieren, was wollen sie mir zu Bewusstsein bringen und integriert wissen?«; sich entsprechend mit Wahnstimmen, -gerüchen, -geschmäckern, -vorstellungen auseinandersetzen; alle *Wahr*nehmungen wahr- und wichtig nehmen, v. a. die inneren beachten: wer rechtzeitig auf seine inneren Stimmen hört und seinen inneren Bildern Glauben schenkt, braucht um ihretwillen nicht zum Psychiater; sich mit inneren Wahrnehmungen beschäftigen; die (über-)lebenswichtige Funktion innerer Bilder und Stimmen erkennen (wenn Träume im Schlaflabor für eine Woche unterdrückt werden, entwickelt jeder Halluzinationen); für ausreichend lange REM-Schlafphasen sorgen; sich bewusst machen, dass jede Bildung auf den gespeicherten inneren Bildern beruht (musikalische Bildung basiert auf gespeicherten inneren Tonfolgen); den Sinn der inneren Informationen entschlüsseln lernen, bevor der Druck hinter ihnen zu groß wird; seelische Realität beizeiten für *wahr nehmen*; innere Wirklichkeit als Wahrheit (an-)nehmen; bewusst imaginieren lernen: z. B. ist im tibetischen Buddhismus und in verschiedenen magischen Orden die Schau innerer Bilder bei geöffneten Augen eines der Ausbildungsziele.
Einlösung: Erkenntnis, dass alle Wahrnehmungen immer erst innen entstehen; den eigenen inneren Wahrnehmungen rechtzeitig (Be-)Achtung schenken; in den Wahnvorstellungen/Halluzinationen das Bewusstsein erweiterndes und neue Perspektiven eröffnendes Eigenes, Seelisches erkennen.
Urprinzipieller Bezug: Uranus-Neptun-Pluto.
Film: *Durchgeknallt, Einer flog über das Kuckucksnest, Shine, Birdy, A Beautiful Mind, Mr. Jones, Silver Linings, Love & Mercy, Angel Baby, Aus tiefster Seele* (alle Bd 2); *Patch Adams* (Bd 1).

Halsschmerzen

(siehe auch Erkältungskrankheiten, Mandelentzündung, Grippe/Influenza)
Körperebene: Hals (Einverleibung, Verbindung, Kommunikation).
Symptomebene: durch den Hals als Brücke von der Außenwelt in den Leib müssen Luftelement (Atem), Seelenelement (Wasser) und Erdelement (Nahrung) herein- und hindurchkommen; → Entzündung in diesem Bereich weist auf Konflikte an der wichtigsten Verbindungsstelle zwischen Mikrokosmos Mensch und Makrokosmos Erde hin; die Passage nach innen wird umkämpft; Aufruhr in den Polizeistationen (Mandeln), die die enge Pforte bewachen; das Schlucken ist schmerzhaft und wird verweigert: nicht mehr alles akzeptieren (*schlucken*) wollen; der *arme Schlucker* beginnt zu kämpfen; zu viel am Hals haben; zu viel Ungesagtes heruntergeschluckt haben; zu lange nur geschluckt, sich nach den Vorstellungen anderer gerichtet und sich selbst (aus den Augen) verloren haben.
Bearbeitung: kämpferisch den Weg ins eigene Innere verteidigen; kämpfend die Annahme bestimmter Dinge verweigern; den Schmerz beim Schlucken unangenehmer Dinge und Wahrheiten spüren und in Kampfkraft wandeln; selbstkritische Fragen stellen nach dem, was man nicht mehr schlucken will; sich trauen, auch Kritisches laut auszusprechen.
Einlösung: auf der Hut sein und nicht mehr alles unhinterfragt schlucken, sich verweigern.
Urprinzipieller Bezug: Venus-Mars.
Film: *In Sachen Henry*, *Der letzte Samurai*, *Wut* (alle Bd 1).

Halswirbelverschiebung

(siehe auch Atlas-Fehlstellung)
Körperebene: Atlas (Drehscheibe des Oberstübchens), Halswirbel(säule) (Wendehals, Beweglichkeit des Kopfes).
Symptomebene: die *Haupt*sache ist aus dem Lot; der Ausguck lässt sich nicht mehr (schmerz-)frei manövrieren: Widerstand gegen Richtungsänderungen; Atlas kann seiner Aufgabe, das (persönliche) Himmelsgewölbe zu tragen, nicht mehr schmerzfrei gerecht werden; Belastung durch den Kopf ist nicht mehr erträglich: Schmerzgrenze wird überschritten; bei häufigen Verrenkungen: unbewusste opportunistische Wendemanöver, »Wendehals«; sich *verschaut* haben: »jmd. hat einem den Kopf verdreht«.
Bearbeitung: die Dinge wieder ins Lot bringen; die wichtigsten und obersten Dinge richtigstellen; sich auf eine Richtung einlassen, statt dauernd Wendemanöver auszuführen; sich die Zumutungen des Kopfes bewusst machen; da es nur noch unter Schmerzen möglich ist, den Kopf (immer) oben zu behalten, ihn ab und zu ablegen und sich Ruhe(pausen) gönnen; sich den Kopf zurechtrücken lassen (mit Atlaslogie); eingefahrene Bahnen freiwillig verlassen; neue Richtung

einschlagen, sich z. B. auf liebevolle Art den Kopf verdrehen lassen; beim »Wendehals«: zu echter Beweglichkeit und Anpassungsfähigkeit finden.
Erlösung: die Dinge selbst wieder einrenken, statt sich die Wirbelsäule einrichten zu lassen; aus eigener Kraft im Lot sein und bleiben.
Urprinzipieller Bezug: Venus/ Saturn-Uranus.
Lit.: *S 285–287; CD/Audio »Rückenprobleme«.*

Halszyste

(siehe auch Zyste)
Körperebene: Hals (Einverleibung, Verbindung, Kommunikation).
Symptomebene: Überreste embryonaler Entwicklungsstadien, die normalerweise ganz überwunden werden und verschwinden, z. B. Reste von Kiementaschen, -spalten und -gängen aus der frühen Wassergeschichte des Lebens: in der Entwicklung steckengeblieben sein; in der Frühzeit hängengeblieben sein; etwas ist offen und unfertig geblieben; das Unfertigsein des Menschen wird zur persönlichen Aufgabe; das menschliche Erbe fordert einem noch besondere Zuwendung ab.
Bearbeitung: das Leben prüfen auf offene Entwicklungen, offene Enden, offene Stellen; sich diese bewusst machen und ihnen besondere Zuwendung schenken; etwaige Haken aufdecken, an denen man noch hängt; die unfertigen Seiten der eigenen Persönlichkeit im Auge behalten.
Einlösung: Aussöhnung mit der eigenen Geschichte; die Entwicklung bewusst vorantreiben und zum Abschluss bringen.
Urprinzipieller Bezug: Venus/ Saturn-Mond.

Haltungsschäden

(siehe auch Rundrücken, Hohlkreuz)
Körperebene: Wirbelsäule (Dynamik und Halt, Aufrichtigkeit).
Symptomebene: vorhandene, aber nicht gelebte innere Haltung drückt sich aus; Schattenbereich wird sichtbar.
Bearbeitung: die Botschaft in der (Fehl-)Haltung wahr- und wichtig nehmen; der bisher ungelebten inneren Haltung ins Leben verhelfen, den Körper davon entlasten; Übungsmöglichkeiten auf der Körperebene: Hatha-Yoga, Tai Chi; auf der seelisch-geistigen Ebene: Mandalamalen und -meditation.
Einlösung: eine Haltung der Mitte einnehmen, wo innen und außen einander entsprechen.
Urprinzipieller Bezug: Saturn.
Lit.: *S 287–291, KS; CD/Audio »Rückenprobleme«.*

Hämangiom

siehe Blutschwamm

Hämatemesis

siehe Bluterbrechen

Hämatokolpos

siehe Blutungsstau

Hämatom

siehe Bluterguss

Hämaturie

(Blut im Urin)
Körperebene: Nieren (Gleichgewicht, Partnerschaft), Harnwege (Abwasserkanäle), Blut (Lebenskraft).
Symptomebene: Lebenskraft/Vitalität/Lebensfreude geht über das (seelische) Abwasser verloren (Grundproblem klären und deuten).
Bearbeitung: freigebiger mit seiner Vitalität und Lebensfreude umgehen; Lebenskraft in den Seelenfluss lenken und mit ihm fließen bzw. loslassen lernen.
Einlösung: seine vitale Kraft und Lebensfreude verströmen.
Urprinzipieller Bezug: Mars-Mond.

Hammerzehe

Körperebene: Zehen (Halt), Füße (Standhaftigkeit, Verwurzelung).
Symptomebene: nur bei zweiten Zehen möglich; Verhärtung der Bänder und Sehnen am Fuß, oft verbunden mit → Hühnerauge und → Schwielen; Reaktion auf niedergehämmerte Ideen, Hoffnungen, Gedanken; sich um des lieben Friedens willen unterworfen haben; intellektuell missbraucht werden; es *pein*lich vermeiden, jmd. zu kränken; Bodenhaftung verloren haben, (alte) Gefühle und Sehnsüchte nicht geordnet bekommen.
Bearbeitung: Spannungsabbau, eigene Harmoniesucht hinterfragen, den Hammer auspacken, sich selbst wachhämmern.
Einlösung: Probleme und Schwierigkeiten offen ansprechen; eigene Vorstellungen geradeheraus äußern.
Urprinzipieller Bezug: Neptun-Saturn.
Lit.:*SdS.*

Hämochromatose

(Siderophilie, Eisenspeicherkrankheit)
Körperebene: Blutfarbstoff (Farbe der Lebenskraft), Leber (Leben, Wertung, Rückverbindung), Milz (Filter der Lebenskraft), Bauchspeicheldrüse (aggressive Analyse, süßer Genuss), Haut (Grenze, Kontakt, Zärtlichkeit).
Symptomebene: überwiegend genetisch bedingtes, bei Männern ungleich häufiger auftretendes Krankheitsbild: archetypisch männliches Eisen sammelt sich im Körper an und zeigt großes Bedürfnis nach marsischer Energie und Kraft; dieses Übermaß an archetypisch Männlichem in Gestalt des roten Metalls blockiert und schädigt jedoch die Organe; Eisenablagerungen v. a. in Leber, Milz, Bauchspeicheldrüse und Haut führen mit der Zeit zu schweren Zellschäden mit starker Tendenz zu → Leberzirrhose und → Leberkrebs; ¾ der Patienten leiden bei Diagnosestellung schon unter Zirrhose; durchschnittlich 3 bis 4 cm an Körpergröße zulegen; dieses nachträgliche Wachstum entspricht ebenfalls dem archetypisch Männlichen; dunkle Hautpigmentierung besonders in den Achselhöhlen mit Fehlen der Körperhaare an pigmentierten Stellen, sonst v. a. auch an Streckseiten von Händen und Armen, im Hals-

und Gesichtsbereich, an den Unterschenkeln sowie im Genitalbereich: haben keinen Krankheitswert, betonen aber ein Gezeichnetsein in Regionen, deren Bedeutung in Teil 1 nachzuschlagen ist; seltener Milzvergrößerung und entzündliche Schwellungen der Fingergrundgelenke; Gelenkentzündungen können im weiteren Verlauf auch auf größere Gelenke übergreifen und gehen oft anderen Symptomen zeitlich voraus; Erstdiagnosen auch häufig durch → Herzrhythmusstörungen wie anfallsartiges Herzrasen, Vorhofflattern, → Vorhofflimmern und Blockaden der Überleitung zwischen Vorhof und Kammer (→ Herzprobleme); auf seelischer Ebene können Lethargie und Libidoverlust (→ Lustlosigkeit) auftreten; Eskalation der Rüstungsanstrengungen, Hoch- und Überrüstung: zuerst muss die Leber, Symbol für Lebenssinn, dran glauben, dann oft die Bauchspeicheldrüse mit ihrer Bedeutung für die Zerlegung und Verdauung des Aufgenommenen, die Zuckerbewältigung und die der Süße des L(i)ebens, dann tanzt auch oft das Herz aus der Reihe, wenn es mit zu viel Mars belagert wird; Pigment rüstet die Haut gegen (Sonnen-)Strahlung.

Bearbeitung: sich um den Erwerb marsischer Energie im Seelischen kümmern, auf körperlicher hat es sich als ruinös erwiesen; sich für das Leben rüsten statt für marsische Auseinandersetzungen wie Kämpfe und Kriege; dem eigentlichen und dringenden Wachstumsbedarf im Bereich von Philosophie und Lebenssinn nachkommen und damit v. a. die Leber entlasten; bei Frauen die Aufgabe, sich im archetypisch männlichen Sinn zum Lebenskampf rüsten, den Themen Philosophie (Leber), Analyse und Liebe (beides Bauchspeicheldrüse) viel Raum widmen.

Einlösung: sich wappnen und rüsten für den Lebenskampf, genug Marskraft mobilisieren und bewahren, um diese Schlacht zu schlagen und zu gewinnen, sich – auch als Frau – im Leben männlich durchsetzen.

Urprinzipieller Bezug: Mars.

Lit.: *Wwg, H (Kap. Rhythmusstörungen).*

Film: *In Sachen Henry, Der letzte Samurai, Wut* (alle Bd 1).

Hämoglobinämie

siehe Blutarmut

Hämolyse

siehe HELLP-Syndrom, Kälte-Hämoglobin-Urie

Hämophilie

siehe Bluterkrankheit

Hämopyrrollaktamurie

(HPU oder KPU [Kryptopyrrolurie], siehe auch Chronisches Müdigkeitssyndrom)

Körperebene: Stoffwechsel (Fließgleichgewicht), Blut (Lebenskraft).

Symptomebene: Stoffwechselstörung bei der Häm(oglobin)synthese, dem zentralen Bestandteil der roten Blutkörperchen (Erythrozyten):

Verlust an Mikronährstoffen, der über Nahrung nicht ausgleichbar ist; der Mangel kann viele Symptome hervorrufen, v. a. verminderte Stoffwechselleistung mit Erschöpfung und Müdigkeit auf allen Ebenen, auch Entgiftungsprobleme in der Leber und Anfall von giftigen Stoffwechsel-Zwischenprodukten, die seelische und neurologische Symptome fördern; 10 % der Frauen und 1 % der Männer sollen betroffen sein; die Störung bleibt oft lange symptomlos, wird verschlimmert oder ausgelöst durch Belastungen und Stresssituationen aller Art vom seelischen Trauma über Infektionen, Verletzungen, Operationen, Giftexposition (Schwermetalle, Umweltgifte), Medikamente.
Bearbeitung: sich Zeit für Ruhe und Regeneration nehmen, um wieder zu sich zu kommen und sich selbst zu finden; Reset/Neustart: Fasten mit besonderer Betonung der Entgiftung als Umstieg in den Einstieg in bunte, d. h. abwechslungsreiche pflanzlich-vollwertige Ernährung.
Einlösung: die Seele in ihre Mitte und den Stoffwechsel ins Gleichgewicht bringen; sogar bei einem genetischen Anteil ist offensichtlich die Epigenetik (griech. *epi* = hinzu, auf) noch eine Möglichkeit, wieder ins Lot zu kommen und seine Mitte zu finden.
Urprinzipieller Bezug: Mars-Saturn.
Lit.: *PF*.

Hämorrhoiden

(innere [an der Schleimhautgrenze], von außen unsichtbare und äußere, sichtbare; siehe auch Thrombose)
Körperebene: Mastdarm (Unterwelt), Anus (Ausgang der Unterwelt), Blutgefäße (Verkehrswege der Lebenskraft).
Symptomebene: 60–80 % der erwachsenen Deutschen sind davon betroffen; → Bindegewebsschwäche als häufige Grundlage, aber erst Belastungen im Sinne von unbewusstem, nicht zu bewältigendem Druck (z. B. Schwangerschaft, Militärdienst, Verstopfung) führen zum Ausbruch; belastend sind ferner sitzende Lebensweise (festsitzen, nicht vorwärtskommen), → Übergewicht, chronische → Verstopfung; in festgefahrenen Situationen stecken, in aussichtslosen familiären Ver*knot*ungen und Verstrickungen festgehalten sein, die das Leben eng machen und die Auswege versperren, dabei aber den Druck noch erhöhen: Tendenz, Lösungen über das Hintertürchen zu suchen; sich in die Enge getrieben fühlen wie z. B. Soldaten, die nicht aus(weichen) können, sondern im Muster des Militärs gefangen sind, oder wie Schwangere, die sich durch die Schwangerschaft gefangen und (an-)gebunden fühlen; Verstopfte, die gern loslassen würden und nicht können, wobei der steigende Druck loszulassen wächst und es noch schwerer und härter macht; die Lebensenergie läuft einem hinterrücks davon (bluten); das Lebenswasser sickert hinten heraus (nässen); Reiz am hinte-

ren Ausgang (jucken); bei blutigen Hämorrhoiden: *Blut und Wasser schwitzen,* Energie löst sich hinten unten statt vorn oben; gestaute Vitalität: die Lebenskraft (Blut) stockt, gerinnt und wird zum Hindernis oder Verschluss des hinteren Ausgangs; auf seinen Knoten sitzen, statt sie zu lösen: etwas aus- bzw. durchsitzen; verdruckste Energie, Drückeberger; sich nur hinten herum ausdrücken in Gestalt seiner Problemknoten; blutiger Konflikt ums Hergeben; Absperrmechanismus des hinteren Ausgangs: *die Schüsse gehen nach hinten los*; sich nicht durchsetzen können; (den Po zusammen-)*kneifen*, den *Schwanz einziehen*; Autoritätskonflikt unter der Gürtellinie; sich bei steigender Spannung doch zurückhalten müssen; Verrat an den eigenen Lebensrechten.

Bearbeitung: sich den Stau an Lebensenergie bewusst machen, die (seelischen) Knoten spüren, auf denen man sitzt, und sich den Druck bewusst machen, unter dem man steht; sich das Zurückhalten, das Hinter-dem-Berg-Halten mit der eigenen Vitalität und mit der Kritik an den einengenden Situationen eingestehen; versteckte Aggressionen erkennen und bewusst um- und einsetzen; Energien für sich behalten und sie für sich einsetzen; den Konflikt um die Zurückhaltung der Lebensenergie bewusst austragen; die Absperrungen am Hinterausgang kritisch hinterfragen; Energie wieder fließen lassen (der Chirurg stach die Knoten früher auf); sich aufrichten, aufstehen für die eigene Sache und sich gerademachen; sich anschauen, wofür man sich »den Arsch aufreißt«; identifizierten Druck ablassen, Knoten lösen.

Einlösung: Zurückbehalten notwendiger Vitalität für sich und den eigenen Lebensweg; auf dem Gegenpol: frei fließende Vitalität.

Urprinzipieller Bezug: Pluto.

Lit.: *V 244–251.*

Handbruch

(siehe auch Knochenbruch)

Körperebene: Hände (Ergreifen, Erfassen, Handlungsfähigkeit, Ausdruck).

Symptomebene: der Zugriff aufs Leben zerbricht; das Leben nicht mehr wie bisher in den Griff bekommen; schmerzende Hände schreien nach Hilfe, können so nicht mehr zugreifen; sich eingestehen, dass das Leben nicht mehr auf die alte Weise zu *begreifen* ist.

Bearbeitung: äußere Über- und Fehl*griffe* überdenken und ggf. zerbrechen lassen bis hin zur Bildung neuer Be*griff*lichkeiten; Aufforderung, das Leben anders und bewusster zu begreifen; äußerlich Ruhe geben, um das Leben im übertragenen Sinn besser in den Griff zu bekommen; statt äußerem Zupacken inneres Hinlangen und Zupacken, gute Gelegenheiten beim Schopf packen.

Einlösung: sich einen anderen kreativeren und originelleren Be*griff* vom Leben machen.

Urprinzipieller Bezug: Merkur-Uranus.

Handgelenkentzündung

siehe Rheumatismus

Handprobleme

(siehe auch Dupuytren-Kontraktur, Handbruch, Rheumatismus, Verkrümmung der Finger und Zehen)
Körperebene: Hände (Ergreifen, Erfassen, Handlungsfähigkeit, Ausdruck).
Symptomebene: **1.** Affenhand (Lähmung der Daumenballenmuskulatur, Daumen tritt in eine Reihe mit den Fingern): Schwierigkeiten beim (Be-)Greifen; **2.** Fallhand (durch Lähmung des Nervus radialis kann die Hand nicht mehr geöffnet werden): offene Hand steht für Ehrlichkeit, friedliche Absichten; **3.** Klauen- bzw. Krallenhand (durch Lähmung des Nervus ulnaris überstreckte Grundgelenke und gebeugte Mittel- und Endgelenke: Pranke, Raubtierhand): funktionslos, aber bedrohlich und gefährlich wirkend; grobe, undifferenzierte Haltung zum Leben; **4.** Klumphand: durch Fehlen des Nervus radialis wirkt die Hand unmenschlich, dämonisch, unehrlich, verdächtig, jedenfalls nicht vertrauenswürdig; **5.** Trommelschlegel- oder Kolbenfinger (Auftreibung besonders der Endphalanx der Finger bei Mangelversorgung in Folge von chronischen Herz- und Lungenerkrankungen; vgl. die Verzweiflungstriebe vom Waldsterben bedrohter Bäume): die unterversorgten Endglieder versuchen vorzubauen und verleihen den Fingern klobigen, uneleganten Ausdruck.
Bearbeitung/Einlösung: sich eingestehen, dass das Leben so nicht in den Griff zu bekommen ist; die jeweilige in der Signatur der Hand zum Ausdruck kommende Haltung an- und ernst nehmen und die entsprechende Lernaufgabe akzeptieren, die einen bis auf den Gegenpol führt: die Affenhand will klammern statt (be-)greifen, was daher zur besonderen Aufgabe wird; bei der Fallhand geht es darum, eigene Unehrlichkeit und mangelnde Friedfertigkeit zu erkennen sowie Ehrlichkeit und Offenheit als Herausforderung zu akzeptieren; die Krallen- und die Klumphand wollen grob hinlangen und müssen auf dem Gegenpol Differenziertheit und Feinfühligkeit lernen.
Urprinzipieller Bezug: Merkur.

Handschweiß

(siehe auch Hyperhidrosis)
Körperebene: Hände (Ergreifen, Erfassen, Handlungsfähigkeit, Ausdruck).
Symptomebene: vor Angst schwitzende Hände bekommen, etwa in Prüfungssituationen; nasse, kalte Hände machen ehrlich, indem sie die Angst ausdrücken, die ihre Besitzer sich nicht eingestehen; Angst vor und Abwehr gegen Kontakt; nach Georg Groddeck sprechen feuchte Hände für eine Verschiebung des Themas aus dem unteren sexuellen Bereich in den vermeintlich sauberen oberen, ähnlich wie das Erröten die Verschiebung der Blutfülle von unten nach oben andeutet; hierfür würden die großen → Schamgefühle sprechen, die häu-

fig mit diesen Symptomen einhergehen.
Bearbeitung: die eigene Angst kennenlernen und sich ein- und zugestehen; Rückzugswege finden, um geschützt zu sein; bewusstere Wege finden, seine Angst auszudrücken und zu bearbeiten (bewusst durch die Enge gehen, die einen einschränkt).
Einlösung: durch die Konfrontation mit der totalen eigenen Enge die dahinterliegende Weite erleben und sich für Kontakt und Kommunikation bereitwillig öffnen.
Urprinzipieller Bezug: Merkur-Saturn/Pluto.
Lit.: *AfS*.
Film: *Angsthasen, Fearless, Patch Adams, Die Bücherdiebin* (alle Bd 1); *Besser geht's nicht, Angst essen Seele auf* (beide Bd 2).

Hängebauch

(siehe auch Übergewicht, Fettschürze; in der Gynäkologie auch für jene Situation gebraucht, bei der das mütterliche Becken zu eng ist und das Kind ganz außerhalb des Beckens bleibt, sodass der Bauch herunterhängt)
Körperebene: Bauch (Gefühl, Instinkt, Genuss, Mitte).
Symptomebene: schwer an sich selbst tragen; gleichzeitig Macht (der große Bauch) und Ohnmacht (die schwere Last, an der man schleppt) signalisieren; Stolz auf eigene Gewichtigkeit.
Bearbeitung: geistig-seelisch integrieren, was aufgenommen wurde; Gefühle des Sichhängenlassens erlauben; mit Ideen statt mit Nahrung schwanger gehen; seine (Ge-)Wichtigkeit auf weniger beschwerlichen Ebenen heraushängen lassen.
Einlösung: Macht, Einfluss und Gewicht(igkeit) auf weniger körperlichen Ebenen verwirklichen.
Urprinzipieller Bezug: Jupiter.
Lit.: *KS*.

Harnblasenentzündung

(Zystitis)
Körperebene: Harnblase (Druck aushalten und loslassen).
Symptomebene: Konflikt, Krieg ums Loslassen (Wasserlassen = Loslassen des seelischen Abwassers oder Mülls); brennende Schmerzen treiben zur Toilette: brennendes Bedürfnis, seelisch([es] Abwasser) loszulassen, schmerzhaftes unvollständiges Loslassen von (seelischem) Ballast; unteres Weinen unter Schmerzen; sich dauernd unter schmerzendem Druck fühlen, drängende Gefühle zurückhalten; sich unbewusst unter Druck setzen (lassen); sich selbst äußeren Druck nur noch über die Blase bewusst machen; Druck/Macht unter Schmerzen ausüben; Konflikt zwischen Behalten (Aushalten) und Loslassen; oft Zwang, etwas seelisch Wesentliches »zu früh« opfern zu müssen (falsches Opfer); Konflikt um zu viel Sex auf einmal (Honeymoon-Zystitis), wovon die Blasenentzündung dann auch befreit (Krankheitsgewinn).
Bearbeitung: den seelischen Druck bewusst machen, unter dem man steht; die Dringlichkeit des Loslas-

sens von seelischem Abfall erkennen; wahrnehmen, wie sehr man darauf brennt, ihn hinter sich zu bringen; lernen, den Druck in geistig-seelischer Hinsicht zurückzugeben; unter Schmerzen Druck ablassen üben: loslassen in übertragener Hinsicht üben; den brennenden Bedürfnissen nachspüren und gerecht werden; Seele(nwasser) auf allen Ebenen fließen lassen, es nicht zu lange ansammeln.
Einlösung: Konfliktbereitschaft bzgl. seelischem Druck; sich den seelischen Anforderungen ergeben, auch wenn es wehtut; brennendes Interesse, seelischen Müll loszulassen: Loslassen von Überlebtem zur Lebenshaltung machen; einerseits Wesentliches der seelischen Eigenart bewahren, andererseits seelischen Müll (nicht die Seele) opfern.
Urprinzipieller Bezug: Mond/ Pluto-Mars.
Lit.: *K 250–253, SvI.*
Film: *In Sachen Henry, Der letzte Samurai, Fearless, Wut* (alle Bd 1).

Harnblasenfistel

Körperebene: Harnblase (Druck aushalten und loslassen), Darm (Verarbeitung materieller Eindrücke), Scheide (Hingabe, Lust).
Symptomebene: **1.** innere Fisteln: Verbindungen zwischen Harnblase und Darm oder Harnblase und Scheide; **2.** äußere Fisteln: Abwasser sucht sich anderen direkten Ausgang. Verschleppung von Reizthemen (Erregern) in den Verdauungs- bzw. Geschlechtsbereich; Verbindung zwischen Abwasserwegen und Müllentsorgung bzw. Scheide: Seelenabfall auf Um- und Abwegen, Fluchtwege werden zu Irrwegen.
Bearbeitung: seelische Auswege suchen, um alte überlebte Themen loszuwerden; Konflikte um das Loslassen mutig austragen; in der Entsorgung des seelischen Abwassers vorgegebene Wege verlassen.
Einlösung: Verbindungen schaffen; neue, unkonventionelle Wege des Loslassens nutzen; die Vermischung vorher getrennter seelischer Bereiche zulassen und fördern.
Urprinzipieller Bezug: Uranus/ Neptun-Merkur.
Lit.: *K 250–253.*

Harnblasenkrebs

(siehe auch Krebs)
Körperebene: Harnblase (Druck aushalten und loslassen).
Symptomebene: wild wucherndes Wachstum im Bereich des Abwasserreservoirs (seelischen Abfalls); ungelöster, in den Schatten verdrängter Konflikt um die Grenzen des seelischen Einflussbereiches; von der ureigenen Linie im Umgang mit dem seelischen Abfall so weit abgekommen sein, dass der Körper das Thema in eigener Regie übernehmen musste, um ihm überhaupt Ausdruck zu verleihen; das geistig-seelische Wachstum in diesem Feld ist lange so blockiert worden, dass es sich nun im Körper auf aggressive, rücksichtslose Weise verwirklicht; der Krebs verkörpert im Abwasserbereich, was seelisch im entsprechenden Bewusstseinsbereich not-wendig wäre.

Bearbeitung: sich den eigenen seelischen Abfällen bewusst, mutig und engagiert widmen; sich im Bereich des Seelischen für die eigenen wilden Vorstellungen und kühnen Fantasien öffnen, sie mutig und gewagt wachsen lassen: das eigene Revier erweitern und verteidigen; sich an frühe Träume vom Leben in seelischer Hinsicht zurückerinnern und sie offen(siv) und entschlossen wiederbeleben; all die unter → Krebs erwähnten Maßnahmen ergreifen: da Krebs den ganzen Organismus betrifft, ihm auch auf der ganzen Linie begegnen.
Einlösung: die alle Grenzen überwindende Liebe für sich und die Welt entdecken, sich über die selbst- und fremdgeschaffenen Normen hinwegsetzen und nur dem eigenen Gesetz verpflichtet, offen gegenüber allem Seelischen und insbesondere gegenüber dem seelischen Abfall leben (statt z. B. nachtragend zu sein); die Notwendigkeit erkennen, vom körperlichen und damit (lebens-)gefährlichen Niveau auf das herausfordernde, aber lebensrettende seelische Niveau zu wechseln und dort auf expansives Wachstum zu setzen.
Urprinzipieller Bezug: Mond-Pluto.
Lit.: *S 81–113, KR; CD/Audio »Krebs«, »Schattenarbeit«, »Selbstliebe«.*
Film: *Das Beste kommt zum Schluss, Der Klang von Eiswürfeln, Der Professor, Der Doktor, Familienfest, 50/50 – Freunde fürs (Über) Leben, Entscheidung aus Liebe, Schicksalsgesetze* (alle Bd 2); *One Week, Ma Ma – Der Ursprung der Liebe* (beide Bd 1).

Harnblasenschwäche

siehe Inkontinenz

Harnblasensteine

(siehe auch Steinleiden)
Körperebene: Harnblase (Druck aushalten und loslassen).
Symptomebene: seelisch Überflüssiges wird zurückgehalten; es versteinert und bleibt verfestigt im Abwasserreservoir zurück, statt ausgeschieden zu werden.
Bearbeitung: alte seelische Themen weiter beachten und in Fluss halten; bewusst nach innen horchen und spüren, wo sich Themen herauskristallisieren wollen; sich konzentriert und diszipliniert mit ihnen auseinandersetzen; genügend neue Seelenflüssigkeit zuführen; Eigenurintherapie, um sich auch körperlich mit dem Überflüssigen nochmals auseinanderzusetzen.
Einlösung: dem Seelischen erlauben, sich zu verfestigen und sich festzusetzen, statt es gleich wieder loswerden zu wollen (Perlen wachsen aus dem Schmutzpartikel in der Muschel); Seelisches konkret statt zu Konkrementen werden zu lassen.
Urprinzipieller Bezug: Saturn-Mond.

Harndrang, häufiger

siehe Pollakisurie

Harnleiterpapillom

Körperebene: Harnleiter (Abwasserkanal).
Symptomebene: bis zu 15 cm lange, gestielte gutartige Geschwulst: wie eine Keule, die (sich) im Abwasser herumtreibt, ohne allerdings den Abfluss ganz zu verlegen und das Leben zu bedrohen; kann Metastasen setzen, aber nur im Harnleiter- und Blasenbereich: Thematik streng auf die Ableitung von überlebten seelischen Inhalten beschränkt; die Seelenabwässer treiben eigenartige Blüten: originelles Wachstum.
Bearbeitung: aus seinen seelischen Erlebnissen etwas Originelles wachsen lassen.
Einlösung: in Analogie zur Volksweisheit aus dem (flüssigen) Dreck Gold machen.
Urprinzipieller Bezug: Merkur-Jupiter/Pluto.

Harnleiterverengung

(Harnleiterstenose)
Körperebene: Harnleiter (Abwasserkanäle).
Symptomebene: Engpass im Abwasser-Abflusssystem (Grundproblem klären und deuten) führt zum Rückstau des Seelenabfalls in die Nieren (Gleichgewicht, Partnerschaft); Hindernis im Abflussbereich des Seelenmülls.
Bearbeitung: defensiver mit dem seelischen Abfall umgehen, ihn lieber nochmals (z. B. in der Partnerschaft) durchgehen mit der Frage, ob alles wirklich überflüssig ist; langsamer mit der Entsorgung, dem Loslassen seelischer Themen verfahren.
Einlösung: sich Zeit lassen im Umgang mit durchgearbeiteten Seelenthemen; sie eher noch nachwirken lassen.
Urprinzipieller Bezug: Mond-Saturn.

Harnröhrenentzündung

(Urethritis; siehe auch Harnblasenentzündung)
Körperebene: Harnröhre (Leitung für Abwasser und Lebenswasser).
Symptomebene: Konflikt im Abwasserentsorgungssystem: das Loslassen des überflüssig gewordenen (Seelen-)Abwassers wird schmerzhaft und schwierig; brennendes Bedürfnis loszulassen, aber schmerzliche Schwierigkeiten dabei und das Erlebnis, dass es oft nur in kleinen Portionen geht; Konflikt zwischen Behalten und Loslassen (dringendes, brennendes, schmerzendes Bedürfnis).
Bearbeitung: aggressiver Einsatz und Kampf bei Ablassen überlebter seelischer Energien; erkennen, was auf anderen Ebenen unter Schmerzen losgelassen werden will.
Einlösung: dem brennenden Bedürfnis loszulassen rechtzeitig nachkommen.
Urprinzipieller Bezug: Pluto.
Lit.: *SvI.*
Film: *In Sachen Henry, Der letzte Samurai, Fearless, Wut* (alle Bd 1).

Harnstauungsniere

siehe Stauungsniere

Harnvergiftung

siehe Niereninsuffizienz

Harnverhaltung

Körperebene: Harnblase (Druck aushalten und loslassen).

Symptomebene: Zurückhalten des seelischen (Ab-)Wassers; extreme Zurückhaltung in seelischen Dingen (oft bei → Prostatavergrößerung); komplette, mit dem Leben nicht vereinbare Zurückhaltung des Wassers: völlige Sperrung des seelischen Austauschs mit der Welt.

Bearbeitung: Seelisches für sich (wichtig) behalten; Rückbesinnung und Rücksicht auf sich selbst: sich zeitweilig aus dem Kreislauf heraushalten; im Extrem der Totalsperrung des seelischen Austausches mit der Welt erkennen, wie (über-)lebenswichtig dieser ist.

Einlösung: wesentliche seelische Momente für sich behalten und darüber hinaus den Mittelweg zwischen Behalten und Loslassen gehen; Gefühle im eigenen Herzen bewegen und mit sich klären.

Urprinzipieller Bezug: Mond-Saturn.

Lit.: *S 226, 231.*

Hartspann

siehe Myogelosen

Hasenscharte

siehe Gesichtsspalten

Hashimoto-Thyreoiditis

(siehe auch Autoimmunkrankheiten/ Autoaggressionskrankheiten)

Körperebene: Schilddrüse (Entwicklung, Reifung); Abwehrsystem (Verteidigung).

Symptomebene: an die Wurzeln gehender, selbstzerstörerischer Konflikt um das Ziel der eigenen Entwicklung; diese geht offenbar in die falsche Richtung gemessen am Anspruch der Seele: das Entwicklungsorgan wird in eine Art Selbstmord getrieben; Bürgerkrieg in der Kommandozentrale des Stoffwechsels, an dessen Ende das innere Feuer erlischt; existenzieller Entwicklungskonflikt, endet oft in Zerstörung der Schilddrüse und Mangel an Energieumsatz: träge werden, Gewicht zunehmen; die Seele stellt keine Energie mehr für den eingeschlagenen Weg zur Verfügung.

Bearbeitung: offensive, radikale bis zu Existenzfragen gehende Klärung eigener Entwicklungswünsche: »Wo will ich hin in und mit meinem Leben? Worauf brennt meine Seele, wofür möchte sie ihr Feuer und ihre Energie einsetzen?«; freiwillig langsamer werden, äußere Ruhe suchen, um innerlich die Entwicklungsrichtung zu finden, die der eigenen Energie und Bestimmung entspricht; aktive Auseinandersetzung über das Ausmaß an Lebensenergie, das man zur Verbrennung bringen will; in Frühjahr und Herbst fasten und die Ernährung auf pflanzlich-vollwertig und glutenfrei umstellen.

Einlösung: mutige, bis an die Wurzeln der eigenen Existenz reichende Entwicklungsschritte unter Einsatz allen verfügbaren inneren Feuers; alles auf eine Karte setzen, um seinen eigenen Weg freizukämpfen;

sich ganz verausgaben, alles geben für das wirkliche Entwicklungsziel und es verwirklichen, statt sich aufzugeben; den Kampf um das große Ziel wagen.
Urprinzipieller Bezug: Merkur-Pluto.
Lit.: *Wwg, SvI.*
Film: *In Sachen Henry, Der letzte Samurai, Wut* (alle Bd 1).

Hass

Körperebene: alle Organsysteme werden durch Hass, der enorme Energien mobilisiert und verbraucht, geschwächt, besonders das Abwehrsystem (Verteidigung).
Symptomebene: Abwehrschwäche verursacht Anfälligkeit gegenüber Erregern, Energieschwächung führt in Lustlosigkeit und Müdigkeit.
Bearbeitung: sich eingestehen, dass der Schaden ungleich mehr einen selbst trifft als das Objekt, gegen das er sich richtet.
Einlösung: Mitgefühl entwickeln gegenüber jenen, die sich scheinbar so aufreizend falsch benehmen; sich lieber vom Leben geistig-seelisch erregen lassen als von Erregern.
Urprinzipieller Bezug: Mars-Pluto.
Lit.: *Wwg.*
Film: *Wut, Der Gott des Gemetzels* (Bd 1).

Hautausschlag

(siehe auch Effloreszenzen, Pubertätsakne, Ekzem, Juckreiz)
Körperebene: Haut (Grenze, Kontakt, Zärtlichkeit); die genaue Lokalisation zeigt die Ebene, auf der sich das Problem abspielt.
Symptomebene: angstvoll aggressives (*ausschlagendes*) Abwehren eines nach außen dringenden Konflikts bzw. Grenzen durchbrechenden Neuen; Inneres will hinaus ans Licht der Bewusstheit; Zurückgehaltenes/Verdrängtes möchte die Grenze der Unterdrückung durchbrechen, um an die Sichtbarkeit (Bewusstheit) zu kommen; oft sehr alte, sogar mitgebrachte unbewältigte Probleme werden nach außen gespiegelt (Vorsicht: nicht wieder nach innen treiben mit allopathischen Therapien wie Cortisongaben); die eigene Grenze von innen her (gewaltsam) öffnen; Grenzen werden durch untergründige Energien infrage gestellt; Heraufbrechendes verrät oft unsaubere, dunkle Tendenzen, d. h. Schattenaspekte; andere abschrecken, sich vom Leib/Pelz halten und zugleich neugierig machen, anlocken.
Bearbeitung: sein Inneres im übertragenen Sinn nach außen kehren; bewusste Auseinandersetzung mit Grenzkonflikten: im übertragenen Sinn ausschlagen; die eigenen Grenzen (von innen her) durchlässiger machen; sich unangenehme Zeitgenossen mutig und bewusst vom Leib halten; lange Verdrängtes ins Bewusstsein aufsteigen lassen und ihm Anerkennung geben; freiwilliges Infragestellen eigener bzw. zu eigen gemachter Grenzen und Normen; Schatten wahr- und wichtig nehmen: »Was drängt herauf und schlägt aus?«
Einlösung: sich seiner Aggressionen bewusst sein und ihnen Ventile

verschaffen (im übertragenen Sinn *ausschlagen* und *sich seiner Haut wehren*); freiwillige Grenzöffnungen, Befreiung des Unbewussten von innen heraus; sinnlicher Kontakt.
Urprinzipieller Bezug: Venus/Saturn (Haut)-Mars (Ausschlag).
Lit.: *CD/Audio »Hautprobleme«*.

Hautblasen

Körperebene: Haut (Grenze, Kontakt, Zärtlichkeit), die gesamte Hautoberfläche kann betroffen sein, v. a. überbeanspruchte Bereiche an Händen (Ergreifen, Erfassen, Handlungsfähigkeit, Ausdruck) und Füßen (Standhaftigkeit, Verwurzelung).
Symptomebene: Wassereinlagerung zwischen Ober- und Lederhaut aufgrund eines Missverhältnisses zwischen Belastung und Überempfindlichkeit bzw. unverhältnismäßiger Reibung und übermäßiger Beanspruchung; der Körper wehrt und schützt sich mit Blasenbildung: Ansammlung von Wasser (Seelenelement) oder im Extremfall Blut (Lebensenergie); bei Blasen an Händen und Fingern: das Leben in den Griff zu bekommen; an Zehen und Füßen: seinen Platz im Leben finden, Verwurzelung.
Bearbeitung: Abhärtung, konkret der überempfindlichen Haut oder in übertragener Hinsicht der »dünnen Haut« auf seelischer Ebene; wobei die Haut als Grenze (Saturn) auf Strapazierfähigkeit setzt, während sie als sinnliches Kontaktorgan (Venus) Empfindsamkeit liebt, hier gilt es einen Kompromiss zu finden, z. B. »Sollen meine Hände mehr arbeiten oder streicheln?«.
Einlösung: Dünnhäutigkeit (übertriebene Empfindlichkeit) in Sensibilität wandeln und diese genießen; Strapazierfähigkeit bei erhaltener Sensibilität entwickeln.
Urprinzipieller Bezug: Saturn-Venus-Mond.

Hautentzündung

siehe Dermatitis

Hautflecken

siehe Alterssymptome, Leberfleck (Lentigo), Pigmentflecken (Chloasma, Melasma), Muttermal (Nävus), Feuermal, Sommersprossen, Bluterguss (blaue Flecken).

Hautjucken

siehe Juckreiz

Hautkrebs

(siehe auch Krebs)
Körperebene: Haut (Grenze, Kontakt, Zärtlichkeit).
Symptomebene: zu unterscheiden ist zwischen dem extrem bösartigen → Melanom (»schwarzer Hautkrebs« als Verkörperung von Schattenthemen), das entgegen schulmedizinischer Meinung keinen unmittelbaren Zusammenhang zur Sonnenexposition hat und meist von Kleidung bedeckte Körperstellen betrifft, und dem relativ gutartigen → Basaliom (»weißer Hautkrebs«, Behandlungsmöglichkeiten siehe dort), das im Gesicht bei älteren Menschen nach lebenslanger Sonnenexposition auftritt und niemals

metastasiert; grundsätzlich wild wucherndes Wachstum im Bereich der eigenen Grenzen und Normen und des direkten Kontaktes; von der ureigenen Entwicklungsspur bzgl. des Grenz- und Kontaktbereichs so weit abgekommen sein, dass der Körper das Thema in eigener Regie übernehmen musste, um ihm überhaupt zum Ausdruck zu verhelfen; das geistig-seelische Wachstum in diesem Feld ist lange so blockiert worden, dass es sich nun im Körper Bahn bricht und auf aggressive, rücksichtslose Weise losschlägt; der Krebs verwirklicht körperlich im Grenz- und Kontaktbereich, was seelisch im entsprechenden Bewusstseinsbereich not-wendig wäre.
Bearbeitung: sehr unterschiedliche und fast gegensätzliche Aufgabenbereiche sind möglich zur Vorbeugung als auch zur Therapie: mutig und offensiv, ohne Ausreden und faule Kompromisse **1.** die Selbstverwirklichung im Bereich Abgrenzung und Grenzsicherung sicherstellen oder **2.** Selbstverwirklichung im Bereich Sinnlichkeit und Erotik anstreben oder **3.** über die eigenen Grenzen hinauswachsen und sich im Außen verwirklichen, ausgehend von einer sicheren inneren Basis; sich generell an frühe Träume vom Leben ohne Grenzen und tiefgehende Verbindlichkeit zurückerinnern und sie wild entschlossen wiederbeleben; all die unter → Krebs erwähnten Maßnahmen ergreifen: da Krebs den ganzen Organismus betrifft, ihm auch auf der ganzen Linie begegnen.
Einlösung: die alle Grenzen überwindende Liebe für sich und die Welt entdecken, sich über die selbst- und fremdgeschaffenen Normen hinwegsetzen und nur dem eigenen Gesetz verpflichtet offen und kontaktfreudig leben; sich dabei aber jederzeit auf eigene Kraft bzgl. der Grenzsetzung gegenüber fremden Übergriffen verlassen können; die Notwendigkeit erkennen, vom körperlichen und damit (lebens-) gefährlichen Niveau auf das herausfordernde, aber lebensrettende seelische Niveau zu wechseln und dort auf expansives Wachstum zu setzen.
Urprinzipieller Bezug: generell Venus/Saturn-Pluto; speziell bei Basaliom Mars-Sonne-Jupiter; bei Melanom Pluto.
Lit.: *KR 107–113, PF, S 81–113; CD/Audio »Krebs«, »Hautprobleme«, »Schattenarbeit«, »Selbstliebe«.*
Film: *Das Beste kommt zum Schluss, Der Klang von Eiswürfeln, Der Doktor, 50/50 – Freunde fürs (Über)Leben, Schicksalsgesetze* (alle Bd 2); *One Week, Ma Ma – Der Ursprung der Liebe* (beide Bd 1).

Hautrisse

siehe Rhagaden

Hautunreinheit

siehe Follikulitis, Hautausschlag, Mitesser, Pubertätsakne

Hautverhärtung

siehe Sklerodermie

Hautwolf

siehe Intertrigo

Hebephrenie

(»jugendliches Irresein«)
Symptomebene: meist mit der Pubertät beginnende bösartige Form der → Schizophrenie, kann ohne alle Wahnideen und Sinnestäuschungen fortschreiten zu allmählichem Verfall der Persönlichkeit; läppische, nicht ernstzunehmende Verhaltensmuster: Clown, Hansdampf in allen Gassen, Stimmungskanone, die beängstigend gute bis überdrehte Stimmung macht; für die Angehörigen *unerträgliche Leichtigkeit des Seins*; wirkt auch überheblich; Witzelsucht, unstillbare Lust zu läppischen Verhaltensmustern, nicht endende Albernheit, faxenhafte Manierismen; oft *irr*(e) witzige komische Einfälle, *toll*dreiste Ideenfluchten von berauschender Hektik und genialer Geschwindigkeit: das Leben läppisch vertändeln; Verlust der Mitte und aller Zentrierung: Witze und spöttische Bemerkungen übertünchen für einige Zeit das Untergehen des Lebenszentrums; weit über die Zeit und oft für alle Zeit an kindlichen Rollenmustern hängenbleiben.
Bearbeitung: erzieherische Normen bewusst früh verlassen und den Mut zur eigenen Identität entwickeln; Wege des Erwachsenwerdens finden (Pubertätsrituale); alle im eigenen Herzen um die Vorherrschaft kämpfenden Seelenanteile anerkennen (»Zwei Seelen wohnen, ach! in meiner Brust«); sich erlauben, anders zu sein, und sei es lockerer, abgehobener und leichtlebiger; eigenen genialen Einfällen nachgehen und sich auf hohe Lebensgeschwindigkeit und Flexibilität einstellen; auf dem Gegenpol: rechtzeitig Übungen zur Zentrierung ins Leben einbauen: Tai Chi als Lebensphilosophie, d. h., alle Bewegung aus der Mitte kommen lassen; bewussten Kontakt zum eigenen Zentrum suchen; Wirbeltänze der Derwische, Walzertanzen zum Üben des Zentrierens, Töpfern an der rotierenden Scheibe: über die Mitte des Gefäßes Kontakt zur eigenen Mitte finden; als Gegenpol Übungen der Erdung: deftiges Essen (Umami-Geschmack auch in der *Peace-Food*-Kost möglich), erdverbundenes Leben, körperliche Arbeit.
Einlösung: die eigene *Leichtigkeit des Seins* ertragen und zusätzlich die notwendige Disziplin besitzen, um oft geniale Anlagen zur (Aus-) Wirkung zu bringen.
Urprinzipieller Bezug: Mond-Uranus/Pluto.

Heiserkeit

(bis zur Stimmlosigkeit [Aphonie])
Körperebene: Kehlkopf (Ausdruck, Stimmung).
Symptomebene: krächzend raue, klanglose, fast tonlose Stimme, Ausdruck geistig-seelischer Erschöpfung: Symptom vieler Kehlkopferkrankungen von Entzündung über Stimmbandlähmung bis zu Tumor; umkämpfte Stimme (entzündeter Kehlkopf), gereizte, überstrapazierte Stimmbänder: nicht genug Ruhe in

der Stimme; ungelöste Konflikte: etwas stimmt nicht, hindert am reibungslosen Funktionieren, und die Stimme drückt diese Reibung und die darin deutlich werdende Energieverschwendung aus; z. B. sich nicht trauen, seine Meinung zu sagen, sich durchzusetzen; bei der Entzündung: Wut, so wenig zu sich und seiner Lebensstimmung zu stehen, und Zorn, sich selbst und die eigenen Interessen dem Außeneindruck zu opfern; Versuch, etwas nicht laut werden zu lassen; gereizte Stimmung; nicht mit der ganzen Person zu seinen Äußerungen stehen (sich unbewusst mit Teilen seiner Persönlichkeit von den eigenen Äußerungen distanzieren); gebrüllt, aber nicht mit ganzer Stimme (ganzem Einsatz) aufbegehrt haben; keine Stimme = kein (Stimm-)Recht haben, Entmachtung, Entrechtung, Ohnmacht; sich nicht mehr mitteilen müssen (weil man nicht mehr kann): Überdruss, uneingestandene Unlust, zu sprechen, seine Stimme zu erheben; krächzende Stimme bei dem Versuch, trotz Heiserkeit weiterzureden (Überschätzung der eigenen Wichtigkeit?): geschäftige Reizbarkeit, Stimme kommt nicht aus dem Herzen oder Bauch, sondern aus dem überforderten Hals: keine Resonanz im Körper; angestrengte Stimme = angestrengte Stimmung; erschöpfte Stimme = erschöpfende Situation; etwa bei → Grippe: heiser von all den ungesagten Dingen sein; es versäumt haben, jmd. *etwas zu husten*, vor Wut zu *schnauben*, die Stimme zu erheben und die Aggressionen herauszubrüllen; nicht auf die eigene innere Stimme vertrauen, sich überfordern; genötigt sein zu flüstern (Geheimnisse kann man nur flüsternd weitergeben).

Bearbeitung: sich zurücknehmen lernen; sich bewusst herausfordern (reizen) und damit fördern lassen; Vorbehalte gegenüber den eigenen Äußerungen kennenlernen, um sie dann *stimmiger* mit der ganzen Kraft der eigenen Stimme vertreten zu können; lernen, im Einklang mit seinem inneren Gebrüll zu schreien; sein ganzes inneres Gebrüll herausschreien; im Augenblick der Heiserkeit, wenn das Herausschreien noch nicht möglich ist: Zwang zum Leiserwerden nachkommen, schweigen lernen; bei Heiserkeit tiefer werdende Stimme: Aufgabe, sie mit tieferen Ebenen des eigenen Wesens zu verbinden, sie zu erden, ihr mehr Resonanz im eigenen Leib zu verschaffen und damit auch in der Welt; allopathisch: mit der Stimme kämpfen lernen; seine Stimme erheben, (eigene Ansprüche) laut werden (lassen), auch einmal raue(re) Töne an*schlagen*; lernen, seiner Stimme zu ihrem Recht, sich selbst zu seinem Stimmrecht zu verhelfen.

Einlösung: dem Hals-Chakra gerecht werden: Übereinstimmung von Persönlichkeit, Stimme und (Lebens-)Stimmung (»Ist es wahr(haftig), was ich sage?«, »Geht es mir wirklich um Kommuni[kati]on?«) oder sich eingestehen, dass Reden für einen selbst im Moment höchstens Silber ist und Schweigen

erst mal Gold, denn nur wer sein ganzes Gebrüll brüllt, kann auch sein ganzes Schweigen schweigen und zur letzten Stille durchdringen.
Urprinzipieller Bezug: Merkur/Saturn.
Lit.: *S 250, HT.*
Film: Der Doktor (Bd 2); *Der Chor* (Bd 1).

Helfersyndrom

(Co-Abhängigkeit)
Symptomebene: sich für andere aufopfern, dabei – ohne es zu durchschauen – eigene Probleme auf andere projizieren und sie nur auf diese Weise abhandeln können; eigene Bedürfnisse weit zurückstellen; für andere leben, ohne zu bemerken, dass es doch nur um einen selbst geht; scheinbar selbstloses Engagement bis hin zur Berufswahl: dahinter steht im Schatten die eigene Sehnsucht nach Rettung; sich um Bedürftige und Süchtige kümmern, um sich mit der eigenen Abhängigkeit und Bedürftigkeit nicht konfrontieren zu müssen (falsche Helfer).
Bearbeitung: im Bedürftigen die eigene Bedürftigkeit erkennen, das Gegenüber als Spiegel sehen und für die eigene Entwicklung nutzen; den Nächsten lieben wie sich selbst; erkennen, dass mehr sowieso nicht geht und der Versuch nur neurotisches Verhalten fördert.
Einlösung: eins werden mit allen und allem: »Liebe deinen Nächsten wie dich selbst« – und sogar noch die Feinde, die klassischen Schatten-Projektionsflächen.
Urprinzipieller Bezug: Neptun-Mond.
Lit.: *SI, Hag.*
Film: *Leaving Las Vegas, My Name Is Bill. W., When a Man Loves a Woman, Bob, der Streuner* (alle Bd 2).

Heliosis

siehe Hitzschlag

HELLP-Syndrom

(Komplikation in der Schwangerschaft, Kurzbezeichnung für Blutungsneigung [**H**aemolysis = Blutauflösung], Leberprobleme [**E**levated **L**iver Enzymes = erhöhte Leberenzyme] und niedrige Thrombozytenzahlen [**L**ow **P**latelet Counts])
Körperebene: Leber (Leben, Wertung, Rückverbindung), Blut (Lebenskraft).
Symptomebene: totaler Zusammenbruch fast aller mütterlichen Systeme, drohende Vernichtung der Schwangerschaft und des mütterlichen Lebens, Eskalation gegenüber → Eklampsie und → Gestose; schwere Gerinnungsstörung mit viel zu wenig Blutplättchen lässt die Lebenskraft nach innen davonfließen; die inneren Wunden können nicht mehr verbunden werden; schwerste Leberprobleme stören das Gerinnungssystem zusätzlich bis hin zum Platzen der Leber (»Das Maß ist voll«): Mangel an Lebenssinn und Lebenskraft; möglicherweise Überforderung der Leber als Entgiftungsorgan durch Schadstoffe aus der Umwelt: Überlastung mit Überflüssigem und Gefährlichem.

Bearbeitung: die Lebenskraft nach innen fließen lassen; sich (energetisch) um sich selbst kümmern, Verausgabung für das neue Leben; sich um die eigene *Religio* (Rückverbindung zur Einheit) kümmern, den Sinn des (eigenen) Lebens finden.
Einlösung: Lebensenergie einsetzen, sich verausgaben; Opfer bringen; Lebenssinn entdecken.
Urprinzipieller Bezug: Mond-Jupiter/Pluto.

Hemeralopie

siehe Nachtblindheit

Hemianopsie

(Halbseitenblindheit)
Körperebene: Augen (Einblick, Durchblick, Spiegel und Fenster der Seele), Kreuzungsstelle der Sehnerven (Lichtleitungen).
Symptomebene: **1.** homonyme Hemianopsie (die linke oder rechte Gesichtshälfte beider Augen fällt aus bei Schädigung der Sehnerven nach der Kreuzung): die weibliche bzw. männliche Seite der Wirklichkeit kann nicht mehr wahrgenommen werden, während die andere Seite völlig unberührt bleibt; **2.** heteronyme Hemianopsie als Scheuklappensicht (die äußeren Bereiche, die Peripherie des Gesichtsfeldes, fallen aus – bei Prozessen am Chiasma, der Kreuzungsstelle der Sehnerven): mit Scheuklappen durchs Leben gehen, Schmalspurleben führen; **3.** seltene Form der heteronymen Hemianopsie (bei Prozessen, die von beiden Seiten gleichzeitig den Türkensattel umfassen und die äußeren Fasern der Sehnerven abdrücken, die für die zentralen Bereiche des Gesichtsfeldes verantwortlich sind): die Mitte der Dinge kann nicht mehr wahrgenommen werden, Verlust der Mitte, Unfähigkeit zur Konzentration auf zentrale Dinge.
Bearbeitung/Einlösung: **1.** die verbliebene Seite der Wirklichkeit mit ihren Aufgaben erlösen und von daher den Gegenpol, die beidseitige Weltsicht, zurückgewinnen; **2.** sich auf die verbliebenen zentralen Belange konzentrieren und aus der Erkenntnis des Wesentlichen allmählich den Gesichtskreis wieder weiten; **3.** weniger zielgerichtet, lockerer an die Dinge des Lebens herangehen, von Effizienzgedanken loslassen, »Der Weg ist das Ziel« als Lernaufgabe.
Urprinzipieller Bezug: Sonne/Mond-Saturn.

Hemikranie

siehe Migräne

Hemiplegie

siehe Schlaganfall

Hepatitis

siehe Leberentzündung

Herd

(chronische → Entzündung)
Körperebene: der Organismus kann an fast jeder Stelle betroffen sein.
Symptomebene: chronisch gewordener, oft still vor sich hin schwelender Konflikt; (kriegerisch) gebundene Energien, unbereinigte Situation, Dauerkonflikt; kein echter Krieg,

kein echter Friede: fauler, lauwarmer Kompromiss; Dauerfrustration; nur noch halbherzige Gegenwehr; Kampf, an den man nicht mehr richtig glaubt; Energiemangel verhindert eine echte Lösung; Angst vor Konsequenzen des Handelns und vor Verantwortung; Angst bzw. weder Mut noch Kraft, eine Entscheidung zu treffen: Stagnation, Stellungskrieg; Angst vor den mit einer Entscheidung verbundenen Opfern; Weigerung, die schon lange anstehende Lektion zu lernen.

Bearbeitung: den Ort und das Thema des Konfliktes ausfindig machen; die Energie der Bewusstheit zu diesem Ort/Thema lenken; homöopathische langfristige Lösung: unter Feuer leben, durchhalten, etwas aussitzen, sich Zeit nehmen: Za-Zen; die Mitte suchen, die beiden Seiten gerecht wird; die Enge der Situation ertragen, bis sie sich auf ihrem Höhepunkt ausweitet; allopathische kurzfristige Lösung: Entscheidungen treffen (= das Schwert aus der Scheide befreien); festgehaltene (potenzielle) Energie in lebendige (kinetische) umwandeln und umgekehrt (festgefahrene Situation in Bewegung bringen; hektische beruhigen): mit Energien spielen; Mut haben, die eigenen Grenzen zu überschreiten oder sich ganz zurückzuziehen; ehrlich zum Konflikt stehen und konsequente Entscheidungen treffen.

Einlösung: homöopathischer Weg: Ver*antwort*ung übernehmen: Antworten finden; Mitgefühl entwickeln, da auch die andere Seite recht hat (aus ihrer Sicht); die Mitte finden: Harmonie als gelungener Kompromiss zwischen Krieg und Frieden (die Göttin Harmonia als Kind der Liebesgöttin Venus und des Kriegsgottes Mars); konsequente, beharrliche Suche nach dem mittleren Weg; nichthandelnd handeln: handeln unter Verzicht auf die Früchte des Handelns (buddhistisch: *Phala varja*), um die Stagnation zu beenden, aber ohne das Pendel in den anderen Pol hinüberzutreiben; Erkenntnis, dass große Siege zu großen Kriegen führen und Stille-Halten zu innerer Ruhe; Integration erst des einen, dann des anderen Pols; Heilwerden, Bewusstwerden; Aussöhnungsbereitschaft, echte Kompromissbereitschaft (»Wenn dich jmd. auf die rechte Wange schlägt, halte ihm auch die andere hin«); allopathischer Weg: heiße Diskussionen und Auseinandersetzungen (»Sei heiß oder kalt, die Lauwarmen will ich ausspeien«).

Urprinzipieller Bezug: Saturn-Mars.

Lit.: *Wwg 157–246,AfS, SvI.*

Film: *In Sachen Henry, Der letzte Samurai, Fearless, Wut* (alle Bd 1); *Merry Christmas* (2005).

Hermaphroditismus

(Zwittertum; echte Zwitter sind äußerst selten, beim häufigeren Pseudohermaphroditismus stimmen sekundäre und primäre Geschlechtsorgane nicht überein)

Körperebene: der gesamte Organismus, v.a. Geschlechtsorgane (Sexualität, Polarität, Fortpflanzung).

Symptomebene: die Keimdrüsen des einen und die sekundären Geschlechtsmerkmale des anderen Geschlechts bringen einen zwischen alle Stühle (Intersexualität); die (eigene) Natur täuscht das anlagemäßig nicht vorhandene Geschlecht nach außen vor; im Laufe des Lebens immer mehr Entwicklung in Richtung des inneren Geschlechts; Begriff wird auch bei uneindeutiger Geschlechtszuordnung nach der Geburt verwendet.
Bearbeitung: die beiden Seiten der menschlichen Existenz in sich erleben und jeder zu ihrem Recht verhelfen; Yin und Yang, Weibliches und Männliches miteinander versöhnen: die Aufgabe, die normalerweise mit dem Wechsel verstärkt anfällt, während eines ganzen Lebens lösen.
Einlösung: die chymische Hochzeit von Weiblichem und Männlichem im Bewusstsein vollziehen.
Urprinzipieller Bezug: Uranus.

Hernie

siehe Bruch

Herpes genitalis

Körperebene: Genitalregion (Sexualität), Schamlippen (Vorhänge der Schatzkammer).
Symptomebene: (unbewusster) Konflikt (Druck) entzündet sich im Sexualbereich; Furcht vor Verunreinigung, Ekelgefühle (*Wwg 221*); → Scham- und → Schuldgefühle (bei einem Seitensprung); Selbstbestrafung (für Fremdgehen): sich zeichnen oder zeichnen lassen mit dem damit verbundenen Zwang, Farbe zu bekennen; verkrustete Einstellungen bzgl. Sexualität; strafendes Über-Ich; Ambivalenz von Lust und Schuldgefühl: das zurückgehaltene Feuer wirft (Fieber-) Blasen auf; Verhinderung von Lust und weiterem Geschlechtsverkehr (Schmerzen, Ansteckung); »unsaubere«, uneingestandene Wünsche kommen einem über die (Scham-) Lippen.
Bearbeitung: sich für spannende Erfahrungen im sexuellen Bereich öffnen, bei denen auch Schattenelemente hochkommen und die Bewusstseinsgrenze überschreiten dürfen; den brennenden Bedürfnissen nachgehen: im Lustbereich das Feuer entzünden; den eigenen Schattenbereich erforschen; die eigenen Tabuzonen kennenlernen; eigene unbewusste Sauberkeitsvorstellungen auf den verschiedenen Ebenen erkennen und bearbeiten; das Bedürfnis nach Entschuld(ig) ung respektieren; sich wie im Fieber lieben, statt Fieberblasen zu entwickeln.
Einlösung: Offenheit im Geschlechtsbereich für neue Erfahrungen; Überschreiten der eigenen Grenzen und Vordringen bis in Schattenbereiche.
Urprinzipieller Bezug: Venus/ Pluto.
Lit.: *S 360–366, F 298–300, Wwg, SuL, SvI.*
Film: *Black Swan, In Sachen Henry, Der letzte Samurai, Fearless, Wut, Der Gott des Gemetzels* (alle Bd 1).

Herpes labialis

(Fieberblasen)
Körperebene: Mund (Aufnahme, Ausdruck, Mündigkeit), Lippen (Sinnlichkeit).
Symptomebene: Konflikt im Bereich Sinnlichkeit: Lippen schwellen an und zeigen die unbewusste Tendenz zu ausufernder Sinnlichkeit (nicht eingestandene Lust); Ekelgefühle (*Wwg 221*), Abwehr von Küssen und Intimitäten: Warnung potenzieller Partner durch Abschreckung und Abstoßung; ambivalente Botschaft: »Schau her auf meine aufgeblasenen Lippen, aber rühr mich nicht an«; Abscheu vor dem eigenen Abgründigen; Unsägliches, Unsagbares kommt einem verschlüsselt über die Lippen: Herpesblasen statt Sprechblasen (es schwillt einem die Lippe); Angst vor dem Urschleim/Ursumpf: etwas will heraus, vor dem einem graust, unsaubere Gedanken kommen einem physisch statt verbal über die Lippen; Entstellung als Verstellung; → Ansteckungsangst: Strafe für »unsaubere« Gedanken; auf etwas hinfiebern, im Stress sein (mit *Schaum vor dem Mund* unterwegs sein); Abwehrschwäche: sich seiner Haut nicht ausreichend wehren können; Angst davor, eine Lippe zu riskieren und freche, anzügliche Dinge über die eigenen Lippen zu bringen; unterdrückte, unartikulierte Wut und ebensolcher Abscheu werfen Blasen auf.
Bearbeitung: das Abschreckende im eigenen Wesen dosiert hervorbrechen lassen; eigene Schattenthemen ins Bewusstsein aufsteigen lassen; seine eigenen dunklen Gelüste kennenlernen; Sinnlichkeit annehmen, statt sie zu entstellen; unaussprechliche Dinge über die Lippen bringen, eine Lippe riskieren: scharfe Witze und heiße Themen; die Abwehr gegenüber sog. unsauberen Wünschen reduzieren; statt auf seelische lieber auf körperliche Abwehr setzen.
Einlösung: auch heiße, gewagte Themen mutig über die Lippen bringen; die eigene Sinnlichkeit aufblühen lassen.
Urprinzipieller Bezug: Venus/Mond-Merkur-Pluto.
Lit.: *S 144–150, Wwg, AfS.*
Film: *Angsthasen, Fearless, Patch Adams, Die Bücherdiebin* (alle Bd 1); *Besser geht's nicht, Angst essen Seele auf* (beide Bd 2).

Herpes zoster

siehe Gürtelrose

Herz, zu kleines

Körperebene: Herz (Sitz der Seele, Liebe, Gefühl, energetische Mitte).
Symptomebene: Unterforderung, Untrainiertheit; Herzklopfen bei jeder Gelegenheit ruft das Herz ins Bewusstsein; (zu) wenig Mut/Kraft/Liebe/Emotion spüren; Kleinmütigkeit, Schwäche; Gegenpol: großes, weites Herz; sich kaum auf die Kraft seines Herzens verlassen können; Kreislaufregulationsstörungen: nicht aktiv und offensiv am Kreislauf des Lebens teilnehmen können.
Bearbeitung: sich mehr um das eigene Herz kümmern (z. B. Selbsthilfe statt übertriebener Hilfsbereit-

schaft), vom Herzen im übertragenen Sinne weniger fordern und sich auch um das körperliche Herz kümmern, z. B. durch mildes Bewegungstraining; nicht nur in Träumen, sondern auch im Konkreten etwas für das Herz, seine Kraft, seine Emotionen und Gefühle tun; seine Aufmerksamkeit bei jeder Gelegenheit aufs Herz richten, seinen Bedürfnissen nachspüren und ihnen auch eine (physische) Basis verschaffen; Hingabe lernen.
Einlösung: Konzentration auf die eigenen Herzensthemen; Hingabe an die Bedürfnisse seines Herzens; Sehnsüchten nachleben; echte Bescheidenheit: Selbstbescheidung; allopathisch: *sich ein Herz fassen* und es über sich selbst hinauswachsen lassen in Richtung Weite, Offenheit und Mut.
Urprinzipieller Bezug: Sonne-Saturn.
Lit.: *H 89f.*
Film: *Wie im Himmel, Zurück zu Dir, Broken Silence, Rendezvous mit Joe Black* (alle Bd 2); *Labor Day, Die Brücken am Fluss, Was das Herz begehrt, Mit dem Herz durch die Wand* (alle Bd 1).

Herzasthma

siehe Asthma cardiale

Herzbeklemmung

siehe Herzprobleme

Herzbeutelentzündung

(Perikarditis, Panzerherz)
Körperebene: Herz (Sitz der Seele, Liebe, Gefühl, energetische Mitte).
Symptomebene: unbewältigter Konflikt im Umfeld des Herzens (*H 126*), aufgesparte seelische Herzenskonflikte; Belagerung des Herzens durch aggressive Seelenenergien; Gefahr der Erdrosselung des Herzens durch vom Konfliktgeschehen abgesondertes und aufgestautes Seelenwasser (Herzbeuteltamponade); brennendes Konfliktthema in Herz(ens)nähe; vergebliche Versuche, sein Herz in Watte zu packen (Herzschwächung, -erweichung) oder einzumauern (Panzerherz); seinen (Kalk-)Grabstein mitten im eigenen Herzen aufrichten.
Bearbeitung: um die eigene Mitte, die Herzensangelegenheiten kämpfen lernen; sich brennend für den Schutz der Mitte einsetzen; mehr Festigkeit und Bestimmtheit in Herzensthemen an den Tag legen, herzerweichend (Herzerweichung) oder stark (Panzerherz) lieben, für umhüllende, sorgende Liebe kämpfen.
Einlösung: sich im Innersten schützen, für den Schutz seiner Mitte einstehen und kämpfen; die Sorge um die Hauptstadt des Körperlandes in die Mitte des Lebens stellen.
Urprinzipieller Bezug: Sonne-Mars.
Lit.: *H 133f., Wwg, SvI.*
Film: speziell zu Herz – *Wie im Himmel, Zurück zu Dir, Broken Silence, Rendezvous mit Joe Black* (alle Bd 2); *Labor Day, Die Brücken am Fluss, Was das Herz begehrt, Mit dem Herz durch die Wand* (alle Bd 1); speziell zu Konflikt – *In Sachen Henry, Der letzte Samurai* (beide Bd 1).

Herzblock

siehe AV-Block

Herzentartung

(Myodegeneratio cordis)
Körperebene: Herz (Sitz der Seele, Liebe, Gefühl, energetische Mitte).
Symptomebene: das spezifische Herzgewebe wird durch minderwertiges Bindegewebe ersetzt: es wird kaum noch gearbeitet, sondern nur noch der Platz im Leben festgehalten, ohne ihn auszufüllen; die Lebensmitte gibt auf; die Herzenskräfte sind erschöpft; die Widerstandskraft aufzehrende Konflikte im Hintergrund.
Bearbeitung: sich aus der Mitte heraus ergeben; ohne (große) Ansprüche den Platz im Leben behaupten; sich der fälligen zentralen Umwandlung (Metamorphose) bewusst werden; sich auf das letzte Loslassen von der Materie seelisch einstellen.
Einlösung: lieben, fühlen ohne Rücksicht auf Normen und Grenzen; Vorbereitung auf die Öffnung für und die Rückkehr in die Heimat der Seele.
Urprinzipieller Bezug: Sonne-Uranus.
Lit.: *H 204f.*
Film: *Wie im Himmel, Zurück zu Dir, Broken Silence, Rendezvous mit Joe Black* (alle Bd 2); *Labor Day, Die Brücken am Fluss, Was das Herz begehrt, Mit dem Herz durch die Wand* (alle Bd 1).

Herzentzündung

siehe Myokarditis

Herzfehler, angeborener

(siehe die speziellen Fehler)
Körperebene: Herz (Sitz der Seele, Liebe, Gefühl, energetische Mitte).
Symptomebene: mitgebrachte zentrale Lebensaufgaben; Fehler in der eigenen Mitte: etwas Zentrales fehlt; nicht völlig auf das Leben in der polaren Welt eingestellt sein: (unbewusste) Weigerung, am Kreislauf des Lebens teilzunehmen; nicht entschieden genug (in der Welt) bleiben wollen; auf fremde äußere Hilfe angewiesen sein.
Bearbeitung (für Eltern und den späteren Erwachsenen): sich auf alte, mitgebrachte Aufgaben einstellen bzw. Betroffenen zu dieser Einstellung verhelfen; auf die Suche nach dem in der Mitte Fehlenden gehen; sich auf das Leben in der Welt der Gegensätze einlassen, ohne die Mitte/das Zentrum und die eigentliche Bedeutung des Lebens aus den Augen zu verlieren; die Notwendigkeiten im Kreislauf des Lebens anerkennen: entweder lebensgefährliche Kurzschlüsse oder ein lebensfördernder langer Weg in vorgegebenen Bahnen; sich bewusst für die Welt entscheiden; Hilfe von außen annehmen lernen.
Einlösung: sich bewusst in den Kreislauf des Lebens mit seinen Notwendigkeiten und Zwängen hineingeben; nur durch das Erlösen der Polarität ergibt sich der Zugang zur Einheit; »Was immer du tust, tu es mit deinem ganzen Herzen« (Konfuzius).
Urprinzipieller Bezug: Sonne-Saturn/Pluto.

Lit.: *H 142–172.*
Film: *Wie im Himmel, Zurück zu Dir, Broken Silence, Rendezvous mit Joe Black* (alle Bd 2); *Labor Day, Die Brücken am Fluss, Was das Herz begehrt, Mit dem Herz durch die Wand* (alle Bd 1).

Herzflattern/Herzflimmern

(siehe auch Vorhofflimmern)
Körperebene: Herz (Sitz der Seele, Liebe, Gefühl, energetische Mitte).
Symptomebene: auf dem Boden von toxischen Herzschädigungen (Glykoside), → Herzinfarkt, → Lungenembolie, Stromunfällen usw.: das Herz wird durcheinandergebracht, in Herz(ens)angelegenheiten völlig durcheinander sein; Impulse, die das Lebenszentrum betreffen, drehen sich im Kreis; viel Wirbel im Herzen ohne Ergebnis; absolutes Chaos bzgl. der Informationen in der Lebensmitte – ein mit dem (Über-)Leben nur sehr kurz zu vereinbarender Zustand; Wogen und Wühlen des Herzens, das seinen Weg (Rhythmus) nicht findet: Aufbäumen (Todeskampf) der Mitte; Herzklopfen bei jeder Gelegenheit ruft das Herz ins Bewusstsein; Angst, lebensentscheidende Themen, die um die Liebe kreisen, anzugehen.
Bearbeitung: sich vom heißen Herzen rechtzeitig durcheinanderbringen lassen; sich vom Herzen herumwirbeln lassen und seinen verdrehten, unlogischen Wegen folgen; sich dem (vordergründigen) Chaos der Gefühle hingeben; Hintergründe der Gefühle entdecken; allopathisch und lebensrettend: für das Leben aufwachen; die Lebensangst mit Macht überwinden; Entscheidungen treffen, die die Hierarchie im Herzen wiederherstellen (die medizinische Defibrillation entmachtet alle Zentren, um dem ersten [dem Sinusknoten] wieder zur Macht zu verhelfen); zur Hierarchie zurückfinden: das Höchste zuerst, d. h., die wahre Ordnung, die hinter der sichtbaren liegt, entdecken; sich auf ein Impulszentrum und ein (vorrangiges Herzens-)Ziel einigen, d. h., sich für das Leben entscheiden.
Einlösung: Hierarchie als die Herrschaft des Heiligen erkennen und akzeptieren: sich für das Höchste an erster Stelle entscheiden.
Urprinzipieller Bezug: Sonne-Uranus/Neptun (Chaos).
Lit.: *H 188–192.*
Film: *Wie im Himmel, Zurück zu Dir, Broken Silence, Rendezvous mit Joe Black* (alle Bd 2); *Labor Day, Die Brücken am Fluss, Was das Herz begehrt, Mit dem Herz durch die Wand* (alle Bd 1).

Herzhypertrophie

siehe Herzvergrößerung

Herzinfarkt

(siehe auch Bluthochdruck, Durchblutungsstörungen, Gefäßverschluss, Metabolisches Syndrom)
Körperebene: Herz (Sitz der Seele, Liebe, Gefühl, energetische Mitte), Blut (Lebenskraft).
Symptomebene: Mangelversorgung des Herzens mit Lebensenergie

(Blut): Herz verhungert ganz oder in Teilen; die Liebe nicht (an-)nehmen können, sich ihr nicht öffnen; Todesschreie/-krämpfe eines bereits strangulierten Herzteils (Herzkranzgefäßverengung, → Angina pectoris); Engherzigkeit, Erstarrung, Versteinerung als Vorbedingung; Verstopfung/Verstockung im Fluss der (Herzens-)Gefühle; Überbewertung von Ichkräften und Dominanz des Wollens schneiden vom Fluss des Lebendigen ab; nach Dominanz/ Leistung strebender Mensch, Angst vor Kritik und Misserfolg; Aggressionsstau (beherrschte Aggression) und Entladung des Staus aggressiver Energie (z. B. im Bruch der Herzwand); geringes Selbstwertgefühl, das durch gutes Funktionieren und das Streben nach Anerkennung und Liebe aufgebessert werden soll, was nur bedingt gelingt: bei Infarkt tritt der GAU ein = Zusammenbruch des Selbstwertgefühls; Hemmung, eigene seelische Bedürfnisse zu formulieren; Fehlen eines höheren Ziels; soziale Isolation, Einsamkeit: »einsames Herz«, »gebrochenes Herz«; Infarkt als Gefühlseinbruch; Unzufriedenheit, gereizte Grundstimmung; chronische Erwartungshaltung, angespannte Höflichkeit, Rigidität; Angst, verletzt zu werden; Unfähigkeit zu tiefer Entspannung; Körpermitte als Totenstadt (Nekropolis); Narbe am Herzen: etwas Lebenswichtiges und höchst Lebendiges wird durch eine Notmaßnahme mit relativ leblosem Material ersetzt; Abschied von einem Herzensbereich, von dem nichts bleiben wird als ein minderwertiger Ersatz.

Bearbeitung: sich der Mangelversorgung (Strangulierung) seines Herz(ens) mit (Lebens-)Energie, Zeit und Zuwendung bewusst werden; die Hilferufe des Herzens in den Schmerzensschreien des nach Zuwendung (Versorgung) hungernden Gewebes erhören; sich eingestehen, dass das Ego mit seinen Forderungen den ersten Rang im Leben noch vor den Herzensangelegenheiten erobert hat; konsequent und hart mit sich (dem Ego und seinen Ansprüchen) werden; eigene Standpunkte finden; sich der Alternative, der urprinzipiellen Achse von Fließen – Stauen bewusst werden; sich dem Kampf um die eigene Mitte stellen: resignieren (dichtmachen) oder in Fluss kommen; Leben ins Fließen bringen; keine Mördergrube aus dem Herzen (voller Hass, Wut, Rache, Trauer, Schmerz) machen; innere Ruhe vor der Grabesruhe verwirklichen; sich Schwäche und Verletzlichkeit eingestehen; (allem) Äußeren zugunsten der inneren Mitte entsagen; Grundangst, sich zu verlieren, erkennen und sich klarmachen, dass man »nur« das Ego zu verlieren hat, um in der Mitte anzukommen.

Einlösung: das Herz bewusst zur Stadt des Lebens (oder Sterbens) machen; es als Mitte und Zentrum des Lebensflusses erkennen und sich für seine Bedürfnisse öffnen; Demut zeigen und sich auf das Wesentliche konzentrieren und beschränken; zur Selbstakzeptanz und -liebe finden.

Urprinzipieller Bezug: Sonne-Saturn.
Lit.: *H 102–124, AfS; CD/Audio »Herzensprobleme«.*
Film: *Rendezvous mit Joe Black, Wie im Himmel, Zurück zu Dir, Broken Silence* (alle Bd 2); *Labor Day, Die Brücken am Fluss, Was das Herz begehrt, Mit dem Herz durch die Wand* (alle Bd 1).

Herzinnenhautentzündung

siehe Endokarditis

Herzinsuffizienz

siehe Altersherz, Herzversagen

Herzklappeninsuffizienz

(Trikuspidalinsuffizienz; siehe auch Herzfehler, angeborener)
Körperebene: Herz (Sitz der Seele, Liebe, Gefühl, energetische Mitte).
Symptomebene: Fehlverbindungen im Innern des Herzens, Fluss der Lebensenergie gerät im Zentrum auf Abwege und in Staus; Sisyphusarbeit in der Lebensmitte; Vorwärtsfließen des Lebensstromes wird mit erheblichen Rückschritten erkauft; Regressionsneigung; Rückzugsproblematik; fehlender Rückhalt im Leben; fehlende Unterscheidungsfähigkeit; wesentliche Trennungen (des Blutstromes) sind nicht möglich: Arbeit muss sinnlos verrichtet werden.
Bearbeitung: bewusstes Zurücknehmen der Lebensenergie; lernen, sich auf sich selbst zurückzuziehen; bewusste Regression; Offenheit auch für die eigenen Rückschritte entwickeln; lernen, die Klappe zu halten, nein zu sagen; fragen, was fehlt; in Herzensdingen andere Wege einschlagen.
Einlösung: die Sisyphussituation als Lebensaufgabe bewusst annehmen; Aussöhnung mit dem immer wieder zurückgenommenen Leben.
Urprinzipieller Bezug: Sonne-Saturn.
Lit.: *H 164–172.*
Film: *Wie im Himmel, Zurück zu Dir, Broken Silence, Rendezvous mit Joe Black* (alle Bd 2); *Labor Day, Die Brücken am Fluss, Was das Herz begehrt, Mit dem Herz durch die Wand* (alle Bd 1).

Herzkranzgefäßverengung

siehe Angina pectoris

Herz-Kreislauf-Probleme

(Kreislaufregulationsstörungen, meist auf der Basis eines niedrigen Blutdrucks; siehe auch Bluthochdruck, Blutniederdruck)
Körperebene: Herz (Sitz der Seele, Liebe, Gefühl, energetische Mitte), Blutkreislauf (Kreis der Lebensenergie, Ver- und Entsorgung).
Symptomebene: nicht flexibel genug sein, wechselnden Lebenslagen gerecht zu werden; *(Lage-)Veränderungen* führen zu Anpassungsproblemen; Versorgungsengpässe, die jeweils erst nach einer Anpassungszeit überwunden werden können; Kontakt- und Genussstörung.
Bearbeitung: sich mehr Zeit zur Anpassung an die Wechselfälle des Lebens nehmen; sie aber annehmen und nicht vermeiden; sich die Abwehr gegenüber allen (Lage-)Verän-

derungen bewusst machen und die Lebensphilosophie des »Hoffentlich-passiert-nichts« durchschauen; sich die Minderversorgung als Lebensprinzip einer konservativen, den jeweiligen Status quo stabilisierenden und manchmal verherrlichenden Lebenseinstellung erkennen; einen gleichmäßigen, stetigen Lebensfluss anstreben; Exerzitien: Fasten, Meditation, Autogenes Training, Tai Chi, Mandalamalen.
Einlösung: Anpassung und Hingabe an den jeweiligen Lebensstrom.
Urprinzipieller Bezug: Sonne-Mond.
Lit.: *H 225–303; CD/Audio »Niedriger Blutdruck«.*
Film: *Wie im Himmel, Zurück zu Dir, Broken Silence, Rendezvous mit Joe Black* (alle Bd 2); *Labor Day, Die Brücken am Fluss, Was das Herz begehrt, Mit dem Herz durch die Wand* (alle Bd 1).

Herzmuskelentartung

siehe Herzentartung

Herz(muskel)entzündung

siehe Myokarditis

Herzneurose

Körperebene: Herz (Sitz der Seele, Liebe, Gefühl, energetische Mitte).
Symptomebene: Zwang, ständig sein Herz zu beobachten und das Leben ganz dessen physischen Bedürfnissen unterzuordnen: Schonhaltung; Überbetonung des Körpers bei Übersehen der Seele: alles dreht sich ums Herz, aber nur auf der physischen Ebene; ständig auf sein Herz hören bei Vernachlässigung der (seelischen) Mitte; auf sein (physisches) Herz hören, ohne ihm zu gehorchen; Angst vor Zerfall des Ichs; Angst zu explodieren; Bedürfnis, sich anzuklammern, Trennungsängste, symbiotisch enge Partnerbeziehungen; Angst, allein nicht vollständig zu sein; panische Angst zu sterben; Aggressionstendenzen gegenüber übermächtiger Kraft, die das Herz einsperrt (oft Mutterfigur); Angst vor Herzlosigkeit (im körperlichen Sinn).
Bearbeitung: das Herz in seelischer Hinsicht wieder in die Mitte des Lebens rücken; Schwergewicht der Zuwendung vom körperlichen auf das seelische Herz übertragen; »liebesfähig« werden: sich einem Menschen zuneigen; Auseinandersetzung mit den Ichkräften; die innere dominierende Mutterfigur loslassen; sich aus Abhängigkeit befreien; Aggression bewusst machen, insbesondere des aggressiven Befreiungswunsches; sich auf den Weg machen, um sein Ich zu finden und zu leben; Beschäftigung und Aussöhnung mit dem Thema Tod; Psychotherapie.
Einlösung: Mut zeigen (Löwenherz); von der Implosion zur Explosion gelangen; den Regungen des Herzens gehorchen, herzhafter leben; Aufgabe des kleinen persönlichen Ichs im großen Meer der kosmischen Bewusstheit.
Urprinzipieller Bezug: Sonne (Herz)-Pluto (Zwang).
Lit.: *H 210–221,AfS.*
Film: speziell zu Herz – *Wie im Himmel, Zurück zu Dir, Broken*

Silence, (alle Bd 2); speziell zu Angst – *Angsthasen, Fearless* (beide Bd 1); *Besser geht's nicht, Angst essen Seele auf* (beide Bd 2).

Herzphobie

siehe Herzneurose

Herzprobleme

(Herzstiche, Herzbeklemmung, Herzschmerz, Herzrasen)
Körperebene: Herz (Sitz der Seele, Liebe, Gefühl, energetische Mitte).
Symptomebene: Stich ins Herz: Stich ins Zentrum der Gefühle als wichtiges Signal; Herzbeklemmung: momentanes Engegefühl in Herzensangelegenheiten, in Herzensdingen klemmen (verklemmt sein); Herzschmerz: Liebesschmerz, das Herz schreit nach Zuwendung; Herzrasen: das Leben/Schicksal macht dem Herzen Beine; galoppierende, jagende, rasende Gefühle; Herzprobleme allgemein: an seiner Mitte (er-)kranken; seelische Entgleisung in einem zentralen, die Lebensmitte berührenden Bereich.
Bearbeitung: lernen, auf das Herz zu hören, ihm zu folgen; dem Stich nachspüren und herausfinden, wer das Messer führt; der Angst in der Enge nachspüren und ihr Geheimnis lüften; sich herzensmäßig bewegen lassen, die Geschwindigkeit des Lebensflusses erhöhen.
Einlösung: das Herz bewusst in die Mitte des Lebens stellen und ihm (zumindest in Herzensangelegenheiten) folgen.
Urprinzipieller Bezug: Sonne-Saturn/Uranus/Mars.
Lit.: *H 75–223, AfS; CD/Audio »Herzensprobleme«.*
Film: *Rendezvous mit Joe Black, Wie im Himmel, Broken Silence, Glück ist was für Weicheier; Wie im Himmel, Zurück zu Dir* (alle Bd 2); *Labor Day, Die Brücken am Fluss, Was das Herz begehrt, Mit dem Herz durch die Wand* (Bd 1).

Herzrasen

siehe Herzprobleme

Herzrhythmusstörungen

(siehe auch Herzstolpern, Tachykardie)
Körperebene: Herz (Sitz der Seele, Liebe, Gefühl, energetische Mitte).
Symptomebene: Einbrüche in die Ordnung des Lebens/Herzens, Entgleisungen aus dem normalen Gleichmaß; man traut sich nicht, sich von den Emotionen »verrücken« zu lassen; nur auf den Kopf hören wollen; zu sehr an Verstand und Normen orientiert sein; Emotionen zu wenig Raum geben; nicht im eigenen Rhythmus schwingen.
Bearbeitung: Einbrüche in die gewohnte Ordnung zulassen; freiwillig immer wieder aus dem Gleichmaß des normalen Lebens herausspringen; ab und zu bewusst *verrücktspielen, aus der Reihe tanzen, über die Stränge schlagen* (Karneval/Fasching usw. nutzen); lernen, neben dem Kopf auch »auf sein Herz zu hören«: den Emotionen und Gefühlen freiwillig Raum geben und sie dem genormten Verhalten gegenüberstellen.
Einlösung: sich von Emotionen

und Gefühlen aus der Ruhe bringen lassen; Offenheit für irrationale Gefühlseinbrüche; den eigenen Rhythmus suchen und unabhängig von allen Normen leben.
Urprinzipieller Bezug: Sonne-Uranus.
Lit.: *H 172–196.*
Film: *Lieben oder Malen, Ein unmoralisches Angebot, Labor Day, Die Brücken am Fluss, Nur für Personal, Was das Herz begehrt, Mit dem Herz durch die Wand* (alle Bd 1); *Wie im Himmel, Zurück zu Dir, Broken Silence, Rendezvous mit Joe Black* (alle Bd 2).

Herzruptur

(Bruch der Herzwand) siehe Herzinfarkt

Herzscheidewanddefekte

Körperebene: Herz (Sitz der Seele, Liebe, Gefühl, energetische Mitte), Herzscheidewand (Schwelle zwischen Diesseits und Jenseits in unserer Mitte).
Symptomebene: der notwendige Schritt in die Polarität unterbleibt, das eine Herz der Zeit im Mutterleib trennt sich nicht wirklich in die beiden Kammern: der Einheit immer nahe bleiben (ständige Todesnähe); an einer früheren Entwicklungsstufe hängenbleiben, die Einheit/den paradiesischen Zustand im Mutterleib nicht loslassen wollen; Schwierigkeiten bei der Anpassung an die Polarität; den Schritt in die Zweiheit nicht schaffen; das Festhalten am Altbewährten wird zum Lebenshindernis.
Bearbeitung: sich mit der Vergangenheit aussöhnen, um sie dann loszulassen; lernen, über bewährte Dinge der Vergangenheit hinauszuwachsen; sich die Zwänge und Notwendigkeiten der polaren Welt bewusst machen und sie akzeptieren; aus der Situation der Behinderung lernen (Krankheit als Weg benutzen): ruhiger leben, mit mehr Orientierung auf innere Schritte als äußere Leistung usw.; (Herz-) Außenseitertum im positiven Sinne annehmen.
Einlösung: die Einheit ständig als letztes Ziel im Bewusstsein behalten; sich vom Paradies bewusst lösen, aber die Rückkehr als Gewissheit mit sich tragen.
Urprinzipieller Bezug: Sonne-Uranus.
Lit.: *H 145–149.*
Film: *Wie im Himmel, Zurück zu Dir, Broken Silence, Rendezvous mit Joe Black* (alle Bd 2); *Labor Day, Die Brücken am Fluss, Was das Herz begehrt, Mit dem Herz durch die Wand* (alle Bd 1).

Herzschmerz

siehe Herzprobleme

Herzschrittmacher

Körperebene: Herz (Sitz der Seele, Liebe, Gefühl, energetische Mitte).
Symptomebene: maschineller Streikbrecher: berechenbarer Takt im Herzen – im Gegensatz zum unberechenbaren eigenen Rhythmus; Roboter in der Mitte des Lebens; Flucht aus der Unzuverlässigkeit des Herzens; Verlässlichkeit

wird über Lebendigkeit gestellt; ursprünglich zu wenig von seiner Eigenart und Individualität verwirklicht haben.
Bearbeitung: erkennen, wie viel Totes und Maschinenhaftes bereits vom eigenen Leben Besitz ergriffen hat; sich mit den Polen Rhythmus – Takt bzw. lebendiges (unzuverlässiges) Herz – tote (verlässliche) Maschine auseinandersetzen.
Einlösung: Leben statt Überleben zum Ziel erheben; Lebensfreude fördern.
Urprinzipieller Bezug: Sonne-Uranus (Technik).

Herzschwäche

siehe Altersherz, Herzversagen, Vorhofflimmern

Herzstiche

siehe Herzprobleme

Herzstolpern

(Extrasystolen)
Körperebene: Herz (Sitz der Seele, Liebe, Gefühl, energetische Mitte).
Systemebene: eigene Mitte ist aus dem Tritt geraten; Extrawürste; Unfähigkeit, sich einer höheren Idee unterzuordnen; Eigensinn in zentralen Dingen.
Bearbeitung: bewusst aus der vorgegebenen Rolle fallen und zentrale Ansprüche an Besonderheit und Originalität stellen; den gewohnten Trott aufgeben und sich etwas Neues einfallen lassen; auf neuen Wegen etwas für Herzensangelegenheiten tun; bei Herzensthemen endlich in die Gänge kommen; Individualität leben; über die Stränge schlagen, aus der Reihe tanzen, »ver-rückte« Ideen, kreative Einfälle ausleben.
Einlösung: seinen eigen(artig)en Rhythmus finden; zur Eigen(en)art stehen; Weg zurück zu einer gesunden Hierarchie im Herzen und damit zur Herrschaft des Heiligen in der eigenen Mitte finden.
Urprinzipieller Bezug: Sonne-Uranus.
Lit.: *H 185–187.*
Film: *Lieben oder Malen, Ein unmoralisches Angebot, Labor Day, Die Brücken am Fluss, Was das Herz begehrt, Mit dem Herz durch die Wand* (alle Bd 1); *Wie im Himmel, Zurück zu Dir, Broken Silence, Rendezvous mit Joe Black* (alle Bd 2).

Herzverfettung

(Lipomatosis cordis)
Körperebene: Herz (Sitz der Seele, Liebe, Gefühl, energetische Mitte).
Symptomebene: sich das Gewicht seiner Mitte und ihrer zentralen Lebensthemen nicht eingestehen; ungeschicktes Hervorheben des Gewichts, das der Mitte zukommt; das in Watte gepackte, gut isolierte Herz (Fett = beste Wärme- und Stoßisolierung): Abschirmung vor dem Stress des Lebens.
Bearbeitung: dem Herzen bewusst mehr Gewicht einräumen; sich die (Ge-)Wichtigkeit seiner zentralen Herz(ens)themen eingestehen; Begeisterung ins Herz lenken; im übertragenen, seelischen Sinne reich und großzügig werden (statt

körperlich fett); lernen, sein Herz im übertragenen Sinne zu schützen und zu verteidigen und sich vor gefährlichen Bedrohungen mit bewussten Maßnahmen abzuschirmen; Isolierung/Klausur: Rückzug zum Eigenen, Wesentlichen.
Einlösung: seine eigene Mitte zu einem sicheren Platz machen.
Urprinzipieller Bezug: Sonne-Jupiter.
Lit.: *H 205–207.*

Herzvergrößerung

(Herzhypertrophie, Sportlerherz)
Körperebene: Herz (Sitz der Seele, Liebe, Gefühl, energetische Mitte).
Symptomebene: **1.** konzentrische (häufig durch Sport verursachte, relativ harmlose, in geringem Ausmaß sogar gesunde Herzvergrößerung) und **2.** exzentrische Herzhypertrophie (das linke oder rechte Herz ist einseitig vergrößert, was auf Gefäß- oder Klappenprobleme zurückgeht und bedrohlich werden kann); (Über-)Forderung des physischen Herzens; über die (physischen) Grenzen hinauswachsen.
Bearbeitung: sein Herz in seelischer Hinsicht fordern und fördern; ihm im übertragenen Sinn erlauben, über sich hinauszuwachsen; das Herz ausweiten und es dem Leben und seinen Anforderungen öffnen; dem Herzen und seinen Themen mehr Gewicht geben; **1.** Sportlerherz: vor lauter Training nicht die wirklich wichtigen Herzensthemen auf der übertragenen Ebene vernachlässigen; **2.** dem Grundproblem gerecht werden: z. B. → Bluthochdruck klären oder Klappenfehlern (→ Herzklappeninsuffizienz) und ihrer Bedeutung nachgehen.
Einlösung: Großherzigkeit und Selbstüberwindung.
Urprinzipieller Bezug: Sonne-Jupiter.
Lit.: *H 86–89.*
Film: *Wie im Himmel, Zurück zu Dir, Broken Silence, Rendezvous mit Joe Black* (alle Bd 2); *Labor Day, Die Brücken am Fluss, Was das Herz begehrt, Mit dem Herz durch die Wand* (alle Bd 1); *Der Klang des Herzens* (2007).

Herzversagen

(Herzinsuffizienz; siehe auch Altersherz, Herzvergrößerung)
Körperebene: Herz (Sitz der Seele, Liebe, Gefühl, energetische Mitte).
Symptomebene: das Herz schafft es nicht mehr, es wird mit den (An-) Forderungen nicht mehr fertig; im Herzen kommt der Lebenswille zum Erliegen (»Ich will nicht mehr!«); die Mitte des Lebens gibt auf; im Zentrum des Lebens aufgeben; vor dem Zusammenbruch eine Reihe von Notmaßnahmen: Ausweitung, Mehrarbeit (Frequenzsteigerung), Wassereinlagerung (verkleinert das Blutvolumen) = Mobilisierung der letzten Reserven; mit dem Zusammenbruch gehen einher: Rückstau in die Lunge (beim häufigeren Linksherzversagen) oder in den Körper beim Rechtsherzversagen (z. B. nach langem → Asthma): das Seelische (Wasserelement) staut sich zurück, kann nicht mehr im Umlauf gehalten werden; beim

Rückstau in die Lunge (→ Lungenödem) in der eigenen Seelenflüssigkeit zu ersticken bzw. zu ertrinken drohen; Versagen bzgl. seines zentralen Lebensthemas oder bewusster Absprung aus dem Chaos, Flucht; sich aus der Polarität verabschieden: letztlich ist jedes Lebensende mit einem Herzstillstand verbunden, weil das Herz unter den gegebenen Umständen nicht mehr kann.
Bearbeitung: Ausweitung der eigenen Herzensmöglichkeiten; weiter werden für den breiten Strom der Lebensenergie und des Lebens; den Doppelcharakter jeder Aufgabe kennenlernen: sich ihr stellen, solange es Sinn hat, aber auch den Zeitpunkt des Aufgebens erkennen: sich in sein Schicksal ergeben; konkretes Exerzitium: Fastentherapie, um dem physischen Herz die Chance zu geben, wieder *in* (seine angestammte) *Form zu kommen* und im übertrage nen Sinne weiter zu werden.
Einlösung: Großherzigkeit; in seiner Mitte ruhen (bei sich zu Hause sein) und sich von hier aus öffnen und (aus-)weiten: sich der Schöpfung hingeben und eins mit allem werden; (letzte) Ruhe finden; Hingabe: von »Mein Wille geschehe« zu »Dein Wille geschehe«.
Urprinzipieller Bezug: Sonne-Neptun.
Lit.: *H 196–204.*
Film: *Wie im Himmel, Zurück zu Dir, Broken Silence, Rendezvous mit Joe Black* (alle Bd 2); *Labor Day, Die Brücken am Fluss, Was das Herz begehrt, Mit dem Herz durch die Wand* (alle Bd 1).

Herzwandaneurysma

(Herzwanderweiterung)
Körperebene: Herz (Sitz der Seele, Liebe, Gefühl, energetische Mitte).
Symptomebene: häufig auf dem Boden von Wandschädigungen (meist durch Infarkt) oder Staus der Herzgefäße; abgestorbene Wandbereiche (→ Nekrosen nach Infarkt) bleiben potenzielle Schwachstellen, deren Bruch zum Entweichen des Blutes in den Herzbeutel führt: Herz wird von außen erdrosselt (Herztamponade), Aufblähung im zentralen Bereich auf dem Boden von Schwäche; Schwachstellen durch Verdünnungen und Erweiterungen der Wand; sackartige Erweiterungen durch Veränderungen der Wandstruktur können zum Bruch führen: sofortiger Tod, wenn das *Herz bricht* , d. h. die Herz- oder Aortenwand (→ Aortenaneurysma).
Bearbeitung: die Wege der eigenen Lebensenergie bzgl. Herzensthemen und -angelegenheiten im übertragenen Sinn erweitern und ausdehnen; die Lebensenergie im entscheidenden Punkt in neue Bahnen lenken; die Lebenskraft nach außen fließen lassen; sich der Schwachstellen im eigenen Energiesystem bewusst werden; die prinzipiell ständige Bedrohung des Lebens ins Bewusstsein lassen; sich drängende und drückende Herzensthemen bewusst machen.
Einlösung: das Herz im übertragenen Sinn ausweiten und über die Grenzen hinauswachsen lassen; dem Druck des Herzens rechtzeitig nachgeben.

Urprinzipieller Bezug: Sonne-Jupiter/Saturn/Neptun.
Lit.: *H 106*.
Film: *Wie im Himmel, Zurück zu Dir, Broken Silence, Rendezvous mit Joe Black* (alle Bd 2); *Labor Day, Die Brücken am Fluss, Was das Herz begehrt, Mit dem Herz durch die Wand* (alle Bd 1).

Heuschnupfen

(siehe auch Allergie)
Körperebene: Nase (Macht, Stolz, Sexualität), Lunge (Kontakt, Kommunikation, Freiheit), Bronchien (Verbindungskanäle zwischen Innen- und Außenwelt).
Symptomebene: Angst vor Sexualität, Triebhaftigkeit, Fruchtbarkeit, Liebe; Abwehr dieser Lebensbereiche durch gefährlichen Kampf gegen Repräsentanten dieser Themen wie Blütenpollen (männlicher Pflanzensamen) und andere Samen (Gräser, Heu); sich vor diesen Symbolen aggressiv verschließen: Nase schwillt zu, Bronchien schwellen zu; Angst vor der potenziellen Kraft, Leben zu zeugen; Aggressionsstau, der bei jeder (symbolisch passenden) Gelegenheit abgelassen wird; hochgerüstetes Abwehrsystem, bis an die Zähne mit Lenkwaffen (Antikörpern) gegen Fruchtbarkeitssymbole bestückt.
Bearbeitung: sich (unbewusste) Enge und Abwehr gegenüber dem sexuell-erotischen Bereich eingestehen; in den Pollen die Repräsentanten der gefürchteten Themen erkennen; Aggression als eine der Grundkräfte des Lebens anerkennen und schätzen lernen; eigene Möglichkeiten bewusst machen und sie im Leben um- und einsetzen; den eigenen Aggressionsstau auf lohnende Ziele richten; die eigene Hochrüstung anschauen und sich selbst als aggressiv (gehemmt) sehen lernen; die ungelebte oder unlebendige Sexualität entdecken und das Thema neu angehen; den Kampf um die eigene Lust und Liebesfähigkeit offen(siv) aufnehmen.
Einlösung: Eros (Gott der Liebe) als Kind von Venus (Göttin der Liebe) und Mars (Gott des Krieges, der Energie und Kampfkraft) entdecken und ihm gerecht werden.
Urprinzipieller Bezug: Mars-Saturn/Pluto/Neptun.
Lit.: *Wwg 212–235, AfS*; *CD/Audio »Allergien«*.
Film: *Fearless, In Sachen Henry, Der letzte Samurai, Wut* (alle Bd 1).

Hexenschuss

(Lumbago; siehe auch Ischias/Ischialgie)
Körperebene: Wirbelsäule (Dynamik und Halt, Aufrichtigkeit).
Symptomebene: Konflikt zwischen »unterem« Impuls und »oberem« Anspruch: hin- und her*gerissen* zwischen Über-Ich und Triebhaftigkeit verreißt es einen, und man reißt sich (schmerzhaft) zusammen; Überlastung als Kompensation von Selbstunsicherheit, Kleinheits- und Minderwertigkeitsgefühl; unkontrolliertes Hingerissensein, zu dem man nicht steht; sich verreißen und verrenken, sich *krummlegen*; sich

nicht richtig zu den Dingen stellen, stattdessen die Wirbelsäule (in ihrer Beweglichkeit) überfordern; Projektion: die Schuld auf die »Hexen« schieben, derentwegen man sich den Hals und anderes verrenkt und die einem angeblich (bei eigener Beteiligungslosigkeit) den Kopf verdrehen.
Bearbeitung: sich bewusst fordern und belasten, an den Heraus*forderungen* wachsen und (Selbst-)Sicherheit gewinnen; sich öfter und mutiger hinreißen lassen und lernen, zu den eigenen Impulsen und Bedürfnissen ja zu sagen; sich bewusst und über die Maßen anstrengen und bemühen, den eigenen Anforderungen gerecht zu werden; Projektionen zurücknehmen und die Eigenbeteiligung auch an sog. dummen Bewegungen (Verdrehungen, Verrenkungen, Seitensprünge und andere problematische Bewegungen), zu denen man nicht stehen kann/will, einsehen.
Einlösung: sich zu den eigenen Bedürfnissen und Wünschen positiv stellen, die richtige Lebenseinstellung gewinnen.
Urprinzipieller Bezug: Saturn-Mars-Uranus.
Lit.: *S 281f.; CD/Audio »Rückenprobleme«.*

Hinken

(siehe auch Claudicatio intermittens)
Körperebene: Beine (Beweglichkeit, Fortschritt, Standfestigkeit), Füße (Standhaftigkeit, Verwurzelung).
Symptomebene: ein Bein nachziehen: sich durchs Leben schleppen; unrund laufen: ungewöhnlicher Bewegungsablauf; im Fortschritt behindert sein = anders sein: Außenseitertum; nicht im Fluss sein, nichts läuft wie geschmiert.
Bearbeitung: die Ursache klären, oft ist es eine Angewohnheit nach der Benutzung von Krücken, nach Unfällen unbewusste Bewahrung einer Schonhaltung; zu seinem Außenseitersein stehen lernen und außergewöhnlich werden; originelle (»ausgeflippte«) Elemente ins Leben bringen; die banale Verrücktheit des hinkenden Bewegungsablaufs auf anspruchsvollere Ebene heben: aus der Reihe tanzen; für kreative Überraschungen sorgen; Abwechslung in monotone Lebensabläufe bringen; langsamer und geduldiger vorwärtskommen.
Einlösung: Hephaistos, dem genialen Götterschmied des griechischen Pantheons, der nach seinem Sturz aus dem Himmel auf beiden Beinen hinkte, nacheifern: er schuf *wunder*volle Kunstgegenstände aus seinem genialen Geist.
Urprinzipieller Bezug: Uranus-Saturn.

Hirndrucksyndrom

(Gehirndrucksteigerung, Compressio cerebri)
Körperebene: Gehirn (Kommunikation, Logistik).
Symptomebene: durch einen raumfordernden Prozess wie eine Blutung, ein Abflusshindernis der Gehirnflüssigkeit (Liquor) oder

einen schnell wachsenden Tumor kommt die Gehirnsubstanz unter Druck; erstes Zeichen ist die Stauungspapille: Schwellung und Trübung des Eintritts des Sehnervs in die Netzhaut; bei längerem Bestehen kann es zur Erblindung kommen (→ Blindheit).
Bearbeitung: rechtzeitig erkennen, dass man mehr Raum für zentrale Themen der Lebensregulierung braucht; mit seiner Zentrale achtsamer umgehen.
Einlösung: erkennen, dass die Zentrale unter Druck geraten ist, dass man nicht mehr weiß, wo einem der Kopf steht, bevor sich das Thema körperlich manifestiert.
Urprinzipieller Bezug: Mond-Pluto.

Hirschsprung-Krankheit

(Mangel an Ganglienzellen im Dickdarm)
Körperebene: Dickdarm (Unbewusstes, Unterwelt), Ganglien (Relaisstationen) des Nervensystems (Nachrichtendienst).
Symptomebene: 1 von 5000 Kindern, v. a. Jungen, kommt mit diesem Krankheitsbild zur Welt (12 % der Kinder mit → Down-Syndrom), meist ist nur der Enddarm betroffen; die Übererregung der Ringmuskulatur erschwert die Entleerung: starke → Verstopfungen, oft auch → Darmverschluss; Kotstau führt zur Erweiterung des Dickdarms (Megakolon), Folge sind → Blähungen, → Erbrechen (bis zu Koterbrechen); auf riesigen Mengen *Dreck* sitzenbleiben; »in der alten Scheiße steckenbleiben«, die ganze alte, überlebte »Scheiße« nicht loslassen können.
Bearbeitung: das mitgebrachte Problem als Familienaufgabe erkennen: die eigenen Schätze bewahren, aber auch heben lernen.
Einlösung: sich die wahren Schätze aus dem Schattenreich, der eigenen Unterwelt, zu Gemüte führen.
Urprinzipieller Bezug: Pluto-Saturn.

Hirsutismus

(männliche Behaarung bei Frauen; siehe auch Damenbart)
Körperebene: Haare (Freiheit, Vitalität).
Symptomebene: kosmetische Entstellung in Richtung Vermännlichung (haariges, tierisches Aussehen): vernachlässigte, in den Schatten gedrängte männliche Anteile, die die Oberhand gewinnen wollen; männlicher Seelenanteil (Animus) macht sich im Körper breit; Übermaß an männlichem Testosteron: Problem, schwanger zu werden; wenn in der Menopause der Animus seelisch zu kurz kommt, meldet sich der männliche Pol häufig auf diese körperliche Art; männliches Schamhaarmuster: uneingestandene phallisch-aggressive Ader im sexuellen Bereich; Damenbart: Wunsch nach Willenskraft und Durchsetzungsfähigkeit (»selbst ist der Mann«, »seinen Mann stehen«); »Hexenhaare«: Aufforderung, die eigenen dunklen Seiten nicht zu übersehen; starkes Schutzbedürfnis; »haariger« Typ, »Haare auf den Zähnen haben«.

Bearbeitung: den männlichen Pol entdecken und entwickeln; Integration des Gegenpols auf der seelischen statt auf der körperlichen Ebene; animalischen Seelenanteil (das haarige Tier) annehmen und ausleben; dem eigenen Willen zum Durchbruch verhelfen, sich Respekt verschaffen, Widerborstigkeit zeigen; die Schönheit und Kraft des Animus, der männlichen Seele, in sich zur Entfaltung kommen lassen.
Einlösung: dem eigenen Lebensmuster gerecht werden und es in Übereinstimmung mit dem universalen Lebensmuster des Mandalas bringen, das spätestens ab der Lebensmitte die Eroberung des gegenpolaren Seelenanteils vorsieht: was im Bewusstsein geschieht, braucht aber auf der Körperbühne nicht auch noch inszeniert zu werden; Einswerden mit dem seelischen Gegenpol.
Urprinzipieller Bezug: Mars-Uranus, Pluto.
Lit.: *F 452–454, S 120f.; CD/Audio »Wege des Weiblichen«.*

Histamin-Intoleranz

(siehe auch Allergie, Nahrungsmittelunverträglichkeit, Juckreiz, Urtikaria)
Körperebene: Abwehrsystem (Verteidigung), Haut, (Grenze, Kontakt, Zärtlichkeit), Schleimhaut (innere Grenze, Schranke, Schutzhülle) des Verdauungstraktes (ind. *Bhoga* = »Welt essen und verdauen«) und in der Folge der ganze Organismus.
Symptomebene: Sturm laufen gegen den Vermittlungsstoff aller Allergien: Histamin (als Gewebshormon zuständig für die Abwehr fremdartiger Stoffe); Attacke auf der Entstehungsebene von Aggression.
Bearbeitung: sich das Thema Aggression in seiner Tiefe zur Aufgabe machen; zu den eigenen Wurzeln der Aggression, zum ursprünglichen Lebensmut, zur anfänglichen Lebensenergie vordringen; den verbundenen Atem wagen.
Einlösung: entdecken, wofür man Feuer und Flamme ist, im Herzen brennt; die heißen Eisen anpacken; ein mutiges Leben wagen.
Urprinzipieller Bezug: Merkur-Mars-Pluto.
Lit.: *Wwg.*
Film: *Fearless, Der letzte Samurai, In Sachen Henry* (alle Bd 1).

Hitzekollaps

(siehe auch Kollaps)
Körperebene: Blutkreislauf (Kreis der Lebensenergie, Ver- und Entsorgung).
Symptomebene: Kreislaufzusammenbruch unter extremer, lang andauernder Hitzeeinwirkung: durch die Erweiterung der Hautgefäße verschwindet zu viel Blut in ihnen, das dann in der Zentrale des Gehirns fehlt; zu viel Seelenwasser verflüchtigt sich über das Schwitzen ganz aus dem Körper und über die Erweiterung der Hautgefäße in die Peripherie des Körpers; Überforderung des weiblichen Seelenelements Wasser unter zu massiver Einwirkung des männlichen Feuerelements: zu viel Feuer – zu wenig

Wasser; es wird unter dem starken männlichen Feuereinfluss zu viel Seelisches (Wasser) nach außen abgegeben, sodass man selbst zu kurz kommt.
Bearbeitung: akut allopathisch: für Ausgleich des Ungleichgewichtes sorgen: kühler Schatten, Wasserzufuhr; langfristig homöopathisch: Beschäftigung mit dem Feuerelement und seinen Wirkungen, Entdeckung erlöster Ebenen wie Begeisterung, inneres Feuer usw.; Seelisches nach außen bringen, statt Wasser körperlich wegzugeben.
Einlösung: die Mitte zwischen weiblichem Seelenwassereinfluss und männlicher Feuerenergie finden; Ausgleich der vier Elemente in seinem Leben.
Urprinzipieller Bezug: Sonne-Mond-Uranus.

Hitzewallungen

(siehe auch Klimakterische Beschwerden)
Körperebene: Blutkreislauf (Kreis der Lebensenergie, Ver- und Entsorgung).
Symptomebene: Organismus arbeitet an offengebliebenen Themen weiter: ungelebte Weiblichkeit (»heiße Frau«); Nichtgelebtes, Verbotenes macht »heiß«, sexuelle »fliegende Hitze«; Versäumnisängste: zu kurz gekommen sein und nun offensiv bei jeder Gelegenheit Versäumtes nachholen; Panikstimmung: etwas versäumt haben und nun nicht mehr *damit fertig werden*.
Bearbeitung: sich Versäumnisse mutig eingestehen; nachholen, was nachzuholen ist; zur eigenen Hitze stehen; mit den (Lebens-)Aufgaben fertig werden, statt sich fertigmachen zu lassen: innerlich abhaken, was vorbei ist; geistig-kreative Fruchtbarkeit mit heißem Herzen auf übertragenen Ebenen leben: das Feuer der Begeisterung für ein Thema/Vorhaben in sich wecken, Engagement entwickeln; Hitze = Feuerthema: das Feuer (noch unbefriedigter Triebe = Mars), das einem den Schweiß heraustreibt, als solches erkennen und in das Feuer (der Sonne) wandeln, das Herzenswärme und Begeisterung meint.
Einlösung: urprinzipiell von Mond zu Sonne *wechsel*n; von innen kommende Warmherzigkeit statt (schnell vorbei) fliegender (oberflächlicher) Hitze; Hingabe an das gemächlichere und tiefere Erleben der jetzt kommenden Lebenszeit.
Urprinzipieller Bezug: Mond-Mars-Venus-Sonne.
Lit.: *F 445; CD/Audio »Wege des Weiblichen«, »Lebenskrisen als Entwicklungschance«.*

Hitzschlag

(Sonnenstich)
Körperebene: Gehirn (Kommunikation, Logistik), Rückenmark (Datenautobahn).
Symptomebene: extreme Muskelschwäche, trocken-heiße Haut, Benommenheit bis zum Delirium, Gehirnschäden bis zu Gehirnblutungen: aus der bewussten Verantwortung aussteigen; die Lebensenergie

verlässt ihre vorgegebenen Bahnen und blockiert die »Regierungsarbeit« der Zentrale: »sich das Hirn von der Sonne rausbrennen lassen«; extremer Einfluss des Sonnenfeuerelements auf den Kopf führt zur Flucht aus der Verantwortung (Sonnenstich): der Kopf, Hauptstadt und Regierungssitz (Gehirn) des Körpers, stellt die Funktion ein und legt sich nieder; im Extremfall Tod durch Lähmung des Atemzentrums oder Herzinsuffizienz; der Austausch mit der polaren Welt wird eingestellt; Tod durch einseitige Betonung des Feuerelements; Sehnsucht nach Sonne(nenergie), Ausstrahlung, Liebe, die mit zu viel äußerer Sonne und Überhitzung kompensiert wird.
Bearbeitung: die Sonnenfeuerenergie auf übertragener Ebene zum Einsatz bringen: als Liebe, Begeisterung, Engagement und Einsatzfreude; die konkrete Sonne in ihrem Extrem eher meiden; der Regierung öfter freiwillige Pausen einräumen, lange bevor es zur Blockade der ganzen Hauptstadt kommt; allopathisch: mit Feuer Maß halten lernen.
Einlösung: Aussöhnung mit dem (Sonnen-)Feuerelement; das (Liebes-)Feuer im Herzen aufflammen lassen; sich heiße Liebesgefühle gönnen, die tiefer unter die Haut gehen bis ins Herz.
Urprinzipieller Bezug: Sonne/Mars-Uranus.

HMS

siehe Hypermobilitätssyndrom

Hodenentzündung

(Orchitis)
Körperebene: Hoden (Fruchtbarkeit, Kreativität).
Symptomebene: Konflikt und Kampf auf dem Fruchtbarkeits- und Kreativitätsfeld, der ihm *auf den Sack geht*: z.B. sich nicht bewusst eingestehen, dass man ein (oder auch kein) Kind will; unbewusste Verhinderung einer Schwangerschaft (durch beidseitige Orchitis); äußerst schmerzhafter (weil Männer so viel schmerzempfindlicher reagieren?) Konflikt im Bereich der Männlichkeit; und wenn es ihm *an die Eier geht*, ist es schon ziemlich weit gekommen; Mordswut, dass man den eigenen kreativen Ansprüchen nicht gerecht wird; Zorn, hinter seinen Chancen zurückzubleiben, häufig weil man zu lange und zu sklavisch an seinen Rollenmustern (z.B. Versorgung einer Familie, die schon längst keine mehr ist) klebt.
Bearbeitung: mutige und offen(siv)e Auseinandersetzung mit der eigenen Männlichkeit; aggressiver Einsatz der Kreativität in Form fruchtbarer Ideen und Projekte.
Einlösung: Aussöhnung mit dem Mannsein in engagierter, offen(siv) er Weise.
Urprinzipieller Bezug: Pluto-Mars.
Lit.: *Wwg, SvI.*
Film: *In Sachen Henry, Der letzte Samurai, Fearless, Wut* (alle Bd 1).

Hodenhochstand

(Kryptorchismus; Zurückbleiben eines Hodens in der Bauchhöhle oder im Leistenkanal)

Körperebene: Hoden (Fruchtbarkeit, Kreativität), Genitalregion (Sexualität, Polarität, Fortpflanzung).
Symptomebene: entwicklungsgeschichtliches Zurückbleiben der Hoden, die den Abstieg in die Geschlechtsregion nicht mitmachen: Körper ver*deut*licht seelische Unreife; Hoden (Keimdrüsen), die auf der oberen, höheren (und weniger verdächtigen) Ebene bleiben, werden funktionsuntüchtig (unfruchtbar): Verweigerung des Abstieges in die unteren fruchtbaren (Be-)Reiche der geschlechtlichen Dinge (z.B. zu saubere Fantasien); das Symptom ist einem oft ähnlich peinlich wie das Thema, das dadurch verhindert wird: die eigenen männlichen kreativen Möglichkeiten zurückhalten und sich in der Folge oft gegenüber »normalen« Männern, v.a. aber gegenüber Frauen minderwertig und unterlegen fühlen.
Bearbeitung (für mitbetroffene Eltern, deren Probleme die Kinder oft widerspiegeln): die Geschlechtlichkeit von Anfang an in der (geschlechtlichen) Unterwelt leben lassen; die Gefahr der Unfruchtbarkeit (auf allen Ebenen) und die aufkeimenden Minderwertigkeitsgefühle rechtzeitig erkennen und ihnen durch den (erzwungenen) Abstieg in die Unterwelt vorbeugen, notfalls gewaltsame Korrekturen der Einstellung (des Hodens) vornehmen lassen: mittels **1.** Hormontherapie oder **2.** Operation wird der Abstieg durchgesetzt, d.h., **1.** mehr Männliches einfließen lassen und **2.** gewaltsame Verlagerung der Attribute der Männlichkeit in die unterweltlichen und dafür vorgesehenen (Hoden-)Säcke.
Einlösung: verstehen, dass die Schaffung neuen Lebens nur in der Unterwelt (des Geschlechtlichen) möglich ist, so wie die Metamorphose der toten Materie in neues Leben (oder Vitamine) auch nur im Totenreich des Darms geschehen kann; sich mit seiner Männlichkeit anfreunden und aussöhnen und sie genießen.
Urprinzipieller Bezug: Mond-Pluto.

Hodenkrebs

(siehe auch Krebs)
Körperebene: Hoden (Fruchtbarkeit, Kreativität).
Symptomebene: Wildwuchs im Fruchtbarkeitsbereich; wucherndes Wachstum – strukturlos und ungeordnet – im Bereich der Kreativität und Fruchtbarkeit; von der ureigenen Entwicklungsspur bzgl. der Fruchtbarkeit so weit abgewichen sein, dass der Körper einspringen musste, um dem Thema zum Ausdruck zu verhelfen; das geistig-seelische Wachstum in diesem Feld lange so blockiert haben, dass es sich nun im Körper Bahn bricht und auf aggressive, rücksichtslose Weise losschlägt; der Krebs verwirklicht körperlich im Kreativitätsbereich, was seelisch im entsprechenden Bewusstseinsbereich not-wendig wäre.
Bearbeitung: eigene Grenzen (zur Welt) bewusst, mutig und engagiert öffnen; sich der Umwelt in

Liebe öffnen und ihr das eigene Leben widmen; sich im Fruchtbarkeits- und Kreativitätsbereich für die eigenen wilden Vorstellungen und kühnen Fantasien öffnen, sie mutig und (manchmal) gewagt wachsen lassen; über die von einem selbst oder von anderen gesteckten Grenzen hinauswachsen; sich auf frühe Träume vom Leben in überfließender Kreativität zurückbesinnen und sie wild entschlossen wiederbeleben; all die unter → Krebs erwähnten Maßnahmen ergreifen: da Krebs den ganzen Organismus betrifft, ihm auch auf der ganzen Linie begegnen.
Einlösung: die alle Grenzen überwindende Liebe für sich und die Welt entdecken, sich über die selbst- und fremdgeschaffenen Normen hinwegsetzen und dem eigenen Gesetz verpflichtet offen und kontaktfreudig leben; sich auf die eigenen Ideen und Fantasien verlassen; die Notwendigkeit erkennen, vom körperlichen und damit (lebens-) gefährlichen Niveau auf das herausfordernde, aber lebensrettende geistig-seelische Niveau zu wechseln und dort auf expansive Entwicklung zu setzen.
Urprinzipieller Bezug: Mars-Pluto.
Lit.: *S 81–113, KR; CD/Audio »Krebs«.*
Film: *Das Beste kommt zum Schluss, Der Klang von Eiswürfeln, Der Professor, Der Doktor, Jonathan, Die Zeit die bleibt, Familienfest, 50/50 – Freunde fürs (Über) Leben, Schicksalsgesetze* (alle Bd 2); *One Week, Ma Ma – Der Ursprung der Liebe* (beide Bd 1).

Hodenverdrehung

(Hodentorsion)
Körperebene: Hoden (Fruchtbarkeit, Kreativität).
Symptomebene: durch physische Drehung (Manipulation) des Hodens (meist bei Jungen) um mehr als 180 Grad kommt es zur Unterbrechung der Blutzufuhr, Folgen sind heftige Schmerzen, Schwellung, Verfärbung gegen Blau bis Schwarz, Absterben des Hodens (→ Nekrose): verdrehte Ideen im Bereich der Fruchtbarkeit und Männlichkeit.
Bearbeitung (auch für mitbetroffene Eltern, deren Probleme die Kinder oft widerspiegeln): Operation innerhalb von 24 Stunden, da sonst nicht reparable Schäden auftreten; die verdrehten Vorstellungen über den betroffenen Männlichkeitsbereich zurechtrücken; (sich) die Gefahr des Absterbens im Bereich der Kreativität und Fruchtbarkeit bewusst machen.
Einlösung: offen(siv) und mutig den Themen Männlichkeit und Fruchtbarkeit zu Leibe rücken und sie ihrem Wesen nach verstehen.
Urprinzipieller Bezug: Mars-Uranus.

Hodgkin-Krankheit

(Lymphogranulomatose; siehe auch Krebs)
Körperebene: Lymphknotensystem (Abwehr).
Symptomebene: wild und rücksichtslos wucherndes Wachstum in den Abwehrzentralen; von der ureigenen Entwicklungsrichtung bzgl.

Verteidigung und Abwehr so weit abgekommen sein, dass der Körper das Thema in eigener Regie zum Ausdruck bringen muss; geistig-seelisches Wachstum in diesem Bereich war so blockiert, dass es sich nun auf aggressive, ungeordnete und rücksichtslose Weise austobt und der ungelebten Energie auf der Körperbühne zum Ausdruck verhilft; der Krebs verwirklicht körperlich im Bereich der Abwehr und Verteidigung, was seelisch im entsprechenden Bewusstseinsbereich not-wendig wäre.

Bearbeitung: sich im Verteidigungsbereich den eigenen wilden Vorstellungen und kühnen Fantasien öffnen, sie mutig und unbeherrscht wachsen und gedeihen lassen; sich kreativer und engagierter, grenzen- und respektloser verteidigen lernen; sich an frühe Träume vom eigenen Leben und der eigenen Angriffsbereitschaft zurückerinnern und sie wild entschlossen wiederbeleben und umsetzen; nichts mehr zu verlieren haben und mutig das eigene Leben *in Angriff* nehmen; alle Kräfte in den Dienst des neuen Programms stellen: Generalmobilmachung (Fieberschübe); sich herausfordern lassen und die Grenzen attackieren und aufreizen (Juckreiz); aufgekratzt leben; die Bereiche der Lebensphilosophie und *Religio* wachsen und an Bedeutung zunehmen lassen (Leberschwellung); ebenso die Regeneration der Lebenskraft steigern (Milzschwellung); all die unter → Krebs erwähnten Maßnahmen erwägen: da Krebs den ganzen Organismus betrifft, ihm auch auf der ganzen Linie begegnen.

Einlösung: die alle Grenzen überwindende Liebe entdecken, sich über selbst- und fremdgeschaffene Normen hinwegsetzen und dem eigenen höchsten Gesetz verpflichtet angreifen und verteidigen; die Notwendigkeit erkennen, vom körperlichen und damit (lebens-) gefährlichen Niveau auf das herausfordernde, aber lebensrettende seelisch-geistige Niveau zu wechseln und dort auf expansives Wachstum im Hinblick auf Mut, Rückverbindung und Erneuerung der Lebenskraft zu setzen.

Urprinzipieller Bezug: Mars-Pluto.

Lit.: *S 81–113, KR; CD/Audio »Krebs«.*

Film: *Heute bin ich blond, Miss You Already, Das Beste kommt zum Schluss, Der Klang von Eiswürfeln, Der Doktor, Jonathan, Familienfest, 50/50 – Freunde fürs (Über)Leben, Entscheidung aus Liebe, Schicksalsgesetze* (alle Bd 2); *One Week, Ma Ma – Der Ursprung der Liebe* (beide Bd 1).

Höhenangst

(Akrophobie; siehe auch Phobie)

Symptomebene: Schwindel und Angst vor Höhe und letztlich vor Absturz; die uralte Angst des Menschen vor dem Fall; jeder Aufstieg macht den Absturz wahrscheinlicher; je unseriöser ein Aufstieg war, desto größer wird die Angst vor dem Fall; zu wenig Bodenständigkeit, Mangel an Gleichgewicht;

mit der eigenen Situation und dem Leben nicht zurechtkommen.
Bearbeitung: sich die eigene Position und die Sicherheit der eigenen Standpunkte bewusst machen; unsichere und nicht gerechtfertigte Aufstiege nachträglich absichern, sich der notwendigen Grundlagen versichern; erkennen, dass letztlich jede erreichte Position labil und unsicher ist.
Einlösung: Aussöhnung mit dem archetypischen Thema des Sündenfalls; Aufstieg und Fall als unumgängliche Stationen des Lebenskreises anerkennen.
Urprinzipieller Bezug: Uranus-Saturn.
Lit.: *AfS*.
Film: *Angsthasen, Fearless, Patch Adams* (alle Bd 1); Angst *essen Seele auf* (Bd 2).

Höhenkrankheit

Körperebene: Lunge (Kontakt, Kommunikation, Freiheit), Gehirn (Kommunikation, Logistik).
Symptomebene: mit zunehmender Höhe sinkt mit dem Sauerstoffgehalt der Luft auch die Energieversorgung des Gewebes, Anpassungsprobleme: dadurch Konzentrationsstörungen, Euphorie, Schwäche, Bewegungs- und Denkverlangsamung bis zum Einschlafen und schließlich bis zum Tod; Gefahr bei extremem Bergsteigen (über 3000 m beginnend) schlecht Trainierter: Selbstüberschätzung.
Bearbeitung: sich klarmachen, wo für einen die Luft zu dünn wird; die Neigung zu Selbstüberschätzung erkennen; andere Gipfel erklimmen (*peak experiences*) z. B. in seelischen und zwischenmenschlichen Bereichen; sich besser anpassen lernen in größere Höhen, ob geographisch, sozial oder psychologisch.
Einlösung: Selbsterkenntnis und Demut lernen: auf den höchsten Berggipfeln wohnen die Götter, sie sind nur in einer Haltung der Demut gefahrlos zu besuchen.
Urprinzipieller Bezug: Sonne-Uranus.

Hoher Blutdruck

siehe Bluthochdruck

Hohlkreuz

Körperebene: Wirbelsäule (Dynamik und Halt, Aufrichtigkeit).
Symptomebene: Kompensation des gebrochenen Kindes/Erwachsenen (→ Rundrücken); Hohlheit der durchs Leben geschleppten Kompensationshaltung; es allen recht machen wollen: Scheinaufrichtigkeit.
Bearbeitung: lernen, sich von innen heraus geradezumachen/für die eigenen Bedürfnisse einzustehen, statt Haltung anzunehmen; das gebrochene Kind unter der eindrucksvollen Pseudoaufrichtigkeit wiederentdecken; lernen, es auch sich selbst recht zu machen.
Einlösung: innere Einstellung (Aufrichtigkeit) als Grundlage der äußeren Haltung.
Urprinzipieller Bezug: Saturn (Wirbelsäule, Aufrichtigkeit)-Neptun (Schein).
Lit.: *S 288–291, KSdK 349–352; CD/Audio »Rückenprobleme«.*

Hohlwarze

(Schlupfwarze, unter das Niveau des Brustwarzenvorhofes eingezogene Brustwarze)
Körperebene: weibliche Brust (Mütterlichkeit, Ernährung, Geborgenheit, Sinnlichkeit, Lust), Brustwarze (Nähren, Lust).
Symptomebene: intro- statt extrovertierte Nährwilligkeit; eigene Bedürftigkeit statt Bedürfnis, andere zu befriedigen (nähren); aktives Geben wird sowohl im stillenden (Urprinzip Mond) als auch im lockenden Bereich (Urprinzip Venus) verweigert; weitgehender Rückzug in zwei wesentlichen Punkten weiblichen Seins, meist aufgrund früherer Enttäuschungen.
Bearbeitung: homöopathisch: an erster Stelle für die Befriedigung der eigenen Bedürfnisse sorgen; sich mehr nach innen wenden und um sich selbst kümmern: selbst satt werden; in der Partnerbeziehung eine Tendenz des sich Erobernlassens entwickeln; sich bewusst machen, dass der Partner sich bemühen soll und dass *sie* (wie ihre Brust) nicht so einfach zu haben ist; allopathisch: die Brustwarze dem kräftigen Saugen des Babys/Mannes aussetzen; unter dem Zug des Babys/Mannes zur stillfähigen, d.h. in puncto Nährfähigkeit extrovertierten Frau werden und dabei auch gleich noch neben dem Mondarchetyp (Stillen, Nähren) den herausfordernden der Venus entwickeln, denn die Knospen der Brust sind neben ihrer Nährfunktion auch verlockend und auf den Partner bezogen (Venusprinzip).
Einlösung: Aussöhnung mit der Polarität von geben und nehmen: nähren und genährt werden; befriedigen und befriedigt werden.
Urprinzipieller Bezug: Mond-Venus.

Holiday Heart Syndrome

siehe Vorhofflimmern

Hordeolum

siehe Gerstenkorn

Hörigkeit

Symptomebene: sich (frei-)willig in völlige Abhängigkeit begeben und ganz ausliefern, die fremde Macht suchen und mit williger eigener Ohnmacht beantworten; Sehnsucht nach völligem Loslassen, nach vollkommener Hingabe und Auslieferung an einen großen Orgasmus (die Erfahrung der Einheit).
Bearbeitung: bewusst Hingabe lernen, die Möglichkeit des Loslassens bis zu großen Orgasmen erweitern.
Einlösung: sich ganz eins werden lassen und seine Erfüllung im »Dein Wille geschehe« erleben.
Urprinzipieller Bezug: Pluto.
Lit.: *SuL.*

Hormonstörungen der Frau

(siehe auch Ovarialinsuffizienz)
Körperebene: Eierstöcke (Fruchtbarkeit) oder Hypophyse (zentrale Steuerung).
Symptomebene: den eigenen Rhythmus nicht finden, aus dem Rhythmus fallen, die »Regel(n)«

nicht erfüllen können, eigene Wege in Sachen Weiblichkeit gehen.
Bearbeitung: ungewöhnliche Wege der Weiblichkeit akzeptieren, seine Kreativität ausleben; sich von äußeren (gesellschaftlichen) Vorstellungen und Zwängen lösen.
Einlösung: seinen individuellen Lebensstil finden und verwirklichen; Zeit für sich finden und nutzen.
Urprinzipieller Bezug: Mond/Merkur-Uranus.
Lit.: *F 134f.*

Hornhautentzündung

(Keratitis)
Körperebene: Hornhaut des Auges (Fensterscheibe des Auges, Durchblick, Einblick).
Symptomebene: Konflikte um die oberste Ebene des Sehens und Erkennens; Dinge gesehen haben, die wütend machten, die Konflikte auslösten und trotzdem weggeschaut haben; starke Schmerzen: sich zum Schreien fühlen; Auseinandersetzung im Bereich der Sichtweise, in der Folge wird die Hornhaut oft trübe und schränkt die klare Sicht ein; nicht selten Geschwürbildung: das Fenster zur Welt undurchsichtig machen, nichts mehr (hören und) sehen wollen; eine Barriere, Mauer zwischen sich und der Welt bauen; Sehbehinderungen: nicht mehr durchblicken, getrübte Sicht.
Bearbeitung: die Hilfeschreie (Schmerzen) des Auges wahr, wichtig und ernst nehmen, sich kritisch mit der eigenen Sichtweise auseinandersetzen; bereit sein, um Erkenntnis zu kämpfen; sich eingestehen, dass es ernste Probleme mit dem Durchblicken gibt; sich andere Sichtweisen zulegen, das Leben mit anderen Augen betrachten lernen, Distanz zwischen sich und die Welt legen.
Einlösung: mit den eigenen Sichtweisen offen(siv) kämpfen; die Welt mit anderen Augen sehen lernen; über eine andere »Einstellung« Durchblick und Einsicht gewinnen; sich von der äußeren Welt mehr abwenden, die äußeren Augen schließen, um das innere Licht zu finden.
Urprinzipieller Bezug: Sonne/Mond-Mars.
Lit.: *Wwg.*
Film: *In Sachen Henry, Der letzte Samurai, Fearless, Wut* (alle Bd 1).

Hornhautgeschwür

Körperebene: Hornhaut des Auges (Fensterscheibe des Auges, Durchblick, Einblick).
Symptomebene: Wucherung auf der obersten Ebene des Sehens und Erkennens: direkt vor den eigenen Augen wächst etwas heran, das einem den Blick verstellt, ohne dass man sich dessen bewusst ist (so muss es der Körper zeigen); eigenes fehlgeleitetes Wachstum verstellt einem den Blick; Sehbehinderung: bestimmte Bereiche des Gesichtsfeldes werden unbewusst ausgeblendet.
Bearbeitung: die eigene Sicht wachsen lassen; die direkt vor der eigenen Nase liegenden Probleme ins Blickfeld rücken; sich eingestehen, dass es ernste Wachstums-

probleme bzgl. der Sicht und des Durchblicks gibt.
Einlösung: die Sicht öffnen, die eigenen blinden Flecken als Wachstumsanreize erkennen und annehmen, sie auf der inneren Ebene finden und wahr- und wichtig nehmen.
Urprinzipieller Bezug: Sonne/Mond-Pluto.

Hörsturz

(siehe auch Schwerhörigkeit, Ohrgeräusche)
Körperebene: Ohren (Hören, Horchen, Gehorchen).
Symptomebene: plötzlicher, schlagartiger (oft einseitiger) Zusammenbruch der Hörfähigkeit in einer Lebenssituation von äußerer Überforderung (Stress) durch Situationen oder Menschen: »dicht machen«, auf einem Ohr abschalten, auflegen bzgl. der Umwelt; sich der Außenwelt verschließen; aus der Zuge*hör*igkeit stürzen; → Schwerhörigkeit verrät die sinkende Bereitschaft zu gehorchen: »Kannst du nicht hören?«; »nichts mehr hören wollen«, »zu viel um die Ohren haben«; das Hören auf innerer Ebene abschalten; unerlöste Form des Rückzugs in die eigene Welt: das Symptom rückt die Welt von einem weg; auf sich und die Innenwelt zurückgeworfen werden; der eigenen inneren Stimme misstrauen und jedenfalls nicht auf sie hören und ihr schon gar nicht ge*horchen*; häufig → Ohrgeräusche: die äußeren Stimmen werden durch die innere Geräuschkulisse entrückt.
Bearbeitung: (allopathisch) aufhören, auf andere (äußere Stimmen) zu hören; bisherige Art von Hören und Hörigkeit beenden; sich für plötzliche (Rückzugs-)Entscheidungen bereit machen; sich von der Hektik (und Schadstoffbelastung) der (äußeren) Welt distanzieren, bevor das Schicksal sie wegrückt; (homöopathisch) wieder aufmachen und hören, worum es (im eigenen Leben) wirklich geht; der inneren Stimme gehorchen lernen.
Einlösung: die Fähigkeit des Lauschens wieder einsetzen; nach innen horchen und der (eigenen) inneren Stimme vertrauen und gehorchen.
Urprinzipieller Bezug: Saturn.
Lit.: *S 158–162; CD/Audio »Tinnitus und Gehörschäden«, »Vom Stress zur Lebensfreude«, »Ärger und Wut«*.

Hospitalismus

1. Seelische und körperliche Störungen von Kindern bei längeren Klinikaufenthalten.
Körperebene: verschiedene Bereiche können betroffen sein.
Symptomebene: Entzugserscheinungen hinsichtlich Gefühlsäußerungen, v. a. Liebesentzug; typisch sind z. B. Schaukelbewegungen, mit denen sich die Kinder in einen Wiege-Rhythmus versetzen, um sich selbst zu spüren und zu beruhigen; oft regelrechtes In-Trance-Fallen (Flucht aus der unerträglichen Realität); z. T. schwere → Selbstverletzungen, wie mit dem Kopf an die Wand schlagen, um sich überhaupt zu spüren und noch etwas zu empfinden; um Zuwendung betteln –

und sei es um aggressive, wenn sonst gar nichts zu haben ist.
Bearbeitung/Vorbeugung: regelmäßigen, verlässlichen Kontakt zum Kind unter allen Umständen aufrechterhalten: die Mutter bleibt bei kleineren Kindern mit in der Klinik; verlässliche Kontakte zwischen Pflegepersonal und Kindern sowie Kindern untereinander fördern.
Einlösung: die Familiensituation in der Klinik aufrechterhalten oder eine vergleichbare Geborgenheit herstellen.
Urprinzipieller Bezug: Mond-Saturn.
2. Klinikspezifische Infektionen (→ Entzündung), ausgelöst durch besonders resistente Erreger, die infolge von oft unkritischem Einsatz von Antibiotika geradezu herangezüchtet werden (→ Antibiotikaresistenz, → Blutvergiftung).
Körperebene: Entzündungen (Konflikte) in verschiedensten Bereichen.
Symptomebene: das Krankenhaus macht krank; in der Klinik unabsichtlich gezüchtete Konflikte entzünden die Schwachstellen der Patienten (je nach Körperbereich, wo eine Infektion stattgefunden hat, gelten die entsprechenden Regeln der Deutung); unbewusste, in den Körper gerutschte Auseinandersetzungen um die Kliniksituation.
Bearbeitung: sich kritisch mit der Klinikeinweisung und dem Aufenthalt dort auseinandersetzen; offen(siv) mit der Klinik bzw. ihren Vertretern um seine Gesundheit kämpfen.
Einlösung: um seine Entlassung aus dem krankmachenden Feld ringen; pflanzlich-vollwertige Ernährung (*PF*), da dies den Kontakt mit den Keimen verhindert und obendrein die Abwehr merkbar steigert.
Urprinzipieller Bezug: Mars-Pluto.
Lit.: *SvI*.
Film: *In Sachen Henry, Der letzte Samurai, Fearless, Wut* (alle Bd 1).

HPU

siehe Hämopyrrollaktamurie

Hüftgelenkserkrankungen/-schmerzen

(siehe auch Arthrose, Rheumatismus, Morbus Perthes)
Körperebene: Hüften/Hüftgelenke (Ausschreiten).
Symptomebene: Fortschritt und überhaupt jeder Schritt schmerzen: Ausschreiten/Fortschritt wird bebzw. verhindert, das Weiterkommen im Leben infrage gestellt; große Schritte oder gar Sprünge sind nicht mehr leicht möglich; festgefahrene Situation; Gefühl des Eingerostetseins.
Bearbeitung: Eingeständnis der eigenen Unbeweglichkeit, der Schmerzen, die jeder Fortschritt bereitet; die Überwindung bewusst spüren, die jeder Schritt kostet; sich der erzwungenen Ruhe fügen; anerkennen, dass Fortschritt und Bewegung schwerfallen; statt äußerer innere Schritte tun.
Einlösung: innere Reisen: äußerlich Ruhe geben und große, weite Schritte nach innen tun; das eigene Alter akzeptieren und schätzen.

Urprinzipieller Bezug: Jupiter-Saturn.
Lit.: *S 368f.*
Film: *Dein Weg* (Bd 1); *Der große Trip, Picknick mit Bären* (beide Bd 2).

Hüftgelenksluxation

(Auskugelung des Oberschenkel-Gelenkkopfes aus den Gelenkpfannen im Hüftknochen)
Körperebene: Hüften/Hüftgelenke (Ausschreiten).
Symptomebene: die Artikulation in Sachen Fortschritt ist enorm erschwert (auf dem Boden eines Entwicklungsrückstandes des Skelettsystems): watschelnder Entengang, der nur langsamen Fortschritt erlaubt; das Ausschreiten ist be- bzw. verhindert, das Weiterkommen im Leben infrage gestellt; große Schritte oder gar Sprünge sind nicht mehr möglich: die Beine können den Körper nur schlecht tragen; die Last des Lebens ist nur schwer zu (er-)tragen; eleganter Fortschritt ist ver- bzw. behindert; Betonung der Polarität: man geht (bei jedem Schritt) tief auf den linken und den rechten Pol ein.
Bearbeitung: sich in strukturellen Bereichen Zeit zum Nachreifen geben (ähnlich wie die Medizin das Hüftgelenk ruhigstellt, um der Hüftpfanne Zeit zum Nachreifen zu geben); sich mit den grundsätzlichen Problemen in Sachen Fortschritt arrangieren; den komisch wirkenden eigenen Gang als Symbol verstehen und erkennen, wo im übertragenen Sinne ein ähnliches Verhalten vorliegt; sich Zeit mit der Entwicklung lassen, gemächlich und auf seine eigene, wenn auch ungewöhnliche Art und Weise vorwärtskommen; Eingeständnis der eigenen Unbeweglichkeit; sich dem erzwungenermaßen kleineren Lebensradius im Konkreten fügen; anerkennen, dass äußere Schritte schwerfallen, und sich auf innere Schritte einstellen; sich tief auf die Höhen und Tiefen, das Auf und Ab des Lebens einlassen.
Einlösung: statt anstrengender langer äußerer Wege lieber innere Wege suchen; relative äußere Ruhe nutzen, um weiter nach innen fortzuschreiten.
Urprinzipieller Bezug: Jupiter-Uranus.

Hüftgelenksschnupfen

siehe Morbus Perthes

Hühnerauge

(siehe auch Schwielen)
Körperebene: Füße (Standhaftigkeit, Verwurzelung).
Symptomebene: gesteigerter Versuch des Organismus, sich vor Abnutzungsverletzungen zu schützen mit Schmerzen wie ein Stich ins eigene Fleisch oder wie ein Pfahl im Fleisch: einerseits Hilfe herbeirufen, andererseits Schonung durchsetzen wollen; zeigen, wo einen »der Schuh drückt«; bestimmte Bereiche des Kopfes (im Bereich der Zehen finden sich Reflexzonen für den Kopf) sind unter Druck geraten; sich selbst auf den Zehen (im Weg) stehen; Versuch, Schwachpunkte zu

panzern: jeder übertriebene Panzer fängt jedoch irgendwann an wehzutun.
Bearbeitung: ausfindig machen, wo genau der Druckpunkt liegt (Karte der Fußreflexzonen); auf seine Wurzeln schauen; geistig-seelische Maßnahmen des Selbstschutzes (Abschirmung) ersinnen; konfrontieren, was einen (be-)drückt, wo einem jmd. *auf den Füßen steht* bzw. *auf die Zehen tritt* und blockiert; Standpunkt, der Gegendruck erzeugt, aufgeben oder sich mit stichhaltigeren Argumenten absichern; sich fragen, *wo der* (Lebens-) *Schuh drückt*; auf großem (größerem?) Fuß leben; sich mehr Fußfreiheit leisten (größeres, besseres Schuhwerk); mehr barfuß gehen; bequemere Standpunkte, wo es sich wirklich stehen lässt, ausfindig machen; eigene schmerzhafte und verhärtete Standpunkte aufspüren, bedrückende Positionen überdenken, einengende Emotionen von Bitterkeit bis Rache ausmachen und einer Revision unterziehen; Sensibilität und Einfühlungsvermögen zurückgewinnen.
Einlösung: seine harten Positionen annehmen, aber auch großzügiger mit sich sein; bequemere Positionen einnehmen; seinen *Wurzeln* Raum geben, seinen *Flossen* Bewegungsspielraum verschaffen und gönnen.
Urprinzipieller Bezug: Neptun-Saturn/Mars.
Lit.: *S 385f., SdS.*

Hühnerbrust

Körperebene: Brustkorb (Ichgefühl, Persönlichkeit)
Symptomebene: schmaler Brustkorb mit kielartig vorspringendem Brustbein und muldenförmig eingedellten Brustseiten; auf dem Boden von Vitamin-D- und Sonnenmangel oder vererbt: Kellerkinder (im Schatten des Lebens), denen es an Vitaminen (Lebensstoff) und Sonne (Lebensenergie) fehlt; u. U. Einengung des Herzens und der Lungenflügel: die Orte des Fühlens und der Kommunikation sind eingesperrt, große Höhenflüge werden mit solcherart gestutzten Flügeln erschwert.
Bearbeitung: sich in den eigenen beschränkten Raum fügen und ihn langsam mit Leben füllen und weiten; Kommunikation beschränken, Gefühle kontrollieren; das eigene Dunkel, die Basis, kennen- und schätzen lernen.
Einlösung: den einen vom Schicksal gegebenen Raum ausfüllen und das Beste daraus machen.
Urprinzipieller Bezug: Saturn (Brustkorb)/Sonne (Herz)/Merkur (Lunge)-Saturn (Einengung).

Husten

(siehe auch Atemwegserkrankungen, Erkältungskrankheiten, Grippe)
Körperebene: Lunge (Kontakt, Kommunikation, Freiheit).
Symptomebene: Aggression, die nicht anders kommuniziert werden kann und sich körperlich entlädt; mit erheblichem Nachdruck Aufmerksamkeit auf sich ziehen,

ja erzwingen: »Seht her, ich platze schon vor Wut«; Weigerung, wie bisher weiterzumachen; Signal wie ein Fanfarenstoß: »Stopp, es reicht mir!«; *laute* Botschaft, die nicht eingestanden wird und im Schatten liegt: sich für Husten entschuldigen, sogar den Saal/Raum verlassen, um niemanden zu stören, was dennoch störend wirkt; dann vor der Tür so heftig husten, dass es auch der Letzte noch mitbekommt; evtl. im Stress nicht einmal die Tür richtig schließen können und eigenes Thema und den Schrei nach Beachtung überdeutlich machen; Stau nicht geäußerter »Ladungen« (aggressiver Emotionen und Gefühle), die unvermittelt herausplatzen; unterdrückte Missstimmung; Gereiztheit, Wut oder Zorn zeigen sich auch in der Hustenart von Husten*gebell* über aggressive Husten*stöße* bis zu einzelnen Husten*salven*, die die Aufmerksamkeit immer wieder zurückholen, bis hin zu Stakkatohusten, der die Umgebung unter *Dauerfeuer* bringt; **1.** kindlicher → Keuchhusten verrät die Last mit der Aggression, unter der man stöhnt und keucht; **2.** Hüsteln als Übergang zum Räuspern (→ Räusperzwang): Hinweis, dass man auch gern mal etwas sagen möchte, aber nicht zu Wort kommt; **3.** »produktiver« Husten mit *Auswurf*, bei dem wirklich etwas ausgespuckt wird, statt jmd. anzuspucken: sicht- und fühlbar etwas loswerden wollen; **4.** trockener *Reiz*husten: zeigen, wie genervt und unproduktiv man sich fühlt, mit seiner Wut und Gereiztheit weder heraus- noch weiterkommen.

Generell neben Aggressionsentladung und Erzwingung von Beachtung auch Versuch der Abgrenzung: sich aggressiv und hustend andere vom Leibe halten, aggressive Vorwärtsverteidigung: »jmd. etwas husten« und anderen damit »die Meinung sagen«, eigenen Standpunkt verteidigen, was man sich verbal nicht traut.

Bearbeitung: lernen, verbal Stellung zu beziehen und eigene Meinung zu äußern; sich die Last bewusst machen, die das Thema Aggression für einen darstellt; bewusstere Wege des Aggressionsausdrucks entwickeln: Streitgespräche bis hin zu Streitkultur; Auseinandersetzungen pflegen; lieber die Auseinandersetzung suchen, als den Streit begraben; mutige Wege gehen; die *heißen Eisen* im Leben *in Angriff nehmen*.

Einlösung: mutige offen(siv)e Auseinandersetzungen.

Urprinzipieller Bezug: Mars-Uranus (Entladung), Mars-Merkur (aggressiver Ausdruck).

Lit.: *Wwg, KSdK 242–247*.

Film: *In Sachen Henry, Der letzte Samurai, Fearless, Wut* (alle Bd 1).

Hydramnion

(Überangebot an Fruchtwasser)

Körperebene: Gebärmutter (Fruchtbarkeit, Geborgenheit).

Symptomebene: mit bis zu 10 l (statt 1 l) Fruchtwasser *zu viel des Guten* anbieten, die wässrig-seelische Schwangerschaftssituation übertreiben, das Kind mit zu viel

Schutzschicht umgeben, nichts und niemand an das Kind heranlassen; Gefahr der Überdehnung der Gebärmutter mit der Folge von → Geburtskomplikationen: vorzeitige Wehen; Versuch, die zum unerträglichen Problem gewordene Schwangerschaft vor der Zeit loszuwerden; gehäuftes Vorkommen bei Frauen mit → Diabetes mellitus: Problem mit der (Mutter-)Liebe und dem (Seelen-)Fruchtwasser.
Bearbeitung: sich seelisch noch intensiver auf die Schwangerschaft einstellen, dem Kind viel mehr seelische Zuwendung geben und Beachtung schenken, es noch viel besser schützen und mit seelischer Energie umgeben; für Entlastung sorgen.
Einlösung: das Kind mit ozeanischen Gefühlen der Einheit umgeben, der Schwangerschaft viel mehr inneren Raum geben.
Urprinzipieller Bezug: Mond Neptun.

Hydroperikard

siehe Aszitesbildung

Hydrops

siehe Ödem

Hydrothorax

siehe Aszitesbildung

Hydrozele

(Wasserbruch, Wasseransammlung zwischen den Hüllen des Hodens oder Samenstranges)
Körperebene: Hoden (Fruchtbarkeit, Kreativität).
Symptomebene: Seelisches drängt sich mit Gewalt in den Bereich der Fortpflanzung und Kreativität; durch Eindringen von Seelenflüssigkeit schwillt der Hoden auf: Wasser(ein) bruch in das Feld der Männlichkeit; Weibliches drängt sich ins männliche Revier: Gefühle überschwemmen den Kreativitätsbereich und lassen ihn gleichsam ertrinken; enorm übertriebener Anspruch im Schöpfungsbereich (Riesenhoden).
Bearbeitung: freiwillig sehr viel mehr Seelenenergie in den Bereich der Kreativität und Sexualität einfließen lassen; den Themen Männlichkeit, Fortpflanzung und Kreativität bewusst mehr Raum geben.
Einlösung: Seele mit Männlichkeit verbinden, Sex mit liebevollen, seelenvollen Gefühlen.
Urprinzipieller Bezug: Mond-Mars.

Hydrozephalus

(Wasserkopf)
Körperebene: Gehirn (Kommunikation, Logistik).
Symptomebene: durch Ausdehnung der Seelenwasserräume im Innern des Gehirns kommt es zum Untergang von Gehirnsubstanz (durch Druck) und zur Erweiterung des Schädels (Grundproblem bei Tumoren; die Ursache übermäßiger Liquorproduktion klären): der vergrößerte Kopf als Symbol von Macht und Einfluss (»Großkopferte«); das verminderte, eingeschränkte Gehirn als Intellektbremse; der Intellekt (Großhirnbereich) gerät unter seelischen Druck, er wird geradezu erpresst und ausgedünnt.
Bearbeitung im Laufe des weiteren

Lebens: der Seele Räume schaffen im Reich des Regierungssitzes, der Zentrale des Schaltens und Waltens; den um die seelische Dimension erweiterten Kopf über seine Grenzen hinauswachsen lassen, Eindruck machen; den intellektuellen Anteil am eigenen Wesen zugunsten seelischer Bedürfnisse reduzieren und zurückstellen.
Einlösung: Verbindung des Seelischen mit dem Intellektuellen, von Gefühlen und Vernunft unter Vorrang der Seele.
Urprinzipieller Bezug: Mond-Merkur-Neptun.

Hypakusis
siehe Schwerhörigkeit

Hypalgesie
siehe Schmerzunempfindlichkeit

Hypästhesie
siehe Schmerzunempfindlichkeit

Hyperaktivität
(bei Kindern: siehe Hyperkinese)
Körperebene: Nerven (Nachrichtendienst).
Symptomebene: Aktivitätsstau, der sich an problematischer Stelle entlädt.
Bearbeitung: Sport, künstlerische Betätigung; Bewegung in bisher leblosen Bereichen entstehen lassen, damit Ruhe eintreten kann, wo sie sinnvoll ist; innere Unruhe als gehemmte Bewegungsimpulse erkennen (wie die Unruhe der Uhr).
Einlösung: seine Berufung finden und in ihr aufgehen.
Urprinzipieller Bezug: Mars-Uranus.
Lit.: *Wwg*.
Film: *Amadeus* (2002).

Hyperakusis
(Geräuschüberempfindlichkeit, nervöse Feinhörigkeit)
Körperebene: Ohren/Gehör (Hören, Horchen, Gehorchen).
Symptomebene: auf normale Geräusche plötzlich überempfindlich reagieren; sich von kleinsten Geräuschen gestört fühlen.
Bearbeitung: lernen, sich auf seine *Wahr*nehmungen zu verlassen; Hinweis, genauer hinzuhören, zu lauschen, zu horchen und zu gehorchen; auf dem Gegenpol: selbst laut werden und Unerträgliches hinausschreien.
Einlösung: horchen und gehorchen (der eigenen inneren Stimme oder äußeren Ratschlägen); in der Schwangerschaft: mit dem Kind schon vor der Geburt über die innere Stimme kommunizieren.
Urprinzipieller Bezug: Neptun-Mond/Saturn.

Hyperalgesie
siehe Schmerzüberempfindlichkeit

Hyperazidität
siehe Azidose

Hypercholesterinämie, familiäre
(angeborene Tendenz zu hohem Cholesterinspiegel; siehe auch Cholesterinspiegel, hoher)
Körperebene: arterielle Gefäße

(Energieversorgung), Cholesterin (Verbands- und Dichtungsmaterial des Körpers).
Symptomebene: übertriebener Versuch, sich von Anfang an mit zu viel Verbandsmaterial auszurüsten, um sich vor undichten Stellen zu schützen und sich abzuschotten; das Verbandsmaterial, das der Strom der Lebensenergie im Übermaß transportiert, wird zum Problem; jede an sich kleine Baustelle in den Leitungen der Lebensenergie (Gefäßen) wird zu einer Großbaustelle ausgebaut, weil so reichlich Baumaterial vorhanden ist, mit dem Ergebnis stark überforderter Energiebahnen voller Baustellen und Reparaturkolonnen auf allen Ebenen; erhöhte Gefahr von Verkehrsengpässen (Reduzierung des Arteriendurchmessers), von Staus (Gefäßverschlüssen) und von Verkehrsinfarkten (Versorgungszusammenbrüchen).
Bearbeitung: die überstrapazierte Vorsorge auf der Körperebene erkennen und lieber auf geistig-seelisches Niveau verlegen; sich um Schutz und Abschirmung auf übertragener Ebene kümmern; Bereiche, wo man »nicht ganz dicht« ist, suchen und angemessene Schritte auf übertragener Ebene unternehmen; das eigene Nervenkostüm vor Überforderung bewahren; sich die Auseinandersetzungen im täglichen Überlebensstress bewusst machen und diesbzgl. bewusste Strategien entwickeln; die eigenen wunden (Schwach-)Punkte kennenlernen: sich Zeit nehmen, die Wunden abheilen zu lassen; Nerven(stärke) (wie Drahtseile) entwickeln.
Einlösung: übertriebene Verbandsmaterialproduktion und -transporte durch vorbeugende Maßnahmen auf übertragener Ebene ersetzen: Tempo aus dem Leben nehmen durch Verkehrsberuhigung; künstliche Engpässe schaffen.
Urprinzipieller Bezug: Saturn.

Hypergalaktie

siehe Muttermilchproduktion, übermäßige

Hyperhidrosis

(vermehrte Schweißabsonderung; siehe auch Fußschweiß, Handschweiß)
Körperebene: Haut (Grenze, Kontakt, Zärtlichkeit), Schweißdrüsen (Schleusen).
Symptomebene: ständiger Angstschweiß, (Blut und) Wasser schwitzen, ständig schweißgebadet sein; ständig verteidigungs- und angriffsbereit sein – immer auf der Hut, in Angst und auf alles gefasst; immer kurz vor der Explosion unterdrückter Emotionen und Gefühle, innerer Kräfte, ureigener Energien stehen, die nicht herausdürfen und deren Unterdrückung anstrengend ist; Misstrauen und Furcht vor sich selbst und anderen; schweißnasse kalte Hände, die keine Kontaktbereitschaft zeigen und deren Begrüßung weder warm ist, noch von Herzen kommt; kalte (schweißige) Füße: Grundangst, mangelnde Verwurzelung; *schweißen* = bluten = ausbluten, Lebenskraft verlieren;

vor Anstrengung schwitzen: sich permanent und unbewusst überanstrengen; vor Hitze schwitzen: ständig (unbewusst) heiß (auf etwas) sein; ständiger Reinigungsversuch des Körpers aus allen Poren; Verlust von Seelenflüssigkeit.
Bearbeitung: bei kaltem Schweiß: sich die Angst bewusst machen; bei heißem Schweiß: sich die innere Hitze und die sexuelle Ladung ins Bewusstsein holen; Anzeichen für Überanstrengung prüfen und sich bewusst bemühen.
Einlösung: sich auf die eigene Urangst so tief einlassen, dass daraus Weite wird.
Urprinzipieller Bezug: Saturn (Enge, Anstrengung)-Mars (Hitze).
Lit.: *AfS*; *CD/Audio »Angstfrei leben«*.
Film: *Angsthasen, Fearless, Patch Adams* (alle Bd 1); *Angst essen Seele auf* (Bd 2).

Hyperkeratose

siehe Keratose, Acanthosis

Hyperkinese

(psychogener Bewegungssturm, »hyperaktive Kinder«, Zappelphilipp-Syndrom, AD(H)S/Aufmerksamkeitsdefizit-Syndrom; siehe auch Konzentrationsstörungen)
Körperebene: Skelettmuskulatur (Motor, Kraft), Gleichgewichtsorgan im Innenohr (Gleichgewichtsmelder); Bewusstsein.
Symptomebene: Bewegungsüberschuss, da der Körper zu wenig gespürt wird; Leistungsdruck, chaotische Reizüberflutung und seelische Unruhe toben sich körperlich aus; Sturm-und-Drang-Zeit auf der Körperebene; Mangel an natürlichen (Lebens-)Rhythmen; hyperaktive Kinder als Spiegel modernen unsteten Lebens; unfreiwillige Karikatur eines selbstbewussten Lebens im Hier und Jetzt; vom sozialen Leben *weggetreten* sein; an sich selbst und der Welt leiden, für die man zu sprunghaft, spontan und oft auch zu intelligent ist; mit abweichenden »Vorstellungen« zur Provokation für Eltern und Bürgerwelt werden, in der Alternativszene als »Indigokinder« hochstilisiert werden; der *Zappelphilipp* wird heute schulmedizinisch mit Amphetaminen (Ritalin) »behandelt«, die in ihren Wirkungen der Droge Ecstasy (MDMA, ebenfalls ein Amphetamin) ähneln.
Bearbeitung: allopathisch: für körperliche Erschöpfung sorgen (Sport, Arbeit); den Trends der überfordernden, aggressiven und egoistischen Leistungsgesellschaft im eigenen Familienleben entgegensteuern; bewusster Umgang mit Fremdbestimmung und Kontrolle; Grenzen setzen; Aufmerksamkeit schenken; homöopathisch: sich seelische Unruhe und Unrundheit bewusst machen; den modernen Trends sogar Raum geben und sie ausreizen lassen, was auch wieder zur Erschöpfung führt; die Hightech-Computer und moderne Sportwelt nutzen, um daraus neue Ideen und Herausforderungen zu ziehen, die Kinder an der Überforderungsgrenze faszinieren; von den Möglichkeiten dieser »verrückten« Zeit

Gebrauch machen, die verrückte Antworten geradezu herausfordert; den eigenen Rhythmus zulassen; die eigenen Talente finden, dem eigenen Ruf folgen; die eigene individuelle Art und die Unangepasstheit annehmen.
Einlösung: innere Bewegung schaffen, um den Körper zu entlasten; Körpergefühl entwickeln; Konzentration auf das Wesentliche.
Urprinzipieller Bezug: Mars-Uranus.
Lit.: *Wwg 325–364, KSdK.*
Film: *Amadeus* (2002).

Hypermastie

(abnorme Vergrößerung der Brüste)
Körperebene: weibliche Brust (Mütterlichkeit, Ernährung, Geborgenheit, Sinnlichkeit, Lust).
Symptomebene: überbordende Weiblichkeit; übermäßige Betonung des nährenden weiblichen Aspektes im Körper; möglicherweise Kompensation des entsprechenden Defizits im Bewusstsein; oft gar kein Bedürfnis, Kinder zu stillen und zu versorgen oder Männer auf erotische Weise zu nähren; oft → Schamgefühle wegen der großen Brüste: nicht zu der eigenen Weiblichkeit in ihrem ganzen Ausmaß stehen können, Gefahr von → Haltungsschäden beim Versuch, die Brüste zu verstecken; Signalwirkung auf Männer, besonders solche mit Mutterproblemen: große Brüste lösen hohe Erwartungen betreffend Versorgung, Geborgenheit und Gehaltenwerden aus; Assoziationen an ein großes Herz und entsprechende Groß- und Freizügigkeit: »Holz vor der Hütte«, »stattlicher Balkon«, der im Dirndl betont wird und angeblich zum »Fensterln« einlädt, »Milchbar«.
Bearbeitung: sich die eigene Signalwirkung eingestehen und dazu stehen lernen: die Situation bzw. das Geschenk der (eigenen) Natur annehmen und damit umgehen lernen; die Demonstration von Weiblichkeit als Aufgabe erkennen und annehmen; den Überfluss der eigenen Veranlagungen erkennen und l(i)eben.
Einlösung: Herrin der Lage sein und die eigene Wirkung bewusst einsetzen; sich bewusst als beschenkt erleben und bewusst schenken; Überfluss genießen lernen, Weichheit annehmen und verschenken; sich und andere nähren mit Zuwendung und L(i)ebe(n).
Urprinzipieller Bezug: Jupiter-Mond.
Lit.: *F 363–366; CD/Audio »Wege des Weiblichen«.*

Hypermenorrhoe

siehe Menstruation, zu starke

Hypermobilitätssyndrom

(HMS; zu unterscheiden von seltenen Erkrankungen des Bindegewebes mit generalisierter Überbeweglichkeit wie Marfan-Syndrom, Ehlers-Danlos-Syndrom, deren Symptome ähnlich zu deuten sind)
Körperebene: Gelenke (Beweglichkeit, Artikulation), Bindegewebe (Verbindung, Halt, Verbindlichkeit).

Symptomebene: bei Frauen drei- bis fünfmal häufiger auftretende angeborene Überbeweglichkeit verschiedener Gelenke weit über den normalen Rahmen hinaus: Finger und Zehen lassen sich stark verbiegen; was im Babyalter normal ist, wird beim Erwachsenen zum Thema: Baby hat nur die körperliche Bewegungsebene, im späteren Leben sollte die Beweglichkeit körperlich abnehmen und geistig-seelisch wachsen; Zeichen von Regressionstendenz.
Bearbeitung: sich im übertragenen Sinn mehr anstrengen, statt sich körperlich so stark zu verbiegen und krummzulegen: den geistig-seelischen Bewegungsumfang erhöhen, um das Leben besser in den Griff zu bekommen, besser Fuß zu fassen usw.
Einlösung: geistig-seelische Beweglichkeit erweitern, Bewegungsradius auf alle wichtigen Themen ausdehnen, Bewusstseinserweiterung in den Vordergrund stellen.
Urprinzipieller Bezug: Merkur-Uranus.

Hyperosmie

(gesteigerte Geruchswahrnehmung)
Körperebene: Nase (Macht, Stolz, Sexualität).
Symptomebene: Rückbezug auf archaische Zeiten; die Dinge durch Geruch prüfen (z. B. sicherer Weg zu guter Ernährung); in der Schwangerschaft und anderen Situationen gesteigerter Wachheit: sich und die Schutzbefohlenen durch gute Witterung besser schützen; drastisch darauf hingewiesen werden, was oder wer einem »stinkt«.
Bearbeitung: bewusster wahrnehmen lernen, den Instinkten folgen; auf die alten Ebenen der Orientierung zurückgreifen, sich auf das menschliche Erbe zurückbesinnen; prüfen, ob man *jmd. riechen kann* (weit aussagefähiger, als ihn vom Aussehen her attraktiv zu finden).
Einlösung: der gute Riecher, auf den man sich verlassen kann, der bei der Auswahl von Menschen und Nahrung sowie zur Witterung von Gefahren ernst genommen wird; in der Schwangerschaft: Gefahren für sich und das Kind rechtzeitig wittern.
Urprinzipieller Bezug: Pluto (Verbindung mit uralten Instinkten).

Hypersalivation

sehe Speichelfluss, vermehrter

Hypersensibilität

(siehe auch EMF-Syndrom)
Körperebene: Nerven (Nachrichtendienst).
Symptomebene: leicht angespannt bis überspannt, überempfindlich reagieren bzgl. Strahlungen und Schwingungen; sich unverstanden fühlen und tatsächlich meist auch nicht verstanden werden in einem Lebensalltag, der zunehmend durch Elektrosmog belastet und härter in seinen Umgangsformen wird.
Bearbeitung: sich mit der gespannten bis überspannten modernen Welt aussöhnen oder in ländliche Idylle ausweichen.
Einlösung: sich transzendenten,

hohe Sensibilität erfordernden Bereichen öffnen und Kontakt zum Übersinnlichen, Numinosen aufnehmen.
Urprinzipieller Bezug: Neptun.

Hypersomnie
siehe Schlafdrang/Schlafsucht

Hyperthyreose
siehe Schilddrüsenüberfunktion

Hypertonie
siehe Bluthochdruck

Hypertrichosis
(Ganzkörperbehaarung, »Haarmensch«, »Hundemensch«; siehe auch Haarverlust als Gegenpol)
Körperebene: Haut (Grenze, Kontakt, Zärtlichkeit), Körperhaare (animalische Kraft).
Symptomebene: Ganzkörperbehaarung: »der Mensch ist auf den Hund gekommen«: stammesgeschichtlicher Rückfall; Virilisationssyndrom: überzogene Vermännlichung, die ein gefährliches animalisches Aussehen verleiht; die Erinnerung an die eigene Geschichte und Herkunft löst tiefe Ablehnung aus: der Umgebung zum Spiegel ihres Schattens werden.
Bearbeitung: sich mit der eigenen tierischen Herkunft aussöhnen, das Animalische im eigenen Wesen erkennen und annehmen; den Trieben und tieferen Instinkten nachspüren, sie wahrnehmen und schätzen lernen; das Angstmachende am eigenen Aussehen konfrontieren lernen; (ein ganzer) Mann auf der Bewusstseinsebene werden.
Einlösung: bewusste Erlösung des Themas Männlichkeit.
Urprinzipieller Bezug: Mars.

Hypertrophie
(Vergrößerung, Gegenpol zur Hypotrophie; siehe auch Herzvergrößerung, Prostatavergrößerung)
Körperebene: verschiedene Körpergewebe und Organe können betroffen sein.
Symptomebene: wachsen und wuchern auf körperlicher statt auf geistig-seelischer Ebene: mehr Raum einnehmen; mehr Kraft und Bedeutung in diesem Bereich entwickeln wollen.
Bearbeitung: die Ebenen bewusst sortieren und die Kompensation durchschauen; bewusst von der körperlichen Kompensation zur geistig-seelischen Aufgabe wechseln; als Beispiel in körperlicher Rundheit die Kompensation erkennen und dafür sorgen, dass das Leben insgesamt runder, kraftvoller, eindrucksvoller und ausfüllender wird.
Einlösung: auf der richtigen Ebene das Richtige wachsen und sich entwickeln lassen oder »Gebt dem Kaiser, was des Kaisers ist, und Gott, was Gottes ist«.
Urprinzipieller Bezug: Jupiter.

Hyperventilation
(Selbstheilungsversuch des Organismus bei Angst; **1.** in Therapien als Mittel der Bewusstseinserweiterung eingesetzt; **2.** von der Schulmedizin generell als Krankheitssymptom verkannt und entsprechend behandelt)

Körperebene: Lunge (Kontakt, Kommunikation, Freiheit).
Symptomebene: **1.** Organismus wird mit Lebensenergie (Sauerstoff, Prana) überschwemmt und verliert im Übermaß Schlacken (Kohlendioxyd): in dieser übertrieben sauberen Situation kommt alles Mögliche an Unreinheiten heraus, was die eigene Entwicklung behindert: es kann sich das Geburtsmuster manifestieren, aber auch sexuelle Probleme oder solche des Festhaltens werden offenbar; Kälte, ungelebte Trauer und Freude entladen sich; durch überzogenen Austausch/Überatmung (Überladung mit Prana = Lebenskraft) können Verkrampfungen auftreten: Enge = Angst; Einnehmen der Embryohaltung, wenn das Geburtstrauma noch unverarbeitet ist und bei dieser Gelegenheit heraufdrängt; Selbstbefreiungsversuch des Organismus aus einer Enge-/Angstsituation; zu viel Wind (um nichts?) machen (lat. *ventus* = Wind).
2. ausgelöst durch → Angst in einen Überatmungsprozess gehen, der durch Enge in die Weite führen würde, wenn er nicht mittels Kalzium- oder Valiumspritzen unterbrochen würde; dabei Situation von Ohnmacht und Ausgeliefertsein, Verweigerung und Panik durchleben; nicht selten Pan, ihre eigene innerste Natur, erleben.
Bearbeitung: weiteratmen und den Prozess vertiefen, bis am tiefsten Angstpunkt (größtes Engegefühl im Körper) die Befreiung, der Durchbruch in die Weite geschehen kann; den eigenen Kampf um die Befreiung aus der Urangst (entspricht oft der Ur-Enge bei der Geburt) vorantreiben; sich mit (Atem-)Energie überschwemmen, um so die Energieblockaden auszuschwemmen; sich durch übermäßig viel Wind in die Tiefe der eigenen Probleme (oft in die Enge des Geburtstraumas) führen lassen und danach in die Weite, wenn die Enge ausreichend bewusst geworden ist.
Einlösung: Befreiung aus eigener Kraft finden durch vertieften Austausch mit der Welt (vertiefte Atmung); *frischen Wind ins Leben* wehen lassen; sich vom Überfluss des Prana (Lebenskraft) berauschen lassen: die eigene Unbegrenztheit und Ekstase spüren: auf den Schwingen des Atems über alle Grenzen hinausschweben.
Urprinzipieller Bezug: Merkur-Mars.
Lit.: *At, Jea, AfS.*
Film: *Angsthasen, Fearless, Patch Adams* (alle Bd 1); *Angst essen Seele auf* (Bd 2).

Hypochondrie

(Krankheitsangst; siehe auch Ansteckungsangst, Herzneurose)
Körperebene: Bewusstseinsproblem (Hypochondrium = eigentlich der Knorpelbereich unter dem Rippenbogen, dorthin wird das → Unwohlsein häufig projiziert).
Symptomebene: sog. eingebildete Kranke, denen leicht alles *unter die Haut* und *an die Rippen geht*; in ständiger Sorge um die eigene Gesundheit wird der Körper pein-

lich genau beobachtet: ständig dreht sich alles um das eigene Leben, aber nur um das physische statt um das spirituelle; die Angst vor dem Tod wird in den Körper projiziert: Furcht, an verschiedensten Symptomen zu sterben.
Bearbeitung: dem jeweiligen Thema hinter dem beobachteten Organ Zuwendung und gesteigerte Beachtung schenken; sich um die eigene Gesundheit in geistig-seelischer Hinsicht kümmern; sich mit der eigenen Sterblichkeit aussöhnen: Studium der verschiedenen Totenbücher, aber auch der einschlägigen Bibelstellen; die Bedrohung des Lebens in einem weitergehenden Sinn ernst nehmen; d. h., wir sind als Menschen unheil und sterblich, weshalb wir »einen Heiland« und dessen Wegbegleitung beim Abstieg ins Toten- oder Schattenreich brauchen; Berufskrankheit vieler Mediziner(innen), die durch das körperfixierte Studium gefördert wird: an den Patient(inn)en kann dann das eigene Thema in der Projektion bearbeitet werden.
Einlösung: Erkenntnis, dass der Mensch tatsächlich grundsätzlich krank ist, aber in einem tieferen Sinn: ihm fehlt die andere Hälfte, der Schatten, und zwar in seelischer Hinsicht; sich um die Integration des Schattens mit all seinen Ängsten kümmern; Aussöhnung mit dem Tod (*D*).
Urprinzipieller Bezug: Merkur-Saturn.
Lit.: *AfS*; *CD/Audio »Angstfrei leben«*.
Film: *Angsthasen, Fearless, Patch Adams, Die Bücherdiebin* (alle Bd 1); *Angst essen Seele auf* (Bd 2).

Hypogalaktie

siehe Muttermilchproduktion, mangelnde

Hypoglykämie

(Unterzuckerung des Blutes)
Körperebene: Stoffwechsel (Fließgleichgewicht).
Symptomebene: Absinken des Blutzuckers: zu wenig Süße und Liebe im Lebenssaft, zu wenig Nahrung für das Leben und die Freude daran; Vitalitätsgefühl beruht auf der Süße (Glukose) im Lebenssaft: fehlt sie, kommen Schwächegefühle auf, bricht → Panik aus; Zittern, Schweißausbrüche: Angst, zu kurz zu kommen, Abgeschlagenheit, Traurigkeit: nicht bekommen, was man braucht; Heißhunger auf das (nicht gelebte) Leben: Lebens- und Liebeshunger; ein rasender Puls will einem Beine machen: das Herz pocht auf sein Recht auf Liebe (Glukose).
Bearbeitung: sich den Mangel an Süße und Liebe eingestehen; sich klarmachen, dass man (seelisch) zu wenig zum Leben hat; sich selbst mehr Liebe geben; die eigene Enge und Angst bis in ihre Tiefe und die dahinterliegende Weite verfolgen; den Heißhunger auf lohnende Ziele richten; dem Herz verschaffen, was es an Zuwendung und Liebe zum Leben braucht.
Einlösung: die eigene Vitalität in erlösten Regungen wahrnehmen und

leben: die Süße des Lebens und Liebens *wahrnehmen* und genießen.
Urprinzipieller Bezug: Saturn-Venus/Mond.
Lit.: *Gmm.*

Hypomenorrhoe

siehe Menstruation, zu schwache

Hypophysenadenom

Körperebene: Hypophyse (Hirnanhangsdrüse; Harmonie und Anpassung auf höchster Ebene).
Symptomebene: gutartiger, oft hormonproduzierender Tumor, von dem häufiger Frauen betroffen sind; **1.** Augensymptome, weil die Tumore auf die Sehnervenbahn drücken; **2.** sonst von den produzierten Hormonen abhängige Symptome: bei Prolaktin ergibt sich Galaktorrhoe (Milchfluss; 30 % der Fälle); **3.** bei Wachstumshormon (HGH): → Akromegalie (alle möglichen Körperenden wie Kinn, Nasenspitze usw. beginnen neuerlich zu wachsen, 20 % der Fälle); **4.** bei ACTH-Produktion (Überproduktion von Cortisol): → Cushing-Syndrom (10 % der Fälle).
Bearbeitung: **1.** bei abgedrücktem Augenlicht: Aufforderung, weniger nach außen und mehr nach innen zu schauen, Einsicht statt Aussicht; **2.** die eigene mütterlich-weibliche Seite am Lebensfluss beteiligen; mit seinen archetypisch weiblichen Gaben freigebiger werden; **3.** sich weiter in die Welt hinauswagen, mehr Raum einnehmen, mutiger aus sich herausgehen; eigenes mutiges und raumgreifendes Wachstum auf seelischen und geistigen Ebenen ermöglichen; **4.** sich auf das eigene innere Zentrum konzentrieren.
Einlösung: **1.** inneren Durchblick erwerben; einsichtig, allsichtig werden; **2.** die Umwelt freigebig mit seiner Anima (seinen weiblichen Gaben) beschenken; **3.** auf geistig-seelischer Ebene über sich hinauswachsen; **4.** die eigene Mitte stärken und als das Wesentliche erkennen.
Urprinzipieller Bezug: Merkur-Jupiter.

Hypophyseninsuffizienz

Körperebene: Hypophyse (Hirnanhangsdrüse; Harmonie und Anpassung auf höchster Ebene)
Symptomebene: weitgehender Zusammenbruch der hormonellen Steuerung; von den ausfallenden Hormonen abhängige Symptome: Menstruationsstörungen wie Amenorrhoe (→ Menstruation, fehlende), kein Milchfluss (→ Muttermilchproduktion, mangelnde) aus Mangel an Prolaktin; kein Wachstum/Minderwuchs wegen fehlendem Somatotropin (Wachstumshormon HGH); → Diabetes insipidus aus Mangel an Stresshormon Cortisol.
Bearbeitung/Einlösung: im Sinne der einzelnen Symptombilder (siehe dort); insgesamt: weniger geplant und geordnet leben.
Urprinzipieller Bezug: Merkur-Saturn.

Hypothyreose

siehe Schilddrüsenunterfunktion

Hypotonie
siehe Blutniederdruck

Hypotrichosis
(zu geringer Haarwuchs)
Körperebene: Haare (Freiheit, Vitalität); der ganze Körper ist betroffen, v. a. der Kopf.
Symptomebene: Ursache ist Veranlagung oder Medikamenteneinnahme (Zytostatika); geringer Schutz der eigenen Grenzen durch Mangel an Haaren; geringe Ausstrahlung (Haare als Antennen); geringe Macht und Kraft; unbewusste Offenheit für Kontakt und Berührung.
Bearbeitung: sich andere Wege des Schutzes, der Ausstrahlung von Kraft und Macht suchen; kindlich unschuldige Bereiche der eigenen Persönlichkeit erkennen und annehmen.
Einlösung: offener und schutzloser werden, der Welt und den Menschen direkter begegnen.
Urprinzipieller Bezug: Mars-Saturn.
Lit.: *S 114–120.*

Hypotrophie
(Verkleinerung, Gegenpol zur Hypertrophie)
Körperebene: verschiedene Körpergewebe und Organe können betroffen sein.
Symptomebene: weniger werden, entschwinden, sich verdünnisieren, dabei Beschränkung auf die körperliche Ebene.
Bearbeitung: die Ebenen bewusst sortieren und die Kompensation durchschauen; bewusst von der körperlichen Kompensation zur geistig-seelischen Aufgabe wechseln; sich im geistig-seelischen Bereich zurücknehmen, kürzertreten und reduzieren, statt auf körperlicher Ebene kleiner zu werden.
Einlösung: in Bezug auf die betroffene Region Bewusstseinsansprüche zurücknehmen; »Weniger ist mehr« als Motto annehmen; wie Odysseus gegenüber Polyphem erkennen, dass man ein Niemand ist; dass der Entwicklungsweg darauf hinausläuft, gedankenfrei im Hier und Jetzt zu enden: nichts wollen, nichts sollen, einfach sein.
Urprinzipieller Bezug: Saturn.

Hypoxie
(verminderte Sauerstoffversorgung im ganzen Organismus oder in einzelnen Körperteilen)
Körperebene: Blut (Lebenskraft); der ganze Körper ist betroffen.
Symptomebene: der verminderte Sauerstoffgehalt im Blut fördert verschiedene Krankheitsbilder, u. a. → Krebs; Organ- und Gewebeversagen aus Energiemangel.
Bearbeitung: weniger Energie verausgaben, verbrauchen, weniger atmen.
Einlösung: Energieverbrauch minimieren wie in tiefster Trance.
Urprinzipieller Bezug: Saturn.
Lit.: *KR 58.*

Hysterie
(siehe auch Neurose)
Körperebene: fast alle Körperebenen können mitbetroffen sein.

Symptomebene: dramatische Darbietung meist starker sinnlich-erotischer, sexueller Themen auf der Körperbühne; lange unterdrückte sexuelle Wünsche suchen und finden in demonstrativen Ausbrüchen Beachtung; in ausgeprägter Form – von hysterischer Blindheit (als Beispiel für ein Konversionssymptom) bis zur bogenförmigen Überstreckung des Körpers nach hinten (Arc de Cercle) – im Vergleich zur vorletzten Jahrhundertwende heute extrem selten; ausgehend von den Konversionssymtomen der Hysterie, die er bei Charcot in Paris erlebte, entwickelte Freud die Anfänge seiner Neurosenlehre.
Bearbeitung: Bewusstheit in die körperlichen Symptome lenken und darin die seelischen Themen entdecken; diese deuten und verstehen lernen.
Einlösung: die eigene Sexualität aus der Verdrängung befreien und sich zu leben trauen.
Urprinzipieller Bezug: Uranus-Pluto.
Film: *In guten Händen* (Bd 1).

I

Ichthyosis

(Fischschuppenkrankheit)
Körperebene: Haut (Grenze, Kontakt, Zärtlichkeit).
Symptomebene: übermäßige Schuppung der Haut bei gleichzeitigem Mangel an Talg- und Schweißproduktion: Abschottung bis zur Panzerung gegen die Außenwelt; häufig im frühen Kindesalter beginnend, seltener auch schon von Geburt an: ins Leben mitgebrachte Aufgabe.
Bearbeitung: andere Wege der Grenzsicherung finden, sich bewusst gegen alle Gefahren der Welt wappnen.
Einlösung: in der eigenen Haut, in den eigenen vier Wänden, in der Heimat, auf dieser Welt, in Gott Sicherheit finden bzw. Gott in sich finden.
Urprinzipieller Bezug: Saturn-Neptun.

Ideenflucht

Symptomebene: die Ideen folgen nicht mehr der gewohnten streng rationalen Logik, sondern jagen in freier Assoziation mit beträchtlichem Tempo in loser Folge und konzentrationslos dahin; lockere, völlig unkontrollierte Kette von Gedanken entsteigt ungeprüft dem Unterbewussten; Ideenflucht geht den sog. »Normalen« auf die Nerven, weil die Gedankenfetzen zu schnell, zu unlogisch einfach ausgespuckt werden, wie sie aus der Tiefe des Bewusstseins auftauchen: Symptom verrät den hohen Anspruch an Kontrolle, den die Industriegesellschaft hat; die Nähe zur freien Assoziation der Psychoanalyse zeigt die Nähe zum Unbewussten, an das die Psychoanalytiker auf diesem Weg herankommen; Unfähigkeit zur Ideenflucht bei überangepassten Menschen verrät den Gegenpol,

dem in der Leistungsgesellschaft aber kein Krankheitswert beigemessen wird.
Bearbeitung: Bewusstseinsübungen, die darauf abzielen, sich auch des oft ebenso wenig rationalen inneren Monologs bewusst zu werden, um ihn als Fernziel zu beruhigen; Mut zur Anerkennung der eigenen unlogischen Tiefen und der getriebenen Hektik des Lebens- bzw. Ideenflusses; einverstanden werden mit dem Fluss der Gedanken: lernen, ihm zuzuschauen; Kontrolle lernen über sich und die eigenen Tiefen; sich dem Unterbewussten bewusst zuwenden; lernen, Ideen aus dem Fluss zu fischen und in die Verwirklichung zu bringen; Übungen der Mitte: Mandalamalen, -meditation, Tai Chi usw.
Einlösung: die Mitte finden zwischen Ideenlosigkeit und -überflutung, zwischen lebensfeindlicher Totalkontrolle und mitreißendem Chaos.
Urprinzipieller Bezug: Merkur-Uranus/Neptun.
Film: *Mr. Jones, Silver Linings* (beide Bd 2).

Ikarus-Syndrom

(siehe auch Burn-out-Syndrom)
Symptomebene: ehrgeizige, sich selbst überschätzende (auch junge) Menschen mit besonderen Talenten, die sich überfordern und für etwas verzehren, das den Aufwand nicht lohnt oder von vornherein zum Scheitern verurteilt ist; oft Kind einer depressiven Mutter, die nicht genug Fürsorge und Geborgenheit bot, und eines ehrgeizigen Vaters, der große Ideen in seine Tochter/seinen Sohn pflanzte, ohne dass es mütterlicherseits den Boden gab, diese zu kultivieren; auch zu wenig Anerkennung (für zu vieles) bekommen; Mangel an die eigene Seele Nährendem, für das man sich *krummlegt* und sich *verbrennt*; narzisstische Tendenzen (→ Narzissmus).
Bearbeitung: für eine nährende Umgebung sorgen: ausschlafen, sich massieren und verwöhnen lassen, das Venusprinzip ins Spiel des Lebens einladen und genießen lernen; v. a. eigenes Thema finden, für das es zu *brennen* lohnt.
Einlösung: das eigene Thema finden und dafür brennen, ohne zu verbrennen: *burn-on* statt *burn-out* (Beispiel: Mozart hat für seine Musik gebrannt und kein Burn-out bekommen trotz enormen Pensums und weitgehend ausbleibender Anerkennung und Entlohnung).
Urprinzipieller Bezug: Sonne-Jupiter-Uranus
Lit.: *SI; CD/Audio »Vom Stress zur Lebensfreude«*.
Film: *Happy Burnout* (Bd 2).

Ikterus

siehe Gelbsucht, Neugeborenengelbsucht, Leberentzündung

Ileus

siehe Darmverschluss

Ileus, paralytischer

siehe Darmlähmung

Impetigo

(juckende Eiterpusteln v. a. bei Kindern, Schwangeren und Wöchnerinnen)
Körperebene: Haut (Grenze, Kontakt, Zärtlichkeit).
Symptomebene: eitrige Blasen und Pusteln, die juckend zum Aufkratzen reizen und dann verkrusten: Säuberungsaktion des Körpers (Eiter = Kriegsschrott); Eiter(schwären): (Symbol für) Unreinheit drängt herauf; Krustenbildung: unsaubere Verhältnisse zeigen sich; Kontaktprobleme: unwiderstehlicher Reiz, seine Grenzen zu öffnen und mit der eigenen Tiefe in Berührung zu kommen; Grenzprobleme: ungelebte Energien brechen sich aus der Tiefe Bahn und treiben an der Oberfläche unansehnliche Blüten; die eklig gewordene Haut verweigert ihre erotische Funktion und kehrt sie ins Gegenteil, indem sie andere abstößt (Schwangere und Wöchnerinnen können sich damit den Partner auf unauffällig auffällige Weise vom Leib halten); Abschreckung durch Schwäche statt durch Stärke: sich unattraktiv machen; im Gesicht: scheußliche Maske statt der (aal-)glatten Fassade; das Gesicht nicht wahren können, die gute Miene zum etwaigen bösen Spiel vergeht einem; aussätziges Aussehen: sich selbst aus- und absetzen.
Bearbeitung (auch als Hinweis für mitbetroffene Erzieher): reizvoller leben, sich von den Angeboten des Lebens *aufkratzen* lassen; Unreinheiten herauslassen und konfrontieren; die Grenzen öffnen (helfen), für *reizvolle* Kontakte sorgen; sich bewusst vom Leib halten, wer oder was einem gerade nicht passt; für Rückzugsräume und -gelegenheiten Sorge tragen.
Einlösung: Offenheit für die seltsamen, ungewohnten und originellen Stilblüten, die in der Tiefe wachsen und nach Bewusstsein verlangen; in der eigenen Haut heimisch sein, sich wohl fühlen: auf dem Klavier von Grenzsicherung und Kontaktbedürfnis in eigener Regie und nach eigenem Belieben spielen.
Urprinzipieller Bezug: Saturn/Venus-Mars.
Film: *In Sachen Henry, Der letzte Samurai, Fearless, Wut* (alle Bd 1).

Impfschäden

Körperebene: Abwehrsystem (Verteidigung), alle anderen Bereiche können mitbetroffen sein.
Symptomebene: Fertigwerden mit den ererbten Krankheitspotenzialen (= Aufgabe der Kinderkrankheiten aus homöopathischer und ganzheitlicher Sicht) wird durch Impfungen boykottiert mit dem Ergebnis von weiter mitgeschleppten Krankheitsanlagen und Abwehrschwäche; dadurch Neigung zur Chronifizierung oder bestenfalls Verschiebung der Kinderkrankheiten ins Erwachsenenalter, wo sie nicht hingehören und auch entsprechende Probleme verursachen können; Verwirrung der Kampfkraft (→ Allergie), Verdrängung des z. B. in → Kinderkrankheiten oder Infektionen (→ Entzündung) ausgedrückten

Aggressionspotenzials; (kollektive) Konfliktfeindlichkeit (→ Depression); Krankheitserbe der Vorfahren mit sich herumschleppen.
Bearbeitung: sich nichts ersparen; sich dem Kampf stellen; sich von unerwünschtem Familienerbe befreien; sich abnabeln; alte Verletzungen ausheilen.
Einlösung: Konfliktbereitschaft, Aggression als Ausdruck von Lebenskraft wertschätzen; sich mit Herausforderungen vertraut machen (was prinzipiell auch das Impfen einschließt).
Urprinzipieller Bezug: Pluto-Mars.
Lit.: *Wwg 202–211, CaW, MF.*

Impotenz

(siehe auch Lustlosigkeit, Potenzprobleme)
Körperebene: Geschlechtsorgane (Sexualität, Polarität, Fortpflanzung), Bewusstseinsproblem.
Symptomebene: Erektionsstörung aus Angst vor Tod = Orgasmus (franz. *la petite mort* = der kleine Tod), Kontrollverlust; Angst vor der eigenen Männlichkeit und Aggression; Unfähigkeit, »seinen Mann zu stehen«; Angst vor Leistung; unter Leistungsdruck versagen: Angst, »ihn nicht hochzukriegen«, ein *Schlappschwanz* und Versager zu sein; Angst vor Hingabe und Kontrollverlust; Angst, für Sex bestraft zu werden; Angst vor dem Weiblich-Verschlingenden (Freudsche Kastrationsangst); Angst, gefangen zu werden durch Schwangerschaft, aber selten auch ganz konkret körperlich (Thema → Vaginismus: viel Gerede um fast nichts, die Angst bezieht sich auch weniger auf die körperliche als auf die soziale Ebene); festhalten am (Gefangensein im) Intellekt; kneifen, *verklemmt sein, den Schwanz einziehen* und sich *verdrücken*; nachgeben, *weich werden* (in der Auseinandersetzung des Geschlechterkampfes); Rache an der Partnerin: ihr kein richtiger Mann sein, sie nicht befriedigen; die Partnerin irrational überhöhen, sie als Madonna nicht beflecken wollen; Sexualität als schmutzig abwerten: sein stolzes Zepter nicht in die dunkle Höhle stecken wollen; ödipale Probleme: der eigenen Mutter nicht untreu werden wollen; Mangel an Kreativität: kein Zeugnis von sich ablegen können; Mangel an Vertrauen in sich und die Zukunft; häufig äußere Kompensationsversuche: ein gesellschaftlich einflussreicher, durchsetzungsfähiger *großer Mann* werden, weil man den *kleinen Mann* nicht hochkriegt (auffällig viele wirtschaftlich potente Männer leiden an Potenzproblemen im Bett: sie zeigen es der ganzen Welt, weil sie es ihrer/einer Frau *nicht zeigen konnten*; sich darstellen statt *ihn*; gesellschaftliche Macht kompensiert hier physische Ohnmacht; solcherart entstandene gesellschaftliche Macht ist gefährlich für die Betroffenen selbst und für die Gesellschaft, weil sie sich dauernd [demonstrativ] beweisen muss); oft schockierende Erfahrung im geschlechtlichen Bereich, heute

nicht selten Reaktion auf Kommentare selbstbewusster Frauen: »Wenn's das war, dann war's das, tschüs!« oder »Ich bin nicht eifersüchtig, geh ruhig üben!«; Schwierigkeiten moderner junger Männer mit dem Doublebind: einerseits *cool* sein, andererseits ein so *heißes Eisen* wie die erste Liebesnacht hinbekommen sollen; auch Folge von Prostataoperation, Betablocker-Einnahme.
Bearbeitung: erkennen, dass die Manneskraft als Basis das Weibliche benötigt (innere Ruhe und Entspannung [parasympathikotone Lage] führen zur Durchblutung der Geschlechtsorgane); Übungen zum Loslassen: Meditation, sich ins Wasser (Weiblich-Seelische) fallen lassen; sich mit den eigenen weichen weiblichen Seiten anfreunden, um so auch wieder zu den männlichen Kräften stehen zu können; bei älteren Männern: zu viel Weichheit will, dass Einfühlung und Seelisches auf der geistig-seelischen Ebene mehr Raum bekommen; die eigene phallische Kraft kennen- und lieben lernen: wissen, dass *man(n)* nicht immer können kann und muss; sich dem Weiblichen hingeben lernen: Übungen im Wasser, Samadhi-Tank; auf dem Gegenpol: Hingabe an die eigene phallische Kraft, Beschäftigung mit dem eigenen Körper (Sport, Yoga usw.); Verdrängtes sichtbar werden lassen; den Intellekt ausschalten, austricksen.
Einlösung: Freude an der eigenen weiblichen weichen Seite und der männlichen harten Kraft entwickeln und beide genießen (körperlich gesehen hintereinander, seelisch auch gleichzeitig).
Urprinzipieller Bezug: Mars-Saturn.
Lit.: *K 267–271; AfS, S 259, 265, SuL.*
Film: *Angsthasen, Fearless* (beide Bd 1); *Angst essen Seele auf* (Bd 2).

Inappetenz

siehe Appetitlosigkeit

Infantilismus

(geistiges und körperliches Zurückbleiben in der Entwicklung)
Körperebene: Geschlechtsorgane (Sexualität, Polarität, Fortpflanzung).
Symptomebene: auf einer kindlichen Entwicklungsstufe stehen bleiben (Grundproblem abklären und deuten): Entwicklung verweigern: gleich Kind bleiben, statt zu werden wie die Kinder; den definitiven Eintritt in die Polarität scheuen: die Differenzierung von Gehirn und Genital bleibt aus.
Bearbeitung/Einlösung (für die mitbetroffenen Eltern/Betreuer): die Aufgabe des Schicksals annehmen: dem Hinweis nachleben und sich intensiv mit der kindlichen Entwicklungsstufe auseinandersetzen; das Reich der Kindheit erlösen: im Hier und Jetzt das Leben genießen.
Urprinzipieller Bezug: Mond-Saturn.
Film: *The Kid* (Bd 1).

Infarkt
genereller Begriff für das Absterben von Gewebe (→ Nekrose) durch arterielle Verschlüsse (→ Herzinfarkt, → Schlaganfall [Gehirninfarkt], → Lungenembolie [Lungeninfarkt] und viele andere Organe können betroffen sein.

Infektion
siehe Entzündung

Inflammatio
siehe Entzündung

Influenza
siehe Grippe

Inguinalhernie
siehe Leistenbruch

Inkontinenz
(Kontrollverlust über die Verschlüsse [Schließmuskeln] des Körpers, siehe auch Bettnässen)
Körperebene: Harnblasenschließmuskel (Harnblase = Druck aushalten und loslassen), Afterschließmuskel (Anus/After = Ein- und Ausgang der Unterwelt).
Symptomebene: es kann keinerlei Druck mehr ausgehalten und bewältigt werden, alles entleert sich spontan; Wunsch, alles zu kontrollieren, wird auf der Körperebene konterkariert; die Verdrängungsmechanismen sind an ihren Grenzen belastet; **1.** Urin (Abwasser der Seele) geht über, lässt sich aufgrund von Muskelschwäche des Blasensphinkters oder Schwäche des Beckenbodens nicht (mehr) zurückhalten: die seelische Flut wird körperlich statt im Übertragenen losgelassen; in den Schatten gedrängtes Seelisches läuft über; Flucht vor Bedrückendem: »sich verpissen«; zu schnell und unkontrolliert loslassen; Urin dient im Tierreich auch zur Reviermarkierung: seine anrüchigen Spuren hinterlassen, um sein Reich abzugrenzen; **2.** Stuhl geht unkontrolliert ab aufgrund von Afterschließmuskelschwäche: Schatteninhalte werden körperlich statt im Übertragenen spontan abgelassen, die Unterwelt *taucht auf*; Regression auf Kindesalterniveau (der Kreis schließt sich auf der falschen Ebene): die Windeln kehren wieder zurück; Rückfall in die Zeit vor dem Erlernen der Kontrollfähigkeiten; *haltloses* Leben; sich nicht mehr zurückhalten können; den *(Rück-)Halt* im Lebensfluss verloren haben; *nach dem Wechsel*: keinen (Rück-) Halt mehr im Leben finden, die neue Lebensperspektive gibt noch keinen Halt; an der überlebten »Gebär-Mutter-Rolle« festhalten; *nach einer Schwangerschaft*: den Übergang zum neuerlichen Alleinsein (im Körperhaus) noch nicht geschafft haben, seelischen Halt (in der neuen Mutterrolle) suchen und noch nicht finden; auch hier an der Gebär-Mutter-Rolle hängengeblieben sein; *bei Stress*: Überlebtes, das Seelen*abwasser*, nur unter Druck loslassen; sich auf der falschen, weil körperlichen Ebene gehenlassen.
Bearbeitung: Kontrolle mehr im Geistig-Seelischen aufgeben, frei-

williges Loslassen von Spannungen über entsprechende Übungen wie Progressive Muskelrelaxation nach Jacobson; wirksamer und tieferreichend sind Sitzungen mit dem verbundenen Atem, die auch zu inhaltlichen *Lösungen* beitragen; **1.** (Ab-)Wasser des Lebens frei fließen lassen; Seele übergehen/überfließen lassen; wieder in Fluss kommen, spontan mit dem Wasser des Lebens(flusses) fließen; sich von Überflüssigem rechtzeitig lösen, nichts mehr stauen; **2.** das Materielle loslassen lernen, Bewegung und Fluss ins Schattenreich bringen; Geld fließen lassen und sich nicht nur an seinem Kommen, sondern v. a. auch an seinem Weiterfließen erfreuen. Auf dem Gegenpol: zurückhaltender werden; Geben ist seliger als Nehmen.
Einlösung: das innere Kind in sich entdecken, »werden wie die Kinder«, die ohne Kontrolle allem seinen Lauf lassen und im Augenblick leben, ohne sich zu sorgen; völlig unbeschwert wie der »Narr« (= letzte Karte im Tarot) seinen Weg gehen und alles andere loslassen.
Urprinzipieller Bezug: Pluto/Mond-Neptun.
Film: *Shakespeare für Anfänger* (Bd 2).

Inkubationszeit

(kein Symptom, aber wichtig bei → Entzündung)
Körperebene: Abwehrsystem (Verteidigung).
Symptomebene: die Zeit zwischen dem Eindringen der Erreger und dem erkennbaren Auftreten der Krankheit infolge der Verteidigungsmaßnahmen der Abwehr: reaktionsfreies Intervall am Anfang von Konflikten, in denen das Abwehrsystem Maß nimmt und seine Lenkwaffen (Antikörper) gegen das Feindliche in den Waffenschmieden und Rüstungsbetrieben des Knochenmarks herstellt.
Bearbeitung: Vorbereitung auf den Kampf, Krieg, Konflikt; sich auf die Auseinandersetzung einstellen: die Messer wetzen, Argumente sammeln; dem Körper Ruhe geben, damit alle Kräfte für die Abwehr zur Verfügung stehen.
Einlösung: die Mobilmachung als Basis eines gelungenen Feldzuges erkennen und mit der entsprechenden Bewusstheit durchziehen.
Urprinzipieller Bezug: Mars.
Lit.: *Wwg 167–183 (Krankheitserreger).*

Insektenstich

(übersäuerter Körper und entsprechendes Blut [und nicht etwa »süßes« Blut] ziehen Insekten an; manche Menschen werden deshalb kaum, andere dauernd gestochen; siehe auch Juckreiz, Entzündung, Allergie)
Körperebene: Haut (Grenze, Kontakt, Zärtlichkeit).
Symptomebene: übersäuerter Organismus bietet Insekten (wie auch Bakterien und Pilzen) ein bevorzugtes Terrain: Grenzverletzungen, unerwünschte Annäherungen, erzwungene Kontakte, die stören

und anschließend unangenehm jucken; unbewusstes Verlangen, seine Grenze zu öffnen: (Auf-) Kratzen der Haut; sich gereizt, ausgeliefert und machtlos fühlen; Angst vor Krankheitsübertragung (Tropenkrankheiten wie → Malaria, → Dengue-Fieber); konfliktreiche Sinnlichkeit: fremdes Wesen nähert sich heimlich, bevorzugt in Abenddämmerung/Nacht (Zeit der Abenteuer) und durchsticht (penetriert) einen mit seinem phallischen Rüssel, nimmt sich Lebenskraft (Blut) und hinterlässt eine reizende, juckende Flüssigkeit, die einen schwellen und wachsen lässt, was stört oder sogar rasend machen kann und jedenfalls um Ruhe und Schlaf bringt. **1.** Mückenstiche: verschiedene Regionen des eigenen nicht ausreichend bewussten Körpers werden zu Bewusstsein gebracht; nächtliches Erwachen durch summende Störenfriede; was immer man offenlegt und zeigt, wird aktiviert; erinnert daran, sich darum zu kümmern, das eigene warme Blut in Sommernächten zu spüren. **2.** Flohstiche (→ Flohbefall), **3.** Wespenstiche (→ Allergie), **4.** Zeckenbisse (→ Borreliose, → Gehirnentzündung, → Gehirnhautentzündung).

Bearbeitung: sich Aggressionen ein- und zugestehen, etwa das Bedürfnis, andere zu reizen, zu ärgern und zu stören; Tendenz zu Grenzverletzungen erkennen, eigene *Sticheleien* wahr- und wichtig nehmen; unbewusste Kontaktbedürfnisse eingestehen; sich bewusst öffnen und verletzlich zeigen, statt sich zum Opfer von Stiche(leie)n anderer zu machen; Benutzung (natürlicher) Repellents, um sich die Quälgeister vom Leibe zu halten; aber auch den Quälgeist in sich erkennen; sich zunächst mit Substanzen wie ätherischen Ölen schützen, allmählich aber mittels eigener Ausstrahlung, Entwicklung von Selbstsicherheit; Verantwortung für sich und seinen Körper übernehmen; für den Leib erwachen, ihn mehr vergeistigen und beseelen; Herauswachsen aus der Rolle des (armen) Opfers und Schutz aufbauen; Misstrauen, Angst, Argwohn, Gefühl des Ausgeliefertseins, Fatalismus überwinden; es jucken (und krachen) lassen; sich gönnen, was einen reizt, und sich dem öffnen – ohne sich blutig zu kratzen; die Lebensenergien fließen lassen; in warmen Sommernächten bewusst offen für Störungen durch summende luftige Wesen sein, die sanft und anfangs unbemerkt über einen herfallen; sich genussvoll stechen und beißen lassen und es genießen, Lebensenergie auszutauschen – vielleicht im Schutz eines Moskitonetzes?

Einlösung: mit der Schöpfung und all ihren Wesen ausgesöhnt und in die große Ordnung eingeordnet, sich von feinen Stichen anstoßen und in Bewegung bringen lassen; den Platz einnehmen, der einem zusteht, auf einen wartet und nach dem man sich sehnt; in der eigenen Mitte ruhen und von (kleinen) Störungen zunehmend unabhängig sein.

Urprinzipieller Bezug: Saturn/ Venus-Mars.

Insomnie

siehe Schlaflosigkeit

Interkostalneuralgie

(Zwischenrippenneuralgie)

Körperebene: Brustkorb (Ichgefühl, Persönlichkeit), Rippen (Sicherheit, Schutz, Anpassung).

Symptomebene: Brustkorb schmerzt; neuralgiforme Schmerzen im Zwischenrippenbereich: der Ort des Schutzes von Herz (Gefühl) und Lunge (Austausch) ist gereizt; der Platz der Ich-Identifikation, auf den man zeigt, wenn man »Ich« sagt, ist (von außen) bedroht; der knöcherne Käfig von Herz und Lungenflügeln schreit nach Aufmerksamkeit.

Bearbeitung: den Panzer der Gefühle und der Austauschfunktion infrage stellen (lassen); sich im Ichbereich herausfordern (reizen) lassen; sich eingestehen, dass Austausch und Flexibilität im Ichbereich wehtun, und diesem Feld aufmerksam und achtsam begegnen und Ruhe einkehren lassen.

Einlösung: dem Käfig der inneren Flügel und Herzensgefühle stille Aufmerksamkeit und bewusste Ruhe schenken.

Urprinzipieller Bezug: Sonne-Saturn.

Intertrigo

(Wundsein, Wolf)

Körperebene: zwischen eng anliegenden Hautflächen (Haut =Grenze, Kontakt, Zärtlichkeit): zwischen Hodensack und Oberschenkeln, in Achselhöhlen und Analfalte, zwischen den Oberschenkeln und unter den Brüsten.

Symptomebene: Wundheit, Verletzlichkeit und Offenheit an Stellen, wo sich Hautflächen berühren: sich an den eigenen intimen Grenzflächen wund reiben und aufscheuern; enger Kontakt mit sich selbst führt zu (seelischer) Wundheit; Wundflächenbesiedelung durch fremde Eindringlinge; Nässen der Wundflächen: Seelenwasser »suppt« aus den Intimbereichen.

Bearbeitung: offener und mutiger im intimen Kontaktbereich werden; an den eigenen Grenzen freiwillig empfindsamer und empfänglicher werden; Wundes verlangt nach Luft und Beachtung, Sanierung: sich behandeln und versorgen (lassen), »seine Wunden lecken«; Seelisches im intimen zwischenmenschlichen Bereich herauslassen; neue, fremde Ideen in intimen Lebensbereichen freiwillig aufnehmen; auf dem Gegenpol: zwischen den Partnern Luft lassen, Abstand wahren.

Einlösung: die Wunden bewusst heilen; für Luft und Liebe sorgen; zwischen den verschiedenen Bereichen des eigenen Wesens im Hinblick auf Nähe und Abstand die Mitte finden.

Urprinzipieller Bezug: Venus-Saturn, Mars (bei Entzündung).

Intoleranzen

siehe Nahrungsmittelunverträglichkeit, Multiple Chemical Sensitivity,

Alkohol-Intoleranz, Histamin-Intoleranz, Saccharose-Intoleranz

Intoxikation
siehe Vergiftung

Involutionsdepression
(siehe auch Depression, Klimakterische Beschwerden)
Symptomebene: geistige Stagnation nach der Lebensmitte; die Rück- und Heimkehr in der zweiten Lebenshälfte nicht geistig-seelisch in die Wege leiten: der Körper muss einspringen und die Rückbildung verstärkt in Angriff nehmen; die Gelegenheit zur freiwilligen Um- und Einkehr in der Lebensmitte missachten; sich zu wenig mit dem Ziel des Lebens, der Erlösung im Tod, beschäftigen.
Bearbeitung: Innehalten zur Zeit der Lebensmitte: Neubesinnung bzgl. des Lebensweges und seiner Richtung; den Aspekt der Heim- und Einkehr ab der Lebensmitte in den Mittelpunkt stellen; Beschäftigung und Aussöhnung mit der Lösung des Lebens, dem Loslassen im Tod; Vergänglichkeit der Materie und damit auch des Körpers anerkennen.
Einlösung: sich dem Muster des Lebens, dem Lebenskreis oder Mandala, freiwillig fügen und dem archetypisch vorgezeichneten Weg folgen.
Urprinzipieller Bezug: Saturn.
Lit.: *F 447, D*; *CD/Audio »Lebenskrisen als Entwicklungschance«*.
Film: *Melancholia* (Bd 2); *Die Bücherdiebin* (Bd 1).

Iritis
siehe Regenbogenhautentzündung

Ischämie
(Mangeldurchblutung), siehe Herzinfarkt, Arteriosklerose

Ischias/Ischialgie
(siehe auch Bandscheibenvorfall)
Körperebene: Wirbelsäule (Dynamik und Halt, Aufrichtigkeit), Bandscheiben (weiblicher Pol der Wirbelsäule, Puffer), Nerven (Nachrichtendienst).
Symptomebene: Reizung des Ischiasnervs (Nervus ischiadicus) bzw. meist der aus dem Rückenmarkskanal austretenden Nerven mit erheblichen Schmerzen durch Druck (oft verrutschte Bandscheibe); Verrenkung der Lebensachse oder Konflikte (→ Entzündungen); Bandscheibenproblem: existenzieller (Über-)Druck: sich *in der Klemme* fühlen, *unter Druck gesetzt sein*; man ist nicht mehr flüssig, geht nicht mehr flüssig:; Schmerz zieht in linkes Bein und linken Fuß: evtl. finanzielle Bedrängnis und Angst, seine Lieben, die Familie nicht mehr durchbringen zu können; in rechtes Bein und rechten Fuß: evtl. Angst, seinen Verpflichtungen nicht mehr nachkommen zu können; das Weiche, Weibliche wird zwischen zwei harten männlichen Elementen in die Klemme genommen und gequetscht/gepresst (erpresst?); *Überlastung* (z. B. als Kompensation bei Selbstunsicherheit und Minderwertigkeitsgefühlen): sich zu viel auf

(die Schultern) laden/auf*bürden* (lassen), sich über(be-)*last*en/übernehmen, um Eindruck zu machen und den richtigen Eindruck zu verwischen; oft existenzieller Druck, den Lebensunterhalt für sich und v. a. für die Familie zu sichern; sich verreißen, weil man etwas bewusst nicht »überreißt«; Suche nach Anerkennung; Druck, der auf die Nerven geht; innerer Druck bricht sich Bahn; innerem Druck ausweichen: schmerzhafte Auswege; bei Verrenkungen: Lebens-/Weltachse ist aus dem Lot geraten; Wirbelverschiebungen: Ein- bzw. Verklemmung; Demütigung bei fehlender Aufrichtigkeit: »krummer Hund«; übertriebene Aufrichtigkeit in Form von Rechthaberei: »Hagestolz«.
Bearbeitung: sich herausfordern (reizen) lassen im (für jeden Fortschritt und Aufstieg) zentralen Kommandobereich (Nervus ischiadicus); sich existenziellen Druck und die Rolle des weiblichen Pols bewusst machen; das Weiche, Weibliche der eigenen Existenz mehr in den Mittelpunkt *rücken*; die Last der eigenen Existenz bewusst (er-) tragen; Über(be)lastungssituationen zur Kompensation von Unsicherheit erkennen und aufgeben: die Lasten auf den eigenen Schultern einer kritischen Prüfung unterziehen; mit der Lebensachse und dem Lebensmittelpunkt experimentieren; eine passendere Ausrichtung finden; wieder einrenken, was aus dem Lot geraten ist; verfahrene Geschichten wieder zurechtrücken; Dinge (auch wenn es schmerzt) richtigstellen; die erzwungene Ruhe zum Nachdenken nutzen.
Einlösung: Beschränkung auf Wesentliches; Demütigungen in Demut wandeln; sich bescheiden; Ehrlichkeit sich selbst und darauf aufbauend auch der Welt gegenüber; innere Be*weg*ungen.
Urprinzipieller Bezug: Jupiter/ Mars-Saturn.
Lit.: *S 280–285; CD/Audio »Rückenprobleme«.*

J

Jaktation

siehe Gliederzucken

Jetlag

Symptomebene: → Unwohlsein nach dem Überfliegen von Zeitzonen: unbewusster Widerstand gegen (Lage-)Veränderungen; Demonstration größerer Flexibilität, als es dem eigenen Wesen entspricht; mangelnde Erdung und Einfühlung in neue Situationen.
Bearbeitung: nach Höhenflügen landen; lernen, auf den Boden zu kommen; die eigenen hohen Ansprüche an Flexibilität mit der körperlichen Realität in Einklang bringen; erkennen, dass die Seele Zeit braucht, um dem Körper hinterherzureisen, und beim Fliegen nicht Schritt halten kann; pragmatische Vorgehensweise: im Ankunftsland sofort den neuen Rhythmus übernehmen und vor dem ersten Schla-

fengehen 2 mg/Tbl. Melatonin einnehmen.
Einlösung: im Hier und Jetzt leben.
Urprinzipieller Bezug: Uranus-Saturn.

Juckreiz

(Pruritus; siehe auch Hautausschlag, Insektenstich, Pruritus vulvae)
Körperebene: Haut (Grenze, Kontakt, Zärtlichkeit), die genaue Lokalisation zeigt die Ebene des Problems.
Symptomebene: wenn einem *das Fell juckt*, will man sich kratzen und so die Grenze nach außen mit seinen Fingernägeln, den Resten der Krallen, aufreißen; selbst wenn dies bis aufs Blut geht, wird es in der Regel den Juckreiz erleichtern; herausgefordert sein: »Es juckt mich«, »Das kratzt mich nicht«; Reaktion auf Reiz (Sexualität, Aggression, Zuneigung), der stimuliert/erregt und entweder reizvoll oder gereizt erlebt wird; unbefriedigtes Verlangen: Geilheit/Lüsternheit (siehe Titel billiger Sexfilme); nach außen drängende Lebenslust, Leidenschaft/inneres Feuer/Zorn, »sich aufgekratzt fühlen« = offen sein; an einer reizvollen Sache kratzen = das Geheimnis lüften.
Bearbeitung: seine Grenze bewusst und mutig öffnen; durchlässiger werden und Inneres heraus- und Äußeres hereinlassen, dabei die Lebenskraft fließen lassen; sich freiwillig herausfordern lassen: das Leben, die eigene Situation und die Lage der Welt dürfen einen ruhig *jucken*; zur eigenen Neugierde stehen und sich trauen, dem nachzugehen, was einen reizt; die vielen Reize bewusst zu sich hereinnehmen und sich herauslocken lassen; reaktionsfreudiger werden; sich mehr erlauben.
Einlösung: im Bewusstsein so lange kratzen, bis man weiß, was einen juckt und reizt und einem auf der Seele brennt; mutig und offen leben und sich trauen, Reizen und Verlockungen nachzugeben, damit aus den Verlockungen Lebensgenuss werden kann.
Urprinzipieller Bezug: Venus/Saturn-Mars.
Lit.: *K 236*.

K

Kachexie

(Kräfteverfall, Auszehrung)
Körperebene: betrifft den gesamten Organismus.
Symptomebene: aufgeben des Körpers: Abzehrung, körperlicher Zusammenbruch bei auf den Tod zielenden Krankheitsbildern; letzte Phase des Krebsgeschehens (→ Krebs), wenn archetypisch männliche Aggression in archetypisch weiblicher Selbstzerstörung endet; die Systeme stellen nach und nach den Dienst ein: langsames Sterben; der Körper gibt auf, häufig anstelle eines bewussten geistigen Loslassens.
Bearbeitung: sich auf das Verlassen der verfallenden Körperwoh-

nung vorbereiten: die Seele in den Vordergrund treten lassen; sich um die Seele kümmern, statt weiter in ihre bald zu verlassende Wohnung zu investieren; die *Aufgabe* lautet nun aufgeben: den Körper möglichst bewusst aufgeben, um für die Seelenreise, den freien Flug des Seelenvogels, gerüstet zu sein; für spirituelle Wegzehrung sorgen: Oratorienmusik, Totenbücherlesungen, Sterberituale.
Einlösung: sich bewusst übergeben: »Dein Wille geschehe.«
Urprinzipieller Bezug: Saturn (als Sensenmann für den Körper und Hüter der Schwelle für die Seele); Pluto (Selbstzerstörung).
Lit.: *S 91f., KR 82f., 209; V 261–263.*
Film: *Miss You Already, Das Beste kommt zum Schluss, Der Professor, Jonathan, Die Zeit die bleibt, Das Schicksal ist ein mieser Verräter, Entscheidung aus Liebe, Familienfest* (alle Bd 2).

Kaiserschnitt

(siehe auch Geburtskomplikationen allgemein)
Körperebene: Gebärmutter (Fruchtbarkeit, Geborgenheit), Bauchdecken (Schutz).
Symptomebene: **1.** beim Kind: Wunsch, im Schlaraffenland hocken zu bleiben; Absprung verpassen; sich wichtig und gewichtig machen; Lebensmuster: »Sollen die anderen doch schauen, dass aus mir etwas wird«; **2.** bei der Mutter: Weigerung, das Kind herzugeben, sich nicht trennen wollen; die Schwangerschaft zu wenig bewusst erlebt (genossen) haben; sich (selbst) zu wichtig nehmen; Angst, zu eng zu sein, unattraktiv zu werden; Ausfall der bewussten Einweihung ins Muttersein; Angst vor Schmerz bei bewusst gewünschtem Kaiserschnitt; generelle Verweigerung vor der Größe der Aufgabe: Hilferuf an die Helfer: »Ich kann nicht, will nicht und schaffe es nicht!«
Bearbeitung: **1.** beim Kind/späteren Erwachsenen: lernen, mit Grenzen umzugehen und sie nötigenfalls zu überschreiten; lernen, Eigenverantwortung zu übernehmen, aber auch sich helfen zu lassen; lernen, auf die eigene Kraft zu vertrauen, um Engpässe zu überwinden; sich kritisch mit dem eigenen Lebensmuster auseinandersetzen: selbstständig den richtigen Absprung bekommen; **2.** bei der Mutter: lernen, bewusst Abschied zu nehmen und sich selbst im Verlauf des Mutterwerdens (-seins) zurückzustellen; lernen, die Schönheit des Mutterseins, der Reife anzunehmen; Bearbeitung des eigenen Geburtstraumas bzgl. der Urangst vor Enge; sich auf die Initiation ins Muttersein bewusst einlassen (Rituale).
Einlösung: die Mitte finden zwischen Aussitzen der Dinge und ungeduldigem Vorpreschen; dem Muster des Aussitzens und Abwartens mit Bewusstheit begegnen: selbst dafür sorgen, dass aus einem etwas wird.
Urprinzipieller Bezug: Mars-Mond.

Kalkaneussporn

siehe Fersen(bein)sporn

Kälte-Hämoglobin-Urie

(eine Art »Kälteallergie«)
Körperebene: Blutgefäßsystem (Verkehrswege der Lebenskraft).
Symptomebene: sog. Kälteagglutinine (Antikörper) greifen bei niedrigen Temperaturen die eigenen roten Blutkörperchen an und setzen deren Farbstoff (Hämoglobin) frei = Hämolyse: der Lebenssaft löst sich auf; Gefahr von Embolien bis zu Nierenversagen und Tod; *die ehrliche Haut* zeigt die Blaufärbung und Leblosigkeit der Haut; Kälte lässt das Blut zerfallen: Angst vor Kälte.
Bearbeitung: physische und seelische Kälte meiden; dafür Sorge tragen, dass einem äußerlich und innerlich schön warm bleibt; bei Kälteeinbrüchen und seelischen Eiszeiten bis aufs Blut um sein Leben kämpfen; sich stets der Gefahr des Stockens des Lebensflusses und des Versagens aller partnerschaftlichen Mechanismen in Kältesituationen bewusst sein.
Einlösung: aus der Begeisterung heraus leben; Feuer und Flamme für die eigenen Lebensthemen sein; sich an Ideen entzünden und aus heißem Herzen leben und lieben; heiß auf das Leben sein und vor Lebenslust brennen.
Urprinzipieller Bezug: Mars-Saturn.
Lit.: *CD/Audio »Allergien«.*
Film: *Fearless* (Bd 1).

Kaposi-Sarkom

(Krebs der Haut bzw. des Unterhautbindegewebes; siehe auch [Haut-] Krebs, Aids)
Körperebene: Haut (Grenze, Kontakt, Zärtlichkeit), Unterhautbindegewebe (Schutz, Isolierung).
Symptomebene: Entartung im Grenz- und Kontaktfeld bzw. im Bereich der Verbindungen, des Halts und der Verbindlichkeit: z. B. Verbindungen/Kontakte, die einem im tiefsten Wesenskern nicht entsprechen, aber Energie bekommen; wild und rücksichtslos wucherndes Wachstum in diesem Themenumkreis; von der ureigenen Entwicklungsschiene in diesem Umfeld so weit abgekommen sein, dass der Körper dem (vergessenen/verdrängten) Thema zum Ausdruck verhilft; geistig-seelisches Wachstum in diesem Themenfeld war so blockiert, dass es sich nun im Körper auf aggressive, ungeordnete Weise Bahn bricht; der Krebs verwirklicht nun körperlich, was seelisch im entsprechenden Bewusstseinsbereich not-wendig wäre; Haltlosigkeit wird (im Gewebe) sichtbar.
Bearbeitung: sich im Kontakt- und Beziehungsbereich für die eigenen ausgefallenen Vorstellungen und kühnen Fantasien öffnen, sie mutig und (von anderen) unkontrolliert wachsen und sich entwickeln lassen; Kontrolle und Verantwortung bewusst selbst übernehmen; sich an frühe Träume, an eigene Ausdrucksformen in dieser Hinsicht zurückerinnern und sie wild entschlossen

(wieder-)beleben und umsetzen; aus der Gewissheit, nichts mehr zu verlieren zu haben, Mut zur eigenen Verwirklichung/zum eigenen Weg schöpfen; all die unter → Krebs erwähnten Maßnahmen erwägen: da Krebs den ganzen Organismus betrifft, ihm auch auf der ganzen Linie begegnen; Krebs als eine Form pervertierter Liebe entdecken (das Überwinden aller Grenzen, vor nichts Halt machen, den Tod nicht fürchten): der Liebe als Inhalt aller Sexualität gerecht werden.
Einlösung: sich selbst Ausdruck verschaffen, statt den Körper (für sich) sprechen zu lassen; die Notwendigkeit erkennen, vom körperlichen und damit (lebens-) gefährlichen Niveau auf das herausfordernde, aber lebensrettende geistig-seelische Niveau zu wechseln und dort auf expansives Wachstum zu setzen; die grenzüberschreitende Liebe entdecken, sich über Fremdbestimmung und selbst- und fremdgeschaffene Normen hinwegsetzen und nur dem höchsten Gesetz verpflichtet leben und sich entwickeln.
Urprinzipieller Bezug: Venus/Saturn-Pluto.
Lit.: *S 81–113, KR; CD/Audio »Krebs«.*
Film: *Heute bin ich blond, Miss You Already, Das Beste kommt zum Schluss, Der Klang von Eiswürfeln, Der Doktor, Jonathan, Die Zeit die bleibt, Das Schicksal ist ein mieser Verräter, Familienfest, 50/50 – Freunde fürs (Über)Leben* (alle Bd 2); *One Week, Ma Ma – Der Ursprung der Liebe* (beide Bd 1).

Karbunkel

siehe Furunkel

Kardiastenose

siehe Achalasie

Kardiomyopathie

(siehe auch Myokarditis, Herzversagen)
Körperebene: Herz (Sitz der Seele, Liebe, Gefühl, energetische Mitte).
Symptomebene: verschiedene Formen, meist schlaffe Herzmuskelausweitung mit Ausdünnung der Muskulatur.
Bearbeitung/Einlösung: das Herz im übertragenen Sinne erweitern, sodass es körperlich in (seiner angestammten) Form bleiben kann.
Urprinzipieller Bezug: Sonne-Jupiter-Saturn.
Film: *Broken Silence, Wie im Himmel, Rendezvous mit Joe Black, Zurück zu Dir* (alle Bd 2).

Karditis

siehe Endokarditis, Myokarditis, Perikarditis

Karies

Körperebene: Zähne (Aggression, Vitalität).
Symptomebene: etwas nagt an den Waffen und schwächt die Wehrhaftigkeit; Mühlen (Molaren), die alles langsam zermahlen, verlieren an Kraft, was die Entscheidungsfähigkeit herabsetzt; angefaulte Lebenskraft; lädierte Waffen, die man sich wegfressen lässt = eine Form von Abwehrschwäche; Verdrängung von Aggression, schlecht zupacken kön-

nen; Vermeidung bzw. Unfähigkeit, »jmd. die Zähne zu zeigen«, Beißhemmung; mangelndes Durchsetzungsvermögen (»sich kaum durchbeißen«), der richtige Biss fehlt; faule Kompromisse; Vitalitäts-, Energie- und Potenzverlust; Probleme mit aggressivem Ausdruck (Zubeißen) und Herausarbeiten des Wesentlichen (Mahlen); Verlust von Selbstwertgefühl mit dem Verlust der Zahngesundheit, sich unwert und unwürdig fühlen (»Einem geschenkten Gaul schaut man nicht ins Maul«); an Problemen »schwer zu kauen« oder »zu beißen« haben; Bevorzugung leerer, weicher Nahrung, die eigene Zähne und Marskraft nicht fordert, sondern degenerieren lässt.
Bearbeitung: um seine Waffen kämpfen lernen; Waffenpflege üben und durchführen: Zähne putzen und Aggressionen (seine vitalen Kräfte) (aus-)leben, »sich auf den Zahn fühlen lassen«; über die Kenntnis der Symbolik der Zähne ihren Wert richtig einschätzen lernen und etwas für sie tun, damit sie etwas für einen tun können; sich lieber auf geistigem Niveau einen (falschen) Zahn ziehen lassen; über Gesundung der Zähne und Vitalisierung des Lebenslaufes Selbstwertgefühl aufbauen; einen »süßen« Partner erobern, statt süße Sachen zu (ver-)naschen; das Harte im Leben aktiv erweichen lernen, die Erstarrung auflösen; sich vollwertige Nahrung, die den Zähnen ein würdiger Gegner ist, gönnen.
Einlösung: Erkenntnis, dass mit Mars auf Kriegsfuß zu stehen gefährlich ist, weil er hier in seinem Element ist; sich lieber mit ihm aussöhnen und Gefallen an ihm und seinen Energien finden.
Urprinzipieller Bezug: Mars-Mars.
Lit.: *Wwg 312–315, SvI.*
Film: *In Sachen Henry, Der letzte Samurai, Fearless, Wut* (alle Bd 1).

Karpaltunnel-Syndrom

Körperebene: Handfläche (Ehrlichkeit, Offenheit) und Finger (die Welt in den Griff bekommen): Daumen (Ich und Selbst), Zeigefinger (Orientierung), Mittelfinger (Führung).
Symptomebene Kribbeln und Steifheitsgefühle (seltener Schmerzen) in Hand und Fingern (v. a. bei Frauen zwischen 40 und 55, in der Menopause, aber auch in der Schwangerschaft), oft in der Nacht und früh morgens (d. h. im archetypisch weiblichen Teil der Tages), was auf hormonelle Veränderungen hinweist oder Schwächung bis Schädigung der Daumenballenmuskeln durch Druck auf den Nervus medianus; dadurch Behinderung der Oppositionsarbeit des Daumens, die die Basis des Zugreifens ist: nicht mehr gut (be-)greifen können; nicht mehr zupacken und zugreifen, nichts mehr festhalten können: das Leben nicht mehr in den Griff bekommen; Schwierigkeiten im Umgang mit der Polarität; Sensibilitätsstörungen der Handinnenfläche und der ersten drei Finger: kein Gefühl in der Hand haben, kein Gefühl mehr für die Dinge, die man berührt, haben; nicht mehr berührt werden, statt-

dessen taub und gefühllos sein; besonders nachts brennende Armsehnenschmerzen durch zu enge Handgelenks*fesseln*: die Hände sind einem gebunden (werden kraftlos und gefühllos von zu engen Fesseln); *frau* fühlt sich gefesselt und ohnmächtig; in der Menopause das Gefühl, loslassen zu müssen, aber nicht können oder nicht wissen, wie; alles im Griff behalten wollen; sich beengt, bedrückt, gefesselt fühlen, in einem zu engen Tunnel bzgl. eigener Handlungen festhängen; auf Dauer Gefahr der Muskelrückbildung.
Bearbeitung: loslassen üben, den harten Zugriff lockern; die Finger von etwas lassen; sich die Gefühllosigkeit im Beziehungs- und Umweltkontakt eingestehen: sich mehr auf sich selbst und das eigene innere Gefühl verlassen, loslassen von den Ansprüchen ans Außen (nicht mehr zugreifen, sondern [sich] gehen lassen); sich die beschränkte Situation bewusst machen.
Einlösung: die Einheit (Daumen) hinter der Polarität spüren und sich darauf als letztes und höchstes Ziel des Lebens einstellen.
Urprinzipieller Bezug: Merkur-Neptun.
Film: *Brot & Tulpen* (2000).

Karzinophobie

siehe Krebsangst

Katarakt

siehe Grauer Star

Katarrh

siehe Atemwegserkrankungen, Erkältungskrankheiten, Grippe/Influenza

Kavernitis

siehe Schwellkörperentzündung

Kawasaki-Syndrom

(siehe auch Entzündung)
Körperebene: Blutgefäße (Verkehrswege der Lebenskraft), Herzkranzgefäße (Versorgungskanäle für den Sitz der Seele, die energetische Mitte).
Symptomebene: virale Entzündung der kleinen und mittleren Arterien, auch unter Beteiligung der Herzkranzgefäße bei hohem → Fieber, betroffen sind v. a. Kleinkinder; ähnlich dem Multisystemischen Entzündungssyndrom (Multisystem Inflammatory Syndrome in Children [MIS-C]).
Bearbeitung (für beteiligte Eltern): sich mutig und offensiv Konflikten und Herausforderungen stellen, das Leben in Angriff nehmen.
Einlösung: Konflikte lösen, mit den dahinterliegenden Themen fertig werden.
Urprinzipieller Bezug: Mars.
Lit.: *SvI*.

Kehldeckelentzündung

(Epiglottitis)
Körperebene: Kehldeckel (Weiche zwischen Atem- und Nahrungsweg).
Symptomebene: im Kindesalter gefürchteter Konflikt an der Weggabelung (Weiche) zwischen Luft- und Speiseweg; verweigerte Aus-

einandersetzung um den Zwiespalt zwischen materieller und verbaler Kommunikation mit der Außenwelt (z.B.: »Soll ich alles schlucken oder protestieren?«); Gefahr, die Dinge in den falschen Hals zu bekommen.
Bearbeitung: offensive Auseinandersetzung um den Zwiespalt zwischen Gedankenwelt und materiellem Einverleiben: den Kindern Mut machen, zu sagen, was sie wirklich essen (schlucken) wollen; darauf achten, dass sie nichts in den falschen Hals bekommen, aber mitbekommen, was für sie noch unverdaulich ist.
Einlösung: lernen, mutig zuzumachen, wenn man zu viel bekommen (geschluckt) hat; blockieren, wenn man genug hat; sich offensiv um Unterscheidungsfähigkeit bemühen; lernen, mutig zwischen Luft- und Erdreich zu unterscheiden.
Urprinzipieller Bezug: Merkur-Mars.
Lit.: *Wwg, SvI.*
Film: *Wut, Der letzte Samurai, In Sachen Henry* (alle Bd 1).

Kehlkopfentzündung

siehe Heiserkeit

Kehlkopfkrebs

(Krebs der Stimmbänder)
Körperebene: Kehlkopf (Ausdruck, Stimmung), Stimmbänder (Ausdruck, Sprache).
Symptomebene: Angst schnürt einem den Hals zu: böse Angst, die das Leben abdrückt; es verschlägt einem vor Schreck die Stimme; Entartung im Kommunikationsbereich; wild und rücksichtslos wucherndes Wachstum im Bereich der Stimme; von der ureigenen Entwicklungsschiene bzgl. Sprechen und Selbstausdruck so weit abgekommen sein, dass der Körper dem (vergessenen/verdrängten) Thema zum Ausdruck verhelfen muss; geistig-seelisches Wachstum in diesem Themenfeld war lange so blockiert, dass es sich nun im Körper auf aggressive, ungeordnete Weise Bahn bricht; der Krebs verwirklicht körperlich im Bereich der Sprachbildung, was seelisch im entsprechenden Bewusstseinsbereich not-wendig wäre.
Bearbeitung: sich im Bereich der Sprache für die eigenen ausgefallenen Vorstellungen und kühnen Fantasien öffnen, sie mutig und gewagt wachsen und expandieren lassen; sich an frühe Träume und Ausdrucksformen zurückerinnern und sie wild entschlossen (wieder-)beleben und umsetzen; aus der Gewissheit, nichts mehr zu verlieren zu haben, Mut zur eigenen Verwirklichung/zum eigenen Weg schöpfen; all die unter → Krebs erwähnten Maßnahmen erwägen: da Krebs den ganzen Organismus betrifft, ihm auch auf der ganzen Linie begegnen.
Einlösung: sich (inhaltlich) sprachlich Ausdruck verschaffen, statt den Körper für sich sprechen zu lassen; die Notwendigkeit erkennen, vom körperlichen und damit (lebens-)gefährlichen Niveau auf das herausfordernde, aber lebensrettende geistig-seelische Niveau zu wechseln

und dort auf expansives Wachstum zu setzen; die grenzüberschreitende Liebe entdecken, sich über Fremdbestimmung und selbst- und fremdgeschaffene Normen hinwegsetzen und nur dem höchsten Gesetz verpflichtet leben und sich ausdrücken.
Urprinzipieller Bezug: Merkur-Pluto.
Lit.: *S 81–113, KR; CD/Audio »Krebs«, »Ärger und Wut«.*
Film: *Der Doktor;* allgemein zu Krebs – *Heute bin ich blond, Miss You Already, Das Beste kommt zum Schluss, Der Klang von Eiswürfeln, Der Professor, Jonathan, Die Zeit die bleibt, 50/50 – Freunde fürs (Über)Leben, Familienfest, Schicksalsgesetze* (alle Bd 2); *One Week, Ma Ma – Der Ursprung der Liebe* (beide Bd 1).

Keloid

siehe Narbenwucherung

Keratitis

siehe Hornhautentzündung

Keratose/Hyperkeratose

(siehe auch Schuppenflechte, Hühnerauge)
Körperebene: Haut (Grenze, Kontakt, Zärtlichkeit).
Symptomebene: krankhafte Verhornung der Haut (z. B. abgegrenzt bei Schwielenbildung, Vorstufe zum → Basaliom): Panzerung der äußeren Grenze; Versuch, sich nach außen zu sichern und abzuschließen; Aufbau einer Ritterrüstung, die eigene Burg(bildung), sich ein übertrieben dickes Fell zulegen; die Stelle deuten, wo das *not*wendig wurde und was im übertragenen Sinn dahintersteht.
Bearbeitung: lernen, sich gegen ein Überstrapazieren – generell oder punktuell – zu schützen; Sicherheit in übertragener Hinsicht herstellen; lernen, sich in seiner Haut zu schützen und wohl zu fühlen.
Einlösung: sich seiner Haut auch ohne äußere Rüstung wehren lernen, etwa durch geistige Aufrüstung, Entwicklung (witziger) Schlagfertigkeit.
Urprinzipieller Bezug: Venus/Saturn-Saturn.

Kernikterus

siehe Neugeborenengelbsucht

Keuchhusten

(Pertussis; siehe auch Kinderkrankheiten, Husten)
Körperebene: Lunge (Kontakt, Kommunikation, Freiheit).
Symptomebene: ansteckende epidemische Kinderkrankheit; vorwiegend nachts auftretender trockener, nicht löslicher und damit auch nicht erlösender Husten: oft verzweifelter Kampf; heftiger, fast unstillbarer Ausbruch von Aggressionen; mehrere bellende, erschöpfende Hustenstöße mit dem typischen keuchenden Einatmen verbinden sich zu Salven mit Anfallscharakter: von sich reden machen, der Umwelt »etwas husten« und zeigen, wer man ist und welche Aggressionen man aufgestaut hat; sich kämpferisch in den Mittelpunkt stellen und dafür viel Zeit beanspruchen;

Anfälle gehen bis zu schwerer Atemnot, Krämpfen, Würge- und Brechanfällen, Gehirnblutungen und -schädigungen; häufigstes Folgekrankheitsbild: → Bronchiektasen (Bronchienerweiterungen); oft mit typischer Verlaufskurve: drei Wochen ansteigende, drei Wochen abfallende Entwicklung; Aggressionsdurchbruch im Kindesalter, um eine neue Entwicklungsstufe zu erreichen, einen Schritt zu sich selbst zu machen und sich eine neue Position in der Familie und im Leben zu erkämpfen; bei Babys akute Erstickungsgefahr: früh mit seinem Tod drohen, die Eltern unter Druck setzen und ängstigen; Kind kämpft – unbewusst – um seine Position in Familie und Leben.
Bearbeitung (für betroffene Eltern): Aggression als lebenswichtiges Prinzip erkennen und ihr aktiv zum Durchbruch verhelfen: Erziehung zu Mut, Zivilcourage, einer Einstellung, die das Leben in Angriff nimmt und Einsatzwillen fördert; sich klarmachen, dass die Behinderung der Aggressionsentwicklung (Krämpfe) (lebens-)gefährlich werden kann; Erweiterung des Kommunikationsfeldes (Bronchiektasen).
Einlösung: Aggression in ihren dunklen (nächtlichen) und hellen alltäglichen Seiten annehmen: in den Kräften der Durchsetzung und Selbstbehauptung des Frühlings (steigende Säfte, ausschlagende Bäume, hüllensprengende Knospen, schießender Salat) das Marsprinzip (an-)erkennen; dem Kind mehr Eigenständigkeit und Freiheit einräumen; seinen anstehenden Entwicklungssprung begrüßen und begleiten.
Urprinzipieller Bezug: Mars-Uranus-Merkur.
Lit.: *KSdK 144–148, Wwg 155f.*
Film: *In Sachen Henry, Der letzte Samurai, Fearless, Wut* (alle Bd 1).

Kiefergelenkschmerzen

Körperebene: Kiefer (Waffenlager), Gelenke (Beweglichkeit, Artikulation).
Symptomebene: das Aufeinanderprallen der Machtansprüche der oberen Ebene (= Herkunftsfamilie, Vergangenheit) und der unteren Ebene (= Individuum, Gegenwart) führt zu Schmerz- und Hilfeschreien des Gelenkes, das mit der Spannung nicht fertig wird; der unbewusste Konflikt zwischen Tradition und Individuation ist für die moderne Gesellschaft typisch.
Bearbeitung: sich den Spannungen des Lebens bewusst stellen; Biss entwickeln statt Bissigkeit, gesundes Durchbeißen statt Verbissenheit.
Einlösung: einen tragfähigen Kompromiss zwischen den oberen und unteren Interessenlagen suchen; ein akzeptables Gleichgewicht mit der Tendenz zu Gleichmut (im buddhistischen Sinn von *Uppekha*) finden.
Urprinzipieller Bezug: Mars/Saturn.
Film: *In Sachen Henry, Der letzte Samurai, Fearless, Wut* (alle Bd 1).

Kieferhöhlenentzündung

siehe Nasennebenhöhlenentzündung

Kieferklemme/-sperre

(Trismus; siehe auch Zähneknirschen)
Körperebene: Unterkiefer (Waffenlager), Kinn (Wille, Durchsetzung).
Symptomebene: verkrampfte Macht- und Willensimpulse der oberen und unteren Ebene, entsprechen oft Familien-/Generationsproblemen, wobei der Oberkiefer meist für die Herkunftsfamilie steht und der Unterkiefer für das Individuum; in dieser Hinsicht oft unbewusste Konflikte zwischen Tradition und Individuation.
Bearbeitung: sich den divergierenden Interessen innerhalb der Familie bewusst stellen und sich im übertragenen Sinn dort hindurchbeißen; Biss entwickeln statt Verbissenheit.
Einlösung: seine Macht bewusst und verantwortlich einsetzen; dazu stehen, dass man seine Ansprüche durchsetzt und die Früchte genießt.
Urprinzipieller Bezug: Mars/Saturn/Uranus.

Kieferluxation

(Verrenkung des Unterkiefers)
Körperebene: Unterkiefer (Waffenarsenal), Kinn (Wille, Durchsetzung).
Symptomebene: mit dem betroffenen Unterkieferbereich rücken persönliche Anliegen gegenüber den obrigkeitlichen des Oberkiefers in den Vordergrund; entstanden durch zu starkes Aufreißen des »Maules« beim Gaffen (»Maulaffen feilhalten«), Gähnen oder bei übergroßen Beißanstrengungen; sich zu verbissen zu viel vornehmen, übertreiben: »den Mund zu weit aufreißen«, »die große Klappe«; Ergebnis ist die Kiefersperre: der Kiefer ist gesperrt und dadurch sind entsprechende Verrenkungen unterbunden: »den Mund halten« (was natürlich eine Notfallmaßnahme des Organismus bleibt).
Bearbeitung: sich die eigenen Ansprüche bzgl. Einverleibung und Ausdruck bewusst machen; lernen, den Mund (im übertragenen Sinne) aufzumachen, ein mündiger Mensch zu werden und seinen Teil vom Leben hereinzuholen; sich seinen (entsprechenden) Teil vom (Lebens-)Kuchen herausbeißen: darauf achten, ob man dem Bissen gewachsen ist, ihn sich nicht nur einverleiben, sondern auch verdauen kann.
Einlösung: Mündigkeit; Bescheidenheit, jedoch keine falsche Bescheidenheit; *den Mund nicht zu voll nehmen*, aber ihn doch *aufmachen* ohne *das Maul aufzureißen*; die Dinge wieder einrenken zwischen eigenen persönlichen Anliegen und Willenswünschen auf der einen und der Tradition sowie den Ansprüchen der Eltern und des Über-Ichs auf der anderen Seite.
Urprinzipieller Bezug: Mars/Saturn-Uranus.

Kieferspalte

siehe Gesichtsspalten

Kindbettfieber

(Puerperalfieber)
Körperebene: betrifft den ganzen Organismus.

Symptomebene: nach (Fehl-)Geburt auftretende Infektion mit Sepsis (ursprünglich v. a. von Ärzten durch unsteriles Arbeiten verursacht, heute selten; Kliniken sind aber durch ihre technisierte Geburtsmedizin, die sich Elektroden, Katheter und Blutentnahmen bedient, jedoch weiterhin ein Infektionsrisiko): lebensbedrohlicher Konflikt im Kindbett, generalisierter Konflikt um das Kinderkriegen.
Bearbeitung: sich auf einen Kampf auf Leben und Tod einlassen bzgl. der neuen Situation; bedrohliche Konflikte um die neue Rolle mutig und offen(siv) und auch in dieser Situation geistig-seelisch austragen, um den Körper zu entlasten.
Einlösung: sich selbst nach der Geburt, wenn einen alle schonen wollen, auf existenzielle Auseinandersetzungen einlassen, bevor der Körper sie übernimmt.
Urprinzipieller Bezug: Mond-Mars.
Lit.: *Wwg*.
Film: *Semmelweis Ignaz – Arzt der Frauen, In Sachen Henry, Der letzte Samurai, Fearless, Wut* (alle Bd 1).

Kinderkrankheiten

(siehe auch Entzündung, Hautausschlag)
Körperebene: verschiedene Organbezüge, v. a. aber die Haut (Grenze, Kontakt, Zärtlichkeit).
Symptomebene: viele Kinderkrankheiten wie → Masern, → Scharlach, → Röteln und → Windpocken äußern sich über die Haut (→ Effloreszenzen), da blüht etwas auf, bricht symbolisch etwas Neues durch, ein Entwicklungsschritt ist anzeigt; Kinderkrankheiten sind Infektionskrankheiten, also Konflikte, durch die das Kind zu Reifungs- bzw. Entwicklungssprüngen herausgefordert wird; akutes Geschehen, das normalerweise nie chronifiziert; Auseinandersetzung mit der Welt und den Erbanlagen der Ahnen; die eigene Grenze wird von innen her infrage gestellt und schließlich nach der → Inkubationszeit durchbrochen; manchmal wollen die Kinder in Ruhe gelassen werden und im Dunkeln bleiben, solange das Thema selbst noch im Dunkeln ist; wenn die Thematik dann hervorbricht, der Ausschlag nach außen auf die Haut schlägt, ist das Schlimmste (am Neuen) überstanden; die Spannung/Ungewissheit vor dem nächsten Schritt; das Abwehrsystem entwickelt sich in der Auseinandersetzung mit verschiedenen Erregern; nach R. Steiner entstehen Kinderkrankheiten v. a. durch den Kampf zwischen Erbanlagen und Ichkräften (Geist) des Kindes. Er geht davon aus, dass sich das Ich in den ersten sieben Jahren den Körper erst schaffen muss, der ihm wirklich entspricht und der aus den möglicherweise nicht so passenden Erbanlagen erst geformt werden will. Insofern sollten Kinderkrankheiten nicht unterdrückt, sondern die Kinder in ihrem Kampf wirksam unterstützt werden (→ Impfschäden). Kinderkrankheiten bei Erwachsenen verlaufen in der Regel schwerer und deuten da-

rauf hin, dass in der Kindheit etwas nicht bewältigt wurde, das später unter erschwerten Bedingungen nachgeholt wird.
Bearbeitung (für Eltern und Kinder): akzeptieren, dass Neuanfänge im Leben fast immer mit Krisen (= Gefahren, Chancen, Entscheidungen) einhergehen, die bewältigt werden wollen; neuen Entwicklungen offen gegenüberstehen; die eigenen Grenzen freiwillig infrage stellen; kontaktfreudig sein bzgl. neuer Erfahrungsräume und Erlebnisebenen; konfliktbereit sein und Auseinandersetzungen an den Grenz(fläch)en bewusst mit einkalkulieren, da sie für das Wachstum unerlässlich sind.
Einlösung: mutige und bewusste Schritte (auch durch Konflikte und Schmerzen) in Neuland unternehmen; sich dem eigenen inneren Fortschritt gegenüber offen(siv) verhalten; erblühen; größere Frustrationstoleranz, auch Leid ertragen können; mehr innere Stärke entwickeln.
Urprinzipieller Bezug: Mond-Mars.
Lit.: *KSdK, Wwg 155f.; CD/Audio »Lebenskrisen als Entwicklungschance«.*
Film: *In Sachen Henry, Der letzte Samurai, Fearless, Wut* (alle Bd 1).

Kinderlähmung, spinale

(Poliomyelitis)
Körperebene: Magen (Gefühl, Aufnahmefähigkeit), Darm (Verarbeitung materieller Eindrücke), Atmung (Austausch, Gesetz der Polarität), Muskelsystem (Motor, Kraft).
Symptomebene: vom leichten Verschnupftsein bis zum Abschied aus der polaren Welt (Atemlähmung) kann das bei uns sehr selten gewordene Krankheitsbild alle möglichen Stufen annehmen v. a. durch Befall der Nervenzentren im Rückenmark, was zu den gefürchteten Lähmungen führt und Verweigerung bis zu der des Lebens ausdrücken kann; Muskelverkrampfungen im Nacken- und Rückenbereich: auffälliger Widerstand gegen Nackenbeugung; Widerwillen, sich unterzuordnen und Demut zu zeigen; Lähmungen (plötzlich und meist über Nacht); Zittern und Muskelschwäche; Kaumuskelschwäche, Stimmveränderungen, Schluckschwierigkeiten, Atemlähmung: Zittern verrät Angst, Kaumuskellähmungen zeigen den Unwillen, weiter zu kauen und zu verdauen; Schlucklähmungen verdeutlichen, dass man genug geschluckt hat; Spätfolgen: verstümmelnde Deformierungen des Skelettmuskelsystems; die Deformierungen laufen je nach der Behinderung auf ein Annehmen der sich im Krankheitsbild ausdrückenden Lebensaufgabe hinaus: Gehbehinderungen erzwingen langsameren und bewussteren Fortschritt; Behinderungen im Wirbelsäulenbereich rücken die Themen Aufrichtigkeit und Gradlinigkeit in den Lebensmittelpunkt; durch das Krankheitsbild anderen seinen Willen aufzwingen; sie über die eigene Schwäche steuern und manipulieren.
Bearbeitung/Einlösung: jede (scheinbare) Demütigung durch

das Schicksal ruft nach Erlösung in Form von Demut; je größer die Aufgabe, desto *wunder*voller und befriedigender, wenn sie erlöst wird.
Lit.: *SvI*.
Urprinzipieller Bezug: Saturn-Neptun.

Kinderwunsch, unerfüllter

siehe Unfruchtbarkeit

Kinetosen

(Reise- oder Bewegungskrankheiten; siehe auch Gleichgewichtsstörungen)
Körperebene: Gleichgewichtsorgan im Innenohr (Gleichgewichtsmelder).
Symptomebene: Reisekrankheiten beruhen auf einem Sich-nicht-Einlassen auf die Reise: man macht sich diesbzgl. etwas vor (Schwindel); typischer Verlauf: verschiedene, sich widersprechende und sogar ausschließende Informationen kommen von den Sinnesorganen in die Zentrale (Gehirn); Beispiel Seekrankheit: die Augen melden Ruhe, das Gleichgewichtsorgan schlingernde Bewegungen: der Schwindel zeigt den Schwindel: hier hat sich jmd. nicht auf das Meer eingelassen; Luftkrankheit: nicht auf die Luft und das Fliegen mit seinen Möglichkeiten eingestellt sein; Übelkeit und Schwindel beim Autobeifahren: sich nicht auf die Fahrt einlassen, nicht genug hinausschauen; allgemein: sich auf schwankendem Boden erleben; sich nicht in seinem Element fühlen; nicht hier und nicht dort sein, sondern zwischen den Welten und allen Stühlen; zu schnelle Bewegungen für das eigene Bewusstsein; seinen Augen nicht trauen können; sich (in dieser Situation) *zum Kotzen* fühlen.
Bearbeitung: Geschwindigkeit anpassen, sie entsprechend dem eigenen Verarbeitungstempo drosseln oder steigern; innere Einstellung zur Situation entwickeln; offen für Fehlwahrnehmungen der Augen sein; Informationen zur Übereinstimmung bringen, z. B. bei Seekrankheit: an Deck des Schiffes gehen und die Wasserbewegungen bewusst wahrnehmen oder die Augen schließen und als Fehlerquelle ausschließen; sich dem schwankenden Boden/dem fremden Element anvertrauen, sich ihm hingeben.
Einlösung: sich der Situation und dem jeweiligen Element ergeben.
Urprinzipieller Bezug: Neptun.
Lit.: *S 163–165.*

KiSS-Syndrom

(Kopfgelenk-induzierte-Symmetrie-Störung, Schiefhals als Extremform; siehe auch Atlas-Fehlstellung)
Körperebene: Wirbelsäule (Dynamik und Halt, Aufrichtigkeit).
Symptomebene: Atlas und Axis sitzen falsch aufeinander (→Atlas-Fehlstellung), asymmetrische Benutzung von Armen und Beinen, der Kopf sitzt nicht richtig auf den Schultern und müsste zurechtgerückt werden; die *Haupt*sache hat keine verlässliche Basis, ausgelöst durch schwierige Geburt (Saugglocken-, Zan-

gen- Zwillingsgeburt, Notkaiserschnitt, Steißlage, Übertragung, Enge im Mutterleib, → Geburtskomplikationen); Schwierigkeiten, die Erkenntnisse der Zentrale dem Körper zu vermitteln; etwas ist *schiefgelaufen* und *geht an den Kragen*.
Bearbeitung: Atlas-Energetik, den Kopf mittels sensibler Osteopathie zurechtsetzen, Craniosacral-Therapie; Mut zu einseitigen Entwicklungen.
Einlösung: den Kopf im übertragenen Sinn zurechtrücken und in eine ausbalancierte Position bringen, die Mitte gewinnen; ins Lot kommen.
Urprinzipieller Bezug: Saturn-Uranus.
Lit.: *KSdK 357–361.*

Klauenhand

siehe Handprobleme

Klaustrophilia

(ausgeprägter Zwang, sich einzuschließen)
Symptomebene: neurotische Vorliebe für Engesituationen und solche der Abgeschlossenheit; zurück in den Mutterleib streben, in die erste oder Ur-Enge kurz vor der Geburt; paradoxe Angst.
Bearbeitung: sich die Geborgenheit im Mutterleib und die Ur-Enge kurz vor und während der Geburt nochmals bewusst machen und sie ausgiebig erleben, sodass sie wirklich zurückgelassen werden kann; ausreichende Geborgenheit und Sicherheit im Leben schaffen.
Einlösung: Urvertrauen gewinnen durch Einheits- und Gipfelerlebnisse (*peak experiences*), wie sie das Ziel so gut wie aller Meditationspraktiken sind.
Urprinzipieller Bezug: Mond-Pluto.
Lit.: *AfS*.

Klaustrophobie

(siehe auch Phobie)
Symptomebene: extreme Angst vor geschlossenen engen Räumen (*claustrum* = Kloster, Käfig): Ausweglosigkeit wird bewusst; Wiederbelebung eines nicht bewältigten Geburtstraumas; Angst, zu ersticken, in Gefangenschaft zu geraten, die Kontrolle zu verlieren; Angst vor Auslieferung und Eingeschlossensein.
Bearbeitung: Verarbeitung des Geburtstraumas (z. B. durch Reinkarnationstherapie, Atemtherapie); neben der Enge auch den nährenden Aspekt des Mutterleibes erkennen; sich bewusst in die Tiefe der Angst und Enge einlassen, bis sie sich in Weite wandelt; in Geborgenheit und Gehaltenwerden den positiven Aspekt der Nähe entdecken.
Einlösung: das ganze Leben als Kette von Geburten sehen, die wir eine nach der anderen zu durchleben haben; nach jedem Engpass sich wieder auf die Weite einstellen, die uns den neuen Ausblick auf das Leben eröffnet.
Urprinzipieller Bezug: Pluto.
Lit.: *CD/Audio »Angstfrei leben«.*
Film: *Angsthasen, Fearless, Patch Adams, Die Bücherdiebin* (alle Bd 1); *Angst essen Seele auf* (Bd 2).

Kleienpilzflechte

siehe Pityriasis versicolor

Kleinwuchs

(siehe auch Zwergwuchs)
Körperebene: der Körper ist in seiner ganzen Kürze betroffen.
Symptomebene: durch Kleinheit Aufmerksamkeit erregen; sich als Gegenreaktion »aufmandeln« (sich wichtigtun); Angst, zwischen anderen Menschen unterzugehen, aber auch der Wunsch, sich hinter ihnen zu verstecken; deshalb vermehrt als Kompensation der Kleinheit Großartiges schaffen und sich auf Bühnen hochkämpfen, wo zu einem aufgeschaut wird; auf Kinderebene und Kinder(kleider)größe beschränkt bleiben; Groß- und Erwachsenwerden verweigern.
Bearbeitung: zu seiner Kleinheit stehen lernen; Bescheidenheit, Beschränkung lernen; lernen, eine kleine Rolle zu spielen: »Klein, aber oho«; lernen, das Beste aus seinen kleinen Möglichkeiten zu machen.
Einlösung: Demut.
Urprinzipieller Bezug: Saturn.
Lit.: *KS, SdS*.
Film: *Amadeus* (2002), *Die Blechtrommel* (1997).

Kleptomanie

(zwanghafte Tendenz zum Stehlen, oft ohne Bereicherungsabsicht)
Symptomebene: zwanghaftes Stehlen, bei dem es um den Akt des Entwendens und nicht um den Besitz geht (geschieht meist ohne materielle Not); manchmal mit Sammelleidenschaft verbunden; Versuch der Kompensation innerer Leere und Bedürftigkeit mittels entwendeter Dinge; sich nicht wertschätzen; Minderwertigkeitsgefühle, die mit dem Diebstahl von Wertvollem behoben werden sollen; sich gegen Autorität(en) auflehnen, gegen das System (etwa des Kapitalismus), Verbotenes als Herausforderung sehen; sich zum Robin Hood oder Zorro als Beschützer und Beschenker der Armen aufspielen.
Bearbeitung: die innere Leere mit Substanziellem füllen, Lebenssinn finden, sich mit Philosophie beschäftigen, *Re-ligio* (Rückverbindung) schätzen lernen; Bedürfnis, die Eigentumsregeln zu brechen, als Kompensationsversuch durchschauen; ein spannenderes, risikofreudigeres Leben führen; eine frühere Situation in der eigenen Vorgeschichte finden, die mit Besitzproblemen zu tun hat (oft ein mitgebrachtes Thema); sein Talent zum Stehlen zur Aufrechterhaltung der Ordnung und gegen diejenigen anwenden, die durch Stehlen der Gemeinschaft schaden: z. B. die Seite wechseln und als Kaufhausdetektiv die eigene Lust am Stehlen in den Dienst der Ordnung stellen und Detektive an den eigenen Fähigkeiten schulen.
Einlösung: Grenzen und Regeln im übertragenen Sinn überschreiten; sich die Dinge des Lebens nehmen, von denen man selbst und andere glauben, dass sie einem (nicht) zustehen; allopathisch: sich mit der Ordnung aussöhnen, die eigene innere Ordnung finden.

Urprinzipieller Bezug: Merkur-Neptun.

Klimakterische Beschwerden

(Wechseljahrsbeschwerden; siehe auch Hitzewallungen, Scheidentrockenheit, Damenbart, Myom, Involutionsdepression)
Körperebene: Geschlechtsorgane (Sexualität, Polarität, Fortpflanzung), Drüsen/Hormone (Steuerung, Information).
Symptomebene: Bilanz(symptome) für ein halbes Leben: Symptome zeigen die offengebliebenen Themen, Organismus arbeitet an ihnen weiter: ungelebte Weiblichkeit, Versäumnisängste, Panikstimmung, Nachholbedarf; **1.** → Hitzewallungen, fliegende Hitze: Nichtgelebtes macht »heiß« und Angst; **2.** Schweißausbrüche: die heiße Frau; **3.** trockene, heiße Schleimhaut (→ Scheidentrockenheit): vor Hitze brennen; **4.** Flushs: anfallsweises → Erröten wie bei sexueller Erregung; **5.** Reizbarkeit: sich herausfordern, von bestimmten Reizen einfangen lassen; **6.** Kribbeligsein: innere Unruhe vor dem Aufbruch/vor der Wende spüren; **7.** Schlaflosigkeit: vor Erwartung und Aufregung keinen Schlaf finden; **8.** Angstgefühle: Engegefühl vor dem Neuen, dem Durchbruch in Neuland. Die ersten vier Symptome gehören zum Orgasmus, sind aber im Alltag, z.B. beim Einkaufen, eher störend, wobei sie dort nur auftreten, wenn sie bisher noch zu kurz gekommen sind oder wenn Angst besteht, diese Phase nun loszulassen; die zweiten vier Symptome könnten auch zum Teenagerverhalten gehören. Häufige Blutungen als Vortäuschen von Fruchtbarkeit; Wucherungen/Myome als unbewusster Schwangerschaftswunsch; → Depression bis zu Selbstmordgefährdung.
Bearbeitung: die heiße Frau noch einmal bewusst herauskehren und (auf-)leben lassen mit der Tendenz des *Aus*lebens, aber auch Abschließens; noch einmal *auf junges Mädchen machen*, bevor diese Phase wirklich losgelassen wird; sich begeistern und Hitze im übertragenen Sinne entflammen: Feuer und Flamme für die anstehenden Themen sein; Fruchtbarkeit auf anderen Ebenen verwirklichen; Kinder im übertragenen Sinne bekommen; sich mit dem Ziel des Weges, der Erlösung, dem Tod auseinandersetzen: Totenbücher lesen; über das Woher und Wohin des Weges meditieren.
Einlösung: statt Hitze Warmherzigkeit und andere heiße Themen finden, die nun vorrangig sind; sich auf die neuen Aufgaben des seelischen Heimweges einstellen: durch das Einsetzen der Periode zur Frau werden, durch ihr Ausbleiben zur Mutter und durch das definitive Aussetzen zur Großen (spirituellen) Mutter werden; aus der Rolle als Frau und Mutter in die der Großen Mutter und weisen Frau wechseln, die offengebliebenen Rechnungen (auf übertragenen Ebenen: »Was bin ich der ersten Lebenshälfte schuldig geblieben?«) begleichen und sich den neuen größeren Themen des Heimweges widmen.

Urprinzipieller Bezug: Venus/Mond (Weiblichkeit)-Uranus (Wechsel)/Saturn (Reife).
Lit.: *F 444–447, AfS, D; CD/Audio »Lebenskrisen als Entwicklungschance«, »Wege des Weiblichen«.*

Klimakterium, verfrühtes

(Klimax praecox, Wechsel bereits im 3. und frühen 4. Lebensjahrzehnt)
Körperebene: Geschlechtsorgane (Sexualität, Polarität, Fortpflanzung), Drüsen/Hormone (Steuerung, Information).
Symptomebene: Regelstörungen zwischen Hypophyse und Hypothalamus; ausgebrannt sein, genug haben; betroffen sind intelligente ausgepowerte Frauen, die so ausgezehrt sind, dass »nichts mehr geht«; überdrehtes Leben, zu viel Aktivität, kein Rhythmus; in kurzer Zeit wurde zu viel Lebensenergie verbraucht; zu schnell an den Wechsel- und Umkehrpunkt kommen, ohne das wahrhaben zu wollen; überfordert sein: oft viel zu starke Blutungen gehabt haben; frühzeitige körperliche Reifung, weil es an seelischer Reifung mangelt; innerlich das Mädchen bleiben; direkter Übergang vom Mädchen zur alten Frau.
Bearbeitung: sich auf die Umkehr einstellen; den Heimweg, die Verinnerlichung zelebrieren; lernen, dass Intensität nicht aus der Quantität, sondern aus der Qualität fließt (nicht viele Abenteuer, sondern tiefes Erleben).
Einlösung: innerlich reif werden für den Wechsel.
Urprinzipieller Bezug: Mond-Uranus.
Lit.: *F 441–444; CD/Audio »Lebenskrisen als Entwicklungschance«, »Wege des Weiblichen«.*

Klimakterium virile

(Andropause [männlicher Wechsel]; siehe auch Depression)
Körperebene: Geschlechtsorgane (Sexualität, Polarität, Fortpflanzung), Drüsen/Hormone (Steuerung, Information).
Symptomebene: Krise der Lebensmitte, männliche Analogie zur Menopause hormonelle Umstellung jedoch deutlich geringer als bei Frauen; Verunsicherung im Bereich Männlichkeit, sexueller Potenz; Schwierigkeiten mit der Einstellung auf den Rückweg; Auffälligkeiten im äußeren Verhalten: sich plötzlich in junge Mode kleiden, offener Sportwagen, junge Freundin; Missverständnis: Versuch auf der sozialen Ebene zu werden wie ein Kind statt auf geistig-seelischer Ebene, was in kindischem Verhalten endet; Verweichlichung: weibische Gesichtsveränderungen, Busenentwicklung; Missverständnis: statt den weiblichen Gegenpol, die Anima, im Bewusstsein zu verwirklichen, Versuch auf der körperlichen Ebene; Ergebnis: äußere Verweichlichung; Prostataschwellung; Behinderung des Wasserlassens: der stolze Strahl, Attribut männlicher Ausstrahlung, wird zu einem kläglichen Rinnsal: zum dauernden Versuch des Loslassens auf die Toilette gezwungen werden; Leistungsknick: markiert

den Knick im Lebensweg, die Zeit des Wechsels, wo eigentlich die Um- und Einkehr anstünde; Depression bis zur Selbstmordneigung; Missverständnis: die jetzt anstehende Aufgabe, sich mit der Lösung und Erlösung, dem Sterben als Ziel des Lebens zu beschäftigen, wird von der geistig-seelischen auf die banal körperliche verschoben.
Bearbeitung: eine Pause einlegen; sich des Lebensmusters des Mandalas bewusst werden, bewusste Umkehrschritte setzen, Abschiedsrituale von ehrgeizigen Sportarten und -ambitionen, Rückbesinnung (*Religio*) aufs Wesentliche, auf ursprüngliche Träume und den eigentlichen Lebenssinn; sich der archetypischen Aufgabe des »Werden wie die Kinder« auf der geistig-seelischen Ebene bewusst werden; die Anima, den weiblichen Seelenpol in jedem Mann, zum Leben erwecken; Loslassen üben (z. B. in Beruf, Sport, Familie); den Zeitpunkt der Umkehr erkennen und zur Einkehr nutzen; vom Vater zum Großen Vater reifen; sich mit dem Tod auseinandersetzen.
Einlösung: bewusste Um- und Einkehr, Individuation/Selbstverwirklichung; den Rückbezug zu Einheit (*Religio*) herstellen und sich ins Lebensmuster des Mandalas bewusst einfügen.
Urprinzipieller Bezug: Sonne/ Mars-Uranus/Saturn.
Lit.: *D, SuL.*
Film: *The Kid* (Bd 1).

Kloßgefühl im Hals

(Globusgefühl, »Frosch im Hals«; siehe auch Angst, Räusperzwang)
Körperebene: Hals (Einverleibung, Verbindung, Kommunikation). Kehlkopf (Ausdruck, Stimmung), Stimmbänder (Ausdruck, Sprache).
Symptomebene: zugeschnürter Hals als typisches Angstsymptom; blockiert sein, nichts rausbekommen; gern etwas sagen wollen, aber nicht können; sich aus Angst selbst das Wort abschneiden; fauler Kompromiss zwischen Impuls und Abwehr; »den Mund ziemlich voll nehmen«, ohne die Konsequenzen zu ziehen; keine innere Offenheit für großmäulige/vollmundige Ansprüche; »Frosch im Hals haben«: sexuelle Blockade; Hals schwillt vor Zorn statt vor Lust.
Bearbeitung: sich die Blockade am Übergang vom Kopf zum Körper bzw. das Gefühl, den Kanal voll zu haben, bewusst machen; den Kanal wirklich mit Inhalt füllen; sich fauler Kompromisse bewusst werden; erkennen, wie man sich selbst im Weg steht und wie der hohe Anspruch und/oder die Angst, nicht gut (genug) anzukommen, die Äußerung blockiert; die Enge und Angst (lat. *angustus* = eng) spüren und sich eingestehen; üben, den Kloß zu überwinden bzw. den Frosch zu umgehen.
Einlösung: die Angst konfrontieren (ihr die Stirn bieten), bis sie sich in ihrem Gegenpol, der Weite, löst; sich den Weg (des Ausdrucks) frei machen; die Selbstblockade bezeugen, sich bewusst zurückneh-

men und konzentrieren; sich aufs Wesentliche beschränken: Bescheidenheit verwirklichen, um sich schließlich den zustehenden Raum (ver-)schaffen und sich auch verbal ausdrücken zu können; die eigene Enge überwinden bzw. auflösen.
Urprinzipieller Bezug: Saturn/ Pluto, Merkur-Saturn.
Lit.: *V 82–85, AfS; CD/Audio »Angstfrei leben«.*
Film: *The King's Speech, Besser geht's nicht, Angst essen Seele auf* (alle Bd 2); *Angsthasen, Fearless, Patch Adams, Die Bücherdiebin* (alle Bd 1).

Klumpfuß

(Pes varus; siehe auch Erbkrankheiten)
Körperebene: Füße (Standhaftigkeit, Verwurzelung).
Symptomebene: starkes Abweichen des Fußes nach innen (rezessiv vererbt, doppelt so viele Jungen wie Mädchen sind betroffen): Behinderung beim Gehen; körperlicher Fortschritt ist infrage gestellt; »Entwicklungsstörung«: Klumpfuß ähnelt dem embryonalen Fuß zwischen der 5. und 12. Schwangerschaftswoche): zurückgeblieben sein (konkret häufig durch Gehbehinderung zurückbleiben); Behinderung, Entstellung: Plumpheit statt Eleganz.
Bearbeitung: sich auf die Aufgabe des langsamen, aber stetigen Fortkommens einstellen; nach innen statt nach außen gehen (Klumpfuß weist nach innen); frühe Entwicklungsphasen bewusst nachholen: inneren Fortschritt über äußeren stellen.
Einlösung: sich von der Herausforderung (auf-)fordern und fördern lassen.
Urprinzipieller Bezug: Neptun-Saturn.

Klumphand

siehe Handprobleme

Kniegelenkentzündung

(siehe auch Rheumatismus)
Körperebene: Kniegelenk (Demut).
Symptomebene: über den Blutweg entstandene Entzündung durch Lungenschwindsucht, Syphilis- oder Tripperregerer: sich aus der eigenen Vitalität ergebender Konflikt um das Thema Demut auf dem Boden eines größeren generellen Konflikts, dessen Thema sich aus der Grunderkrankung ergibt (siehe dort).
Bearbeitung: sich mutig und offensiv mit der eigenen Haltung zur Demut auseinandersetzen.
Einlösung: mit der eigenen Vitalität umgehen lernen und das Thema Demut erlösen.
Urprinzipieller Bezug: Saturn-Mars.
Lit.: *Wwg.*
Film: *In Sachen Henry, Der letzte Samurai, Fearless, Wut* (alle Bd 1).

Knieschmerzen

Körperebene: Kniegelenk (Demut).
Symptomebene: im Knie begegnen sich die stärksten Knochen und damit die stärksten Strukturen unseres Lebens: der Oberschenkelknochen (Femur) und die Unterschenkelknochen Schienbein (Tibia) und Wadenbein (Fibula); heikler Berüh-

rungspunkt, der mittels einer Beilagscheibe (Meniskus) optimiert ist; symbolisiert die Verbindung zwischen dem traditionellen Weg der Ahnen und den eigenen Lebensvorstellungen, die beide harmonieren müssen, um auf dem Lebensweg gut voranzukommen; die ideale Verbindung beider erfordert u. U. viel Demut und kann einen *in die Knie gehen* lassen oder *auf die Knie zwingen*; es kann wehtun, sich mit der eigenen Tradition *auseinanderzusetzen*, weil man schon weit auseinander ist; es wird aber auf Dauer unerträglich schmerzen, den eigenen Weg zu verweigern.
Bearbeitung: sich mutig und offensiv mit divergierenden Anforderungen auf dem Lebensweg konfrontieren; sich im Zweifelsfall entschieden auf die eigene Seite stellen und sich mit der inneren Haltung zu Demut auseinandersetzen; echte Demut kann alles lösen – falsche, aufgesetzte oder um des lieben Friedens willen angenommene wird irgendwann zum Himmel schreien und sich in Schmerzen ausdrücken.
Einlösung: Demütigungen in echte Demut wandeln.
Urprinzipieller Bezug: Saturn-Mars.
Lit.: *Wwg.*

Knöchelbruch

Körperebene: Knöchel, Sprunggelenk (Absprungbasis).
Symptomebene: durch Vertreten, Umknicken des Fußes bricht oder splittert v. a. der äußere Knöchel ab: Sprung in der (Gelenks-)Pfanne; Sprung im Sprunggelenk lässt hart landen und verhindert weitere Sprünge: bindet an den Boden/ Mutter Erde; nicht mehr *auf dem Sprung sein*, sondern ziemlich angekommen; weicher, harmonischer Fortschritt ist fürs Erste infrage gestellt.
Bearbeitung: aufpassen, wohin man seinen Fuß setzt; sich (an seinem Platz) ankommen lassen; sich dort mehr einlassen; Wurzeln schlagen, bleiben lernen.
Einlösung: Ruhe geben; sich Zeit für Besinnung nehmen, sodass nichts äußerlich, aber einiges innerlich weitergehen kann.
Urprinzipieller Bezug: Uranus-Saturn.
Lit.: *S 383 f.*

Knochenbruch

(siehe auch Armbruch, Beckenbruch, Beinbruch, Fußbruch, Grünholzfraktur, Handbruch, Schlüsselbeinbruch, Unfall, Arbeitsunfall/ Haushaltsunfall, Sportunfall, Verkehrsunfall)
Körperebene: Knochen (Stabilität, Festigkeit).
Symptomebene: Einbruch der tiefsten inneren Struktur, Bruchlandung; sich gebrochen fühlen, erzwungene Ruhe, Unterbrechung der Kontinuität; Übersehen/Verpassen des Endes einer Entwicklung; Abbruch des Alten; Unterbrechung eines Weges, der von zu hoher Aktivität und Bewegung gekennzeichnet war; Überdehnung, Übertreibung; Aufbrechen einer Erstarrung: neue

Beweglichkeit wird mit Gewalt erzwungen (es entsteht praktisch ein neues Gelenk an unvorhergesehener Stelle); Unbeugsamkeit; Auflehnungsversuch.
Bearbeitung: das, was bisher Halt gegeben hat, konsequent und bis in die Tiefen des Gewohnten infrage stellen; den gleichförmigen Ablauf des Lebensweges unterbrechen; sich auf das Ende jeder Entwicklung bewusst einstellen; Bereitschaft entwickeln, Altes abzubrechen und zu überwinden, eingefahrene Muster aufbrechen; sich neue Bewegungsräume schaffen; den Radius der eigenen Beweglichkeit auch mit drastischen Maßnahmen erweitern; lieber mit alten Denkstrukturen und Gewohnheiten brechen, als sich vom Schicksal (die Knochen) brechen zu lassen; freiwillig Ruhe geben; darauf achten, dass aufgewendete Energien beherrschbar bleiben; lernen, sich rechtzeitig und freiwillig zu beugen und an Not*wend*igkeiten anzupassen; Neuorientierung vornehmen: dem Neuen zum Durchbruch verhelfen; sich gegen zu fest gefügte Normen auflehnen und sie durchbrechen.
Einlösung: das Leben wagen und als Herausforderung betrachten, Abwechslung in festgefügte Lebensgleise bringen, sich bewusst und freiwillig mehr Spielraum im Leben erobern; für Erweiterung der eigenen Verbindungen sorgen.
Urprinzipieller Bezug: Saturn-Uranus.
Lit.: *K 315f.*

Knochenhautentzündung

(Periostitis; siehe auch Knochenmarkentzündung/Knochenfraß, wobei die Konflikte hier nur bis auf die Knochenhaut und nicht bis ins Mark gehen)
Körperebene: Knochenoberfläche (Stabilität, Festigkeit).
Symptomebene: Konflikte (→ Entzündung) bis auf die Knochen(haut)/bis an die Grenzen der Eigenstruktur; tiefgehende Auseinandersetzung, die bis zu Einbrüchen beim Selbstwertgefühl führen kann; Krieg um Halt und Strukturen im Leben, Kampf um die Schutzhüllen des Gerüstes; offensive Auseinandersetzungen um Normen und Gesetze.
Bearbeitung: Konflikte bis auf die Knochen austragen; zulassen, dass gewohnter Halt und vertraute Strukturen infrage gestellt werden; offen(siv)en Kampf im Bereich von Normen und Gesetzen führen.
Einlösung: sich bis auf die Knochen infrage stellen.
Urprinzipieller Bezug: Saturn-Mars.
Lit.: *Wwg, SvI.*
Film: *In Sachen Henry, Der letzte Samurai, Fearless, Wut* (alle Bd 1).

Knochenkrebs

(siehe auch Krebs)
Körperebene: Knochen (Stabilität, Festigkeit).
Symptomebene: aggressive Zerstörung von haltgebenden, stützenden Strukturen mit der Gefahr, sie brechen zu lassen; Entartung im Strukturbereich: wild und rück-

sichtslos wucherndes Wachstum; von der ureigenen Entwicklungsschiene bzgl. Kontinuität, Form und Struktur so weit abgekommen sein, dass der Körper dem (vergessenen/verdrängten) Thema zum Ausdruck verhelfen muss; Einbruch im Selbstwertgefühl (häufiger Auslöser) zeigt sich später im Zusammenbruch von Körperstruktur (jeweilige Skelettregion mitdeuten: Wirbelsäule = Lebensachse usw.); geistig-seelisches Wachstum in diesem Themenfeld war lange so blockiert, dass es sich nun im Körper auf aggressive, ungeordnete Weise Bahn bricht; der Krebs verwirklicht körperlich im strukturellen Bereich, was seelisch im entsprechenden Bewusstseinsbereich not-wendig wäre.

Bearbeitung: die alten, überlieferten Strukturen und haltgebenden Elemente des eigenen Lebens radikal infrage stellen und ggf. rücksichtslos zerstören auf die Gefahr hin, mit vielem Alten ganz brechen zu müssen; sich im Bereich der Struktur und Form für die eigenen ausgefallenen Vorstellungen und kühnen Fantasien öffnen, sie mutig und unkontrolliert gedeihen und expandieren lassen; frühe Träume an eigene Ausdrucksformen erinnern und sie wild entschlossen (wieder-) beleben und umsetzen; aus der Gewissheit, nichts mehr zu verlieren zu haben, Mut zur eigenen Verwirklichung/zum eigenen Weg schöpfen; dem Körper den Wachstumsimpuls abnehmen und ihn auf erlöste Ebenen lenken; all die unter → Krebs erwähnten Maßnahmen erwägen: da Krebs den ganzen Organismus betrifft, ihm auch auf der ganzen Linie begegnen.

Einlösung: mit alten, dem eigenen Wesen fremden Strukturen brechen, die Kontinuität unterbrechen, um die eigenen (Lebens-)Formen und Strukturen aggressiv und offen(siv) kämpfen; verlässlichen Halt in sich finden und zu sich und zum eigenen Leben stehen; sich Ausdruck im strukturellen Bereich, in der Welt der Formen verschaffen, statt den Körper für sich sprechen zu lassen; die Notwendigkeit erkennen, vom körperlichen und damit (lebens-) gefährlichen Niveau auf das herausfordernde, aber lebensrettende geistig-seelische Niveau zu wechseln und dort auf expansives Wachstum im betroffenen urprinzipiellen Bereich zu setzen; die grenzüberschreitende Liebe entdecken, sich über Fremdbestimmung und selbst- und fremdgeschaffene Normen hinwegsetzen und nur dem höchsten inneren Gesetz verpflichtet leben und sich ausdrücken.

Urprinzipieller Bezug: Saturn-Pluto.

Lit.: *KR 120, S 81–113; CD/Audio »Krebs«.*

Film: *Das Schicksal ist ein mieser Verräter, Heute bin ich blond, Das Beste kommt zum Schluss, Der Klang von Eiswürfeln, Der Doktor, 50/50 – Freunde fürs (Über)Leben, Schicksalsgesetze* (alle Bd 2); *One Week, Ma Ma – Der Ursprung der Liebe* (beide Bd 1).

Knochenmarkentzündung/ Knochenfraß

(Osteomyelitis)
Körperebene: Knochen (Stabilität, Festigkeit).
Symptomebene: Konflikt, der bis in die Tiefe der Knochen, bis ins Mark geht; sich Halt und Struktur wegfressen lassen; aggressive, zerfressende Auseinandersetzungen um Normen und Gesetze; Krieg bis in die Höhlen der eigenen Waffenproduktion (Abwehrsystem im Knochenmark).
Bearbeitung: Konflikte offensiv und mutig bis in die Tiefe verfolgen; zulassen, dass der gewohnte Halt und die vertrauten Strukturen sich zugunsten neuer auflösen; offen(siv)en Kampf bzgl. Normen und Gesetzen wagen; Auseinandersetzungen um die eigenen Strukturen fördern; eigene Durchhaltekraft infrage stellen; erkennen, dass die haltgebenden Strukturen im Innersten weich sind.
Einlösung: sich bis in die Tiefe infrage stellen (lassen); Mut zu Auseinandersetzungen bis auf die Knochen und ins tiefste Mark.
Urprinzipieller Bezug: Saturn-Mars.
Lit.: *Wwg, SvI.*
Film: *In Sachen Henry, Der letzte Samurai, Fearless, Wut* (alle Bd 1).

Knochennekrose

(Absterben des Knochens)
Körperebene: Knochen (Stabilität, Festigkeit).
Symptomebene: Sterben der alten Strukturen auf der Körperebene, was bis auf die Knochen geht; Halt und Struktur auf der Knochenebene aufgeben; die bisher gültigen Normen und Gesetze brechen weg, lösen sich auf: ein Prozess, der einen bis ins Mark trifft.
Bearbeitung: Sicherheit, Halt und Struktur loslassen, statt sich an sie zu klammern; zulassen, dass sich der gewohnte Halt und die vertrauten Strukturen auflösen; die alten Normen und Gesetze vergehen lassen oder sie sogar aktiv über Bord werfen; Auflösungserscheinungen der eigenen alten Strukturen eher fördern; eigene Stärke und Durchhaltekraft bewusst infrage stellen; erkennen, dass die haltgebenden Strukturen im Innersten weicher werden müssen, etwa in der zweiten Lebenshälfte von Männern, wenn es um die Verwirklichung der Anima (der inneren Frau) geht.
Einlösung: die alten Strukturen, die das Leben so lange getragen haben, sterben lassen; sich bis in die Tiefe infrage stellen (lassen); Mut zu Verwandlungen, die bis auf die Knochen und noch in deren Mark reichen.
Urprinzipieller Bezug: Saturn-Pluto.

Knollennase

siehe Rhinophym

Kolbenfinger

siehe Handprobleme

Kolik

Körperebene: verschiedene Organe können betroffen sein, am häufigsten im Bereich von Nieren (Gleichgewicht, Partnerschaft), Gallengang (Aggression), Darm (Verarbeitung materieller Eindrücke) und Harnblase (Druck aushalten und loslassen); siehe auch jeweils dort.
Symptomebene: gegen ein Hindernis mit immer wieder neuen Angriffswellen zu Felde ziehen; Hindernissen mit rhythmischen Anstrengungen (Austreibungsversuchen) zu Leibe rücken; wehenartige Geburtsschmerzen, die meist einen Stein gebären helfen; extreme Verstärkung der in den jeweiligen Regionen natürlicherweise ablaufenden Peristaltik.
Bearbeitung: durch offensive Muskelkontraktionen Festgehaltenes, Verklemmtes in Bewegung bringen und es loswerden; Lösungen statt durch Dauereinsatz mit rhythmisch an- und abschwellenden Aktionen erreichen: Blockaden mit immer wiederkehrenden Anstrengungen und Loslassübungen angehen; (auf schmerzhafte Art und Weise) loslassen, was einen am Leben hindert.
Einlösung: Loslassen von Hindernissen, die einem im Weg sind.
Urprinzipieller Bezug: Mars-Uranus (Saturn = Steine).
Film: *In Sachen Henry, Der letzte Samurai, Fearless, Wut* (alle Bd 1).

Kollaps

(Synkope; fließender Übergang zum Schock; siehe auch Hitzekollaps, Ohnmacht)
Körperebene: Herz-Kreislauf-System (Herz = Sitz der Seele, Liebe, Gefühl, energetische Mitte); Blutkreislauf (Kreis der Lebensenergie, Ver- und Entsorgung).
Symptomebene: mangelhafter Zufluss an Lebensenergie in die Zentrale: durch Minderdurchblutung des Gehirns kommt es zum akuten Zusammenbruch; Paniksymptome: Blässe, Schweißausbrüche, Herzjagen, flache Atmung; die Lebensenergie versackt in der unteren Körperregion (Beine) oder innen (Leber, Darm) und fehlt im Regierungssitz sowie im peripheren Kreislauf; Verknappung des weiblichen Seelenwassers im zentralen Gefäßsystem: Mangel in Hirn und Herz; eine andere Wirklichkeit, die bisher (offenbar) übersehen wurde, bricht sich (mit Gewalt) Bahn und erzwingt Beachtung: nicht mehr ganz bei Sinnen sein; die Zentrale schaltet ab.
Bearbeitung: als Notfallmaßnahmen Kopf tief lagern, Beine hochlegen, Frischluftzufuhr (Sauerstoff), Blutersatzmittel (Plasmaexpander); kurzfristig zur akuten Lebensrettung die zentralen Regionen (wie Kopf und Herz) bevorzugen (allopathischer Gedanke); den Kopf in der Versorgung mit Energie und Aufmerksamkeit langfristig etwas zurückstellen (homöopathischer Gedanke); den (Lebens-)Schwerpunkt langfristig auf den unteren weiblichen Pol und auf die Verarbeitung (Verdauung) der Erfahrungen richten; dem (alten Natur-)Gott Pan freiwillig begegnen; den Kopf von seinem hohen Ross herunterholen;

sich ausruhen (Beine hochlegen); für frische Kommunikation sorgen (Frischluftzufuhr); auch Schockierendes zur Kenntnis nehmen; aus Schockerlebnissen lernen.
Einlösung: sich freiwillig fallen lassen (am richtigen Ort zum richtigen Zeitpunkt), statt zu kollabieren (zusammenfallen); zu seinem eigenen Lebensrhythmus finden; die Mitte zwischen Über- und Unterforderung, zwischen weiblichem Seelenwassereinfluss und männlicher Feuerenergie sichern; sich auf das große Loslassen (am Ende des Lebens) freiwillig und bewusst einstellen.
Urprinzipieller Bezug: Sonne/ Mond-Uranus/Saturn.

Kolpitis

siehe Scheidenentzündung

Koma

(griech. »tiefer Schlaf«)
Körperebene: Gehirn (Kommunikation, Logistik).
Symptomebene: in besonders gefährlichen Situationen versetzt die Schulmedizin Patienten absichtlich in tiefe Bewusstlosigkeit (künstliches Koma); sonst widerfährt es dem Menschen meist aufgrund von geschädigtem Gehirnstoffwechsel; häufig das Ende einer Krankheitsgeschichte oder Folge eines Unfalls; sog. *Wach*koma (Apallische Syndrom), da z. T. zeitweise die Augen geöffnet sind und es zu minimalen Reaktion auf äußere Reize kommt wegen eines (nur) noch funktionsfähigen Hirnstamms, Zwischenhirns und Rückenmarks (im Gegensatz zum → Locked-in-Syndrom, bei dem auch die Großhirnfunktion intakt bleibt); der Abgang aus dem Leben über ein Stadium im Zwischen(be)reich zwischen Leben und Tod; verlängerte Vorbereitungszeit der Seele auf ihre Reise durch die Bardo-Zustände ins Jenseits; manchmal Zwischenstation (Einkehrzeit) der Seele, bevor sie sich noch einmal zur Rückkehr in die Körperwohnung entschließt.
Bearbeitung (für die Betroffenen aktiv nicht mehr möglich; Hinweise für Angehörige): sinnvolle Begleitmaßnahmen für die Seele treffen, die durchaus (noch) alles wahrnimmt: z. B. Spielen von Messen, Oratorien und Requiems, Lesungen aus den Totenbüchern; Rituale des Übergangs; für Energie- (Od-)spender für die Seele (frische Blumen, brennende Kerzen) Sorge tragen (Zuwendung wird in jeder Form er lebt, ob als sorgende Gedanken oder physische Präsenz).
Einlösung (für Angehörige): innerliche Bereitschaft für die Seelenreise wecken, diese erleichtern; sie als Heilschlaf im Sinne der alten Inkubation in den Asklepios-Tempeln anerkennen.
Urprinzipieller Bezug: Saturn (als Sensenmann und Hüter der Schwelle)/Neptun (das Grenzüberschreitende).

Komedonen

siehe Mitesser

Konjunktivitis

siehe Bindehautentzündung

Kontraktur

(Verkürzung, Schrumpfung)
Körperebene: an vielen Stellen im Körper möglich.
Symptomebene: Weichteilverkürzung aufgrund narbiger Gewebeschrumpfung: nicht gelungene Verarbeitung ehemaliger Problemfelder; Verhärtungen als Reste und Erinnerung an alte Kampfplätze.
Bearbeitung: alte Narben durch Einlösen der dahinterliegenden Energien zum Verschwinden bringen; ehemalige Problemfelder weiter bearbeiten: den minderwertigen Gewebeersatz (Narbengewebe) reduzieren; sich mit Konsequenz und Strenge an die ehemaligen Schlachtfelder machen.
Einlösung: Altes fertig aufarbeiten, bevor es endgültig in Ruhe gelassen wird.
Urprinzipieller Bezug: Saturn.
Film: *Die fünf Menschen, die dir im Himmel begegnen, Die Herbstzeitlosen, Auf Messers Schneide, Nokan, Die Bücherdiebin* (alle Bd 1).

Konzentrationsstörungen

Symptomebene: **1.** allgemein: den Punkt verfehlen; die eigene Mitte verloren haben; Mangel an Fokussierung und Disziplin; zerfahren, zersplittert, hin und her gerissen sein, sich mit Unwesentlichem beschäftigen; **2.** bei Kindern: aus Langeweile oder Desinteresse nicht bei der Sache bleiben (»Zappelphilipp«, → Hyperkinese); natürliche Reaktion (Desinteresse) sinkt ins Unbewusste und wird als Krankheitsbild behandelt; Widerstand gegen Leistungszwang und Anpassung an Normen.
Bearbeitung: **1.** sich bewusst gehenlassen; loslassen üben, um Ruhe und Gelassenheit zurückzugewinnen; sich zu sinnvollen Alternativen ablenken lassen; allopathisch: Mandalaübungen zur Zentrierung, Tai Chi aus der Mitte heraus, Za-Zen, um das Hara, die Weltmitte des Menschen (Dürckheim), zu finden; **2.** individuelle Förderung, die eigenen Interessen wecken, sich darin ausleben; anderen Schultyp wählen.
Einlösung: **1.** die eigene Mitte suchen, den Punkt treffen (= die Aufhebung der Absonderung); **2.** auf den inneren Ruf horchen, die eigene Berufung suchen.
Urprinzipieller Bezug: Saturn-Merkur-Neptun.

Kopflausbefall

(Pediculosis capitis)
Körperebene: Kopf (Hauptstadt des Körpers), Haare (Freiheit, Vitalität).
Symptomebene: die eigene Hauptstadt wird von Fremden, von Eindringlingen besiedelt: »sich auf dem Kopf herumtanzen lassen«; die Laus klebt ihre Eier (Nissen) in das Unterhaar: im eigenen Unterholz siedeln Erreger öffentlichen Ärgernisses; sich seiner Haut nicht wehren können, unfreiwillige Blutspende; Zeichen von mangelnder Hygiene, von Verwahrlosung, deshalb in der Konsequenz oft → Schamgefühle; heute aber auch häufig bei gepflegten Kindergarten- und Schulkindern, die ihre Köpfe

eng zusammenstecken: etwas Ekelerregendes, »Krabbeliges« springt über, »stille Post«; Vorwand für soziale Isolation und Ausgrenzung.
Bearbeitung: (homöopathisch:) lebendiger werden, sich mehr Leben in der eigenen Hauptstadt leisten; sich hingebungsvoller und bis aufs Blut verausgaben; mehr Offenheit für Fremdes; freigiebiger sein; (allopathisch:) Abstand halten, auf sauberes Umfeld achten, Hygiene erhöhen, die eigenen Antennen besser säubern; Einsatz von Gift oder Hausmitteln wie Bierspülung, Ungeziefer auskämmen, sich lausen (und pflegen) lassen; Abgrenzung; das eigene Leben hinsichtlich Macht und Ausstrahlung durchforsten und ordnen bzw. ordnende Einflüsse zulassen.
Einlösung: bessere und klarere Kommunikation; sich auf vielfältige Art auf das (soziale) Leben einlassen; dem Leben Lebensräume bieten; der Lebendigkeit ein Zuhause schaffen; sich im positiven Sinn auf dem Kopf herumtanzen lassen und mittanzen; selbstbewusst teilen, geben; neue Ideen und Lebensimpulse hervorbringen.
Urprinzipieller Bezug: Pluto-Mars.
Lit.: *KSdK 367–374.*

Kopfschmerzen/Spannungskopfschmerzen

(siehe auch Migräne)
Körperebene: Kopf (Hauptstadt des Körpers).
Symptomebene: erste (Gedanken-) Impulse auf Kopfebene blockieren; im Kopf leben, was anderswo hingehört; Versuch, durch Kopfzerbrechen emotionale und Gefühlsthemen zu bewältigen.
Generell: *linksseitige Kopfschmerzen* (linke Gehirnhälfte, zuständig für rechte, archetypisch männliche Körperseite): Probleme mit dem Animus, dem männlichen Seelenanteil, dem (Groß-)Vater, Sohn oder Bruder; *rechtsseitige Kopfschmerzen* (rechte Gehirnhälfte, zuständig für linke archetypisch weibliche Körperseite): Probleme mit der Anima, dem weiblichen Seelenanteil, der (Groß-)Mutter, Tochter oder Schwester.
1. Hoch- bzw. Überdrucksituation: Überbetonung des oberen, männlichen Pols; v.a. »Geistesarbeiter« betroffen: »Quadratschädel«, der sich viereckig anfühlt wie die Welt der Vierheit, aus der das Problem stammt; Kopflastigkeit, das Herz als zweites Zentrum vernachlässigen; Abtrennung vom unteren Pol/Leib; fehlende Rückverbindung (*Religio*) zu den eigenen Wurzeln; Absicherung des Ego, »der Kopf schwirrt« (vor Ideen und Gedanken); Durchsetzung (des ersten Impulses) macht Kopfzerbrechen; mit dem Kopf durch die Wand gehen: »Wo ein Wille ist, ist auch ein Weg«, Kopf als Rammbock; zu viel beherrschen wollen, alles soll nach dem eigenen Kopf gehen, den eigenen Kopf durchsetzen, starke Willenskraft; Machtanspruch, forcierte Durchsetzung, starrköpfig; Selbstüberschätzung: »sich etwas in den Kopf setzen«, »sich etwas zu Kopf steigen lassen«; Schmerz als War-

nung vor falschem Denken: »sich den Kopf zerbrechen« tut *natür*lich weh, »sich das Hirn zermartern«, »hirnen«, »Brummschädel«; starker Leistungsdruck, Überforderung: Ehrgeiz, Karrieredenken, Perfektionsanspruch; kritische Aufstiegssituation.
Stirnschmerz (hinter der Stirn sitzen die Frontallappen des Großhirns = rationales Denken): das Leben kon*front*ieren, dem Leben die Stirn bieten, die stark gerunzelte Stirn des trotzigen Menschen verrät die Anspannung und Anstrengung dieser Haltung, die auf Dauer schmerzt, öfter im Zusammenhang mit beruflichem und gesellschaftlichem Stress.
Schläfenschmerz, beiderseits: wie im Schraubstock klemmen, nicht mehr ein noch aus wissen, weder vorwärts noch rückwärts können, festsitzen, in der Klemme stecken; *pochend*: das Leben klopft an und mahnt eine Auseinandersetzung, einen Kampf an; Bezug eher zu emotionalen Themen partnerschaftlicher oder familiärer Art.
Hinterhauptschmerz (im Hinterkopfbereich liegt das Kleinhirn = Thema Gleichgewicht im Leben): noch »etwas im Hinterkopf haben« (sich merken = nachtragen); Region unbewältigter Probleme und offener Rechnungen, die beglichen werden wollen und sich in Schmerzen bemerkbar machen.
Mittelscheitelschmerz: sich gegen Eingebungen von oben, gegen die Erleuchtung sperren, keine Geistesblitze vom Himmel oder Eingebungen von höherer Stelle hereinlassen, Druck von oben bekommen, sich niedergedrückt fühlen, »eins draufkriegen«.
2. Unter- bzw. Niederdrucksituation, mangelnde Durchblutung: verschwommenes Denken, nicht durchblicken: »Brett vorm Kopf«; sich etwas vormachen: Schwindel(n); nicht Herr(in) der Lage sein.
3. durch chronisch volle Nase: *verschnupft* sein (→ Nasennebenhöhlenentzündung), einen *schweren Kopf* haben.
Bearbeitung: ersten Impulsen vertrauen; was nicht in den Kopf gehört, auf Herz-, Bauch- Oder Muskelebene ausleben; **1.** die Lösung finden, nicht suchen; sich der Überschätzung des männlichen Pols bewusst werden; den Druck wieder spüren, unter dem man steht und denkt; das Ego in seinen engen Grenzen und Wünschen durchschauen lernen; das »Immer-mehr-vom-selben«-Denken als ausweglos erkennen; das Selbst schätzen lernen statt Selbstüberschätzung (Egobetonung); der Einseitigkeit vorbeugen durch Einbezug des weiblichen Pols; loslassen von der Engstirnigkeit des »Ich will«, von Ehrgeiz, Dickköpfigkeit und Verbohrtheit, nachdem diese durchschaut sind; sich auf seine Wurzeln (unterer Pol/Füße) besinnen; den Kopf entlasten: Fantasien und spielerisches Denken sich entwickeln lassen; mutig erste Schritte in neue Bereiche unternehmen; Entscheidungen (Schwert aus der Scheide ziehen) treffen und sie bzw. sich durchsetzen; **2.** intuitive

Lösungen finden; die Dinge bewusst *mit links machen*; **3.** fasten; Ballast abwerfen; sich erhobenen Hauptes *auf die Hinterbeine stellen.*
Einlösung: Harmonie in den Ansprüchen zwischen Kopf, Herz und Bauch schaffen; sich auch auf nichtintellektuellen Bühnen be*haupten*; mit freiem Kopf voranschreiten.
Urprinzipieller Bezug: Mars.
Lit.: *K 216–225, Wwg 268–274, KSdK 166–176; CD/Audio »Kopfschmerzen«.*
Film: *In Sachen Henry, Der letzte Samurai, Fearless, Wut* (alle Bd 1).

Kopfschuppen

Körperebene: Kopfhaut (Haut = Grenze, Kontakt, Zärtlichkeit; Kopf = Hauptstadt des Körpers).
Symptomebene: sich häuten; die eigene Haut abstoßen; aus der Haut fahren, sich davonmachen wollen.
Bearbeitung: freiwillig alte Hüllen aufgeben; sich häuten: erneuern.
Einlösung: aus der (alten) Haut fahren und neue Wege beschreiten.
Urprinzipieller Bezug: Saturn.
Lit.: *S 123.*

Koplik-Flecken

siehe Masern

Koronarinsuffizienz

siehe Koronarsklerose, Herzinfarkt

Koronarsklerose

(Herzkranzgefäßverkalkung; siehe auch Angina pectoris und Herzinfarkt als Folgen)
Körperebene: Herz (Sitz der Seele, Liebe, Gefühl, energetische Mitte).
Symptomebene: dem Herzen zu wenig Nahrung (Energie, Sauerstoff) geben, es strangulieren durch Verkrampfung oder »Einbetonierung« der Energieversorgungsleitungen; Enge, Angst (Angina): beklemmende Situation; Hilferuf der linken/weiblichen Seite; Verhärtung, zu kurz gekommener weiblicher Teil; (Ver-)Stein(erung) in der Brust, *versteinertes Herz*, verhungerndes Herz; Engherzigkeit, Erstarrung; Verstopfung/(Ver-)Stockung im Strom der (Herzens-)Gefühle; Überbewertung von Ichkräften und der Dominanz der Willenskräfte; nach Dominanz/Leistung strebender Mensch; Angst vor Kritik und Misserfolg: Opfer von Ichkräften und Machtwünschen; Krampf und Kampf um Herzensangelegenheiten: (Todes-)Krämpfe eines bereits strangulierten Herzens (bei Infarkt oder in dessen Nähe).
Bearbeitung: sich der Mangelversorgung (Strangulierung) seines Herz(ens) mit (Lebens-)Energie, Zeit und Zuwendung bewusst werden; sich Ruhe gönnen, sein Leben auf das Herz einstellen, der Stimme des Herzens Beachtung schenken, auf sein Herz hören, horchen, seiner Stimme (seinen zarteren Regungen) gehorchen; die Hilferufe des Herzens aus den Schmerzensschreien des (nach Zuwendung = Versorgung) hungernden Gewebes erhören; herz*erweichend* weinen; lernen, den (Gefühls-)Stau abzulassen; aufhören, aus seinem Herzen eine Mördergrube zu machen: Emotionen ab- und loslassen; sich

mit der Angst und Enge des Ego beschäftigen und sich eingestehen, dass es den ersten Rang im Leben noch vor den Herzensangelegenheiten einnimmt; sich Angst- und Hassgefühle eingestehen; konsequent und hart mit sich (dem Ego und seinen Ansprüchen) werden; eigene Standpunkte finden; sich auf die eigene Mitte und auf das Wesen(tliche) im Leben konzentrieren; innere Ruhe noch vor der Grabesruhe einkehren lassen; eigene Schwäche und Verletzlichkeit erkennen und annehmen.

Einlösung: Konzentration auf das Herz: das eigene Herz in den Mittelpunkt des Lebens (oder Sterbens) rücken, um die Mitte kreisen, den Tanz um die Mitte tanzen; Grundangst, sich zu verlieren, erkennen und lernen, dass man »nur« das Ego zu verlieren braucht, um in der Mitte anzukommen; Öffnung für die Herzensbedürfnisse; Demut und Konzentration auf das Wesentliche.

Urprinzipieller Bezug: Sonne-Saturn.

Lit.: *H 90–124, AfS.*

Film: *Angsthasen, Fearless, Patch Adams*, *Die Bücherdiebin* (alle Bd 1); *Angst essen Seele auf* (Bd 2).

Körpergeruch als (Warn-) Zeichen

Körperebene: Schweißdrüsen (Schleusen), Achseldrüsen (persönliche Duftnote).

Symptomebene: jeder Mensch hat seine individuelle Ausstrahlung und mehr oder weniger deutliche Ausdünstung; alle Körperflüssigkeiten, auch Blut und Urin basieren auf dem Seelenelement Wasser und stehen insofern mit seelischen Qualitäten im Zusammenhang; wer angenehmen eigenen Körpergeruch verströmt, hat in aller Regel auch harmonische Gefühle und Gedanken; wer sich über längere Zeit pflanzlich-vollwertig ernährt *(PF)*, kann erleben, wie Wildtiere die Angst vor ihm verlieren und sehr zutraulich werden, was an der friedlichen Ausdünstung liegen dürfte; von Heiligen wird sogar berichtet, dass ihr Körper nach dem Tod angenehmen, anziehenden Duft verströmte; dagegen ist unangenehme Ausdünstung ein Mittel, sich andere vom Hals zu halten; abstoßender Körpergeruch ist v. a. auch Warnung (z. B. → Mundgeruch bei chronischen Verdauungsproblemen oder akut bei → Diphterie) und verweist auf die Notwendigkeit, z. B. Stoffwechselprobleme oder noch tiefer liegende Ungleichgewichte zu beheben; frühere Ärzte wie mein Großvater hatten noch einen *Riecher*, mit dem sie Krankheitsbilder diagnostizierten; heute gibt es Hunde, die darauf abgerichtet sind, mit ihrem feinen Geruchssinn u. a. Krebs aufzuspüren; auch die sich rasch verändernde Hormonsituation in der Pubertät ist oft anrüchig und signalisiert überwältigende, z. T. mit gesteigerter Aggressivität verbundene Veränderung, ebenso wird das Alter manchmal ruchbar (→ Alterssymptome); Angstschweiß stinkt im Vergleich zu dem beim Sport erzeugten noch unangenehmer; wer über seine

Füße entgiftet, entwickelt Schweißfüße (→ Fußschweiß), die manchmal richtig stinken und so die toxische Belastung anzeigen; Frauen arbeiten mehrheitlich mittels Deos gegen Achselschweiß an, obwohl ärztlich immer davon abzuraten ist, Absonderungen zu unterdrücken (immerhin ist auch auffällig, wie weit überwiegend → Brustkrebs im äußeren oberen Quadranten der Brust auftritt, eben dort, wo am meisten Deo versprüht wird).
Bearbeitung: die körperlichen wie auch geistig-seelischen Ursachen unangenehmen Körpergeruchs finden und die entsprechenden Probleme deuten und wandeln.
Einlösung: die einfachste Form, seinen Geruch zu minimieren und zu verbessern, ist regelmäßig zu fasten und sich dazwischen pflanzlich-vollwertige Kost (*PF*) zu gönnen. Inder sagen, ein gesunder Mensch dufte nach der zuletzt genossenen Frucht, und sie meinen damit nicht Knoblauch und Zwiebeln.
Urprinzip: Pluto-Venus.
Lit.: *PF, Fas, AfS*.

Korsakow-Syndrom

(Amnestisches Syndrom)
(siehe auch Alkoholismus, Alkoholpsychose, Suchtkrankheiten)
Körperebene: Zentralnervensystem (Nachrichtendienst).
Symptomebene: massive Gedächtnisstörung; meist Spätstadium des → Alkoholismus, wird dann schon durch geringste Alkoholmengen ausgelöst; Konfabulierlust: die wildesten Storys (Erfundenes als Selbsterlebtes) tauchen aus dem Schattenreich auf, ohne durch einen roten Faden gesteuert zu werden; ständig werden deshalb Ersatzfäden gesponnen, durch die man sich immer tiefer in seine irren Welten einspinnt (oft *irrwitzig tolle* Geschichten); alles wird unwichtig, irrelevant und gleichgültig: Verlust der eigenen Geschichte durch den langsamen und kompletten Untergang des Gedächtnisses.
Bearbeitung: sich freiwillig und rechtzeitig den inneren Reichen der Fantasie und den frei fließenden Bildern öffnen; frühzeitig den roten Faden durch das Labyrinth der eigenen Seelenbilder spinnen; das Schattenreich rechtzeitig und aus freien Stücken kennenlernen und durchlichten; aus den Geschichten der inneren Reiche etwas Konstruktives machen: sie sich von der Seele schreiben oder sprechen; loslassen lernen von der eigenen individuellen Geschichte zugunsten der übergeordneten kollektiven Zusammenhänge: Mustergültiges in der eigenen Tiefe entdecken.
Einlösung: ein heiliger Narr werden, statt einen Narren aus sich zu machen.
Urprinzipieller Bezug: Uranus-Neptun.
Lit.: *CD/Audio »Sucht und Suche«*.
Film: *Leaving Las Vegas, A Star Is Born, The Doors, My Name Is Bill W., When a Man Loves a Woman, 28 Tage, Unterwegs mit Jungs, Picknick mit Bären* (alle Bd 2); *Die Legende von Bagger Vance, Ondine* (beide Bd 1).

Koterbrechen

(siehe auch Erbrechen/Übelkeit, Darmlähmung)
Körperebene: Schlund (Einverleibung, Abwehr), Dickdarm (Unbewusstes, Unterwelt).
Symptomebene: Widerwillen gegen Leben(sumstände): »die Scheiße kommt einem zum Hals rauf«; alten, schon längst überfälligen Kram wiederkäuen; Unerlöstes auf gänzlich falschem Weg abgeben; verkehrter Umgang mit Materie; extrem unerlöste Variante der Auferstehung aus dem Totenreich.
Bearbeitung: sich die (bisher unbewusste) Haltung gegenüber den eigenen Lebensumständen eingestehen; sich vom Alten, Toten lösen; endgültig Abschied nehmen und Loslassen üben; das Materielle an seinem Platz belassen; ihm nicht erlauben, in die höheren Ebenen des Lebens vorzudringen; Arbeit am Schatten.
Einlösung: den Kreislauf des Lebens und Sterbens als Metamorphose durchschauen und sich vor gewaltsamer Einmischung und Einflussnahme hüten.
Urprinzipieller Bezug: Pluto.
Lit.: *V 58f.*

KPU

siehe Hämopyrrollaktamurie

Krallenhand

siehe Handprobleme

Krallenzehe

siehe Verkrümmung der Finger und Zehen

Krampfadern (Varizen) an den Beinen

(siehe auch Blutniederdruck, Bindegewebsschwäche, Venenschwäche)
Körperebene: Blutgefäße (Verkehrswege der Lebenskraft), Bindegewebe (Verbindung, Halt, Verbindlichkeit).
Symptomebene: Ausweitung der die Lebensenergie zurückbringenden (Venen-)Gefäße, wodurch deren Ventilklappen undicht werden, die Lebensenergie kommt nicht mehr voran und zum Herz zurück, sondern versackt im unteren archetypisch weiblichen Bereich, der dadurch beschwert wird und zu Beschwerden führt; Gegensatz zwischen sich gemächlich schlängelnden Gefäßen und Krämpfen: weiblicher (mäandernder Fluss) und männlicher Pol (K[r]ampf) kommen nicht in Harmonie; man bekommt für seinen Einsatz nicht die einem gefühlsmäßig zustehende Belohnung; ausgesandte Lebensenergie hat die Tendenz, nicht zurückzukommen: enttäuschte Erwartungen; häufig Neigung, seine Selbstaufopferung hochzustilisieren und sich als das arme Opfer zu erleben und darzustellen; Vitalität versackt in der unteren Körperhälfte: stillstehen, versumpfen; Seelenenergie tritt vermehrt aus und betont (beschwert) den unteren Pol (Ödemneigung); starker, aufgezwungener Erdbezug, Trägheit, Schwerfälligkeit; mangelnder Halt, Tendenz zu Nachgiebigkeit, Mangel an innerer Spannkraft und Elastizität, Leben auf Sparflamme: drucklose Situation;

Stillstand (der Lebensenergie): viel auf der Stelle stehen an ungeliebten Orten; Mangel an Bindungs- und Verbindungsfähigkeit, Unverbindlichkeit, geringe Verlässlichkeit; Opfer- und Anspruchshaltung: Glaube, alles Nötige getan zu haben, jetzt sollen andere die Kastanien (für einen) aus dem Feuer holen; leicht verletzbar und nachtragend reagieren (blaue Flecken entstehen leicht beim geringsten Anstoß/Anlass und bleiben lang).
Bearbeitung: die Lebensenergie verausgaben und fließen lassen, ohne Lohn zu erwarten (erlöste Elternsituation); seine Energie und Aufmerksamkeit bewusst auf den unteren weiblichen Körperpol richten; ihm freiwillig Gewicht und Anerkennung geben; dem Erdelement und den eigenen Wurzeln bereitwillig Achtung und Zuwendung schenken; seinen Platz im Leben finden, Wurzeln schlagen; bewusst mit dem Strom des Lebens fließen lernen, bewusste Nachgiebigkeit: Tai-Chi-Übungen; äußerlich eingesparte Lebensenergie für innere Prozesse einsetzen; Sensibilität konstruktiv einsetzen (als intuitive, einfühlsame Erzieher, Therapeuten usw.); die Lebenshaltung des *»Panta rhei«* (»Alles fließt«) bewusst umsetzen, in Bewegung kommen, Entwicklung zulassen; innere Aufgaben mit Gefühl und Hingabe angehen; sich selbst stützen und unterstützen lassen, statt Stützstrümpfe zu tragen; sich für etwas aufopfern, das einem wesentlich ist, statt sich zum Opfer (zu) machen (zu lassen); auf spekulatives Denken verzichten; *Phala varja* (buddhistisch: »Fruchtverzicht«) üben: die Dinge tun, weil sie getan werden müssen, und nicht, um Dank, Anerkennung und Lohn zu erhalten.
Einlösung: Hingabe statt Erschlaffung und Haltlosigkeit; sich dem Strom des Lebens und all seinen verschlungenen Wegen frei von bestimmten Erwartungen anvertrauen; Weichheit des Gemüts statt des Gewebes; herausfinden, was man lieben kann und das auch verwirklichen und mit Lebensenergie versorgen.
Urprinzipieller Bezug: Mond-Pluto.
Lit.: *H 241–255.*

Krampfanfall

siehe Epilepsie

Krämpfe

(vom Willen nicht kontrollierbare schmerzhafte Kontraktion von Muskeln ohne sinnvolles Ergebnis; siehe auch Wadenkrampf)
Körperebene: Muskulatur (Motor, Kraft).
Symptomebene: nicht mehr Herr seines Körpers sein; Zwiespalt zwischen Geist und Körper: die Muskeln machen, was sie wollen oder müssen: **1.** Dauerverkrampfungen (tonisch) = Daueranspannungen ohne (äußeren) Sinn; **2.** kommende und gehende Verkrampfungen (klonisch) = dauernder unproduktiver Spannungswechsel; Anstrengungen ohne (erkennbaren) Sinn und ohne Ziel; Muskelverhärtungen aufgrund

von übertriebener Anstrengung, unter Dauer- und Hochspannung stehen, die statt sich zu entladen, die Energie im Muskel blockieren: z. B. → Wadenkrämpfe bei Menschen, die dauernd auf dem Sprung sind und (oft) den Absprung nicht schaffen; festhalten an einer Situation, zu der man nicht steht, auf die man nicht steht, die man nicht will, in der man aber unter höchster Spannung steht; der Krampf hindert dann sehr erfolgreich daran, weiter zu dieser Situation zu stehen, und verdeutlicht das beharrliche Verharren, das harte Festhalten in verhärteter Muskulatur und erschwert das krampfhafte Festklammern an fixen Ideen; nächtliche Krämpfe sind häufig, weil in den Träumen Gefühl und Emotionen gegenüber dem Intellekt überwiegen und die unbewusst vorhandene Anspannung verkörpern.
Bearbeitung: Anstrengungen unternehmen, auch ohne ein Ergebnis zu erwarten; Spannungsentladungen zulassen, die keinen direkten Sinn ergeben (z. B. beim Orgasmus oder in der Therapie mit dem verbundenen Atmen); Daueranspannung in Wachheit und Achtsamkeit wandeln; Ehrgeiz als eine Form von Geiz erkennen, die einem selbst am meisten schadet; Spannungen bewusst aufbauen und wieder zur Entladung bringen; Wechselspannung(en): Übungen zum Umpolen (z. B. 10 Minuten heftig für eine Sache argumentieren, dann 10 Minuten dagegen); handeln um des (rituellen) Handelns willen (in der indischen Philosophie: nichthandelnd handeln), dabei sog. Fruchtverzicht (buddhistisch: *Phala varja*) üben: sich unabhängig machen von zu erwartenden Früchten der Arbeit und diese trotzdem mit Hingabe und Bewusstheit tun.
Einlösung: Spannung und Entspannung als natürliche Gegenpole des Energieflusses (an-)erkennen.
Urprinzipieller Bezug: Mars-Uranus/Pluto.

Krätze

(Skabies)
Körperebene: Haut (Grenze, Kontakt, Zärtlichkeit).
Symptomebene: es geht einem Lebendiges *unter die Haut* und reizt (juckt) besonders nachts: die Krätzemilben fressen ihre charakteristischen geschlängelten Gänge direkt unter die Haut und färben sie durch ihren Kot dunkel; am Gangende hinterlassen sie kleine Bläschen, die besonders nachts stark jucken; Aspekt und Gefühl von Unsauberkeit: gezeichnet sein durch die (»Scheiß«-)Spuren der »Mitesser«, der Schnorrer; heutzutage oft Auslöser für panikartige Sauberkeitsanfälle, → Schamgefühle bzgl. unsauberen Eindruckes; »angefressenes« Gefühl (beleidigt, schlecht gestimmt sein); Gefühl von Unterwanderung und unfreiwilliger Unterwerfung, nicht mehr »allein im Haus« sein (was wir ohnehin nie sind).
Bearbeitung: sich auch von scheinbar Unsauberem (besonders nachts) reizen lassen; Reize als Herausforderungen annehmen; Lebendiges an sich herankommen und unter die

Haut gehen lassen, das deutliche Spuren im Seelischen hinterlässt; sich freiwillig auf »Mitesser« einlassen, sie dulden und mitleben lassen, ohne sich aber belästigen und vor Juckreiz verrückt machen lassen oder nur freiwillig im sinnlich-erotischen Bereich, wo die Be*läs*-*t*igung zur Be*lust*igung wird; (sich mit-)teilen lernen; das eigene Gefühl von Sauberkeit im Hinblick auf das Leben(dige) kritisch überprüfen; sich auf Kontakte einlassen, die unter die Haut gehen.
Einlösung: dem Lebendigen bis in seine kleinsten, geringsten und scheinbar minderwertigsten Formen mit Offenheit begegnen; leben und leben lassen.
Urprinzipieller Bezug: Venus/Saturn (Haut)-Pluto (Mitesser, Schmarotzer).

Krebs

(siehe auch Autoimmunkrankheiten/Autoaggressionskrankheiten, Aggressivität).
Körperebene: kann fast alle Regionen und Organe des Körpers betreffen.
Symptomebene: Neoplasma: etwas Neues wächst, formt sich heraus; Wachstum auf der falschen Ebene; tiefer Kummer, unverarbeitete Verletzung, unerträglich gewordene → Schuldgefühle (auch sich selbst und dem versäumten Leben gegenüber) und besonders häufig Schockerlebnisse blockieren die eigenen Abwehrkräfte und werden zum Auslöser: Krebs beginnt immunologisch nach einem Zusammenbruch der Abwehr (bei intaktem Abwehrsystem entstehende Krebszellen werden von ihm ausgemerzt, ein Vorgang, der wahrscheinlich oft geschieht); uneingestandenes selbstzerstörerisches Lebensproblem bereitet die Basis: *herumkrebsen* (auf dem eigenen Weg nicht vorwärtskommen); Entartung: aus der eigenen Art schlagen, vom (ur-)eigenen Weg abweichen; von der eigenen Entwicklungslinie (im betroffenen Themenbereich) so weit abkommen, dass der Körper dem (vergessenen/verdrängten) Thema zum Ausdruck verhelfen muss, damit es nicht gänzlich fehlt; Krebs verwirklicht körperlich, was seelisch im entsprechenden Bewusstseinsbereich not-wendig wäre; die Entartung der Zellen als verzweifelter Überlebenskampf der bis auf den Tod gereizten Zelle (z. B. durch Gifte), vergleichbar den Verzweiflungstrieben sterbender Bäume; Krebs als Initiation: ein ein*schneiden*des Ereignis, die *entscheidende* Zäsur im Leben; Irrtum im Konzept der Verwirklichung von Freiheit und Unsterblichkeit; Unterdrücken der Möglichkeiten zu Grenzerfahrungen, von Lebensimpulsen; Festhalten an der Norm; perfekte soziale Anpassung (Normopathie); Aggression und Egoismus im Krebsgeschehen: aggressiv verdrängende Ellbogenpolitik, Recht des Stärkeren, Infiltration, Invasion, Erpressung, Ausbeutung von Sklaven(zellen); Krebs übernimmt die Aufgabe der Seele: Selbstverwirklichung/Egotrip,

Durchbrechen der Regeln normalen Zusammenlebens; kopflastig, mit dem Kopf durch die Wand wollen (Wachstumsproblematik); Umschlagen ehrenwerter Untergebenenideale in das totale Egoprinzip; ungelebter Wunsch nach rücksichtsloser Durchsetzung von Eigeninteressen; dunkle Seite des Weiblichen (Hekate/Kali): der Schatten der Liebe als Rache des lange gequälten weiblichen Prinzips; statt Kommunikation mit der Umgebung Egoismus, Omnipotenz, Unsterblichkeitsansprüche; die Suche nach Unsterblichkeit und Allmacht (der Seele) lebt sich in den Krebszellen statt im Bewusstsein aus; Liebe (als das alle Grenzen überwindende Prinzip) auf der falschen Ebene; Regressionsprozess: der Rückbezug zum Ursprung, die Quelle der *Religio*, ist in die regressiven Tendenzen körperlicher Krebszellen abgesunken; Wachstum und Fortschritt als pervertiertes Ziel in unserer Zeit und Gesellschaft; Metastasen als dunkle, Verderben bringende Filialen und Tochtergesellschaften (Töchter = lat. *filiae*) erkennen, mit denen wir den Körper der Erde überziehen; kollektives Muster rücksichtsloser Expansion und Verwirklichung der eigenen Interessen; Spiegel der Ausbeutung der Erde durch den Menschen; Polarisierung von Ich und Gemeinschaft: fehlendes Bewusstsein für größere, umfassende Einheit.

Bearbeitung: Bilanz ziehen: »Entspricht der bisherige Weg meinem (ur-)eigenen?«; sich im betroffenen Themenbereich für eigene ausgefallene Vorstellungen und kühne Fantasien öffnen, sie mutig und ruhig auch gewagt wachsen und expandieren lassen; dem Körper den Überlebenskampf auf geistig-seelischer Ebene abnehmen; Suchen und Finden von Lebenssinn, der passenden (Lebens-)Philosophie; geistig-seelische und spirituelle Entwicklung und Religio(n); Weltanschauung durch Anschauen der Welt, weite Reisen nach innen und außen und beides verbunden in Form von Pilger- und Bewusstseinsreisen; Kultivierung von Toleranz und Bewusstseinserweiterung; mutiges, offensives, entscheidungsfreudiges, konfrontatives, entschlossenes, durchschlagendes Wachstum; Neues (Neo-plasma) wachsen lassen; sich an frühe Träume, an eigene Lebensziele und -wünsche zurückerinnern und sie wild entschlossen (wieder-) beleben und umsetzen; dem Körper den Wachstumsimpuls abnehmen und ihn auf erlöste Ebenen lenken; aus der Gewissheit, nichts mehr zu verlieren zu haben, Mut zur eigenen Verwirklichung/zum eigenen Weg schöpfen; aufstehen gegen (enge, starre, eherne) Regeln; sprengen von Normen, die die Selbstverwirklichung behindern; statt sich in kleine Ordnungen zu fügen (Normopathie), seinen Platz in der großen Ordnung finden (*Religio*); über die Stränge schlagen, aus der (vorgegebenen) Reihe tanzen, um das Ego überhaupt erst einmal kennenzulernen; entschlossene Selbstdurchsetzung; Ichstarre und Abgren-

zung infrage stellen: Expansion des Bewusstseins; Grenzenlosigkeit und Unsterblichkeit der Seele anerkennen; Rückverbindung (*Religio*): »Woher komme ich? Wohin gehe ich? Wer bin ich?«; über das Ego hinauswachsen; zu den (eigenen) Uranfängen zurückkehren; Rückverbindung zum Urgrund des Seins; lernen, nein zu sagen, zu sich zu stehen; sogar eigene Fehler zu leben ist besser, als fremde Tugenden zu übernehmen; den Kampf ums Überleben offen(siv) und aggressiv auf der inneren Bilderebene aufnehmen; Reinkarnationstherapie, Simonton-Therapie, Atemtherapie. Ernährungsumstellung (*PF*).
Einlösung: Bereitschaft zur Reue und inneren Umkehr (Metanoia) und zu bedingungsloser (Ver-) Wandlung bis hin zu echter Metamorphose; Selbstverwirklichung; sich Ausdruck verschaffen, statt den Körper für sich sprechen zu lassen; die Notwendigkeit erkennen, vom körperlichen und damit (lebens-) gefährlichen Niveau auf das herausfordernde, aber lebensrettende geistig-seelische Niveau zu wechseln und dort auf expansives Wachstum zu setzen; die grenzüberschreitende Liebe entdecken, sich über Fremdbestimmung und selbst- und fremdgeschaffene Normen hinwegsetzen und dem höchsten Gesetz verpflichtet leben und sich verwirklichen; Grenzerfahrungen im Sinne von Gipfelerlebnissen (*peak experiences*); Unsterblichkeit statt im Körper im Seelischen anstreben (die unsterbliche Seele an erste Stelle setzen); im Herakles-Mythos den Kampf mit der Hydra studieren: als Herakles von einem Krebs gebissen wird, weicht er nicht in unerlöste Regression zurück, sondern nimmt die Herausforderung an, stellt sich dem Kampf, zertritt den Krebs und überwältigt so das Ungeheuer.
Urprinzipieller Bezug: Jupiter (Wachstum und Sinnfindung), Mars (Aggression und Aufbruch), Pluto (radikale Wandlung), Sonne (Kreativität, Ausstrahlung, Mitte) und entsprechend der betroffenen Regionen und Organe auch weitere Urprinzipien.
Lit.: *KR, S 81–113, V 253–303, Wwg, SP, PF; CD/Audio »Krebs«, »Lebenskrisen als Entwicklungschance«.*
Film: *Heute bin ich blond, Miss You Already, Das Beste kommt zum Schluss, Der Klang von Eiswürfeln, Der Professor, Der Doktor, Jonathan, Die Zeit die bleibt, Das Schicksal ist ein mieser Verräter, Ein Schotte macht noch keinen Sommer, Familienfest, 50/50 – Freunde fürs (Über)Leben, Entscheidung aus Liebe, Schicksalsgesetze* (alle Bd 2); *One Week, Ma Ma – Der Ursprung der Liebe* (beide Bd 1).

Krebsangst

(Karzinophobie; siehe auch Angst, Tumor, Krebs, Hypochondrie)
Symptomebene: drängende und beengende Gedanken (oft nach Krebserkrankungen in der Familie), Lebensangst = Todesangst; Angst vor Leben und Leiden; große Erwartungen auf unerlöster Ebene ans

eigene Leben; unbewusste Lust, am Leben zu scheitern.
Bearbeitung: die eigenen Krebsmuster (soziale Anpassungsmuster, Normopathiestrukturen) erforschen und als Konsequenz den eigenen Weg gehen; die Erwartungen an den eigenen (Lebens-)Weg realisieren; erkennen, dass alles Leben Leiden ist (Buddha).
Einlösung: Aussöhnung mit der eigenen Sterblichkeit; Erkenntnis, dass Leben und Sterben zusammengehören wie Licht und Schatten (tibetisches und ägyptisches Totenbuch); Leben gemäß der eigenen Struktur und Bestimmung.
Urprinzipieller Bezug: Pluto/Saturn.
Lit.: *S 81–113, AfS, SP; CD/Audio »Angstfrei leben«, »Krebs«.*
Film: zu Angst – *Fearless, Angsthasen* (beide Bd 1); *Angst essen Seele auf* (Bd 2); zu Krebs – *Heute bin ich blond, Miss You Already, Das Beste kommt zum Schluss, Der Klang von Eiswürfeln, Der Doktor, Die Zeit die bleibt, Das Schicksal ist ein mieser Verräter, 50/50 – Freunde fürs (Über)Leben, Entscheidung aus Liebe, Schicksalsgesetze* (alle Bd 2); *One Week, Ma Ma – Der Ursprung der Liebe* (beide Bd 1).

Kreislaufprobleme

siehe Herz-Kreislauf-Probleme

Kreuzbandriss

(siehe auch Meniskusverletzung, Unfall)
Körperebene: Kniegelenk (Demut), Bänder (Zusammenhalt).
Symptomebene: wenn der Körper zu Bewegungen genötigt wird, für die er nicht geeignet ist, zerreißen oft seine Stricke, am Knie die Kreuzbänder; typischer → Sportunfall; die Dinge übertreiben, sodass »alle Stricke reißen«, den Ehrgeiz nicht in den Griff bekommen; Unmögliches verlangen und den Körper den Fehler ausbaden lassen; mit sich »über Kreuz sein«.
Bearbeitung: sich geistig mehr fordern und ruhig auch überfordern, sich lieber gedanklichen Zerreißproben aussetzen; mehr geistige als körperliche Bewegung ins Spiel des Lebens bringen oder zumindest den Geist zum Sport hinzubringen.
Einlösung: sich im Spiel (des Lebens) mit Geschick positionieren; über die Stränge schlagen im Hinblick auf Lebensfreude und geistige Bewegungsfreude.
Urprinzipieller Bezug: Saturn-Uranus.
Lit.: *Wwg.*

Kreuzschmerzen

siehe Rückenschmerzen, Ischias/Ischialgie, Hexenschuss

Kropf

(Struma, meist auf dem Boden von Jodmangel; Blähhals bei normaler Drüsenfunktion; siehe auch Schilddrüsenüberfunktion, Schilddrüsenunterfunktion)
Körperebene: Hals (Einverleibung, Verbindung, Kommunikation).
Symptomebene: bewahrendes Besitzstreben; Gier- und Geizhals, Geizkragen; Neigung zum Hamstern/Horten/Raffen: »den Hals nicht

voll genug kriegen«; nicht eingestandener Besitz-/Machtanspruch und unbewusste Gier, die vom Leben abschnüren; einen »dicken Hals« bekommen (»angefressen sein«, sich ärgern), weil man nicht bekommt, was man will; seelische Beklemmung; Erdbezogenheit (einstecken können); konservative Unbeweglichkeit; Hunger nach Energie, Aktivität, Wechsel; *Knoten in der Struma*: ungelöste Knoten, die man noch *am Hals hat*, die gelöst werden wollen; *heiße Knoten* setzen unter Druck, machen einem Beine und bringen das Herz auf Touren (weil hormon- und damit stoffwechselaktiv), während *kalte Knoten* wenig Wirbel machen (wegen Energiemangels), aber dafür umso gefährlicher sind (→ Schilddrüsenkrebs).
Bearbeitung: das eigene Sicherheits- und Machtbedürfnis anerkennen und sich eingestehen; sich im übertragenen Sinne absichern, um den Kopf von dem Thema freizubekommen und den Hals wieder frei bewegen zu können; andere Orte zur Speicherung von Besitz finden (Sparstrumpf, Bankkonto, Gehirn für den geistigen Besitzstand, Herz für die Gefühlserfahrungen); die Behinderung durch Besitz und all die Dinge, die einem an den Hals gewachsen sind, spüren und sich Erleichterung verschaffen.
Einlösung: sich überzähligen und überflüssigen Besitz vom Hals schaffen.
Urprinzipieller Bezug: Venus-Pluto.
Lit.: *S 255–259.*

Krupp/Pseudokrupp

Körperebene: Kehlkopf (Ausdruck, Stimmung), Hals (Einverleibung, Verbindung, Kommunikation).
Symptomebene: konflikthafte Anschwellung der Kehlkopfschleimhaut bei Diphtherie (Krupp) und anderen Entzündungen (Pseudokrupp); Häufung bei (Stadt-)Kindern, die besonderer Umweltbelastung ausgesetzt sind (und damit den Bedürfnissen ihres Körpers nicht mehr gerecht werden können): Kriege am (im) Hals haben, »es geht um Kopf und Kragen«; aggressive Auseinandersetzungen im Stimm- und Schluckbereich; den Hals nicht voll genug kriegen: man bekommt ihn voller Kriegsscharmützel, was durch die Lokalisation lebensbedrohlich wird; Gefahr des Erstickens: der Hals schwillt zu, inneres Sich-Erdrosseln; nicht mehr schreien können vor Heiserkeit und Schwellung; nicht mehr schlucken können wegen Schmerzen im Anschwellungsbereich; Versiegen der Lebensstimmung, Fluchttendenzen; aggressive Entladungen: typischer heiserer Krupphusten; es wird einem zu eng am Hals, zu eng zum Atmen; die Verbindung von Kopf und Körper droht unterbrochen zu werden.
Bearbeitung (Hinweise für mitbetroffene Eltern): sich offen(siv) auseinandersetzen lernen; Krieg ums Überleben führen, sich wehren; Kämpfe im Stimm- und Schluckbereich austragen; lernen, die eigene Meinung auszudrücken und durchzusetzen; *Kopf und Kragen ris-*

kieren; Kopf und Körper in ihren Bedürfnissen zusammenbringen.
Einlösung: sich die Aggressionen vom Hals schaffen, indem man sie herauslässt.
Urprinzipieller Bezug: Merkur/Venus/Mars-Pluto.
Lit.: *Wwg, KSdK 254–259.*
Film: *In Sachen Henry, Der letzte Samurai, Fearless, Wut* (alle Bd 1).

Kryptorchismus

siehe Hodenhochstand

Kurzsichtigkeit

(Myopie)
Körperebene: Augen (Einsicht, Durchblick, Spiegel und Fenster der Seele).
Symptomebene: typische Störung der Jugend, die dazu neigt, nur ihren eigenen engen Umkreis zu sehen: mangelnder Überblick und Weitblick; enger Gesichtskreis bei weitem Anspruch; »den Wald vor lauter Bäumen nicht sehen«: mit der Nase auf die Bäume gestoßen werden; verkrampfte und angespannte Augenmuskeln verdeutlichen entsprechende Weltsicht, oft insgesamt verkniffenes (angestrengtes) Gesicht, um über »Blinzeln« doch noch etwas Schärfe in die Bilder der Welt zu bringen; mühsame Betrachtung der Welt, man macht es sich schwer, will alles ganz nah heranholen, um es zu kontrollieren; starke Subjektivität, »alles durch die eigene Brille sehen«, »nur bis zur eigenen Nasenspitze sehen«, starke Egozentrik, nur sich selbst sehen, nur das Nächstliegende im Blick haben; den eigenen Augen nicht trauen können; ungute Gefühle bzgl. der Lebensumstände, sich nach innen zurückziehen; Schwierigkeiten, mit der Zukunft umzugehen; fehlende Selbsterkenntnis, weshalb der Punkt des schärfsten Sehens vom Schicksal immer näher gerückt wird; Weigerung, die Welt so zu sehen, wie sie ist: verschwommenes Weltbild; Weichzeichnereffekt für alles Entfernte, illusionäre Verkennung der Wirklichkeit; alles geht einem (zu) nahe; die Dinge werden in die Nähe gezerrt aus Angst, etwas zu versäumen (der ehrgeizige Streber trägt typischerweise Brille); Überbetonung des Denkens, Vernachlässigung des Fühlens: Körper übernimmt die Korrektur, indem er das Sehen (= Denken, Erkennen) einschränkt; Lebensangst, unterdrückte Angst und Wut, was dazu führt, sich in Büchern zu verkriechen, statt sich dem Leben zu stellen; Symptom der Intellektuellen; mit Augengläsern die Augen (und sich selbst) vor der Welt schützen; Glasscheiben zwischen sich und die (gefährliche) Welt bringen.
Bearbeitung: sich auf das Nahe- und Nächstliegende konzentrieren; Respekt und Vertrauen bzgl. der eigenen analytischen Fähigkeiten entwickeln; lernen, sich auf seine Konzentrationsfähigkeit zu verlassen; das Ferne wird einem aus dem Blickfeld gerückt: statt idealistische Theorien zur Rettung der Welt zu entwerfen, die drängenden Probleme im eigenen Lebensumfeld (er-)lösen; den eigenen Gesichtskreis als

Aufgabe erkennen und annehmen: weise Beschränkung, sich (mit dem eigenen Verantwortungsbereich) bescheiden lernen; sich zur Mitte der (eigenen) Welt machen und lernen, aus dieser Mitte heraus zu sehen, zu erkennen und zu verstehen; die Welt zu dem machen, was man in ihr sehen möchte; zupackender Idealismus der Jugend, der sich an konkreter, naheliegender Aufgabe bewähren kann; sich fragen, was man nicht sehen will; sich »die Schuppen von den Augen« nehmen; weicher und milder werden in der Beurteilung des entfernteren Umfeldes (den Weichzeichner auch im übertragenen Sinne benutzen); eigenes Strebertum kritisch unter die Lupe nehmen; auf dem Gegenpol: über die eigene Nasenspitze hinausblicken lernen; nicht alles auf sich beziehen, sondern gesunden Abstand zu den Dingen entwickeln.
Einlösung: zu sich selbst und der Welt den richtigen Abstand gewinnen: sich ehrlich und realistisch (in der Welt) sehen; die eigenen Themen und Probleme (nahe) an sich heranlassen; sich gefühlsmäßig einlassen, sich auf Nähe einlassen; Einsicht, Schärfe in der Selbsterkenntnis, Milde im Beurteilen der Außenwelt; auch die Gefühlsseite leben.
Urprinzipieller Bezug: Sonne/ Mond.
Lit.: *K 206–211.*

Kyphose

(Krümmung der Brustwirbelsäule nach hinten; in leichter Form normal) siehe Buckel

L

Labyrinthitis

(Entzündung des Labyrinthsystems im Ohr, z. B. bei → Mittelohrentzündung)
Körperebene: Ohren (Hören, Horchen, Gehorchen).
Symptomebene: aggressiver Kampf um die (richtige) Einstellung zur Welt und das seelische Gleichgewicht; → Gleichgewichtsstörungen: aus dem inneren Gleichgewicht fallen; Schwindelzustände: sich etwas vormachen, (sich selbst be-)schwindeln; → Erbrechen/Übelkeit: es ist einem *zum Kotzen*, alles *von sich geben* (loswerden) wollen; zunehmende → Schwerhörigkeit: nichts mehr hören, nicht mehr horchen und gehorchen wollen.
Bearbeitung: Konflikt um die Einstellung zur Welt offen(siv) austragen: sich von erregenden Themen erregen lassen; um das eigene Gleichgewicht engagiert kämpfen; sich das Aus-der-Mitte-geraten-Sein eingestehen, statt sich etwas vorzumachen und an alten, nicht mehr gültigen Einstellungen festzuhalten; Altes bewusst und kämpferisch loswerden (ausspucken), um Raum für Neues zu bekommen.
Einlösung: nach innen (seelisch) horchen: der eigenen inneren Stimme gehorchen und sich den erregenden Anforderungen neuer Situationen mutig und voll kämpferischer Begeisterung stellen, um die nun adäquate Einstellung (zum Leben) zu finden.

Urprinzipieller Bezug: Venus/ Saturn-Mars.
Lit.: *Wwg, SvI.*
Film: *In Sachen Henry, Der letzte Samurai, Fearless, Wut* (alle Bd 1).

Lähmung

(Paralyse, Parese; siehe auch Atemlähmung, Darmlähmung, Gesichtsnervenlähmung, Medianuslähmung, Myasthenie, Querschnittslähmung)
Körperebene: Muskulatur (Motor, Kraft).
Symptomebene: **1.** schlaffe Lähmung: absolute Kraftlosigkeit, nichts durchsetzen können; **2.** spastische Lähmung: große angespannte, aber nicht kontrollierbare und damit sinnlose Kraft; eigene Wünsche und Vorstellungen müssen offen bleiben; in seinem Körpergefängnis sanft (schlaffe Lähmung) oder gewaltsam (→ Spastik) eingesperrt sein; die Außenwelt nicht in den Griff bekommen; lähmende Angst, Flucht in die Hilflosigkeit.
Bearbeitung: **1.** loslassen lernen auf der übertragenen Ebene, die dieses Glied repräsentiert; **2.** die eigene Kraft auch ohne Zweck und konkretes Ziel zum Einsatz bringen; sich von den Ergebnissen der eigenen Aktionen frei machen; loslassen von dem Anspruch, die Welt kontrollieren zu können; den Fluchtaspekt (z. B. aus der Verantwortung) in der Lähmung erkennen, die Lähmung als die perfekteste »Ausrede« überhaupt durchschauen.
Einlösung: Hingabe, Loslassen der Kontroll- und Macheransprüche.
Urprinzipieller Bezug: Mars (Muskulatur)-Neptun (Lähmung)/ Uranus (Spastik).
Film: *Ziemlich beste Freunde, Cartagena* (beide Bd 1); *Schmetterling und Taucherglocke, Das Meer in mir* (beide Bd 2).

Laktose-Intoleranz

siehe Milchunverträglichkeit

Lampenfieber

(siehe auch Phobie, Angst)
Symptomebene: Angst vor öffentlichen Auftritten, Versagensangst; sich nicht zeigen wollen, bei gleichzeitig großem Drang, in aller Öffentlichkeit zu glänzen.
Bearbeitung: sich seiner selbst und seiner Themen sicher werden durch Lernen und daran Feilen und Arbeiten; zu eigenen Ansprüchen und denen des Ego an Bekanntheit und vielleicht sogar Berühmtheit stehen lernen und sie im Auge behalten; immer wieder entscheiden, ob es vorrangig um das Anliegen, die Sache oder um einen selbst, das Ego geht.
Einlösung: zu sich und seinen Anliegen stehen und dafür durch jedes Höllenfeuer gehen, egal wie die Zuhörer darauf reagieren; wer im Notfall bereit ist, dafür zu sterben, wird alle Angst verlieren.
Urprinzipieller Bezug: Sonne-Saturn.
Lit.: *AfS.*
Film: *Angsthasen, Fearless, Patch Adams* (alle Bd 1); *Angst essen Seele auf* (Bd 2).

Laryngitis

siehe Heiserkeit, Krupp

Läuse

siehe Filzlausbefall, Kopflausbefall

Leaky-Gut-Syndrom

(»durchlässiger Darm«; siehe auch Allergie, Milchunverträglichkeit, Reizdarm)

Körperebene: Dünndarm (Analyse, Assimilation), Abwehrsystem (Verteidigung).

Symptomebene: durch vielfältige Fehlernährung, Antibiotikakuren und v. a. eine das Leben nicht mehr verdauende Grundeinstellung löchrig gewordener Darm: alles dringt durch, nichts wird mehr vertragen; alle möglichen ungeeigneten Dinge werden hereingelassen (»offen wie ein Scheunentor«); Darm versagt in seiner Funktion als wichtiger Teil des Abwehrsystems: als Folge eine Fülle von Symptomen von → Allergie bis → Autoimmunkrankheiten, → von Nahrungsmittelunverträglichkeiten bis → Rheumatismus und → Migräne sowie die ganze Bandbreite klassisch psychosomatischer Symptome; oft von Spezialistin zu Spezialist irren, wobei jede(r) natürlich etwas findet und zu therapieren versucht.

Bearbeitung: sich auf der Ebene des Bewusstseins dem Leben öffnen, auch die *harten Brocken* verdauen und damit die körperliche Ebene entlasten; an den oft multiplen Nahrungsmittelunverträglichkeiten erkennen, was die ursprünglich unverdaulichen Probleme waren: bei Milch(produkten) etwa in der mütterlichen Mondrichtung suchen; die (Ver-)Meidung aller unverträglichen Dinge bringt zwar Erleichterung, aber zu einer echten Lösung müssen Körper und Seele Hand in Hand gehen; am besten während einer Fastenkur die seelische Vermeidungsstrategie klären, anschließend einfache ballaststoffreiche, pflanzlich-vollwertige Ernährung Schritt für Schritt ausprobieren (siehe Diagnose nach Gundry in »*Das große Peace Food-Buch*«); bei der Ernährung möglichst wenig mischen, ebenso seelisch die Probleme einzeln und der Reihe nach angehen; Vorsicht vor Übertreibungen: Rohkost kann ein zu starker Reiz sein; den Darm genau wie die Psyche dort abholen, wo er bzw. sie ist.

Einlösung: alles hereinlassen können, was sich anbietet; es verarbeiten und auf allen Ebenen verdauen lernen; bei der körperlichen wie der Seelennahrung langsam und allmählich vom Einfachen zum Komplexen fortschreiten; das Thema Nahrung auf physischer wie geistiger Ebene angehen: neben *Peace Food* auch *Mind Food* beachten und durchschauen lernen.

Urprinzipieller Bezug: Merkur.

Lit.: *PF*, *Fas*, *MF*.

Lebensmittelunverträglichkeit

siehe Nahrungsmittelunverträglichkeit

Lebensmittelvergiftung

siehe Botulismus

Leberabszess

Körperebene: Leber (Leben, Wertung, Rückverbindung).
Symptomebene: abgegrenzter, überschaubarer Konflikt im Bereich der Weltanschauung, Werte oder *Religio* (Rückverbindung zur Einheit).
Bearbeitung: aggressive, kämpferische Auseinandersetzung mit dem jeweiligen erregenden Thema; um Sinnfragen des Lebens offensiv kämpfen; Auseinandersetzung mit Sinnhaftigkeit bzw. Sinnlosigkeit des eigenen Lebens.
Einlösung: dem aufregenden Neuen gerecht werden und eine Lösung des Konfliktes erkämpfen; sich Wege zu einer eigenen Weltanschauung bzw. zu geistiger Autonomie erkämpfen.
Urprinzipieller Bezug: Jupiter-Mars.
Lit.: *CD/Audio »Leberprobleme«*.

Leberentzündung

(Hepatitis; siehe auch Gelbsucht, Fettleber, Leberzirrhose)
Körperebene: Leber (Leben, Wertung, Rückverbindung).
Symptomebene: heißer oder chronischer Konflikt (→ Entzündung) bis hin zu frustrierenden Umbauversuchen der Leber, die auf der Suche nach einer Lösung wächst und wächst, ohne jedoch Plan oder Ziel zu haben; erschöpft sich dabei; zum Schluss gibt es kaum noch funktionierende Leberzellen, übrig bleibt nur Bindegewebe (→ Leberzirrhose); die sinnvolle Leber- und Lebensstruktur geht im Chaos der verzweifelt anmutenden Rettungs- und Umbauversuche unter; unbewusster chronischer Konflikt bzgl. Themen der Weltanschauung, *Religio* und (Be-)Wertung: tatsächliche Vernachlässigung dieser Themen; aggressiver, kräftezehrender Kampf um das rechte Maß; Einschätzungsprobleme darüber, was nützlich oder schädlich/giftig ist; Maßlosigkeit bei der Aufnahme; überzogene Expansionswünsche, zu hohe Ideale, Größenfantasien; Energie- und Potenzverlust als Korrektiv für ein Zuviel; → Melancholie und → Depression.
Bearbeitung: sich auf die Sinnsuche begeben, statt die Leber nach körperlichen Lösungen suchen zu lassen; die ursprüngliche Ordnung des Lebens schätzen und erhalten lernen; bewusste, offen(siv)e Auseinandersetzung über Philosophie, Spiritualität und Sinnfragen; kritisch überprüfen, was man für das rechte Maß hält; zielstrebig herausfinden, was einem zuträglich und was schädlich ist; erkennen, dass die Dosis das Gift macht (Paracelsus); Expansion in Bereichen von Philosophie und Religion statt in der Leber; geistige Auseinandersetzung mit weltanschaulichen Dingen statt mit geistigen Getränken (*»In vino veritas«* reicht nicht); sich mehr auf geistig-seelischer Ebene zumuten, damit Magen und Leber entlasten; sich in der Verausgabung von (sexueller und genereller) Energie beschränken; sinnvolle Be- und Einschränkung lernen; zur Ruhe kommen und in sich Ruhe finden; dem Leben die richtige (rechte)

Richtung, ein Ziel, Ausrichtung (auf das Eigentliche) und Ordnung geben; das Leben umbauen statt die Leber; sich offensiv für Gerechtigkeit – sich und anderen gegenüber – einsetzen.
Einlösung: Leben (Leber) im rechten Maß(stab); Vertrauen gewinnen; den eigenen Lebenssinn finden und im eigenen Leben umsetzen.
Urprinzipieller Bezug: Jupiter-Mars.
Lit.: *K 191–195, SvI; CD/Audio »Leberprobleme«.*
Film: *In Sachen Henry, Der letzte Samurai, Fearless, Wut* (alle Bd 1).

Leberfleck

(Lentigo; siehe auch Pigmentflecken [Chloasma, Melasma], Muttermal [Nävus], Sommersprossen [Ephelides], Altersflecken)
Körperebene: Haut (Grenze, Kontakt, Zärtlichkeit).
Symptomebene: (unbedeutende) Flecken auf dem »Fell«, geringgradig markiert sein; wahrscheinlich nur ästhetisches Phänomen, das aber wegen einer geringen Entartungstendenz zu beobachten ist: sobald die Flecken zu wachsen beginnen, bluten oder sich in anderer Form auffällig verändern, ist eine dermatologische Abklärung fällig; potenzielle Problemzonen unkontrollierbaren Wachstums.
Bearbeitung: ggf. die Lokalisation deuten und als Aufruf zur Wachsamkeit verstehen, sein Wachstum in sinnvollen Bahnen zu halten.
Einlösung: Wachstum im geistig-seelischen und sozialen Bereich, sodass der Körper davon entlastet bleibt.
Urprinzipieller Bezug: Jupiter-Pluto.
Lit.: *KS; CD/Audio »Hautprobleme«.*

Leberkrankheiten

Körperebene: Leber (Leben, Wertung, Rückverbindung).
Symptomebene: von der **1.** Entzündung (→ Leberentzündung) bis zu **2.** Abszess (→ Leberabszess) und **3.** → Fettleber, **4.** Zirrhose (→ Leberzirrhose), **5.** Krebs (→ Leberkrebs); Emotionen wie Wut und Ärger stauen sich leicht in der Leber: »grün sein vor Ärger« (Grün = Farbe der Galle; Choleriker = »Galliker«, Galleflüssigkeit aus der Leber sammelt sich in Gallenblase), »Gift und Galle spucken«; aber auch Trauer (Melancholiker = Schwarzgalliker).
Bearbeitung: **1.** den Konflikt im Bereich der Sinnfindung, Toleranz und des rechten Maßes finden und lösen, ebenso **2.** den bis tief ins Innere vorgedrungenen Konflikt; **3.** die Leberthemen wachsen lassen, sich um Lebenssinn und -philosophie kümmern, um den eigenen Glauben und das rechte Maß; **4.** die chronische Verhärtung in Glaubens- und Weltanschauungsfragen konfrontieren und **5.** sich dem abgekapselten Seelenthema zuwenden; alte Gewohnheiten und Muster radikal infrage stellen.
Einlösung: seine eigene Lebensphilosophie, seinen Lebenssinn finden und sein Maß.

Urprinzipieller Bezug: Jupiter.
Lit.: *CD/Audio »Leberprobleme«.*

Leberkrebs

(siehe auch Krebs)
Körperebene: Leber (Leben, Wertung, Rückverbindung).
Symptomebene: Entartung im Bereich der Lebensphilosophie, der Religio, der Sinnfragen des Lebens oder im Bereich der Wertungen; Suche endet in Maßlosigkeit: wild und rücksichtslos wucherndes Wachstum auf der Körperebene; tiefgreifender Konflikt, der mit dem Lebenssinn zu tun hat und unbewusst ist oder unlösbar erscheint; von der ureigenen Entwicklungslinie bzgl. Weltanschauung, Spiritualität, Lebenssinn und -ziel so weit abgekommen sein, dass der Körper dem (vergessenen/verdrängten) Thema zum Ausdruck verhelfen muss; geistig-seelisches Wachstum in diesem Themenfeld ist so blockiert, dass es sich nun im Körper auf aggressive, ungeordnete Weise Bahn bricht; der Krebs verwirklicht körperlich im thematisch betroffenen Bereich, was seelisch im entsprechenden Bewusstseinsbereich not-wendig wäre; aggressive Zerstörung von (Leber-)»Laborzellen« mit der Gefahr, die Leberfunktionen zusammenbrechen zu lassen (ähnliche Prognose wie → Leberzirrhose).
Bearbeitung: die alten, überlieferten Gewohnheiten und Traditionen, was Religion, Lebensphilosophie und Wertfragen des eigenen Lebens angeht, radikal infrage stellen und ggf. rücksichtslos zerstören auf die Gefahr hin, viel Altes zu vernichten, um so zu geistiger Autonomie zu gelangen; sich im Bereich der Lebensphilosophie und *Religio* für die eigenen ausgefallenen Vorstellungen und kühnen Fantasien öffnen, sie mutig und frei gedeihen und expandieren lassen; sich frühe Träume an eigene religiöse Ziele, Wünsche und Vorstellungen vom Sinn des (eigenen) Lebens in Erinnerung rufen, wild entschlossen (wieder-) beleben und umsetzen; aus der Gewissheit, nichts mehr zu verlieren zu haben, Mut zur eigenen Verwirklichung/zum eigenen Weg schöpfen; dem Körper den Wachstumsimpuls abnehmen und ihn auf erlöste Ebenen lenken; sich Ausdruck im spirituellen Bereich verschaffen, statt den Körper für sich sprechen zu lassen; all die unter → Krebs erwähnten Maßnahmen erwägen: da Krebs den ganzen Organismus betrifft, ihm auch auf der ganzen Linie begegnen.
Einlösung: die Suche nach dem eigentlichen Sinn des Lebens vorantreiben, damit Süchte ein Ende finden; die Notwendigkeit erkennen, vom körperlichen und damit (lebens-)gefährlichen Niveau auf das herausfordernde, aber lebensrettende geistig-seelische Niveau zu wechseln und dort auf expansives Wachstum im betroffenen urprinzipiellen Bereich zu setzen; die grenzüberschreitende Liebe entdecken, sich über Fremdbestimmung und selbst- und fremdgeschaffene Normen hinwegsetzen und nur dem eigenen höchsten Gesetz verpflich-

tet leben und sich ausdrücken.
Urprinzipieller Bezug: Jupiter-Pluto.
Lit.: *KR 113f., S 81–113; CD/Audio »Krebs«, »Leberprobleme«.*
Film: *Das Beste kommt zum Schluss, Der Klang von Eiswürfeln, Der Doktor, Jonathan, Entscheidung aus Liebe, Schicksalsgesetze* (alle Bd 2); *One Week, Ma Ma – Der Ursprung der Liebe* (beide Bd 1).

Leberzirrhose

Körperebene: Leber (Leben, Wertung, Rückverbindung).
Symptomebene: verhärtete Standpunkte bzgl. Wertung und Lebenssinnfragen: verhärtete Leber durch Umbau von »Leberlabor«-Gewebe in funktionsuntüchtiges Narbenbindegewebe (Grunderkrankungen: → Alkoholismus, nicht ausgeheilte → Gelbsucht, → Vergiftung): die Leber wird ihrer Aufgabe nicht mehr gerecht; ihre Themen kommen zu kurz; stur am Konzept der Sinnlosigkeit des Lebens festhalten; Schrumpfung häufig als Gegenpol zum anfänglichen Expandieren und Wachsen (bei etwaigem Vorstadium einer Leberverfettung); Maßlosigkeit; Selbstvergiftung: Laborbetrieb bricht zusammen; Leistungsminderung nimmt parallel zum Fortschreiten der Zirrhose zu; Lust am Leben (ver-)schwindet auf allen Ebenen: Inappetenz (→ Appetitlosigkeit) bis zur → Apathie; Davonfließen des Lebenssaftes (Blutungsneigung durch Mangel an Gerinnungsfaktoren); Speiseröhrenkrampfadern (→ Ösophagusvarizen) und Bauchkrampfadern (sog. Medusenhaupt) durch Stau bzw. Rückstau des Lebensenergiestromes in bzw. vor der Leber; Verweiblichung bei Männern im Sinne einer Kastration, da weiblich wirkende Hormone nicht mehr abgebaut werden können: Brustentwicklung, weibliche Schambehaarung, Hodenrückbildung; Bauchwassersucht (→ Aszitesbildung): Seelisches staut sich im Zentrum, kann nicht in Fluss gehalten werden; Lebersterne: statt seinen Blick auf die Sterne am Firmament zu richten als Ausdruck der großen Ordnung, in der jeder seinen (sinnvollen) Platz hat, werden Sterne auf der Haut produziert (geplatzte Äderchen).
Bearbeitung: sich der eigenen Verhärtungen in Fragen des Lebenssinnes und der Wertung bewusst werden und sich innerlich umstellen, statt die Leber umzubauen; Maßlosigkeit schrumpfen lassen; kritische Auseinandersetzung mit der Giftigkeit der eigenen Lebensführung beginnen; Leistungsansprüche aufgeben, sich wesentlichen inneren Fragen zuwenden; Abstand nehmen vom Verschlingen der Welt und sich bescheiden lernen; seine Lebensenergie für Wesentliches verausgaben und bewusst hingeben; den Stau in der eigenen Energiewelt konfrontieren, der den eigenen Bauch zeichnet; dem weiblichen Pol des eigenen Lebens gerecht werden, sich vom Männlichen (Machowahn bei manchen Alkoholkranken) lösen; Seele (weibliches Wasser

im Bauch) wichtig nehmen und (in seiner Mitte) ansammeln; Fasten als Gesundschrumpfungsprozess und zur Wiedergewinnung des rechten Maßes.
Einlösung: sich rechtzeitig gesundschrumpfen und zum Wesentlichen (Sinn des eigenen Lebens) finden durch Unterscheidung, Wertung; in der Leberzirrhose (in Deutschland vierthäufigste Todesursache) den Preis für Wachstum um jeden Preis erkennen.
Urprinzipieller Bezug: Jupiter-Saturn.
Lit.: *CD/Audio »Leberprobleme«.*
Film: *Die Bücherdiebin* (Bd 1).

Leeres-Nest-Syndrom

Symptomebene: flügge gewordene Sprösslinge innerlich nicht freigeben und ins Leben entlassen; starke Verlassenheitsgefühle führen u. U. in die → Depression; in eine große Leere fallen.
Bearbeitung: die Sorge für die Kinder auf andere und letztlich alle Kinder ausdehnen; Überbehütung aufgeben zugunsten einer nachgeholten Geburt, bei der die Kinder auch im sozialen Sinn losgelassen werden; eigenständige Perspektive für ein erfülltes Leben aufbauen; verlassene Räume mit neuen Inhalten füllen.
Einlösung: die natürlichen Stationen des Lebensweges dankbar annehmen und durchlaufen; Groß(e) Mutter, Groß(er)Vater werden; als Groß(e)Eltern alle Kinder als eigene und Enkel erkennen und annehmen; alle Kinder lieben als Vorstufe von umfassender Nächstenliebe (alle Menschen lieben).
Urprinzipieller Bezug: Mond-Saturn.
Lit.: *D.*

Legasthenie

(Schreib- und Leseschwäche)
Symptomebene: Problem der Ordnung und der (rechten) Reihenfolge; bestimmte Entwicklungsstufen übersprungen oder nicht in der richtigen Reihenfolge absolviert haben; laut Wissenschaft nutzen Legastheniker die rechte, weniger schnelle, archetypisch weibliche Gehirnhälfte zum Lesen, Schreiben und wahrscheinlich auch Reden und v. a. wohl auch Zuhören: können mit Worten spielen oder sogar malen, was ihre Sprache oft poetischer und attraktiver macht; es geht ihnen mehr um die Essenz der Dinge, das Wesentliche; auffällig viele kreative Menschen sind Legastheniker (angefangen bei Hans Christian Andersen über Albert Einstein bis Agatha Christie) und schreiben Bücher; weniger verbindlich sein, nichts festschreiben wollen, sich einen freien Geist bewahren, der viel mehr Möglichkeiten hat und über festgefügte Ordnungen hinausreicht.
Bearbeitung: sich der anderen, archetypisch weiblichen Seite der Wirklichkeit bewusst werden und sie in den Vordergrund bringen; die einseitige Bewertung nach Ordnung und Reihenfolge zugunsten einer kreativeren Lebensordnung variieren; in der Schulzeit auch verrückte

Therapien versuchen, z. B. Krabbelphase im Rahmen einer Therapie nachholen; dem Chaos einen bewussten Raum geben; rituelle Übungen des Ordnens und Sortierens (z. B. Mandalamalen); andere kreative Seiten und Talente fördern, statt auf der Rechtschreibung herumzureiten, die im Zeitalter digitaler Rechtschreibhilfen sowieso immer unwichtiger wird; sich nicht von *Diktaten* das Leben ruinieren lassen; Sinn anders finden und vermitteln als über schriftliche Form; Verbindlichkeiten auflösen, kreativ mit formalen Lebensaspekten umgehen lernen.
Einlösung: der weiblich-intuitiven Ebene mehr Ausdruck verleihen (besonders bei umtrainierten ehemaligen Linkshändern); Ordnung und Regel auf anderen Ebenen durchbrechen; allopathisch: Achtsamkeit und Bewusstheit üben, aufmerksam einen Schritt nach dem anderen machen, ohne Stufen auf dem Weg (des Lernens) zu überspringen; sich einfügen in das vorgefundene Lebensmuster (Mandala), aber auf die ganz spezielle, originelle und kreative eigene, mehr vom weiblichen Pol geprägte Art; zum eigenen Sinn gelangen; in Gottes Schöpfung wie in einem offenen Buch lesen.
Urprinzipieller Bezug: Merkur-Uranus.
Lit.: *KSdK 536–539, M. Gladwell*: *»David und Goliath«*.

Legionärskrankheit (Legionellose)

siehe Lungenentzündung

Leistenbruch

(Inguinalhernie; siehe auch Bruch)
Körperebene: Bauch (Gefühl, Instinkt, Genuss, Mitte), Leiste (Verletzlichkeit).
Symptomebene: *überheblich* sein; zu schwere Themen angepackt, sich übernommen haben (z. B. bei Loslösung von alten Gewohnheiten/Traditionen oder Trennung von Kindern), zu viel *leiste*n, sich überfordern; nicht so viel aushalten können, wie man glaubt; zarter als angenommen sein; die eigenen Schwachstellen ignorieren; auf den falschen Weg geraten sein; archaische Gefühlsmächte drücken in die sexuelle Sphäre; Konkurrenz zweier Bereiche: Missachtung von Grenz- und Eigentumsverhältnissen, wobei keiner gewinnt; Gefahr der Strangulierung der übergetretenen fremden Organe; aggressiver Konflikt, Krieg bei plötzlichem Übergriff.
Bearbeitung: Themen, die im übertragenen Sinne Gewicht haben, anpacken; sich (geistig-seelisch) viel vornehmen; die eigenen Möglichkeiten des (Er-)Tragens realistischer einschätzen lernen; eigene Schwachstellen (Grenzen) mit einkalkulieren lernen; die eigenen Wege im Bereich uralter Gefühlsregungen und geschlechtlicher Bestrebungen überprüfen; Grenzen im übertragenen Sinne überschreiten; bisher getrennte Bereiche zum Vorteil beider Seiten verbinden; sich über äußere Grenzziehungen hinwegsetzen, Austausch ermöglichen; neu auftauchende (hereinkommende) Themen intensiv

und offen(siv) bearbeiten; sich an Themen von (geistigem) Gewicht heranwagen; freigebiger, offener werden.
Einlösung: intensiven grenzüberschreitenden geistigen Austausch pflegen; naheliegende Themen gedanklich verbinden; mutige Verbindungen eingehen; sich geistig-seelisch einiges an Verbindlichkeit zutrauen.
Urprinzipieller Bezug: Venus-Mars.
Lit.: *S 355–357.*

Leistenhoden

siehe Hodenhochstand

Lepra

(Aussatz)
Körperebene: Haut (Grenze, Kontakt, Zärtlichkeit), Nervensystem (Nachrichtendienst).
Symptomebene: eines der ältesten Krankheitsbilder der Menschheit, das lange zur Isolierung und Diskriminierung führte: aussätzig = aus der Gemeinschaft verstoßen, verbannt; heute »nur noch« in Asien, Zentralafrika und Lateinamerika verbreitet, da Behandlung eine Geld- und Organisationsfrage; über Jahrzehnte schleichend verlaufender Konflikt (chronische Infektion): nach einer Inkubation (vorbereitende Schlafzeit) von mehreren Jahren kommt es zu Fieberreaktionen (Generalmobilmachung des Körpers) und Geschwürbildungen (sich tief ins eigene Fleisch fressende ungelöste Konflikte); durch Ausfall der sensorischen Nerven Taubheit der Endglieder, was zu unabsichtlichen Selbstverstümmelungen führt; unbehandelt entwickeln sich aus Geschwüren Verstümmelungen (Abfaulen der Glieder und Körperenden und damit Aufgabe der entsprechenden Funktionen und Themen); Entstellungen, z. B. Löwengesicht (Facies leontina): gezeichnet sein; Krankheitsbild führt (unbehandelt) über Siechtum zum Tod: von allen aufgegeben sich selbst aufgeben.
Bearbeitung: akut und langfristig (allopathisch): antibiotische Therapie zur Ausschaltung der Mykobakterien (leprae); langfristig seelisch (homöopathisch): sich den schleichenden Konflikt bewusst machen und sich damit bis in die Tiefe auseinandersetzen; Generalmobilmachung zur Auseinandersetzung in geistig-seelischer Hinsicht; bestimmte, durch das Krankheitsbild markierte Themenkreise freiwillig aufgeben und äußere Entwicklungsbereiche zugunsten innerer opfern.
Einlösung: Außenseitertum annehmen, freiwilliger Rückzug in eine »Klause« (z. B. Klosteraufenthalt); die vom Schicksal inszenierten Herausforderungen als Auszeichnungen annehmen und sich dem Kampf um das eigene Leben stellen.
Urprinzipieller Bezug: Neptun-Pluto.
Film: *In Sachen Henry, Der letzte Samurai, Wut* (alle Bd 1).

Lernstörung

Symptomebene: nichts an- und aufnehmen wollen; Austausch mit der Umwelt verweigern; in Verbindung mit → Depression, → Hyperkinese, → Konzentrationsstörungen.
Bearbeitung: für sich bleiben, das Eigene entwickeln; eine eigene Einstellung zum Leben finden; herausbekommen, was man wirklich will; der eigenen Berufung nachspüren;
Einlösung: zu sich finden, in die eigene Mitte kommen; die eigene Vision finden, den Ruf hören und in einen Berufswunsch wandeln.
Urprinzipieller Bezug: Merkur-Saturn.

Leseunfähigkeit

siehe Alexie

Leukämie

(Blutkrebs; siehe auch Krebs)
Körperebene: Blut (Lebenskraft), Abwehrsystem (Verteidigung).
Symptomebene: v. a. Kinder und ältere Menschen betroffen, die besonders schutzbedürftig sind; sich aus Verzweiflung aus dem Weg räumen, weil kein Platz mehr für einen da zu sein scheint; sich durch das Krankheitsbild wieder Beachtung und Zuwendung erkämpfen; Entartung im Abwehrsystem: meist abnorme Zunahme unreifer Abwehrzellen (weißer Blutkörperchen) wie bei der Verteidigung gegen einen übermächtigen Gegner, dem auch zu junge, unausgebildete und deshalb untaugliche Truppen entgegengeworfen werden, die mehr schaden als nutzen; Verzweiflungs(re)aktionen; sich seiner Haut (und des ganzen übrigen Körpers) nicht (mehr) wehren können (und sich ein Leben lang wehrlos und ausgeliefert oder als Opfer gefühlt haben), oft Zeichen uneingestandener Lebensmüdigkeit; sich selbst kaum wahr- und schon gar nicht wichtig genommen fühlen – sich dann auch selbst wertlos und nur als im Weg wahrgenommen haben; Schwellungen der Lymphknoten: auch in diesem Bereich der Abwehr Hochbetrieb; später oft Zusammenbruch der Abwehr: Unfähigkeit, sich zu wehren nach der vorangegangenen Abwehrschlacht, die alles Wehrhafte verbraucht hat; von der ureigenen Entwicklungsschiene bzgl. Abwehr und Verteidigung so weit abgekommen sein, dass der Körper dem (vergessenen/verdrängten) Thema zum Ausdruck verhelfen muss; geistig-seelisches Wachstum im Abwehrbereich war so blockiert, dass es sich nun im Körper auf aggressive, ungeordnete Weise austobt; auf der Immunebene unkontrolliert um sich schlagen; der Krebs verwirklicht körperlich – hier im Abwehrbereich –, was seelisch im selben Bereich not-wendig wäre; große Schwäche: wie von der Abwehrschlacht mitgenommen; Knochen- und Gelenkschmerzen: die Grundstrukturen (des Lebens) und die Artikulation (der eigenen Bedürfnisse) machen Schmerzen; Appetit- und Lustlosigkeit: Lebenshunger vergeht; Schwellungen der Leber und Milz: Andrang

von Lebensenergie im Organ der Lebensphilosophie und der Sinnfragen und im Blutfilter; Blutungen unter die Haut: die Lebenskraft fließt davon; Blutarmut (Anämie): Zerfall der Lebensenergie.
Bearbeitung: die Art und Arbeitsweise des eigenen Abwehrsystems radikal infrage stellen und ggf. tiefgreifend und rücksichtslos überholen, selbst auf die Gefahr hin, vorübergehend schutzlos, d. h. ganz ohne Verteidigung, zu sein; sich im Bereich der Verteidigung und des Angriffs für die eigenen ausgefallenen Vorstellungen und kühnen Fantasien öffnen, sie mutig gedeihen und expandieren lassen; frühe Träume an eigene Angriffs- und Abwehrformen erinnern und sie wild entschlossen (wieder-)beleben und umsetzen; aus der Gewissheit, nichts mehr verlieren zu können, Mut zur eigenen Verwirklichung/zum eigenen Weg der (Lebens-)Verteidigung schöpfen; die Schwäche zum Anlass für tiefes Ausruhen und innere Sammlung der eigenen Kräfte nehmen; auf äußeren Halt, äußere Beweglichkeit und Anregungen weitgehend verzichten, selbst wenn es wehtut: die jetzt notwendige Kraft muss v. a. von innen heraus kommen; der Lebensenergie folgen und sich den Themen der Leber (Lebenssinn, Religio) zuwenden; aus dem Lebensstrom alles Überflüssige ausfiltern; die ganze Lebensenergie in den Entscheidungskampf fließen lassen, der unter die Haut und bis in die Tiefe der Knochen (an die Basis) gehen muss; zugleich den Widerstand auf der tiefsten Ebene gegen die eigene Bestimmung aufgeben; Akzeptanz des (eigenen) Lebenssinnes und seiner ureigenen Aufgaben; den Kampf ums Überleben offen(siv) und aggressiv auf der inneren Bilderebene aufnehmen (siehe Heilmeditation *»Krebs«*); all die unter → Krebs erwähnten Maßnahmen erwägen: da Krebs den ganzen Organismus betrifft, ihm auch auf der ganzen Linie begegnen; die Schulmedizin ist heute, wenn auch mit brutal-kriegerisch wirkenden Maßnahmen, durchaus fähig, viele Betroffene zu retten, wenn sie sich den entsprechenden Torturen ergeben.
Einlösung: Bruch mit alten, dem eigenen Wesen fremden Abwehrstrukturen; um die eigenen (Lebens-)Formen aggressiv und offen(siv) kämpfen; die Notwendigkeit erkennen, vom körperlichen und damit (lebens-)gefährlichen Niveau auf das herausfordernde, aber lebensrettende geistig-seelische Niveau zu wechseln und dort auf lebenswichtigen Abwehrkampf zu setzen; die grenzüberschreitende Liebe entdecken, sich über Fremdbestimmung und selbst- und fremdgeschaffene Normen hinwegsetzen und nur dem eigenen höchsten Gesetz verpflichtet leben und sich ausdrücken; dem eigenen Ego den »Heiligen Krieg« erklären, statt sich selbst zu zerstören.
Urprinzipieller Bezug: Mars-Sonne/Pluto.
Lit.: *KR 120f., S 81–113; CD/Audio »Krebs«.*

Film: *Das Ultimative Geschenk, Heute bin ich blond, Das Beste kommt zum Schluss, Der Klang von Eiswürfeln, Der Doktor, 50/50 – Freunde fürs (Über)Leben, Schicksalsgesetze* (alle Bd 2); *One Week* (Bd 1).

Leukodermie

siehe Albinismus, Vitiligo

Leukopenie

(Mangel an weißen Blutkörperchen [Granulozyten]; siehe auch Blutbild, gestörtes)
Körperebene: Abwehrsystem (Verteidigung)
Symptomebene: sich nicht mehr ausreichend seiner Haut wehren können, wegen zu niedriger Produktion dieser Abwehrzellen (allgemeine »Schutzpolizei«); den ständig notwendigen Kampf ums eigene Körperland aufgeben, es schutzlos allen möglichen Feinden ausliefern; die Waffen strecken.
Bearbeitung: sich geistig-seelisch weniger wehren, sondern den Herausforderungen stellen; das eigene Leben angehen, es mutig in Angriff nehmen; die fälligen Auseinandersetzungen führen.
Einlösung: sich vom Leben erregen lassen, statt Erreger einzuladen; sich völlig dem Leben und seinen Themen öffnen; geistig-seelisch seine Abwehr herunterfahren, seine Grenzen öffnen und auf spirituelle Grenzenlosigkeit und Allverbundenheit setzen.
Urprinzipieller Bezug: Mars-Saturn.

Leukoplakie

siehe Schuppenflechte

Leukozytose

siehe Blutbild, gestörtes

Libidoverlust

siehe Lustlosigkeit

Lichen

(Flechte)
Körperebene: Haut (Grenze, Kontakt, Zärtlichkeit).
Symptomebene: *Lichen ruber planus*: flache Knötchenflechte; *Lichen nitidus*: glänzende gelbbraune Knötchenflechte besonders am Penis und in den Armbeugen; *Lichen pilaris*: Knötchen an den Haarfollikeln besonders bei Mädchen um das 20. Lebensjahr an Oberarmen, Oberschenkeln und am Gesäß; *Lichen simplex chronicus* (auch Neurodermitis circumscripta): bis handtellergroße, pigmentfreie stark juckende Herde besonders an den Streckseiten der Extremitäten und an den Genitalien; → *Lichen sclerosus et atrophicus*: an den Genitalien; Probleme mit Kontakt und/oder Abgrenzung: Knoten als Symbole eines Problems, viele kleine Knötchen = viele kleine, untergeordnete Probleme, die in ihrer Masse aber zu einem erheblichen Problem werden können und den Kontakt im Sinne eines Teufelskreises nun erst recht erschweren; sich so unansehnlich machen, dass einem niemand in den sensiblen Bereichen der Geschlechtsregionen und in den ungeschützten Beugeseiten der Extremi-

täten (Schutz nach innen) zu nahe kommt; an den Außen- oder Streckseiten kommt mehr der abschirmende und nach außen abwehrende Aspekt zum Tragen.
Bearbeitung: sich seiner Haut auf offenere Weise wehren lernen und so unliebsame Berührungen schon im Vorfeld verhindern; sich der Situation in seiner eigenen Haut bewusst werden: *aus der Haut fahren*, wenn einem danach ist; seine Grenzen im übertragenen Sinn öffnen, wenn einem danach ist und es (einen) so sehr *juckt*; die Tendenz erkennen, sich hässlich zu machen, um Problemen und Aufgaben auszuweichen.
Einlösung: sich in der eigenen Haut zurechtfinden, den eigenen Körper annehmen und sich mit ihm aussöhnen: Lust an seinen Grenzen spüren und seine Kontaktbedürfnisse mutig befriedigen.
Urprinzipieller Bezug: Saturn-Venus.
Lit.: *CD/Audio »Hautprobleme«*.

Lichen sclerosus et atrophicus

(Hauterkrankung der Vulva; siehe auch Pruritus vulvae, Vulvakarzinom)
Körperebene: äußere Geschlechtsorgane (Vulva [Schutzwall]), Schleimhaut (innere Grenze, Schranke, Schutzhülle).
Symptomebene: betrifft Frauen über sechzig; die Haut als Grenze nach außen verliert ihre Geschmeidigkeit; der Bereich der Sexualität ist unbelebt, trägt jedoch (immer noch) großen Zündstoff für Konflikte in sich.
Bearbeitung: im sexuellen Bereich die Grenzen nach außen öffnen; sich verletzlich und weniger »schamhaft« zeigen; sinnliche Befriedigung suchen, nicht nur in übermäßigem Essen; die polaren Gegensätze im eigenen Wesen zusammenbringen.
Einlösung: Offenheit und Aufnahmefähigkeit (wieder) entdecken; sich bewusst der Einheit nähern.
Urprinzipieller Bezug: Venus-Pluto-Saturn.
Lit.: *F 231–234*; *CD/Audio »Hautprobleme«*.

Lichtdermatose

siehe Photodermatose

Lidkrampf

(Blepharospasmus)
Körperebene: Augenlider (Vorhänge der Seele).
Symptomebene: unwillkürliche Krämpfe des Augenringmuskels, meist beginnend mit Blinzeln, das sich steigert; gefördert durch Müdigkeit und emotionale Spannungszustände, kann bis zu vollständigem krampfhaftem Verschluss der Augen für mehrere Stunden gehen: eine höhere, dem eigenen Willen nicht zugängliche Macht zwingt zur Innenschau.
Bearbeitung: einzige wirkungsvolle Maßnahme seitens der Schulmedizin ist die Injektion von Leichengift (Botox), um den Augenringmuskel zu lähmen; entscheidende Fragen sind jedoch: »Wovor verschließe ich zwanghaft/unwillkürlich die Augen? Wann geschah es zuerst? Wann tritt es jetzt auf? Was kann und will ich

nicht mehr sehen?«; lernen, die Augen öfter freiwillig zu schließen, um sich vom Außen abzuwenden und nach innen zu schauen: Intro- statt Extroversion; das Ausgeblendete, Ausgeschlossene (eigene Schattenaspekte) konfrontieren lernen.
Einlösung: das ganze Leben vorbehaltlos anschauen und konfrontieren können, ohne zu blinzeln und wegzuschauen.
Urprinzipieller Bezug: Sonne/ Mond-Uranus-Neptun.
Lit.: *SP, Hag*.

Lidrandentzündung

(Blepharitis)
Körperebene: Augenlider (Vorhänge der Seele).
Symptomebene: auf dem Boden von → Entzündungen, → Allergien und → Ekzemen kommt es zum Konflikt um den Augenschluss bzw. das Augenöffnen; morgendliche Probleme, das verklebte Auge zu öffnen: den Tag gar nicht erst anschauen wollen; die Augen am liebsten geschlossen halten, das tägliche Leben nicht konfrontieren wollen; den Vorhang zulassen: es findet nichts (keine Vorstellung) statt.
Bearbeitung: sich die momentanen Probleme mit der Konfrontation des Lebens bewusst eingestehen; Auszeit (Verschnaufpause), Raum für Innenschau nehmen: die Augen einmal bewusst zulassen, um nicht hinschauen zu müssen; sich nicht mehr um alles kümmern; um seine Ruhe kämpfen, sich offen(siv) für den Rückzug engagieren.
Einlösung: die erkämpften Rückzugsmöglichkeiten nutzen: statt nach außen nach innen schauen; Innenschau (Visionssuche).
Urprinzipieller Bezug: Sonne/ Mond-Mars.
Lit.: *Wwg, SvI.*
Film: *In Sachen Henry, Der letzte Samurai, Fearless, Wut* (alle Bd 1).

Lipidspeicherkrankheiten

(erbliche Erkrankungen des Fettstoffwechsels; z. B. Gaucher-Krankheit)
Körperebene: Leber (Leben, Wertung, Rückverbindung), Milz (Filter der Lebenskraft), seltener Knochenmark (Generierung von Lebenskraft, Waffenschmiede), Haut (Grenze, Kontakt, Zärtlichkeit), Lymphknoten (Polizeistationen).
Symptomebene: Vergrößerung der befallenen Organe durch Lipid-(Kerasin-)einlagerung: Fette werden gespeichert statt verbrannt; neurologische Ausfälle: Störungen der Informationsweiterleitung.
Bearbeitung (Hinweise für die Eltern, da die Betroffenen Kinder sind): die wertvollen Aspekte des Lebens bewahren; auch Überflüssiges zum Genuss behalten; den Themen Lebenssinn und Genuss, aber auch der Regulierung der eigenen Vitalität mehr Raum geben; zentrale Werte entdecken, verwerten lernen.
Einlösung: sich mit dem Lebenssinn aussöhnen und den Überfluss annehmen und bewahren lernen.
Urprinzipieller Bezug: Jupiter-Saturn.

Lipödem

(Fettverteilungsstörung, siehe auch Übergewicht)
Körperebene: Bindegewebe (Verbindung, Halt, Verbindlichkeit).
Symptomebene: Fettgewebszellen im Unterhautgewebe vermehren sich, betroffen sind fast nur Frauen; Beine (Beweglichkeit, Fortschritt, Standfestigkeit), viel seltener Arme (Kraft, Stärke, Macht), werden voluminöser (»Reithosenphänomen« bzw. **»Säulenbeine«**), während Hände und Füße in der Regel schlank bleiben; zieht die Aufmerksamkeit in den jeweils gemiedenen, im Bewusstsein zurückgesetzten Bereich; in späteren Stadien auch Fettwülste oberhalb der Knie oder der Sprunggelenke; Kapillaren werden durchlässiger und verletzlicher; Wassereinlagerungen im Bindegewebe (→ Ödeme) verstärken die schmerzhafte Proportionsverschiebung in Richtung des archetypisch weiblichen unteren Körperpols; kleinster Druck macht blaue Flecken (→ Bluterguss); mögliche Ursachen: genetische Veranlagung, hormonelle Veränderungen (bei Männern praktisch nur zusammen mit hormonellen Störungen) oder bei der Hälfte der Betroffenen auch Fettsucht (→ Adipositas, → Elephantiasis, → Pickwick-Syndrom).
Bearbeitung: das Schwergewicht bewusst auf die (unerledigten) Aufgaben im archetypisch weiblichen Bereich lenken: geschlechtliche Lust, Fortschritt, Verwurzelung (seinen Platz im Leben finden); sich mehr um den unteren archetypisch weiblichen Pol des Lebens kümmern, mehr in diesem Bereich wachsen und sich verwirklichen; sich Mutter Erde bzw. der großen Mutter/Göttin vermehrt zuwenden; wie beim → Ödem das Seelische zurück(be)halten und in die unteren, weiblichen Bereiche lenken; beachten, welche Regionen es am nötigsten haben, genährt und bewässert bzw. beseelt zu werden; die untere Körperhälfte wahr- und wichtig nehmen; eigenen Problembereichen Raum geben, sich nicht einschränken lassen; sich seelisch (Seelennahrung/-wasser) nehmen, was man braucht; für mehr Bodenkontakt sorgen, *auf größerem Fuß* leben; nicht *sitzen bleiben*; starke Säulen (»Säulenbeine«) entwickeln, die gut durchs Leben tragen; *in die Gänge kommen*, um den Absprung zu schaffen (»Reithosenphänomen«); *dicke Arme entwickeln* und zugreifen; Kraft aufbauen, um zu tragen, was ge- und ertragen werden muss und will.
Einlösung: Beschäftigung und Aussöhnung mit dem Weiblichen, Seelischen sowie mit eigener Empfindsamkeit und Sensibilität; Aussöhnung mit dem eigenen weiblichen Schicksal; bewusste Annahme des zu kurz gekommenen unteren Lebenspols (Unterleibs); zu seinen größeren Bedürfnissen stehen; Selbstständigkeit; sich ein solides Fundament schaffen, um gut voranzukommen; die Welt mit starken Armen zu sich heranholen; mit Demut kraftvoll leben.

Urprinzipieller Bezug: Venus/Mond-Jupiter.
Lit.: *KS, MI; CD/Audio »Mein Idealgewicht«.*

Lipom

siehe Fettgeschwulst

Lipomatosis cordis

siehe Herzverfettung

Liposarkom

(Krebs des Fettgewebes; siehe auch Krebs)
Körperebene: Fettgewebe (Überfluss, Reserve, Isolation).
Symptomebene: aggressive Zerstörung von Reserve- und Speichergewebe; Entartung im Überflussbereich: wild und rücksichtslos wucherndes Wachstum; von der ureigenen Entwicklungsschiene bzgl. Reservenbildung und Genuss des Überflusses so weit abgekommen sein, dass der Körper dem (vergessenen/verdrängten) Thema zum Ausdruck verhelfen muss; geistig-seelisches Wachstum in diesem Themenfeld war so blockiert, dass es sich nun im Körper auf aggressive, ungeordnete Weise Bahn bricht; der Krebs verwirklicht körperlich im strukturellen Bereich, was seelisch im entsprechenden Bewusstseinsbereich not-wendig wäre.
Bearbeitung: die alte, überlieferte Reserve- und Speicherpolitik radikal infrage stellen und ggf. rücksichtslos aufgeben; sich im Bereich des Überflusses und Luxus für die eigenen ausgefallenen Vorstellungen und kühnen Fantasien öffnen, sie mutig vorantreiben und expandieren lassen; frühe Träume an eigene Ausdrucksformen von Luxus, Überfluss und Reserven erinnern und sie wild entschlossen (wieder-)beleben und umsetzen; aus der Gewissheit, nichts mehr zu verlieren zu haben, Mut zur eigenen Verwirklichung/zum eigenen Weg schöpfen; sich Ausdruck im Überfluss- und Luxusbereich verschaffen, statt den Körper für sich sprechen zu lassen: lieber ein überladenes Haus als ein überladener Körper, wobei auch das noch nicht das Ende der Entwicklung sein kann; Kampf um geistige Werte statt um materielle; all die unter → Krebs erwähnten Maßnahmen erwägen: da Krebs den ganzen Organismus betrifft, ihm auch auf der ganzen Linie begegnen.
Einlösung: Bruch mit dem alten, dem eigenen Wesen fremden Leben und seinem Umgang mit Überfluss und Luxus, um eigene (Lebens-)Formen aggressiv und offen(siv) kämpfen; um Sicherheit in übertragener Hinsicht ringen, die letztlich nur auf spiritueller Ebene zu finden ist: außer »in Gottes Hand« gibt es keine Sicherheit; die Notwendigkeit erkennen, vom körperlichen und damit (lebens-)gefährlichen Niveau auf das herausfordernde, aber lebensrettende geistig-seelische Niveau zu wechseln und dort auf expansives Wachstum im betroffenen urprinzipiellen Bereich zu setzen; die grenzüberschreitende Liebe entdecken, sich über Fremdbestimmung und selbst- und fremdgeschaf-

fene Normen hinwegsetzen und nur dem eigenen höchsten Gesetz verpflichtet leben und sich ausdrücken; die Suche nach Unsterblichkeit und Allmacht (der Seele) selbst in die Hand nehmen.
Urprinzipieller Bezug: Jupiter-Pluto.
Lit.: *S 81–113, KR; CD/Audio »Krebs«.*
Film: *Das Beste kommt zum Schluss, Der Klang von Eiswürfeln, Der Doktor, 50/50 – Freunde fürs (Über)Leben, Schicksalsgesetze* (alle Bd 2); *One Week* (Bd 1).

Lippen, rissige, aufgesprungene

Körperebene: Mund (Aufnahme, Ausdruck, Mündigkeit), Lippen (Sinnlichkeit).
Symptomebene: Angst vor Sinnlichkeit, die mit abstoßenden Lippen zum Ziel kommt; dabei signalisieren aufgeplatzte Lippen, dass mit Gewebeflüssigkeit (Seele) und Blut (Lebensenergie) aus ihnen etwas herauswill: sich der Sinnlichkeit öffnen und hingeben wollen; sich im Bereich der Sinnlichkeit zerreißen oder in diesem Punkt zerrissen sein; »sich den Mund fusselig reden«; zu trockene Situation: zu wenig Seele (Wasser) im Spiel des Lebens.
Bearbeitung: sich der Sinnlichkeit öffnen, dabei die richtige, Genuss versprechende Ebene finden; die Lippen lieber zum Küssen öffnen.
Einlösung: Sinnlichkeit und Hingabe erleben und genießen, mit den Lippen Genuss verbreiten.
Urprinzipieller Bezug: Venus-Saturn.
Lit.: *KS*.

Lippen-Kiefer-Gaumen-Spalte

siehe Gesichtsspalten

Lispeln

Körperebene: Zunge (Ausdruck, Sprache, Waffe), Mund (Aufnahme, Ausdruck, Mündigkeit).
Symptomebene: bei den Zischlauten mit der Zunge an den vorderen Zähnen anstoßen: falscher Zungenschlag; undeutliche, verwaschene Ausdrucksweise: nicht verstanden werden (wollen), etwas nicht klar aussprechen; *sich dummstellen*; Rückzug ins Kindliche; Sprachanomalie in Kinderzeit, die sich von selbst verlieren kann; oft in einer Übergangszeit wie Zahnverlust oder -wechsel (*KSdK 482–484*).
Bearbeitung (für mitbetroffene Eltern, deren Probleme die Kinder oft widerspiegeln): lernen, die Achtsamkeit auf die gefährlichen Laute (Zischen der Schlange) zu lenken; Zischlaute betonen; sich seiner scharfen Zunge gewahr werden und lernen, sich zurücknehmen, nicht nur zu zischen; Verständnis zeigen und dem Kind das Gefühl vermitteln, verstanden zu werden, auch bei anstößigen Themen; logopädisches Sprachtraining.
Einlösung: sich verstanden fühlen, Verständnis finden, den richtigen Zungenschlag haben; wachsam seine Interessen verteidigen; sich

mitteilen wollen, die (zischende) Schlange in sich erlösen.
Urprinzipieller Bezug: Merkur.

Locked-in-Syndrom

Körperebene: Zentralnervensystem (Nachrichtenzentrale): Rückenmark (Datenverbindung von oben nach unten) und Gehirn (Kommunikation, Logistik).
Symptomebene: Lähmung des ganzen Körpers bei wachem Bewusstseinszustand; im Gegensatz zum → Koma intakt gebliebene Funktion des Großhirns; im Körper eingeschlossen sein; sich weder durch Stimme noch durch Gestik bemerkbar machen können.
Bearbeitung (auch für Angehörige): das Beste aus der schwierigsten denkbaren Situation machen; mit dem letzten Rest von Möglichkeiten kommunizieren lernen.
Einlösung: sich ergeben; Lehren aus dem Leben ziehen.
Urprinzipieller Bezug: Pluto.
Lit.: *AfS*.
Film: *Schmetterling und Taucherglocke* (Bd 2); speziell zu Angst – *Angsthasen, Fearless, Patch Adams, Die Bücherdiebin* (alle Bd 1); *Angst essen Seele auf* (Bd 2).

Long Covid

(kein fest umschriebenes Krankheitsbild; was 12 Wochen nach einer → Covid-19-Infektion an Symptomen noch vorhanden ist, wird hier subsumiert)
Körperebene: der ganze Organismus kann betroffen sein.
Symptomebene: Zustand chronischen Konfliktes, schwelende → Entzündung; Energieverlust: erschöpft, abgeschlagen (»sich geschlagen fühlen«, aufgeben: »sich geschlagen geben«), müde bis hin zu lebensmüde sein (→ Depression); Schwäche auf der ganzen Linie (→ Chronisches Müdigkeitssyndrom); Mangel an Lebensenergie: Konzentrations- und Gedächtnisprobleme (→ Konzentrationsstörungen), eingeschränkte Belastbarkeit, Schlafstörungen (→ Schlafprobleme), Ängstlichkeit bis zu massiver → Angst; Verschlechterung der Lungenfunktion bis zu Kurzatmigkeit (→ Atemnot), Herzmuskelentzündung (→ Myokarditis), Thromboembolien (Verstopfung eines Gefäßes durch ein → Blutgerinnsel), Nieren- und Stoffwechselerkrankungen wie → Diabetes mellitus (Zuckerkrankheit), Muskelschwäche und -schmerzen (→ Fibromyalgie), Komplikationen an weiteren Organen möglich.
Bearbeitung: Müdigkeit und Abgeschlagenheit als Hinweis auf Notwendigkeit tiefgehender Regeneration sehen; sich in kleinen Schritten langsam und geduldig ins Leben zurückkämpfen; schwelende Konflikte neu angehen; bei Lebensmüdigkeit: auf Sinnsuche gehen.
Einlösung: mutig neue Strukturen finden.
Urprinzipieller Bezug: Saturn-Neptun-Pluto.
Lit.: *CaW, SvI, AfS*.
Film: *In Sachen Henry, Der letzte Samurai, Fearless, Wut* (alle Bd 1).

Lou-Gehrig-Syndrom

siehe Amyotrophe Lateralsklerose und wegen ähnlicher Symptome auch Multiple Sklerose

Lues

siehe Syphilis

Luftschlucken

siehe Aerophagie

Lumbago

siehe Hexenschuss

Lunatismus

(Mondfühligkeit/Schlafwandeln, Somnambulismus)

Symptomebene: in der mildesten Form: bei Vollmond unruhig schlafen und von wilden Träumen aus dem Schattenreich heimgesucht werden; unter Vollmondeinfluss nicht schlafen können: dem Mond so gezwungenermaßen die Ehre einer Nachtwache zukommen lassen; getragen und gelenkt von der Welt der inneren Bilder aufstehen, ohne aufzuwachen für die Welt des intellektuellen Tagesbewusstseins: eigenartige, dem Wachbewusstsein unverständliche Dinge unternehmen, »mit schlafwandlerischer Sicherheit« dem Wachbewusstsein problematisch und oft gefährlich Erscheinendes tun; die Unterdrückung von vitalen Impulsen während des Tages führt zu deren Ausleben in der Nacht; das Irrationale, Unvernünftige darf nur nachts herauskommen und leben; dem Englischen ist bewusst, wie sehr die *lunatics* (die Verrückten) mit den Mondkräften im Bunde sind; das Französische drückt die Verbindung zwischen Mond (*la lune*) und Launenhaftem (*lunatique*) aus; die sprichwörtlichen Launen des Mondes sind eher jene der sensiblen, auf die Mondkräfte reagierenden Menschen; oft sind zarte Menschen betroffen, die wie nicht von dieser Welt nachts gleichsam in ihrer astralen Welt mit ganz anderen Regeln, z.B. mit geschlossenen Augen traumwandlerisch sicher auf dem Dachfirst balancieren können.

Bearbeitung: die Nacht mit Hilfe des Mondes wieder zu ihrem Recht kommen lassen (bewusste Verarbeitung des Tages und Lebens in der inneren [Traum-]Bilderwelt durch Wichtignehmen der Träume und ihre achtsame Anbahnung über ein der archetypisch weiblichen Seelenbilderwelt mehr zugeneigtes Leben); den Mond und seine Energien beachten und (ein-)schätzen lernen; ihm die Ehre erweisen, die jedem Urprinzip und besonders diesem zentralen weiblichen Archetyp zukommt; sich unter dem Einfluss der Mondkräfte die Bewusstseinsräume der Nacht als der Schattenseite des Tages erschließen und in diesen Räumen bewusst reisen; die Qualitäten dieser anderen Seite unserer Wirklichkeit schätzen lernen und immer bewusster mit ihnen umgehen lernen, die traumwandlerische Sicherheit mit der Zeit auch in Aktivitäten des Tages einfließen lassen; die sprachlichen Verbindungen zwischen Mond und Rhythmik, Launenhaftigkeit und dem, was dem männlich dominierten Tagesbewusstsein

als Geisteskrankheit erscheint, zum Anlass nehmen, die eigene Nähe zu diesen Bereichen erkennen und sogar schätzen zu lernen.
Einlösung: die Symptomatik der Mondfühligkeit und im weiteren Sinne auch des Schlafwandelns als Chance betrachten, Kontakt zur anderen Seite (des eigenen Wesens) aufzunehmen; sich von anderen inneren Kräften führen und leiten lassen; sich immer mehr als geführt erkennen; seiner Wanderlust zwischen den Welten auf Bewusstseinsebene nachgehen.
Urprinzipieller Bezug: Mond (-Neptun).
Lit.: *Sch, KSdK 448–450; CD/ Audio »Schlaf, die bessere Hälfte des Lebens«.*
Film: *Das Kartenhaus* (Bd 2).

Lungenabszess

Körperebene: Lunge (Kontakt, Kommunikation, Freiheit).
Symptomebene: Vulkan im Kommunikationsbereich; abgegrenzter Konflikt im Bereich des Austausches und Kontaktes, der sich austoben will.
Bearbeitung: aggressive, kämpferische Auseinandersetzung mit den jeweiligen erregenden und in diesen Problemkreis eingebrochenen Themen.
Einlösung: dem aufregenden Neuen gerecht werden und eine Lösung des Konfliktes erkämpfen.
Urprinzipieller Bezug: Merkur-Mars.
Film: *In Sachen Henry, Der letzte Samurai, Fearless, Wut* (alle Bd 1).

Lungenblähung

siehe Lungenemphysem

Lungendruckerhöhung

siehe Cor pulmonale

Lungenembolie

(gefährlichste Komplikation der Beinvenenthrombose; siehe auch Embolie, Thrombose, Blutgerinnsel)
Körperebene: Lunge (Kontakt, Kommunikation, Freiheit).
Symptomebene: irgendwo im Körperland ins Stocken geratene Vitalität verfestigt sich und wird zum Blockadematerial im Kommunikationsbereich (Lunge): verfestigte stockende Lebensenergie bedroht Kommunikation und Austauschsystem; statt fließende (Lebens-) Freude zu spiegeln, ist das Leben zur Pflicht(erfüllung) verkommen; Durchblutungs- und Atemstörung im abhängigen Lungenbereich (Lungeninfarkt): kein Energiefluss, kein seelischer Austausch mehr, opfern derselben; Bedrohung des Lebens durch Blockade des wichtigsten Systems, das uns in der polaren Welt der Gegensätze verankert.
Bearbeitung: akut (allopathisch): Energiefluss wieder in Gang bringen, Blockaden lösen, (Gas-)Austausch sicherstellen; langfristig (homöopathisch): Lebensenergiestrom verlangsamen, Austauschvolumen verringern; Teile der Kommunikation und des Austausches bewusst und freiwillig opfern; Lebensbedrohung realisieren, wenn der Körper zur Inszenierung des Themas gezwungen wird; die althergebrachte

Art, den Kommunikations- und Austauschbereich mit Energie zu versorgen, unterbrechen: bewusstere Austauschformen finden; überflüssig gewordene Kommunikationsebenen und Kontakte bewusst opfern; sich auf neue Art und mit mehr Aufmerksamkeit um den Kontaktbereich kümmern.
Einlösung: sich mehr Zeit nehmen; das Lebenstempo verringern, sich Ruhe gönnen; neue Formen des Austausches.
Urprinzipieller Bezug: Merkur-Saturn.

Lungenemphysem

(Lungenblähung)
Körperebene: Lunge (Kontakt, Kommunikation, Freiheit), Brustkorb (Ichgefühl, Persönlichkeit).
Symptomebene: Aufblähung des Kommunikationsbereichs auf Kosten wirklichen Austausches (Grundproblem wie → Asthma oder → Bronchitis klären und deuten): die Atemfunktion nimmt ab, da die Luft nicht mehr ganz ausgeatmet werden kann; das (rechte) Herz nimmt Schaden; künstliche Mächtigkeit durch aufgeblähten Brustkorb (Egoaufblähung), der von innen her durch die Blasen der Lunge ausgedehnt wird: hinter dem Machtanspruch wird die Ohnmacht spürbar; Überbetonung des (Luft-) Hereinholens gegenüber dem Loslassen; Erstarrung (Fassthorax), die weder Flexibilität noch Offenheit für die Lebensenergie (Atem) zulässt; aufgeblasener Mensch benutzt den kontrollierenden »Brustton der Überzeugung«, wobei er selbst gar nicht von sich überzeugt ist, sondern unter Selbstunsicherheit leidet; das Leben verkommt zum Überlebenskampf; Anstrengung löst Atembeklemmung aus.
Bearbeitung: die Kommunikation und den Kontaktbereich von innen heraus ausdehnen; seine Macht- und Einflusssphäre aus eigener Kraft ausweiten; für mehr Konsequenz und Struktur im Austausch sorgen; sich die hinter der scheinbaren Größe verborgene Verschlossenheit und Kommunikationseinschränkung eingestehen; die eigene Ohnmacht anerkennen und als Ausgangspunkt und Aufgabe annehmen; die Gefahren für das Herz und den Gefühlsbereich erkennen, die von der beschränkten Kommunikation und dem behinderten Austausch ausgehen; sich mit-teilen lernen, statt sich aufzublasen; Kommunikation als zweipolige Angelegenheit erkennen, wo zu jedem Nehmen das entsprechende Geben gehört; seelisch mehr annehmen, um den Körper von der Problematik des Nehmens zu entlasten; seelisch weniger weggeben und mehr für sich behalten, um den Lungen die Lösung ihrer Loslassproblematik zu erleichtern.
Einlösung: die Lungen als Flügel entdecken; auf den Schwingen geäußerter Gedanken und der Leichtigkeit ausgewogener Kommunikation fliegen; Harmonie von Geben und Nehmen.
Urprinzipieller Bezug: Merkur-Jupiter.
Lit.: *S 327f.*

Lungenentzündung

(Pneumonie)
Körperebene: Lunge (Kontakt, Kommunikation, Freiheit).
Symptomebene: Konflikt entzündet sich an Erregern (meist Bakterien, aber auch Viren) im Kommunikationsbereich; kämpferische Auseinandersetzung zwischen Kontakt (Offenheit) und Abgrenzung (Verschlossenheit); nicht in vollen Zügen atmen und leben können; aggressive Auseinandersetzung im Austauschbereich sinkt in der Körper; Krieg um den Kontakt mit der Welt; v. a. bei Kindern Rückfall in die vorgeburtliche Zeit; Folge von erlebter (Gefühls-)Kälte, »im Regen stehen gelassen werden«, oder innerer Kälte *(KSdK 247–254)*; Erreger wie Pneumokokken, die bei uns über die Hälfte aller Menschen ständig in der Lunge hat, stellen nicht das eigentliche Problem dar, obwohl sie immer mit von der Partie sind; es ist eher eine Frage des Milieus und des (seelischen) Nährbodens; häufige Komplikation bei → Covid-19 (SARS-CoV-2), doch Erreger aus der Familie der Coronaviren (wie bei SARS oder → MERS) sind für uns kein wirkliches Problem, sondern dienen wohl eher der Ablenkung von den Tausenden Toten pro Jahr (in Deutschland) durch ganz normale Lungenentzündungserreger aufgrund immer weniger wirksamer Antibiotika bzw. resistenterer Keime; auch weitere Formen wie die Legionärskrankheit (Lungeninfektion mit dem gramnegativen Bakterium Legionelle pneumophilia, die erstmals bei einem Veteranentreffen in Philadelphia auftrat) werden problematisch und populär durch Abwehrschwäche und Resistenzen; sie verläuft in 15 % der Erkrankungen tödlich.
Bearbeitung: sich im Kommunikationsbereich erregen lassen, statt Erregern Tür und Tor zu öffnen; offen(siv)e Auseinandersetzungen im Austauschbereich bis hin zu aggressiven Kämpfen führen, sich auf Kriege in dieser Hinsicht einlassen; lernen, sich an der richtigen Stelle abzugrenzen; körperliche und emotionale Wärme in Austausch und Kommunikation entwickeln.
Einlösung: Offenheit gegenüber fremden Anregungen; Abbau der eigenen Kommunikationsbarrieren; die Lungenflügel als Schwingen der Freiheit und Offenheit kennenlernen, die uns die Freiheit des Austausches mit allen Wesen ermöglichen: mit anderen Menschen über die Kommunikation der Sprache, die auf dem Atemstrom aufbaut, mit den Tieren und Menschen über dieselbe Luft, die wir atmen, und mit den Pflanzen über den Kreis des Lebens, indem wir den Sauerstoff nehmen, den sie produzieren, und ihnen den Kohlenstoff geben, den sie brauchen.
Urprinzipieller Bezug: Merkur-Mars.
Lit.: *Wwg 167f., At, Jea, SvI, AfS.*

Lungenfibrose

(früher teils synonym mit Lungensklerose und Lungenzirrhose verwendet, siehe auch Silikose)

Körperebene: Lunge (Kontakt, Kommunikation, Freiheit).
Symptomebene: zunehmende Bindegewebseinlagerung zwischen Lungenbläschen (Alveolen) und umgebenden Blutgefäßen; Verhärtung und Vernarbung des Lungengewebes (Fibrosierung); mangelnde Elastizität schränkt Lungenvolumen und damit Atmung ein bis zu → Atemnot; Überreizung der Lungen: Ursachen können von → Allergien bis → Silikose (Quarzstaublunge) oder Koniose (Kohlenstaublunge) gehen; von idiopathisch spricht die Schulmedizin jeweils, wenn ihr die Ursache unbekannt ist; Behinderung des Austauschs auf allen Ebenen; die Kommunikation mit dem Leben wird eingeschränkt; Behinderung des spezifischen Lungengewebes durch zu viel faseriges Bindegewebe: zu viel nebensächliche Kommunikation, die das wesentliche Anliegen zu kurz kommen lässt?
Bearbeitung: für mehr Verbindlichkeit in der Kommunikation und stärker bindende Übereinkünfte sorgen; das Wuchern des Bindegewebes auf sinnvolleren Ebenen z. B. durch verbindlich wachsende Beziehungen ersetzen; Kommunikation aufs Wesentliche reduzieren, sich zurücknehmen, Kontakte einschränken auf die wichtigsten; den Atem beruhigen, die Frequenz herabregeln und so die Lungenfunktion freiwillig zurückfahren; üben, das Ausatmen durch die Nase zu verlängern; Fasten und Ernährungsumstellung auf pflanzlich-vollwertige Kost (*PF*).
Einlösung: Bindungsfähigkeit und Verbindlichkeit im Kontakt und Kommunikationsbereich fördern; über die Befreiung der Kommunikation die Freiheit des Atmens sanft üben und zurückgewinnen – langsam und bewusst in Ruhe und Stille; den langen Atem der Sieger verwirklichen.
Urprinzipieller Bezug: Merkur-Saturn.
Lit.: *At*, *Jea*.

Lungenkrebs

(Bronchialkarzinom [v. a. in Beziehung zum → Rauchen] und Adenokarzinom [geringer Bezug zum Rauchen]; siehe auch Krebs)
Körperebene: Lunge (Kontakt, Kommunikation, Freiheit).
Symptomebene: Entartung im Kontakt- und Kommunikationsfeld, z. B. Austausch und Kontakte, die einem im tiefsten Wesenskern nicht entsprechen, aber viel Energie verbrauchen (aus der Art schlagendes Bronchialgewebe geht seine eigenen Wege); wild und rücksichtslos wucherndes Wachstum in diesem Themenumkreis; aggressives (Zer-)Stören der Kommunikation (primär durch Rauchen, siehe auch zugrunde liegendes Kommunikationsproblem, das sich im → Rauchen ausdrückt, sekundär durch krebsiges Wuchern); infiltrierendes Wachstum in fremde Bereiche; Einbruch in Tabubereiche; Durchbruch durch eherne Grenzen (Basalmembranen): nicht gelebte verbindliche, grenzüberschreitende, (liebevolle) Kommunikation ist in

den Körper gesunken; grenzüberwindender Kontakt und Austausch geschehen auf aggressive und infiltrierende Weise auf der Körperebene; keine Luft mehr bekommen, nicht mehr durchatmen können: Enge im und Angst um das eigene Lebensrevier; von der ureigenen Entwicklungsschiene im Kontakt- und Kommunikationsbereich so weit abgekommen sein, dass der Körper dem (vergessenen/verdrängten) Thema zum Ausdruck verhilft; geistig-seelisches Wachstum in diesem Themenkreis war lange so blockiert, dass es sich nun im Körper auf aggressive, ungeordnete Weise Bahn bricht; der Krebs verwirklicht körperlich, was seelisch im entsprechenden Bewusstseinsbereich not-wendig wäre; die Suche nach Unsterblichkeit und Allmacht (der Seele) lebt sich in den Krebszellen statt im Bewusstsein aus: Durchbruch zur Unsterblichkeit (auf Zellebene); der Rückbezug zum Ursprung, die Quelle der Religio, ist in die regressiven Tendenzen körperlicher Krebszellen abgesunken: Regression auf primitive (Stoffwechsel-)Ebenen.

Bearbeitung: das Vor-sich-hin-Krebsen (= den eigenen Weg in kommunikativer Hinsicht nicht gehen) im Vorfeld (der Erkrankung) ins Gedächtnis rufen und anschauen; sich im Kontakt- und Austauschbereich für die eigenen ausgefallenen Vorstellungen und kühnen Fantasien öffnen, sie mutig und (von anderen) unkontrolliert wachsen und sich entwickeln lassen; offensives, durchdringendes Einsetzen für den eigenen Lebensweg: sich an frühe Träume, an eigene Ausdrucksformen im Hinblick auf Kommunikation zurückerinnern und sie wild entschlossen (wieder-) beleben und umsetzen; Auseinandersetzungen im Kommunikationsbereich suchen und gewinnen; aus der Gewissheit, nichts mehr zu verlieren zu haben, Mut zur eigenen Verwirklichung/zum eigenen Weg schöpfen: grenzenlosen Austausch und liebevolle Kontakte verwirklichen; mutig in fremde Bereiche (gedanklich) eindringen, die einen »offiziell« nichts angehen: geistige Durchbrüche forcieren; Rückkehr zu einfacher, bescheidener Lebensform; Rückbesinnung auf die eigene Herkunft (»Woher komme ich?«); Aussöhnung mit der Sterblichkeit des Körpers; Vorausschau auf das eigentliche Ziel: die Unsterblichkeit (der Seele); all die unter → Krebs erwähnten Maßnahmen erwägen: da Krebs den ganzen Organismus betrifft, ihm auch auf der ganzen Linie begegnen; verbindliche, grenzüberschreitende, liebevolle Kommunikation aufnehmen; sie unter Zerstörung alter Kommunikationsstrukturen mit offen(siv)en Mitteln mutig durchsetzen; die Fragen nach dem Ursprung und dem Sinn des Ganzen selbst in die Hand nehmen und die Körperzellen davon entlasten.

Einlösung: freier Ausdruck; individuelle Kommunikation; die Notwendigkeit erkennen, vom körperlichen und damit (lebens-)

gefährlichen Niveau auf das herausfordernde, aber lebensrettende geistig-seelische Niveau zu wechseln und dort auf expansives Wachstum zu setzen; die grenzüberschreitende Liebe entdecken, sich über Fremdbestimmung und selbst- und fremdgeschaffene Normen hinwegsetzen und dem eigenen höchsten Gesetz verpflichtet leben und sich entwickeln; Gemeinschaft auf einer höheren menschlichen Ebene herstellen; Kommunikation mit Gott (z. B. Gebet, Meditation) suchen; die Suche nach Unsterblichkeit und Allmacht (der Seele) selbst in die Hand nehmen.
Urprinzipieller Bezug: Merkur-Pluto, Mars, Sonne.
Lit.: *KR 88–92, S 81–113, R; CD/ Audio »Krebs«, »Rauchen«.*
Film: *Das Beste kommt zum Schluss, Heute bin ich blond, Der Klang von Eiswürfeln, Der Doktor, 50/50 – Freunde fürs (Über) Leben, Schicksalsgesetze* (alle Bd 2); *One Week* (Bd 1).

Lungenödem

(siehe auch Ödem)
Körperebene: Lunge (Kontakt, Kommunikation, Freiheit).
Symptomebene: Austritt von (Seelen-)Wasser aus dem Gefäßsystem in den Austausch- und Kommunikationsraum der Lungenbläschen; das Luft-(Gedanken-)element wird durch das Wasser-(Seelen-)element verdrängt: die Leichtigkeit der Gedanken erstickt im Gefühlsstau; im und am eigenen Seelenwasser ertrinken.
Bearbeitung: Seelisches aus den engen vorgegebenen Bahnen entlassen und in die Kommunikationswege schicken; Gefühle in die Gedankenwelten eindringen lassen; den Austauschbereich für Seelisches öffnen; in die eigenen Seelenwelten bewusst eintauchen.
Einlösung: die wässrigen Seelen- und luftigen Gedankenwelten miteinander in Beziehung und zum Austausch bringen.
Urprinzipieller Bezug: Merkur-Mond/Neptun.

Lungenschwindsucht

(Lungentuberkulose, TBC)
Körperebene: Lunge (Kontakt, Kommunikation, Freiheit).
Symptomebene: das Lungengewebe verkäst, aus luftiger Leichtigkeit und Freiheit wird fester Käse; die Leichtigkeit des Seins geht verloren; Schwindsucht: die Kommunikation einstellen und sich davonmachen, Flucht aus einer harten, einschränkenden, als unerträglich empfundenen Realität; schleichender Konflikt, der sich ohne viele Symptome (unbehandelt) oft bis zum Tod hinzieht: relativ unauffällig (ver-)*schwind*en (»stille Krankheit«); auf dem Boden von Abwehrschwäche (Unter- und Fehlernährung, Süchte, andere Lungenprobleme) können die (Tuberkel-) Erreger meist erst nach wiederholtem Angriff in der Lunge Fuß fassen und die Auseinandersetzungen aufflammen lassen; Ermüdbarkeit und Appetitlosigkeit verraten die Tendenz, sich davonzumachen; Ge-

wichtsabnahmen sprechen von der unbewussten Absicht, sich zu *verdünnisieren*; lieber nicht von dieser groben Welt sein wollen; nur gering erhöhte (subfebrile) Temperaturen lassen erkennen, dass hier kein heftiger Kampf tobt – dazu ist man zu schwach –, sondern sich ein Schwelbrand in der Tiefe des Kommunikations- und Kontaktorganes Lunge entzündet hat; während TBC heute eher eine Erkrankung des armen, gestörten Milieus ist, war sie früher auch der noble Ausweg aus dem normalen Leben, für das man sich für zu zerbrechlich und schwach hielt; der Schwund war vor Einführung des Penicillins enorm hoch: Flucht aus einer zu traditionellen, einschränkenden und so als unerträglich empfundenen Realität (zuerst ins Sanatorium, meist in schöner Höhenlage, über der profanen Welt mit ihren Härten, dann ins Jenseits); Bevorzugung der bildreichen illusionären Traumwelt, die mit Luft- und Lichtbädern noch gefördert wurde; lieber nicht von dieser unguten Welt sein wollen; Sanatorien waren bereits eine künstliche Welt, die Träume und Illusionen vieler Patient(inn)en gingen aber noch weiter; offene und geschlossene TBC unterscheiden sich bzgl. der Ansteckungsgefährlichkeit: im ersten Fall groß, im zweiten nicht vorhanden.

Bearbeitung: neben der (allopathischen) kriegerischen Ausschaltung der Mykobakterien mittels bewährter Antibiotikakombinationen sich den stillen, wenig auffälligen Konflikten im Bereich der Kommunikation und des Austausches möglichst rechtzeitig widmen; die geistig-seelische Abwehr reduzieren, um die körperliche aus ihrer Stellvertreterrolle zu entlassen und wieder zum Erstarken zu bringen; sich die Tendenzen bewusst machen, sich aus *brenzligen* Kontakten davonzustehlen; Fluchttendenzen aus dem Kontakt- und Kommunikationsbereich erkennen und ihnen im äußeren Bereich nachgeben, aber Sorge tragen, mit sich selbst in tieferen Kontakt zu kommen; neben der luftig-leichten Auseinandersetzung auf Gedankenebene auch »Nägel mit Köpfen« machen, »hinlangen«, sich kommunikativ verwirklichen; konkrete Pläne schmieden, statt sich in Wolkenschlössern zu verlieren; handfeste Fakten schaffen und Projekte mit Substanz kommunizieren, statt Käse in der eigenen Lunge zu produzieren.

Einlösung: die Beziehung zur Transzendenz, den Flirt mit dem Jenseits, auf bewusste und wirksame Weise vertiefen – ohne die Lungen als Fluchtweg zu nutzen und sich aus der Polarität davonzustehlen; sich im Leben und in der Kommunikation mit anderen verwirklichen.

Urprinzipieller Bezug: Merkur-Neptun.

Lit.: *Thomas Mann: »Der Zauberberg«*, der das Schwindsucht-Muster sehr treffend darstellt.

Film: *Der Zauberberg* (Bd 2); *In Sachen Henry, Der letzte Samurai, Fearless, Wut* (alle Bd 1).

Lungentuberkulose

siehe Lungenschwindsucht

Lupus

(Hautwolf); siehe Intertrigo

Lupus erythematodes

(siehe auch Autoimmunkrankheiten)
Körperebene: Haut (Grenze, Kontakt, Zärtlichkeit), besonders von Gesicht, aber auch oberer Brust und Rücken, Hand- und Fingerstreckseiten; Beteiligung innerer Organe (→ Endokarditis [Herz], → Glomerulonephritis [Nieren]).
Symptomebene: im Gesicht gezeichnet sein: rot vor ungelebter Aggression (Zornesröte, »rot vor Wut«); die eigenen Grenzbefestigungen und Kontaktflächen werden gewaltsam von innen heraus attackiert; die Abwehrkraft wird gezielt gegen die eigenen Grenz- und Kontaktstrukturen gerichtet statt nach außen gegen äußere Feinde: sich selbst zum Feind werden; sich vor ungelebter, nach außen drängender Aggression selbst zerfressen; Übergreifen der ungezügelten Aggressionen auf Nieren (Gleichgewicht, Partnerschaft) und Herzinnenhaut (Gefühl, Emotion): die sich von innen heraus entzündende Herzinnenhaut zeigt, wie sehr hier aus dem Herzen in jeder Hinsicht eine Mördergrube gemacht wird; die Nieren als Organ des (Säure-Basen-)Ausgleichs werden ebenfalls zum Schauplatz des Bürgerkrieges; Gefühl, lieber sterben zu wollen, als leben zu müssen.
Bearbeitung: *sein (wahres) Gesicht* in aller Ehrlichkeit *zeigen*; die Energie an die Oberfläche kommen lassen: rot werden vor Begeisterung und Hitze statt vor (unbewusstem) Zorn; sich aufblühen lassen; die eigenen Grenzen freiwillig infrage stellen; sich im übertragenen Sinne mehr und intensiver erregen lassen; den Kampf auf eine höhere Ebene richten: sich kämpferisch mit sich selbst beschäftigen, das Abwehrsystem dadurch entlasten; auf Bewusstseinsebene eigene Grenzen und Kommunikationsstrukturen offensiv und bis zur Selbstaufopferung infrage stellen; die Themenbereiche Partnerschaft, Ausgleich und Gefühle, Herzensangelegenheiten in die Auseinandersetzung mit einbeziehen; Übungen, die unter die Haut gehen und am (äußeren) Lack kratzen; Fasten als Möglichkeit, zum Wesentlichen zurückzufinden; Umstellung auf pflanzlich-vollwertige Ernährung (*PF*).
Einlösung: mutiges Infragestellen der eigenen Erscheinung, des Partnerschaftsverhaltens und des Umgangs mit Herzensangelegenheiten und offensives, an die eigenen Wurzeln gehendes Umstrukturieren in diesen Bereichen.
Prinzip: Pluto-Mars.
Lit.: *Wwg 247–254*; *CD/Audio »Allergien«.*
Film: *Fearless, In Sachen Henry, Der letzte Samurai, Wut, Der Gott des Gemetzels, The Dressmaker* (alle Bd 1).

Lustlosigkeit

(mangelndes Interesse an Sexualität; siehe auch Frigidität, Impotenz, Orgasmusprobleme, Potenzprobleme, Depression)
Körperebene: Bewusstseinsproblem, ausgehend von der Genitalregion (Sexualität, Polarität, Fortpflanzung) ist der ganze Organismus nur mitbetroffen.
Symptomebene: Boykott des Lebens; Stress durch Arbeit, Kinder, Geldmangel, Probleme: andere Dinge sind wichtiger; zu viel Anspannung durch Karriere; Verausgabung an anderer Stelle; Verlust der erotischen Spannung nach langen Ehejahren, Fantasielosigkeit; kein Interesse an Verkehr und Austausch; Angst vor dem eigenen Schatten: religiöse → Schuldgefühle, Angst vor Schwangerschaft, Angst vor Ansteckung; Partnerschaftsprobleme: Machtkämpfe, mangelnde Reinlichkeit, Hass; Schwierigkeiten mit der Geschlechterrolle, selbstbewusste Frauen wirken auf manche Männer kastrierend; bestimmte Medikamente (z. B. Betablocker, Beruhigungsmittel) machen chemisch impotent; Folge sexuellen Missbrauchs; Abhängigkeit der Lust vom weiblichen hormonellen Zyklus.
Bearbeitung: Libido in kreative Projekte fließen lassen; sich mit sich selbst und den eigenen Themen beschäftigen; das Leben genussvoller, sinnlicher gestalten; nicht nur Leistung und Handeln hoch bewerten, sondern auch das Sein; Erotik höher werten; für sichere Verhütung und saubere Verhältnisse im Geschlechtsbereich sorgen.
Einlösung: der Liebe einen zentralen Stellenwert im Leben geben; Liebeskunst lernen (Tantra, Karezza, Slow Sex).
Urprinzipieller Bezug: Venus-Saturn.
Lit.: *F 406–414, D, SuL.*

Luxation

siehe Verrenkung

Lyme-Borreliose

siehe Borreliose

Lymphadenitis

([chronisch] entzündliche Lymphknotenschwellung)
Körperebene: überall, wo sich Lymphknoten (Polizeistationen) befinden.
Symptomebene: Ausdruck eines abgegrenzten, lokalen Konfliktes oder im Rahmen einer generellen Auseinandersetzung: Krieg auf der Ebene von Polizeistationen; Konflikte ums Schlucken manifestieren sich in geschwollenen Halslymphknoten, Konflikte im sexuellen Bereich in den Lymphstationen der Leisten.
Bearbeitung: sich das Thema der Auseinandersetzung bewusst machen und auf geistig seelischem Niveau austragen, schon chronifizierte Konflikte wieder anfachen.
Einlösung: sich kämpferisch den Konflikten stellen, sie bis zur Lösung austragen, und alte erneut aktiv aufgreifen und lösen.
Urprinzipieller Bezug: Mars.

Lit.: *SvI.*
Film: *In Sachen Henry, Der letzte Samurai, Fearless, Wut* (alle Bd 1).

Lymphangitis

(Entzündung der Lymphwege)
Körperebene: überall, wo sich Lymphgefäße (Gewebereinigung) befinden, fast der ganze Körper kann betroffen sein.
Symptomebene: Konflikt um die Lymphwege, auf der äußeren Haut ersichtlich an der Rötung der Lymphbahn: der »rote Strich«, von dem oft geglaubt wird, der Tod trete ein, wenn er das Herz erreicht; tatsächlich kommt es zur Blutvergiftung (→ Sepsis), die durchaus lebensbedrohlich ist, wenn die Vergiftung der Lymphe über das Herz ins Blut gelangt.
Bearbeitung: Behandlung der ursprünglichen Entzündung lokal oder wenn *not*wendig auch systemisch mit Antibiotika.
Einlösung: Lösung des lokalen Konfliktes vorbeugend, bevor er mit dem Strom der Lebensenergie in den ganzen Organismus einzieht.
Urprinzipieller Bezug: Mond-Mars-Neptun.

Lymphknoten, geschwollene

siehe Lymphadenitis

Lymphknotenentzündung

siehe Adenitis

Lymphkrebs (Malignes Lymphom)

siehe Hodgkin-Krankheit

Lymphödem

Körperebene: der ganze Körper kann betroffen sein, wo immer Lymphgefäße (Gewebereinigung) nicht funktionieren, v. a. an Oberarmen und Beinen; besonders nach Krebsoperationen mit Ausräumung der Achsel-Lymphknoten (Polizeistationen).
Symptomebene: teigige Anschwellungen, Gewichtszunahme durch Wassereinlagerungen, Gefühl von Schwere und Aufgedunsensein.
Bearbeitung: Gefühle äußern, die mondige Gefühlswelt in Fluss bringen, außerdem (funktional) moderate Bewegung, Bürsten und Lymphdrainage nach Dr. Vodder; pflanzlich-vollwertige Kost (*PF*) mit Fastenzeiten in Frühjahr und Herbst, um die Gewebe zur Regeneration zu aktivieren, den Blut- und Lymphfluss in Gang zu bringen
Einlösung: ins Fließen kommen mit dem Seelenelement Wasser, den Flow-Zustand genießen, ins Glücksgefühl eintauchen.
Urprinzipieller Bezug: Mond.

Lymphogranulomatose

siehe Hodgkin-Krankheit

Lymphom, malignes (Lymphknotenkrebs)

siehe Hodgkin-Krankheit

Lymphostase

siehe Elephantiasis

Lyssa

siehe Tollwut

M

Madenwurmbefall

(bei Kleinkindern, Oxyuriasis)
Körperebene: Verdauungstrakt (ind. *Bhoga* = »Welt essen und verdauen«), hier leben die Würmer, kommen aber zum Eierlegen nachts heraus in die Afterfalte; der entstehende Juckreiz bringt die Kinder zum Kratzen und die Würmer unter die Fingernägel, von wo sie wiederum in den Mund gelangen).
Symptomebene: kleine, medizinisch recht harmlose, aber symbolisch hoch gefährliche (weil der Unterwelt des Schattenreiches entsprungene) Gesellen, die es immer wieder schaffen, durch den Mund einverleibt zu werden (ständiges Selbstinfizieren mit den Wurmeiern über oben genannten Weg); etwas stimmt nicht: »Da ist der Wurm drin«; ausgenutzt werden; Konflikt mit der eigenen Unter- und Umwelt.
Bearbeitung (für betroffene Eltern, deren Probleme die Kinder oft widerspiegeln): Sauberkeitsthema: die obere und die untere Ebene auseinanderhalten; sich die Bewohner (Themen) des Schattenreiches auf geistig-seelische Art zu Gemüte führen, die Körperebene entlasten (z. B. Märchen, Mythen, Sagen, Legenden); herausfinden, was nicht stimmt, wo *der Wurm drin ist* (abgesehen vom Verdauungssystem); anderen freiwillig gerecht werden: teilen lernen.
Einlösung: Aussöhnung mit der eigenen Schattenwelt, die die kleinen Biester repräsentieren.
Urprinzipieller Bezug: Pluto.
Lit.: *KSdK 317–320.*

Magenblutung

siehe Magengeschwür

Magen-Darm-Katarrh

(Gastroenteritis; siehe auch Durchfall)
Körperebene: Magen (Gefühl, Aufnahmefähigkeit), Darm (Verarbeitung materieller Eindrücke).
Symptomebene: sich den Magen verderben: etwas Falsches (Bakterien-, Salmonellenhaltiges) zu sich nehmen; Angstsymptomatik: Durchfall (»Schiss«, »die Hosen voll haben«).
Bearbeitung/Einlösung: statt gefährliche Erreger (*Wwg 167–176)* zu sich hereinzuholen, an die Aufarbeitung und Verdauung brisanter Themen gehen.
Urprinzipieller Bezug: Mond-Merkur-Mars.
Lit.: *V, SvI.*
Film: *In Sachen Henry, Der letzte Samurai, Fearless, Wut* (alle Bd 1).

Magendurchbruch

(Magenperforation; siehe auch Magengeschwür)
Körperebene: Magen (Gefühl, Aufnahmefähigkeit).
Symptomebene: Grundproblem klären und deuten; Gefahr lebensbedrohlicher Blutung (Verlust von Lebensenergie) und → Bauchfellentzündung: Ausbruch aus dem Käfig der Geborgenheit, dem Nest

der Kindheit; offensiver Durchbruch in die große, weite Welt des Bauchraumes; Abwehrspannung der Bauchdecken; sich ein Loch in den Magen fressen.
Bearbeitung: aus dem Nest der Kindheit aktiv und kämpferisch ausbrechen; den eigenen Gefühlen und Emotionen freien Aus- und Auftritt verschaffen; sich aggressiv durchsetzen lernen, statt Aggressionen in sich hineinzufressen; Ventile und Wege für offensive Gefühle schaffen; Übergriffe riskieren.
Einlösung: lebensrettenden Zugang zur weiten Welt erreichen; Verantwortung übernehmen, Einfluss nehmen.
Urprinzipieller Bezug: Mond-Mars/Uranus.
Lit.: *V 111–113.*

Magenerkrankungen

(Magendrücken, Magenübelkeit und alle Vorstufen der Reizung und Entzündung bis zum Geschwür; siehe auch Bauchschmerzen, Unwohlsein, Reizmagen)
Körperebene: Magen (Gefühl, Aufnahmefähigkeit).
Symptomebene: Ärger hinunterschlucken: »etwas in sich hineinfressen«; Aggressionen nicht ausleben: »sauer sein«; Versuch, heruntergeschluckte Gefühle zu verdauen: Aggression (Säure) geht ins Leere; fehlende Fähigkeit, mit Aggressionen bewusst umzugehen und Konflikte/Probleme selbstverantwortlich zu lösen; zu viel Magensäure sorgt für Druckgefühl und verhindert Aufnahme von neuen Eindrücken: kein Appetit; Sehnsucht nach konfliktfreiem Kindheitsparadies: Verlangen nach Baby-/Breinahrung (Magenschonkost), will keine harten Brocken schlucken, Ablehnung von *Rohkost*; Nesthocker, in kindlicher Grundhaltung hängengeblieben, oral-aggressive Fixierung, Anspruch auf Verwöhnt- und Versorgtwerden ohne Gegenleistung; Leben und Essen sollen frei von Herausforderungen und Reizen sein.
Bearbeitung: sich Gefühle und die Sehnsucht nach mütterlicher Geborgenheit/Kindheitsparadies sowie den Wunsch nach Liebe und Versorgtwerden bewusst machen; Konflikte bewusst bearbeiten, Eindrücke bewusst verdauen; Fassade von Unabhängigkeit, Ehrgeiz und Durchsetzungsvermögen aufgeben; aggressiven Ehrgeiz ausleben; das eigene Nest zerstören; Liebe nicht nur durch den Magen, sondern v. a. über Herz und Geschlechtsorgane empfangen und auch geben.
Einlösung: das alte Nest zerstören, um sein eigenes bauen zu können.
Urprinzipieller Bezug: Mond-Saturn-Mars.
Lit.: *V 99–122.*
Film: *Tanguy – Der Nesthocker* (Bd 1).

Magengeschwür

(siehe auch Magenerkrankungen, Geschwürbildung)
Körperebene: Magen (Gefühl, Aufnahmefähigkeit).
Symptomebene: unverdaute, nichtgeäußerte Emotionen und Gefühle

werden auf der körperlichen Ebene geschluckt und verdaut; die ausgeschütteten Verdauungsfermente und v. a. die Salzsäure zerfressen die eigene Magenwand mangels materieller Alternativen: Selbstzerfleischung; Salz(säure) in offene Wunden schütten; Konflikte nicht austragen, sondern beleidigt und »sauer« reagieren; Abwehrspannung im Bauchraum; Nesthocker-Typ (→ Magenerkrankungen), der sich – obwohl ihm die Gruppe so wichtig ist – doch nicht als akzeptiertes Mitglied seiner Gemeinschaft angenommen fühlt; um diese Aufnahme/Akzeptanz zu erreichen, werden eigene divergierende Interessen noch mehr verdrängt und Emotionen geschluckt, was aber kaum zum Erfolg führt; Magenblutungen als Begleiterscheinung (viel seltener und weniger bedrohlich als Blutungen aus dem Zwölffingerdarm [Duodenum]): Lebensenergie geht verloren und kommt als Teerstuhl (pechschwarz) wieder zum Vorschein; die eigene Vitalität wird dem Totenreich angepasst und geopfert.
Bearbeitung: sich Gefühle und die Sehnsucht nach mütterlicher Geborgenheit/Kindheitsparadies sowie den Wunsch nach Liebe und Versorgtwerden bewusst machen und zugestehen; Konflikte bewusst bearbeiten: streng und hart mit sich ins Gericht gehen; Eindrücke bewusst verdauen; Fassade von Unabhängigkeit und Durchsetzungsvermögen aufgeben; abwehren, was man als *armer Schlucker* bisher widerstandslos in sich hineingefressen hat; härter, mutiger werden; das zum Käfig gewordene kindliche Nest sprengen.
Einlösung: das Nest der Kindheit verlassen, um sich zu befreien und erwachsen und selbstständig zu werden.
Urprinzipieller Bezug: Mond-Mars.
Lit.: *V 110f.; CD/Audio »Ärger und Wut«.*
Film: *In Sachen Henry, Der letzte Samurai, Wut* (alle Bd 1).

Magenkrebs

(siehe auch Magenerkrankungen, Krebs)
Körperebene: Magen (Gefühl, Aufnahmefähigkeit).
Symptomebene: in der meist langen Vorgeschichte chronische Reizung, aggressives (unbewusstes) Sauersein, Allüren eines verwöhnten Kindes, Resignation; etwas am eigenen Leben liegt einem im Magen, wurde nicht genügend verarbeitet (»durchgekaut«) und kann nicht verdaut werden: es wächst sich zu einem scheinbar unlösbaren Konflikt aus; das eigene Nest ist unbewusst infrage gestellt und droht von innen heraus zu zerbrechen; die Magenwand als Symbol der Wände des frühen Nestes der Kindheit wird auf destruktiv-aggressive Weise zerfressen, und die zerfressenen Reste beginnen auf ihre Art zu wuchern und sich auszubreiten; Entartung im Gefühls- und Aufnahmebereich, z. B. Aufnahme von Dingen und Gefühlen, die einem im tiefsten Wesenskern nicht entsprechen, aber

viel Energie kosten; (unbewusstes) wild und rücksichtslos wucherndes Wachstum in der Gefühlswelt und im Umkreis des Aufnehmens; von der ureigenen Entwicklungsschiene im Gefühls-, Nest- und Aufnahmebereich so weit abgekommen sein, dass der Körper dem (vergessenen/ verdrängten) Thema zum Ausdruck verhilft; geistig-seelisches Wachstum auch hinsichtlich der Selbstverwirklichung bei archetypisch weiblichen Themen wie Kinder und Familie oder Lebensrhythmus war lange so blockiert, dass es sich nun im Körper auf aggressive, ungeordnete Weise Bahn bricht; der Krebs verwirklicht körperlich, was seelisch im entsprechenden Bewusstseinsbereich not-wendig wäre; nichtgelebte verbindliche, grenzüberschreitende, liebende Gefühle und umfassender Austausch sind in den Körper gesunken; die Suche nach Unsterblichkeit und Allmacht (der Seele) lebt sich in den Krebszellen aus statt im Bewusstsein; der Rückbezug zum Ursprung, die Quelle der Religio, ist in die regressiven Tendenzen körperlicher Krebszellen abgesunken.
Bearbeitung: sich aggressiv aus dem (goldenen) Käfig der Kindheit befreien, selbstständig werden, auf eigenen Beinen stehen lernen; das alte Nest der Herkunft offen(siv) und aggressiv attackieren und aus den übrig bleibenden Energien etwas ganz Neues, ganz Eigenes entstehen lassen; sich im Gefühls- und Aufnahmebereich für die eigenen ausgefallenen Vorstellungen und kühnen Fantasien öffnen, sie mutig und (von anderen) unkontrolliert wachsen und sich entwickeln lassen; sich an frühe Träume im Hinblick auf das eigene gemütliche Nest, das Reich der Gefühle und der Aufnahme der Welt zurückerinnern und sie wild entschlossen (wieder-) beleben und umsetzen; aus der Gewissheit, nichts mehr zu verlieren zu haben, Mut zur eigenen Verwirklichung, zum eigenen Weg und Nest schöpfen; verbindliche, grenzüberschreitende, liebevolle Gefühle erleben; sie mit offen(siv)en Mitteln mutig ausleben, auch unter Zerstörung z. B. alter kindlicher Neststrukturen; die Fragen nach dem Ursprung und dem Sinn des Ganzen selbst in die Hand nehmen und die Körperzellen davon entlasten; all die unter → Krebs erwähnten Maßnahmen erwägen: da Krebs den ganzen Organismus betrifft, ihm auch auf der ganzen Linie begegnen.
Einlösung: sich selbst Ausdruck verschaffen, statt den Körper (für sich) sprechen zu lassen; die Notwendigkeit erkennen, vom körperlichen und damit (lebens-) gefährlichen Niveau auf das herausfordernde, aber lebensrettende geistig-seelische Niveau zu wechseln und dort auf expansives Wachstum zu setzen; die grenzüberschreitende Liebe entdecken, sich über Fremdbestimmung und selbst- und fremdgeschaffene Normen hinwegsetzen und nur dem eigenen höchsten Gesetz verpflichtet leben und sich entwickeln.
Urprinzipieller Bezug: Mond-Pluto.

Lit.: *KR 105–107, V 289–296, S 81–113; CD/Audio »Krebs«.*
Film: *Das Beste kommt zum Schluss, Der Klang von Eiswürfeln, Der Doktor, 50/50 – Freunde fürs (Über)Leben, Schicksalsgesetze* (alle Bd 2); *Ma Ma – Der Ursprung der Liebe, One Week* (beide Bd 1).

Magenneurose

(nervöser Magen)
Körperebene: Magen (Gefühl, Aufnahmefähigkeit).
Symptomebene: Schmerzen (Magendrücken, -zwicken, -brennen, -stechen): Hilferufe; → Erbrechen: es ist einem *zum Kotzen*, etwas (für einen) nicht Verdaubares wieder von sich geben; etwas (Be)drückendes geschluckt haben, das einem → *Bauchschmerzen macht*; etwas zwickt und reizt einen, ist aber im Magen fehl am Platz; etwas brennt einem auf der Zunge oder auch erst im Magen, müsste aber in jedem Fall geistig-seelisch und nicht physisch bearbeitet werden; der Stich in die Magengrube zeigt eine Verletzung auf übertragener Ebene.
Bearbeitung: wieder von sich geben, was man nicht brauchen kann; sich äußern, statt Nahrung auf diesem Wege zu veräußern; sich im übertragenen Sinn einverleiben, was einen reizt und zwickt; aussprechen, was einem auf der Zunge oder im Magen brennt: brennende Bedürfnisse und Gefühle wollen sich in der Aktivität verzehren; Verletzungen wollen verdaut und oft auch beantwortet werden.
Einlösung: den Magen als Anzeigeinstrument für die seelische Gestimmtheit kennen- und schätzen lernen; seine Botschaften wahr- und wichtig nehmen; Hingabe (an den Fluss des Lebens).
Urprinzipieller Bezug: Mond-Merkur.

Magenperforation

siehe Magendurchbruch

Magensaftmangel

siehe Achylie

Magenschleimhautreizung/-entzündung

(Gastritis; siehe auch Magenerkrankungen)
Körperebene: Magen (Gefühl, Aufnahmefähigkeit), Schleimhaut (innere Grenze, Schranke, Schutzhülle).
Symptomebene: **1.** Reizung: wunde Seele, regressive Geborgenheitswünsche; tut vieles, um anderen zu gefallen und zum Wohl der Gemeinschaft; erfüllt gern die Hoffnungen der anderen und vergisst darüber oft die eigenen; ist schnell betroffen, beleidigt und *sauer*, wenn eigene Anliegen von anderen übersehen werden; orale Fixierung: Schlaraffenlandfantasien; anderen zum »Kotzbrocken« werden aufgrund des schnellen Beleidigtseins und des anklammernden Schutzbedürfnisses; Sand (Gram) im Getriebe; **2.** Entzündung: Kampf und Krieg bis aufs Blut in einer Region, in der Geborgenheit und Harmonie regieren sollten; Konflikt zwischen gutmütiger Aufnahmebereitschaft und

aggressiver Abwehr (gegen etwas, was einem zum Kotzen ist); eigene aggressive Kräfte (Säure) gegen sich selbst richten: »sauer sein«, »etwas stößt einem sauer auf«; Emotionen schlucken (»armer Schlucker«), statt sie herauszulassen (lat. *e-movere* = hinausbewegen); die eigene Schwäche nicht einschätzen können und sich überfordern (zu würziges Essen, zu viel Stress usw.); ständig zur Selbstkritik neigen; sucht schnell alle Schuld bei sich und stellt sich und seine Lebensart infrage; Selbstunsicherheit.
Bearbeitung: Ärger an der richtigen Stelle äußern, Aggression bewusster einsetzen, Emotionen aufsteigen lassen und ausdrücken; übertriebene Geborgenheitsbestrebungen reduzieren, Verwöhnungswünsche zurücknehmen, vom Versorgungsanspruch unabhängig werden; die Fetzen auf der angemessenen Ebene fliegen lassen; einerseits lernen, sich gegen das Geschluckte, das man zum Kotzen findet, zu wehren; andererseits Geborgenheit und Hingabe an richtiger Stelle finden (sich aus dem mütterlichen zum eigenen Nest entwickeln); seine Neigung zu Selbstzerstörung erkennen; mit Emotionen umgehen und leben lernen.
Einlösung: Schritte auf eine reifere, erwachsenere Ebene.
Urprinzipieller Bezug: Mond-Mars.
Lit.: *V 103–109; CD/Audio »Ärger und Wut«.*
Film: *Wut, In Sachen Henry, Der letzte Samurai, Fearless* (alle Bd 1).

Magenverstimmung

(siehe auch Magenneurose)
Körperebene: Magen (Gefühl, Aufnahmefähigkeit).
Symptomebene: der Magen mag das Genossene nicht oder nicht in der Fülle: er ist verstimmt; man kann nicht verdauen, was man sich bzw. seinem Magen zugemutet hat: drückendes Gefühl nach Völlerei oder Trinkgelagen; Überforderung im weiterverarbeitenden Bereich: sich übernehmen, zu viel integrieren wollen, sich zu viel zumuten; häufig bei Kindern, die sich noch nicht genug abgrenzen können und ihre Verdauungs- und Verarbeitungsmöglichkeiten überschätzen oder noch gar nicht kennen – wenn sie das Problem dann erkannt haben, reagieren sie verstimmt.
Bearbeitung: Qualität und Quantität beachten, bevor man den Magen in Missstimmung versetzt; genießen lernen: die Qualitäten der Göttin Venus (wie Ästhetik, Harmonie, Schönheit) am Esstisch regieren lassen; Betonung von der Quantität zur Qualität verschieben.
Einlösung: Erfüllung statt Fülle oder gar Völlerei.
Urprinzipieller Bezug: Mond-Jupiter.

Magersucht

(Anorexia nervosa, betrifft fast ausschließlich Mädchen; siehe auch Bulimie, Suchterkrankungen)
Körperebene: der ganze Körper, besonders in seinen weiblichen Ausformungen; Magen (Gefühl, Aufnahmefähigkeit).

Symptomebene: Verweigerung des Übergangs vom Mädchen zur Frau; Konflikt zwischen Geist und Materie, Reinheit und Trieb, Gier und Askese, Hunger und Verzicht, Egozentrik und Hingabe; Angst vor orgastischen (Einheits-)Erfahrungen bei gleichzeitiger Sehnsucht nach Einheit; unerfüllte Gier kämpft mit Sehnsucht nach Askese; Angst vor Lebendigkeit, gleichzeitig Heißhunger nach dem Lebendigen; Ziel: Reinheit und Vergeistigung, Keuschheit und Geschlechtslosigkeit, Entmaterialisierung; un- oder halbbewusster Wunsch, einfach zu verschwinden; Askeseideal: sich nichts Genussvolles (Liebe, Essen) gönnen; Nein zur Körperlichkeit: sich *verdünnisieren*; Flucht aus der als unrein empfundenen Polarität mit dem bedrängenden Weiblichen; Angst vor geschlechtlicher Liebe, Widerstand gegen Sexualität, Weiblichkeit, Mutterschaft; Ekel vor dem Weiblichen und jeglichem Aufnehmen und Hereinholen; Sehnsucht nach Zuwendung; Machtausübung; unbewusster Aufstand gegen das herrschende Frauenbild; sich mit dem vorgegebenen Körper nicht zufriedengeben, sich nicht aussöhnen; Stellungskrieg gegen *schwere* Gefahr, die durch ein Bewusstseinsmuster suggeriert wird.

Bearbeitung: sich als Frau annehmen: Pubertätsrituale; Aussöhnungsübungen mit der Polarität (»Sei heiß oder kalt, die Lauwarmen will ich ausspeien«): engagiertes Nehmen und Empfangen, engagiertes Geben und Verschenken; gegenüber sich selbst und seinem Schatten ehrlich werden (Schattentherapie); den Elfenbeinturm körperloser Reinheit verlassen; Anerkennung des weiblichen, mütterlichen Prinzips; Venusthemen kennen- und schätzen lernen: erfüllende Sinnlichkeit genießen lernen; erlöste Reinigungsübungen des Hergebens wie Fasten, Schwitzen, Ausscheiden (Erbrechen als Mittel der alten Naturheilkunde); Übungen/Exerzitien der Strenge und Konsequenz gegen sich selbst: probeweiser Klosteraufenthalt, um das Askeseideal zu erleben; Flucht aus der Polarität wandeln in den Versuch, sie im Sinne des Entwicklungsweges in Richtung Einheit zu überwinden; mit Konsequenz nach Einheits- und Gipfelerlebnissen (*peak experiences*) streben; Übungen zur Verwirklichung der Mitte zwischen den Polen: Tai Chi, Töpfern auf der rotierenden Scheibe, Mandalamalen und -meditation; Psychotherapie, um sich mit der eigenen Rundheit und Fruchtbarkeit auszusöhnen; Aufbau eines neuen formgebenden Feldes.

Einlösung: Aussöhnung mit dem Frausein: Frau werden, indem sie die Kraft des Weiblichen in sich entdeckt und in sich eine Perspektive findet (z. B. indem sie ein Kind *empfängt*, dem sie ihrerseits das Leben *schenkt*); den Übergang der Pubertät (rituell) bewältigen; Kindheit und Jugend zurücklassen; Liebe(n) mit ihrem genussvollen, gleichzeitig seelischen und körperlichen Nehmen und Geben; Ekstase

(z. B. sexuelle) als Vorgeschmack auf die Einheit schätzen; Aussöhnung mit der Einheit als alles umfassender Summe der Erscheinungsformen, die auch den Schattenbereich einschließt.
Urprinzipieller Bezug: Mond-Saturn/Uranus/Neptun.
Lit.: *F 438–440, K 197–201, KS, AfS; CD/Audio »Lebenskrisen als Entwicklungschance«, »Sucht und Suche«.*
Film: (allgemein zu Sucht) *Walk the Line, Ray* (beide Bd 1); *Bob, der Streuner; Danny Collins, Der große Trip, Unterwegs mit Jungs, A Star Is Born* (alle Bd 2).

Makromastie

siehe Hypermastie

Makula-Degeneration

siehe Retinopathia

Malaria

(Wechsel- oder Sumpffieber; das Krankheitsbild, das auf der Erde insgesamt am meisten Menschenleben fordert)
Körperebene: Blut (Lebenskraft).
Symptomebene: periodisch wiederkehrende Fieberanfälle mit Schüttelfrost durch Zerfall mit Plasmodien (schmarotzende Einzeller) gefüllter Blutkörperchen; die Plasmodien suchen sich sogleich neue Blutkörperchen, und bei deren Zerfall nach 48 oder 72 Stunden (je nach Malariaart) folgt der nächste Fieberschub: periodische Generalmobilmachung des Körpers als Reaktion auf seine befallenen und besetzten Energieträger; Kriegsanfälle oft begleitet von Erbrechen: sich *zum Kotzen* fühlen und das Unbekömmliche wieder loswerden wollen; marsischer (Mücken*stich*) Einbruch chthonischer Mächte (die Fieberattacken spülen oft wilde Fantasien aus dunklen Schattenbereichen herauf).
Bearbeitung: mutig, offensiv und fieberhaft den eigenen Rhythmus suchen und ihm mit Engagement und hohem energetischem Einsatz nachleben; sich für das Leben mit seiner Spannung und seinen Erregungen öffnen, statt sich Erregern zu öffnen; auf dem Gegenpol: lernen, sich offensiv und aggressiv zu wehren; äußere und innere Feinde annehmen und niederringen; immer wieder für seine vitalen Lebensinteressen ins Feld ziehen; Vorbeugung: freiwillig in die dunklen Reiche der Fantasie eindringen (innere Reisen statt äußerer).
Einlösung: Wehrhaftigkeit: die inneren Gegner annehmen und besiegen; eigene Kampfkraft und eigenen Mut richtig einschätzen, bevor man in Länder mit Malaria fährt (früher Abenteuerreisen, heute Luxusreisen, bei denen das Abenteuer nicht selten durch die Hintertür kommt, nämlich abends mit den Mücken); im eigenen Rhythmus mutig und herausfordernd leben.
Urprinzipieller Bezug: Pluto-Neptun.
Film: *Mary und Martha* (Bd 2).

Mammakarzinom

siehe Brustkrebs

Mandelentzündung

(Angina tonsillaris)
Körperebene: Hals (Einverleibung, Verbindung, Kommunikation), Waldeyerscher Rachenring (Abwehrring), fünftes Chakra (Hals-/Kehl-Chakra [*Vishuddi*], Ausdrucksfähigkeit)
Symptomebene: aggressiver Kampf um den Zugang zur Körperwelt; Erreger lösen Alarm aus bei den Abwehrtruppen an der engen Körperpforte; Enge, Angst: zumachen, dichtmachen; nicht mehr alles schlucken wollen/können; Versuch, sich gegen äußere Einflüsse abzuschließen; Zorn darüber, viel zu viel zu *schlucken*, um anderen zu gefallen, weil man von deren Liebe und Zuwendung abhängig ist, ihrer Liebe hinterherläuft und sich dabei selbst demütigt; sich nun *angegriffen* fühlen und am liebsten aus vollem Halse schreien wollen.
Bearbeitung: Aggressionen ausdrücken, sich seiner Haut wehren lernen, schlagfertiger werden; sich von Neuem herausfordern und erregen lassen; lernen, sich offen(siv) abzugrenzen, zu- und dichtzumachen, wenn es einem reicht; die Stimme erheben und lieber laut werden, statt alles immer nur runterzuschlucken; seinem Herzen Luft machen, es nicht zur Mördergrube verkommen zu lassen.
Einlösung: offensiv und mutig nein sagen lernen; Streitkultur entwickeln, Entscheidungen fällen und sein(e) Leben(saufgaben) in Angriff nehmen.
Urprinzipieller Bezug: Venus (Hals)-Mars (Kampf)-Saturn (Enge).
Lit.: *Wwg, AfS.*
Film: *Wut, Der letzte Samurai, Gefährliche Schönheit, Ricki – Wie Familie so ist* (alle Bd 1); *Erin Brockovich* (Bd 2).

Manie

siehe Manisch-depressive Erkrankung

Manipulation (zum Opfer fallen)

(siehe auch Vergewaltigung erfahren)
Körperebene: der ganze Körper kann mitbetroffen sein im Sinne einer überzogenen Schutzreaktion in scheinbar hilflos machender, seelisch-emotional überfordernder (Stress- oder Missbrauch-)Situation aufgrund dysfunktionaler Kommunikation.
Symptomebene: sich hinters Licht geführt, über den Tisch gezogen, betrogen, ausgenutzt fühlen; in den Wahnsinn getrieben durch psychische Gewalt, etwa durch Doppelbindungen (Double Binds aufgrund widersprüchlicher Botschaften), diese können nach Gregory Bateson sogar bei Kindern Formen der → Psychose auslösen; Psychotechniken wie Gaslighting, Reframing, Preteaching, Preframing, Salamitaktik, NLP (Neuro-Linguistisches Programmieren) lassen sich zu Manipulation und Missbrauch ausnutzen.
Bearbeitung: Kommunikations- und Psychotechniken kennen und durchschauen lernen, um ihnen nicht zu erliegen – weder in Beziehung noch im Beruf, weder im Be-

reich Spiritualität und Glauben noch auf dem Feld von Politik und Gesellschaft; eigene Opferbereitschaft, Loyalitäten hinterfragen; sich eigene Hintergedanken, Sehnsüchte, Machtfantasien eingestehen.
Einlösung: für sich selbst sprechen; in sich selbst Sicherheit finden; eigene Wünsche und Absichten mutig und klar ausdrücken, auch Hintergründe, Sinn und Ziel offenlegen; nur mit offenem Visier kämpfen, um keine Resonanz zu Manipulation und Opferrolle entstehen zu lassen.
Urprinzipieller Bezug: Merkur-Pluto.
Lit.: *MF*, *Wwg*.
Film: *Der Gott des Gemetzels* (Bd 1).

Manisch-depressive Erkrankung

(Bipolare Störung; siehe auch Depression)
Symptomebene: Stimmungsschwankungen von himmelhoch jauchzend bis zu Tode betrübt; Himmel und Hölle durchwandern; motorische Schwankungen von enorm gesteigert bis zu abnorm verlangsamt, exaltiert bis niedergeschmettert; **1.** Manie (griech. *mania* = Raserei, Wut, Wahnsinn): Schlaflosigkeit, übersteigerte Wachheit, Über*flut*ung, enorme geistige Aufgewecktheit; (für Außenstehende) unbegründete Heiterkeit; → Ideenflucht und Rededrang bis zu Missionierungsbestrebungen; maßlose Selbstüberschätzung: sich für die/den Größte/n und Beste/n halten; Größenfantasien bis zum → Größenwahn(sinn); (ruiniöse) Kaufräusche, wahnsinnige Investitionen, Häuser kaufen, weil man sich *fehl am Platze* fühlt **2.** Depression: Unfähigkeit, auf Außenreize zu reagieren, Gefühls*ebbe*; Todessehnsucht, Minderwertigkeitsgefühle.
Bearbeitung: die Existenzberechtigung der Extreme bzw. die Polarität anerkennen und aus ihrem Erleben heraus auf die Suche nach der Mitte gehen; die getriebene, laute Heiterkeit in die gelassene Heiterkeit der Seele wandeln; aus der Ideenflucht und dem Rededrang den Mut zu eigenen, auch hochfliegenden Ideen und die Fähigkeit zu begeisternder Rede behalten; aus der maßlosen Selbstüberschätzung (eigentlich Egoüberschätzung) die eigenen Möglichkeiten zur Erreichung der Einheit, der Mitte, des Selbst herausspüren; zum Himmel hoch jauchzen, den Himmel (das Himmelreich Gottes) in sich verwirklichen; aus der Depression die Fähigkeit mitnehmen, sich auf den Tod einzulassen und sich mit ihm auseinanderzusetzen, lange bevor er einen holt; Übungen der Erdung in der manischen Phase (landen lernen): einfache Handarbeiten, Gartenarbeit, täglich aus eigener Kraft schwitzen usw.; Exerzitien, die die Mitte zum Ziel haben: Mandalamalen und -meditation, Tai Chi, Qi Gong, Töpfern auf der rotierenden Scheibe, Hatha-Yoga, Uppekha-Meditation.
Einlösung: homöopathisch: große Amplitude der Schwingung zulassen, z. B. (intensiveren) Le-

bensrhythmus finden, der die Verbindung beider (extremer) Pole möglich macht; Versöhnung der beiden Stimmungsextreme, Integration der beiden Seelen in der ei(ge)nen Brust, wobei jede zu ihrem Recht kommt; allopathisch auf dem Gegenpol: seine Mitte finden: in sich ruhend, mit den Füßen fest in Mutter Erde verwurzelt, den Kopf zum Vater im Himmel erheben (indianische Lebensregel); von den Extremen (»Sei heiß oder kalt, die Lauwarmen will ich ausspeien«) zur Mitte fortschreiten (»Wenn dich jmd. auf die rechte Wange schlägt, halte ihm auch die andere hin«): sich vom ersten Christuszitat zum zweiten entwickeln, das einen Menschen fordert, der so in seiner Mitte ruht, dass ihn nicht einmal mehr äußere Angriffe darin erschüttern.
Urprinzipieller Bezug: Pluto (die Extreme).
Lit.: *D*; *E. Podvoll: »Aus entrückten Welten«.*
Film: *Mr. Jones, Silver Linings* (beide Bd 2).

Marfan-Syndrom
siehe Hypermobilitätssyndrom

Masern
(siehe auch Hautausschlag, Kinderkrankheiten)
Körperebene: Haut (Grenze, Kontakt, Zärtlichkeit), Augen (Einsicht, Durchblick, Spiegel und Fenster der Seele).
Symptomebene: Anfang mit Erkältung (→ Erkältungskrankheiten): verrotzt, verheult, verquollen; Nase und Augen zu; nichts mehr hören und sehen wollen (→ Bindehautentzündung); innen totaler Krieg (hohes → Fieber), außen/an den Grenzen Aufgehen der typischen Blüten (→ Effloreszenzen), die beginnend in der Wangenschleimhaut (Koplik-Flecken) bald den ganzen Körper rot *beflecken*: sich nun nichts mehr gefallen lassen; aggressiver, offensiver Kampf an den eigenen Grenzen; die Grenzen werden schmerzhaft überarbeitet und erneuert (*Wwg 155f.*), Häutung; grippale Begleiterscheinungen: *verschnupft sein, die Nase voll haben*, Kopfschmerzen usw. (→ Grippe); Lichtscheu: die Vorbereitungszeit bis zum Durchbruch des Neuen im Dunkeln verbringen wollen; etwas ausbrüten; Wiederholung und Aufarbeitung des Geburtsprozesses; in armen Ländern hohe Sterblichkeit, Komplikationen möglich Richtung → Lungenentzündung, → Bronchitis und → Gehirnentzündung (Enzephalitis); bei uns extrem selten gewordenes Krankheitsbild, deshalb Impfpflicht hier völlig absurd, zumal die Erkrankung an der Wildform den besten Immunschutz bietet und sogar die Wahrscheinlichkeit auf Melanom, Eierstockkrebs und Gehirntumor reduziert; wer sein Kind impfen lässt, nimmt ihm diesen Schutz.
Bearbeitung (für Eltern und Kinder): sich freiwillig für den nächsten Schritt öffnen; seine Grenzen auch unter Schmerzen öffnen und neu definieren; vom Alten genug (die Nase voll) haben
Einlösung: etwas Neues von innen

durchbrechen lassen, einen anstehenden Entwicklungsschritt machen und die eigenen Grenzen neu definieren.
Urprinzipieller Bezug: Venus/Saturn (Haut) und Sonne/Mond (Augen)-Mars (Durchbruch ins Neue).
Lit.: *KSdK 136–139.*
Film: *In Sachen Henry, Der letzte Samurai, Wut* (beide Bd 1).

Masochismus

(siehe auch Sadismus auf dem Gegenpol)
Körperebene: Haut (Grenze, Kontakt, Zärtlichkeit), primäre und sekundäre Sexualorgane (Sexualität, Polarität, Fortpflanzung); letztlich ein Bewusstseinsproblem.
Symptomebene: es lustvoll genießen, sich zum Opfer gespielter sexueller Gewalt zu machen, z. B. Männer, die sich von einer Domina dominieren und »misshandeln« lassen.
Bearbeitung: kompatible, also gegenpolige, auf → Sadismus stehende Partner zu Sexspielen finden und die Spiele mit allen Sinnen genießen; solange beide Sinnenlust daran empfinden und ihre Abmachungen haben und einhalten, etwa ein Codewort, das alles sofort beendet, sind alle (Ab-)Wertungen ebenso überflüssig wie kontraproduktiv; wer sich da zum Spielverderber berufen fühlt, sollte sein Problem konfrontieren.
Einlösung: in der Tiefe der Sexualität als deren Inhalt die Liebe entdecken und sich auf sie einlassen.
Urprinzipieller Bezug: Neptun.
Lit.: *SuL.*

Mastdarmentzündung

siehe Proktitis

Mastdarmkrebs

(häufigster Darmkrebs; Darmkrebs zweittödlichster Krebs, siehe auch Krebs, Anus praeter, Verstopfung)
Körperebene: Mastdarm (Unterwelt), Dickdarm (Unbewusstes, Unterwelt).
Symptomebene: häufig auf dem Boden von Verstopfung (Geiz): chronische(r) Reiz(ung) der Grenzen des Schattenreiches (Dickdarmschleimhaut); ungelöste Schattenthemen: schreckliche, unappetitliche, gemeine Konflikte; Entartung im Bereich des Ausscheidens und Loslassens: Zurückhaltung behindert den Wachstumsprozess; der Prozess des »Stirb und werde« wird unterbrochen, wenn man auf dem Toten sitzen bleibt (typisches Problem der archetypisch männlichen Sammel- und Habengesellschaft, dadurch sehr verbreitete Krebsart); unbewusstes und rücksichtslos wucherndes Wachstum in der Unterwelt; von der eigenen Entwicklungslinie im Bereich des Loslassens und Ausscheidens so weit abgekommen sein, dass der Körper dem (vergessenen/verdrängten) Thema zum Ausdruck verhilft; geistig-seelisches Wachstum in diesem Themenbereich war lange so blockiert, dass es sich nun im Körper auf aggressive, ungeordnete Weise Bahn bricht; der Krebs ver-

wirklicht körperlich, was seelisch im entsprechenden Bewusstseinsbereich not-wendig wäre; Behinderung des Abfalls beim Übertritt von einer Welt in die nächste; Grundangst vor Überschwemmung durch die Flut des eigenen inneren Chaos; der eigentlichen Aufgabe entgegenstehende Sparsamkeit bis zum Geiz; Entwicklungsfeindlichkeit: »sein Geschäft nicht erledigen«; vom eigenen Lebenskonzept abgewichen sein: Angst, sich selbst zu leben; »entarteter« (nicht der eigenen Art entsprechender) Bezug zum Schattenreich des Unbewussten; nicht gelebte Offensivkraft schlägt los; Aggression bricht sich in der Unterwelt Bahn; Rückwärtsorientierung; Regression auf der Körperebene.
Bearbeitung: lernen, den inneren Seelenabfall auszumisten (Herakles, der den Augiasstall ausmistet, als mythisches Vorbild); Wesentliches (auf geistig-seelischer Ebene) bewahren lernen; das Loslassen bewusst problematisieren, es als eine Aufgabe auf der Lebensreise erkennen; Geld und Besitz wirklich besitzen lernen, statt von ihnen besessen zu sein; Verhältnis zur materiellen Fülle klären (»Kann ich Geld loslassen und ausgeben für Themen der seelischen Entwicklung und Selbstverwirklichung?«); die Grenzen zum Schattenreich herausfordern; in die Angst vor der eigenen inneren weiblichen Flut hineingehen, bis sie sich löst; bestimmte Geschäfte (die sich nur auf das Materielle beziehen) verweigern; sich im Bereich des Loslassens für eigene ausgefallene Vorstellungen und kühne Fantasien öffnen; die unter → Krebs erwähnten Maßnahmen erwägen: da Krebs den ganzen Organismus betrifft, ihm auch auf der ganzen Linie begegnen; sich die Abweichung von der ursprünglichen Lebensaufgabe eingestehen; Rückbesinnung auf das Eigentliche, Eigene; in die Angst vor dem Ureigenen hineinspüren; ungewöhnliche (nicht vorgegebene) Wege der Schattenkonfrontation suchen; mit Mut und Offensivkraft dem Unbewussten zu Leibe rücken.
Einlösung: mutig und offen(siv) die eigene Schattenwelt auf individuelle (eigene) Art integrieren; großzügig alles seelisch Notwendige aus dem Er- und Überlebten entnehmen und ausreichend Lebenselixiere und Lebensstoffe aus Altem, Verbrauchtem gewinnen; die Notwendigkeit erkennen, vom körperlichen und damit (lebens-)gefährlichen Niveau auf das herausfordernde, aber lebensrettende geistig-seelische Niveau zu wechseln und dort auf expansives Wachstum zu setzen; die grenzüberschreitende Liebe entdecken, sich über Fremdbestimmung und selbst- und fremdgeschaffene Normen hinwegsetzen und nur dem eigenen höchsten Gesetz verpflichtet leben und sich entwickeln.
Urprinzipieller Bezug: Pluto-Mars/ Pluto/Jupiter.
Lit.: *KR 92–94, V 296–303, S 81–113, AfS; CD/Audio »Krebs«.*
Film: *Das Beste kommt zum Schluss, Der Klang von Eiswürfeln, Der Professor, Der Doktor, Familienfest, 50/50 – Freunde fürs (Über)*

Leben, Entscheidung aus Liebe Schicksalsgesetze (alle Bd 2); *One Week, Ma Ma – Der Ursprung der Liebe* (beide Bd 1).

Mastdarmvorfall

siehe Analprolaps

Mastitis

siehe Brust(drüsen)entzündung

Mastodynie

(Schmerzen in der weiblichen Brust)
Körperebene: weibliche Brust (Mütterlichkeit, Ernährung, Geborgenheit, Sinnlichkeit, Lust).
Symptomebene: Hilferufe der Brust ohne erkennbaren körperlichen Grund: Ruf nach Zuwendung und Beachtung; »psychosomatischer« als die → Mastopathie; Abwehr aller Berührung, die Brust will körperlich nicht mehr »benutzt« werden.
Bearbeitung: sich um die Brüste und ihre Themen kümmern (lassen); Aufmerksamkeit auf den Bereich des mütterlichen Nährens und der erotischen Lust richten; sich unliebsame Berührungen und Erschütterungen vom Leib halten; sich vor Übergriffen und Missbrauch schützen.
Einlösung: Aussöhnung mit den eigenen Brüsten und Genießen ihrer Themen wie Nähren und Genährtwerden, Sinnlichkeit und Zärtlichkeit.
Urprinzipieller Bezug: Mond/ Venus-Mars.
Lit.: *F 374 f.; CD/Audio »Wege des Weiblichen«.*

Mastoiditis

siehe Mittelohrentzündung

Mastopathia fibrosa zystica

siehe Brustzyste

Mastopathie

(häufigste Erkrankung der Brust, gutartige Gewebswucherungen mit der Tendenz zur Bildung von → Brustzysten; siehe auch Brustknoten, gutartig)
Körperebene: weibliche Brust (Mütterlichkeit, Ernährung, Geborgenheit, Sinnlichkeit, Lust).
Symptomebene: Wucherungen der Milchgänge mit Knoten- (Zysten-)bildung: Knoten repräsentieren ungelöste Probleme/Konflikte: die Brust voller Konflikte haben; Anschwellen der Brust wie zum Stillen: Probleme mit dem Nähren, Milchgeben, Mam(m)asein; → Krebsangst: jedoch schmerzen die Knoten bei der Mastopathie häufig und sind weniger derb und festgewachsen (Gefahr der Entartung aber nicht auszuschließen): Schmerzen rufen um Hilfe, Aufmerksamkeit und Zuwendung.
Bearbeitung: sich ungelöste Probleme im Brustbereich (Nähren, Reizen) eingestehen und angehen; sich den Konflikt um das Nähren, Stillen, Muttersein eingestehen; sich die bei → Krebs wichtigen Fragen stellen und beantworten: den Anfängen wehren im Sinne echter Vorbeugung, die über die übliche Früherkennung weit hinausgeht; der Brust Zuwendung und Beachtung schenken (lassen).

Einlösung: innere Bereitschaft zum Nähren (auf welcher Ebene auch immer); die eigenen Brüste annehmen und liebgewinnen.
Urprinzipieller Bezug: Mond-Jupiter/Saturn.
Lit.: *F 375–377; CD/Audio »Wege des Weiblichen«.*

Maul- und Klauenseuche

(Stomatitis epidemica; siehe auch Mundfäule)
Körperebene: Mundschleimhaut (Grenze zwischen innen und außen), Hände (Ergreifen, Erfassen, Handlungsfähigkeit, Ausdruck) und Füße (Standhaftigkeit, Verwurzelung).
Symptomebene: →Aphthen-Seuche befällt v. a. das Vieh, kann aber auch auf Menschen übergreifen: an den Lippen, im Innern des Mundes und an Händen und Füßen brechen Bläschen auf, die schmerzhaft sind und von Fieber begleitet wieder abheilen (Name klingt viel schlimmer als das Krankheitsbild ist); Konflikte im Bereich des Einverleibens, des Zupackens und Verwurzelns; der Bezug zur Welt der Gegensätze wird schmerzhaft in den Mittelpunkt des Interesses gerückt.
Bearbeitung: sich fieberhaft um eine Klärung der anliegenden Konflikte kümmern.
Einlösung: mutige und offensive Auseinandersetzung um den Weltbezug.
Urprinzipieller Bezug: Mond-Mars.
Lit.: *SvI.*
Film: *In Sachen Henry, Der letzte Samurai, Fearless, Wut* (alle Bd 1).

Medianuslähmung

(Schwurhand, Affenhand; siehe auch Handprobleme)
Körperebene: Nerven (Nachrichtendienst), Hand (Ergreifen, Erfassen, Handlungsfähigkeit, Ausdruck).
Symptomebene: durch den Ausfall des Medianusnervs kommt es zur Beugungshemmung des Handgelenks und der ersten drei Finger (Schwurhand), durch den allmählichen Verfall des Daumenballens an der Hand zur Affenhand; die Unfähigkeit zur Schließung der Hand verhindert, das Leben in den Griff zu bekommen, sich seinen Teil zu nehmen: eine Karikatur des Offenbarungseides; Thema Ehrlichkeit: die Hand wird immer in der offenen, d. h. harmlosen Haltung wie zur harmlosen Begrüßung gehalten; die Schwurattitüde verstärkt den Eindruck einer unnatürlichen Demonstration.
Bearbeitung: den Zwang zum Loslassen akzeptieren, den harten Griff (im Besitzbereich) lösen.
Einlösung: sich auf eine offene, harmlose Haltung zum Leben einschwören; von Grund auf ehrlich sein.
Urprinzipieller Bezug: Merkur-Neptun.

Medikamentenmissbrauch

siehe Toxikomanie, Abusus, Drogensucht

Melancholie

(siehe auch Depression)
Symptomebene: tiefe Traurigkeit, untröstlicher Seelen- und Welt-

schmerz; der beträchtliche Mangel an Lebensfreude und -energie hat offenbar seinen Reiz; Leiden an der Welt war das Thema ganzer Adelsgeschlechter, zahlloser Künstler und Intellektueller, die sich der Melancholie und dem Weltschmerz wie einer Modeerscheinung hingaben.
Bearbeitung: Traurigkeit, Seelenschmerz und das Leiden an der Welt bis in seine Tiefen durchleben und loslassen lernen; im Sinne des Gautama Buddha erkennen, dass alles Geschaffene Leid ist und dass alles Leid vom Anhaften kommt.
Einlösung: der buddhistischen Erkenntnis folgend alles Anhaften aufgeben und Befreiung erlangen.
Urprinzipieller Bezug: Saturn-Pluto.
Film: *Melancholia* (Bd 2).

Melanom

(»schwarzer Hautkrebs«; siehe auch Hautkrebs, Krebs)
Körperebene: Haut (Grenze, Kontakt, Zärtlichkeit).
Symptomebene: Verunstaltung der Berührungsfläche mit der Welt, ekelerregendes schwarzes Wachstum auf der eigenen Oberfläche: dunkle, ungelebte Schattenthemen drängen ans Licht der Bewusstheit und bedrohen das bisherige Leben; wucherndes Wachstum – strukturlos und ungeordnet – im Bereich der eigenen Grenzen und Normen und des direkten Kontaktes; abstoßende (unbewusste) Themen zerstören die Integrität von innen heraus und reißen die Grenze in erschreckend rücksichtsloser Weise auf; Verunstaltung des eigenen Erscheinungsbildes: Zwang zur Ehrlichkeit; Auslösung durch Konflikte der Beschmutzung und Verunstaltung (der schwarze Krebs) oder der Verletzung der Integrität; von der ureigenen Entwicklungsspur bzgl. des Grenz- und Kontaktbereichs so weit abgekommen sein, dass der Körper das Thema in eigener Regie übernehmen muss, um ihm überhaupt zum Ausdruck zu verhelfen; das geistig-seelische Wachstum in diesem Feld ist so blockiert, dass es sich nun im Körper Bahn bricht und auf aggressive, rücksichtslose Weise losschlägt; der Krebs verwirklicht körperlich im Grenz- und Kontaktbereich, was seelisch im entsprechenden Bewusstseinsbereich notwendig wäre; dunkelster Schatten bricht aus der Tiefe hervor und bedroht die bisherige Existenz.
Bearbeitung: sich abgrenzen lernen und sich aufgrund dieser Fähigkeit auch trauen, sich zu öffnen: die eigenen Grenzen zur Welt bewusst mutig und engagiert öffnen; sich im Grenz- und Kontaktbereich für die eigenen wilden Vorstellungen und kühnen Fantasien öffnen, sie mutig wachsen und wuchern lassen; sich an frühe Träume vom Leben und grenzenlose Visionen zurückerinnern und sie wild entschlossen wiederbeleben; sich den schwärzesten Schattenthemen öffnen; all die unter → Krebs erwähnten Maßnahmen erwägen: da Krebs den ganzen Organismus betrifft, ihm auch auf der ganzen Linie begegnen. Alter-

nativbehandlung aus indianisch-nordamerikanischer Tradition: Schwarze Salbe (mit kanadischer Blutwurz).
Einlösung: die alle Grenzen überwindende Liebe für sich und die Welt entdecken, sich über die selbst- und fremdgeschaffenen Normen hinwegsetzen und nur dem eigenen Gesetz verpflichtet offen und kontaktfreudig leben; die Notwendigkeit erkennen, vom körperlichen und damit (lebens-)gefährlichen Niveau auf das herausfordernde, aber lebensrettende seelische Niveau zu wechseln und dort auf expansives Wachstum zu setzen.
Urprinzipieller Bezug: Saturn/ Venus (Haut)-Pluto/Jupiter (Krebs).
Lit.: *KR 107–113, S 81–113; CD/ Audio »Krebs«.*
Film: *Das Beste kommt zum Schluss, Der Klang von Eiswürfeln, Der Doktor, 50/50 – Freunde fürs (Über)Leben, Schicksalsgesetze* (alle Bd 2); *One Week* (Bd 1).

Melasma

siehe Pigmentflecken

Menière-Krankheit

(siehe auch Gleichgewichtsstörungen, Schwerhörigkeit, Taubheit)
Körperebene: Ohren (Hören, Horchen, Gehorchen).
Symptomebene: Stau von Flüssigkeit und damit Druckerhöhung im Labyrinth des Innenohrs (Endolymphe); Drehschwindel wie Karussellfahren, sich im Kreise drehen; auf schwankenden Boden geraten sein: Verunsicherung bzgl. der Lebensbasis; sich seines Lebens nicht mehr sicher sein, sich bzgl. der eigenen Lebensbasis etwas vorschwindeln; der Boden scheint wie unter den Füßen weggezogen; gleichsam im eigenen Labyrinth verirrt sein; die Standfestigkeit ist infrage gestellt; sich in schwindelnde Höhen versteigen, Flucht vor der Realität und der profanen Welt; begleitet von Ohrgeräuschen und abnehmender Hörfähigkeit: nichts mehr hören wollen und zu wenig auf die innere Stimme achten; ähnliche Symptome können bei einer Infektion des Innenohrs (→ Labyrinthitis) auftreten, wobei die Entzündung auf den Konflikt um das Thema Gleichgewicht hinweist.
Bearbeitung: sich den Wechselspielen des Lebens anvertrauen; die eigenen Standpunkte freiwillig infrage stellen; sog. Sicherheiten im Leben als Schein durchschauen; (materiellen) Halt freiwillig aufgeben; mit beiden Beinen im Leben stehend dessen unaufhörliche Bewegungen spüren; sich dem (Tages- und Jahres-)Kreis des Lebens hingeben, den Kreisprozess des Lebensmandalas erkennen und annehmen.
Einlösung: sich und seinem Leben gegenüber ehrlich werden; den eigenen Lebenstraum mit der Wirklichkeit zusammenbringen; den Tanz des Lebens mittanzen: »Alles fließt« (*»Panta rhei«*) zur Devise erheben.
Urprinzipieller Bezug: Venus/ Saturn (Ohren)-Neptun (Schwindel).
Lit.: *S 165–167.*

Meningitis

siehe Gehirnhautentzündung

Meningoenzephalitis

siehe Gehirnhautentzündung, Gehirnentzündung

Meniskusverletzung

(siehe auch Sportunfall, Unfall)
Körperebene: Gelenke (Beweglichkeit, Artikulation), Knie (Demut).
Symptomebene: die mondförmige, knorpelige Beilagscheibe im Knie zerquetschen: der Puffer zwischen Oberschenkel (Familientradition) und Unterschenkel (der eigene Weg) wird durch Überforderung aufgerieben, zerrissen oder »plattgemacht«; der Stoßdämpfer (vgl. Bandscheiben der Wirbelsäule) ist aufgebraucht; Hybris: eine Bewegung erzwingen, die das Knie überfordert, für die es nicht geschaffen ist; im Bewusstsein eine Situation nicht *überreißen*, Zerreißprobe für die Puffer im Knie; oft Sportverletzung, bei der man geistig etwas nicht überrissen hat und den Körper zu einer ungeeigneten Bewegung zwingt; Kompensation innerer Unbeweglichkeit durch überzogene äußere Bewegungen; *Meniskuseinriss*: das Kniegelenk wird falsch belastet und in seiner Eigenschaft als Scharniergelenk überfordert; *Meniskusquetschung*: das Kniegelenk wird überlastet und die puffernde Beilagscheibe gepresst und schließlich plattgedrückt.
Bearbeitung: auf der Ebene der verbalen Artikulation mehr wagen und offensivere gedankliche Bewegungen ausführen; neue, unkonventionelle Wege auf der Bewusstseinsebene einschlagen; die eigenen körperlichen Grenzen erkennen und akzeptieren; mutigere Bewusstseinssprünge machen statt (Leistungs-) Sport; die Verbindung zwischen Tradition und eigenen Lebensansprüchen herausfordern und auf die Probe stellen, ohne sich zu sehr zu verrenken; sich mutig und offensiv auf anstehende Zerreißproben zwischen Vergangenheit und Gegenwart einlassen mit dem Risiko, dass sich der Druck enorm erhöht; sich bewusst im Bereich der Demut unter Druck setzen, das Knie verschonen; die Themen des Kniegelenks lernen: Demut, Unterwerfung; sich grademachen und aufrichtig eingestehen, welche Leistungen wirklich gefordert sind.
Einlösung: mutig und offensiv geistiges Neuland betreten; die Verbindung zwischen Alt und Jung in der eigenen Familie auf ihre Belastbarkeit prüfen und das Thema Demut erlösen, ohne den eigenen Individuationsweg aus den Augen zu verlieren.
Urprinzipieller Bezug: Merkur/Saturn (Meniskus, Kniegelenk)-Mars (Verletzung).
Lit.: *S 372–374, Wwg.*
Film: *In Sachen Henry, Cartagena* (beide Bd 1); *Das Meer in mir* (Bd 2).

Menstruation, ausbleibende

(Amenorrhoe)
Körperebene: Eierstöcke (Fruchtbarkeit), Gebärmutter (Fruchtbar-

keit, Geborgenheit).
Symptomebene: Verweigerung des Frauseins durch nicht einsetzende (primäre Amenorrhoe) z. B. bei → Magersucht oder wieder verschwindende Menstruation (sekundäre Amenorrhoe) als Folge von Antibabypille, Stress, Trauer, Fehlernährung, Reizüberflutung, Ablehnung der Mutter- und Frauenrolle, der Weiblichkeit; Regression in vorgeschlechtliche Zeit, in der alles weniger polar und damit weniger (ge)*schlecht*(lich) war; nicht im Rhythmus mit der eigenen (geschlechtlichen) Bestimmung leben; seine Lebenssäfte für sich behalten (z. B. bei Ernährungsnotstand in langen Hungerzeiten); auf sich selbst bezogen sein, die Offenheit für fremde (befruchtende) Impulse aufgeben; Mangel an Opferbereitschaft und Hingabe; die monatliche Reinigung und Regeneration versäumen.
Bearbeitung: bewusste Regression zu Phasen, die dem Frausein vorhergehen (Kindheit, Jugend); Übungen und Rituale, um die Aufgaben der früheren Phasen zu erlösen: Urvertrauen in der Intrauterinzeit, Kindlichkeit in der Kindheit, Lernen in der Grundschule, pubertäre Spiele spielen, Ekstaseübungen (Sexualität, Musik, Sport, Tanzen).
Einlösung: das Kindsein erlösen, um sich davon lösen zu können; Vorbereitung auf erste Blutung und Frausein, entsprechende (kollektive) Rituale der Transformation.
Urprinzipieller Bezug: Mond-Saturn.
Lit.: *F 125–142.*

Menstruation, schmerzhafte

(Dysmenorrhoe)
Körperebene: Gebärmutter (Fruchtbarkeit, Geborgenheit).
Symptomebene: schmerzhaftes Erleben des Frauseins; mit der eigenen Weiblichkeit nicht ausgesöhnt sein; häufig Übergang der Problematik von der Mutter auf die Tochter: das Thema wird vorgelebt (seelische Vererbung); sexuelle Probleme: mangelnde Hingabefähigkeit; schmerzhaftes Registrieren der Periode bei unerfülltem Kinderwunsch; Fluchtmöglichkeit; Machtinstrument; Erleben der eigenen Zerrissenheit zwischen äußeren Anforderungen und inneren Bedürfnissen.
Bearbeitung: die eigene Weiblichkeit akzeptieren; die Chancen des Frauseins annehmen; bewusstes (Blut-)Opfer bringen für die eigene weibliche Aufgabe; Menstruation als Schon- und Erholungszeit und als Reinigungsritual verstehen lernen; seinem Körper Zuwendung schenken.
Einlösung: Aussöhnung mit der eigenen Geschlechtsrolle und den dazugehörigen Lebensrhythmen; seine Lebensaufgabe annehmen; Loslassen und Hingabe an die eigene weibliche Kraft.
Urprinzipieller Bezug: Mond-Mars.
Lit.: *F 157–165, K 257–261, L176f.*

Menstruation, unregelmäßige

Körperebene: Geschlechtsorgane (Sexualität, Polarität, Fortpflanzung).

Symptomebene: hat noch nicht zu einem stabilen Lebensrhythmus als Frau gefunden, das Mädchen bleibt auf der Suche (späte Pubertät), oder die reife Frau kann sich noch nicht ganz lösen (frühe Menopause); unregelmäßiger Zyklus aufgrund von Angst vor Fruchtbarkeit und Sexualität.
Bearbeitung: anerkennen der Polarität, sich bewusst mit dem eigenen Rhythmus auseinandersetzen und mit dem großen Rhythmus des »Stirb und werde«, mit Leben und Tod; lebensnotwendige *Regeln* akzeptieren lernen.
Einlösung: den eigenen Rhythmus als Frau finden.
Urprinzipieller Bezug: Mond-Uranus.
Lit.: *F 122–124, K 257–261.*

Menstruation, zu schwache

(Hypomenorrhoe)
Körperebene: Geschlechtsorgane (Sexualität, Polarität, Fortpflanzung).
Symptomebene: der weibliche Fruchtbarkeitspol fordert wenig Energie; Krankheitswert erst bei unerfülltem Kinderwunsch, Zeichen von Unfruchtbarkeit, dem befruchteten Ei wird kein adäquates Nest zur Verfügung gestellt.
Bearbeitung: sich darüber klar werden, welche Form der Fruchtbarkeit im Vordergrund stehen soll; den Kinderwunsch hinterfragen; eine Partner- und Berufssituation schaffen, in der die Hormone ins Fließen kommen und körperliche Fruchtbarkeit Sinn macht.
Einlösung: dem reifen weiblichen Lebensrhythmus folgen; sich Zeit für den archetypischen Mondaspekt im Leben nehmen.
Urprinzipieller Bezug: Mond-Saturn.
Lit.: *F 180–182.*

Menstruation, zu starke

(Hypermenorrhoe)
Körperebene: Geschlechtsorgane (Sexualität, Polarität, Fortpflanzung).
Symptomebene: starke Monatsblutung aufgrund einer → Hormonstörung oder bei einem → Myom von bis zu sieben Tagen mit der Folge von → Blutarmut; Auf- und Abbau einer unzureichenden Gebärmutterschleimhaut kostet sehr viel Lebenskraft (Blut): Verausgabung bei gleichzeitigem Sparen an weiblicher Energie und dem »Liebeshormon« Östrogen; ausbluten, nicht im weiblichen Rhythmus sein; hart mit sich selbst umgehen, die hilfsbedürftige Helferin.
Bearbeitung: sich für die ureigenen weiblichen Interessen einsetzen; Herzblut in den eigenen weiblichen Auftrag fließen lassen; aufräumen und Ordnung machen, um Überlebtes und Altes abzustoßen.
Einlösung: Kraft und Energie ausgiebig fließen lassen; Hingabe der eigenen Lebensenergie und Sich-anvertrauen; im Strom des Lebens mitschwimmen.
Urprinzipieller Bezug: Mond-Pluto/Jupiter.
Lit.: *F 176–180.*

MERS

(Middle East Respiratory Syndrome [MERS-CoV]; siehe auch Lungenentzündung)

Körperebene: Atemwege (Austausch), Lunge (Kontakt, Kommunikation), Nieren (Gleichgewicht, Partnerschaft).

Symptomebene: schwere Infektion der Atemwege durch Erreger aus der Coronaviren-Familie bis hin zu → Lungenentzündung und Nierenversagen (→ Niereninsuffizienz), bisher nur auf der Arabischen Halbinsel vorkommend (v. a. in Saudi-Arabien); oft tödlich, aber kaum von Mensch zu Mensch übertragbar, sondern von Tieren (in diesem Fall Kamele, Dromedare) zu Menschen (→ Zoonosen); Lungenentzündung weist auf einen Kommunikationskonflikt hin, Nierenversagen auf einen Verlust der Balance zwischen den Polen Yin und Yang.

Bearbeitung: mutiges offensives Kommunizieren und Vermitteln zwischen den Polen.

Einlösung: von der Kommunikation zur Kommunion, von der partnerschaftlichen Auseinandersetzung und Streitkultur zur Harmonie.

Urprinzipieller Bezug: Merkur (Lunge)-Venus (Niere)/Mars (Konflikt)-Venus (Balance).

Lit.: *AfS*.

Messie-Syndrom

(Sammelsucht; siehe auch Suchtkrankheiten)

Symptomebene: Wohnung als Hort von gesammelten Dingen bis hin zu Müll (engl. *mess* = Durcheinander, Schmutz); Einengung des eigenen Lebensraumes; Vermüllung der äußeren Welt als Ausdruck der inneren Situation; Gefahr, an Unverarbeitetem zu ersticken; nicht fertig werden mit der äußeren Welt und ihren Angeboten und Aufgaben.

Bearbeitung: viele innere Erfahrungen machen und bewahren, sich Wichtiges erhalten; lernen, sich bewusst zu nehmen, was man braucht; lernen, zwischen Wichtigem und Unwichtigem zu unterscheiden; aus seinen Möglichkeiten etwas machen, an einer Welt von Überfluss mitarbeiten, Reserven schaffen (seelisch, geistig; materiell eher im Hinblick auf das Bankkonto), sich eine eigene Welt aus Vertrautem und Geborgenheit bauen.

Einlösung: Wesentliches behalten, aus der (inneren) Fülle leben, Überfluss genießen lernen.

Urprinzipieller Bezug: Venus-Pluto.

Film: (allgemein zu Sucht) *Ray, Walk the Line* (beide Bd 1); *28 Tage, Bob, der Streuner; Danny Collins, Der große Trip, Unterwegs mit Jungs, A Star Is Born* (alle Bd 2).

Metabolisches Syndrom

(Wohlstandskrankheit, Kombination von gesundheitlichen Risikofaktoren; siehe auch Arteriosklerose, Bluthochdruck, Diabetes mellitus, Herzinfarkt, Schlaganfall, Übergewicht)

Körperebene: Stoffwechsel (Fließgleichgewicht), der ganze Körper kann betroffen sein.

Symptomebene: ergibt sich aus

dem sog. tödlichen Quartett, das eigentlich ein Quintett ist: **1.** → Übergewicht, das zur **2.** Insulinresistenz beiträgt, d. h., die Zellen sprechen immer schlechter auf Insulin an, was den Insulinspiegel hochtreibt und **3.** die Bauchspeicheldrüse erschöpft, was zu → Diabetes mellitus Typ II führt; **4.** der Blutdruck steigt (→ Bluthochdruck) mit dem Übergewicht und fördert zusammen mit der daraus resultierenden **5.** Hyperlipidämie (zu hohe Blutfettwerte) Gefäßprobleme im Sinne von → Arteriosklerose im ganzen Organismus; am gefährlichsten im Hinblick auf → Herzinfarkt und → Schlaganfall: das Metabolische Syndrom verdoppelt die Wahrscheinlichkeit einer koronaren Herzerkrankung. Im Einzelnen: **1.** Übergewicht deutet in seiner Überfülle auf einen Mangel an Erfüllung hin, das Leben wird äußerlich statt innerlich rund; **2.** Insulinresistenz zeigt den Mangel an Offenheit und Empfänglichkeit für die Süße des Lebens, was **3.** im Diabetes Typ II seine Krönung in der Aufgabe findet, die Liebe durch sich hindurchzulassen, ohne sie festzuhalten oder sich an Liebespartner zu klammern; **4.** steigender Blutdruck dokumentiert den Druck, unter den man geraten ist, und die Notwendigkeit, sich (s)einem Kampf zu stellen; **5.** am »guten Leben« erkranken: die zu hohen Fettwerte zeigen, dass das Leben auf der falschen Ebene fett und geil geworden ist; oft kommen noch Tabak- und Alkoholkonsum als Problemfelder hinzu.

Bearbeitung: aus diesem Teufelskreis aussteigen, am besten mit einer Fastenwoche und anschließender Umstellung auf pflanzlich-vollwertige Ernährung (*PF*): mit diesem Basisprogram gelingt es ungleich leichter und erfolgversprechender, wieder Lust am Leben zu finden, an seiner Süße, seinen Aufgaben und seinem Überfluss.

Einlösung: innerlich rund werden, die Süße des Lebens in vollen Zügen genießen, sich Erfüllung verschaffen und Offenheit und Weite entwickeln, sich den Überfluss des Lebens schenken und gönnen, es sich wirklich gut gehen lassen.

Urprinzipieller Bezug: Jupiter-Mars-Venus.

Lit.: *MI, Fas, Dt, PF, Gug, »Peace Food – Das vegane Kochbuch«, »Vegan für Einsteiger«; CD/Audio »Mein Idealgewicht«, »Entgiften, Entschlacken, Loslassen«.*

Meteorismus
siehe Blähungen

Metrorrhagie
siehe Zwischenblutung

Midlife-Crisis
siehe Klimakterische Beschwerden, Klimakterium virile, Leeres-Nest-Syndrom

Migräne
(Hemikranie [Halbköpfigkeit]; siehe auch Kopfschmerzen)

Körperebene: Kopf (Hauptstadt des Körpers).

Symptomebene: Halbseitenkopfschmerz: die eine Seite der Wirklichkeit tut weh und schreit um Hilfe; Einseitigkeit des Denkens und Fühlens; durch Fixierung auf einseitige Positionen in einen Teufelskreis geraten: Ver*zwei*flung zeigt den Zwiespalt in Kopf und Bewusstsein; hoher Anspruch an sich selbst, Versagensangst; (aus psychoanalytischer Sicht) Reaktion (der Frau) auf narzisstische Kränkung, d. h. Kränkung des weiblichen Selbstwertgefühls; Rücksicht erzwingen; etwas erreichen, das man sonst nicht bekäme; Auslösung schon durch geringe Veränderungen: kalte Hände (als Zeichen der kommunikativen Verschlossenheit) führen beim Erwärmen häufig zum Migräneanfall; arbeitsfreie Tage mit nachlassender Anspannung können die sog. Wochenendmigräne bewirken; auch hormonelle Veränderungen im Zyklus als Auslöser; oft tritt zu Beginn Schwindel auf: Hinweis, dass man sich etwas vormacht, nicht ehrlich mit sich ist; Migräne oft auch Quittung für zu langes Zumachen: Entladung gestauter Spannung; Konflikt zwischen Trieb und Denken: Denken soll Handeln ersetzen; erotische Impulse schon im Kopf blockieren; oft unbewusster Versuch, Sexualität im Kopf auszuleben, Migräneanfall gleicht im Ablauf einem Orgasmus: Kopf wird zum Unterleib, Orgasmus im Kopf; die Lichterscheinungen im Vorfeld können nach Oliver Sacks nur als höheres, spirituelles Licht erkannt werden, wenn das niedere Licht der Sexualität erlöst ist (siehe die Migräne-Visionen der Hildegard von Bingen); häufig begleitende Sehstörungen im Sinne von Flimmerskotomen und Verdauungsstörungen können bedeuten, dass klares Sehen und Verdauen der gegenwärtigen Lebenssituation nicht möglich sind, weil man gerade »den Kopf verliert« oder jedenfalls seine eine Hälfte.

Bearbeitung: sich im Kopf mit dem Sexuellen aussöhnen und es dann an seinen Hauptschauplatz im Unterleib zurückgeben; die eigenen Tiefen kennen- und lieben lernen; die geschlechtliche Unterwelt erobern; Trieb- und Denkfunktion zusammenbringen: Denken und Handeln verbinden; das zu Kopf Gestiegene an seinen Platz zurückleiten; ehrlich nein sagen lernen und darauf verzichten, Migräne als Ausrede zu benutzen; sich gegenüber nahestehenden Menschen abgrenzen lernen, eigene Bedürfnisse erkennen und gegenüber sich selbst und anderen einklagen, bevor die Migräne diese Aufgabe übernimmt; ein stimmiges Gleichgewicht zwischen dienender Hingabe und Egobedürfnissen herstellen; (für Eltern und Kinder) bei Auftreten in Kindheit, Jugendzeit: ekstatische, genussvolle Aspekte ins Leben integrieren, statt Leistungsthema in den Vordergrund zu stellen (*KSdK 176–178).*

Einlösung: die rechte (Fühlen) und die linke (Denken) Gehirnhälfte zusammenbringen; auf Ganzheit setzen (zwei Hälften bilden eine Kugel, eine runde Sache) statt auf Halbseitigkeit (Gefühl, nur ein halber

Mensch zu sein): die beiden Seiten des eigenen Menschseins annehmen (Licht und Schatten); im Dunkeln das Licht finden (Hildegard von Bingen); gedankliche und visionäre Höhenflüge zulassen; Aussöhnung mit der Polarität und ihrem Ausdruck in der Geschlechtlichkeit.
Urprinzipieller Bezug: Mars-Venus-Uranus.
Lit.: *K 219–225.*

Milchschorf

(siehe auch Hautausschlag)
Körperebene: Haut (Grenze, Kontakt, Zärtlichkeit).
Symptomebene: Baby hat Grenzprobleme: fühlt sich zu wenig berührt, wehrt über den abstoßenden Ausschlag Berührung aber eher noch ab; emotional vernachlässigt sein; Versuch, Isolation zu durchbrechen; Baby hat Schwierigkeiten mit dem Übergang vom Wasserwesen der Fruchtblase (schuppig wie ein Fisch) in diese (Luft-)Welt: will sich häuten und aus der Haut fahren; häufig Frühstadium der → Neurodermitis: Baby will Barriere zwischen sich und der Mutter aufkratzen und Grenzenlosigkeit des Anfangs wieder spüren.
Bearbeitung (für mitbetroffene Eltern, deren Probleme die Kinder oft widerspiegeln): der Mutter (eventuelle) innere Abneigung bewusst machen; dem Kind viel Körperkontakt (stillen) zukommen lassen, aber auch darauf achten, wo es zu sehr (emotional und/oder körperlich) vereinnahmt wird; möglichst viel Kontakt an den Kontaktflächen der Haut und darüber hinaus Kontakt mit anderer Haut, mit Luft, Wind, Sonne, Wasser und Erde, Sand; (Urintherapie).
Einlösung: dem Kind und sich Kontakt und Berührung bieten.
Urprinzipieller Bezug: Saturn-Venus.
Lit.: *KSdK 341–346.*

Milchstau

(Galaktostase)
Körperebene: weibliche Brust (Mütterlichkeit, Ernährung, Geborgenheit, Sinnlichkeit, Lust).
Symptomebene: Stopp des Milchflusses aufgrund unzureichender Entleerung oder Abflusshindernis: die Brust schwillt gefährlich an, das Kind bekommt keine Nahrung mehr; unbewusste Hemmung, den Nahrungsstrom fließen zu lassen; nicht von Herzen geben können; zu viel (geben) wollen und in der Verkrampfung nicht können oder unbewusst gar nicht geben wollen (z. B. weil *sie* selbst zu wenig – im übertragenen Sinn – hat).
Bearbeitung: in sich gehen, um die eigene Motivation zum Stillen und Nähren zu überdenken; erspüren, ob *frau* selbst überhaupt genug hat, um frei heraus geben zu können; heißes Duschen kann die Milch wieder fließen lassen.
Einlösung: ggf. auch zum Nichtstillen bewusst stehen oder sich selbst so weit versorgen, dass das Geben wieder möglich wird und von Herzen kommt.
Urprinzipieller Bezug: Mond-Saturn.

Milchunverträglichkeit

(zu unterscheiden ist die Unverträglichkeit von **1.** Milchzucker [Laktose-Intoleranz], **2.** Milcheiweiß [ist grundsätzlich unverträglich und immer gefährlich und schädlich weil kanzerogen und übersäuernd], **3.** Muttermilch; siehe auch Verdauungsbeschwerden, Allergie, Nahrungsmittelunverträglichkeit, Leaky-Gut-Syndrom)
Körperebene: Dünndarm (Analyse, Assimilation).
Symptomebene: Kuhmilch kein geeignetes Getränk für Menschen; hat von der Zusammensetzung nur wenig mit menschlicher Muttermilch zu tun; Kinder müssten so lange gestillt werden, bis sie auf andere Nahrungsmittel ausweichen können und den Muttermilchersatz nicht mehr brauchen (Inhaltsstoffe: Kohlenhydrate: Mensch 7 %, Kuh 4,8 %; Eiweiß: Mensch 1,5 %, Kuh 3,5 %; v. a. enthält die Kuhmilch viel mehr IGF-1, jenen Wachstumsfaktor, der sie für Erwachsene zum Kanzerogen macht). Erst Kuhmilch ermöglicht Diabetes mellitus Typ I, fördert später die Osteoporose, aber auch Krebs in doppelter Hinsicht (als Tierprotein und durch Wachstumsfaktor IGF-1) sowie Gefäßprobleme durch Casein und enthält unverhältnismäßig viel Gifte; ist als Nahrung und Getränk wegen Gefährlichkeit, Schädlichkeit und Giftigkeit abzulehnen (*PF*); **1.** Die Hälfte der Erwachsenenbevölkerung (2,2 Mrd. Menschen) und 900 Mio. Kinder und Jugendliche können keine Laktase zur Verstoffwechselung des Milchzuckers (Laktose) produzieren, da erst seit 12 000 Jahren Milchwirtschaft betrieben wird (im Rahmen der Evolution braucht der Organismus viel Zeit, um sich neuen Gegebenheiten anzupassen); **2.** sinnvolle Verweigerung lebensgefährlicher Stoffe speziell Casein und Molkeneiweiß (Albumine und Globuline) in der Milch; **3.** Ablehnung der Mutter/des mütterlichen Prinzips und ihrer Gaben.
Bearbeitung/Einlösung 1. sich die Situation klarmachen und Milch meiden; **2.** ggf. → Allergie behandeln, Fremdmilch in jedem Fall meiden; **3.** (für betroffene Mütter, deren Probleme die Kinder oft widerspiegeln) Aussöhnung mit der eigenen Mutter(rolle); sich anderer Ebenen bewusst werden, wo die eigenen Gaben abgelehnt werden; das Thema Ablehnung bearbeiten.
Urprinzipieller Bezug: Mond-Saturn.
Lit.: *PF, RE 217f., KSdK (Erbrechen von Muttermilch).*

Milzbrand

(Anthrax)
Körperebene: Haut ([häufigste Form des Milzbrands] Grenze, Kontakt, Zärtlichkeit), Lunge (Kontakt, Kommunikation, Freiheit), Darm (Verarbeitung materieller Eindrücke).
Symptomebene: Krankheitsbild von Huftieren, das auch auf Menschen übergreifen kann (→ Zoonose); aus einer Pustel an der Eintrittsstelle der Erreger entwickelt

sich ein eiternder Karbunkel; breitet sich das Krankheitsbild darüber hinaus aus, ist es fast immer tödlich; Fieber, Lymphknotenschwellungen: Generalmobilmachung und lokale Abwehrkämpfe; blutauflösende Entzündungsprozesse: lebenskraftzersetzende Kämpfe; aggressiver Kampf auf Leben und Tod, der sich an der Außengrenze entzündet.
Bearbeitung: sich mit ganzer Kraft dem Kampf ums eigene Leben stellen; die eigene (Haut-)Grenze mit allen Mitteln bis aufs Blut verteidigen; sich ggf. auf den Übergang über die Schwelle ins Jenseits vorbereiten.
Einlösung: sich mutig und offen(siv) seiner Haut wehren; Aussöhnung mit der eigenen Sterblichkeit.
Urprinzipieller Bezug: Mars-Saturn/Venus (Haut), Mars-Merkur (Lunge, Darm).
Film: *In Sachen Henry, Der letzte Samurai, Fearless, Wut* (alle Bd 1).

Milztumor

Körperebene: Milz (Filter der Lebenskraft).
Symptomebene: Schwellung der Milz im Rahmen vieler Infektionskrankheiten, aber auch bei Blutkrankheiten, Leberstau oder Herzfehlern (Stauungsmilz): der Bereich der Blutreinigung schwillt an, die Filteraktivitäten der Lebensenergie müssen verstärkt werden.
Bearbeitung: bewusst den Fluss der Lebensenergie besser reinigen, filtern und überwachen; Expansion in diesem Bereich.
Einlösung: Wachstum im Feld der dunklen Göttinnen Hekate und Kali: die Aufgabe, Leben zu schenken und wieder zu nehmen, in den Vordergrund rücken und an diesem Thema wachsen.
Urprinzipieller Bezug: Saturn-Mars-Jupiter.

Minderwertigkeitsgefühle

(siehe auch Schamgefühle, Versagen)
Symptomebene: sich unter andere stellen bzw. diese über sich; sich selbst herabsetzen: »sein Licht unter den Scheffel stellen«; sich kleiner machen, weil man meist schon in der Kindheit *kleingemacht* wurde und nicht (auf-)wachsen durfte, und/oder selbst versuchen, auch andere kleinzu*krieg*en.
Bearbeitung: zu sich stehen lernen im jeweiligen Sosein; Bescheidenheit als Qualität und Zier entdecken.
Einlösung: in allen Wesen Gottes Geschöpfe erkennen und verstehen, dass ihre Herabsetzung einer Gotteslästerung gleichkommt; mit Albert Schweitzer erleben: »Ich bin Leben, das leben will, inmitten von Leben, das leben will.«
Urprinzipieller Bezug: Saturn.

Mineralienverlust

siehe Demineralisation

Missbildungen/Behinderungen

(siehe auch Aplasie, Down-Syndrom, Gesichtsspalten)
Körperebene: fast alle Organe und Körperbereiche können betroffen sein.

Symptomebene: ererbte (oder seltener erworbene) *Fehl*bildungen bzw. Fehlen von Organen oder Organteilen: (naheliegenderweise aus früheren Zeiten bzw. Leben) mitgebrachte (oder zugezogene) Herausforderungen des Schicksals; darin Aufgaben erkennen, die ein Mensch mitbringt, um mit Fehlern umzugehen bzw. ohne das Fehlende auskommen zu lernen oder es nachträglich zu integrieren.
Bearbeitung: die Herausforderungen annehmen und sich ihnen stellen; Fehler als Fehlendes erkennen und als Chance, sich Fehlendes auf andere Weise und auf anderen Ebenen zu erschließen; Mut zum Anderssein (zur Lücke) entwickeln; Perfektionismus opfern; sich bescheiden: bescheiden und demütig vor der Macht des Schicksals werden.
Einlösung: Schicksal als geschicktes Heil (an-)erkennen, das uns in der Entwicklung weiterbringen kann und will; Aufgabe: bedingungslose Liebe lernen für Betroffene wie Angehörige, Erkenntnis, dass das Wesentliche innen statt außen zu finden ist; die Oberfläche als oberflächlich durchblicken und ins wahre Wesen sehen lernen; die außergewöhnliche Seele hinter der missgebildeten Fassade entdecken; den Körper als Haus der Seele erkennen, die Verpackung vom Inhalt unterscheiden lernen; das Leben der Amerikanerin Helen Keller als Mut machendes Beispiel sehen.
Urprinzipieller Bezug: Saturn/Pluto.
Film: *Am achten Tag* (1996); *Zurück zu Dir* (Bd 2).

Missbrauch

siehe Abusus

Mitralinsuffizienz

(siehe auch Herzklappeninsuffizienz, Herzfehler)
Körperebene: Herz (Sitz der Seele, Liebe, Gefühl, energetische Mitte), Herzklappen (Ventile des Lebens- und Energiestromes).
Symptomebene: Verengung und Undichte zugleich; Sisyphusarbeit im Motor des Lebensstromes: Vorwärtsfließen des Lebensstromes wird mit erheblichen Rückschritten erkauft; Regressionsneigung; Rückzugsproblematik; fehlender Rückhalt im Leben; *die Klappe nicht halten*, schwer nein sagen können.
Bearbeitung: absichtliches Vor- und Zurückgehen im Leben: auf jeden Fortschritt mit entsprechender Rücksicht reagieren; bewusstes Zurücknehmen der Lebensenergie; lernen, sich auf sich selbst zurückzuziehen; bewusste Regression; Offenheit für eigene Regressionsschritte entwickeln.
Einlösung: die Sisyphussituation als Lebensaufgabe bewusst annehmen; sich damit aussöhnen, dass Leben immer wieder zurückgenommen wird.
Urprinzipieller Bezug: Sonne-Saturn.
Lit.: *H 164–169.*

Mitralstenose

Körperebene: Herz (Sitz der Seele, Liebe, Gefühl, energetische Mitte).
Symptomebene: Widerstand im Herzen; zentrales Hindernis im Zentrum des eigenen Lebens, das einen großen Teil der Vitalität verschlingt; großes uneingestandenes Angsterlebnis; ohne Reserven sein; blass gewordenes Leben; der Umwelt sein Herzblut entgegenschleudern; nicht genug geistig-seelische Energie (Nahrung) bekommen.
Bearbeitung: lernen, Beschränkungen anzunehmen; Verzicht als Notwendigkeit akzeptieren; enge Grenzen anerkennen; seelische Ohnmacht annehmen; den Schwindel von Machtdemonstrationen durchschauen.
Einlösung: Demut gegenüber Hindernissen, gegen die nichts zu machen ist; auf dem Gegenpol: Weite und den freien Fluss der Energien ins Leben integrieren.
Urprinzipieller Bezug: Sonne-Saturn.
Lit.: *H 155–158.*

Mittelohrentzündung

(Otitis media; siehe auch Labyrinthitis)
Körperebene: Ohren (Hören, Horchen, Gehorchen).
Symptomebene: aggressiver Konflikt auf der Mittelohrschleimhaut; plötzlich beginnender Ohrenschmerz: Hilfeschreie des Gehörorgans, *linkes Ohr*: mehr emotionale Überforderung, *rechtes Ohr*: mehr rationale, mentale Überforderung; beide Ohren können betroffen sein; Schüttelfrost, Fieber: Generalmobilmachung der Abwehr; Schwerhörigkeit: nicht hören/gehorchen wollen (Hauptzeit der Mittelohrentzündungen ist jene Phase der Kindheit, in der es genau um dieses Thema geht); Trommelfelldurchbruch mit Eiterabfluss: Entladung des Überdrucks aus der Paukenhöhle; Aggressionsdurchbruch: »auf die Pauke hauen« wollen; etwas zu hören bekommen haben, auf das man nicht gefasst oder noch nicht reif war; »es faustdick hinter den Ohren haben« bis hin zur Mastoiditis (Entzündung des Warzenfortsatzes am Schläfenbein).
Bearbeitung (auch für mitbetroffene Eltern, deren Probleme die Kinder oft widerspiegeln): aggressive, offensive Auseinandersetzungen um das Thema Hören – Horchen – Gehorchen: »jmd. sein Ohr leihen« oder es verschließen; Reizüberflutung ausschalten; nicht mehr »so viel um die Ohren haben«; nach außen hören und nach innen horchen lernen; anderen und der eigenen inneren Stimme gehorchen lernen; sich ordentlich durchschütteln lassen und alle Kräfte in den Kampf ums Gehorchen werfen; sich sinnvoll abgrenzen lernen (z. B. gegenüber Eltern und Erziehern); die äußere Verschließung der Ohren zugunsten einer Wendung nach innen unterstützen; Durchbrüche in neue Bewusstseinsräume fördern.
Einlösung: innere und äußere Stimmen hören und ihnen gehorchen können.
Urprinzipieller Bezug: Saturn-

Mars.
Lit.: *KSdK 207–221, SvI.*
Film: *In Sachen Henry, Der letzte Samurai, Fearless, Wut* (alle Bd 1).

Mittelschmerz

Körperebene: Eierstöcke (Fruchtbarkeit).
Symptomebene: Eisprung wird schmerzhaft empfunden; eigene weibliche Fruchtbarkeit wird zum schmerzlichen Problem und schreit nach Aufmerksamkeit; Sensibilität ist in Überempfindlichkeit umgeschlagen; Ablehnung des »Stirb-und-werde«-Prozesses.
Bearbeitung: große Sensibilität in sinnvolle Bahnen lenken; dem zyklischen Geschehen aufmerksam folgen und sich anpassen.
Einlösung: Bereitschaft, sich mit dem Sprung ins Ungewisse und dem Wagnis der Mutterschaft auseinanderzusetzen; mutig um die eigene Fruchtbarkeit kämpfen.
Urprinzipieller Bezug: Mond-Mars/Uranus.
Lit.: *F 183–185.*

Mitesser

(Komedonen)
Körperebene: Haut (Grenze, Kontakt, Zärtlichkeit).
Symptomebene: Komedonen (von lat. »essen«) entstehen, wenn sich die Ausgänge von Talgdrüsen durch Verhornung verstopfen; die Pfropfen lagern den Körperfarbstoff Melanin ein, der bei Sauerstoffkontakt oxidiert und dunkel wird; vermitteln eine unreine, unsaubere Ausstrahlung, wofür sie nach Kräften verabscheut werden; wurden früher für Parasiten gehalten und auch »Zehrwürmer« und »Dürrmaden« genannt (daher: »jmd. die Würmer aus der Nase ziehen«); kleine Schönheitsflecken ohne Krankheitswert, wenn sie in Ruhe gelassen würden, was einem aber kaum möglich ist; treten in jener für → Pubertätsakne (deren Vorstufe sie bilden) typischen Zone auf: von der Stirn über die Nase bis zum Kinn; die typische Lokalisation in den klassischen, dem offensiven Marsprinzip zugeordneten Gesichtsregionen verraten das Thema, das dem der Akne entspricht: Durchbruch der pubertären Sexualität (→ Pubertätsakne); je mehr jmd. schwitzt (vor Angst bzgl. der anstehenden Herausforderungen), desto stärker die Tendenz zu Mitessern und Akne; beide können Pubertierende, die vor der Thematik zurückschrecken, über Monate und Jahre mit ihren hässlichen Symptomen (kleinen sich entzündenden Vulkanen) quälen, was zu Selbstablehnung und Sabotage in partnerschaftlicher Hinsicht führt; bei offenen Mitessern ist der Follikelausgang offen und der Pfropf anfangs gelb, bei geschlossenen ist Talgpfropf vorhanden und lässt sich als weißliche Papel in der Tiefe ahnen, Gefahr der Entzündung (→ Follikulitis) hier besonders groß.
Bearbeitung: die »Bearbeitung« mittels Fingernägeln führt fast immer zur → Entzündung und ist durch Kosmetikerinnen fachgerecht durchzuführen, zumindest sich demonstrieren lassen; die späteren

Aknegesichter mit ihren Narben sind Ergebnis falscher Behandlung; in erster Linie steht an, sich der Angst vor der Pubertät und ihren Themen zu stellen; es wird den Schweiß rasch reduzieren und damit den Nachschub an Talg; unterstützend nimmt auch eine pflanzlich-vollwertige Ernährung (*PF*) den Druck aus dem Problem; sich auch die eigenen unreinen Ambitionen eingestehen und Wege finden, sie im übertragenen Sinn auszudrücken; sich die Unreinheiten im eigenen Ausdruck *klarmachen*, statt Talgreste auszudrücken, um die störende grobporige Hautoberfläche und unreine Haut in eine glatte, reine Oberfläche oder eigentlich Fassade verwandeln zu wollen.
Einlösung: die Themen der Pubertät erlösen, sich der beginnenden Sexualität stellen und hingebungsvoll widmen, die Pubertät und ihre (Heraus-)Forderungen kon*front*ieren, ihnen die Stirn und sein ganzes Gesicht bieten.
Urprinzipieller Bezug: Mars-Venus.
Lit.: *SuL, Wwg, PF; CD/Audio »Lebenskrisen als Entwicklungschance«.*
Film: *Class, Herzflimmern, Brennendes Geheimnis, La Boum – Die Fete* (alle Bd 1).

Mitochondriopathie

(Störung des Energiestoffwechsels der Zellen)
Körperebene: Mitochondrien (Zellkraftwerke), Stoffwechsel (Fließgleichgewicht).
Symptomebene: Zellkraftwerke schwächeln wegen Unterforderung (zu wenig körperliche Aktivität) oder wegen toxischer Belastung: es steht schlecht um die Energieversorgung; Leistungsfähigkeit und Bewegungslust gehen zurück; kann bis zu extremer → Müdigkeit führen.
Bearbeitung: regelmäßiges Training der Muskeln, um Zahl der Zellkraftwerke in den Muskelzellen zu erhöhen; Entwicklung der Bereitschaft, Energie umzusetzen und zu verausgaben.
Einlösung: den eigenen Körper fördern und fordern, Lust an Energie entwickeln.
Urprinzipieller Bezug: Mars.
Lit.: *Wwg*.

Mobbing

(heute auch Shitstorm im Internet)
Symptomebene: **1.** *Täter*: jmd. durch üble Nachrede und Rufmord schädigen, dabei selbst erheblichen seelischen Schaden nehmen, ohne es zu merken; das Opfer unter Umständen zur Strecke bringen und sein Scheitern bewirken und (karmisch) verantworten müssen; **2.** *Opfer*: mit Gefühlen von Hilflosigkeit und Scham, Minderwertigkeit und Machtlosigkeit konfrontiert werden, Bloßstellung und Zurückweisung/Isolation erleben (→ Minderwertigkeitsgefühle, → Schamgefühle).
Bearbeitung: **1.** sich bewusst machen, was man sich selbst damit antut (ähnlich wie beim → Flüche aussprechen); **2.** sich mit der eigenen Resonanz zum Geschehen

auseinandersetzen; eigene innere Verbindungen zu charakterlosem Verhalten aufspüren.
Einlösung: **1.** die alte Wahrheit erkennen: »Füge niemandem etwas zu, von dem du nicht willst, dass es dir getan wird«; **2.** aufhören, auch nur in geringster Weise über andere schlecht zu reden und sogar nur zu denken; damit – nach dem Gesetz der Resonanz – für Mobbing keinen Ansatzpunkt bieten.
Urprinzipieller Bezug: Pluto.
Lit.: *SP, SI.*

Mola hydatiformis

siehe Blasenmole

Mononukleose

(Pfeiffersches Drüsenfieber)
Körperebene: Lymphknoten (Polizeistationen), Leber (Leben, Wertung, Rückverbindung), Milz (Filter der Lebenskraft, Vitalitätsspeicher).
Symptomebene: generalisierter Konflikt (meist in der Zeit nach Einsetzen der Geschlechtsreife), der auf alle möglichen Abwehrbereiche übergreifen kann; Zeit der ersten Liebe und beginnender Individuation und der damit verbundenen Konflikte; Schwellungen im Bereich des ganzen Lymphsystems, besonders der Lymphknoten, was mit dem »dicken Hals« auch den Aggressionsstau illustriert; außerdem schwellen Leber und Milz (betroffen sind besonders Jugendliche und ältere Kinder in dieser Phase ihrer Verunsicherung durch das Hereinbrechen der Pubertät): Betonung der örtlichen Polizeistationen (Lymphknoten), der Leberthemen Philosophie und Lebenssinn, Wertung und Auffinden des eigenen Maßes und der Milzthematik des Filterns, Speicherns und Bildens der Lebensenergie; angesprochen sind damit Themen von Jugendlichen in dieser Zeit: lernen sich zu lieben, zu küssen, aber auch zu wehren, Sinn im Leben zu finden und die richtige Auswahl zu treffen (Wesentliches bewahren, anderes lassen), und lernen, mit der eigenen Energie umzugehen; Fieber: Generalmobilmachung der gesamten Abwehr gegen die Feinde (Mononukleose-Viren); häufig verbunden mit der Angst, sich gefühlsmäßig zu binden (Erster-Kuss-Krankheit), aber Lust auf Sex.
Bearbeitung: den Kampf und die Auseinandersetzung mit äußeren Herausforderungen (z. B. mit dem anderen Geschlecht) aufnehmen: Auseinandersetzung auf lokaler Ebene und umfassende Mobilmachung des Gesamtsystems; sich mit den Sinnfragen des Lebens, Werturteilen und der Problematik des rechten Maßes herum*schlagen*; Auseinandersetzung und Kampf üben; den Strom der Lebensenergie kontrollieren lernen; Eigenständigkeit erkämpfen, seine Aggression im Fieber herauslassen.
Einlösung: innere Kämpfe mit aller Hingabe führen, sich mit zentralen Themen des Lebens wie Beziehung auseinandersetzen; Individuation mutig angehen.
Urprinzipieller Bezug: Mars-Jupiter.

Lit.: *SvI.*
Film: *La Boum – Die Fete; In Sachen Henry, Der letzte Samurai, Fearless, Wut,* (alle Bd 1); *Unterwegs mit Jungs* (Bd 2*).*

Morbus Basedow

siehe Basedow-Krankheit

Morbus Bechterew

siehe Bechterew-Krankheit

Morbus Boeck

siehe Sarkoidose

Morbus Crohn

(Ileitis terminalis, Dünndarmentzündung; siehe auch Analfistel, Darmfistel)
Körperebene: Dünndarm/Ileum (Ausgleichen, Analyse, Assimilation).
Symptomebene: schwelender, schleichender Konflikt im Bereich Reserveverwertung des Dünndarms; (unbewusst) Umwege gehen; Engpässe kreieren; sich links liegen gelassen fühlen, nicht zum Zuge kommen; symbiotische Beziehungsmuster; Abschottung nach außen; geringes Selbstbewusstsein; traditionelle, eingefahrene Wege und Muster im Leben verfolgen, in Gewohnheiten feststecken; → Fisteln: Auswege, neue Wege gehen, aber hinten herum und körperlich, die sich im Nachhinein als Verschlechterungen (zu eng, kein Schließmuskel) erweisen.
Bearbeitung: sich bewusst und offen(siv) mit dem Thema der stillen Reserven und der Erhaltung von Notfallreserven auseinandersetzen; Bereitschaft zu (geistigen) Umwegen entwickeln; im Bereich der Verdauung und Verarbeitung des Lebens neue Wege kreativ und erfinderisch selbst ausprobieren, statt den Darm neue Routen suchen zu lassen; sich auf Engpässe einstellen: bewusste Beschränkung auf das Wesentliche; den Durchlass für Hereingenommenes und -gelassenes enger und kritischer gestalten, besser auswählen; verlässlichen Außenkontakt aufbauen; Verbindung herstellen, verbindlich werden; neue Kommunikationswege suchen und benutzen.
Einlösung: neue Wege (der Verarbeitung) gehen, Umwege in Kauf nehmen, Engpässe überwinden; den eigenen Weg finden, das Leben zu verdauen.
Urprinzipieller Bezug: Merkur-Mars.
Lit.: *V 175–180, SvI.*

Morbus Cushing

siehe Cushing-Syndrom

Morbus Duhring

siehe Dermatitis herpetiformis Duhring

Morbus Hirschsprung

siehe Hirschsprung-Krankheit

Morbus Menière

siehe Menière-Krankheit

Morbus Paget

siehe Paget-Krankheit

Morbus Perthes

(orthopädische Kinderkrankheit, »Hüftgelenksschnupfen«)
Körperebene: Hüfte/Hüftgelenk (Ausschreiten).
Symptomebene: meist einseitige Entzündung des Hüftgelenks infolge einer → Entzündung der oberen Luftwege oder des Darms: Kind *hat die Nase voll, ist verschnupft*, musste Schmerzhaftes *schlucken* bzw. konnte etwas *nicht verdauen*; tritt zwischen 3. und 10. Lebensjahr am häufigsten auf: schwerer Konflikt um die ersten Schritte oder den ersten Schritt ins Leben.
Bearbeitung (auch für betroffene Eltern): dem Kind helfen, seinen Aktionsradius zu erweitern; sich überwinden lernen, selbst wenn es schmerzhaft erscheint.
Einlösung: mutige Entwicklungsschritte ins Leben, sich auch von den Eltern entfernen dürfen; Flexibilität und eigenen Fortschritt lernen.
Urprinzipieller Bezug: Mond/Jupiter-Mars.
Lit.: *KSdK 365f.*

Morbus Scheuermann

siehe Scheuermann-Krankheit

Mouches volantes

siehe Schlierensehen

Müdigkeit

(siehe auch Frühjahrsmüdigkeit, Schläfrigkeit, Burn-out-Syndrom, Chronisches Müdigkeitssyndrom, Long Covid, Depression, Schlafprobleme)
Körperebene: ausgehend vom Gehirn (Kommunikation, Logistik) ist der ganze Organismus betroffen.
Symptomebene: Mangel an Energie und Kraft bis hin zur schlimmsten Form der Lebensmüdigkeit; sich seiner selbst überdrüssig fühlen, wie (z)erschlagen und am Boden sein, innerlich leer und ohne Liebe und Anerkennung für sich selbst sein; Ausdruck von Widerstand (bzgl. der eigenen Arbeit, Partnerschaft, Familie, Lebenssituation usw.); sich verzetteln und über den Widersinn des Lebens *sinn*ieren, ohne Sinn zu finden; keine *Motiv*ation, kein Bild vom Leben haben; Anzeichen von Energieverschwendung (sich zu sehr verausgaben, aufopfern) oder von einem Energieleck z. B. durch einen zentralen faulen Kompromiss (= Herd, chronischer Konflikt der zur Erschöpfung der Energie Reserven führt) oder durch eine unbewältigte Lebenskrise.
Bearbeitung: sich Zeiten der Regeneration, v. a. aber der Besinnung einräumen, um den Punkt des Widerstandes, der Verschwendung oder das Leck zu finden und bewusst zu bearbeiten; Energielöcher stopfen durch das Lösen unbewältigter Krisen und durch das Sanieren fauler Kompromisse und Herde im Rahmen neuerlicher Auseinandersetzung; Energieverschwendung erkennen und beim Geben bewusst großzügig bleiben, aber das Nehmen (Regeneration) hinzugewinnen; seelische Hintergründe von Widerständen durchschauen und

lernen, die darin verborgenen (Ur-) Prinzipien zu verstehen und anzunehmen.
Einlösung: sich zur Ruhe begeben und in sich Ruhe finden, sich mit der letzten Ruhe aussöhnen und dem großen Loslassen; sich guten Schlaf und tiefgehende Regeneration ermöglichen; im Schlaf langsam erwachen, um zum Erwachten zu werden.
Urprinzipieller Bezug: Saturn-Neptun.
Lit.: *Sch, AfS, SvI; CD/Audio »Lebenskrisen als Entwicklungschance«.*
Film: *Happy Burnout* (Bd 2).

Mukoviszidose

(ererbte Stoffwechselerkrankung mit extremer Eindickung des Sekretes der schleimbildenden Drüsen von Lunge, Bauchspeicheldrüse und Darm auf Grund eines Enzymmangels)
Körperebene: Stoffwechsel (Fließgleichgewicht), Lunge (Kontakt, Kommunikation, Freiheit), Darm (Verarbeitung materieller Eindrücke), Bauchspeicheldrüse (aggressive Analyse, süßer Genuss).
Symptomebene: Blockaden durch Verschleimung und Verstopfung; Organstrukturveränderungen durch die zähflüssigen Sekrete: sich auf herausfordernde Bedingungen einstellen lernen; blockierende Zähigkeit im Bereich des weiblich-schleimigen Elements; Verschleimung der Lunge: Überblähung und Störung des Gasaustausches (→ Lungenemphysem): Kommunikationsproblem; aus dem Lungenproblem folgen sekundär Herzbelastung (→ Cor pulmonale); Leberbelastung (→ Leberzirrhose): Probleme mit der Sinnfindung; häufige Infektionen (und Allergien) auf dem Boden der verstopften Drüsenausführungsgänge.
Bearbeitung: sich intensiv um den Austausch in der Lunge kümmern, Kranken- und Seelengymnastik = physisch: Abklopfen, Absaugen und Atemübungen, seelisch: Kommunikations- und Kontaktübungen; die Verdauung und Verarbeitung (des Darms) aktiv unterstützen; sich im weiblichen Reich des Schleimes enorm viel Zeit lassen und das Leben auf allen Ebenen darauf ausrichten; sich aktiv und bewusst um die Sinnfindung im Leben bemühen; sich innerer Trägheit bewusst werden, Zähflüssigkeit im eigenen Wesen erkennen und bearbeiten; alles physisch Verschleimende in der Ernährung vermeiden (z. B. Milchprodukte und den Getreidekleber Gluten), sich pflanzlich-vollwertig ernähren (*PF*).
Einlösung: trotz der erschwerten Bedingungen in Kontakt und Austausch mit der Umgebung kommen und die Aufnahme und Verarbeitung der Welt voranbringen, sich auf das Leben einlassen und es zu sich einladen.
Urprinzipieller Bezug: Merkur-Mond/Saturn.

Multiple Chemical Sensitivity

(MCS; Unverträglichkeit von Chemikalien)

Körperebene: Abwehrsystem (Verteidigung), Haut (Grenze, Kontakt, Zärtlichkeit), Lunge (Kontakt, Kommunikation, Freiheit)
Symptomebene: durch jede Form von Kontakt mit Chemikalien kann es zu Übelkeit, Schwindel, Hauterscheinungen, Kopfschmerzen, Atemproblemen und allen möglichen weiteren Symptomen kommen; die Probleme werden in aller Regel nach außen projiziert und kaum noch als unangemessene eigene Überreaktion erkannt; das Ideal ist wie bei der → Allergie eine chemiefreie Umwelt, die wohl nie mehr zu erreichen sein wird; enorme (Über-)Forderung im Hinblick auf die Umgebung; nach kurzer Zeit allen *auf den Geist* gehen, denn niemand (auch nicht die Schöpfung) kann es einem noch recht machen.
Bearbeitung: das Symptom zwingt gleichsam in die unberührte Natur (warum dem nicht nachgeben und ein Leben inmitten von Mutter Natur führen in einer der letzten noch verbliebenen Naturoasen der Erde?); sich Mutter Erde und Mutter Natur gönnen und sie genießen, statt sich über Vater Staat und seine Machenschaften zu beklagen; sich ein natürliches, naturnahes Leben leisten und es in vollen Zügen genießen.
Einlösung: in der (modernen) Welt ankommen, sich einlassen, statt sie zu bekämpfen; sich mit Mutter Natur anfreunden und bei ihr Zuflucht nehmen und finden; sich anschließend mit allem aussöhnen, was ist (Byron Katie, *»Lieben was ist«*) und wie ein(e) Heilige(r) in der besten aller Welten leben mit der Erkenntnis, dass alles seinen Sinn hat und Sinn ergibt.
Urprinzipieller Bezug: Pluto (vergiftete Welt).
Lit.: *AfS*.
Film: *Erin Brockovich* (Bd 2).

Multiple Sklerose

(siehe auch Lähmung, Gleichgewichtsstörungen, Doppel[bilder] sehen, Harnblasenentzündung, Autoimmunkrankheiten/Autoaggressionskrankheiten)
Körperebene: Myelinscheiden der Nerven (Nachrichtendienst).
Symptomebene: wörtlich übersetzt: »vielfache Verhärtungen« (im Kommunikationsbereich), sich selbst mit größter Härte zurücknehmen, enorme Disziplin bzgl. Kontrolle und Unterdrückung; Abkehr von eigenen Stärken und Möglichkeiten; sich selbst bremsen und schließlich lähmen; gegen sich selbst gerichtete Aggression: »Ich gegen mich«; starre Haltung sich selbst gegenüber, aber auch gegen andere und die Umwelt; Rücksichtslosigkeit gegenüber den eigenen Bedürfnissen: hart mit sich selbst ins Gericht gehen; erst durch das fortschreitende Krankheitsbild schließlich auch gegenüber der Umwelt rücksichtslos werden; größte Angst vor Kontrollverlust: die Dinge könnten einem entgleiten, man hält die Fäden nicht mehr in der Hand; Tendenz zu Kontrolle und Einflussnahme: Wunsch, alles

vorauszuplanen, bei gleichzeitigem Mangel an adäquaten Herausforderungen; eherne Grundsätze und Moralvorstellungen, rigide Standpunkte; Perfektionismus; Tendenz, sich selbst die Schuld zu geben (→ Schuldgefühle); Tendenz zur Hybris (Anmaßung): die Welt nach eigenen, oft starren Vorstellungen (be-)zwingen wollen; mit starrem Willen und enormem Dickkopf einen Weg gehen, der meist nicht der eigene ist und schwerfällt; den anderen ihre Bedürfnisse erfüllen, noch bevor sie sie äußern, die eigenen übersehen; den eigenen Lebenstraum dem des oft autoritären Vaters unterordnen; ein klares Nein zu sich selbst aussprechen; Meisterschaft über sich selbst erstreben, aber nicht zum Meister seines Selbst werden; starrer Widerstand gegen Selbstliebe, Selbstanerkennung und Selbstwert, letztlich gegen sein Selbst; Nerven wie Stahlseile entwickeln, aber alles Weiche, Ummäntelnde, Wärmende weglassen; eisenhart gegen sich selbst sein und die eigene Vergangenheit bzgl. Erniedrigungen und Verletzungen; niemandem und v. a. sich selbst nicht verzeihen; »sich von nichts und niemandem kleinkriegen lassen« – mit dieser eigensinnig-trotzigen Haltung kriegt man sich aber selbst klein und krank; erzwungene Regression in kindliche Erlebenssphären: schließlich nichts mehr tun können, geschoben werden (im Rollstuhl); alles abgenommen bekommen; abhängig und ausgeliefert sein, was zum Schluss fast einer Komplettversorgung im Mutterleib gleichkommt.

Bei Lähmungen der Beine: eingebunden sein in Zwänge, nicht mehr ein noch aus wissen; nicht mehr vorwärts- und nicht mehr davonkommen; nicht mehr mithalten können; bei Lähmungen der Arme: sich nicht mehr wehren können, die Dinge nicht in den Griff bekommen; Blockade der Aktivität auf nervaler Ebene; Sehprobleme: schwelender Konflikt um Sicht und Einsicht; nicht mehr hinschauen können/wollen, Doppelbilder: mit zweierlei Maß messen; → Gleichgewichtsstörungen, Schwindel: auf schwankendem Boden stehen; → Müdigkeit: abschalten wollen, Weigerung, am Leben teilzunehmen; → Harnblasenentzündungen: Konflikte mit dem Loslassen; Zurückhaltung der eigenen seelischen Flut; nicht fühlen können/wollen; Ablehnung des weiblichen Pols.

Bearbeitung: die Härte gegenüber sich selbst und anderen erkennen und in Konsequenz verwandeln; nach Härte, Sturheit, Starrheit, Verbissenheit im eigenen Leben fahnden; die Festigkeit der Moralstandpunkte als festgefahrene Erstarrungen durchschauen; das Perfekte als zu Gott gehörig erkennen und Ihm lassen: Offenheit für eigene Fehler entwickeln; den eigenen als den schwersten, aber einzig lohnenden Weg erkennen; um die eigene Linie, die eigene Aufrichtigkeit (sich selbst gegenüber) kämpfen; den Blick von außen nach innen wenden: Innenschau und Ein-

sicht; die beiden Seiten der Polarität als gleichberechtigt (an-)erkennen; das Fließende, Bewegliche der Wirklichkeit mit-(er-)leben lernen: *»Panta rhei«* (»Alles fließt«); sich Ruhe gönnen: äußere und innere; ausspannen; offen(siv) loslassen lernen; sich mit dem weiblichen Seelenanteil und seinen Gefühlen und Empfindungen aussöhnen; nachgeben und geschehen lassen, den weiblichen Pol betonen; eigene schmerzhafte Schwäche annehmen, den (Tränen-)Fluss fließen lassen; Demut üben: »weg vom Mut, hin zur Ergebenheit«; das vernachlässigte innere Kind in sich entdecken und es freiwillig und einladend am eigenen Leben beteiligen: sich kindliche Freude und Lust am Spiel (des Lebens) gönnen; das Leben als unser größtes Geschenk dankbar annehmen; Freude an sich selbst, am eigenen Leben entwickeln, statt nur anderen Freude zu machen; den Bunker der harten Selbstverteidigung und Selbstverleugnung verlassen und sich dem Leben und seinen weichen und liebenswürdigen Freuden öffnen, Hingabe.
Einlösung: aufgeben von Perfektionismus und Kontrolle im Sinne eines bewussten Opferrituals; sich im positiven Sinne (in sein Schicksal) ergeben: rhythmisches Geschehen in seinem Auf und Ab (Schwankungen) und das eigene Schwimmen (im Meer des Lebens) annehmen; sich unter das Gesetz (Saturn) des Lebens stellen: »Dein Wille geschehe«, statt Kontrolle über alles und jeden auszuüben; Rückbesinnung auf die geistig-seelische Urheimat des Menschen, Religio und Demut erleben und lieben.
Urprinzipieller Bezug: Merkur/Mond-Neptun-Saturn.
Lit.: *S 221–233, Wwg 247–252.*
Film: *Der Gott des Gemetzels, Black Swan, Phenomenon* (alle Bd 1).

Multisystemisches Entzündungssyndrom

(MIS-C); siehe Kawasaki-Syndrom

Mumps

(Parotitis epidemica, Ziegenpeter; siehe auch Kinderkrankheiten)
Körperebene: Ohrspeicheldrüse (Ohren = Hören, Horchen, Gehorchen).
Symptomebene: ansteckende virale Kinderkrankheit: entzündliche Konflikte und Anschwellungen der Ohrspeicheldrüsen (Hamsterbacken): Konflikte um die Produktion der archetypisch weiblichen Gleitflüssigkeit (Speichel); Übergreifen auf andere Speicheldrüsen möglich, z. B. auch auf Bauchspeicheldrüse; wichtig, Mumps als Kind zu bekommen, denn bei erwachsenen Männern sind in 25 % der Fälle auch die Hoden betroffen (Übergreifen der Auseinandersetzung auf die Thematik Männlichkeit, Fruchtbarkeit) mit der Gefahr der Unfruchtbarkeit, in 30 % der Fälle die Gehirnhäute (Ausbreitung des Konfliktes auf die Zentrale); wie bei anderen Kinderkrankheiten handelt es sich um eine *Infektion*, also einen Konflikt, durch den das Kind zu

Reifungs- bzw. Entwicklungssprüngen herausgefordert wird (die Spannung/Ungewissheit vor dem nächsten Schritt); speziell bei Mumps geht es – offensichtlich – darum, etwas darzustellen, die Backen aufzublasen oder »dicke Backen« zu machen: ein in den Körper gerutschter Versuch, eine eigene, mächtigere Persönlichkeit zu entwickeln.
Bearbeitung (für Eltern und Kinder): einem Wachstumsschritt in der (kindlichen) Persönlichkeit offen ins Auge schauen; für das Kind geht es darum, für sich mächtiger zu werden, für die Eltern, die anfangs etwas aufgeblasen wirkende neue Position des Kindes wohlwollend anzunehmen; sich mit dem Öl im Getriebe beschäftigen; Auseinandersetzung um die Produktion der weiblichen Gleit- und Verdauungsflüssigkeit; die Ausdehnung der Auseinandersetzung auf die Themen der Verarbeitung und Verdauung der materiellen (Darm) wie auch der immateriellen (Gehirn) Eindrücke akzeptieren; das Feld der Männlichkeit und Fruchtbarkeit ggf. in die kritische Auseinandersetzung mit einbeziehen; neuen Entwicklungen allgemein offen gegenüberstehen; Konfliktbereitschaft entwickeln, sich durchbeißen und Auseinandersetzungen bewusst mit einkalkulieren, da sie für Wachstum unerlässlich sind.
Einlösung: sich offensiv, kämpferisch von einem Stück eigenen Kindseins lossagen, das Leben verdauen; sich auf Konflikte mit dem weiblichen Pol einstellen, die andauern werden, bis ein weiteres Stück (Los-)Lösung aus der mütterlichen Welt erreicht ist; mutige und bewusste Schritte (auch durch Konflikte und Schmerzen) in Neuland unternehmen; sich gegenüber dem eigenen inneren Fortschritt offen(siv) verhalten; Eindruck machen.
Urprinzipieller Bezug: Mond-Mars.
Lit.: *KSdK 139–142, SvI* (um die Infektion mit guter Abwehrkraft durchzustehen).
Film: *In Sachen Henry, Der letzte Samurai, Fearless, Wut* (alle Bd 1).

Mundfäule

(siehe auch Aphthen)
Körperebene: Bereich von Zunge und Mundschleimhaut (Schleimhaut = innere Grenze, Schranke; Mund = Aufnahme, Ausdruck, Mündigkeit), selten auch bei Genitalien (Sexualität, Polarität, Fortpflanzung).
Symptomebene: entzündliche kleine Geschwüre, die zu weißen → Nekrosen (abgestorbene Gewebebezirke) führen mit rotem Entzündungssaum und später vereitern: sehr schmerzhafte Konflikte im Bereich des Geschmacks; faule Kompromisse, was die Reinheit und Eignung von Speisen und Gedanken angeht bei hoher Empfindlichkeit; Speichelfluss: das Wasser läuft einem im Mund zusammen und verrät die (unbewusste) Lust auf den tobenden Konflikt; selten Fieber: zeigt die Bereitschaft des Körpers zur Generalmobilmachung für die Schlacht um den Mund und die

Mündigkeit; im Bewusstsein besteht sie nicht, lieber wird im Innern und im Stillen gelitten, und der Mund bleibt zu; sich entsprechend kritische und konfliktgeladene Themen verkneifen, was die so vermiedenen Konflikte und Kriege auf die Körperbühne sinken lässt; was auf der Zunge brennt, darf nicht geäußert werden aus Angst, sich »den Mund zu verbrennen«; sich nicht trauen, sein Herz auszuschütten, anstehende Dinge über die Lippen zu bringen, stattdessen seine Worte sorgsam und ängstlich wählen und gute Miene zum bösen Spiel machen und Komödie spielen, lieber aus dem Herzen bzw. Mund eine Mördergrube machen und Schmerz selbst erleiden als ihn anderen zu bereiten.
Bearbeitung: viele kleine offensive und mutige Auseinandersetzungen führen bei Themen des Geschmacks und der Essens- und Gedankenauswahl (z. B. nach dem Fasten); sich fragen, was gut (für einen und alle) ist; offensiv abwehren, was einem nicht zuträglich ist; faule Kompromisse in Sachen Qualität, Quantität und Bewusstheit bekämpfen; sich mit Hingabe und Lust auf die kritische Auseinandersetzung einlassen; alle Kräfte für diesen offen(siv)en Kampf um den Mund (eigene Mündigkeit) mobilisieren; konkrete, praktische Maßnahme: die Aphten immer wieder mit Kokosöl besänftigen.
Einlösung: Dinge, die aufgenommen werden, bewusst und kritisch auswählen und anschließend mit Hingabe genießen.
Urprinzipieller Bezug: Mond-Mars.
Lit.: *SvI.*
Film: *Die Hüterin der Gewürze, In Sachen Henry, Der letzte Samurai, Fearless, Wut* (alle Bd 1).

Mundgeruch

(Halitosis oder Foetor ex ore)
Körperebene: Mund (Aufnahme, Ausdruck, Mündigkeit), Verdauungstrakt (ind. *Bhoga* = »Welt essen und verdauen«), Lunge (Kommunikation).
Symptomebene: Quelle des Anrüchigen oder gar Gestankes orten und deuten: Mund/Zähne, zerklüftete Mandeln, Lunge, Magen, Darm; Hals als Höllenschlund: die Hölle stinkt bis zum Hals hinauf und hinaus, Ursachen können neben Verdauungsproblemen auch Kommunikationsprobleme sein; ungelöste oder unvollständig verdaute Probleme schwelen vor sich hin; äußere Gegebenheiten, Gefühlsinhalte werden nur mangelhaft aufgenommen und verarbeitet: es *stinkt* einem, man stinkt anderen und fühlt sich ohnmächtig und wütend, es *gärt* tief drinnen, giftige Stimmung und (Ab-)Gase bilden sich, die nach hinten abgelassen werden (heimlich gegen etwas *anstänkern*, → Blähungen) oder nach oben entweichen und so den Mitmenschen noch direkter vermitteln, wie sie einem und auch anderen *stinken*; sich dadurch zwar inakzeptabel fühlen, aber sich so andere auch vom Leibe halten (unbewusster Distanzwunsch, mehr

Privatsphäre erzwingen); erotisch-sexuelle Begegnungen vermeiden, unbewusst abschreckend wirken (Kusshemmung beim Gegenüber); *faule* Einstellungen und *anrüchige* Gedanken, die sich mit der entsprechenden Geruchsfahne von den Lippen lösen; *eine Fahne haben*: *Flagge zeigen*, eine faul(ig)e oder jedenfalls unangenehme Botschaft eilt einem voraus; fauliger Mundgeruch verrät faule Kompromisse: während eine strahlende Fassade Freundlichkeit vortäuscht, macht der unangenehme und unannehmbare Geruch ehrlich.
Bearbeitung: der Hölle bewusst auf den Grund gehen: unsaubere Absichten im Aggressionsbereich des Gebisses, im Nest des Magens, in der Tiefe des Schattenreiches (Dickdarm) oder in der Lunge ausmachen (»Was verpestet meinen Atem, ist faul mit meinen Gedanken? Sind sie zum Schämen wie der Geruch, den ich verbreite? Kultiviere ich faule, böse, verleumderische oder gar Rachegedanken? Wirken meine negativen Emotionen ekelerregend?«); bewusst Distanz mit anspruchsvolleren Mitteln aufbauen und aufrechterhalten; sich mit den eigenen erotisch-sexuellen Absichten auseinandersetzen; die Fassade bewusst der Stimmung anpassen; die Anrüchigkeit klären und die eigene Problematik verbalisieren; natürlich auch Gebiss sanieren, Verdauung regulieren, Atemtherapie und pflanzlich-vollwertige Ernährung (*PF*), um Ausdünstungen insgesamt zu minimieren und anschließend den frischen Atem selbst genießen und ggf. anderen diesen Genuss ermöglichen.
Einlösung: für saubere Verhältnisse im Mund-, Verdauungs- und Lungenbereich sorgen: mündig werden und verarbeiten lernen, ohne sich nachtragend zu zeigen.
Urprinzipieller Bezug: Venus-Pluto.
Lit.: *V 70f, AfS.*

Mundgeschmack, schlechter

Körperebene: Mund (Aufnahme, Ausdruck, Mündigkeit), Zunge (Ausdruck, Sprache, Waffe).
Symptomebene: »eine bittere Pille geschluckt haben«, »etwas schmeckt nicht«, es ist sauer angekommen und stößt entsprechend auf; einen üblen Nachgeschmack haben nach einem Essen oder Gespräch: ständig guten Geschmack vortäuschen, obwohl einem das Leben nicht schmeckt; sich oft nach fremdem Geschmack richten (müssen).
Bearbeitung: sich den fragwürdigen Geschmack der Dinge eingestehen, die man schlucken muss; mit dem eigenen »schlechten« Geschmack leben lernen, ihn sich v. a. eingestehen und etwas in Richtung Geschmacksentwicklung unternehmen – beim Essen, aber auch weit darüber hinaus; zu seinem eigenen Geschmack stehen lernen, selbst wenn er von anderen als schlecht eingeschätzt wird.
Einlösung: Geschmackssicherheit entwickeln, indem man sich anfangs von denen helfen lässt, die darüber

verfügen, so kann sich mit der Zeit eigener entwickeln.
Urprinzipieller Bezug: Venus/Jupiter-Saturn.
Lit.: *V 65f.*

Mundtrockenheit

(siehe auch Sjögren-Syndrom)
Körperebene: Mund (Aufnahme, Ausdruck, Mündigkeit).
Symptomebene: Mangel an Weiblich-Seelischem: es fehlt das Öl im Getriebe; Übermaß an archetypisch Männlichem: zu viel reden (sich den Mund fusselig reden); Kampfvorbereitung statt Hingabe an ein Thema; Angst zu sprechen, eine Rede zu halten: die Zunge klebt am Gaumen fest; hoher Anspruch und Angst, ihm nicht gerecht zu werden; auf dem Trocknen zu stranden; Verschlossenheit, Unlust, Fluchtbereitschaft (unter Sympathikus-Einfluss im Kampf-oder-Flucht-Modus verharren) und nicht schlucken können; Sehnsucht nach dem weiblichen Gegenpol: Durst, Wunsch, sich die Lippen anzufeuchten.
Bearbeitung: das Überwiegen der männlich-kämpferischen Qualität erkennen und die eigene Motivation überprüfen; sich die eigene Unlust- oder Gefahrensituation bewusst machen: »Was ist gefährdet?«; Enge spüren und ganz hineingehen, bis sie sich in Weite wandelt; Mundatmung, die den Mund austrocknet, generell so früh wie möglich unterbinden und in Nasenatmung umwandeln.
Einlösung: Weiblich-Seelisches hinzugewinnen: mit Gefühl an die Sache herangehen, sich auf die Situation einstellen und in Fluss kommen.
Urprinzipieller Bezug: Mond-Saturn.
Lit.: *V 68–70, AfS.*
Film: *Angsthasen, Fearless, Patch Adams, Die Bücherdiebin* (alle Bd 1); *Angst essen Seele auf* (Bd 2).

Mundwinkel, rissige

siehe Rhagaden

Muskelatrophie

siehe Muskelschwund

Muskeldystrophie

(häufigste Form genetisch bedingte M. Duchenne [DMD])
Körperebene: Skelettmuskulatur (Motor, Kraft).
Symptomebene: (laut Schulmedizin unheilbare) rasche Schwächung und Zerstörung der Muskulatur bis zum völligen Kontrollverlust.
Bearbeitung: den übermächtigen Wunsch, alles zu überwachen, erkennen und immer mehr zurücknehmen, um den Körper von der Darstellungsaufgabe völligen Kontrollverlustes zu entlasten.
Einlösung: totales rechtzeitiges Loslassen und sich ganz dem »Dein Wille geschehe« hingeben.
Urprinzipieller Bezug: Mars-Neptun.

Muskelerschlaffung

siehe Atonie

Muskelkater

Körperebene: Muskulatur (Motor, Kraft) des Bewegungsapparates (Beweglichkeit, Fortschritt).
Symptomebene: schmerzhafte Ermüdungserscheinungen durch Anhäufung von Stoffwechselschlacken und im Extremfall sogar winzige Muskelfaserrisse im *motorischen* Bereich: schmerzhafte Zeichen der Überforderung eines gemessen an der Aufgabenstellung zu wenig trainierten motorischen Bereichs; Übertreibungen; durch Gewohnheit entstandene Grenzen wurden (zu rücksichtslos und auf Kosten des Körpers) überschritten.
Bearbeitung: die Kluft zwischen Anspruch und eigenen Fähig- und Möglichkeiten beachten; sich weiterbewegen, um die Durchblutung anzuregen und den Schlackenabtransport zu fördern: milde (!) weitertrainieren; die Hilferufe des Muskelgewebes positiv beantworten, Zuwendung schenken in Form von Bewegung: passive durch Massagen, heiße Bäder und Wärmflasche, aktive durch neuerliche Herausforderungen wie Sport.
Einlösung: geistig-seelisch-muskulär in Bewegung bleiben.
Urprinzipieller Bezug: Mars.

Muskelrheuma

(Weichteilrheuma; siehe auch Rheumatismus)
Körperebene: Muskulatur (Motor, Kraft).
Symptomebene: Blockade der Aktivitäten im motorischen Bereich: z. B. morgendliches Eingerostetsein; Hemmung des Aggressionsausdrucks gegenüber der Welt; zur Ruhe gezwungen sein, um die Kompensation der inneren Starre und Sturheit durch Überaktivität zu beenden; Autoaggression bleibt als Entzündung in den Muskeln hängen: nicht zu den eigenen Aggressionen stehen; → Schuldgefühle, wenn feindselige Impulse nicht durch Aufopferung und Dienen kompensiert werden können; Ablagerung unverdauter Probleme.
Bearbeitung: sich im motorischen Bereich freiwillig einschränken; lernen, sich äußerlich zurückzunehmen und innerlich mutiger zu werden; die Auseinandersetzung mit sich selbst (Autoaggression), mit der eigenen Beweglichkeit fördern; Altruismus und Fügsamkeit hinterfragen; fasten: zurückkommen zum Wesentlichen, unverdaute Probleme nachverdauen und auflösen (Schlacken abbauen).
Einlösung: (sich) Ruhe geben; sich auf das eigene Innenleben besinnen; Egoismus, Unbeweglichkeit, Anpassungsunfähigkeit, Herrschsucht, Aggression aus dem Schattenbereich holen.
Urprinzipieller Bezug: Mars-Saturn.
Lit.: *Wwg 254–260, K 294–298, Dt; CD/Audio »Entgiften, Entschlacken, Loslassen«.*
Film: *Der Gott des Gemetzels, Black Swan, Phenomenon* (alle Bd 1).

Muskelriss

(Muskelruptur; siehe auch Unfall, Arbeitsunfall/Haushaltsunfall, Sportunfall, Verkehrsunfall)
Körperebene: Muskulatur (Motor, Kraft) des Bewegungsapparates (Beweglichkeit, Fortschritt).
Symptomebene: Überdehnung des Muskels führt zu seinem Riss: Unterbrechung der Beweglichkeit; überzogene Forderungen an die Beweglichkeit sprengen den Rahmen der eigenen Möglichkeiten auf schmerzhafte Art; sich für seinen Ehrgeiz, für eine Sache/Situation oder auch für eine Person zerreißen.
Bearbeitung: sich freiwillig mehr im Bewusstsein dehnen, den Körper entlasten; die Dinge im Bewusstsein überreißen; für seine Handlungen innerlich so weit ausholen, wie es die eigene Spannkraft erlaubt; sich über alle Maßen, aber im Bewusstsein anstrengen, um Unmögliches doch noch möglich zu machen; bevor alle Stricke reißen, lieber einhalten und sich besinnen.
Einlösung: sich geistig dehnen und regen, sich in richtiger Weise zu den Dingen stellen; den Körper bewusst (an-)leiten und führen; Zerreißproben auf geistig-seelischer Ebene lösen.
Urprinzipieller Bezug: Mars-Uranus.
Film: *In Sachen Henry, Der letzte Samurai, Wut* (alle Bd 1).

Muskelschmerzen

siehe Fibromyalgie, Muskelrheuma, Amalgamvergiftung

Muskelschwund

(Muskelatrophie; siehe auch Atrophie)
Körperebene: überall im Bereich der Muskulatur (Motor, Kraft) möglich.
Symptomebene: nicht gebrauchte Muskeln bilden sich zurück (Inaktivitätsschwund nach Gipsverband und durch bewegungsarmen Lebensstil); degenerativer Muskelschwund durch Störungen der erregenden motorischen Nerven; nicht mehr im Vollbesitz seiner Kräfte sein, Abhängigkeit durch Kraftlosigkeit; Bewegungsdynamik verkommt, wird aufgegeben (manchmal auch, um Hilfe von anderen zu erpressen); je nach Muskellokalisation und -funktion liegt ein anderes Problem zugrunde.
Bearbeitung: den betroffenen Bereich im übertragenen Sinn entlasten; sich auf bewusstem Weg der Unterstützung anderer versichern.
Einlösung: sich und den eigenen Anspruch zurücknehmen.
Urprinzipieller Bezug: Mars-Neptun.

Muskelverhärtung

siehe Myogelosen

Muskelzuckungen

(Tics; siehe auch Tourette-Syndrom, Gliederzucken, Restless Legs)
Körperebene: Bereich der Skelettmuskulatur (Motor, Kraftquellen).
Symptomebene: unkontrollierte Entladungen gestauter, festgehaltener Energien, die auf ihre Art Bedeutung haben; Versuch, mit

Schattenthemen fertig zu werden: *Gesichter und Grimassen schneiden*: Impulse des Sich-lustig-Machens und des Verhöhnens, Horrorerfahrungen; *mit Augenlid zucken*: unverarbeitete visuelle Eindrücke; *Augen zukneifen*: Schockierendes ungeschehen machen (»aus den Augen, aus dem Sinn«); *Augen aufreißen*: Staunen oder Angst, die an ein Schattenthema gebunden sind; *blinzeln*: Zeichen geben, Verbündete suchen; *die Brille zurechtrücken*: um die richtige Sicht ringen, Durchblick gewinnen; *sich kratzen*: die eigene Betroffenheit ausdrücken, etwas »kratzt einen«; *sich räuspern*: endlich auch einmal etwas sagen wollen (→ Räusperzwang); *Nase rümpfen*: Abscheu; *sich an der Nase zupfen*: Nachdenklichkeit (»sich an die eigene Nase fassen«), Schmach, Versagen, auch schuldhaft erlebte Sexualität; *sich übers Gesicht wischen*: sich beschmutzt fühlen; *über Haare streichen, an ihnen zupfen*: Ordnung, Anpassung, auch Wunsch nach väterlicher Zuwendung; *Extremitätenzucken*: in die Gänge kommen oder auch sich davonmachen wollen.
Bearbeitung: seine Kraftquellen beiläufig nutzen, die vorhandene Energie unbemerkt ins Leben einfließen lassen; sich befreien, Stagnation und Stillstand mit Energie überwinden; Geheimnisse, Verborgenes ins Licht der Bewusstheit rücken (Schattentherapie).
Einlösung: ein Feuerwerk an Bewegungen durch den Körper gehen lassen, z. B. bei ekstatischem, freiem Tanzen.
Urprinzipieller Bezug: Mars-Uranus.
Lit.: *SP, Hag, KSdK 484–493.*

Mutismus

siehe Autismus

Muttermal

(Nävus; siehe auch Leberfleck)
Körperebene: Haut (Grenze, Kontakt, Zärtlichkeit).
Symptomebene: von der *Mutter* (den Eltern, Ahnen) ein Zeichen (Auszeichnung) mitbekommen haben: Erbstück, Erinnerung an Herkunft und (aus anderen Zeiten) mitgebrachte Aufgaben; oft Erinnerungen an Erfahrungen (Verletzungen, Narben) in früheren Existenzen, die noch Spuren hinterlassen und ein Thema andeuten; Kainsmal: (aus-)gezeichnet, gebrandmarkt sein (→ Feuermal).
Bearbeitung: sich des Zeichens würdig erweisen; der Auszeichnung gerecht werden.
Einlösung: mitgebrachte Aufgaben annehmen und lösen.
Urprinzipieller Bezug: Saturn/Venus-Merkur/Pluto.
Lit.: *KS*; *CD/Audio »Hautprobleme«.*

Muttermilchproduktion, mangelnde

(Hypogalaktie; siehe auch Stillprobleme)
Körperebene: weibliche Brustdrüsen (Mütterlichkeit, Ernährung).
Symptomebene: das Kind be-

kommt zu wenig, weil die Mutter zu wenig hat (Mangelsituation) oder zu wenig gibt (Geiz mit seelischer Nahrung): die *Mamma* (lat. »Brust«) *gibt nichts her*; Sparsamkeit mit Gefühlen, Seelisches zurückhalten, ohne selbst etwas davon zu haben; der Mutterrolle nicht gerecht werden; Zweifel an den eigenen mütterlichen Fähigkeiten sind fast immer die Folge, manchmal auch die Ursache.
Bearbeitung: sich auf das Kind konzentrieren; lernen, sich selbst das Notwendige (körperliche und seelische Nahrung) zu nehmen und dementsprechend weiterzugeben; bewusst in die Mutterrolle hineinwachsen, (sie und das Kind) nicht (so schnell) aufgeben (selbst Adoptivmütter können in günstigen Situationen stillen); seine Lebensenergie teilen lernen: Opferbereitschaft entwickeln.
Einlösung: die Kette des Lebens bewusst spüren und fördern; Hingabe an die neue Aufgabe als Mutter und Lebensquelle für das Neugeborene.
Urprinzipieller Bezug: Mond-Saturn.

Muttermilchproduktion, übermäßige

(Hypergalaktie)
Körperebene: weibliche Brustdrüsen (Mütterlichkeit, Ernährung).
Symptomebene: überschießende Milchproduktion: übertriebener Wille zu nähren (als Überkompensation fehlender seelischer Nahrung?); mit Essen statt mit Zuwendung überhäufen (Overprotection auf der Ernährungsebene).
Bearbeitung: ausreichend seelische Nahrung anbieten; sich bewusst dem Kind zuwenden, eigenes übersteigertes Fütter-/Versorgungsbedürfnis bewusst machen und an der eigenen Lebensgeschichte messen: »Bin ich selbst überfüttert worden, oder habe ich viel entbehrt?«; (physische und seelische) Überfütterung vermeiden.
Einlösung: die Seele, den Geist und den Körper nähren und die Reihenfolge beachten.
Urprinzipieller Bezug: Mond-Jupiter.

Muttermilchunverträglichkeit

siehe Milchunverträglichkeit

Myasthenia gravis

(siehe auch Muskelschwund)
Körperebene: Muskulatur (Motor, Kraft), Augenlider (Vorhänge der Seele).
Symptomebene: erworbene→ Autoimmunkrankheit, bei der es zur Muskelschwäche kommt, die sich in Ruhe bessert und folglich ständig nach Regeneration verlangt; besonders anfällig sind kleine Muskeln wie die der Augenlider und äußeren Augenmuskeln; hängende Lider (→ Ptosis, »Schlafzimmerblick«) als typisches Symptom: Rückzug aus der Welt, die »Vorhänge herunterlassen«, sich dahinter verstecken; sowie Doppelbilder; die mimische Muskulatur, Kau- und Rachenmuskulatur sowie die Muskulatur der Extremitäten können ebenfalls

betroffen sein; selten ist auch die Atemmuskulatur stark beeinträchtigt; Zusammenhang mit Thymusdrüse, die normalerweise beim Erwachsenen zurückgebildet ist, aber hier länger aktiv bleibt oder wieder zu wachsen beginnt: in kindlicher Phase steckenbleiben, Wunsch nach Bemutterung; nicht reifen und selbstständig werden wollen; Verlust der Selbstständigkeit in konkreter Hinsicht, oft mit Kompensationsversuchen: Erwachsensein besonders betonen, jedoch ohne ein Mitreifen der emotionalen Wesenszüge (z. B. ein Mann sucht immer die Mutter in der Frau oder Kindfrauen, die verstoßen werden, sobald sie selbstständig werden); Neigung zu kindischem Beleidigtsein; einschnappen, wenn man nicht im Mittelpunkt steht; Tendenz, aus Schwäche in den Mittelpunkt zu rücken; Neigung zu Magenproblemen: die Mitte tut weh.
Bearbeitung: sich bewusst schwach sein lassen, wie ein Kind Hilfe suchen; Pubertät, Adoleszenz nacherleben, um sie hinter sich lassen zu können; bewusster Rückzug, Regeneration und Innenschau; die Vorhänge absichtlich herunterlassen und sich allein mit sich beschäftigen; sich Ruhe und Regeneration gönnen, um nachzureifen.
Einlösung: das innere Kind in sich finden, statt äußerlich zum Kind zu regredieren; die tiefe Versenkung und Innenschau (des Buddha) und ein natürliches Herablassen der Vorhänge zur äußeren Welt.
Urprinzipieller Bezug: Mars-Neptun.

Lit.: *CD/Audio »Lebenskrisen als Entwicklungschance«.*

Myasthenie

(Ermüdungslähmung)
Körperebene: quergestreifte Muskulatur (Motor, Kraft) des Bewegungsapparates (Beweglichkeit, Fortschritt).
Symptomebene: belastungsabhängige Muskelschwäche, die sich in Ruhe wieder bessert, aufgrund einer Störung der Erregungsübertragung vom Nerv auf den Muskel, in Form **1.** einer erworbenen Autoimmunerkrankung wie → Myasthenia gravis oder **2.** als vererbtes, angeborenes Syndrom (Kongenitales myasthenes Syndrom [CMS]); rasche Ermüdung der groben Muskelkraft bis zur völligen Ermüdungslähmung: nicht mehr können/wollen; Sprachlähmung: sich nicht mehr äußern können; Schlucklähmung: nichts mehr hinunterkriegen; tödliche Atemlähmung: Einstellung des Kontaktes mit der Polarität.
Bearbeitung: sich Ruhe und Gelassenheit im geistig-seelischen Bereich gönnen; bewusst in die Stille gehen (siehe Schweigeorden wie die Kartäuser); auf alles Einverleiben verzichten, materiellem Besitz entsagen; sich auf die Überwindung der Polarität, die sich im Ein und Aus des Atems zeigt, einstellen.
Einlösung: sich bewusst auf die Seelenwelt und das jenseitige Leben einschwingen, wo Kommunikation ohne Worte geschieht, nichts mehr einverleibt werden muss, Bewegungen ohne Muskelkraft geschehen

und die Gesetze der Polarität aufgehoben sind.
Urprinzipieller Bezug: Mars-Neptun.
Film: allgemein zu Lähmung – *Das Meer in mir* (Bd 2); *Ziemlich beste Freunde, Cartagena* (beide Bd 1).

Myelitis

siehe Rückenmarksentzündung

Myelom (Plasmozytom)

siehe Knochenkrebs

Mykosen

siehe Dermatomykosen, Candidamykose

Myodegeneratio cordis

siehe Herzentartung

Myogelosen

(Muskelverhärtung, Hartspann)
Körperebene: Muskulatur (Motor, Kraft) des Bewegungsapparates (Beweglichkeit, Fortschritt).
Symptomebene: begrenzte druckschmerzhafte Muskelverhärtung durch Überanstrengung oder auf entzündlicher Basis.
Bearbeitung: Konfliktbereitschaft im Hinblick auf innere Beweglichkeit entwickeln; sich äußerlich auf wesentliche Bewegungen beschränken und innerliche Schritte unternehmen.
Einlösung: mit konzentriertem Einsatz seiner motorischen Beweglichkeit die Beziehungen zur Außenwelt aufrechterhalten.
Urprinzipieller Bezug: Mars-Saturn.

Myokarditis

(Herzmuskelentzündung; siehe auch Entzündung)
Körperebene: Herz (Sitz der Seele, Liebe, Gefühl, energetische Mitte).
Symptomebene: Herz steht in Flammen und brennt lichterloh, entflammt sein, unbewältigter Herzenskonflikt, der das bisherige Leben aus den Angeln heben könnte; ein um das energetische Zentrum des Lebens (Herz) entbrannter Krieg: herzzerreißende Auseinandersetzung, Kampf ums eigene Leben, es geht ums Ganze; konfliktbeladene Beziehung; nach innen Weinen des Herzens; oft unbewusste Todessehnsucht; Gefahr der Aufgabe der eigenen Mitte; nicht mit dem Herzen bei der Beziehung oder Arbeit sein, es stellvertretend entflammen lassen; typische Komplikation bei mRNA-Impfstoffen bzgl. Covid-19: auch hier nicht mit dem Herzen dabei sein, sondern sich womöglich zur Impfung drängen lassen.
Bearbeitung: herzerweichend weinen; offen(siv)en Kampf um die Mitte des Lebens, um Herz(ens)angelegenheiten führen; zentrale, lebensentscheidende Konflikte mutig austragen; sich innerlich auf eine (alles entscheidende) Schlacht einstellen; den *alten Adam* (das bisherige Leben) sterben lassen; Entscheidungen gründlich prüfen und infrage stellen, die das Herz und damit das Leben gefährden können.
Einlösung: das Leben als dauernden mutigen Kampf um die eigene (Herzens-)Mitte erkennen und annehmen; den Kampf ums Ganze wagen.

Urprinzipieller Bezug: Sonne-Mars.
Lit.: *H 126–136, SvI.*
Film: *In Sachen Henry, Der letzte Samurai, Wut* (alle Bd 1); *Zurück zu Dir, Broken Silence, Rendezvous mit Joe Black* (alle Bd 2).

Myom

(Myoma uteri)
Körperebene: Gebärmutter (Fruchtbarkeit, Geborgenheit).
Symptomebene: unerfüllte oder unbewusste Nachwuchswünsche: bis zu *kindskopfgroße* Auswüchse am Ort des Kinderbekommens; Wucherung auf der Ebene der Fruchtbarkeit (»Es ist zum Auswachsen!«); der unbewusste Wunsch nach Fruchtbarkeit übersteigt die Zahl der Kinder; entstehen häufig aus der Diskrepanz zwischen gesellschaftlichen Zwängen der Moderne und der alten Tradition, viele Kinder zu bekommen; wachsen manchmal auch, wenn die Alterssicherung der Frau zu scheitern droht, da in der Evolution Kinder die alte Antwort auf das Problem waren: alte, überholte Antworten auf die Herausforderungen des modernen Lebens geben; fehlgeleitetes, aber gutartiges Wachstum: auf eine regressive, weil meist von der Lebenszeit überholte Körperebene gerutscht sein.
Bearbeitung: Fruchtbarkeit und Wachstum auf geistig-seelisches Niveau heben; geistige Kinder bekommen; der eigenen Fruchtbarkeit erlöste Ventile schaffen, z. B. geistige, künstlerische Kreativität und wuchernde Ideen; möglichst rechtzeitig für eine zuverlässige Altersabsicherung sorgen.
Einlösung: den Archetyp der Großen Mutter verwirklichen: neuem Leben zur Mutter werden – je nach Lebensalter auf der entsprechenden Ebene.
Urprinzipieller Bezug: Mond-Jupiter.
Lit.: *F 314–318; CD/Audio »Wege des Weiblichen«.*

Myopie

siehe Kurzsichtigkeit

Myositis

siehe Dermatomyositis

Myxödem

(siehe auch Schilddrüsenunterfunktion)
Körperebene: Schilddrüse (Entwicklung, Reifung), Unterhautbindegewebe (Schutz, Isolierung).
Symptomebene: Schleimsubstanzen werden ins Unterhautfettgewebe eingelagert: Entwicklung eines *dicken Fells*; aufgedunsene, gelblich kalte Haut: lebloser Ausdruck; dünne, brüchige Haare: es steht schlecht um Freiheit und Macht; Zurückhaltung von Kochsalz und Wasser: das weiblich Seelische wird auf der körperlichen statt auf der seelischen Ebene zurückbehalten und lässt den Leib aufschwellen; Grundumsatz sinkt drastisch ab: die Lebensvorgänge kommen zum Erliegen; Cholesterinspiegel steigt: Ausdruck der regressiven, auf Rückzug und Abdichtung gerichteten Grundhaltung; antriebsloses, träges, von Desinteresse für

die Außenwelt geprägtes Dahindämmern auf den Tod: Abschottung vor der Außenwelt; von allem kaltgelassen werden, sich tot stellen; fehlendes Lebensinteresse; fast alle Fälle von Scheintod und Lebend-begraben-Werden kommen aus diesem Bereich.
Bearbeitung: sich im übertragenen Sinne ein dickes Fell gegen die Außenwelt zulegen und hinter den dicken Mauern innere Lebendigkeit entwickeln; sich vom äußeren Leben zurückziehen, Aktivitäten zurückschrauben: auf äußere Freiheit und Macht freiwillig verzichten; geschehen lassen; sich Seelisches zu Herzen nehmen; alles Alte sterben lassen; bewusste Auseinandersetzung mit Sterben und Tod; sich mit Themen jenseits der (materiellen) Grenze befassen (Transzendenz).
Einlösung: Rückzug nach innen; bewusster Wanderer zwischen den Welten werden: Transzendenzerfahrungen.
Urprinzipieller Bezug: Merkur-Saturn/Neptun.
Lit.: *S 266–270.*

N

Nabelbruch

(siehe auch Bruch)
Körperebene: Bauch (Gefühl, Instinkt, Genuss, Mitte).
Symptomebene: Aufbrechen der ersten Wunde des Menschen; **1.** beim Neugeborenen: beim Schreien über eigene Grenzen hinausreichen wollen; Druck gegen die ehemalige Pforte zur Welt aufbauen; Neigung zur Regression; **2.** beim Erwachsenen: in archaischen Gefühlswelten unter Druck geraten sein; Grundbedürfnisse nicht befriedigen können; versuchter Rückzug in die gute alte Zeit.
Bearbeitung: zu den Anfängen zurückspüren; alte Wege neu betrachten; sich bewusst in alte Erfahrungsbereiche zurückfallen lassen und verarbeiten, was noch offen ist; sich den Druck aus archaischen Gefühlswelten bewusst machen und ihm nachgeben.
Einlösung: neue Wege gehen, sich neue Räume eröffnen und dabei auf alte Erfahrungen zurückgreifen, dem Instinkt folgen.
Urprinzipieller Bezug: Mond-Uranus.
Lit.: *S 353–355.*

Nachtangst

siehe Nyktophobie

Nachtblindheit

(Hemeralopie)
Körperebene: Augen (Einsicht, Durchblick, Spiegel und Fenster der Seele), Sehstäbchen der Netzhaut (Fotoplatte des Auges).
Symptomebene: sich im Dunkeln nicht mehr orientieren können, aber auch im Dunkeln bleiben wollen; Angst, das Licht (der Erkenntnis) könnte blenden oder eigene Schatten enthüllen; schon mit der Dämmerung den Durchblick verlieren;

Gefährdung am Abend, zur Zeit der Abenteuer; Hilflosigkeit im Schattenreich; mangelnde Anpassung an die weibliche Hälfte des Tages; sich der eigenen Blindheit für die weibliche Hälfte der Wirklichkeit nicht bewusst sein.
Bearbeitung: freiwillig Ruhe geben und daheim (bei sich) bleiben, nach innen schauen und die innere Schau bzgl. der eigenen weiblichen Wirklichkeit intensivieren; sich die Schwierigkeiten mit der dunklen Seite des Tages (der weiblichen Hälfte der Wirklichkeit) eingestehen; sich den hellen Seiten (dem Licht) zuwenden und sie intensiv leben und genießen; die Nacht wieder Nacht sein lassen und äußerlich Ruhe geben (Aktivitäten im Dunkeln, wenn man nichts sieht, sind gefährlich), dafür nach innen schauen; Schattentherapie: im Dunkeln sehen lernen, das Schattenreich durchlichten.
Einlösung: Mut, die (eigenen) dunklen Seiten wahr- und wichtig zu nehmen, die dunkle Seite des Tages zur Heimat der Seele machen; in den Seelenbilderwelten sein eigentliches Zuhause finden.
Urprinzipieller Bezug: Mond/ Sonne-Saturn/Pluto.

Nachtwandeln

siehe Lunatismus

Nackenschmerzen

Körperebene: Nacken (Kraft, Verletzlichkeit), Hals (Einverleibung, Verbindung, Kommunikation).
Symptomebene: Hilfeschrei des überlasteten Nackens, dem Schwachpunkt der Wirbelsäule (»Wer sitzt einem im Nacken?«); Angst vor neuen Nackenschlägen und schlechten Erfahrungen, die man an dieser empfindlichen Stelle schon gemacht hat; Sturheit und Starrköpfigkeit können zu *Hartnäckigkeit* führen, die schmerzt und die Zentrale unbeweglich macht → Nackensteifigkeit.
Bearbeitung: auf die Hilfeschreie achten und ihre Botschaft erkennen (»Wovon muss mein Nacken erleichtert werden?«, »Welche alten Muster aus schlechten Erfahrungen oder welche nicht ausgetragenen Konflikte sitzen mir im Nacken?«, »Welche erwarteten weiteren Nackenschläge machen mir Sorge und schmerzen mich schon im Vorfeld?«); alte Nackenschläge eingestehen, anerkennen und wegstecken.
Einlösung: Aufmerksamkeit auf den Nacken, die empfindlichste Stelle der Wirbelsäule, lenken; sich mit den Rück- und Nackenschlägen der Vergangenheit aussöhnen, sodass der Nacken nicht aus Angst aufschreien und an das Schmerzhafte erinnern muss.
Urprinzipieller Bezug: Venus-Mars.

Nackensteifigkeit

Körperebene: Nacken (Kraft, Verletzlichkeit), Hals (Einverleibung, Verbindung, Kommunikation).
Symptomebene: Nacken entscheidet, wo und wie uns der Kopf steht; Orientierungslosigkeit: nicht mehr

wissen, wo einem der Kopf steht; Unbeweglichkeit der Zentrale: Sturheit, Starrköpfigkeit und Hartnäckigkeit; mit Scheuklappen durch die Welt gehen, eingeschränkte Weltsicht und Sichtweise; unbewusste Weigerung, alle Seiten und Facetten der Welt anzuerkennen, Beschränkungen (durch äußeren Druck?) engen die Perspektive ein; Ophistotonus als extreme Form mit völliger Überstreckung der Nacken- und Rückenmuskulatur: Karikatur selbstgerechter Geradheit, überzogene Selbstbehauptung, Hinweis auf → Gehirnhautentzündung, → Wundstarrkrampf, Gehirnblutung (→ Schlaganfall); Hals und Nacken als Passage für alle Energieflüsse zwischen Kopf und Körper, auch für die Schlangen-Energie im spirituellen Sinn (Kundalini, → Chakren); Steifigkeit der Region deutet auf Energieblockade hin.
Bearbeitung: seinem Weg geradlinig folgen, Schnörkellosigkeit; mit Konzentration und Konsequenz auf das Wesentliche zusteuern; erkennen, wie man geradezu mit der Nase auf die eine Sache und seinen Weg gestoßen wird; Ablenkungen erkennen und vermeiden.
Einlösung: die eine Sicht entwickeln, die alles enthält (im Teil das Ganze erkennen).
Urprinzipieller Bezug: Venus-Saturn.

Nägel, eingewachsene

(siehe auch Nagelbettentzündung)
Körperebene: Finger- und Zehennägel (Reste der Krallen, Aggression).
Symptomebene: Konflikt um Vitalität und Urvertrauen; zu wenig Raum für erregende Themen haben; sich mit den eigenen Waffen schlagen bzw. verletzen, diese wachsen ins eigene Fleisch; sich wegen Verletzung oder Druck krümmen müssen; unbrauchbare Waffen, die vor Schmerz um Hilfe schreien.
Bearbeitung: eine Basis für Vitalität und Aggression schaffen; Auseinandersetzungen im Krallenbereich bewusster leben: die Krallen zeigen lernen; sich offen(siv) und aggressiv *krallen*, was man zum Leben braucht; offensiver und mutiger mit sich selbst sein in Bezug auf *einschneidende* Entscheidungen.
Einlösung: zuerst für innere Geborgenheit (Urvertrauen) sorgen, um dann aus der inneren Ruhe den Herausforderungen kraftvoll und mutig entgegenzutreten; sich auch ein*schneidende* Schritte zutrauen.
Urprinzipieller Bezug: Mars.
Lit.: *Wwg, SdS 125.*
Film: *In Sachen Henry, Der letzte Samurai, Fearless, Wut* (alle Bd 1).

Nägelbeißen/Nägelkauen

Körperebene: Fingernägel (Krallen, Aggression).
Symptomebene: Angst vor (der eigenen) Aggression: seine Waffen (Krallen) entschärfen und sich die Aggression *verbeißen*, die Krallen amputieren, schutz- und waffenlos machen; *bei Kindern*: Angst und → Schuldgefühle, eigene Aggression nach außen umzusetzen; Widerspiegelung der Angst der Eltern vor Aggressionen; sich

nicht trauen, sein Leben in Angriff zu nehmen; zu wenig Ventil für gestaute Lebenskraft; Hunger auf Aggression; Trotz gegen beengende Eltern; *bei Erwachsenen*: Nervosität gepaart mit Angst vor dem eigenen Mut und der Tugend der Tapferkeit, Regression auf kindliche Ebene.
Bearbeitung (auch für mitbetroffene Eltern, deren Probleme die Kinder oft widerspiegeln): Respekt vor den eigenen vitalen Kräften bekommen; die nach außen gerichteten physischen Aggressionen zurücknehmen (*KSdK 205f.*); sich das Zurückweichen vor dem Leben eingestehen; Ventile für die innere Vitalität schaffen und offen halten: von äußeren (Sport, deftige Nahrung, Rohkost, die gutes Kauen verlangt, Rotlackierung der Krallen) bis zu inneren (mutiges Leben); den eigenen Hunger auf Leben und die eigenen Kräfte spüren, stillen und nutzen.
Einlösung: nach außen defensiver werden, nach innen mutiger: sich dem Leben stellen, die (inneren) Krallen öfter ausfahren, zeigen und spüren lassen; mutig Kontakt zum inneren Kind aufnehmen und (sich zusammen) weiterentwickeln.
Urprinzipieller Bezug: Mars-Mars/Mond.
Lit.: *Wwg 274–278, S 324, K 300–302, SdS, AfS, HT.*
Film: *In Sachen Henry, Der letzte Samurai, Die Bücherdiebin* (alle Bd 1); speziell zu Angst – *Angsthasen, Fearless* (beide Bd 1); *Angst essen Seele auf* (Bd 2).

Nagelbettentzündung

(Panaritium; siehe auch Nägel, eingewachsene)
Körperebene: Finger- und Zehennägel (Krallen, Aggression).
Symptomebene: Konflikt um Vitalität und Urvertrauen; zu wenig Raum für erregende Themen; *an den Zehen*: Konflikte bzgl. Zugehen auf andere, Vorwärtskommen, Zukunft; *an den Fingern*: Konflikte bzgl. Zugreifen, das Leben in den Griff bekommen, Gegenwart.
Bearbeitung: eine gesunde Basis für Vitalität und Aggression schaffen; Auseinandersetzungen im Krallenbereich bewusster leben: die Krallen zeigen lernen; sich offen(siv) und aggressiv *krallen*, was man zum Leben braucht, seinen Platz (im Leben) suchen und finden.
Einlösung: zuerst für innere Geborgenheit (Urvertrauen) sorgen, um dann aus der inneren Ruhe den Herausforderungen kraftvoll und mutig entgegenzutreten.
Urprinzipieller Bezug: Mars (Krallen)/Mond (Nagelbett/Urvertrauen)-Mars (Entzündung).
Lit.: *S 323–325, Wwg, SdS, SvI, AfS.*
Film: *In Sachen Henry, Der letzte Samurai, Fearless, Wut* (alle Bd 1).

Nagelpilz

(siehe auch Fußpilz, Dermatomykosen, Candidamykose)
Körperebene: Finger- und Zehennägel (Krallen, Aggression).
Symptomebene: zu schwach sein, um seine Krallen zu zeigen und sich seiner Haut zu wehren (schwache

Abwehrlage); die eigenen Waffen (Krallen) werden von fremden Invasionstruppen besetzt und enteignet; um den Einsatz der eigenen Krallen gebracht werden; v. a. Unlebendiges wird Opfer von Pilzinvasionen (Pilze ernähren sich als Saprophyten von totem organischem Material); die Krallen und Nägel verlieren ihren Glanz; sie werden zwar dicker, trotzdem weicher und schwächer, ihre gelbliche Farbe zeugt nicht von Vitalität; die Finger- und Zehenspitzen werden nicht mehr ausreichend geschützt; das Fingerspitzengefühl ist ebenso in Mitleidenschaft gezogen wie das Gefühl in den Zehenspitzen.

Bearbeitung: kompromissfreudiger werden, die geistig-seelische Abwehr zurückfahren, um den Körper zu entlasten und seine Abwehr wieder zu erhöhen; Auseinandersetzung mit fremden Impulsen pflegen, Fremdes zu sich hereinlassen; Raum geben für Neues und es sich zu eigen machen, statt sich von Fremdem übernehmen und überrumpeln zu lassen; eigene unbenutzte, nicht mehr benötigte, leblose, abgestorbene Bereiche für fremde Lebensimpulse öffnen; seine Krallen im übertragenen Sinn an geistig-seelischen Herausforderungen schärfen, statt sein Finger- und Zehenspitzengefühl abstumpfen zu lassen; lebendige Nahrung zu sich nehmen, die den Pilzen nichts abgibt; bewusst die tägliche Wahl treffen: den Pilz mit toten *Nahrung*smitteln nähren oder sich selbst mit lebendigen *Leben*smitteln.

Einlösung: die Lebensenergie wieder bis zu den Finger- und Zehenspitzen fließen lassen, etwa mit dem verbundenen Atem; fremde Impulse und Lebensformen an seine Grenzen heran- und sogar hereinlassen, kennenlernen, annehmen und ins eigene Leben integrieren; langfristig das eigene (Bewusstseins-)Terrain beleben, tote Bereiche wiederbeleben; auch wenn wir uns kollektiv aus dem Reich der Kooperation über Koexistenz bis in Konkurrenz verirrt haben, sich bewusst werden und nicht vergessen, dass **1.** 50 % unseres Erbgutes im Innersten der Zellkerne von Viren stammt, die Zellkraftwerke der Mitochondrien tatsächlich an- und eingestellte Bakterien sind, unser Darm 10-mal mehr bakterielle Mitarbeitertruppen (Symbionten) enthält, als wir Zellen im ganzen Organismus haben, und all unsere Haut- und Schleimhautoberflächen von Bakterien besiedelt sind, mit denen wir in wundervoller Symbiose leben, und dass **2.** die Basis unseres Erfolg als Homo sapiens auf frühester Zusammenarbeit beruht; Kooperation ist unsere Entwicklungs- und Erfolgsgrundlage.

Urprinzipieller Bezug: Mars-Pluto.

Lit.: *S 386–388, Wwg, SdS, SvI, AfS, HT.*

Nahrungsmittelunverträglichkeit

(siehe auch Allergie, Dermatitis herpetiformis Duhring, Leaky-Gut-Syndrom, Alkohol-Intoleranz, Histamin-Intoleranz, Fruktose-Into-

leranz, Saccharose-Intoleranz, Milchunverträglichkeit, Zöliakie/Sprue)
Körperebene: der ganze Verdauungstrakt (ind. *Bhoga* = »Welt essen und verdauen«) von der Mundhöhle bis zum After mit seinen Schleimhäuten (innere Grenze, Schranke, Schutzhülle); auch die äußere Haut (Grenze, Kontakt, Zärtlichkeit) kann betroffen sein.
Symptomebene: Aufstand oder Krieg (mit Schwellung, Jucken, Bläschenbildung) an den Schleimhäuten, den Eingangspforten von der Außen- zur Innenwelt: Organismus bekämpft die Nahrungsmittel, die für ihn keinen Lebensmittelcharakter haben, sondern Feindliches symbolisieren; äußere Welt wird in Gegnerschaft erlebt und kann nicht integriert und zu eigen gemacht werden; in krassesten Formen werden nur noch wenige Nahrungsmittel wie Bio-Dinkel oder -Hirse vertragen, manchmal bleibt nur noch der Trick der parenteralen Ernährung, d. h., die Nahrung wird über Infusionen direkt ins Blut geschleust und damit an der Schleimhautschranke vorbeigeschmuggelt; wer gar nichts mehr genießen und verdauen kann, wird notgedrungen ungenießbar und riskiert durch seinen Widerstand nicht nur sein Lebensglück, sondern das Leben selbst.
Bearbeitung: mutig bis an seine Grenzen gehen und sich dort mit der äußeren Welt und ihren Stoffen auseinandersetzen; sich in einer offensiven Auseinandersetzung Fremdes vertraut und zu eigen machen und damit aussöhnen; es zu eigenem Wachstum nutzen.
Einlösung: sich mit der Schöpfung in all ihren Erscheinungsformen aussöhnen, das Außen bewusst zum Innen machen und sich als Teil der Schöpfung, diese aber auch als Teil von sich erkennen; sich damit aussöhnen, dass der Humus, aus dem alles und auch der Homo (sapiens) wächst, nichts anderes als Dreck und Schmutz ist und dass neues Leben nur aus jenem glitschig-lustvollen Ge*schlecht*sakt entsteht, den Neurotiker als schmutzig empfinden, aber der überwiegende Rest der Menschen sehr genießt.
Urprinzipieller Bezug: Merkur-Pluto.
Lit.: *Wwg, SP, Hag, HT, Wwg*.
Film: *Fearless* (Bd 1).

Narbenbruch

(siehe auch Bruch, Nabelbruch)
Körperebene: überall möglich, wo Verletzungen Narben hinterlassen haben.
Symptomebene: (neuerliches) *Aufbrechen einer alten Wunde*; minderwertiger Verschluss einer Wunde fördert das Nachgeben der Narbe; immer noch Druck hinter der Narbe, dem diese nicht gewachsen ist; unter Druck geraten durch alte Probleme.
Bearbeitung: zeitlich zur Entstehung der Verletzung zurückkehren (»Wann war das Problem erstmals akut?«); sich klarmachen, wie wenig man mit der Wunde seelisch fertig geworden ist; möglicherweise nachtragend sein; bewusst zurückkehren in jene alte Erfahrung, um zu

verarbeiten, *was noch offengeblieben ist*; sich den (seelischen) Druck hinter der Narbe bewusst machen und ihm nachgeben; die alte Wunde neu betrachten und neue Wege zur Förderung ihres Abheilens gehen; sich alter Wunden bewusst werden, die ungenügend verheilt sind; sich innerer Wunden gewahr werden, die niemals ganz verheilten.
Einlösung: neue Wege gehen, um alte Themen und Probleme endgültig zu (er)lösen.
Urprinzipieller Bezug: Saturn-Uranus.

Narbenwucherung

(Narbenkeloid)
Körperebene: Narben an der Körperoberfläche, Haut (Grenze, Kontakt, Zärtlichkeit).
Symptomebene: Narbenwucherungen nach Operationen und schweren Verbrennungen zum Zeichen, dass das Ereignis nicht spurlos an einem vorübergegangen und nicht wirklich verarbeitet ist; das Bindegewebe der Narbe fängt an zu wuchern und unschöne Narbenwülste zu bilden, als wollte es das Geschehen, das zur Narbe geführt hat, nicht in Vergessenheit geraten lassen; auffallend häufiges Auftreten, wenn es jmd. besonders wichtig war, keine oder nur eine winzige Narbe davonzutragen (Bikini und Blinddarmnarbe): aus dem traumatischen Ereignis wenig oder nichts gelernt haben und so dauernd daran erinnert werden; nach Verbrennungen durch Atomexplosionen treten Narbenkeloide praktisch immer auf, was zeigt, wie wenig wir mit den Auswirkungen dieser Kraft auf unseren Organismus generell fertig werden.
Bearbeitung: sich das Geschehen, das zur Narbe führte, ins Bewusstsein zurückrufen und seelisch damit fertig werden; den Sinn der Narbe/der alten Verletzung erkennen, ihre Entstehungsgeschichte nochmals aufrollen; den Organismus von der Aufgabe entlasten, die Erinnerung wachzuhalten, indem man sie selbst und freiwillig wachhält.
Einlösung: Aussöhnung mit dem ursprünglichen Geschehen; es im Bewusstsein bewahren, ohne weiter darunter zu leiden.
Urprinzipieller Bezug: Saturn (Narbe)-Jupiter (Wucherung).

Narkolepsie

(nicht kontrollierbarer Einschlafzwang; siehe auch Schlafdrang/Schlafsucht)
Körperebene: Schlafzentrum im Gehirn (Kommunikation, Logistik).
Symptomebene: starke Tagesmüdigkeit mit regelrechten Einschlafanfällen von Sekunden bis zu einer Stunde aufgrund eines laut Schulmedizin chronisch und nicht heilbar gestörten Schlaf-Wach-Rhythmus; heute auch bekannt als eine der Nebenwirkungen der Impfung gegen → Schweinegrippe; Einschlafattacken: die Augen zwanghaft vor etwas Unangenehmem verschließen, nicht hinschauen können/wollen/sollen; starke Behinderung, weil etwa Autofahren zu gefährlich wird; hinzu kommen **1.** akuter Muskeltonusverlust in Affektsitua-

tionen (Kataplexien) = Totalverweigerung, Aufgeben aller (Muskel-) Spannung, unerlöstes Loslassen angesichts emotional unbewältigter Situationen; Karikatur totaler Hingabe; **2.** Schattenmanifestationen (hypnagoge Halluzinationen) = prinzipiell ähnlich wie in der → Psychose, wenn auch geringfügiger; innere Macht setzt ihre (inneren) Bilder gegen die äußeren durch, ergreift das ganze Individuum und bringt eine andere, eben eine Schattenebene ins Spiel des Lebens; **3.** »automatische Handlungen« lassen an Deutungen wie bei der → Epilepsie denken, speziell Schwatz- und Wanderepilepsie.
Bearbeitung: sich die Flucht oder Regression in den Schlaf bewusst machen; Übungen des Loslassens und Anvertrauens und solche des Erwachens im spirituellen Sinn; **1.** sich bewusst ergeben und völlig loslassen, allen Widerstand aufgeben; sich der emotionalen affektiven Situation, etwa einer sinnlich-erotischen Erfahrung, gänzlich überantworten und überlassen; **2.** sich den Inhalten der Bilder öffnen, die Botschaften bereitwillig annehmen; **3.** den Sinn der automatischen Handlungen erkunden und ernst nehmen.
Einlösung: aufwachen und wach bleiben, erwachen wie der Buddha, der *Erwachte*.
Urprinzipieller Bezug: Neptun-Uranus.
Lit.: *Sch, S.*
Film: *Gefährliche Schönheit* (Bd 1); *Profiteure der Angst* (Bd 2).

Narzissmus

Symptomebene: übertriebene Selbstliebe; mythologisch verliebte sich der Jüngling Narziss in sein eigenes Spiegelbild; Krankheitsbild unserer Zeit, die von Egoismus statt Selbstliebe (als Basis von Nächsten- und Feindesliebe) geprägt ist und damit voll dem Schatten der christlichen Nächstenliebe aufsitzt.
Bearbeitung: Selbstliebe als Aufgabe entdecken, als guten Ausgangspunkt, um zu lernen, den Nächsten wie sich selbst zu lieben; Nächstenliebe allein funktioniert genauso wenig wie ausschließliche Eigenliebe.
Einlösung: die Mitte finden und Nächsten- wie Eigenliebe auf denselben Stand bringen, dann sogar noch die Feindesliebe hinzunehmen, dem christlichen Grundauftrag und Ideal entsprechend.
Urprinzipieller Bezug: Sonne-Venus-Jupiter.
Lit.: *Gmm, SuL, HT.*

Nasenbeinbruch

Körperebene: Nase (Macht, Stolz, Sexualität).
Symptomebene: sich (*immer der Nase nach*) zu weit vorgewagt haben, Warnschuss: »eins auf die Nase bekommen«; durch diesen Schuss vor den Bug, den Schlag auf die Nase und ihren Bruch, wird die Persönlichkeit herausgefordert und verunsichert; Therapie der Neugierde (»Herr/Jungfer Naseweis«) und des Bedürfnisses, seine Nase überall hineinzustecken (»Wie die Nase des Mannes, so auch sein

Johannes«); gebremster Vorwärtsdrang; sich auf falschem (Übungs-) Terrain befinden.
Bearbeitung: Warnungen beachten; sich mehr um die eigenen Angelegenheiten kümmern; Zurückhaltung üben.
Einlösung: auf Warnungen mit Kurskorrektur des eingeschlagenen Lebensweges reagieren.
Urprinzipieller Bezug: Mars-Saturn/Uranus.
Lit.: *S 183f.*
Film: *In Sachen Henry, Der letzte Samurai, Wut* (alle Bd 1).

Nasenbluten

(Epistaxis; bei Kindern häufiger als bei Erwachsenen)
Körperebene: Nase (Macht, Stolz, Sexualität).
Symptomebene: momentane Druckerhöhungen, wenn einem *das Blut zu Kopfe steigt*. (Über-)Druck ablassen; *bei Kindern*: Lebensenergie und -freude läuft über die Nase demonstrativ davon (harmlos, aber eindrucksvoll für Eltern und Kind); Aufmerksamkeit erregender Hinweis, deutliches Signal: sich ausgeschlossen, missachtet oder sogar missbraucht fühlen; sich nach Liebe und Wärme sehnen; symbolisch und unbewusst die Bedrohung und Gefährdung zeigen mit dem für alle sichtbaren dramatischen Blutopfer; signalisieren, wie schlecht es einem geht; Hilferuf; *bei Erwachsenen*: Appell an sich selbst und die Umwelt (»Helft mir, rettet mich, schenkt mir Aufmerksamkeit und kümmert euch gefälligst auch um mich, ich bin nicht so groß und stark, sondern gefährdet und hilfsbedürftig!«), denn das Leben/die Lebenskraft rinnt davon, phallische Energie und Vitalität *gehen aus*.
Bearbeitung: zur Akuttherapie in aller Ruhe den Kopf zurücklegen; kühles nasses Tuch in den Nacken legen; (*auch für mitbetroffene Eltern, deren Probleme die Kinder oft widerspiegeln*); darauf achten, dass (dem Kind) das Blut nicht zu oft zu Kopfe steigt (was häufig auch im Schlaf geschieht); im übertragenen Sinn die Lebenskraft bei besseren Ventilen herauslassen: den Körper betonen (z. B. durch Sport und Spiel), statt nur auf die geistige Ebene zu setzen; alle körperlichen Aktivitäten, die abhärtend wirken, sind geeignet, den Lebenssaft in die Körpermuskulatur zu lenken, und günstig für die meist zarte Konstitution; dafür Sorge tragen, die Lebensenergie nicht zu verschwenden: sensible kleine Wesen vom homöopathischen *Phosphor*typ neigen zu Nasenbluten und dazu, sich (geistig) zu überfordern; *für Erwachsene*: sich um das eigene innere Kind kümmern, zu ihm stehen lernen und in seinen Bedürfnissen die eigenen erkennen.
Einlösung: sich mit der Bedrohtheit des (einem anvertrauten) Lebens aussöhnen; seine Lebensenergie im übertragenen Sinn frei fließen lassen.
Urprinzipieller Bezug: Mars-Mars.
Lit.: *KSdK 238–241.*
Film: *The Kid, In Sachen Henry, Der letzte Samurai, Fearless, Wut* (alle Bd 1).

Nasenbohren, chronisches

Körperebene: Nase (Macht, Stolz, Sexualität).
Symptomebene: wegen seines Sexualbezuges als unschicklich eingestuftes Symptom mit dem Charakter einer Volksseuche: durch Reizung der erogenen Zonen im Naseninnern Aktivierung der genitalen Regionen über die entsprechenden Reflexzonen; (unbewusster) Versuch, die eigene Vitalität anzuregen und verschämt zu zeigen; sich seiner Empfindungen und Gefühle schämen, Verlegenheit, Nervosität und Unsicherheit, sich und seine wirklichen Gefühle verstecken; statt zur eigenen Sonne und Strahlkraft/zum eigenen Charisma zu stehen, sich auf Nebenschauplätzen verspielen; zu viel links und rechts schauen, was die anderen denken, und sich zu wenig um die eigene Bestimmung kümmern.
Bearbeitung: sich die symbolischen und reflexologischen Bezüge bewusst machen; erotische Befriedigung auf direkterem Weg und offen(siv)er suchen; zu sich und den eigenen Empfindungen stehen lernen, sinnlichen Genuss genießen (lernen), zur Lust stehen, mit weichem Schleim auf empfindsamen Schleimhäuten zu spielen; sich erwachsenere Orte dafür suchen; Nasenbohren als kindliches Vorspiel erkennen und als solches schätzen lernen und am richtigen Ort weiterentwickeln.
Einlösung: erfüllende Erotik und genitale Sexualität verwirklichen und genießen.
Urprinzipieller Bezug: Mars-Venus.

Nasennebenhöhlenentzündung

(Sinusitis)
Körperebene: Nase (Macht, Stolz, Sexualität), Nasennebenhöhlen (Leichtigkeit, Luftigkeit).
Symptomebene: **1.** allgemein: Angst vor Konflikten: »die Nase (chronisch) voll haben«, chronisch »verschnupft sein«; Tendenz zu rücksichtsvollem, übertrieben freundlichem Verhalten, statt sich durchzusetzen und die Probleme zu konfrontieren; lieber »schleimen«, »sich einschleimen«, um jmd. »herumschleimen«, »schleimig« reagieren; **2.** Stirnhöhle: »Brett vor dem Kopf haben«, über keine Intuition verfügen; **3.** Kieferhöhle: Aggressionshemmung; das (Vor-) Beugen schmerzt oft extrem und zeigt ehrlich, dass es darum nicht geht; **4.** Nasenhöhlen/Siebbeinzellen: blockierter »Riecher«, er zeigt, dass etwas nicht stimmt, was sich oft auch parallel im Näseln niederschlägt.
Bearbeitung: **1.** den eigenen Zustand chronischer Verschlossenheit und Frustration durchschauen; das Luftelement bewusst vernachlässigen (weniger auf intellektuelle Durchlüftung des Kopfes setzen, weniger »hirnen« und sich den Kopf zerbrechen); auf übertragener Ebene Enge und Behinderung im eigenen Kopf erkennen; sich nach innen in eigene Räume zurückziehen, sich Raum verschaffen für sich selbst; auf dem Gegenpol: *sich* (seinem Ärger) *Luft machen*; Fasten als Möglichkeit, den inneren Stau

zu durchschauen und den äußeren abfließen zu lassen: Reinigung; die einem zustehende Leichtigkeit zurückgewinnen und gegen die Verstocktheit eintauschen; **2.** einer Person oder Situation *die Stirn bieten*, in die Kon*front*ation gehen; *die Stirn haben*, sich zu stellen und mutig für seine Freiheit zu kämpfen; **3.** Aggressionen leben, statt sich zu beugen: zubeißen, sich durchbeißen, die Kiefer einsetzen, sich seinen Teil vom Leben(skuchen) abbeißen, seinen Lebensraum verteidigen; **4.** Auseinandersetzung um die eigene Persönlichkeit führen, sich mutig infrage stellen.
Einlösung: *den Kopf wieder frei bekommen*, indem die alten Dinge bereinigt werden und Raum für Neues entsteht; Vorbeugung: *sich den Kopf* für (Lebens-)Wichtiges *freihalten*.
Urprinzipieller Bezug: Mars-Uranus.
Lit.: *S 173–176, Wwg, SvI.*
Film: *In Sachen Henry, Der letzte Samurai, Wut* (alle Bd 1).

Nasenscheidewandverkrümmung

Körperebene: Nase (Macht, Stolz, Sexualität).
Symptomebene: eine Seite ist zuungunsten der Gegenseite bevorzugt; angeborene Einseitigkeit im Leben entweder mit Betonung der linken weiblichen oder rechten männlichen Hälfte: auf einer Seite besser funktionieren (mehr Luft [Lebenskraft Prana] bekommen); einseitiger Fluss des Austausches und der Kommunikation.
Bearbeitung: sich auf die bevorzugte Seite bevorzugt einlassen (so wie der Atem); die andere vorerst zurückstellen; sich auf seine starken Seiten besinnen und verlassen.
Einlösung: aus der Kraft, die aus dem einen Pol erwächst und ihn erlöst, den Gegenpol ins Leben hereinholen: sich ins Lot bringen.
Urprinzipieller Bezug: Mars-Saturn/Uranus.
Lit.: *S 178f.*

Nausea

siehe Kinetosen, Gleichgewichtsstörungen

Nebenhodenentzündung

(Epididymitis)
Körperebene: Nebenhoden (Fruchtbarkeit, Reife).
Symptomebene: Krieg im Samenlagerhaus; Kampf um männliche Fruchtbarkeit; bei unbewusstem Dauerkonflikt (chronischer → Entzündung) Gefahr der Unfruchtbarkeit.
Bearbeitung: sich bewusst und offen(siv) mit der Thematik der Zeugung, Familiengründung und Fortpflanzung auseinandersetzen; innerlich um reife Männlichkeit kämpfen.
Einlösung: Mut, Neues (Leben) zu zeugen, und alle dafür notwendigen Voraussetzungen erfüllen.
Urprinzipieller Bezug: Mond-Mars.
Lit.: *Wwg, SvI.*
Film: *In Sachen Henry, Der letzte Samurai, Wut* (alle Bd 1).

Nebenhöhlenentzündung

siehe Nasennebenhöhlenentzündung

Nebennierenmarkstumor

siehe Phäochromozytom

Nebennierenrinden-Insuffizienz

siehe Addison-Krankheit

Nebennierenrinden-Überfunktion

siehe Cushing-Syndrom

Nekrose

(Untergang von Zellen führt zum Absterben abgegrenzter Gewebebereiche)
Körperebene: alle Körperbereiche können betroffen sein.
Symptomebene: abgestorbene Körperbezirke entsprechen unbelebten oder gänzlich abgestorbenen Themenbereichen: verlassene Schlachtfelder.
Bearbeitung: sich eingestehen, dass die zu den toten Bereichen gehörenden Bewusstseinsareale ebenfalls in Agonie liegen; Themen im eigenen Leben erspüren, die abgestorben, verlassen und nicht mehr zu beleben sind; leblose wichtige Themen ggf. wiederbeleben, von den abgestorbenen Abschied nehmen und sich darauf einstellen, ihre Funktionen anderweitig zu kompensieren.
Einlösung: auf geistig-seelischer Ebene alte, überkommene Muster, lebensbehindernde Gewohnheiten usw. sterben lassen.
Urprinzipieller Bezug: Saturn-Pluto.
Film: zum Thema Sterben – *Nokan, Die Bücherdiebin, Ein vollkommener Tag, Wer früher stirbt ist länger tot*, *The Green Mile, Phenomenon, Black Swan* (alle Bd 1).

Nekrospermie

(Unbeweglichkeit und damit Befruchtungsunfähigkeit der männlichen Samen[tierchen]; siehe auch Akinospermie, Unfruchtbarkeit)
Körperebene: Hoden (Fruchtbarkeit, Kreativität), Nebenhoden (Fruchtbarkeit, Reife).
Symptomebene: weniger und schlechter bewegliche Spermien lässt die Fruchtbarkeit der Männer in Industrienationen drastisch zurückgehen; bei unerfülltem Kinderwunsch/Unfruchtbarkeit ist heute oft der Mann die »Ursache«; häufiger auftretendes Krankheitsbild: die Machergesellschaft produziert viele Schadstoffe, die die Spermien ruinieren, und korrigiert sich auf diese unerlöste Art selbst.
Bearbeitung: sich die mangelnde Fruchtbarkeit eingestehen: auf übertragenen Ebenen weniger fruchtbar werden (machen) und dafür im Körper mehr: den Machertrip zurücknehmen; einfachste Therapie: wirklicher Urlaub (ohne Machen), stattdessen geschehen lassen; den Leistungstrip einschränken und dem (neuen) Leben seinen Lauf lassen; zu sich kommen; auch Dinge tun, die nichts bringen, bei denen nichts herauskommt.
Einlösung: nach außen ruhiger, aber innerlich lebendiger und (seelisch) fruchtbarer sein.

Urprinzipieller Bezug: Mars-Pluto/ Saturn.

Nephritis
siehe Glomerulonephritis

Nephrolithiasis
siehe Nierensteine

Nephrom
siehe Nierenkrebs

Nephrose
(Nierendegeneration)
Körperebene: Nieren (Gleichgewicht, Partnerschaft).
Symptomebene: Degeneration der Nierenkanälchen (auf dem Boden von fieberhaften Infektionen, Vergiftungen, Fettstoffwechselstörungen) führt zu Eiweißverlusten über den Urin (→ Albuminurie) und → Ödemen im Körper; durch die Beschädigung des Nierenfilters gehen wesentliche Lebensstoffe verloren, im Körper kommt es zum Stau des Seelenwassers; lebenswichtige Themen werden ungenutzt durchgelassen.
Bearbeitung: sich mehr durchgehen lassen; die Dinge durch sich durchfließen lassen.
Einlösung: großzügiger werden (z. B. in der Partnerschaft), auch wesentliche Dinge weitergeben und loslassen.
Urprinzipieller Bezug: Venus-Saturn.
Film: (zum Venusprinzip) *Salz auf unserer Haut, Don Juan DeMarco, Le Weekend, Safe Haven, Die Braut, die sich nicht traut, Der Rosenkrieg, Malen oder Lieben, Gefährliche Schönheit, Der bunte Schleier, The Lucky One, Labor Day, Die Brücken am Fluss* (alle Bd 1).

Nephrosklerose
siehe Nierenschrumpfung

Nervenentzündung
(Neuritis; siehe auch Trigeminusneuralgie)
Körperebene: fast alle Körperregionen können betroffen sein, Nerven (Nachrichtendienst).
Symptomebene: dauerhafte Schmerzen im Gegensatz zu den ziehenden der → Neuralgie: Hilfeschrei; Sensibilitäts- und motorische Ausfälle im Funktionsbereich dieses Nervs: Konflikt im Bereich eines Nervs bzw. des mit ihm verbundenen Themas; Ausfälle im Gefühls- und Aktivitätsbereich.
Bearbeitung: aggressive Auseinandersetzung um die Thematik dieses Nervs; andauernde Konfrontation mit dem Thema, ohne lockerzulassen; sein Nachrichtensystem wieder frisch aktivieren und an heißen Kommunikationsthemen dranbleiben.
Einlösung: sich auf den Kampf einlassen und ihn bis zur Lösung offen(siv) ausfechten.
Urprinzipieller Bezug: Merkur/ Uranus-Mars/Saturn.
Lit.: *Wwg, SvI.*

Nervenschmerzen
(Neuralgie, Neuropathie, Polyneuropathie; siehe auch Nervenentzündung)

Körperebene: Nerven (Nachrichtendienst).
Symptomebene: kommende und gehende Schmerzen (Hilfeschreie) aus dem Versorgungsbereich eines Nervs; ungeklärte, schwelende Konflikte im Themenbereich der mit diesem Nerv verbundenen Körperzone; überreizte Leitungen; häufig bei → Alkoholismus.
Bearbeitung: der betroffenen Körperregion Zuwendung und Unterstützung geben; lernen, um Hilfe zu rufen und Hilfe anzunehmen; etwas in Gang bringen; seine Aggressionen herauslassen und mutige Wege finden, sie sinnvoll zu leben.
Einlösung: den Hilferuf verstehen, entschlossen für Entlastung sorgen; mutige Schritte in Neuland gehen.
Urprinzipieller Bezug: Merkur/Uranus-Mars.
Lit.: *Wwg*.
Film: *In Sachen Henry, Der letzte Samurai, Wut* (alle Bd 1).

Nervenzusammenbruch

Körperebene: Nerven (Nachrichtendienst).
Symptomebene: Durchbrennen der Sicherungen in der Zentrale, Notbremsung, Reißleine ziehen, bevor es wirklich gefährlich wird; durch Überlastung gestörte Kommunikation: Verkehrszusammenbruch im Nervensystem, Staus, Behinderungen; sich zu sehr als Mittelpunkt sehen und dann in der Überlastung auf Tauchstation gehen; zu viel Input, kein oder kaum noch Output: dem Leben nachjagen und sich hetzen lassen; fehlendes Vertrauen, seine Umwelt und sich von seinem Wert zu überzeugen ; hin- und hergerissen sein, in vielfältigen Spannungen leben; Missachtung der Regeln von Kommunikation und Vermittlung; häufig zu sehr bestrebt, es allen recht zu machen, sich selbst dabei vergessen; Selbstüberforderung, um gut dazustehen; getrieben sein (»Du raubst mir noch den letzten Nerv und treibst mich in den Wahnsinn!«).
Bearbeitung: sich den Zustand völliger Überforderung der Zentrale eingestehen: froh sein, dass die Sicherungen herausgeflogen sind und so Schlimmeres verhindert wurde; die Kommunikation bis zu einer Neuordnung und Neuorientierung vorübergehend freiwillig einstellen: »Nerven wie Drahtseile« entwickeln; den Input vorübergehend reduzieren, den Output regeln und ggf. erhöhen; sich abschirmen, vorübergehend nichts hereinlassen, möglichst viel heraus- und abfließen lassen; loslassen lernen, bevor wieder etwas angenommen und in den Informationsspeicher eingefüllt wird; sich Ruhe gönnen, den Kampf im Außen aufgeben; statt sich von der Vielzahl der Eindrücke und Anforderungen überreizen zu lassen, lernen, sich rechtzeitig und bewusst zu distanzieren; sich frühzeitig um Überblick bemühen, eine Vogelperspektive einnehmen und auswählen lernen; Hierarchie (griech. »Herrschaft/Führung des Heiligen«) entwickeln; auf dem Gegenpol (allopathisch) bei objektiver Überlastung robuster Typen (was viel seltener ist

als die Zusammenbrüche der Übersensiblen): den Kopf als einzige Zentrale des Schaltens und Waltens und aller Entscheidungen entlasten, das Herz (Gefühl, Intuition) und den Bauch (Instinkt, Bauchgefühl) hinzubringen.
Einlösung: sich mit dem Herzen verbünden: Kommunikation von Herz zu Herz; aus dem Bauch heraus handeln.
Urprinzipieller Bezug: Merkur-Uranus.
Lit.: *S 188–192, SI; CD/Audio »Vom Stress zur Lebensfreude«.*

Nervosität

(siehe auch Nervenzusammenbruch)
Körperebene: Nerven (Nachrichtendienst); kann den ganzen Körper erfassen und in Aufruhr versetzen.
Symptomebene: Unruhe, Ungeduld, doch die eigenen Ansprüche an Lebensgeschwindigkeit, Abwechslung, Leistung lassen sich vom Körper nicht länger umsetzen; zu viel zu schnell verwirklichen wollen; nicht auf die Zeitqualität (Kairos) achten, sondern sich vom Zeittakt (Chronos) hetzen lassen; Reizüberflutung; die Leitungen sind zu schwach für den hohen Input, Überbelastung stört die Verbindungen, die nun zum Bersten gespannt sind; drohender Zusammenbruch der eigenen Netze: die Nerven(leitungen) flattern, bevor sie reißen und es zum Verkehrsinfarkt auf Nervenebene kommt; der → Nervenzusammenbruch ähnelt dann mehr einer Implosion als einer Explosion.
Bearbeitung: sich den Zustand der Überforderung der Kommunikationswege eingestehen; den Input vorübergehend reduzieren, die Kommunikation vorübergehend freiwillig einstellen oder zumindest auf das unbedingt notwendige Maß reduzieren, bis eine sinnvolle Neuorientierung erreicht ist; sich Ruhe gönnen, den Kampf im Außen vorübergehend aufgeben; Beruhigung vielleicht zuerst am leichtesten in der Bewegung zu erreichen wie beim Tai Chi, später auch in Meditation und Entspannungsübungen.
Einlösung: den Kopf entlasten und dafür Herz (Gefühl, Intuition) und Bauch (Instinkte, Bauchgefühl) verstärkt ins Spiel (des Lebens) bringen; mit dem Herzen horchen; lernen, aus dem Bauch heraus zu handeln; vibrierende Lebensenergie leben; sich reizen lassen und Situationen prickelnder Vitalität aussetzen, statt vor innerer Unruhe zu zittern und zu beben.
Urprinzipieller Bezug: Uranus-Merkur.
Lit.: *S 188–192.*
Film: *Alles eine Frage der Zeit, Die Legende von Bagger Vance; Antonias Welt, Birnenkuchen mit Lavendel, Man lernt nie aus, Forrest Gump, St. Vincent* (alle Bd 1).

Nesselsucht

siehe Urtikaria

Nesthocker-Syndrom

(siehe auch Bore-out-Syndrom, Depression)

Symptomebene: nicht in die Gänge kommen, nicht einsteigen ins eigene Leben: mit 30 noch zu Hause herumhängen und den Eltern auf der Tasche liegen, sich von der Mutter bedienen lassen; sich vom Leben nicht angesprochen fühlen; Mangel an Lebenssinn: sich für nichts wirklich interessieren; Bequemlichkeit und Faulheit.
Bearbeitung: sich auf die Suche nach dem Sinn des eigenen Lebens begeben: seine Gaben entdecken und diese mit Hingabe geben lernen; sich dem Leben bewusst hingeben.
Einlösung: in Begabungen seinen ureigenen Sinn finden und sich ihm mit Leib und Seele ergeben; auf seinen inneren Ruf lauschen und seine Berufung erkennen, daraus den eigenen Beruf entwickeln.
Urprinzipieller Bezug: Mond-Neptun.
Lit.: *SI, AfS.*

Netzhautablösung

(Ablatio retinae; siehe auch Blindheit)
Körperebene: Augen (Einsicht, Durchblick, Spiegel und Fenster der Seele), Netzhaut (Fotoplatte des Auges).
Symptomebene: 60 % der Fälle bei → Kurzsichtigkeit, 35 % altersbedingt, 5 % bei Linsenlosigkeit; Blitze, Schleier, Schattensehen als Vorboten partieller Erblindung: etwas so Schreckliches gesehen haben, solch extremen Stress erlebt zu haben, dass es einem das Bild verreißt und vielleicht sogar die Leinwand zerreißt; im Seelischen übersehene Warnhinweise (Kammerwasser dringt unter die Netzhaut) werden körperlich so deutlich, dass sie nicht mehr übersehen werden können; Zeichen, dass etwas mit der Wahrnehmung der Welt nicht stimmt; Gesichtsfeld-Ausfälle: nicht mehr die ganze Wirklichkeit wahrnehmen; blind für Teile der äußeren Welt werden; Tendenz zur völligen Erblindung (→ Blindheit).
Bearbeitung: Übersehenes wahrnehmen lernen, einsichtig werden; seinen Blick gezielt auf Wesentliches richten, sich und den Blick konzentrieren, bewusst ein- und beschränken; nach innen sehen lernen.
Einlösung: innere Bilder neben/über äußere stellen; innere Orientierung, Einsicht.
Urprinzipieller Bezug: Sonne/Mond-Uranus.
Film: *Auf den ersten Blick* (1999).

Netzhautentzündung

(Retinitis)
Körperebene: Augen (Einsicht, Durchblick, Spiegel und Fenster der Seele), Netzhaut (Fotoplatte des Auges).
Symptomebene: ausgelöst durch zu viel Licht (Schneeblindheit, autogenes Schweißen) kommt es zum Verblitzen der lichtempfindlichen Fotoplatte des Auges: Verbrennungen vergleichbar denen bei Sonnenbrand; Konflikt auf dem Hintergrund des Sehens; Auseinandersetzung um die Transportgefäße der Lebensenergie im Auge.
Bearbeitung: für mehr Licht im

geistig-seelischen Sinne sorgen; Geistes- und Gedankenblitze statt physischer Energieblitze fördern; sich öfter im übertragenen Sinne ein Licht aufgehen lassen.
Einlösung: sich dem spirituellen Licht aussetzen.
Urprinzipieller Bezug: Sonne/ Mond-Mars.
Lit.: *SvI*.
Film: *In Sachen Henry, Der letzte Samurai, Fearless, Wut* (alle Bd 1).

Netzhauterkrankungen

siehe Retinopathia

Neugeborenengelbsucht

(Neugeborenen-Ikterus, Kernikterus; massenhafter Zerfall der roten Blutkörperchen, häufig bei Frühgeburten; siehe auch Gelbsucht)
Körperebene: Leber/Hepatitis (Leben, Wertung, Rückverbindung), Blut (Lebenskraft).
Symptomebene: unausgereifter Blutstoffwechsel, schnellerer Zerfall der Lebensenergieträger (rote Blutkörperchen), als sie ersetzt und abgebaut werden können: Zerfall der Vitalkraft am Anfang des Lebens, das oft zu früh begonnen wurde; Überforderung; mit der eigenen Existenz und den Schlacken seiner Lebensenergie noch nicht fertig werden; noch mangelnde Leberfunktion: fehlende Anpassung an das selbstständige Leben; der rauen Welt der Gegensätze noch nicht gewachsen sein.
Bearbeitung: Reifungsprozessen Zeit geben; Übertragung fremder Lebensenergie in Form von Sonnenlicht (Lichttherapie), notfalls und in seltenen Fällen auch mittels Blutaustausch.
Einlösung: sich in Ruhe auf das Leben einlassen.
Urprinzipieller Bezug: Mond-Jupiter.

Neuralgie

siehe Nervenschmerzen, Interkostalneuralgie, Trigeminusneuralgie

Neurasthenie (veraltet für temporäre Nervenschwäche und Erschöpfung)

siehe Burn-out-Syndrom, Müdigkeit, Depression

Neuritis

siehe Nervenentzündung

Neurodermitis

(siehe auch Allergie, Milchschorf)
Körperebene: Haut (Grenze, Kontakt, Zärtlichkeit).
Symptomebene: von allergischen Hautreaktionen herausgefordert werden: »es juckt und kratzt mich«; aggressive Form der Zuwendung, die schon von betroffenen Kindern schreiend eingefordert wird; Reaktion auf Allergen (oft Milch, was auf einen Mutterkonflikt schließen lässt), das stimuliert und erregt und reizvoll oder *reizend* erlebt wird; nach außen drängende Leidenschaft/inneres Feuer/Zorn: »sich aufgekratzt fühlen«; bis aufs Blut gehender Kampf gegen symbolische Feindbilder, dargestellt von den Allergenen (Deutungen: → Allergie); Überreaktion, überzogenes

Feindbild, starke unbewusste Aggressivität; die flammende Aggression steht einem ins Gesicht geschrieben; es verreißt die Fassade; über die Vermeidung von Allergenen die Umwelt tyrannisieren und damit Aggressionen ausleben: unbewusste Machtspiele; Aggressionsstau, unterdrückte Vitalität; unstillbares Bedürfnis, sich blutig zu kratzen, die eigenen Grenzen einzureißen; (auf der falschen Ebene) aufgekratzt sein, aus der Haut fahren wollen; sich aussätzig fühlen (sich aus der Gemeinschaft ausschließen), sich absondern.
Bearbeitung: sich die eigenen unter die Haut gehenden Bedürfnisse bewusst machen; sich freiwillig herausfordern lassen: das Leben mit seinen Reizen darf einen *jucken*; die vielen Reize bewusst zu sich hereinlassen und sich herauslocken lassen; die Grenzen mutig öffnen; die als feindlich eingestuften Symbole bewusst hereinlassen und in ihrer ganzen Bedeutung erkennen und annehmen; reaktionsfreudiger werden; sich mehr erlauben, *aufgekratzt zu sein*; die Grenzen (Haut) durchlässiger werden lassen, um mehr Kontakt und Austausch pflegen zu können; dem Körper die Aggressionsausübung wieder abnehmen und selbst aggressiver und offensiver werden: zu leben *wagen*, schlagfertiger werden; lernen, sich seiner Haut zu wehren und ihre Schleusen nach Belieben zu öffnen; Herausforderungen bewusst annehmen und sich von ihnen fordern und fördern lassen; offensiv agieren: *ausschlagen* statt Ausschlag entwickeln; Erotik genießen (lernen); bewusste Auseinandersetzungen mit den gemiedenen und abgewehrten Bereichen suchen.
Einlösung: im Bewusstsein so lange kratzen, bis man weiß, was einen juckt und reizt, einem unter die Haut geht und auf der Seele brennt; die heißen Eisen (Mars) des eigenen Lebens *frontal in Angriff nehmen*; dem Leben die Stirn (lat. *frons, frontis, f.*) bieten.
Urprinzipieller Bezug: Venus/Saturn (Haut)-Mars (Entzündung).
Lit.: *Wwg 238–241, KSdK 341–346; CD/Audio »Allergien«, »Hautprobleme«.*
Film: *Fearless* (Bd 1).

Neuropathie

siehe Nervenschmerzen

Neurose

(siehe auch Herzneurose, Magenneurose, Angst, Phobie, Zwangsstörung/Zwangsneurose, Hysterie)
Symptomebene: generell: vom »Normalen« abweichende Reaktionsweisen, oft auf der Basis von Zeitverirrungen (sich nicht situationsgerecht verhalten, auf einer ganz anderen Zeitebene unterwegs sein), was Leiden verursacht und die Mitwelt gegen einen aufbringt; Hans Blüher nannte die Neurose ein »verpfuschtes Ritual«: eine Verirrung in der Zeit, ein Hängengeblieben-Sein in der Vergangenheit.
Spezielle Formen: **1.** Angstneurose: Engeproblem, häufig in Zusammenhang mit der unverarbeiteten ersten

Erfahrung der Geburt; **2.** depressive Neurose: Unausgesöhntheit mit der eigenen Sterblichkeit; **3.** Zwangsneurose: ins Unbewusste abgesunkene gescheiterte Rituale: z. B. Wasch-, Grübel-, Kontroll-, Schließ- oder Zählzwang; **4.** hysterische Neurose (früher häufige Spezialform: Konversionsneurose): sehr offene, sozusagen bühnenreife Darstellung des problematischen Themas; überzogene Selbstdarstellung; **5.** → Perversionen im Sinne einer Sexualneurose: Verbindung sexueller Befriedigung mit ungewöhnlichen Vorstellungen; **6.** Charakterneurose: charakterliche Abweichungen vom »Normalen«; **7.** Begehrensneurose: Versuche, Renten oder Entschädigungen, die einem formal nicht zustehen, dennoch mit Nachdruck durchzusetzen.

Bearbeitung (auf Basis der Erfahrungen mit der Schatten- bzw. Reinkarnationstherapie): **1.** sich das Geburtstrauma bewusst machen und es klären; **2.** sich mit dem Thema Sterben – Tod – (Er-)Lösung aussöhnen; **3.** versunkene Rituale und Schiefgegangenes aufdecken und sich mit den offengebliebenen Aufgaben aussöhnen; **4.** sich bewusst machen, dass hinter dem Buhlen um Aufmerksamkeit das Suchen nach wirklicher Liebe steht; **5.** die Wurzeln ungewöhnlicher Prägungen offenlegen; **6.** den Aspekt des eigenen Charakters, unter dem man leidet, erkennen und erlösen; **7.** die Wurzeln des – oberflächlich betrachtet – irr(ig)en Anspruchs offenlegen.

Einlösung (generell bei Neurosen): sich die zugrunde liegende Zeitverirrung (Ver-rücktheit) bewusst machen und zu einem Leben im Augenblick kommen; statt des Versuchs, mit alten Programmen neue Situationen zu meistern, die Vergangenheit anerkennen und loslassen (wie es z. B. bei der Reinkarnations- bzw. Schattentherapie geschieht) und so innere Sicherheit erreichen.

Urprinzipieller Bezug (allgemein bei Neurosen): Pluto in Verbindung mit praktisch allen anderen Prinzipien, insbesondere Mond (Seele); speziell: **1.**, **2.** und **3.** Pluto/Mond-Saturn; **4.** Pluto/Mond-Uranus-Sonne; **5.** Pluto/Mond-Mars/Uranus; **6.** Uranus; **7.** Pluto/Mond-Saturn.

Lit.: *SH, HT, AfS.*

Film: *Angsthasen, Fearless, Patch Adams, In guten Händen, Wer früher stirbt, ist länger tot, Harold und Maude* (alle Bd 1); *Big Eyes, Aviator, Angst essen Seele auf, Besser geht's nicht* (alle Bd 2).

Niedriger Blutdruck

siehe Blutniederdruck

Niere, künstliche

siehe Schrumpfniere

Nierenbeckenentzündung

(Pyelitis)

Körperebene: Nierenbecken (Auffangtrichter), Nieren (Gleichgewicht, Partnerschaft).

Symptomebene: seelische Konflikte aufgrund von → Nierensteinen oder aufgestiegenen Erregern der Blase (→ Harnblasenentzündung):

zutage tretender Schatten (Abwasser der Blase), chronische Erstarrung und Verfestigung ungelöster Partnerschaftsprobleme als Auslöser.
Bearbeitung: die zugrunde liegenden Partnerschaftsprobleme konfrontieren; sich mit den noch erregenden Themen, die man seelisch schon loswerden wollte (Blase), auseinandersetzen; lernen, um Harmonie und inneres Gleichgewicht zu kämpfen.
Einlösung: engagierte Kampfbereitschaft um der Seelenharmonie willen; Konfrontationsbereitschaft und Streitkultur im Partnerschaftsbereich pflegen.
Urprinzipieller Bezug: Venus-Mars.
Lit.: *Wwg, SvI.*
Film: *In Sachen Henry* (Bd 1); zum Thema Partnerschaft (Venus) – *Salz auf unserer Haut, Don Juan DeMarco, Le Weekend, Safe Haven, Die Braut, die sich nicht traut, Der Rosenkrieg, Malen oder Lieben, Gefährliche Schönheit, Der bunte Schleier, The Lucky One, Labor Day, Die Brücken am Fluss* (alle Bd 1).

Nierendegeneration

siehe Nephrose

Nierenentzündung

siehe Glomerulonephritis

Niereninsuffizienz

(Nierenversagen bis zur Harnvergiftung [Urämie])
Körperebene: Nieren (Gleichgewicht, Partnerschaft).
Symptomebene: Leistungsschwäche, → Müdigkeit: nicht mehr können und mögen; Appetit- und Lustlosigkeit: keine Lust mehr aufs Leben; Hautjucken (Harnstoff): die Grenzen öffnen wollen, um herauszulassen, was sich innen staut; Atemnot: am eigenen Abfall zu ersticken drohen; Durchfälle: Versuch der Entgiftung (körpereigener Einlauf); unstillbares Erbrechen: Versuch loszuwerden, was einen belastet; Wasser- und Salzhaushaltsstörungen: das Wasser und Salz des Lebens nicht mehr im rechten Maß zueinander halten können; Harnstoffansammlung: am eigenen Abfall leiden; Hautblutungen: der Lebenssaft läuft davon; Nachlassen der Sehkraft: es nicht mehr mit ansehen können/wollen; Schlafsucht bis ins Koma: Tendenz, schon auf die andere Seite hinüberzugehen.
Bearbeitung: alle Schleusen öffnen und über alle möglichen Wege entgiften: Haut, Darm, Magen (Erbrechen); sich eingestehen, dass man nicht mehr mag, im tiefsten Innern keine Lust mehr auf dieses Leben hat; erkennen, dass weiteres Verdrängen nichts mehr bringt (nicht einmal mehr Ruhe): sich ergeben, hingeben; im Stadium der beginnenden Urämie: nachgeben und sich mit dem Abschied von dieser und der (baldigen) Ankunft auf der anderen Seite aussöhnen; bevor man immer mehr einschläft, klären, inwieweit die Zurückbleibenden um das eigene Leben kämpfen sollen (künstliche Niere, Transplantation).
Einlösung: sich eingestehen, dass

es aus eigener Kraft keine Rettung des Körpers mehr gibt; seinen Frieden machen mit dieser Welt, um die man sich noch kämpfend bemühen kann mit Dialyse und Spenderniere oder die man zurücklässt, und Frieden schließen mit den Menschen, mit denen man verbunden war, und mit Gott.
Urprinzipieller Bezug: Venus-Neptun/Pluto.
Lit.: *Gmm.*
Film: *Salz auf unserer Haut, Don Juan DeMarco, Lars und die Frauen, Le Weekend, Safe Haven, Die Braut, die sich nicht traut, Der Rosenkrieg, Malen oder Lieben, Gefährliche Schönheit, Der bunte Schleier, The Lucky One, Der Vorleser, Labor Day, Die Brücken am Fluss* (alle Bd 1).

Nierenkrebs

(siehe auch Krebs)
Körperebene: Nieren (Gleichgewicht, Partnerschaft).
Symptomebene: aggressive Zerstörung von Nierenzellen mit der Tendenz, die Nierenfunktionen zusammenbrechen zu lassen: vom eigenen Weg im Bereich Partnerschaft und Harmonie zu weit abgekommen sein; die eigene Identität im Hinblick auf das Verhältnis zu anderen nicht finden, sich nicht ausreichend abgrenzen können (Krebs überwuchert alle Grenzen); den eigenen Bereich, das eigene Reich nicht bewahren können; Entartung im Bereich des Ausgleichs der Gegensätze bzw. der Partnerschaft: wild und rücksichtslos wucherndes, entgleistes Wachstum; von der ureigenen Entwicklungslinie bzgl. Beziehung und Versöhnung der Gegenpole bzw. wahrer Harmonie (als Mitte zwischen Krieg und Frieden) so weit abgekommen sein, dass der Körper dem (vergessenen/verdrängten) Thema zum Ausdruck verhelfen muss; geistig-seelisches Wachstum in diesem Themenfeld ist so blockiert, dass es sich im Körper auf aggressive, ungeordnete Weise verwirklicht; der Krebs verkörpert im thematisch betroffenen Bereich, was seelisch im entsprechenden Bewusstseinsbereich not-wendig wäre.
Bearbeitung: mutig und aggressiv eigene Vorstellungen von Partnerschaft und Harmonisierung gegensätzlicher Kräfte in Angriff nehmen und ohne Rücksicht auf das Normale und gesellschaftlich Vorgegebene gedeihen lassen; sich nicht hindern lassen, sondern offensiv und wagemutig den eigenen Weg gehen; die alten, überlieferten Gewohnheiten und Traditionen – was Partnerschaft, Beziehung und Versöhnung der Gegensätze angeht – radikal infrage stellen und ggf. rücksichtslos zerstören; bei weiterbestehenden Schuldzuweisungen (v. a. im partnerschaftlichen Bereich) die eigenen Projektionen hinterfragen; frühe Träume über eigene Ziele/Wünsche sowie Vorstellungen im Bereich Partnerschaft und Ausgleich/Harmonisierung der Gegenpole wild entschlossen (wieder-)beleben und umsetzen; aus der Gewissheit, nichts mehr zu verlieren

zu haben, Mut zur eigenen Verwirklichung/zum eigenen Weg schöpfen; keine faulen Kompromisse mehr eingehen, sondern zu sich stehen; in Beziehungen ausdrücken, was man braucht und will und zu geben bereit ist; Rückbesinnung auf die eigene Herkunft und die Rückbindung an den eigenen Ursprung zu einem zentralen Thema des Lebens machen; sich für die Unsterblichkeit (der Seele) öffnen und Omnipotenz in der Einheit als Ziel allen Lebens anstreben; all die unter → Krebs erwähnten Maßnahmen erwägen: da Krebs den ganzen Organismus betrifft, ihm auch auf der ganzen Linie begegnen.
Einlösung: Bruch mit alten, dem eigenen Wesen eigentlich fremden Partnerschafts- und Beziehungsvorstellungen sowie Wegen zur Versöhnung der Gegensätze; offensiver Kampf um den eigenen (Lebens-) Inhalt und Sinn; sich Ausdruck im geistig-seelischen Bereich verschaffen, statt den Körper für sich sprechen zu lassen; die Notwendigkeit erkennen, vom körperlichen und damit (lebens-)gefährlichen Niveau auf das herausfordernde, aber lebensrettende geistig-seelische Niveau zu wechseln und dort auf expansives Wachstum zu setzen; Projektionen zurücknehmen (z. B. aufhören, den Partner für das eigene Leben verantwortlich zu machen); die grenzüberschreitende, alles umfassende Liebe entdecken, sich über Fremdbestimmung und selbst- und fremdgeschaffene Normen hinwegsetzen und nur dem eigenen höchsten Gesetz verpflichtet leben und sich ausdrücken.
Urprinzipieller Bezug: Venus (Niere)-Jupiter/Pluto (Krebs).
Lit.: *KR 115, S 81–113, Gmm; CD/ Audio »Krebs«.*
Film: alle zum Venusprinzip in Bd 1; allgemein siehe unter → Krebs.

Nierenschrumpfung

(Nephrosklerose; siehe auch Schrumpfniere)
Körperebene: Niere (Gleichgewicht, Partnerschaft).
Symptomebene: Verhärtung der feinen Nierengefäße führt zur Blutdruckerhöhung (diese ist ein sinnvoller Versuch des Körpers, trotz der Gefäßenge noch genug Blut durch die Nieren zu leiten): unter Druck stehen (oft partnerschaftlich); später Eiweißverlust wie bei der → Nephrose und schließlich Gefahr der → Niereninsuffizienz und → Schrumpfniere: es gehen wesentliche Lebensstoffe (und Themen) verloren, es gelingt nicht mehr, die Mitte und Harmonie aufrechtzuerhalten.
Bearbeitung: sich des in den zwischenmenschlichen Beziehungen auftretenden Drucks bewusst werden; sich mehr durchgehen lassen (erlauben); unter dem steigenden Druck großzügiger werden, mehr loslassen.
Einlösung: sich rechtzeitig eingestehen, wenn man es allein nicht mehr schafft, die Mitte zu finden und in Harmonie zu leben, lieber früher als später um Hilfe bitten.

Urprinzipieller Bezug: Venus-Saturn.
Lit.: *Gmm.*
Film: alle zum Venusprinzip in Bd 1.

Nierensteine/Nierengrieß

(siehe auch Steinleiden, Kolik)
Körperebene: Nieren (Gleichgewicht, Partnerschaft).
Symptomebene: Anhäufung von Themen, die längst hätten losgelassen werden müssen: überlebte Themen, v. a. versteinerte Gefühle und Emotionen aus dem Problemkreis Harmonie und Partnerschaft blockieren den Fluss der Entwicklung und erzeugen Stau; seelische Regungen versteinern hier leicht, weil ihre Äußerung Ängste heraufbeschwört, dass dadurch die Beziehung unwiderruflich verändert würde; Sand (Grieß) im Getriebe der Partnerschaft; Versteinerung von Themen aus dem Partnerschafts- und Harmoniebereich, die nicht mehr in Lösung gehalten werden können und ausfallen: *ungelöste*, verhärtete Probleme; verhärtet, versteinert reagieren: versteinern im Angesicht entsprechender Probleme; Salze (Material der meisten Steine) als Vereinigung von basischen (weiblichen) und sauren (männlichen) Kräften sind etwas völlig Neues, Neutrales, die Extreme Verbindendes; Salze sind konzentriert und wirken konservierend (Salzhering), d. h., sie erhalten die Probleme – nicht lebendig, aber versteinert – und verewigen sie so; zur Salzsäule erstarren (wie Loths Frau, die sich zurückwendet): nicht mehr vorwärtsgewandt im Strom des Lebens mitfließen; Steine als Auslöser von → Koliken: Versuch, mit wehenartigen Angriffswellen den Stein unter entsprechenden Geburtsschmerzen zu gebären.
Bearbeitung: sich die Themen bewusst machen, die in Erstarrung übergegangen sind und den Fluss der Entwicklung blockieren; den Sand im Getriebe der eigenen Beziehungen erkennen; seelisch statt körperlich herauskristallisieren, was ungelöst ist; den entsprechenden Energien mit Konsequenz, Klarheit und Härte begegnen; sich der Themen bewusst werden, die man nicht lösen konnte und die wie Mühlsteine an der Beziehung hängen; was nicht mehr zur Lösung zu bringen ist, versuchen loszuwerden (auszuscheiden); übersättigt von bestimmten Themen mit diesen bewusst fertig werden: gerade was man satt hat, nicht verdrängen, da es sich sonst verkörpert und Ärger macht; den Sprung aus dem Alten wagen; die weiblichen und männlichen Kräfte im eigenen Lebensspiel im gelösten Gleichgewicht halten und daraus etwas Neues, qualitativ Neutrales schaffen, das beide Seiten in sich verbindet; Partnerschaft als Katalysator für die Eigenentwicklung benutzen; sich im Strom des Lebens vorwärtsorientieren; in Bewegung kommen (→ Kolik): Hindernisse als Aufgaben betrachten, die bewältigt werden müssen (zur Not *lieber ausfällig werden*, als Steine auszufällen).

Einlösung: mit konkreten Vorstellungen zur Bewältigung des jeweiligen Themas der Bildung von Konkrementen im entsprechenden Organ vorbeugen; bereitwillig und bewusst Beziehungsarbeit leisten; sich öffnen und weit werden für Liebe und Harmonie, die Versöhnung der Gegensätze; sich daran erinnern, dass zwei gegensätzliche Menschen etwas ganz Neues und Einzigartiges hervorbringen können, wenn sie sich wirklich zusammentun (»Das Zusammentreffen von zwei Persönlichkeiten ist wie eine Mischung zweier verschiedener chemischer Körper: Tritt eine Verbindung ein, so sind beide gewandelt.« C. G. Jung).
Urprinzipieller Bezug: Saturn-Venus.
Lit.: *K 246–248, Gmm.*
Film: alle zum Venusprinzip in Bd 1.

Nierenversagen

siehe Niereninsuffizienz

Niesen, häufiges

(siehe Schnupfen, Heuschnupfen, Allergie)
Körperebene: Nase (Macht, Stolz, Sexualität).
Symptomebene: aufgestaute Energie, die plötzlich durch die Nase heraus explodiert, wodurch Tröpfchen mit der Geschwindigkeit von Gewehrkugeln in den Raum schießen; aggressive Äußerung, etwas abwehren oder bekämpfen, sich verteidigen.
Bearbeitung: bewusstere Form der Verteidigung finden: Schlagfertigkeit in übertragener Hinsicht; wortgewandte Angriffsstrategien nutzen, um sich seiner Haut zu erwehren.
Einlösung: innere Sicherheit finden, mit witzigen Einfällen und Geistesblitzen Aufmerksamkeit erregen; sich seinen Weg mit verbalem Geschick frei machen; Kriegskunst im übertragenen Sinne entwickeln.
Urprinzipieller Bezug: Mars-Uranus.

Nikotinvergiftung

(siehe auch Rauchen, Vergiftung)
Körperebene: betroffen sind der ganze Organismus und v. a. die Blutgefäße (Verkehrswege der Lebenskraft).
Symptomebene: bei Nichtgewöhnung führen schon geringe Dosen Nikotin zu → Gleichgewichtsstörungen, → Kopfschmerzen, → (vermehrtem) Speichelfluss, Schweißausbrüchen, Sehstörungen, → Herzversagen, → Krämpfen und schließlich → Delirium; die Nikotinmenge von 10 g Tabak ist für den Erwachsenen bereits tödlich (fünf Zigaretten gleichzeitig wäre schon zu viel; Kleinkinder sterben schon an zwei verspeisten); bei chronischer Nikotinvergiftung (regelmäßiges Rauchen) kommt es zu Empfindungs- und auch → Durchblutungsstörungen aller Gefäße – angefangen von den Füßen über die Geschlechtsorgane (hohe Impotenz- und Unfruchtbarkeitsrate bei Rauchern) bis zum Herz und Gehirn; Sehschwäche, Magen-Darm-Störungen, Nachlassen der Reaktions-

fähigkeit, chronische Infektionen im Bereich der Atemwege, drastische Erhöhung der Krebswahrscheinlichkeit v. a. im Lungenbereich (→ Lungenkrebs), aber auch die Rate von → Magenkrebs ist 10-mal höher als bei Nichtrauchern.
Bearbeitung: anerkennen der Abhängigkeit, durchschauen des jeweiligen individuellen seelischen Rauchmusters: von der sinnlich-oralen Ersatzbefriedigung über die Stressabfuhr (»Dampf ablassen«) bis zu sozialen Themen wie »den Taktstock mit Glimmpunkt führen«.
Einlösung: den eigenen Raucherarchetyp herausfinden und eine andere, sinnvollere und weniger gefährliche Einlösungsebene für das Rauchproblem wählen.
Urprinzipieller Bezug: Neptun.
Lit.: *R; CD/Audio »Rauchen«.*
Film: *Das Beste kommt zum Schluss* (Bd 2).

Nyktophobie

(Pavor nocturnus, Nachtangst; siehe auch Angst, Phobie)
Symptomebene: Angst bereits vor der Dämmerung, die die (dunkle) Nacht ankündigt und den Untergang des Lichtes symbolisiert; (unbewusst) die Nacht symbolisch als die weibliche Seite, den Schatten des hellen Tages erkennen und als solchen fürchten; sich im Dunkeln den Schatten, der eigenen dunklen Seite ausgeliefert fühlen; Hilflosigkeit gegenüber dem eigenen Schatten, der, mit der Nacht assoziiert, hochzukommen droht (→ Albträume/Angstträume).
Bearbeitung: sich seine Projektionen und Schwierigkeiten mit der dunklen Seite des Tages (und der Wirklichkeit) eingestehen und erkennen, dass die Nacht dem Schattenreich zuzuordnen ist; eigene Schattentherapie: die eigenen dunklen Nachtseiten sehen und akzeptieren lernen; sich für Botschaften (Träume) aus dem Unbewussten öffnen.
Einlösung: Mut, die (eigenen) dunklen Seiten wahr-, wichtig und anzunehmen.
Urprinzipieller Bezug: Mond-Saturn-Pluto.
Lit.: *SP, KSdK 450–452; AfS; CD/Audio »Angstfrei leben«.*
Film: *Angsthasen, Fearless, Patch Adams, Die Bücherdiebin* (alle Bd 1); *Angst essen Seele auf* (Bd 2).

Nymphomanie

(siehe auch Suchtkrankheiten)
Symptomebene: krankhaft gesteigertes Verlangen nach Sex und Geschlechtsverkehr bei Frauen (als Gegenpol beim Mann im Hinblick auf Frauen: → Satyriasis, → Donjuanismus); kaum zu bändigende Sehnsucht nach dem geschlechtlichen Gegenpol, dem Mann.
Bearbeitung: intensive Bearbeitung des Polaritätsthemas; bewusste Sexualität im Sinne eines Rituals; tantrische Ansätze, um in der Tiefe der Sexualität die Liebe zu entdecken.
Einlösung: die Sexualität als lediglich körperlichen Aspekt erkennen, dessen seelische Komponente die Liebe ist.

Urprinzipieller Bezug: Pluto.
Lit.: *SuL.*
Film: allgemein zu Sucht – *Ray, Walk the Line* (beide Bd 1); *Bob, der Streuner; Danny Collins, Der große Trip, Unterwegs mit Jungs, A Star Is Born, 28 Tage* (alle Bd 2).

Nystagmus

(schnelle Augenbewegungen, Augenzittern)
Körperebene: Augen (Einsicht, Durchblick, Spiegel und Fenster der Seele).
Symptomebene: unsteter, suchender, wandernder Blick; gehetzter, getriebener, unausgeglichener, unzufriedener Eindruck; Unruhe, nervös sein und nervös machend; keinen Halt finden (im Leben?); auf der Flucht vor (Augen-)Kontakt; ständig die Umgebung abchecken auf der Suche nach drohender Gefahr.
Bearbeitung: den Blick bewusst schweifen lassen, innere Bewegung im Sinne des Suchens und Findens; bewusst wandern und reisen; die Welt anschauen, um eine Weltanschauung zu finden; bewusst Kontakt aufnehmen.
Einlösung: Anerkennung der eigenen Schattenwelt, die Sehnsucht nach Umherschweifen erfüllen, den suchenden Blick auf die Suche nach Glück und Heil gehen lassen.
Urprinzipieller Bezug: Uranus.
Lit.: *KS*.

O

O-Beine

siehe Teil 1, Beinform

Oberschenkelbruch

siehe Beinbruch

Oberschenkelhalsbruch

Körperebene: Knochen (Stabilität, Festigkeit).
Symptomebene: Hochmut: »Alter schützt vor Torheit nicht«; Alter, Müdigkeit ignorieren: überschreiten natürlicher (Alters-)Grenzen; zu wilde Sprünge wagen, zu gefährliche jugendliche Wege gehen: noch immer zu fortschrittsorientiert im äußerlichen Sinne sein; Abbruch einer starren Form und Haltung.
Bearbeitung: ruhiger leben: »Eile mit Weile« als Motto übernehmen; Distanz zum bewegten äußeren (jugendlichen) Leben aufbauen; die (Lebens-)Situation akzeptieren; aufhören, sich zu übernehmen; sich im Lebensmuster orientieren und dem Mandala entsprechend seine Aufgaben annehmen: als Groß(e)Mutter oder Groß(er)Vater mit der Würde und Ruhe des Alters seinen Weg gehen; die »Verrücktheiten« des alten Narren in geistig-seelischer Hinsicht ausschöpfen, den motorischen Bereich entlasten; seelisch weite Sprünge über große Gräben wagen, statt sich körperlich zu überfordern.
Einlösung: Hochmut in Demut wandeln: aus der Ruhe heraus in Bescheidenheit (vor der Schöpfung)

und Achtsamkeit auf dem eigenen Weg sein; Besinnung auf das Wesentliche.
Urprinzipieller Bezug: Jupiter (Oberschenkel)/Saturn (Knochen)-Uranus (Bruch).
Lit.: *S 404–406.*

Obesitas

siehe Übergewicht

Obstipation

siehe Verstopfung

Ödem

(Wassersucht; siehe auch Aszitesbildung bei Leberzirrhose; Fußödem, Beinödem, Gehirnödem, Lungenödem, Quincke-Ödem)
Körperebene: Bindegewebe (Verbindung, Halt, Verbindlichkeit).
Symptomebene: Wassereinlagerung ins Gewebe v. a. der Beine und Füße; es läuft gleichsam voll Wasser (Test: wenn Druck auf den Schienbeinknochen zu länger bleibenden Dellen führt, lagert der Organismus das Wasser ein, statt es in Fluss zu halten): Stau des Seelenelements im unteren Bereich; Betonung des archetypisch weiblichen unteren Körperpols wegen seiner nicht ausreichend anerkannten(Ge-)Wichtigkeit; sich weich betten, abschirmen; Reserven am Seelenelement Wasser bunkern.
Bearbeitung: Seelisches zurück(be) halten und in die unteren, weiblichen Bereiche lenken; beachten, welche Regionen es am nötigsten haben, bewässert bzw. beseelt zu werden; die untere Körperhälfte wahr- und wichtig nehmen; eigenen Problembereichen Raum geben, sich nicht einschränken lassen, sich das seelisch (Seelenwasser) nehmen, was gebraucht wird; für mehr Bodenkontakt sorgen, *auf größerem Fuß* leben; Wasser als Seelenelement in Bewusstseinsbereiche fließen lassen statt in Körperareale.
Einlösung: Beschäftigung und Aussöhnung mit dem Weiblichen, Seelischen im übertragenen geistig-seelischen Sinn, um den Körper vor der Überflutung durch Seelenwasser zu bewahren; zu seinen größeren Bedürfnissen stehen.
Urprinzipieller Bezug: Mond-Neptun.

Offenes Bein

(Ulcus cruris; siehe auch Krampfadern, Bindegewebsschwäche)
Körperebene: Haut (Grenze, Kontakt, Zärtlichkeit), Bindegewebe (Verbindung, Halt, Verbindlichkeit).
Symptomebene: ein schleichender, kriechender, sich endlos hinziehender Prozess auf dem Boden körperlicher »Dünnhäutigkeit«; Versuch von Offenheit auf der Ebene eines offenen Beines; Entgiftungsweg; schwelende Wunden von tiefen Verletzungen, die man im Leben davongetragen hat und die *nicht heilen wollen*; Mangel an Vergebung und an Bereitschaft, die Wunden zu schließen; Festhalten an Elend und Leid.
Bearbeitung: die Grenzen und Schleusen in geistig-seelischer Hinsicht öffnen und herauslassen, was herauswill, auch wenn man nicht

gern sieht, was da aus der Tiefe hochkommt; die inneren Fenster wieder öffnen, *sich aufmachen,* durchlüften (Sauerstoff und Ozontherapie bessern oft – können aber auch gefährlich werden, wenn sie das einzige Fenster schließen und kein anderes [übergeordnetes] aufgeht); sich um die Hautgrenze kümmern, die (einzige) offene Stelle pflegen; sein Gift über andere Wege loswerden (»Gift und Galle spucken«); andere Möglichkeiten der Entgiftung fördern; Gefahr des Zupflegens mit naturheilkundlichen Mitteln, ohne die seelische Dimension zu beachten, dann oft Selbstvergiftung durch nicht mehr ausscheidbare Gifte.
Einlösung: seelisch aufmachen und so dem Körper die Chance bieten, die Hautgrenze wieder zu schließen; vergeben, um vergessen zu können; sich aussöhnen und Frieden machen.
Urprinzipieller Bezug: Venus/ Saturn-Pluto.

Ohnmacht

(Synkope; z. B. bei → Epilepsie, → Blutniederdruck, → Kreislaufschwäche, aber auch als [Aus-] Flucht aus schwierigen Situationen)
Körperebene: Gehirn (Kommunikation, Logistik).
Symptomebene: ohne Macht sein, Flucht aus der Macht und damit der Verantwortung, Ausweichmanöver; sich aus dem Staub machen; keine Bereitschaft, sich einer Situation/ einem Problem zu stellen; Verweigerung; nichts mit dem Leben zu tun haben wollen; sich dem Leben nicht gewachsen fühlen und sich davonstehlen; sich und dem Leben etwas stehlen, nämlich sich selbst (kurze Ohnmacht: Synkope, lange: → Koma); andererseits auch Angst vor Ohnmacht und Machtverlust.
Bearbeitung: Machtansprüche bewusst loslassen; in die Tiefe anderer Dimensionen vordringen; sich durchschauen und andere Wege finden, sich aus dem Staub zu machen, wann bzw. wo es für einen nicht stimmt.
Einlösung: bewusst in spirituelle, transzendente Dimensionen wechseln, die Macht in höhere Hände legen: »Dein Wille geschehe.«
Urprinzipieller Bezug: Neptun.
Lit.: *AfS.*

Ohrenentzündung/ Ohrenschmerzen

(siehe auch Mittelohrentzündung)
Körperebene: Ohren (Hören, Horchen, Gehorchen).
Symptomebene: aggressiver Konflikt, der sich an den Themen des Hörens, Horchens und Gehorchens entzündet; meist bei Kindern im Alter des Gehorchenlernens: »Wer nicht hören will, muss fühlen«; seinen Ohren nicht trauen: Unerhörtes hören (müssen); plötzlich beginnender Ohrenschmerz: Hilfeschreie des Gehörorgans; Fieber: Generalmobilmachung der Abwehrkräfte; Schwerhörigkeit: weder hören noch gehorchen wollen: »Ich kann's und will's nicht mehr hören!«; Trommelfelldurchbruch mit Eiterabfluss: Entladung des Überdrucks aus der

Paukenhöhle; fehlende Bereitschaft, jmd. zuzuhören, »jmd. sein Ohr zu leihen«; die Pole Egozentrik und Demut sind im Ungleichgewicht.
Bearbeitung (für mitbetroffene Eltern, deren Probleme die Kinder oft widerspiegeln): aggressive, offensive Auseinandersetzungen um das Thema Gehorsam führen; alle verfügbaren seelischen Kräfte in den Kampf um das Gehorchen werfen; gehorchen lernen: der eigenen inneren Stimme, aber auch äußeren Stimmen; den Verschluss der Ohren nach außen zugunsten einer Wendung nach innen fördern; Durchbrüche in neue Bewusstseinsräume fördern; die Mitte zwischen Selbstbehauptung und Anpassung erobern; entzündungsbedingte Wasseransammlungen hinter dem Trommelfell: Aufforderung, Gehörtes erst durch die Seele, das Seelenelement, gehen zu lassen wie einst im Mutterleib.
Einlösung: äußere Stimmen und die innere Stimme hören; gehorchen lernen, der inneren Stimme und manchen äußeren Stimmen, letztlich Gottes Stimme.
Urprinzipieller Bezug: Saturn-Mars.
Lit.: *Wwg*.
Film: *In Sachen Henry, Der letzte Samurai, Wut* (alle Bd 1).

Ohrenschmalz-Pfropfen

(Verstopfung des Gehörgangs aufgrund einer Ansammlung von Ohrenschmalz)
Körperebene: Ohren (Hören, Horchen, Gehorchen).
Symptomebene: sich die Ohren verstopfen; sie mit Ohrenwachs versiegeln; nicht mehr hören und gehorchen wollen.
Bearbeitung: entwickelte Wege finden, sich abzuschotten, und sei es nur mit geräuschreduzierendem Kopfhörer (Noise-cancelling), der sich nach Bedarf ein- und ausschalten lässt; selbstbewusst bestimmen, was man (nicht) hören will.
Einlösung: bewusst für sich sein wollen, in die Stille gehen.
Urprinzipieller Bezug: Saturn.

Ohrgeräusche/Ohrensausen

(Tinnitus)
Körperebene: Ohren (Hören, Horchen, Gehorchen).
Symptomebene: Warnsignale aus dem Innern wollen einen (auf-) wecken; unbewältigter verinnerlichter Stress: nach innen genommener Lärm, »zu viel um die Ohren haben«; Alarmglocken, Warnsirenen, Pfeifen, Brummen (Tinnitus = lat. »Geklingel«): Klingeln als Zeichen, aufzuwachen und aufzumachen, doch vergessen haben, wie und für wen man wach werden sollte; sich nicht zur Wehr gesetzt haben, alles mit sich (innen) allein ausmachen; das Bedürfnis nach Stille wird durch das Symptom endlich bewusst; wirkt zudem wie ein persönlicher Störsender, der einen abschottet und dazu nötigt, öfter nach innen zu horchen; die Geräusche können auch eine Funkstille – etwa in der Beziehung – ausfüllen: man hört sich nicht mehr zu und hat sich nichts mehr zu sagen.

Bearbeitung: dem Zwang nachgeben und dem inneren (eigenen) Ton (der »kleine Mann im Ohr«) zuhören, sich mit ihm aussöhnen; lernen, sich wachklingeln zu lassen; der oft hinzukommenden → Schwerhörigkeit nachgeben und weniger auf das Außen hören; sich äußerlich Stille schenken, den inneren Lärm ertragen; nach innen hören, horchen und gehorchen, was die innere Stimme einem zuflüstert oder ggf. auch schon zuschreit, wenn sie zu lange überhört wurde; Meditationen zur Aussöhnung mit dem Ziel, innerlich und äußerlich ruhig zu werden; auf dem Gegenpol: äußerlich (selbst) laut werden, eigene Standpunkte vertreten, Aggressionen zeigen.
Einlösung: der inneren Stimme Gehör schenken und gehorchen; sich auf sie und sich selbst verlassen; in Einklang mit der »inneren« Musik sein – der Sphären- und damit göttlicher Musik; dem brennenden Bedürfnis nach innerer Ruhe in entsprechenden Exerzitien nachkommen; Fortschreiten auf dem Weg der Individuation.
Urprinzipieller Bezug: Saturn-Merkur/Neptun.
Lit.: *S 158–162; CD/Audio »Tinnitus und Gehörschäden«.*

Oligophrenie
siehe Debilität

Oligurie
(unter 500 ml Urin pro Tag produzieren, bei unter 100 ml → Anurie)
Körperebene: Nieren (Gleichgewicht, Partnerschaft).
Symptomebene: viel zu wenig Seelenabwasser lösen wegen zu geringer Flüssigkeitsaufnahme (oft im Alter, → Alterssymptome), bei erhöhten Flüssigkeitsverlusten etwa durch Schwitzen oder bei → Diabetes mellitus; sich von alten Seelenthemen nicht trennen, an seelisch Überlebtem, Überflüssigem festhalten; nicht genug an Seele von sich geben, zu sparsam mit Gefühlen sein.
Bearbeitung: bewusst auf der übertragenen Ebene sich mehr ans Seelische halten, sich ihm widmen und es wahr- und wichtig nehmen; das Wesentliche festhalten und sich einprägen; Partnerschaft als Psychotherapie nutzen, aus der eigenen (Partnerschafts-)Geschichte lernen, wie wir auch aus der kollektiven Geschichte lernen sollten.
Einlösung: sich mit dem Wasser des Lebens und der Seele aussöhnen.
Urprinzipieller Bezug: Mond-Saturn.

Opisthotonus
siehe Nackensteifigkeit

Orchitis
siehe Hodenentzündung

Orgasmusprobleme
(Schwierigkeiten, zu einem Einheitserlebnis beim Geschlechtsverkehr zu kommen, v. a. von Frauen beklagt; bei Männern aber noch viel häufiger, obwohl diese sich meist hinter dem patriarchalischen Vorurteil verstecken, ein Samenerguss sei ein Orgasmus; siehe auch Frigidität)

Körperebene: ausgehend von der Genitalregion (Sexualität, Polarität, Fortpflanzung) ist der ganze Organismus betroffen; letztlich ein Bewusstseinsproblem, denn Orgasmen entstehen wenn, dann dort.
Symptomebene: Zeichen des Tiefpunktes einer heruntergekommenen Liebeskunst, die nur auf mechanische physiologische Abläufe setzt; Hemmung, sich fallen- und gehenzulassen (oft sehr früh im Leben auf der Ebene mangelnden Urvertrauens entstanden); Angst bzw. Unfähigkeit zu sterben (Orgasmus als kleiner Bruder des Todes, Egotod als Aufhebung der Ich-du-Grenze); sich nicht ganz hingeben können, die letzte Kontrolle aufrechterhalten wollen.
Bearbeitung: die Kunst der Liebe lernen (Slow Sex, Karezza, Tantra, Kamasutra); Übungen des Loslassens: Fallenlass-Übungen ins Wasser, ausgelassene Tanzübungen, ekstatische Musik- oder Sporterfahrungen, Samadhi-Tank oder Schwebeübungen im Wasser; spirituelle Übungen, die auf Einheitserfahrungen hinauslaufen (verbundener Atem); sich das dominierende Kontrollbedürfnis bewusst machen; das mangelnde Vertrauen in die Situation/den Partner durchschauen lernen; »verhaltenstherapeutisch«: so lange schauspielern, bis es einem geschieht; Übungen, die zur Aufgabe der intellektuellen Kontrolle führen und den archetypisch männlichen Macherpol umgehen wie »*Eine Reise nach Innen*«.
Einlösung: durch die Egoaufgabe zum Selbst finden; die Einheit allen Lebens erkennen und erleben: Erfahrungen reinen Seins; sich dem Fluss des Lebens anvertrauen (»Dein Wille geschehe«).
Urprinzipieller Bezug: Venus-Saturn (Hemmung)/Uranus (Nichteinlassen)/Neptun (Hingabemangel)/ Pluto (Angst vor Kontrollverlust).
Lit.: *F 397–404, AfS, SuL; CD/ Audio »Wege des Weiblichen«.*
Filme: zur Angst – *Angsthasen, Fearless* (beide Bd 1); *Besser geht's nicht* (Bd 2); zur Partnerschaft – *Salz auf unserer Haut, Don Juan DeMarco, Die Braut, die sich nicht traut, Malen oder Lieben, The Lucky One, Labor Day, Die Brücken am Fluss* (alle Bd 1).

Ornithose

siehe Papageienkrankheit

Orthorexie

(griech. »richtiger Appetit«; ausgeprägte bis überwertige Fixierung auf die Auswahl und/oder Reinheit von »Gesundem« und die Vermeidung von »Ungesundem« in der Ernährung)
Körperebene/Symptomebene: mit der Ernährung ist mehr betroffen als der Verdauungstrakt, letztlich der ganze Körper bis auf die Seelenebene; ob es sich hier um ein Krankheitsbild handelt – z. T. mit gewisser Nähe zur → Zwangsstörung – oder nur um einen ausgeprägten bis übertriebenen Lebensstil, hängt vom Leidensdruck ab; eher *qualitative* Essstörung im Gegensatz zur → Magersucht als *quantitativer*

Essstörung; lässt sich auch als Mittel zur Bewältigung einer schweren Essstörung deuten im Sinne einer »Ausstiegsdroge«.
Bearbeitung: sich des überdurchschnittlichen Zeit- und Geldaufwands für Ernährung bewusst werden; die zwanghafte Fixierung auf bestimmte Qualitäten von Nahrung (z. B. fett- oder salzfrei) mit der Folge von Unausgewogenheit und Mangelsymptomen erkennen; sich die Auswirkungen überzogener gesundheitlicher Sorgen bzgl. ungesunder oder verfremdeter bzw. hochverarbeiteter Lebensmittel in Richtung → Hypochondrie bewusst machen; die Projektion aller Probleme auf die Nahrung durchschauen; Fanatismus und Intoleranz bei »Speisevorschriften« von einer gesunden Ernährungslehre (z. B. pflanzlich-vollwertige Kost) unterscheiden lernen; eigene Beeinträchtigung in gesundheitlicher, zeitlicher, partnerschaftlicher, gesellschaftlicher Hinsicht sowie Schuldgefühle und Sorgen bezüglich genossener »ungesunder« oder »unreiner« Lebensmittel als übertrieben und selbstschädigend durchschauen lernen.
Einlösung: die Unmöglichkeit erkennen, über den Darm heil(ig) zu werden; Ernährung als Unterstützung auf dem Weg zum Heil nutzen lernen.
Urprinzipieller Bezug: Saturn.

Ösophagitis

siehe Refluxösophagitis

Ösophagusvarizen

(Krampfadern der Speiseröhre; siehe auch Leberzirrhose)
Körperebene: Speiseröhre (Nahrungszulieferung).
Symptomebene: bei Pfortaderhochdruck durch Leberprobleme (die Grundproblematik [meist Leberzirrhose] klären und deuten) staut sich die Lebensenergie bis in den Speiseröhrenbereich zurück: Gefahr bedrohlichen Verlustes an Lebensenergie (lebensgefährliche Blutungen).
Bearbeitung/Einlösung: die zugrunde liegende Problematik des Lebenssinnes klären; die gestaute Lebensenergie wieder fließen lassen.
Urprinzipieller Bezug: Merkur-Jupiter/Pluto.

Osteochondropathia juvenilis deformans

siehe Scheuermann-Krankheit

Osteodystrophia deformans

siehe Paget-Krankheit

Osteodystrophia fibrosa generalisata

(Recklinghausen-Krankheit)
Körperebene: Nebenschilddrüsen (Gleichgewicht zwischen Verknöcherung und Haltlosigkeit), Knochensystem (Stabilität, Festigkeit).
Symptomebene: Überfunktion der Nebenschilddrüsen bewirkt, dass zu viel Parathormon die Knochenentwicklung und den Mineralstoffwechsel stört: Strukturzerfall durch Knochenzysten und -verbiegungen, Auftreibungen und spontane Brü-

che (→ Knochenbruch): Verletzung der Normen und Strukturen; Bruch mit den Normen und Regeln; Chaos im Strukturbereich; Erhöhung des Blutkalziums führt zu Verkalkungen in den Nieren (Gleichgewicht, Partnerschaft); Knochenauflösung (Osteosklerose) der Schädelbasis: Gehirnnervenausfälle (z. B. → Fazialisparese); Pigmentanomalien: (in milder Form) (aus-)gezeichnet sein.
Bearbeitung: den Körper entlasten und ihm die Aufgabe abnehmen: lockerer Umgang mit den Normen und vorgegebenen Strukturen, sie zu eigenen Zwecken umbauen; Verbiegung und Anpassung der Normen an eigene Vorstellungen; bewusster Bruch mit Strukturen, die nicht mehr nützlich sind; kreatives Chaos im Strukturbereich einziehen lassen; Erstarrungen im partnerschaftlichen Bereich des Ausgleichs der Gegensätze durchschauen lernen.
Einlösung: kreativer Umgang mit Strukturen und Normen; sie an die aktuellen Bedürfnisse anpassen; mit ihnen spielen.
Urprinzipieller Bezug: Merkur-Saturn/Neptun.

Osteom
siehe Exostose

Osteomyelitis
siehe Knochenmarkentzündung

Osteoplasia exostotica
siehe Exostose

Osteoporose
Körperebene: Knochen (Stabilität, Festigkeit).
Symptomebene: die eigene gewohnte Struktur wird brüchig, droht sich aufzulösen, es mangelt an innerer Stabilität und Sicherheit; man kann sich nicht mehr auf die eigene innere Struktur und damit gleichsam auf nichts mehr verlassen; innere Stärke und Verlässlichkeit werden infrage gestellt; sich abwerten und klein (Wirbeleinbrüche) und hässlich (Witwenbuckel) werden; sich nutzlos fühlen nach Verlust der Periode und auch die weibliche Identität aufgeben, verletzlich und verzweifelt sein, den anstehenden Veränderungen gegenüber Widerstand leisten.
1. funktionale Gründe für die zunehmende Knochenentkalkung bei Mann und Frau: durch mangelnde Bewegung werden Muskeln, Sehnen und Knochen zu wenig gefordert (alles Unterforderte wird vom Organismus abgebaut, z. B. Arm- oder Beinmuskeln nach Ruhigstellung im Gipsverband); falsche Ernährung; **2.** innere Gründe: hinter der abnehmenden körperlichen steht die zurückgehende geistig-seelische Beweglichkeit moderner Menschen; Knochenentkalkung, um Ballast loszuwerden; alles, was man an Ballast in der Lebensmitte nicht freiwillig ablegt, versucht der Körper stellvertretend über die Knochenentkalkung abzugeben; um sich den Rückweg im Lebenskreis (Mandala) zu erleichtern, wird Überflüssiggewordenes abgeworfen; für den Heimweg,

die Einkehr der Seele, sind besonders stabile Knochen nicht mehr so notwendig; Betrugsversuche mit Hormonen gelingen insoweit, als dem Körper vorgemacht wird, es sei noch gar keine Zeit zum Wechsel (der Lebensrichtung im Mandala): dann unterlässt er das Ballastabwerfen, das Leben ist aber in seiner Mitte blockiert und bleibt zwangsläufig halb.
Bearbeitung: die bisher das Leben tragenden Strukturen bewusst infrage stellen; sich auf nichts mehr als sicher und gegeben verlassen; dem Leben ein neues Stützgerüst innerer Werte wachsen lassen; die innere Struktur neu definieren; Ballast abwerfen: konkret in Form von Übergewicht und im übertragenen Sinn: Dinge abgeben, die nicht zum Heimweg der Seele beitragen; sich innerlich auf neue Lebensaufgaben nach dem Wechsel einstellen: Aktivitäten, die so feste Knochen wie in der Jugend erfordern, als nicht mehr in die Zeit passend durchschauen; sich dem Lebensmuster stellen, statt sich an ihm vorbeizudrücken und sich in der Mitte hormonell festnageln zu lassen; an der eigenen Seelenstruktur Halt finden; ein den weiblichen bzw. männlichen Pol befriedigendes und erfüllendes Leben führen (*S 400*).
Einlösung: Wechsel von der äußeren auf die innere Aktivität (*S 400*): sich äußerlich erleichtern, um sich innerlich für die wesentlichen Forderungen der Zeit wie die Ein- und Heimkehr der Seele bereitzumachen.
Urprinzipieller Bezug: Saturn.
Lit.: *PF, F 449–452*.

Osteosarkom

siehe Knochenkrebs

Ostitis deformans

siehe Paget-Krankheit

Otitis externa

siehe Gehörgangsentzündung

Otitis media

siehe Mittelohrentzündung

Otosklerose

(Verknöcherung der Gehörknöchelchen, siehe auch Altersschwerhörigkeit)
Körperebene: Ohren/Gehör (Hören, Horchen, Gehorchen).
Symptomebene: Verknöcherung der Gehörknöchelchen mit dem Ergebnis, dass sie nicht mehr beweglich miteinander artikulieren: die Beweglichkeit der Anpassung des Horchens und Gehorchens geht verloren (→ Schwerhörigkeit); innerlich erstarren, was die Themen des Hörens und (Ge-)Horchens angeht; sich gegenüber äußeren Schwingungen versteifen, sich in sein Schneckenhaus zurückziehen und verhärten, sogar verknöchern; erstarrter Gehorsam.
Bearbeitung: sich nach innen (auf die innere Stimme) konzentrieren und konsequent und streng mit sich sein; sich vom Außen stärker distanzieren und dem eigenen Innern mehr zuhören; mit dem Verlust der Fähigkeit zur Außenweltanpassung die In-

nenwelt erobern und auf die innere Stimme vertrauen lernen; auf Wichtiges und Wesentliches horchen.
Einlösung: früher Rückzug; nach innen horchen, der inneren Stimme gehorchen; nur noch hören, was wirklich interessant und für einen selbst wichtig ist; mit Konsequenz und Klarheit wieder Flexibilität gewinnen.
Urprinzipieller Bezug: Saturn-Saturn.

Ovarialinsuffizienz

(unzureichende Leistung der Eierstöcke)
Körperebene: Eierstöcke (Fruchtbarkeit).
Symptomebene: Unterentwicklung der Genitalien: keine vollwertige Geschlechtlichkeit; mangelhafte Ausbildung sekundärer Geschlechtsmerkmale wie Brüste: im äußeren Erscheinungsbild als Frau gestört sein, nicht zum äußeren Erscheinungsbild einer erwachsenen Frau stehen wollen/können; Störungen des Menstruationszyklus über mangelhafte Follikelreifung: be-/verhinderte Fruchtbarkeit.
Bearbeitung (neben allopathischem Ersetzen, was an Hormonen fehlt): sich die Weigerung, mit allen geschlechtlichen Konsequenzen eine vollwertige Frau zu werden, eingestehen; die eigene Geschlechtsrolle annehmen lernen und das äußere Erscheinungsbild einer Frau annehmen und lieben; Probleme mit der eigenen Fruchtbarkeit eingestehen und zu ihr (auf allen Ebenen) stehen lernen.
Einlösung: homöopathischer Ansatz: Animus (männliche Seelenqualitäten) entwickeln; allopathischer Ansatz: sich als Frau schätzen und annehmen: Aussöhnung mit dem Frausein.
Urprinzipieller Bezug: Mond-Saturn.
Lit.: *F 142–145; CD/Audio »Wege des Weiblichen«.*

Ovarialkarzinom

siehe Eierstockkrebs

Ovarialzyste

siehe Eierstockzyste

Oxyuriasis

siehe Madenwurmbefall

Ozäna

(Rhinitis atrophicans, Stinknase)
Körperebene: Nase (Macht, Stolz, Sexualität).
Symptomebene: übler Gestank aus der Nase durch chronische Schrumpfung der Nasenschleimhaut; eitrige Absonderungen, Borken, die beim Zerfall stinken (Frauen sind deutlich häufiger betroffen; häufig syphilitischer Ursprung; auch Folge von missbräuchlichem Dauereinsatz chemischer, die Schleimhaut austrocknender Nasensprays): ein »Stinker« sein, statt einen *Riecher* zu haben; von der eigenen Witterung und Intuition abgeschnitten sein; sich nicht auf eigene Ahnungen verlassen (können) (»es in der Nase haben«, »die Gefahr riechen«); andere durch die eigene Ausdünstung abstoßen (Nase

als [Abschreckungs-]Waffe): sich von der Welt isolieren; Möglichkeit, z. B. erotische Partner schon im Vorfeld abzuschrecken, weil einen niemand *riechen* kann; Form der (unbewussten) Vorwärtsverteidigung (wie Stinktier); sich wirksam abgrenzen und sein Revier nachhaltig markieren; unerlöste Möglichkeit, Aufmerksamkeit auf sich zu lenken.
Bearbeitung: sich die eigene Situation bewusst machen und die Konsequenzen erkennen; sein Revier über angenehmere Wege gegenüber Eindringlingen sichern; den tieferen seelischen Grund erspüren, warum man keinen nahen Kontakt möchte; auf entwickelte Art Eindruck machen und sein persönliches Feld aufbauen.
Einlösung: sich auf sich selbst zurückbesinnen und hier für Ordnung sorgen: sich zuerst an die eigene Nase fassen.
Urprinzipieller Bezug: Mars-Pluto.

P

Paget-Krankheit

(Morbus Paget, Osteodystrophia deformans, auch Ostitis deformans)
Körperebene: Knochen (Stabilität, Festigkeit), Skelett (Struktur).
Symptomebene: Erkrankung des Skelettsystems mit erhöhtem unorganisiertem Knochenumbau an einer oder mehreren Stellen (oft Schädel, Wirbelsäule, Becken und Extremitäten), ein oder mehrere Knochen verdicken und verkrümmen sich unter Knochenschwund, sodass kleine Anlässe bereits zu Spontanbrüchen führen; betrifft v. a. ältere Menschen europäischer Abstammung (in Westeuropa bis zu 5 % der Männer und 8 % der Frauen im 8. Lebensjahrzehnt, → Alterssymptome); auf gesteigerten Knochenabbau folgen ungeordnete Anbauvorgänge mit verformtem, brüchigem neuem Knochengewebe; Ursache schulmedizinisch unbekannt; die Lebensstrukturen werden äußerlich eindrucksvoll, aber tragen innerlich wenig und brechen schließlich sogar spontan weg.
Bearbeitung: alte Strukturen brechen lassen; sich die Verhärtungen und Verformungen der eigenen Persönlichkeit bewusst machen; das alte, überlebte Lebensgerüst freiwillig aufgeben, sogar bewusst sterben lassen; Wachstum in der jeweiligen Region auf der übertragenen Ebene in Gang setzen.
Einlösung: zur Ruhe kommen und neue Strukturen wachsen lassen: kleiner, aber verlässlicher; das Leben in einigen Bereichen neu ordnen und letzte notwendige Umbauvorgänge in Angriff nehmen; Altersweisheit entwickeln, milder und flexibler werden; Zeit mit den Enkelkindern und dem eigenen inneren Kind verbringen.
Urprinzipieller Bezug: Saturn-Uranus-Jupiter.
Lit.: *Gug, AaG.*
Film: *Die Herbstzeitlosen, Magic of Belle Isle, Nokan, Ein Mann namens*

Ove, Die Bücherdiebin (alle Bd 1); *Shakespeare für Anfänger, Danny Collins, Das Beste kommt zum Schluss, Das ultimative Geschenk* (alle Bd 2).

Panaritium

siehe Nagelbettentzündung

Panarteriitis

(Arterienwandentzündung)
Körperebene: Blutgefäße (Verkehrswege der Lebenskraft), Arterien (Energieversorgungsstraßen).
Symptomebene: Konflikt um den Energiefluss: die Energiewege sind von Krieg überzogen und umkämpft.
Bearbeitung: sich mit der Energieverteilung kritisch auseinandersetzen.
Einlösung: offensiv und aggressiv um die Verteilung der Energie ringen.
Urprinzipieller Bezug: Mars-Merkur.
Lit.: *Wwg, SvI.*
Film: *In Sachen Henry, Der letzte Samurai, Fearless, Wut* (alle Bd 1).

Pandemie

siehe Epidemie

Panik(attacken)

(siehe auch Angst)
Symptomebene: Überfall aus dem Schattenreich, Todesangst; tiefe Berührung durch Urkraft (des alten Naturgottes Pan); beklemmende Enge, Angst, den Kontakt zu sich selbst, der eigenen Vitalität und dem Leben zu verlieren; fehlende Offenheit dem Leben gegenüber; Widerstand bei not-wendigen Übergängen, Wachstumsprozessen; Missverständnis bzgl. des »Lebensendes«.
Bearbeitung: dem Gott Pan begegnen und standhalten lernen; ausziehen, das Fürchten zu lernen; sich mit der eigenen Sterblichkeit aussöhnen: Todesangst ist die Enge vor dem Sterben; bewusste Rituale zur leichteren Bewältigung von Lebenskrisen/-übergängen, Visionssuche in der Natur.
Einlösung: Sterben vor dem Sterben (siehe Angelus Silesius und viele andere christliche Mystiker); sich den Tod als (Er-)Lösung in aller Natur bewusst machen.
Urprinzipieller Bezug: Saturn-Uranus-Pluto.
Lit.: *AfS, SP, SuL, KSdK 400–402; HT; CD/Audio »Angstfrei leben«.*
Film: *Angsthasen, Fearless, Patch Adams, Die Bücherdiebin* (alle Bd 1); *Angst essen Seele auf* (Bd 2).

Pankarditis

(der totale Krieg ums Herz) = Endokarditis + Myokarditis + Perikarditis; siehe jeweils dort

Pankreasinsuffizienz

siehe Bauchspeicheldrüseninsuffizienz

Pankreaskarzinom

siehe Bauchspeicheldrüsenkrebs

Pankreatitis

siehe Bauchspeicheldrüsenentzündung

Panzerherz

siehe Perikarditis

Papageienkrankheit

(Psittakose, Ornithose; siehe auch Vogelgrippe)
Körperebene: betrifft den ganzen Organismus.
Symptomebene: infektiöse Ideen aus dem Luftreich (Vögel) fordern zum Kampf heraus (→ Zoonose); Fieber: Generalmobilmachung gegen eingedrungene Feinde (Viren); → Husten: Aggressionsäußerungen (»jmd. etwas husten«); → Lungenentzündung: Krieg um Austausch und Kommunikation; → Nasenbluten: Verlust von Lebensenergie; schlechter Allgemeinzustand: mit der Lebensenergie heruntergekommen sein.
Bearbeitung: sich mit allen Kräften wehren, um die Integrität des Körperlandes zu wahren; seine Meinungen deutlich, vernehmlich und offen(siv) äußern; kämpferische Auseinandersetzung um die Kommunikation und den Austausch wagen; Lebensenergie in den Kampf werfen und für die eigene Freiheit opfern.
Einlösung: sich der Herausforderung mutig stellen und sich für neue, offensive Impulse öffnen, dabei aber die eigene Lebens- und Interessensphäre verteidigen und wahren.
Urprinzipieller Bezug: Uranus/Merkur-Mars.
Lit.: *Wwg, SvI.*

Papillom

(gutartige Geschwulst der Haut oder Schleimhaut) siehe Harnleiterpapillom

Paralyse

siehe Lähmung

Paranoia

(siehe auch Spirituelle Krise, Geisteskrankheit)
Symptomebene: Geistesstörung mit systematisiertem Wahn, wobei das übrige Denken davon oft unberührt und ziemlich intakt bleibt; Psychotherapie scheitert häufig an mangelnder Krankheitseinsicht; laut Psychiatrie ist die Herkunft des Wahnsystems nicht nachvollziehbar, nach den Erfahrungen der spirituellen Philosophie oder der Jungschen Psychologie aber sehr wohl; Schatten überschwemmt den Menschen und wird zu dessen Normalbewusstsein, während die Normalität der übrigen Welt dahinter zurücktritt und gleichsam in den Schatten gerät; inflationäre Überflutung mit dunklen Seelenanteilen, die übermächtig werden, das Kommando über die Gehirnzentrale übernehmen und das Bewusstsein bestimmen; die im Schatten versunkene Normalität taucht nur noch selten in Form sog. »Inseln der Klarheit« (E. Podvoll) auf; Verfolgungswahn: nach außen projizierte Schattenanteile holen den Menschen ein; → Größenwahn: zu lange abgespaltene Ansprüche an das eigene Leben überfluten das Bewusstsein; Liebes- und Eifersuchtswahn: unrealistische

Liebesvorstellungen ruinieren soziales Leben (→ Stalking im Liebeswahn).
Bearbeitung/Einlösung: Erdung auf allen Ebenen: möglichst viel Kontakt mit der »normalen« Welt (der Familie, sozialen Gruppe usw.) herstellen (→ Spirituelle Krise); die Unterscheidungsfähigkeit bzgl. innerer und äußerer Realität wieder aufbauen, die verlorengegangene Grenzmembran zwischen Ober- und Unterwelt wieder stärken, ohne sie zu zementieren; eine auftauchende tiefe spirituelle Sehnsucht ernst nehmen (jedoch von spirituellen Übungen Abstand nehmen); Vorbeugung: sich (möglichst rechtzeitig) mit Schatteninhalten anfreunden und sie als eigene (bisher) ungelebte Seelenanteile erkennen, annehmen und ihre Energien wieder ins Leben integrieren, statt sie völlig abzuspalten.
Urprinzipieller Bezug: Saturn-Neptun-Pluto.
Lit.: *E. Podvoll: »Aus entrückten Welten«.*
Film: *Wahnsinnig verliebt* (Bd 1); *Aviator, Love & Mercy, Angel Baby* (alle Bd 2).

Parasomnie
siehe Schlafprobleme

Paratyphus
siehe Typhus abdominalis

Parese
siehe Lähmung

Parkinson-Krankheit
(Schüttellähmung)

Körperebene: Gehirn (Kommunikation, Logistik), Nerven (Nachrichtendienst).
Symptomebene: Ruhetremor: Ruhe und Bewegungslosigkeit machen offenbar Angst; wenn es dann mit einer Aktion losgeht, wird das Zittern geringer, sonst → Lähmung: auf dem Boden einer generellen (seelischen) Bewegungsunfähigkeit wird der übertriebene Wille deutlich (Krankheitsbild von Tito, Mao Tse-tung, Papst Johannes Paul II. [Karol Wojtyla]); Kluft zwischen Anspruch, etwas in der Welt zu bewegen, und innerer Lähmung/ Starre; von Todesangst ergriffen oder von großer Wut erfüllt sein (Zittern), das Grauen/Erfahrung der Wirklichkeit abschütteln wollen; Starre in Ausdruck und Beweglichkeit, keine Miene verziehen, Zombie-Dasein; Angst vor Versagen, gut geölte Maske zeigen; starrer Blick; Kommunikationsstörung; Unfähigkeit, sich lebensnotwendigen Veränderungen anzupassen, Wetter- und Mondwechsel können wie andere Veränderungen verschlechtern; Lähmung kann auch die Stimmbänder als Kommunikationsorgane lahmlegen, kalte Hände und Füße als Ausdruck von Kontaktproblemen; das häufig anzutreffende Händeringen und das Ringen mit Worten zeigen den ungebrochenen Willen; Diskrepanz zwischen Wollen und Können: als Willensmensch erfahren müssen, dass längst nicht alles machbar ist; in schwierigen Beziehungen (familiär, sozial, politisch) vieles an Emotion und Gefühl blockiert und

sich verausgabt und aufgerieben haben; es dennoch nicht geschafft haben, intellektuell zu überzeugen und die Umwelt den eigenen Vorstellungen anzupassen; die daraus folgende Angst oder Wut zeigt sich im Zittern, das maskenhafte Pokerface dokumentiert die eingetretene Erstarrung; Erschöpfung des männlichen Pols durch übertriebene Verausgabung; Lebensbedrohung durch Atemlähmung: Abbruch der Kommunikation und des Austausches wird deutlich; sehr frühzeitig zeigt schon die Handschrift in ihrem absteigenden, kleiner werdenden Schriftbild, wie es insgesamt bergab geht (Wissenschaftler der Univ. Haifa können inzwischen die Erkrankung sehr früh anhand von Schriftproben diagnostizieren).
Bearbeitung: ein Leben voller Überaktivität verdauen: äußere Ruhe herstellen zugunsten innerer Beweglichkeit; alles tun, was innerlich bewegt, statt sich äußerlich in Bewegung zwingen und bringen lassen; Aufsteigen von Emotionen und Gefühl erlauben; freiwillig kleinere Brötchen backen, auf Qualität achten; sich mit dem Tod und der (Er-)Lösung beschäftigen; der Wirklichkeit ins Auge schauen, bis sie ihren Schrecken verliert (starrer, undurchdringlicher Blick); ganz in die eigene Angst hineingehen, bis sie sich in Weite wandelt; sein wahres Gesicht zeigen lernen; auf den Boden der Tatsachen zurückkehren; Übungen, die um das innere Gleichgewicht kreisen und dazu dienen, die eigene Mitte (wieder) zu finden.
Einlösung: die Einheit von Mensch und Welt erkennen; vom Monument (für die anderen) zum innerlich lebendigen und äußerlich ruhigen Menschen (auf dem eigenen Weg) werden.
Urprinzipieller Bezug: Saturn/ Uranus.
Lit.: *S 203–212; AfS*.
Film: *Shakespeare für Anfänger* (Bd 2); *Die Bücherdiebin* (Bd 1); speziell zu Angst – *Angst essen Seele auf* (Bd 2); *Angsthasen, Fearless, Patch Adams* (alle Bd 1).

Parodontitis

Körperebene: Zahnfleisch, Zahnbett (Urvertrauen).
Symptomebene: Vorstufe der Entwurzelung; Konflikt um das tiefe Urvertrauen entzündet sich an der Wurzelspitze und im umgebenden Zahnbett (Parodontitis apicalis); Zahnlockerung im Alter (Parodontitis marginalis = Vorstufe der → Parodontose) auf dem Boden von chronischen Konflikten um ein erschöpftes Urvertrauen; die Ablagerung von → Zahnstein (Kalk) am Zahnhals begünstigt Zahnfleischtaschen, in denen es zu chronisch eiternden → Entzündungen kommt.
Bearbeitung: offen(siv)e Auseinandersetzungen um das Thema Urvertrauen und engagierter Kampf um Urvertrauen; untaugliche Versuche, die eigenen Waffen zu stärken und zu stützen (Kalkwälle), durchschauen und für wirklichen Schutz und entsprechende Waffenpflege sorgen; die konflikthafte Aushöhlung der eigenen Vitalitäts-

basis erkennen und ihr mutig gegensteuern; den Waffen einen verlässlichen Ort der Regeneration schaffen: so wie wir uns jede Nacht im Bett regenerieren, müssen sich die Zähne in ihrem Zahnbett regenerieren können, um in Form zu bleiben; Übungen zur Gewinnung von Urvertrauen.

Einlösung: offensives, mutiges Leben führen und seine Waffen an den *heißen Eisen* des Lebens zum Einsatz bringen; das Leben in Angriff nehmen.

Urprinzipieller Bezug: Mond/Mars (Zahnbett)-Mars (Entzündung).

Lit.: *Wwg (Kap. Gebiss), SvI.*

Film: *In Sachen Henry, Der letzte Samurai, Fearless, Wut* (alle Bd 1).

Parodontose

(Zahnfleisch-/Zahnbettschwund)

Körperebene: Zahnfleisch, Zahnbett (Urvertrauen), Zähne (Aggression, Vitalität).

Symptomebene: der Schwund des gesamten Zahnbettes (Zahnfleisch, Wurzelhaut und Alveolarknochen) häufig als Spätfolge chronischer und tiefgehender → Zahnfleischentzündungen (= Konflikte im Bereich des Urvertrauens); durch Schrumpfung des Zahnfleischgewebes und Degeneration der Zahnwurzel kommt es zur Lockerung der Zähne bis hin zu ihrem Verlust: Bett bzw. Basis der Vitalität schrumpft weg, schlecht verankerte Waffen; entwurzelte, ungesunde Aggression; zeigt das Defizit an Urvertrauen und Lebensmut; freistehende Zahnhälse: Freilegung der Wurzeln der Aggression, bis sie – entblößt und nackt – dem Zahn nicht mehr genügend Halt geben können; die wackelnden Waffen entsprechen der Erschöpfung der eigenen Vitalität, die vitalen Kräfte geraten ins Wanken; in den Schatten gesunkener Hass, haltlose Aggression; abgestorbene Aggression, zugrunde gehende Vitalität, Resignation.

Bearbeitung: die Wurzeln der Aggressionsproblematik bis in die Tiefe offenlegen; sich eingestehen, dass Aggression und vitale Kraft keine verlässliche Basis haben; sich um das Thema Urvertrauen bemühen und dafür einsetzen, dass die Zähne weiter ihr aggressives (*Mund-*)Werk verrichten können; sich eingestehen, wie nackt, entblößt und alleingelassen die eigenen Waffen bereits sind, und aktiv werden, um ihnen beizustehen: den Waffen einen verlässlichen Ort der Regeneration schaffen: so wie wir uns jede Nacht im Bett regenerieren, müssen sich die Zähne in ihrem Zahnbett regenerieren können, um in Form zu bleiben; Übungen zur verspäteten Schaffung von Urvertrauen.

Einlösung: ein Nest für die Waffen des Mundes bauen und nicht nur sie selbst, sondern auch ihre Basis hegen und pflegen; Urvertrauen schaffen und darauf aufbauend ein offensives, mutiges Leben führen; das Leben *in Angriff nehmen*; Urvertrauen aufbauen/stärken durch Einheits- und Gipfelerlebnisse (*peak experiences*), wie sie das Ziel so gut wie aller Meditationspraktiken sind.

Urprinzipieller Bezug: Mond/ Mars-Neptun (Schwund).
Lit.: *Wwg 317–319.*

Parotitis epidemica

siehe Mumps

Paruresis

(Entleerungsstörung der Harnblase, siehe auch Angst, Phobie)
Körperebene: Harnblase (Druck aushalten und loslassen).
Symptomebene: Störung beim Wasserlassen reicht von Verzögerungen des Miktionsbeginns und entsprechend langen, als peinlich empfundenen Wartezeiten über unvollständige Blasenentleerung mit Restharnbildung bis zur Unfähigkeit, überhaupt Wasser zu lassen: (Angst-)Anspannung des Blasenschließmuskels, der nicht loslassen und das Seelen*abwasser* fließen lassen kann; verstärkt auf öffentlichen Toiletten oder solchen außerhalb des Privatbereiches, gehört damit zu den sozialen Phobien (»schüchterne Blase«), auch aus schulmedizinischer Sicht eine Angststörung mit eindeutig seelischem Hintergrund; betrifft v. a. in ihrer Männlichkeit verunsicherte Jugendliche, aber immer häufiger auch Männer und inzwischen sogar Frauen; das Loslassthema ist so peinlich, dass es jedoch nur selten zur Diagnosestellung kommt; Beginn meist in der Pubertät; erste angstauslösende Situation wirkt prägend; häufig Minderwertigkeitsgefühle bzgl. der Gliedgröße bei pubertierenden Jungen, auch bzgl. des Versuchs, Männlichkeit an der Fähigkeit festzumachen, am Pissoir in Konkurrenz mit anderen beim Wasserlassen be*stehen zu können*; Schul- oder Familienstress (auch bei Mädchen), Losslassstörungen; dabei immer stärkere Konditionierung, sodass es zunehmend unmöglich wird, Toiletten frei und unbefangen aufzusuchen mit allen Konsequenzen der sozialen Phobie; sich auf der Toilette beobachtet, bewertet und – im befürchteten Fall des Versagens – verspottet fühlen (= klassische Form von Projektion); Schamgrenze ist zu hoch, um sich zu offenbaren; die Angst, nicht ernst genommen oder gar verspottet zu werden, so groß, dass soziale Isolation droht; massive Schattenentwicklung durch den Wunsch, die Situation vor allen anderen zu verbergen.
Bearbeitung: zur Ursprungssituation zurückkehren und sie klären (nochmaliges Erleben mit Hilfe von EMDR [Augenbewegungen] oder in Therapiesitzung); entspannen lernen; Altes, Überlebtes in Gestalt des Seelenabwassers bewusst und achtsam loslassen lernen; Rituale des Mannwerdens auf Fantasieebenen oder konkret nutzen, um sich die eigene Männlichkeit zu erobern; für Mädchen/Frauen: Rituale der Hingabe genießen lernen.
Einlösung: zur eigenen Männlichkeit mit Genuss stehen, seine phallische Sexualität hingebungsvoll genießen lernen; für alle: sich dem Fluss von Geben und Nehmen anvertrauen; Loslassen genießen lernen, sich dem Fließen ergeben.

Urprinzipieller Bezug: Mars-Neptun.
Lit.: *Wwg, AfS, SuL, SP.*
Film: *Angsthasen, Fearless, Patch Adams, Die Bücherdiebin* (alle Bd 1); *Angst essen Seele auf* (Bd 2).

Pavor nocturnus

siehe Nyktophobie

PCP

siehe Rheumatismus

Pedikulose

siehe Filzlausbefall, Kopflausbefall

Peniskrebs

(siehe auch Krebs)
Körperebene: Penis (Lust, Macht).
Symptomebene: aggressive Zerstörung (meist) der Lanzen-(Penis) spitze: Zerstörung bis zum Verlust des Machtinstrumentes; fast immer die Folge lang anhaltender, chronischer Konflikte (→ Entzündungen) der inneren Vorhaut, bei denen das Smegma (Vorhautschmiere) mit im Spiel ist (Thema Sauberkeit): Entartung im Bereich der aggressiven Durchsetzung männlich-phallischer Kraft; wild und rücksichtslos wucherndes Wachstum der entarteten Hautzellen; meist vom Peniskopf ausgehend; von der ureigenen Entwicklungslinie bzgl. männlicher Durchsetzung und Fortpflanzung so weit abgekommen sein, dass der Körper den (vergessenen/verdrängten) Themen zum Durchbruch verhilft; geistig-seelisches Wachstum in diesem Themenfeld ist so blockiert, dass es sich auf aggressive, ungeordnete Weise verkörpert; der Krebs verwirklicht körperlich im phallischen Bereich, was seelisch im entsprechenden Bewusstseinsbereich not-wendig wäre.
Bearbeitung: die alten, überlieferten Gewohnheiten und Traditionen, was männliche Durchsetzung, sexuell-phallisches Verhalten und Geschlechtlichkeit allgemein angeht, radikal infrage stellen und ggf. rücksichtslos zerstören; sich im Bereich Männlichkeit, Fortpflanzung für die eigenen ausgefallenen Vorstellungen und kühnen Fantasien öffnen, sie mutig und frei gedeihen und expandieren lassen; sich an frühe Träume und eigene Ziele, Wünsche und Vorstellungen von Sexualität, Männlichkeit und Zeugung erinnern, sie entschlossen (wieder-)beleben und umsetzen; auf geistig-seelischer Ebene beginnen, an der äußersten Front zu kämpfen; aus der Gewissheit, nichts mehr zu verlieren zu haben, Mut zur eigenen Verwirklichung/zum eigenen Weg schöpfen; dem Körper den Wachstumsimpuls abnehmen und ihn auf erlöste Ebenen lenken; all die unter → Krebs erwähnten Maßnahmen erwägen: da Krebs den ganzen Organismus betrifft, ihm auch auf der ganzen Linie begegnen.
Einlösung: sich Ausdruck im seelisch-spirituellen Bereich verschaffen, statt den Körper für sich sprechen zu lassen; die Notwendigkeit erkennen, vom körperlichen und damit (lebens-)gefährlichen Niveau auf die herausfordernde, aber lebensrettende geistig-seelische

Ebene zu wechseln und dort auf expansives Wachstum im Bereich der Kreativität zu setzen; grenzüberschreitende Liebe entdecken, sich über Fremdbestimmung und selbst- und fremdgeschaffene Normen hinwegsetzen und nur dem eigenen höchsten Gesetz verpflichtet leben und sich ausdrücken.
Urprinzipieller Bezug: Mars-Pluto.
Lit.: *KR, S 81–113, AfS; CD/Audio »Krebs«.*
Film: (allgemein siehe bei → Krebs); *One Week, Ma Ma – Der Ursprung der Liebe* (beide Bd 1).

Perikarditis
siehe Herzbeutelentzündung

Periodenschmerzen
siehe Menstruation

Periostitis
siehe Knochenhautentzündung

Peritonitis
siehe Bauchfellentzündung

Perniones
siehe Frostbeulen

Perniziöse Anämie
(Biermer-Krankheit)
Körperebene: Dickdarm (Unbewusstes, Unterwelt).
Symptomebene: Mangel an Vitamin B 12 durch Magenschleimhautprobleme führt zu Reifungsstörungen der roten Blutkörperchen, den Trägern der Lebenskraft; Leistungsschwäche: nicht mehr können und wollen; Schwindel (→ Gleichgewichtsstörungen) und → Ohnmacht: sich etwas vormachen und aus der Verantwortung fliehen; Gehstörungen: nicht mehr vorwärtskommen; → Gelbsucht (Ikterus): Stau im Blutabbau; → Zungenbrennen, Schwund der Zungenmuskulatur: trotz brennendem Verlangen (»es brennt mir auf der Zunge«) nichts mehr zu sagen haben.
Bearbeitung (nach Gabe von Vitamin B 12): sich aus dem Leistungs- und Macherbereich zurückziehen; ehrlich werden und Verantwortung abgeben, Funktionen niederlegen; sich äußerlich bremsen zugunsten innerer Entwicklung; äußern, was einem auf der Zunge brennt, solange es möglich ist.
Einlösung: statt den Strom der Lebenskraft zu drosseln, sich in seinen Aktivitäten mehr zurücknehmen und Zeit und Ruhe für sich gewinnen.
Urprinzipieller Bezug: Pluto-Mars-Saturn/Neptun.

Pertussis
siehe Keuchhusten

Perversionen, sexuelle
(siehe auch Exhibitionismus, Fetischismus, Masochismus, Neurose, Sadismus Voyeurismus)
Körperebene: ausgehend von der Genitalregion (Sexualität, Polarität, Fortpflanzung) sowie der Haut (Grenze, Kontakt, Zärtlichkeit) und Schleimhaut (innere Grenze, Schranke, Schutzhülle) ist der ganze Organismus betroffen, letztlich Bewusstseinsproblem.

Symptomebene nach katholischer Kirche ist bereits alles Sexuelle pervers, das nicht direkt der Zeugung dient, also eigentlich schon ein längeres Vorspiel; für die übrige Menschheit wohl nur Missbrauch und was inakzeptables Leid erzeugt; vieles ist möglich und wohl auch in Ordnung, so lange es niemandem schadet und den Beteiligten Lust bringt (allerdings ist das Schoßhündchen für sich selbst wohl kein Problem, für Tierschützer aber sehr wohl).
(Beispiele): **1.** Päderastie/Pädophilie: Zeichen der Unreife, Polaritätsproblem, sich nicht auf den geschlechtlichen Gegenpol einlassen; **2.** Spiele mit Urin (»Natursekttrinken«, »Fremdurinkur«) und Kot: auf die konkrete Ebene verschobene Schattenthemen; **3.** Sex mit Tieren (Sodomie): Regression in der Evolution; vergeblicher Versuch, sich mit seinen tierischen Seiten auszusöhnen; **4.** Sex mit Leichen: vergeblicher Versuch, den Tod lieben zu lernen; **5.** Sadomasochismus: Versuch auf der konkreten Ebene, Aggression (Mars) und Liebe (Venus) zusammenzubringen; **6.** Domina: *als Frau* den Gegenpol Mann sexuell unterwerfen, statt das Männliche auf übertragener Ebene zu verehren und ihm zu dienen bzw. sich *als Mann* vom Gegenpol sexuell unterwerfen lassen, statt das Weiblichen auf übertragener Ebene zu verehren und ihm zu dienen – beiderseits mit Hingabe und Genuss; **7.** Gruppensex: Versuch, den Mangel an Qualität (Inhalt: Liebe) durch Quantität (Form) auszugleichen.
Bearbeitung: Bewusstheit in die konkreten Handlungen bringen und ihre Symbolik durchschauen lernen.
Einlösung: bei allen sexuellen Spielarten in ihrer Tiefe die Liebe entdecken; den Inhalt, der zur Form gehört, erkennen; die Ebene erhöhen (z. B. von der Sodomie zu Franz von Assisi, vom Kotessen zur Schattentherapie); in anspruchsvolleren Bereichen von der Norm abweichen; ein außerordentlicher Mensch werden; wenn Lust und Liebe zusammenfinden, liegt hier die einfachste und leichteste Chance, die Einheit zu erleben.
Urprinzipieller Bezug: Mars/Venus-Uranus/Pluto.
Lit.: *SuL.*
Film: *Don Juan DeMarco, Lars und die Frauen, Die Braut, die sich nicht traut, Der Rosenkrieg, Malen oder Lieben, Black Swan, Eine verhängnisvolle Affäre, Verborgenes Feuer, Ein unmoralisches Angebot, Gleißendes Glück* (alle Bd 1); *9½ Wochen* (1986).

Pes varus

siehe Klumpfuß

Petit mal

siehe Epilepsie

Pfeiffersches Drüsenfieber

siehe Mononukleose

Pfortaderstau

(siehe auch Stauungsleber, Leberzirrhose, Ösophagusvarizen)
Körperebene: Pfortader: Blut-

zufuhr (Lebenskraft) zur Leber (Leben, Wertung, Rückverbindung).
Symptomebene: bei Leberproblemen (Grundproblem klären und deuten), insbesondere bei → Leberzirrhose kommt es zum Rückstau der Lebensenergie aus der Leber in den Körper: Bildung von → Ösophagusvarizen, blutenden → Hämorrhoiden, Medusenhaupt (Bauchkrampfadern) als Folge des Vitalitätsstaus.
Bearbeitung: sich des Staus der Lebensenergie bewusst werden, der die Region des Lebenssinns und des rechten Maßes unter Druck setzt; Vitalität in andere Bereiche lenken und dort sichtbar werden lassen: geeignetere Ausdrucksformen finden.
Einlösung: den Themenbereich der physisch überforderten Leber mehr in geistig-seelischer Hinsicht ausdrücken, um die körperliche Ebene zu entlasten; die Frage nach dem Sinn des Lebens und dem persönlichen rechten Maß klären.
Urprinzipieller Bezug: Mars/Jupiter-Pluto.

Phantomschmerz

(siehe auch Amputation)
Symptomebene: verlorengegangene Gliedmaßen, Organe, aber auch Zähne, schmerzen weiter, obwohl sie physisch längst nicht mehr vorhanden sind; im Bewusstsein existieren die Strukturen weiter, solange ihr Bild nicht auch in diesem astralen Bereich gelöscht ist: Hilfeschreie aus einer unverarbeiteten Schock-/Verlustsituation.
Bearbeitung/Einlösung: das Erlebnis des Verlustes noch einmal bewusst nachvollziehen (auch Operationen unter Vollnarkose können mit den Techniken der Reinkarnationstherapie bewusst gemacht werden), um das physisch fehlende Glied wirklich loslassen zu können.
Urprinzipieller Bezug: Neptun/Mars.
Lit.: *Wwg 266–268.*

Phäochromozytom

(Nebennierenmarkstumor; siehe auch Bluthochdruck)
Körperebene: Nebennieren (Zentrale für Stressregulierung, Wasserhaushalt und Geschlechtsleben).
Symptomebene: durch die Noradrenalin- und Adrenalinproduktion des Tumors kommt es zu anfallsartigen Hochdruckkrisen mit extremen Blutdruckspitzenwerten: phasenweise unter extremen Druck geraten; später Übergang zu Dauerhochdruck: nicht mehr aus der Drucksituation herauskommen.
Bearbeitung: sich im Kampf um das (lebens-)entscheidende Thema freiwillig unter großen Druck setzen; herausfinden, welchem Problem – das einen immer wieder unter hohen Druck bringt, ohne wirklich gelöst zu werden – der Tumor symbolisch entspricht.
Einlösung: sich dem großen Kampf mit Nachdruck stellen und das zugrunde liegende Problem klären, um es im Sinne der Salutogenese in den Lebenszusammenhang zu stellen.

Urprinzipieller Bezug: Mars-Jupiter/Pluto.
Film: *In Sachen Henry, Der letzte Samurai, Fearless, Wut* (alle Bd 1).

Pharmakomanie

siehe Toxikomanie

Pharyngitis

siehe Halsschmerzen, Entzündung

Phenylketonurie

(PKU, Stoffwechselstörung)
Körperebene: Stoffwechsel (Fließgleichgewicht).
Symptomebene: eine der häufigsten ererbten (autosomal-rezessiv) Stoffwechselstörungen (8000 Neugeborene in Deutschland jährlich betroffen): essenzielle Aminosäure Phenylalanin kann nicht abgebaut werden, reichert sich im Körper an, hat (unbehandelt) schwere geistige Entwicklungsstörungen und → Epilepsie zur Folge, ebenso zurückbleibende Gehirnentwicklung, Mikrozephalie (Kleinköpfigkeit).
Bearbeitung: sofortige eiweißarme Diät verhindert die Symptomatik und ist auch über den Abschluss der kindlichen Gehirnentwicklung hinweg lebenslang durchzuhalten mit dem Ziel, den Phenylalaninspiegel im Blut möglichst ständig in niedrigem, noch verträglichem Bereich zu halten; ideal über pflanzlich-vollwertige Kost (*PF*) erreichbar, die auf besonders eiweißreiche Pflanzen (Lupine, Hirse, Amaranth, Quinoa) verzichtet; Achtsamkeit bei der Essenszubereitung; eine spezielle Aminosäuremischung muss zusätzlich zugeführt werden (v. a. nichtessenzielle Aminosäure Tyrosin, an der nun Mangel herrscht, da sie aus Phenyalanin entsteht); abgesehen von den Ernährungseinschränkungen sind mit ständiger phenylalaninarmer Diät Leben und Lebenserwartung unbeeinträchtigt; andernfalls Konzentrationsschwierigkeiten, Reaktionsverlangsamungen und Gehirnschwellungen; noch zehn Jahre nach Beendigung der Diät können Spastiken mit Gehstörungen und Zittern auftreten; Beispiel für die Fortschritte moderner Schulmedizin, die dieses Krankheitsbild durch das Neugeborenen-Screening praktisch ausrotten konnte.
Einlösung: weniger ist mehr in der Kochkunst – hier wird die Essenszubereitung zu Therapie und bewusstem Heilungsritual.
Urprinzipieller Bezug: Merkur.

Phimose

(Vorhautverengung am Penis)
Körperebene: Vorhaut (Schutzhülle der Waffenspitze).
Symptomebene: zumeist angeborene, manchmal durch chronische Entzündungen entstandene Verengung der Vorhaut, sodass diese nicht über die Eichel zu ziehen ist: den Schutzschild der Kindheit nicht verlassen wollen; die Spitze der Männlichkeit nicht zeigen können/wollen: nicht zur eigenen Männlichkeit stehen; sich seiner Geschlechtlichkeit und Lust schämen; sich nicht entblößen aus Angst, bloßgestellt zu werden; Schwierigkeiten, seinen

Mann zu stehen und das »Kleinod der Manneskraft« zu enthüllen: Schwierigkeiten, das Schwert aus der Scheide zu ziehen und Entscheidungen zu treffen; wenn das Problem nicht chirurgisch bereinigt wird, führt es oft zu einem Meiden von Frauen/Sexualpartnern und zu Angst vor ihnen und behindert das ganze Leben.
Bearbeitung: Beschneidung in manchen Kulturen, in Wüstenländern als Pubertätsritual, bei dem die Eichel als Symbol entfalteter Manneskraft für alle Zeiten befreit wird; bei uns mechanische Weitung oder nötigenfalls Operation (Beschneidung deutlich vor der Pubertät und ohne rituellen Rahmen reicht nicht zum Mannwerden, aber beseitigt immerhin eine sichere Blockade und ist so ein Schritt in die richtige Richtung); sich die Verengung im geschlechtlich-männlichen Bereich bewusst machen und sie auf allen Ebenen beseitigen, bevor sie noch störender wird als bei der Sauberhaltung des Gliedes ohnehin; Mut entwickeln, seine Männlichkeit zu zeigen und zu demonstrieren; ein guter (ausdauernder) Liebhaber werden, da die Eichel durch die Freilegung der Beschneidung und den entsprechenden Dauerreiz weniger empfindlich wird (Vorteil für die Partnerin, u. U. Nachteil für den Mann); bei unterlassener Korrektur obendrein Gefahr späteren Peniskrebses auf dem Boden mangelnder hygienischer Möglichkeiten (Peniskrebs bei Beschnittenen ebenso unbekannt wie Gebärmutterkrebs in entsprechenden Kulturen bzw. Ländern).
Einlösung: sich der vorgegebenen oder im Laufe von Konflikten entstandenen Enge im Bereich der eigenen Männlichkeit bewusst werden, sich für diesen Bereich weiten und den Raum einnehmen, den *man* braucht, um erwachsen zu werden (sein Glied zu männlicher Größe und Aufrichtigkeit wachsen lassen können).
Urprinzipieller Bezug: Mars/Mond-Saturn.
Lit.: *AfS*.
Film: *Der letzte Samurai, Fearless, In Sachen Henry, Wut* (alle Bd 1).

Phlebitis

siehe Venenentzündung

Phlegmone

(vereiternde Entzündung des Bindegewebes)
Körperebene: Bindegewebe (Verbindung, Halt, Verbindlichkeit).
Symptomebene: breitet sich meist in Gewebespalten aus und bringt damit die Gefahr einer allgemeinen Sepsis mit sich: tiefgehender, zur Chronifizierung neigender Konflikt auf der Ebene der inneren Verbindungen und Verbindlichkeit, der sich in abgelegenen Spalten des Körpers in die Breite frisst und die Gefahr einer ausufernden, bedrohlichen Vergiftung beinhaltet.
Bearbeitung: Kriege auch bis auf tiefe Ebenen ausfechten und sich auf große Schlachten einlassen, die viel Konfliktstoff heraufbefördern und einiges an Porzellan zerschla-

gen (Kriegsschrott in Form von Eiter); eingreifen und der Bedrohung Einhalt gebieten, bevor es zu spät ist.
Einlösung: auch tiefste Konflikte nicht scheuen, um sein Leben zu schützen.
Urprinzipieller Bezug: Mars.
Lit.: *Wwg.*
Film: *In Sachen Henry, Der letzte Samurai, Fearless, Wut* (alle Bd 1).

Phobie

(siehe auch Angst, Agoraphobie, Klaustrophobie, Herzneurose, Krebsangst, Nyktophobie, Fremdenfeindlichkeit [Xenophobie]).
Symptomebene: häufig aus ganz anderen Zeiten stammende Erfahrungen und ihnen entsprechendes Verhalten bedrohen die Gegenwart: Zeitverirrungen wie bei der → Neurose; chronische Angstzustände, deren irreale Basis einem oft bewusst ist, die man aber aufgrund der nicht durchschauten symbolischen Komponente nicht in den Griff bekommt, u. a.:
1. Karzinophobie (→ Krebsangst; Angst vor dem Verschlingenden der Krebskrankheit): das Verschlingende im eigenen Wesen kennen- und annehmen lernen; sich mit den dunklen Göttinnen Hekate und Kali aussöhnen.
2. Höhenphobie (Angst vor dem Fall, → Höhenangst): die archetypische Angst vor dem Sturz aus dem Paradies in sich entdecken und akzeptieren.
3. Tierphobien und die in ihnen liegenden Lernaufgaben erkennen: in der *Schlange* das eigene Schlangenwesen (Verführung in die Polarität, Versuchung, Gift); in der *Spinne* das eigene Spinnenwesen (hinterhältige Fallen stellen, den offenen Kampf scheuen, andere aussaugen, das männliche Prinzip nur zur Fortpflanzung [be-]nutzen); im *Hund* (Wolf) die eigene unbewusste Aggression (aggressives Bellen, Zähnefletschen); in *Ratten* (Symbol für Unrat und Schmutz) unsaubere Tendenzen (übertragen die Pest); in *Mäusen* das Blitzschnelle, Unkontrollierbare, das erotisch-kuschelige Kindliche (Micky Maus), das überall Eindringende wie auch das diebisch Schmarotzende (von fremden Tischen und Vorräten leben).
4. Erythrophobie (Angst vor dem → Erröten): einerseits eigene → Schamgefühle und andererseits sexuelle Begierde annehmen; die eigenen Minderwertigkeitsgefühle und die Abhängigkeit von anderer Leute Meinung erkennen.
5. Soziale Phobie (z. B. Panik beim Sprechen vor Publikum, → Lampenfieber, auf »fremder« Toilette Wasserlassen → Paruresis): Perfektionismus und überzogen hohen Anspruch an sich selbst (→ Versagen) bis hin zu → Größenwahn(sinn) durchschauen.
6. Xenophobie (→ Fremdenfeindlichkeit, Fremden- und Rassenhass, letztlich Selbsthass): sich in seiner Haut wohl und zu Hause fühlen; sich lernend Fremdes zu eigen machen und reicher werden.
7. Nekrophobie: Angst vor allem

Toten und natürlich dem (eigenen) Tod, weil alles Tote daran erinnert; Versuch, alles Tote zu meiden, um so den eigenen Tod zu vermeiden; Aussöhnung mit dem Schatten, Auseinandersetzung mit dem »Stirb und werde«.

8. Schmutzphobie: übertriebene Angst vor Befleckung der eigenen weißen (?) Weste: anerkennen, dass wir vom Humus leben.

9. Viren-, Bakterienphobie: irr(ational)e Angst vor Ansteckung; anerkennen, dass unser Erbgut zu 50 % von Viren stammt, wir 10-mal so viele Mitarbeiter im Darm wie Zellen im Körper haben.

Bearbeitung (allgemein): das Gefürchtete seinem Wesen nach im eigenen Unbewussten finden und annehmen; die Zeitverirrung korrigieren und sich klarmachen, in welche andere Zeit die betreffende schlechte Erfahrung gehört; sich bewusst machen, dass alles Be- und Gefürchtete mit dem Akt des Fürchtens schon im Bewusstsein und erst recht im Unter- und Unbewussten ist.

Einlösung: sich mit diesem Seelenanteil aussöhnen und die hier gebundene Energie für andere Bereiche freisetzen, also sich z. B. mit dem Tod aussöhnen.

Urprinzipieller Bezug: Saturn (die Enge der Angst im Allgemeinen)-Neptun-Pluto.

Lit.: *AfS*, *SP*; *CD/Audio »Schattenarbeit«, »Angstfrei leben«.*

Film: *Angsthasen, Fearless, Patch Adams, Die Bücherdiebin* (alle Bd 1); *Angst essen Seele auf* (Bd 2).

Photodermatose

(Lichtdermatose; siehe auch Allergie [Licht als Allergen], Porphyrie)

Körperebene: Haut (Grenze, Kontakt, Zärtlichkeit).

Symptomebene: auf strahlendes Sonnenlicht oder Höhensonne mit Reizung und Bläschenbildung reagieren: das Helle, die lichte Seite der Wirklichkeit, den männlichen Pol (unbewusst) als gefährlich empfinden und auf der eigenen Grenz- und Kontaktfläche bekämpfen (Gegenpol: archetypisch weiblicher Mond); Fieber und Krankheitsgefühl: Generalmobilmachung gegen das Licht und seine Symbolik; das eigene innere Licht scheuen: dazu neigen, von sich das Schlimmste anzunehmen (lichter Schatten); der eigene Schatten wehrt sich gegen die Lichtsymbolik.

Bearbeitung: sich mit der eigenen lichten Seite kritisch auseinandersetzen; offen(siv) dem eigenen lichten Schein entgegentreten und feststellen, ob wirklich alles Licht ist, was da glänzt; sich mit den beiden Seiten der eigenen Seele aussöhnen: die Annahme des Schattens führt auch dazu, das Licht besser vertragen zu können.

Einlösung: Kenntnis der eigenen lichten Seiten und damit leichtere Annahme der dunklen Seelenanteile.

Urprinzipieller Bezug: Saturn/Venus (Haut)-Sonne/Pluto.

Film: *Fearless* (Bd 1).

Pickel

siehe Follikulitis

Pickwick-Syndrom

(extreme Fettsucht mit Herz-Lungen-Syndrom; siehe auch Übergewicht)
Körperebene: Herz (Sitz der Seele, Liebe, Gefühl, energetische Mitte), Lunge (Kontakt, Kommunikation, Freiheit), Magen (Gefühl, Aufnahmefähigkeit).
Symptomebene: die Lunge ist durch zu viel Fett und den ebenfalls fettbedingten Zwerchfellhochstand so blockiert, dass es zu mangelndem Gasaustausch kommt; Folgen sind arterielle Sauerstoffunterversorgung, Vermehrung der roten Blutkörperchen und ausgeprägte Schlafsucht: Bewusstseinsstörungen durch zu viel Schlacken (CO_2) im Strom der Lebensenergie; Symptomatik des extremen → Übergewichts: Suche nach Geborgenheit und Sicherheit hinter den eigenen Mauern (nichts isoliert besser als Fett); Schutzschicht gegenüber liebloser Umwelt; Wunsch, in der eigenen Fettburg in Ruhe gelassen zu werden; die eigene Geschlechtsrolle nicht leben wollen; Wichtigkeits- und Machtgefühl; Gewicht(igkeit); Ersatzbefriedigung; Suche nach Zuwendung/Liebe: »Kummerspeck«; äußere Fülle, statt innerer Erfüllung; Belohnung durch Essen; ausweichen vor der Realität (Schlafsucht); sich selbst nicht gewogen sein.
Bearbeitung: Kommunikation nach außen reduzieren: mit sich selbst in Kontakt kommen und in Kommunikation treten; in der mangelnden Versorgung mit Energie erkennen, dass man mit viel weniger auskommen könnte; andere Bewusstseinsebene erklimmen; Sicherheit über andere Wege verwirklichen: verbale Schlagfertigkeit, dicke Polster auf der Bank usw.; Wichtigkeit auf der sozialen Ebene verwirklichen; einen erlösten Zugang zum venusischen Reich des Genusses finden; innere Erfüllung suchen, ein rundes Lebensgefühl anstreben; sich auf andere Art und Weise belohnen als durch Essen: bewusst genussvoll naschen, lustvolle Essrituale; sanfte Massagen; erarbeiten neuer Lebensmuster, einer neuen inneren Form; sich im Konkreten durchbeißen; bewusstes Heilfasten.
Einlösung: Liebe, die Körper, Seele und Geist einschließt; sich rund fühlen, an seelischem Gewicht zunehmen.
Urprinzipieller Bezug: Merkur-Jupiter-Venus.
Lit.: *PF, MI; CD/Audio »Mein Idealgewicht«.*
Film: *Schwer verliebt* (Bd 1).

Piercing

(als modisches Accessoire; siehe auch Verletzung)
Körperebene: Haut (Kontakt, Grenze, Zärtlichkeit).
Symptomebene: anders als durch Unfall hier durch sozialen Einfall (Modetrend) absichtlich erzeugte Löcher/Perforationen: einen Teil von sich durchbohren, Verbindung schaffen wollen; heutige modische Piercings sind ein auf Aufmerksamkeit und in der (Spät-)Pubertät wohl zugleich auf Ablehnung zielender Sonderfall; Piercing im Bereich der

Sexualorgane ein Versuch, sich hier noch interessanter und extravaganter zu machen, evtl. Kompensation von diesbzgl. Minderwertigkeitsgefühlen.
Bearbeitung: statt löchriger lieber durchlässiger werden; fremde Einflüsse, auch spitze, scharfe Dinge wie entsprechende Kritik hereinlassen; Löcher und Lücken im eigenen Glaubenssystem bewusst identifizieren und sich damit beschäftigen, um sie angemessen und schön zu füllen und dann dadurch aufzufallen; in geistig-seelischer Hinsicht mutiger und extravaganter leben und das auch nach außen demonstrieren; sich sexuelle Extravaganzen gönnen und herausnehmen.
Einlösung: seine Löcher und Lücken offenbaren und zeigen und darangehen, sie kunstvoll zu schließen im Sinne der japanischen Kunst des Kintsugi (»reparieren mit Gold«).
Urprinzipieller Bezug: Mars/Pluto.
Lit.: *KS*.

Pigmentflecken

(Chloasma, Melasma; siehe auch Leberfleck [Lentigo], Muttermal [Nävus], Sommersprossen [Epheliden], Altersflecken, Vitiligo)
Körperebene: Haut (Grenze, Kontakt, Zärtlichkeit).
Symptomebene: in der Schwangerschaft oder bei Hormontherapien bzw. bei Einnahme der Antibabypille auftretende dunkle Hautflecken; (Aus-)Zeichnung, weibliche Stigmatisierung; sich in der weiblichen Rolle nicht wohl fühlen; schützende Verdunkelung, Verschleierung; an*geschwärzt* oder markiert sein.
Bearbeitung: die dunklen Flecken des eigenen Wesens annehmen; die Auszeichnung anerkennen und akzeptieren, statt sich gezeichnet zu fühlen; die Schwangerschaft oder Fruchtbarkeit und überhaupt das Frausein als Auszeichnung erkennen; zu seinen dunkleren Seiten stehen; sich ein dickeres, dunkleres und damit weniger empfindliches und folglich sichereres Fell zulegen, sich seiner Haut wehren.
Einlösung: sich auszeichnen, der eigenen Besonderheit gerecht werden; zum eigenen Schatten stehen, für Schutz sorgen.
Urprinzipieller Bezug: Mond/Venus-Pluto.
Lit.: *KS; CD/Audio »Hautprobleme«.*

Pigmentmangel

siehe Albinismus (angeborene Form, die den ganzen Körper betrifft); Vitiligo (erworbene Form auf abgegrenzten Hautarealen)

Pilzerkrankungen

siehe Candidamykose, Dermatomykosen, Pityriasis versicolor, Nagelpilz, Fußpilz, Scheidenpilz, Entzündung, Aspergillose

Pityriasis versicolor

(Kleienpilzflechte; siehe auch Dermatomykosen)
Körperebene: Haut (Grenze, Kontakt, Zärtlichkeit).
Symptomebene: gelbbraune bis

schwarze erbsengroße Flecken, die zu Mustern zusammenfließen und der Haut schmutziges Aussehen verleihen: unsauberer Eindruck; nach Kratzen kleieförmige Schuppen: zu schwach sein, sich seiner Haut zu wehren, die zum Tummelplatz für die Pilzflechte wird; »aufgekratzt sein«; die eigenen Grenzbefestigungen werden trotz Säuremantels vom Pilz besetzt; Unlebendiges wird besonders leicht zum Opfer einer Pilzbesiedelung (Pilze sind Saprophyten, die sich von totem organischem Material ernähren).
Bearbeitung: klären, was hinter dem schmutzigen Eindruck steckt, den die eigene Grenz- und Kontaktfläche nach außen macht; die Grenzen in geistig-seelischer Hinsicht durchlässiger machen, um die körperliche Unversehrtheit wahren zu können; sich fremden Eindrücken öffnen und sie sich zu eigen machen, statt den Körper von fremden Eindringlingen übernehmen zu lassen; Bereitschaft zu geben entwickeln; sich das Wesen jeder Symbiose klarmachen: voneinander abhängig sein, aufeinander angewiesen sein, sich gegenseitig nutzen, leben und leben lassen, Zusammenspiel von Du und Ich; sich mit dem Thema Schmarotzen und Schnorren auseinandersetzen: »Wo lasse ich andere an mir schmarotzen, wo tue ich es selbst bei anderen?«; eigene nicht benutzte und folglich nicht gebrauchte, d. h. leblose Bereiche fremden Lebensimpulsen öffnen; eigene ungenutzte Fähigkeiten anderen zur Verfügung stellen; sich mit lebendiger Nahrung versorgen, die Pilze nicht mögen.
Einlösung: sich an den Berührungsflächen nach außen mutig und offen(siv) mit erregenden Themen auseinandersetzen und (sich auf) sie einlassen; sich für das Leben öffnen, auch unter Einschluss seines Todesaspektes; das eigene (Bewusstseins-)Terrain beleben, die toten Bereiche wiederbeleben.
Urprinzipieller Bezug: Venus/Saturn-Pluto.
Lit.: *Wwg*.

Plasmozytom

siehe Knochenkrebs

Plattfuß

(siehe auch Spreizfuß)
Körperebene: Füße (Standhaftigkeit, Verwurzelung).
Symptomebene: Stand(punkt)probleme, Fußgewölbe ist durchgetreten, die gesamte Fußfläche liegt auch ohne Belastung auf dem Untergrund auf; Senkfuß als Vorstufe (Längsgewölbe abgeflacht, Füße nach innen eingeknickt, Knöchel steht auf der Innenseite heraus; von hinten betrachtet sieht man, dass der Übergang vom Wadenmuskel über die Achillessehne zur Ferse nach außen abknickt = Knick-Senkfuß; Schwäche der Fußmuskulatur durch bewegungsarme Lebensweise und zu wenig Barfußgehen als Ursache): falsche Kraftübertragung beim Gehen und Stehen; beim Plattfuß dann Zusammenbruch des (typisch menschlichen) Längsgewölbes: Überlastung, Missverhältnis zwi-

schen Belastung und Beanspruchbarkeit (Schwäche der Sehnen oder Übergewicht), nicht mehr sprungbereit (elastisch) im Leben unterwegs sein; Verringerung des Haltes: auf der Erdoberfläche herumrutschen; Schein-Erdung, die keinen wirklichen Halt geben kann; plumpes Schlittern über die Erde, da echte Verwurzelung fehlt, bei gleichzeitig starkem unbewusstem Wunsch nach Sicherheit; Verlust von differenzierten Standpunkten; frei verschiebbare Standpunkte: sich nicht festlegen (wollen); unbegründete/unergründliche Lebensart, Haltlosigkeit.
Bearbeitung: zu feste und erstarrte Standpunkte aufgeben; sich »platte« Standpunkte und Haltungen bewusst machen; ins Gleiten kommen, sich bewusst vom Strom des Lebens treiben lassen; im Fluss des Lebens mit seinen *Flossen* mitschwimmen; nach allen Seiten offen sein und mitfließen; elastische Standpunkte entwickeln; sich erheben, um zu differenzierteren Standpunkten zu kommen; Erhöhung des Plattfußes (durch Einlagen) zielt auf Lösung vom erdverbundenen Leben.
Erlösung: Hingabe an den freien Fluss der eigenen Energie: in der Welt das Spiel des Lebens spielen (»Dein Wille geschehe«); durchs Leben schwimmen wie ein Fisch im Wasser; auf dem Gegenpol: echte Wurzeln schlagen.
Urprinzipieller Bezug: Neptun.
Lit.: *S 381f., KS (Kap. Fuß), SdS.*

Platzangst

siehe Agoraphobie

Plazenta praevia

(den Gebärmutterausgang verlegender Mutterkuchen; siehe auch Geburtskomplikationen)
Körperebene: Gebärmutter (Fruchtbarkeit, Geborgenheit).
Symptomebene: bei der Mutter: Unvermögen, das Kind herzugeben; beim Kind: aussichtslose Lebensperspektive; für beide: auf fremde Hilfe angewiesen sein.
Bearbeitung: über die Mutterrolle meditieren im Sinne von Khalil Gibran: »Eure Kinder sind nicht *eure* Kinder, sie sind die Söhne und Töchter von des Lebens Verlangen nach sich selber…«; für Mutter und späteren Erwachsenen: sich bei Blockaden und »Verstellungen« des (Lebens-)Weges um fremde Hilfe bemühen; Hilfestellung bereitwillig annehmen lernen.
Einlösung: mit Hindernissen umgehen, sie beseitigen; sich auch in aussichtslosen Situationen nicht entmutigen lassen.
Urprinzipieller Bezug: Mond-Saturn.

Plazentainsuffizienz

Körperebene: Gebärmutter (Fruchtbarkeit, Geborgenheit).
Symptomebene: bei der Mutter: Unvermögen, das Kind bis zum Schluss ausreichend zu nähren; beim Kind: Mangelernährung; aufgrund von Sklerose der Plazentazotten, Durchblutungsstörungen der Plazenta (z. B. bei Nikotin-, Alkohol- und Drogenkonsum, Fehlernährung, Schadstoffüberbelastung, nach langer Einnahme der Antibabypille),

bei übertragenen Kindern (→ Geburtskomplikationen: Übertragung).
Bearbeitung (auf Seiten der Mutter): sich der mangelnden Nährfähigkeit bzw. der Attacken gegen das Ungeborene (z. B. durch Rauchen) bewusst werden und ihrem (Hinter-) Grund nachgehen; sich eingestehen, wie sehr diese Situation das Leben des Kindes gefährdet (z. B. Störungen der Intelligenzentwicklung).
Einlösung: sich mit Schwangerschaft und Mutterrolle frühzeitig aussöhnen; für sich selbst Halt finden; dem Kind Vertrauen einflößen, es nähren und bedienen.
Urprinzipieller Bezug: Mond-Saturn.

Plazentalösung, vorzeitige

(siehe auch Geburtskomplikationen)
Körperebene: Gebärmutter (Fruchtbarkeit, Geborgenheit).
Symptomebene: tritt fast nur bei bestehenden anderen Bedrohungen wie → Gestose, → Eklampsie, → Bluthochdruck, Blutungsstörungen, → Unfall oder zu kurzer Nabelschnur auf; bei der Mutter: das Kind vorschnell und unter Gefährdung seines und des eigenen Lebens loswerden wollen; Überreaktion bei Panik, Schock; das Problem abschieben wollen; beim Kind: lebensbedrohlicher vorzeitiger Hinauswurf; für beide: auf fremde (operative) Hilfe angewiesen sein.
Bearbeitung: sich mit der Mutterrolle anfreunden, um sie bis zum Schluss durchzuhalten; die Bereitschaft, einem Kind das Leben zu schenken, auf unbewusste ambivalente oder gegenteilige Tendenzen prüfen; für Mutter und den späteren Erwachsenen: Hilfe von außen bereitwillig annehmen und sich eingestehen, wie notwendig sie ist.
Einlösung: Geduld und demütiges Abwarten des richtigen Zeitpunktes; freiwillig und in der richtigen Reihenfolge das tun, was zu tun ist (= Verantwortung = antworten auf die Herausforderungen des Schicksals).
Urprinzipieller Bezug: Mond-Uranus.

Pleuraerguss

siehe Brustfellentzündung

Pleuritis

siehe Brustfellentzündung

Plötzlicher Kindstod

Körperebene: Lunge (Kontakt, Kommunikation, Freiheit), Atmung (Austausch, Gesetz der Polarität).
Symptomebene: die Atmung als lebendiger Ausdruck der Polarität wird ebenso plötzlich wie unerwartet eingestellt und damit die Kommunikation mit dieser scheinbar nicht lebenswerten Welt; sich gleich wieder davonmachen: das Leben nicht wagen, sich nicht einlassen, es aus Angst verweigern.
Bearbeitung (für betroffene Eltern, deren Probleme die Kinder oft widerspiegeln): die Rolle der Elternschaft erkennen im Sinne von Khalil Gibran: »Eure Kinder sind nicht *eure* Kinder, sie sind die Söhne und Töchter von des Lebens Verlangen

nach sich selber …«; Auseinandersetzung mit der eigenen und aller Sterblichkeit: Beschäftigung mit Totenbüchern, spiritueller Philosophie; sich klarmachen, dass unsere Wahrnehmung nur begrenzt ist und wir deshalb nicht wissen, welche Aufgabe diese Seele zu erfüllen hatte; akzeptieren lernen, dass der Tod zum Leben gehört und dessen natürlicher Gegenpol ist, der alles Leben schließlich anzieht und einholt; sehen lernen, dass es immer nur Zeit ist, die uns vom Tod und der (Er-)Lösung trennt: die Rolle der Zeit durchschauen lernen.
Vorbeugung: frühzeitige Verhinderung der Mundatmung und damit der Schlafapnoe, die häufig als Ursache gesehen wird (Mütter in indigenen Kulturen bewachen den Schlaf ihrer Kinder und halten ihnen – laut US-Forscher und Zahnarzt Weston Price – in der Anfangszeit den Mund zu, um die Nasenatmung durchzusetzen und fest zu verankern); kennenlernen und bedenken der Risikofaktoren ersten Ranges: Rauchen der Mutter, fehlendes oder kurzes Stillen, Bauchlage des Kindes sowie der Risikofaktoren zweiten Ranges: Umweltschadstoffe, Drogenkonsum, Frühgeburt, Elektrosmog, Untergewicht, rasche Schwangerschaftsfolge, Alkoholkonsum; auf Maßnahmen wie Medikamente, Impfungen usw. möglichst verzichten (wo nicht zwingend notwendig).
Einlösung (für die betroffenen Eltern): Aussöhnung mit der eigenen und der Sterblichkeit der Kinder und aller Menschen; den Tod auch als Lösung und Erlösung und als unausweichlichen Endpunkt allen Lebens (an-)erkennen; dem Kind bewusst ein möglichst ideales Nest in physischer, seelischer und sozialer Hinsicht bereiten.
Urprinzipieller Bezug: Mond-Saturn/Uranus/Pluto.
Lit.: *S 332f., AfS.*
Film: *Die Bücherdiebin, Wer früher stirbt, ist länger tot* (beide Bd 1); *Oskar und die Frau in Rosa, Das ultimative Geschenk* (beide Bd 2).

PMS

siehe Prämenstruelles Syndrom

Pneumonie

siehe Lungenentzündung

Pneumothorax

Körperebene: Lunge (Kontakt, Kommunikation, Freiheit), Brustfell (Außentapete der Lunge; Aufspannrahmen, der die Lunge entfaltet), Pleuraspalt (Unterdrucksystem zur elastischen passiven Lungenentfaltung, wenn das Zwerchfell bei der Einatmung für Unterdruck im Pleuraspalt sorgt).
Symptomebene: entsteht meist durch Einbruch tuberkulöser Höhlen in den Pleuraspalt oder durch Verletzungen von außen (Grundsituation klären und deuten); Luft, die in den Pleuraspalt dringt, reduziert den dort notwendigen Unterdruck und lässt den jeweiligen Lungenflügel zusammenfallen: den Brustkorb nach außen öffnen statt sich selbst im übertragenen

Sinn; Ausfall des Austausches (der Atmung) auf dieser Seite; Luft auf der falschen Ebene beendet die Belüftung; die inneren (Lungen-)Flügel werden gestutzt: der Austausch, die Kommunikation sind behindert, das Leben ist bedroht; wiederkehrende »Spontan-Pneus« zeigen, dass man nicht weiterkommt, in alten Mustern hängenbleibt.
Bearbeitung: die eigene Wahrheit nach draußen explodieren, statt die Lungenflügel implodieren lassen; eigene Austausch- und Kommunikationsbereitschaft bewusst prüfen; sich mit dem Luftelement auseinandersetzen und es richtig einordnen lernen; klären, welches eigene Verhaltensmuster den Brustkorb als Symbol persönlicher Macht zum Opfer einer gewaltsamen Attacke auf seine Integrität machen konnte; die (Lungenflügel-)lahme Situation erkennen und sich innerlich dafür öffnen, die eigenen Flügel wieder zu entfalten und auszubreiten.
Einlösung: sich mit dem Austausch – wie ihn die Lungenflügel gewährleisten – aussöhnen, die Flügel ausbreiten, um auf ihnen durchs Leben zu fliegen und auf ihren Schwingen in Fantasie- und Geisteswelten zu reisen.
Urprinzipieller Bezug: Merkur-Uranus.

Pocken

(Variola major; durch die Impfkampagnen der WHO weltweit zurückgedrängt)
Körperebene: Haut (Grenze, Kontakt, Zärtlichkeit).
Symptomebene: rötlich gefleckte Entzündungsknötchen auf der Haut, die innerhalb von 6 Tagen über ein Bläschenstadium in Eiterpusteln übergehen und um den 12. Tag verkrusten: viele entzündliche Konflikte, die sich zu einer einzigen großen Bedrohung zusammenfinden und zu einer offen(siv)en, engagierten Auseinandersetzung herausfordern; sind die Schleimhäute von Anfang an mitbefallen und kommt es zu Blutungen, ist der Verlauf tödlich; die Impfung (früher Pflicht) kann die Krankheit verhindern oder zumindest abschwächen, ist aber mit tödlichen Impfinfektionen belastet; wird das Krankheitsbild überstanden, bleiben meist die charakteristischen Pockennarben als Erinnerung an den Kampf auf Leben und Tod zurück; allgemeine Schwäche mit Übelkeit, Kopfschmerzen, Fieber bis 41° C: Generalmobilmachung zu einem Krieg, bei dem es um Kopf und Kragen geht; Erbrechen: loswerden wollen, was man sich da (über die Luft oder durch direkten Kontakt) eingefangen hat, die Schwäche verrät die Bedrohung bis auf den Tod.
Bearbeitung: sich auf einen gnadenlosen, aggressiven Kampf auf Leben und Tod einlassen; alle Kräfte für diesen Krieg ums Ganze mobilisieren; die charakteristischen Narben als Erinnerung an die Bedrohung des Lebens (im Bewusstsein) behalten.
Einlösung: sich ständig die Bedrohung des Lebens in der Polarität vor Augen führen und sich damit

aussöhnen; das Leben in seinem Kampfaspekt anerkennen.
Urprinzipieller Bezug: Mars-Pluto.
Lit.: *Wwg*.
Film: *In Sachen Henry, Der letzte Samurai, Fearless, Wut* (alle Bd 1); allgemein zu Seuchen – *Der bunte Schleier, Gefährliche Schönheit* (beide Bd 1).

Podagra
siehe Gicht

Poliomyelitis
siehe Kinderlähmung, spinale

Pollakisurie
(häufiger Drang zum Wasserlassen, aber keine erhöhte Harnmenge)
Körperebene: Harnblase (Druck aushalten und loslassen).
Symptomebene: dauernder Harndrang, der aber nur zur Entleerung kleiner Harnmengen führt, z. B. bei → Prostatavergrößerung, → Harnblasenentzündungen und → Harnblasensteinen, Schwangerschaft, Stress: andauernde Aufforderung zum Loslassen von Seelenabwasser, d. h. von überlebten und dadurch überflüssig gewordenen seelischen Themen; unter Druck stehen, immer wieder *klein beigeben*, sich unter Druck setzen lassen, für andere zum Müllschlucker werden; sich an Menschen, Geld, Besitz, Image krampfhaft festhalten, sich anklammern.
Bearbeitung: sich auf das Loslassen einstellen und es auf übertragenen Ebenen üben, um die Harnblase zu entlasten; Exerzitien zum Loslassen: Meditationen, gruppendynamische Übungen.
Einlösung: sich mit der Notwendigkeit des Loslassens von allem, was man je bekommen hat, anfreunden; die Zwänge der Polarität des Gebens und Nehmens annehmen.
Urprinzipieller Bezug: Mond-Pluto.

Polyarthritis
siehe Rheumatismus

Polyglobulie
siehe Bluteindickung; Blutbild, gestörtes

Polymyositis
siehe Dermatomyositis

Polyneuritis, idiopathische
siehe Guillain-Barré-Syndrom

Polyneuropathie
siehe Nervenschmerzen, Guillain-Barré-Syndrom

Polypen
siehe Adenoide Wucherungen, Darmpolypen, Gebärmutterhalspolypen, Gebärmutterpolypen

Polyposis intestinalis
siehe Darmpolypen

Porphyrie
(Stoffwechselerkrankungen mit einer Störung des Aufbaus des roten Blutfarbstoffs [Hämoglobin])
Körperebene: Stoffwechsel (Fließgleichgewicht).
Symptomebene: je nachdem, wel-

ches der acht Enzyme zum Blutaufbau betroffen ist, häufen sich spezifische Zwischenprodukte der sog. Hämsynthese in verschiedenen Organen an und verursachen typische Symptome; **1.** akute hepatische P.: plötzliche, heftige kolikartige Bauchschmerzen, Leberprobleme bis zu → Zirrhose (durch Porphyrineinlagerungen), neurologische Ausfälle; **2.** kutane P.: schmerzhafte Lichtempfindlichkeit der Haut, starke Blasenbildung; die Schmerzen beginnen oft sofort bei Aufenthalt in der Sonne und werden so heftig, dass nur noch Opiate helfen; im exponierten Hautbereich starke Narbenbildung; Gewebeuntergang bis zu Entstellungen v. a. im Gesicht: Nase, Lippen, Ohrmuscheln, aber auch an den Fingern usw.; Einlagerung der Porphyrine in die Zähne (Erythrodontie, »Blutzähne«) und Knochen; **3.** erworbene P. durch Vergiftungen z. B. mit Blei, Quecksilber oder Pflanzenschutzmitteln, ähnliche oder sogar gleiche Symptome wie genetisch bedingte P.; allgemein → Blutarmut bis zur Leichenblässe aufgrund Mangels an rotem Blutfarbstoff und damit an vitaler Energie; → Bauchschmerzen = Hilfeschreie aus der körperlichen Mitte; die Leber leidet unter mangelndem Lebenssinn und entsprechender Philosophie; (Sonnen-) Licht wird als feindlich empfunden, Meidung des Tages (Photophobie, Tagschläfer), was in die Finsternis zum Herrn der Unterwelt und ins Schattenreich zwingt; mythisches Krankheitsbild mit sog. »Dracula-Effekt« in Gestalt von »Blutzähnen« (Erythrodontie); auch »Werwolf-Symptome« in Form von Gesichtsbehaarung (→ Hypertrichosis) als Reaktion auf die abgeheilte → Photodermatose und Nasen- und/oder Fingerlosigkeit durch die Verstümmelung im Knorpel-/Knochenbereich; Auslöser für Attacken sind meist Medikamente, viele chemische Substanzen, Hormone (Menstruation, Antibabypille, Stress), Hungerzustände; schon kleinste Mengen von Künstlichem in Nahrung und Umwelt sind extrem gefährlich und holen die Schatten(gestalten) hervor, indem sie jene mythischen Veränderungen in Richtung Vampir und Werwolf heraufbeschwören; bei akuten Attacken können hinzukommen: anhaltendes Erbrechen, Übelkeit, Schmerzen in Extremitäten und Rücken, Rotfärbung des Urins, neurologische Ausfälle, Krampfanfälle, psychiatrische Symptome (Psychosen).

Bearbeitung: ursächliche Behandlungsmöglichkeiten seitens der Schulmedizin bestehen nicht, weshalb dieselbe vor sich selbst und ihren Medikamenten mit Recht warnt; konsequentes Meiden von Chemie in Nahrung, Kosmetik und überhaupt im Leben; extreme Zurückhaltung bei allen Medikamenten; Zwang zu naturnahem pflanzlich-vollwertigem Leben, da sich auch in Tierprotein heute zu viel an Giften und Schadstoffen befindet; das Risiko eines Schubes wird vermindert, indem alle Auslöser streng gemieden werden wie die meisten

Medikamente, Alkohol, Rauchen; zu achten ist auf regelmäßige Kohlenhydratzufuhr, also regelmäßiges Essen; akute Schübe lassen sich durch Aufnahme hoher Kohlenhydratmengen (v. a. Glukose) oder Hämin bzw. Hämin-Arginat symptomatisch therapieren; bei kutaner P. ist zusätzlich strikte Meidung von (Sonnen-)Licht zwingend (da die Symptome auslösenden Wellenlängen im sichtbaren Bereich des Lichtspektrums liegen, sind hier Sonnencremes nutzlos); Notwendigkeit der Schattentherapie: sich mit den mythischen Gestalten des Vampirs und Werwolfs auseinandersetzen – vom Blutsaugen bis zur eigenen Leblosigkeit, die in der Leichenblässe deutlich wird.
Einlösung: Aussöhnung mit dem Schatten, um dessen Manifestation im Körperlichen überflüssig zu machen.
Urprinzipieller Bezug: Mars-Pluto.
Lit.: *SP.*

Portiokarzinom

siehe Gebärmutterhalskrebs

Posttraumatische Belastungsstörung

(PTBS; siehe auch Trauma)
Körperebene: vegetatives Nervensystem (Nachrichtendienst) des ganzen Organismus vom Herz bis zur Haut. Jede Körperzone und Bewusstseinsebene kann betroffen sein im Sinne einer extremen Schutzreaktion in körperlich wie seelisch-emotional überfordernder Stresssituation; angefangen vom Geburtstrauma (→ Geburtskomplikationen) bis zum → Unfall und anderen erschütternden (Gewalt-) Erfahrungen (v. a. durch → Vergewaltigung, Missbrauch, Verbrechen, Folter, Krieg, Katastrophen, lebensbedrohliche Krankheit, Todesfälle).
Symptomebene: vegetative Übererregbarkeit (→ Vegetative Dystonie), → Schlafprobleme, → Bluthochdruck, → Konzentrationsstörungen, Tendenz zu → Selbstverletzung, Ängste: → Angst (besonders vor Tod, Vernichtung der eigenen Persönlichkeit durch Missbrauch, körperliche Gewalt); emotionale Taubheit, um die negativen Erfahrungen nicht mehr wahrnehmen zu müssen; Hypervigilianz (Überwachsamkeit), ständig im Fluchtmodus sein (→ Sympathikotonie), dadurch Unruhezustände, Überreiztheit, → Schlaflosigkeit, → Albträume; permanenter Alarmzustand, um eventuellen neuen Gefahren rechtzeitig zu entkommen; Hass, unkontrollierte Wut, Rachegefühle, um den Schmerz loszuwerden; Verzweiflung, Verbitterung, Selbstmitleid.
Bearbeitung: Hilfe suchen; wieder nach vorn schauen, statt sich auf das Schockerlebnis zu fixieren; das negative Erlebnis als bestandene Prüfung betrachten und als Antrieb erkennen (»Was uns nicht umbringt, macht uns stärker«), sich dadurch der eigenen Stärke bewusst werden; Vergangenheit loslassen: was geschehen ist, ist geschehen (und nur mit sehr großem Einsatz von Bewusstsein zu ändern); wieder im Hier und Jetzt leben; übertrie-

bene Wachsamkeit (Fluchtmodus) in Achtsamkeit verwandeln; Dankbarkeit dafür entwickeln, überlebt zu haben.
Einlösung: sich als Überlebenden (»Survivior«) sehen statt als Opfer (»Victim«); mit Hilfe eines spirituellen/religiösen Weltbilds den tieferen Sinn des Erlebten erkennen; Viktor Frankl lesen, der in seinen Büchern als Holocaust-Überlebender zeigt, wie man als »Survivor« dem Schrecken keine Macht mehr über das eigene Leben einräumt.
Urprinzipieller Bezug: Pluto (der Phönix, der sich aus der Asche erhebt und ein neues Leben beginnt).

Potenzprobleme

(siehe auch Impotenz)
Körperebene: Bewusstsein, Hormonsystem (Steuerung, Information), Geschlechtsorgane (Sexualität, Polarität, Fortpflanzung), Penis (Lust, Macht).
Symptomebene: seinen Mann *nicht stehen können*; zu dieser Frau oder dieser Beziehung, diesem Verhältnis *nicht stehen können*; keine Lust haben, aus dieser Beziehung mehr zu machen; sich unbewusst gar nicht einlassen wollen; der *kleine Mann* macht den Großen ehrlich, dem es schrecklich peinlich ist.
Bearbeitung: in den Fantasiewelten forschen, worauf noch Lust besteht, auf welche Partner oder Spiele; erforschen, was in der beklagten Situation so ablenkt oder den Spaß verdirbt; neue Fantasien entwickeln, herausfordernde und *anmachende* Partner finden; der Gewohnheit und Routine auf die Schliche kommen und sie durch Kreativität und witzige Überraschungen, neue Wege und Liebesspiele durchbrechen, die wieder erregen.
Einlösung: aus der eingeschlafenen Situation wieder eine lebendige, anregende Beziehung entwickeln, die Lust macht und bringt.
Urprinzipieller Bezug: Mars-Venus.
Lit.: *SuL, Wwg.*
Film: *Don Juan DeMarco, Lars und die Frauen, Le Weekend, Safe Haven, Die Braut, die sich nicht traut, Der Rosenkrieg, Malen oder Lieben, Gefährliche Schönheit* (alle Bd 1); *Ich bin dein Mensch* (2021).

Präkanzerose

(Gewebsveränderung; unscharfer Begriff, vielfach zur Angstmache missbraucht; siehe auch Krebs)
Körperebene: viele Körpergewebe können betroffen sein. Da bei uns fast die Hälfte der Bevölkerung an Krebs erkrankt, sind Krebsvorstufen bei der häufig langen Entwicklungszeit des Krankheitsbildes natürlich weit verbreitet (»Wer suchet, der findet«); oft kein Zeichen wirklicher Bedrohung; Beispiel »Haustierkrebs« nach Hackethal = ein langsam wachsender Prostatakrebs, der keinen oder kaum Einfluss auf die Lebenserwartung hat und lediglich durch überflüssige Operationen zur Bedrohung wird. In England wurde die Prostata-Vorsorgeuntersuchung längst abgeschafft, weil ihr Schaden den Nutzen überwog, was bei uns in ähnlicher Weise zu beklagen ist.

Symptomebene: schulmedizinisch: Gewebsveränderungen, die häufig in Krebs übergehen und deshalb Verdacht erregen sollten; alternativmedizinisch: verschiedene Anzeichen von der Gewebeazidität bis zu Veränderungen bei Steigbildern (aus der anthroposophischen Medizin stammendes Diagnoseverfahren), im Blutverhalten usw.
Bearbeitung: sich mit der einschlägigen Problematik der betroffenen Körperregion auseinandersetzen; sich vorbeugend mit dem Krebsmuster Normopathie (→ Krebs) konfrontieren, es erkennen und überflüssig machen.
Einlösung: seinen eigenen Weg gehen.
Urprinzipieller Bezug: Pluto-Jupiter.
Lit.: *KR 102–105 (»Haustierkrebs«), S 81–113; CD/Audio »Krebs«.*
Film: *Das Beste kommt zum Schluss, Der Doktor, Der Klang von Eiswürfeln, Schicksalsgesetze* (alle Bd 2); *One Week* (Bd 1).

Präklampsie

siehe Eklampsie

Prämenstruelles Syndrom

(PMS; siehe auch Menstruation, schmerzhafte)
Körperebene: Eierstöcke (Polarität, Fortpflanzung).
Symptomebene: Wirkung des Hormons Progesteron zielt auf Abbau der Gebärmutterschleimhaut, wenn sich kein befruchtetes Ei eingenistet hat; sich körperlich und seelisch nicht auf das Abbauen und Loslassen einstellen können; Anspannung im Unterleib: angespannte Lebenssituation im Bereich der Weiblichkeit; Kopfschmerzen: Konflikt reicht bis zur Zentrale; Brustspannen: Schmerz, dem mütterlichen Mondaspekt (wieder) nicht gerecht zu werden; Wut darüber, keine fruchtbare Beziehung zu haben; »Rühr mich nicht an!«.
Bearbeitung: allmonatlicher Rückzug; die Menstruation als Auszeit nehmen; mehr auf eigene (Bio-) Rhythmen und Ruhebedürfnisse achten (mit zwei Wärmflaschen ins Bett: eine auf den Unterleib, eine an die Füße, und die Kinder und das Große sich mal drei Tage selbst überlassen, um danach wie Phönix aus der Asche auferstehen).
Einlösung: Hingabe an den weiblichen Zyklus des »Stirb und werde«; Geschehenlassen des allmonatlichen Sterbeprozesses; die Menstruation als Tabu im positiven Sinn erkennen und erleben (statt Arbeit, Disziplin, Kontrolle und Durchhalten: bewusstes Loslassen).
Urprinzipieller Bezug: Mond-Pluto.
Lit.: *F 170–175.*
Film: *Ma Ma – Der Ursprung der Liebe* (Bd 1).

Prellung

(siehe auch Unfall, Arbeitsunfall/ Haushaltsunfall, Sportunfall, Verkehrsunfall)
Körperebene: Gelenke (Beweglichkeit, Artikulation), Muskulatur (Motor, Kraft), Haut (Grenze, Kontakt, Zärtlichkeit).

Symptomebene: jmd. (meist sich selbst) *prellen*: sich in der Einschätzung der Lage, einer Gefahr usw. täuschen; zum Prellbock werden.
Bearbeitung: sich auf harte (schmerzliche) Landungen einstellen; mit einem Schlag in der Realität ankommen; als Geprellte(r) herausfinden, wer oder was einen prellt und worum betrügt.
Einlösung: die im Spiel (des Lebens) wirkenden Energien und Dynamiken richtig einschätzen und mit ihnen umgehen lernen, auf dem Boden der Tatsachen freiwillig ankommen und auf eine harte Landung vorbereitet sein.
Urprinzipieller Bezug: Mars-Saturn.

Presbyakusis
siehe Altersschwerhörigkeit

Presbyopie
siehe Altersweitsichtigkeit

Priapismus
siehe Dauererektion

Progenie
(untere Zahnreihe steht weiter vor als obere, umgekehrter Überbiss; als Gegenpol siehe Prognathie)
Körperebene: Ober- und Unterkiefer (Waffenlager), Mund (Aufnahme, Ausdruck, Mündigkeit).
Symptomebene: Überwiegen der animalischen Kräfte gegenüber den geistigen; energische Durchsetzungskraft: je deutlicher der Unterkiefer vorsteht, desto kompromissloser geht der eigene Wille voran; kein freundliches Gesicht zeigen.
Bearbeitung: subtilere (menschlichere) Formen der Durchsetzung entwickeln, sich mit Köpfchen durchsetzen: witzig, raffiniert (verfeinert) und schlagfertig; lernen, sich geschliffen zu artikulieren; Rückzug bzw. Nachgeben lernen.
Einlösung: zu den eigenen animalischen Bedürfnissen stehen, sie aber auch im Rahmen der Möglichkeiten wandeln und weiterentwickeln.
Urprinzipieller Bezug: Mars-Pluto.
Lit.: *KS*.

Progerie
(Vergreisung bei Kindern)
Körperebene: der ganze Organismus ist betroffen.
Symptomebene: Vergreisung setzt im Kindesalter oder im Alter von 20 Jahren ein mit → Schlaganfall, → Haarverlust, → Arteriosklerose, → Rheumatismus u. a.; das Alter wird zum beherrschenden Lebensthema und verdrängt alles andere; junge Menschen halten ihrer Umwelt deren nichtgelebtes Altern und deren Versuch, alles schneller zu machen, drastisch vor Augen.
Bearbeitung: Struktur, Disziplin, Reife, die Qualitäten des Alters suchen und leben; bewusst altern; sich auf den verkürzten Lebenszyklus einlassen; das Beste daraus machen, alles schneller zu durchlaufen; sich den Gegenpol im Film *Der seltsame Fall des Benjamin Button* ansehen.
Einlösung: sich vorrangig mit dem Alter aussöhnen – gerade umge-

kehrt wie die Kinder mit → Down-Syndrom, die sich mit der Kindheit aussöhnen müssen; Altern mit Würde und Weisheit verbinden.
Lit.: *AaG, Gug*.
Urprinzipieller Bezug: Mond-Saturn.
Film: *Der seltsame Fall des Benjamin Button*, *Das ultimative Geschenk* (beide Bd 1); *Die Dame in Rosa* (Bd 2).

Prognathie

(ungewöhnlich weites Vorstehen des Oberkiefers über den Unterkiefer, als Gegenpol siehe Progenie)
Körperebene: Ober- und Unterkiefer (Waffenlager), Mund (Aufnahme, Ausdruck, Mündigkeit).
Symptomebene: vermindert ausgeprägte Willens- und Durchsetzungskraft, zurückgenommene Machtinteressen: vor dem Leben zurückweichen, ins Geistige fliehen; scheinbar keiner Fliege etwas zu Leide tun, Harmlosigkeit.
Bearbeitung: Mut fassen, sich die eigene defensive Anlage bewusst machen, um sich gezielt zurücknehmen und ggf. auch zurückhalten zu können; allopathisch: Zurückhaltung bewusst aufgeben und sich nehmen, was man braucht oder was einem zusteht.
Einlösung: den Willen auf innere Ziele richten.
Urprinzipieller Bezug: Mars-Mars/Neptun.
Lit.: *KS*.

Proktitis

(Mastdarmentzündung)
Körperebene: Mastdarm (Unterwelt).
Symptomebene: entzündlicher Konflikt um das Darmende = Horten und Hergeben materieller Schätze; oft verstärkt durch reizenden Lebensstil mit Alkohol- und Gewürzmissbrauch.
Bearbeitung: sich mit dem Horten und Loslassen des materiellen Reichtums kritisch und kämpferisch auseinandersetzen; sich auf den Kampf um die letzte Reisestation der materiellen Nahrung einlassen und ihn für sich entscheiden; ein reizvolles Leben auf anspruchsvolleren Ebenen verwirklichen: Schärfe und Würze in übertragener Hinsicht finden.
Einlösung: klare, saubere Verhältnisse beim Loslassen (Abschied).
Urprinzipieller Bezug: Pluto-Mars.
Lit.: *Wwg, SvI*.
Film: *In Sachen Henry, Der letzte Samurai, Fearless, Wut* (alle Bd 1).

Prolaps

(Vorfall; siehe auch Analprolaps, Gebärmuttervorfall, Scheidenvorfall)
Körperebene: bei Gebärmutter, Scheide, Rektum, Blase kann der Halteapparat so geschwächt bzw. ermüdet sein, dass die Organe absacken und gleichsam aus ihren Öffnungen herausfallen wie etwa beim Analprolaps.
Symptomebene: sich hängen- und gehenlassen, resignieren und vernachlässigen; die Kontrolle über Organe und ihnen entsprechende Themen verlieren.

Bearbeitung: im übertragenen Sinn loslassen: sich hingeben und anvertrauen; konkret die Beckenbodenmuskulatur trainieren, um Gebärmutter und Harnblase zu stabilisieren; den Darm mit ballaststoffreicher Kost üben; die Scheide sexuell aktivieren.
Einlösung: den eigenen Willen ins biblische »Dein Wille geschehe« wandeln; sich hingeben und sein Schicksal bewusst in Gottes Hand legen.
Urprinzipieller Bezug: Neptun.
Lit.: *HT*.

Prostataentzündung

(Prostatitis)
Körperebene: Prostata (Hüter an der Schwelle zur zweiten Lebenshälfte, Spermienversorgung mit Nährlösung), Geschlechtsorgane (Sexualität, Polarität, Fortpflanzung).
Symptomebene: ausgelöst meist durch Kolibakterien oder Kokken über die Harnwege: Erregungen, die aus dem analen oder urethralen Bereich übergreifen; aggressiver Kampf um die Versorgungsdrüse der Samen, der oft auf andere Geschlechtsorgane wie die Samenblasen übergreift (→ Adnexitis des Mannes); Konflikt zwischen »weiblich« und männlich ausgerichtetem sexuellem Verhalten, zwischen Schwächling (Softie) und Kraftprotz (Macho).
Bearbeitung: Konflikte um die eigene Sexualität bewusst austragen; der Prostata wieder zu ihrer angestammten zweiten Rolle verhelfen als Produzentin von Gleitflüssigkeit für den Geschlechtsverkehr; die Auseinandersetzung annehmen und sich auf das anstehende Gefecht einlassen: sich lieber geistig-seelisch neuen Erregungen öffnen als die Vorsteherdrüse den Erregern; auf Übergriffe aus dem Abfall- und Abwasserbereich achten; Sauberkeit im übertragenen Sinn und sorgfältige Trennung der verschiedenen Bereiche; sich mehr auf die eigene Sexualität einlassen, d. h., Rollenmuster wie Macho und Softie aufgeben.
Einlösung: sich mutig und offen(siv) den Herausforderungen im Bereich der Vorsteherdrüse stellen: Versorgung der Samen(tierchen) und Bereitung von G(e)leitmittel.
Urprinzipieller Bezug: Mond/Mars/Saturn-Mars.
Lit.: *Wwg, SuL, SvI.*
Film: *In Sachen Henry, Der letzte Samurai, Wut* (alle Bd 1).

Prostatakrebs

(siehe auch Krebs)
Körperebene: Prostata (Hüter an der Schwelle zur zweiten Lebenshälfte, Spermienversorgung), Geschlechtsorgane (Sexualität, Polarität, Fortpflanzung).
Symptomebene: ähnliche Erscheinung wie → Prostatavergrößerung, weshalb diese Thematik hier mit einzubeziehen ist; aggressive Zerstörung der Vorsteherdrüse von innen heraus; Entartung im Bereich des Versorgungssystems der männlichen Samen und von Gleitflüssigkeit für den Geschlechtsverkehr;

wild und rücksichtslos wucherndes Wachstum der entarteten Prostatazellen unter dem Einfluss von männlichen Hormonen; Auslöser: oft zersetzender, ekelhafter Konflikt im sexuellen Bereich; mit der männlichen Sexualität vorzeitig abgeschlossen haben; von der ureigenen Entwicklungslinie so weit abgekommen sein, dass der Körper den (vergessenen/verdrängten) Themen zum Durchbruch verhilft; geistig-seelisches Wachstum in diesem Themenfeld ist so blockiert, dass es sich auf aggressive, ungeordnete Weise verkörpert; der Krebs verwirklicht körperlich im Prostatabereich, was seelisch im entsprechenden Bewusstseinsbereich not-wendig wäre: offensiv expandierendes Wachsen über die eigene eingefahrenen Rollenmuster hinaus.

Bearbeitung: die alten, überlieferten Gewohnheiten und Traditionen, was den männlichen Anteil an der Fortpflanzung und Geschlechtlichkeit allgemein angeht, radikal infrage stellen und ggf. rücksichtslos zerstören; sich im Bereich Männlichkeit, Fruchtbarkeit für eigene ausgefallene Vorstellungen und evtl. auch kühne Fantasien öffnen, sie mutig und frei gedeihen und expandieren lassen; die eigenen kreativen Wachstumsimpulse sprießen lassen, dafür sorgen, dass die Dinge wie geschmiert laufen; der Prostata hier wieder zu ihrer zweiten Rolle als Produzentin von Gleitflüssigkeit zusammen mit den Cowperschen Drüsen für den Geschlechtsverkehr verhelfen; eine entwickelte Sinnlichkeit und Sexualität fördern, die zu langen, wundervollen Liebesfesten führt; sich an frühe Träume und eigene Ziele, Wünsche und Vorstellungen von Erotik und Liebe erinnern, sie (wild) entschlossen (wieder-)beleben und umsetzen; aus der Gewissheit, nichts mehr zu verlieren zu haben, Mut zur eigenen Verwirklichung/zum eigenen Weg schöpfen; dem Körper den Wachstumsimpuls abnehmen und ihn auf erlöste Ebenen lenken; all die unter → Krebs erwähnten Maßnahmen erwägen: da Krebs den ganzen Organismus betrifft, ihm auch auf der ganzen Linie begegnen.

Einlösung: mit alten, dem eigenen Wesen eigentlich fremden Vorstellungen im betroffenen Bereich der Fortpflanzung und Sexualität brechen, um für den eigenen (Lebens-) Weg und Lebenssinn offen(siv) zu kämpfen; sich Ausdruck im seelisch-spirituellen Bereich verschaffen, statt den Körper für sich sprechen zu lassen; die Notwendigkeit erkennen, vom körperlichen und damit (lebens-)gefährlichen Niveau auf das herausfordernde, aber lebensrettende geistig-seelische Niveau zu wechseln und dort auf expansives Wachstum im betroffenen Bereich zu setzen; die grenzüberschreitende Liebe entdecken, sich über Fremdbestimmung und selbst- und fremdgeschaffene Normen hinwegsetzen und nur dem eigenen höchsten Gesetz verpflichtet leben und sich ausdrücken; Ekstase und Einheitserfahrungen als Ziel erkennen.

Urprinzipieller Bezug: Mond/ Mars-Saturn/Pluto.
Lit.: *KR 99–105, S 81–113, SuL; CD/Audio »Krebs«.*
Film: *Heute bin ich blond, Miss You Already, Das Beste kommt zum Schluss, Der Klang von Eiswürfeln, Der Professor, Der Doktor, Jonathan, Die Zeit die bleibt, 50/50 – Freunde fürs (Über)Leben, Schicksalsgesetze* (alle Bd 2); *One Week, Ma Ma – Der Ursprung der Liebe* (beide Bd 1).

Prostatavergrößerung

(Prostatahypertrophie)
Körperebene: Prostata (Hüter an der Schwelle zur zweiten Lebenshälfte, Spermienversorgung), Geschlechtsorgane (Sexualität, Polarität, Fortpflanzung).
Symptomebene: Krise der Lebensmitte, die zu Umkehr und Loslassen mahnt: männliche Aus*strahl*ung verliert an Kraft, wird schwach und zum kläglichen Rinnsal; *man* kann sein Revier nicht mehr markieren, sichern und beherrschen; nicht loslassen können: durch dauernden Loslassdrang zu entsprechendem Üben (auf der Toilette) gezwungen und dadurch am Leben gehindert sein; an Abwasserstau leiden: nicht mehr alles losbekommen (Restharnbildung) und dadurch belastet sein; Angst vor dem Älterwerden, dem Loslassen und Weitergeben; sich unter Druck setzen (besonders seelisch, sexuell usw.); den Fluss der seelischen Energie behindern; Altes, Überlebtes nicht mehr angemessen loslassen können; »wachsender Protest« der Prostata gegen ihre Missachtung während eines langen Lebens; die eigentliche Aufgabe der Prostata – die Produktion von Flüssigkeit, damit die Spermien leben und beim Geschlechtsverkehr alles gut rutschen kann – wird kaum abgerufen; geschlechtliche Aktivitäten kommen und dauern meist zu kurz, um die Gleitmittelproduktion der Prostata überhaupt anspringen zu lassen; Hintergrund: häufig mit der eigenen »Stellung« unzufrieden sein, keine Achtung mehr genießen und in der Konsequenz auch keine Selbstachtung, weil man nie zur eigenen unbewusst gespürten wahren Größe gefunden hat; den eigenen unbewussten Ansprüchen an sich selbst nicht gerecht geworden sein, da man nie über sich selbst hinausgewachsen ist und so auch keine sinnlich-lustvolle Einstellung zur Sexualität mehr hat (wer sich selbst nicht liebenswert findet, bleibt natürlich ein schlechter Liebhaber); stattdessen wächst dann die Prostata über sich hinaus.
Bearbeitung: eigene Ausstrahlung langsam zurückziehen von der Welt und sich selbst zuwenden und seinen inneren Aufgaben der Entwicklung; Annäherung an den eigenen weiblichen Pol (Anima); Umkehr im Lebensmandala; bewusste Rücknahme männlicher Größenfantasien; sich freiwillig mit dem Loslassen beschäftigen und entsprechende Übungen ins Leben integrieren; was im sexuellen Bereich offengeblieben ist, bewusst und mit Hingabe leben; eine Erotik lieben und leben lernen,

die Kontakt zur eigenen weiblichen Seite einschließt; die körperliche Seite der Liebe *wie geschmiert* ablaufen lassen; Bilanz machen am Umkehrpunkt in der Lebensmitte (»Sind die Forderungen des Hinweges, die Vorbereitungen für den Rückweg erfüllt?«); neue, bewusste Männlichkeit integrieren (Vertrauen auf die jugendlich-vitale Männlichkeit des Hinweges reicht nicht mehr).
Einlösung: Anerkennung und Bearbeitung des Themas Polarität; loslassen, was für den Heimweg der Seele überflüssig ist; das Alter und die Erfahrung genießen und geistig-seelisch über sich hinauswachsen.
Urprinzipieller Bezug: Mond/Mars/Saturn-Jupiter/Pluto.
Lit.: *SuL, AfS*.
Film: *Don Juan DeMarco* (Bd 1); *Kama Sutra* (1996).

Protrusion

(lückenhaft nach vorn aufgefächerte Zähne, »Pferdegebiss«)
Körperebene: Zähne (Aggression, Vitalität).
Symptomebene: Anlage zu nach vorn gerichteter, ungezügelter Aggression.
Bearbeitung: »die Zähne zeigen«, Vitalität und Aggression im übertragenen Sinn offen ausdrücken, in die Offensive gehen.
Einlösung: das rechte Maß im Umgang mit wehrhafter Aggression finden.
Urprinzipieller Bezug: Mars-Jupiter.
Lit.: *Wwg*.

Pruritus

siehe Juckreiz

Pruritus vulvae

(Juckreiz im Bereich der äußeren weiblichen Genitalien; siehe auch Juckreiz, Lichen sclerosus et atrophicus)
Körperebene: Vulva (Schutzwall), Schleimhaut (innere Grenze, Schranke, Schutzhülle).
Symptomebene: Liebe, Erotik und die Süße des Lebens locken und reizen (uneingestanden) so stark, dass äußere Grenzen oft aggressiv aufgerissen werden (durch Kratzen); Ambivalenz gegenüber der eigenen Lust: es juckt, aber darf nicht sein; Irritationen bzgl. des Partners, Abwehr des Partners, Abwehr eigener und fremder sexueller Praktiken, Selbstbestrafung; unerfüllte sexuelle Fantasien oder traumatische Erfahrungen im sexuellen Bereich, die sich so in Erinnerung bringen.
Bearbeitung: sich auf die lichten und dunklen Seiten der eigenen Persönlichkeit einlassen; sich die eigene weibliche Lust gönnen, sie zeigen; die Themen »Polarität« und »Geschlechtlichkeit« wieder an sich heran- und in sich hineinlassen.
Einlösung: entdecken, anerkennen und ausleben der eigenen sexuellen Lust.
Urprinzipieller Bezug: Venus-Mars.
Lit.: *F 227–230*.

Pseudarthrose

(falsches Gelenk)

Körperebene: lange Röhrenknochen des Skeletts (Knochen = Stabilität, Festigkeit).
Symptomebene: nach einem Bruch (Grundsituation [→ Knochenbruch, → Unfall] klären und deuten) kommt es nicht zum Zusammenwachsen der Bruchenden, sondern zur Bildung eines neuen Gelenks an dafür nicht vorgesehener Stelle; die Bruchenden überziehen sich mit Knorpel, es bildet sich eine Gelenkkapsel, die sich sogar mit Gelenkflüssigkeit füllen kann: abnorme Beweglichkeit im betroffenen Gliedmaßenabschnitt.
Bearbeitung: sich die Überforderung des Körpers, die zum Bruch geführt hat, klarmachen; von ähnlichen neuerlichen Überforderungen Abstand nehmen, dem Körper Vertrauen vermitteln, dass derlei nicht mehr vorkommt und an dieser Stelle außer im Unfall kein Gelenk nötig ist; statt den Körper zu zwingen, an unpassender Stelle ein Gelenk zu erschaffen, lieber selbst im Bewusstsein gelenkiger und beweglicher werden: sich artikulieren lernen und sich besser bewusstseinsmäßig auf die Herausforderungen einstellen.
Einlösung: sich mehr und lieber im Bewusstsein fordern, als die Knochen zu überfordern; die geistig-seelische Beweglichkeit (kreativ) erhöhen.
Urprinzipieller Bezug: Uranus-Saturn.

Pseudogravidität
siehe Scheinschwangerschaft

Pseudokrupp
siehe Krupp

Psittakose
siehe Papageienkrankheit

Psoriasis
siehe Schuppenflechte

Psychische Störung
siehe Geisteskrankheit

Psychose
(siehe auch Spirituelle Krise, Manisch-depressive Erkrankung, Halluzinationen, Manipulation zum Opfer fallen)
Symptomebene: (Durch-)Bruch der Schutzmembran zwischen Oberflächenbewusstsein und Tiefenschichten bis hin zum kollektiven Unbewussten; Überflutung des (Ober-)Bewusstseins mit Inhalten aus dem Unbewussten, die in dieser Fülle nicht oder kaum zu be- und gar nicht zu verarbeiten sind; Dammbruch gegenüber den Schattenwelten, die – lange verdrängt – nun die Oberhand gewinnen; Verirrungen in der Bewusstseinsebene; im Kampf zwischen Ego und Intellekt und emotionalem Wesen ziehen erstere beiden den Kürzeren, und Letzteres übernimmt die Herrschaft; Schatten kann auf beiden Ebenen auftreten (der eiskalte Intellekt und die *wahnsinn*ige, heiße Wut); manchmal auch Flucht aus unerträglichen Bewusstseinslagen; z. B. aus (er-)starr(t)en Familienstrukturen, in vermeintlich bessere Illusionswelten, die als völlig real

erlebt werden; endogene (für klassische Schulpsychiater nicht einfühlbare) Psychosen und symptomatische Psychosen (durch Vergiftungen oder bewusstseinserweiterte Drogen, die das Bewusstsein auch um Schattenbereiche erweitern können, wenn diese unter Druck stehen und an die Bewusstseinsoberfläche drängen) unterscheiden sich nicht prinzipiell und haben lediglich verschiedene Auslöser für die Flucht aus der Realität; Entstehung oft an Entscheidungspunkten des Lebens: statt den großen Sprung ins Erwachsensein, in die Mutterschaft, in den Beruf zu wagen, Sprung auf andere Bewusstseinsebene (Ausklinken aus einer Ebene, Einklinken in eine andere); hohen Preis für die Verweigerung zahlen: die Verantwortung für das eigene Leben abgeben, sich und seine Interessen verwalten lassen (etwa in der Psychiatrie, durch Entmündigung), Regression auf die abhängige Kind-Ebene.

Bearbeitung: Versuche der Erdung, des An- bzw. Zurückkommens mit beiden Beinen auf diese Erde und ihre Wirklichkeit: einfache handwerkliche Arbeiten, die geringe Konzentration erfordern (Gartenarbeit wie Umgraben); solide, regelmäßige Ernährung (symbolisch günstig: »Deftiges«, »Grobes« wie Wurzelgemüse, Kartoffeln) und unbedingtes Vermeiden von Gluten; tägliches Schwitzen aus eigener Kraft(anstrengung); keine spirituellen Übungen mit geschlossenen Augen, keine Meditationen, außer höchstens Za-Zen (mit offenen Augen), Hatha-Yoga oder Tai Chi; meist sind Bewegungsübungen (intensives Spazierengehen) viel besser geeignet, da man (innerlich) in Bewegung kommen will, nur den Einstieg nicht findet; Orientierungsübungen im Körper: Körperarbeit nach Milton Trager, Feldenkrais oder Bioenergetik; vorsichtige Psychotherapie zur Orientierung und Aufarbeitung der hochdrängenden Schatteninhalte: Versuch, mit jenem Wesensteil Kontakt aufzunehmen, der noch durchblickt (»Inseln der Klarheit« nach E. Podvoll bzw. das [spirituelle] Selbst); oft über allopathische Unterdrückung (Medikamente) Eindämmung der Bilderflut für kurze Zeit notwendig, um Einstieg in Therapie zu ermöglichen.

Einlösung: die (stabile) Brücke finden, die die beiden Welten, äußere und innere bzw. linke und rechte Gehirnhälfte, miteinander verbindet; Aussöhnung mit den dunklen Anteilen des eigenen Seelenlebens, das sich in den → Halluzinationen und anderen Fehlleistungen der Psychosen ausdrückt.

Urprinzipieller Bezug: Mond-Uranus/Neptun/Pluto.

Lit.: *MF*, *SP*, *E. Podvoll: »Aus entrückten Welten«.*

Film: *Shine, Mr. Jones, Silver Linings, Birdy, A Beautiful Mind, Aus tiefster Seele, Angel Baby* (alle Bd 2).

Pterygium conjunctivae

siehe Augenfell

Ptosis

Körperebene: Oberlider (Augenlider = Vorhänge der Seele).
Symptomebene: Herabhängen der Oberlider wegen Lidheber-Lähmung: (müder) Schlafzimmerblick; sich verstecken, einem Thema nicht ins Auge schauen können, flüchten statt konfrontieren; dahinter kann sich auch tiefe Traurigkeit verbergen, ein Rückzug vom Leben, Resignation (→ Depression).
Bearbeitung: den eigenen müde-arroganten (Gesichts-)Ausdruck auf seine umfassende symbolische Bedeutung hin prüfen, insbesondere ob man sich (im Ganzen) hängenlässt; die ständige Einladung ins Schlafzimmer in ihrer Wirkung auf sich und andere erkennen; den oberen Teil des Blickes verhängend, entzieht man sich den optimistischen Blick nach oben, zum Himmel, gleichsam die Höhenpsychologie der Märchen: »Was wird da verhängt? Was war zu schlimm, um es zu konfrontieren und zu integrieren?« Sich des Gegenpols mit seiner Forderung, die Augen offenzuhalten, zu erwachen, gewahr bleiben.
Einlösung: es mit sich und der Welt ruhig angehen lassen; den Blick von der äußeren Welt immer wieder abziehen zugunsten der Innenschau.
Urprinzipieller Bezug: Saturn-Neptun.

Pubertätsakne

(siehe auch Follikulitis, Hautausschlag, Entzündung)
Körperebene: Haut (Grenze, Kontakt, Zärtlichkeit).
Symptomebene: innerer Kampf drängt ins Sichtbare; Durchbruch der pubertären Sexualität über die Grenze: Versuch, sie zurückzudrängen; das »heiße« Thema Sexualität und Partnerschaft entzündet die (Haut-)Grenze; Reiz und Druck des Neuen und Angst davor; Selbstschutz vor Begegnungen durch Pickel, niemanden an sich heranlassen; mangelndes Selbstwertgefühl; unbewusste Verunstaltung des eigenen Erscheinungsbildes, »Streuselkuchen statt Pfirsichhaut«, um dem heißen Konfliktthema nicht ins Auge blicken zu müssen und potenzielle Partner unbewusst abzuschrecken; in der Folge Verschlimmerung durch weiterhin nicht gelebte Sexualität; sich für die eigene Sexualität schämen; die eigenen Grenzen und vorgegebenen Normen auf der körperlichen statt auf der Bewusstseinsebene attackieren; alle Hautpartien können betroffen sein; **1.** im Gesicht: der anstehende Konflikt steht einem *ins Gesicht geschrieben;* weist in die Zukunft, auf die Individualität, die gerade infrage gestellt wird; Lust, die Pickel auszudrücken und sich dabei Narben zu holen: Selbstsabotage; vernarbtes Aknegesicht: das Gesicht verlieren, sich entstellen und sein altes Schlachtfeld der Pubertätsauseinandersetzungen zeigen; **2.** auf dem Rücken: Konflikte aus der Vergangenheit; **3.** auf den Schultern: Zeichen der Belastung in aktueller Lebensphase; Bürden, die drücken, z. B. zwischen den Welten zu leben, weder länger Kind noch schon Erwachsene(r) sein kön-

nen; **4.** im Dekolleté: weist auf die zukünftige Sinnlichkeit hin.
Bearbeitung (allgemein): Sexualität im pubertären Rahmen entdecken und erleben; sich (und seinem Kontaktorgan Haut) liebevolle Zuwendung holen; erotischen Hautkontakt suchen über Pubertätsspiele, Disco; (Haut-)Grenzen von innen nach außen öffnen; den drängenden, von Hormonen befeuerten Trieben nachgeben; Sonnenlicht bessert: der Haut wärmende Zuwendung verschaffen und diese auch erlauben; dem Druck, unter den man geraten ist, nachgehen, ihn erforschen und ihm schließlich nachgeben; statt Pickeln die sexuellen Bedürfnisse auszudrücken lernen.
Einlösung: den Durchbruch zum anderen Geschlecht schaffen, den Ausbruch der Sexualität genießen.
Urprinzipieller Bezug: Venus/Saturn (Haut)-Mars (Entzündung).
Lit.: *K 232f., AfS; CD/Audio »Lebenskrisen als Entwicklungschance«, »Hautprobleme«.*
Film: *Class, Brennendes Geheimnis, Herzflimmern, La Boum – Die Fete* (alle Bd 1).

Puerperalfieber

siehe Kindbettfieber

Pulmonalstenose

Körperebene: Herz (Sitz der Seele, Liebe, Gefühl, energetische Mitte); Lunge (Kontakt, Kommunikation, Freiheit).
Symptomebene: mangelnde Offenheit für den Lebensstrom in Richtung Energieaustausch; Einengung/Behinderung der Lebensenergie; Minderversorgung der Lunge und damit des Körpers mit frischer Lebenskraft (Prana); Rückstau der Energie in die Mitte des Herzens: Rechtsherzhypertrophie (→ Herzvergrößerung) mit der Gefahr des Rechtsherzversagens.
Bearbeitung: den Energieaustausch und -verbrauch auf anderen Ebenen reduzieren, z. B. im wirtschaftlichen und sozialen Bereich, um den Körper von dieser Aufgabe zu entlasten; den Lebensstrom konzentrierter und bewusster fließen lassen; lernen, mit weniger auszukommen, sich zu bescheiden; Konzentration der Lebensenergie auf Herz(ens)themen.
Einlösung: unter besserer Ausnutzung der Lebensenergie bewusster leben.
Urprinzipieller Bezug: Sonne/Merkur-Saturn.
Lit.: *H 164*.

Pyelitis

siehe Nierenbeckenentzündung

Pyelonephritis

siehe Glomerulonephritis

Pyosalpinx

siehe Eileiter, vereiterter

Pyovar

siehe Eierstock, vereiterter

Pyromanie

Symptomebene: Neigung zu Brandstiftung (besonders unter Feuerwehrleuten, die sich aus Begeisterung fürs Feuerelement

diesen Beruf wählten, und – wenn es zu lange nicht brennt – nachhelfen, um dann umso besser und heldenhafter zu löschen).
Bearbeitung: (s)ein Feuer in sich entzünden, bis die Flammen der Begeisterung hochschlagen; Auseinandersetzung mit dem Schatten, der bei Nichtbeachtung dazu neigt, sich auf unerlösten und gefährlichen Wegen Bahn zu brechen.
Einlösung: sein eigenes Licht an- und entzünden, das Feuer der Begeisterung entfachen; das innere Feuer kennen- und schätzen lernen; den Helden in sich entdecken und mit feuriger Begeisterung zum Leben erwecken.
Urprinzipieller Bezug: Mars.
Film: *In Sachen Henry, Der letzte Samurai, Fearless, Wut* (alle Bd 1).

Q

Quarzstaublunge

siehe Silikose

Quecksilbervergiftung

siehe Amalgamvergiftung, Schwermetallvergiftung

Querlage

siehe Geburtskomplikationen: Querlage

Querschnittslähmung

(siehe auch Lähmung, Unfall, Arbeitsunfall/Haushaltsunfall, Sportunfall, Verkehrsunfall)

Körperebene: Rückenmarkskanal (Datenautobahn) in der Wirbelsäule (Dynamik und Halt, Aufrichtigkeit).
Symptomebene: das Rückgrat/den Rücken/Willen gebrochen bekommen: entmündigt werden, sodass man sich nicht mehr gerademachen kann; kein Gefühl für die richtige Zeit materiellen und seelischen Gebens haben; sich das Genick/den Rücken brechen: zu Tode kommen; *Paraplegie*: gelähmte untere Körperhälfte; Fehlen einer lebendigen Beziehung zwischen Kopf und Unterleib; Ohnmacht gegenüber dem eigenen unteren Pol; die weibliche Seite erscheint als Fremdkörper; *Tetraplegie*: Lähmung aller vier Extremitäten: komplette Blockierung der Beweglichkeit; Rückfall in früheste Kindheit.
Bearbeitung: den Willen anderer respektieren lernen (»Dein Wille geschehe«); das knappe Vorbeischrammen am Tod bewusst verarbeiten; die Bedeutung der Polarität am Beispiel des Zusammenspiels von Ober- und Unterkörper lernen; lernen, frei und ohne Bedingungen zu geben und zu schenken; die Regression auf kindliche Lernebenen als Chance wahrnehmen, im übertragenen Sinne *werden wie die Kinder*; das (Nach-)Sitzen bzw. Sitzenbleiben nicht als Bestrafung, sondern als Chance (an-)nehmen, bisher Versäumtes nachzuholen; den Lebensschwerpunkt nach innen/unten lenken und die eigene weibliche Seite kennen und schätzen lernen; Zärtlichkeit an Stelle von Sex entdecken; auf den Teppich

zurückkommen (von eventuellen Höhenflügen); lernen, sich durchzusetzen und aus der Ruhe der sitzenden Position zu handeln; das Stehen, Durchstehen und Zusichstehen bewusst loslassen und andere Wege der Lebensbewältigung entdecken.
Einlösung: den Wert des Lebens an sich (unabhängig von Bedingungen) erkennen; Demut: die Welt von unten nach oben betrachten; Hingabe: der Welt zu Füßen sitzen.
Urprinzipieller Bezug: Uranus (Unfall)-Saturn (Behinderung)/ Neptun (Lähmung).
Lit.: *S 295–300.*
Film: *Ziemlich beste Freunde, Cartagena* (beide Bd 1); *Das Meer in mir* (Bd 2).

Quetschung

(siehe auch Unfall, Arbeitsunfall/ Haushaltsunfall, Sportunfall, Verkehrsunfall)
Körperebene: Haut (Grenze, Kontakt, Zärtlichkeit).
Symptomebene: *zwischen alle Stühle*, *unter die Räder geraten*; eingeklemmt sein, ohne es zu bemerken (Schraubstock), sich erdrückt fühlen.
Bearbeitung: sich der widerstreitenden Kräfte im eigenen Leben bewusst werden; seelische Spannungen aushalten lernen und sich ihnen stellen, statt den Körper vorzuschieben und ihn in Teilen einzuquetschen.
Einlösung: nachdem man gelernt hat, Druck auszuhalten und Widerstand zu leisten, auch den Gegenpol integrieren: *Farbe bekennen* und Entscheidungen treffen.
Urprinzipieller Bezug: Mars-Saturn.

Quincke-Ödem

(siehe auch Allergie, Alkohol-Intoleranz, Urtikaria, Ödem)
Körperebene: Haut (Grenze, Kontakt, Zärtlichkeit) besonders des Gesichts (Visitenkarte, Individualität, Wahrnehmung).
Symptomebene: die Zornes- oder Schamesröte steigt einem ins Gesicht und bleibt dort: Gesicht in Flammen (gebrandmarkt), wie Feuer brennen; Monstergesicht (aufgedunsen): der Schatten schaut einem aus dem Spiegel entgegen (vgl. Oscar Wilde: *Das Bildnis des Dorian Gray*); Gesichtsverlust; Medusenhaupt: er- und abschrecken, verschlingen; unterdrückte Aggression (→ Allergie): Gesicht brennt (aufgrund von Unehrlichkeit, symbolischen Ohrfeigen, Schadenfreude); aufschwellen statt aufbegehren; etwas steht einem (böse) ins Gesicht geschrieben (was man aber nicht wahrhaben will).
Bearbeitung/Einlösung: sich mit seiner anderen (dunklen) Seite anfreunden und aussöhnen; sich den Schatten bewusst machen, statt den Körper zu zwingen, ihn auszuleben; böse Miene zum bösen Spiel machen; unangenehme Wahrheiten aussprechen.
Urprinzipieller Bezug: Venus/ Saturn-Pluto/Mars.
Lit.: *Wwg 242–246*; *CD/Audio »Allergien«.*
Film: *Fearless* (Bd 1).

R

Rabies
siehe Tollwut

Rachenentzündung
siehe Halsschmerzen

Rachenmandelhyperplasie
siehe Adenoide Wucherungen

Rachitis
Körperebene: Knochensystem (Stabilität, Festigkeit).
Symptomebene: durch Mangel an Vitamin D und Sonnenlicht ausgelöstes Krankheitsbild (bei »Kellerkindern«), das über mangelhafte Kalkeinlagerung in die Knochen zu deren Weichheit und Verformung führt (etwa →Trichterbrust): Mangel an Licht und Liebe im Leben des Kindes verhindert den Aufbau sicherer Strukturen (Knochen); weiche Knochen weisen auf zu geringe Strukturierung des Lebens hin; die Verformung der Knochen zeigt, wie verformbar alle Strukturen in den Anfängen des Lebens noch sind, insbesondere Geist und Seele, aber auch das an sich härteste Material: der Knochen.
Bearbeitung (für mitbetroffene Eltern, deren Probleme die Kinder oft widerspiegeln): Vitamin-D-Prophylaxe in den ersten Lebensmonaten und Aufenthalt im natürlichen Tageslicht verhindern das Krankheitsbild heute sicher; auf allen Ebenen Licht ins Leben bringen; Zuwendung und Zärtlichkeit geben, Geborgenheit und Sicherheit vermitteln.
Einlösung: sich der Weichheit und Verformbarkeit der kindlichen Seele, des kindlichen Geistes und selbst des Knochengerüstes bewusst sein und entsprechend verantwortlich damit umgehen; Liebe und sichere Geborgenheit als Basis des heranwachsenden Lebens garantieren.
Urprinzipieller Bezug: Saturn-Mond.

Rassenhass
siehe Fremdenfeindlichkeit

Rauchen
(siehe auch Suchtkrankheiten, Nikotinvergiftung, Lungenkrebs, Krebs)
Körperebene: Lunge (Kontakt, Kommunikation, Freiheit), Blutgefäße (Verkehrswege der Lebenskraft); generelle Erhöhung des Risikos für viele Krebsarten, neben Lungenkrebs auch Magenkrebs, dessen Wahrscheinlichkeit bei Rauchern noch 10-mal höher ist).
Symptomebene: Ersatz für echte Kommunikation und Freiheit; Sehnsucht nach Abenteuer und der großen, weiten Welt; Zigarette als soziale Balancierstange; Suche nach Halt, Lebendigkeit, Aktivität; Befriedigung der Probleme mit dem Oralen, Venusischen; Hunger nach Genuss und Rausch; Kontakt- und Genussstörung (»anbandeln« mit der Zigarette: »Können Sie mir Feuer geben?«); Flucht vor beängstigenden Kontaktsituationen: sich einnebeln (wie ein Tintenfisch), im

selbstproduzierten Nebel abtauchen; Angst, Unsicherheit, Hemmungen; sich ins Innerste verkriechen; Ventil für Nervosität und inneren Druck (Rolle der Zigaretten in Gefahren-/Konfliktsituationen); Vulkan, der raucht, aber nicht ausbricht; Aggression (Dampf ablassen); Autoaggression, Stellungskrieg (chronische → Bronchitis) in der Lunge; Rauch als ersatzweise Entladung uneingestandener Machtansprüche: Stänkerer, »gegen etwas anstinken«; Begleiterscheinung von Zeiten des Umbruchs; in der Pubertät: Selbstbestätigung; Aufbau eines künstlichen Erwachsenenimages; falsche, gespielte Mündigkeit; emanzipatorischer Anspruch versinkt im Nichts; »viel Rauch um nichts«; Selbstbelohnung, Selbstbefriedigung; Unehrlichkeit, Selbstüberschätzung: »jmd. blauen Dunst vormachen«, »viel Rauch um nichts machen«, »Schall und Rauch«.

Bearbeitung: Kommunikationsproblem eingestehen und bearbeiten; andere Möglichkeiten entdecken, Halt zu finden; sich an Menschen statt an Glimmstängeln festhalten; sich auf das Leben wirklich einlassen und wirklich anstreben, was die Zigarettenreklame vorspiegelt, selbst mutig leben; sich im Reich der Venus etablieren: Genuss jenseits des Rauchens entdecken; Zigarette als Fluchtinstrument durchschauen (»Ich gehe mal eben eine rauchen«) und sich weniger gefährliche Rückzugswege erschließen; andere (mutigere) Wege suchen, Dampf abzulassen; Aggressivität eingestehen und in die notwendige Auseinandersetzung mit der Umwelt einbringen; sich auf erlöste Weise emanzipieren und an bevorstehende Übergänge heranpirschen; für gerechten Lohn und Befriedigung sorgen; Fasten als Einstieg zum Ausstieg; durchblicken statt vernebeln, die Schleier des blauen Dunstes durchschauen lernen; sich bewusst Räume für Träume und Wegfliegen schaffen.

Praktischer Hinweis für den Nikotinentzug: Das Nikotinmolekül ähnelt stark dem anregenden, stimulierenden Neurotransmitter Acetylcholin, weshalb es am Morgen gut wachmacht, da es die Herzfrequenz erhöht. Am Abend, wenn vom täglichen Stress alle Acetylcholin-Rezeptoren von diesem besetzt sind, kann das ähnliche, aber schwächer wirkende Nikotin einige von den Rezeptoren verdrängen und durch seine geringere Wirkung relativ entspannen. Beim Entzug wäre es also entscheidend, morgens anregenden Ersatz (etwa Kaffee) zu finden und abends etwas Entspannendes wie Muskelrelaxation nach Jacobson oder (geführte) Meditationen.

Einlösung: die eigenen im Rauchen erlebten Bedürfnisse wahr- und wichtig nehmen und dafür beglückendere Befriedigungswege finden.

Urprinzipieller Bezug: Venus-Merkur-Mars.

Lit.: *R; CD/Audio »Rauchen«;* Hilfe beim Entzug – *CD/Audio »Tiefenentspannung«, »Ganz entspannt«.* Film: *Das Beste kommt zum Schluss*

(Bd 2); allgemein zu Sucht – *Ray, Walk the Line* (beide Bd 1); *Bob, der Streuner; Danny Collins, Der große Trip, Unterwegs mit Jungs, A Star Is Born, 28 Tage* (alle Bd 2).

Raucherbein

(Endangitis obliterans; siehe auch Durchblutungsstörungen, Brand, Claudicatio intermittens, Rauchen)
Körperebene: Blutgefäße (Verkehrswege der Lebenskraft), Beine (Beweglichkeit, Fortschritt, Standfestigkeit), Füße (Standhaftigkeit, Verwurzelung).
Symptomebene: die eigenen Füße und schließlich Beine absterben lassen: die Lebenskraft gar nicht mehr bis hinunter in die Wurzeln schicken; Ansprüche an Fortschritt, Aufstieg und Entwicklung aufgegeben und schon längst »kalte Füße bekommen haben«; auf niemanden mehr zugehen können; die Füße tragen nicht mehr: keine Hoffnung mehr haben.
Bearbeitung: sich die Strangulierung der eigenen äußeren Zukunftsperspektiven eingestehen: alle Anstrengungen nach innen richten; sich die große (Lebens-)Angst eingestehen; so weit in die Enge der Angst hineingehen, bis sich dahinter die eigene Weite öffnet; sich das innere Aufgeben aller Hoffnungen im Kontaktbereich und für die Zukunft eingestehen: sich fragen, ob man den Anspruch hat, neue Entwicklung innen und außen zu wagen.
Einlösung: ehrlich mit sich sein: »Will ich meine Wurzeln bei lebendigem Leibe weiter verfaulen lassen und auch geistig-seelisch faul und träge bleiben, oder gebe ich mir noch einmal einen Ruck?«; innerlich Lösungen finden, statt sich außen Stück für Stück amputieren zu lassen.
Urprinzipieller Bezug: Saturn-Pluto.
Lit.: *R 132–134; H 285.*

Raucherpenis

Körperebene: Penis (Lust, Macht).
Symptomebene: wie die Wurzeln beim → Raucherbein stirbt und fault hier von der Spitze das »beste Stück« ab: bei dieser seltenen Nebenwirkung des Rauchens steht es nicht mehr (gut darum).
Bearbeitung: sich sein Suchtproblem eingestehen, was dazu geführt hat, den ursprünglichen männlichen Stolz bei lebendigem Leib verfaulen zu lassen; das Rauchen statt *ihn* und sich aufgeben.
Einlösung: seine Männlichkeit und sein übriges Leben zurückerobern.
Urprinzipieller Bezug: Mars-Pluto.

Rauschgiftsucht

siehe Drogensucht

Räusperzwang

(siehe auch Kloßgefühl im Hals)
Körperebene: Kehlkopf (Ausdruck), Stimme (Stimmung).
Symptomebene: einen Beitrag ankündigen, der dann nicht kommt; steckenbleiben, obwohl man auch gern mal etwas sagen möchte; nicht zu Wort kommen oder dürfen (weil einem der Mund verboten wurde/wird); um Aufmerksamkeit bitten,

nach Worten suchen; Kritik anmelden, ohne sie zu formulieren; in den Vorbereitungen stecken bleiben; *auf dem Trockenen sitzen* bleiben.
Bearbeitung: das Egoproblem eingestehen: man glaubt, etwas zu sagen haben, und traut sich nicht – meist wohl aus Angst, es könnte nicht gut (genug) ankommen; sich Gehör, (Be-)Achtung und den eigenen Worten Aufmerksamkeit verschaffen; offen konstruktive Kritik äußern.
Einlösung: sich im Selbstausdruck den jedem zustehenden Raum (ver-) schaffen und erlauben, auch etwas beizutragen.
Urprinzipieller Bezug: Merkur-Saturn.
Lit.: *AfS*.
Film: *Angsthasen, Fearless, Patch Adams, Die Bücherdiebin* (alle Bd 1); *Angst essen Seele auf (*Bd 2).

Raynaud-Syndrom

(siehe auch Blutniederdruck, Durchblutungsstörungen)
Körperebene: Blut (Lebenskraft), Finger (die Welt in den Griff bekommen; siehe in Teil 1 auch deren spezifische Be-Deutung, wenn nur einzelne Finger betroffen sind), Hände (Ergreifen, Erfassen, Handlungsfähigkeit, Ausdruck).
Symptomebene: kalte, tote Finger und Hände durch Abklemmen der Durchblutung mittels der kleinen Arterien (»das Blut in den Adern gefrieren lassen«): kein wirklicher Wunsch nach lebendigem, warmem zwischenmenschlichem Kontakt; zumindest der konventionelle Kontakt kommt nicht von Herzen; Darniederliegen aller Handlungsfähigkeit: das Leben nicht in den Griff bekommen: »Mir sind die Hände gebunden«; sich seiner Haut nicht wehren können; manchmal unbewusster Hass auf diejenigen, die zugreifen können und sich nehmen, was sie brauchen; kalte »Leichenfinger« und »-hände« könnten auch von verweigerter Trauerarbeit bzw. Konfrontation mit dem Tod zeugen.
Bearbeitung: sich die unterkühlte Kontaktsituation eingestehen und Raum für sich schaffen: ins eigene Innere abtauchen; Zeiten des Alleinseins verwirklichen; den Anspruch an äußeren Handlungserfolg zurücknehmen; aufhören, sich um Schutz zu bemühen; lernen, sich auszuliefern und anzuvertrauen sowie seine Lebensenergie fließen zu lassen; unterstützende praktische Übungen nutzen wie bürsten und anschließend mit Kokosöl einölen, regelmäßig mit Qi-Gong-Kugeln üben, Armbäder nach Kneipp.
Einlösung: die eigenen lebensfeindlichen Impulse kennenlernen und mit ihnen umgehen lernen; das Leben neuerlich einladen und sich erlauben, beim reichen Angebot zuzugreifen.
Urprinzipieller Bezug: Merkur-Saturn.
Lit.: *H 284f.*

Rechenschwäche

(Dyskalkulie; siehe auch Lernstörung)
Körperebene: Gehirn (Kommunikation, Logistik).

Symptomebene: in den Grundrechnungsarten systematische Fehler innerhalb einer subjektiven Logik machen; Missverständnis der Zahlenwelt in Bezug auf Quantitäten; inneres Chaos bzgl. Weltordnung, Sphärenharmonie; Gefahr, sich in einer Welt, die immer mehr von Zahlen dominiert wird, mit dem Leben zu verrechnen; nicht dazuzählen; sich nicht festlegen wollen/ können, männliche Strukturen ablehnen; Angst vor verschlüsseltem Wissen, vor Zahlenmustern und undurchschaubaren abstrakten Welten.
Bearbeitung: (auch für Eltern, deren Probleme die Kinder oft widerspiegeln): weniger auf Effizienz schauen; herausfinden, wofür man eine Gabe besitzt, was man ins Leben bringen könnte, wo andere Schwerpunkte im Bereich der eigenen mitgebrachten Talente liegen (etwa im Gefühlsbereich oder im ästhetischen Empfinden); der Zahlenwelt, wie sie z. B. in der Ökonomie Anwendung findet, etwas Eigenes, qualitativ anderes entgegenstellen.
Einlösung: das Wesen der Zahlen im pythagoreischen Sinn erfassen lernen, von der Quantität zur Qualität vordringen; die Welt der Zahlen und der Ökonomie beseelen.
Urprinzipieller Bezug: Merkur-Saturn.
Lit.: *KSdK 539–543.*

Recklinghausen-Krankheit

siehe Osteodystrophia fibrosa generalisata

Refluxösophagitis

(siehe auch Bruch, Roemheld-Syndrom)
Körperebene: Speiseröhre (Nahrungszulieferung), Magen (Gefühl, Aufnahmefähigkeit).
Symptomebene: Konflikt um geschluckte Nahrung, die, mit saurem Magensaft versetzt, aus dem Magen wieder zurück in die Speiseröhre dringt: »es kommt einem sauer hoch«, etwas stößt sauer auf« und entzündet einen *brennenden* Konflikt; Verschluss am unteren Speiseröhrenende ist aufgrund einer sog. Hiatushernie (häufigste Form von Zwerchfellbruch) defekt: Teile des Magens drücken mit hinauf in die über dem Zwerchfell gelegene Oberwelt oder ohne Hernie bei enormem Druck von unten, etwa durch entsprechende Gasentwicklung bei Verdauungsproblemen wie beim → Roemheld-Syndrom; Reflux ohne Entzündung: Unverarbeitetes kommt wieder hoch und will verarbeitet werden.
Bearbeitung: aggressive Auseinandersetzung um das Einverleibte; das eigene *Sauersein* spüren und sich fragen, was einen so wütend macht; sich die Übergriffe des Nestbereichs in die Oberwelt bewusst machen; den Druck im Verdauungsraum reduzieren: gesunde pflanzlich-vollwertige Lebensmittel (*PF*) zu sich nehmen, verbunden mit sehr gutem Kauen; für natürliche (Un-)Ordnung in der Unterwelt sorgen: falls eine Hexenküche entstanden ist, diese sanieren.
Einlösung: sich bewusst nur Verdau-

bares langsam einverleiben und für angemessene Verarbeitung sorgen.
Urprinzipieller Bezug: Mond-Mars/Uranus.
Lit.: *Wwg, PF, SvI*.
Film: *In Sachen Henry, Der letzte Samurai, Fearless, Wut* (alle Bd 1).

Regenbogenhautentzündung

(Iritis)
Körperebene: Iris (Blende des Augenfotoapparates).
Symptomebene: Konflikt um das Auf- und Abblenden (»Was soll ich fotografieren, was nicht?«), mangelnde Flexibilität in der Anpassung an die Licht- (und Lebens-) Verhältnisse; nicht zu seinen Augen und ihrer Sicht stehen; schmerzhafte Sicht der Dinge; Probleme mit dem Lichteinfall (»Wie viel Licht lasse ich in meine Bilder/mein Leben? Wie viel Licht gönne ich mir im konkreten und übertragenen Sinne?«); Lust, die Augenlider zu schließen, um nichts mehr sehen zu müssen; es ist einem *Hören und Sehen* vergangen.
Bearbeitung: sich seiner Möglichkeiten, die Augen vor bestimmten Dingen zu verschließen, bewusst werden; aggressive Auseinandersetzung über die geschauten Bilder; lernen, offensiv mit den Kräften des Lichtes umzugehen; sich »(Zeit-) Räume« schaffen, in denen die Augen in Ruhe zugehen können; sich eingestehen, wenn (die) Dinge schlecht laufen.
Einlösung: frei auswählen, welche Eindrücke man hereinlassen oder ausblenden will.
Urprinzipieller Bezug: Sonne/ Mond-Mars.
Lit.: *Wwg, SvI*.
Film: *In Sachen Henry, Der letzte Samurai, Fearless, Wut* (alle Bd 1).

Regression

siehe Depression

Reisedurchfall

(siehe auch Durchfall)
Körperebene: Dünndarm (Analyse, Assimilation).
Symptomebene: nervöse Geschäftigkeit, Überdrehtheit; Unvermögen, Dinge aufzunehmen und zu verarbeiten; Angst vor der Öffnung für die Welt: »Schiss bekommen«; sich in Wirklichkeit zum »stillen Örtchen« hingezogen fühlen, wo man für sich sein kann und seine Ruhe hat; Wunsch nach Ruhe/Regeneration statt Eroberung; übertriebene Offenheit/Forschheit (»einer, der auszog, das Fürchten zu lernen«) wird als Haltung nach außen gekehrt, in (der seelischen) Wirklichkeit fürchtet man sich schon längst.
Bearbeitung: hochfliegende Pläne und ehrgeizige Vorsätze loslassen; sich eingestehen, überhaupt nichts aufnehmen und verarbeiten zu können; sich in die Einsamkeit zurückziehen und in aller Ruhe zu sich kommen; ehrlich mit sich werden: den »Schaumschläger« in sich entdecken.
Einlösung: in aller Ehrlichkeit zu Hause bleiben und kleinere Brötchen backen; ganz langsam – abhängig von der eigenen Verdauungsgeschwindigkeit – anfangen, *Bhoga*

(»Welt essen und verdauen«) zu üben und seinen *Schiss* vor der Welt und dem Leben bewältigen.
Urprinzipieller Bezug: Merkur-Uranus.
Lit.: *V 196f., AfS; CD/Audio »Verdauungsprobleme«.*
Film: *Angsthasen, Fearless, Patch Adams, Die Bücherdiebin* (alle Bd 1); *Angst essen Seele auf* (Bd 2).

Reisekrankheit

siehe Kinetosen, Gleichgewichtsstörungen

Reiseverstopfung

(siehe auch Verstopfung)
Körperebene: Dickdarm (Unbewusstes, Unterwelt).
Symptomebene: Angst vor dem Chaos der (»unhygienischen«) Fremde, vor der Abweichung vom Normalen, von Normen und Lebensregeln, auch vor dem Urweiblichen, Urlebendigen sowie vor dem Sumpf in der eigenen Unterwelt, der sicherheitshalber ganz trockengelegt wird (bei Verstopfung wird dem Dickdarm zu viel Wasser entzogen); Unsicherheit bzgl. der Versorgungssituation; die (neue) Nahrung ist unsicher, die alte sichere wird lieber gleich behalten: Verweigerung des Austauschs mit dem neuen Land (unbewusster Streik); neuerworbene Schätze lieber nach Hause tragen; Problem mit Geben und Nehmen; Verschlossenheit, Leblosigkeit.
Bearbeitung: sich die strenge Bindung an Normen und vorgegebene Strukturen aus Angst eingestehen; die eigene Ablehnung der tiefsten weiblichen Unterweltsebene (an-)erkennen; das Gefühl »Lieber wäre ich zu Hause geblieben« in aller Ehrlichkeit beim nächsten Mal umsetzen: den Besuch eines Landes, um es dort zu bestreiken, als sinnlos durchschauen.
Einlösung: die eigene Enge (an-)erkennen und in seiner kleinen Welt Wurzeln schlagen, bevor man sich an den Gegenpol wagt: sich mit der Welt aussöhnen und die hauseigenen Ängste lösen, in lebendigen Austausch treten.
Urprinzipieller Bezug: (Mond-)Pluto.
Lit.: *V 204–206, AfS; CD/Audio »Verdauungsprobleme«.*
Film: *Angsthasen, Fearless, Patch Adams, Die Bücherdiebin* (alle Bd 1); *Angst essen Seele auf* (Bd 2).

Reithosen-Phänomen

siehe Lipodem, Übergewicht

Reizblase

siehe Harnblasenentzündung

Reizdarm

(siehe auch Verstopfung, Durchfall, Übelkeit, Bauchkrämpfe, Leaky-Gut-Syndrom)
Körperebene: Darm (Verarbeitung materieller Eindrücke), besonders Dickdarm (Unbewusstes, Unterwelt).
Symptomebene: Verstopfung und Durchfall zeigen von verschiedenen Seiten die Loslassproblematik und die Angst davor; Übelkeit: Unausgesöhntheit mit der gegenwärtigen Lebenssituation; das

eigene Leben stößt einem übel auf; Bauchkrämpfe: überspannte, angestrengte Bemühungen; das Leben mit aller Macht und übertriebener Kraft richtig verdauen und in den Griff bekommen wollen, was aber (auf der Körperebene) natürlich nicht klappt; Schmerzen: Hilfeschreie aus dem Unbewussten, der Schattenwelt; sie zeigen, dass es so nicht geht, dass Hilfe notwendig ist und der Bereich der Verdauung (der Nahrung und des Lebens) mehr Aufmerksamkeit braucht.
Bearbeitung: Loslassen auf verschiedenen Ebenen üben; die Enge beim Verdauen der eigenen Lebensthemen anerkennen; sich anstrengen, die Lebensaufgaben zu bewältigen und die Herausforderungen zu verdauen; mit Nachdruck an die Verarbeitungsaufgaben herangehen; sich bewusst notwendiger Hilfe versichern.
Einlösung: bewusst *Bhoga* (= »Welt essen und verdauen«) üben, das Leben verdauen lernen, das Leben zu sich einlassen und sich ihm mit all seinen Aufgaben und Herausforderungen bewusst stellen.
Urprinzipieller Bezug: Pluto-Merkur.
Lit.: *V; CD/Audio »Verdauungsprobleme«.*

Reizmagen

(siehe auch Magenerkrankungen)
Körperebene: Magen (Gefühl, Aufnahmefähigkeit), Verdauungsorgane (»Welt essen und verdauen« = ind. *Bhoga*).
Symptomebene: Schmerzen, die angebotene Nahrung überhaupt anzunehmen, geschweige denn zum Verdauen weiterzureichen; Verweigerung, den Nahrungsbrei sanft und rhythmisch wiegend zu durchmischen und für seine Reise vorzubereiten: der Welt nicht gewogen sein; Überforderung, das aktuelle Leben anzunehmen und zu verdauen; Verdauungsorgane reagieren gereizt, da sie jenseits ihrer Grenzen gefordert sind, müssen kämpfen; sind im Widerstand mit dem Angebot(enen), was sich sowohl auf die konkrete als auch die Nahrung im übertragenen Sinn bezieht: sich gegen das Einverleibte, Heruntergeschluckte wehren auf der Ebene eines schwelenden Konflikts (chronifizierte → Entzündung) oder mit → K(r)ämpfen.
Bearbeitung: häufigste Reaktion ist das Ausweichen auf (Magen-) Schonkost und damit die Regression auf die (Kinder-)Brei-Ebene; um jedoch zu einer Lösung zu gelangen, den K(r)ampfplatz ins Bewusstsein verlegen und auf die Ebene der Auseinandersetzung mit jenen Themen und Herausforderungen, die noch bekämpft werden, die es aber ins Leben zu integrieren gilt.
Einlösung: sich mit dem Mondthema auf anspruchsvollen Ebenen aussöhnen, um es nicht mehr bei der Ernährung erzwingen zu müssen; statt auf Brei zu setzen, sich in der Gemütlichkeit des Lebens ankommen lassen, die eigenen weichen Seiten entdecken und genießen, es sich gut gehen lassen.

Urprinzipieller Bezug: Mond-Mars.
Lit.: *V*; *CD/Audio »Verdauungsprobleme«*.

Resignation
siehe Apathie

Resistente Keime
siehe Entzündung

Restless Legs
Körperebene: Beine (Beweglichkeit, Fortschritt, Standfestigkeit).
Symptomebene: Unruhezustände der Beine, ständiger Bewegungszwang, v. a. nachts und wenn Ruhe gesucht wird; in der archetypisch weiblichen Zeit und Thematik werden einem »Beine gemacht«; Unruhe, weiterzukommen; unbewusster Wunsch, sich auf- und davonzumachen und seinen weiblichen Seelenanteil (Anima) näher kennenzulernen.
Bearbeitung: wieder in Bewegung kommen; sich von der Stelle rühren und weiterkommen; die Beine in die Hand nehmen; in Gedanken große Schritte voran machen; echte Fortschritte anstreben; Aufbruchstimmung im Leben schaffen; noch einmal losgehen, um das Fürchten zu lernen und das Leben zu erobern.
Einlösung: innerer, seelischer Fortschritt, zu neuen Ufern aufbrechen.
Urprinzipieller Bezug: Jupiter-Uranus.

Retinitis
siehe Netzhautentzündung

Retinopathia
(Netzhauterkrankungen; siehe auch Netzhautentzündung, Blindheit)
Körperebene: Augen (Einsicht, Durchblick, Spiegel und Fenster der Seele), Netzhaut (Fotoplatte des Auges).
Symptomebene: Makuladegeneration als häufigste Form nichtentzündlicher Netzhautleiden, beginnend beim gelben Fleck, dem Punkt des schärfsten Sehens, meist durch kleinste Blutungen im Alter über 70 oder bei → Diabetes mellitus, → Bluthochdruck (Grundsituation klären und deuten): Gefahr der Erblindung; etwas nicht mehr sehen wollen, etwa im Alter nicht mehr hinschauen können, wie rundherum Nahestehende und Freunde sterben.
Bearbeitung: der Aufforderung, weniger nach außen zu blicken, freiwillig nachkommen und mehr nach innen schauen; innere statt äußere Reisen machen; seine intuitive Wahrnehmung entwickeln, den sechsten und nicht den ersten Sinn betonen.
Einlösung: Einsicht statt Aussicht; in der eigenen Mitte ankommen und sich sehen; das eigene Innere wahrnehmen.
Urprinzipieller Bezug: Sonne/ Mond-Saturn.
Film: *Auf den ersten Blick* (1999).

Retinopathia pigmentosa
Körperebene: Augen (Einsicht, Durchblick, Spiegel und Fenster der Seele), Netzhaut (Fotoplatte des Auges).
Symptomebene: ererbtes, meist

schon im Kindesalter auftretendes Leiden, das die für Lichtempfindlichkeit zuständigen Sehzellen degenerieren lässt und über eine zunehmende Einengung des Gesichtsfeldes bis zur → Blindheit führen kann; Unfähigkeit, sich auf Dunkelheit adäquat einzustellen: Probleme im Umgang mit dem Schatten, dem dunklen Teil der eigenen Existenz; Konflikt auf dem Hintergrund des Sehens; konfliktträchtige Auseinandersetzung mit den Bildern des Lebens; etwas ausblenden, nicht sehen wollen, z. B. ein schreckliches Familiengeheimnis oder etwas, wofür man sich zutiefst schämt oder wovon man bis ins Mark getroffen ist; ins Denken flüchten, weil Fühlen unerträglich ist.

Bearbeitung: sich nach innen zurückziehen und auf das Wesentliche schauen und konzentrieren; sich eigene Schwierigkeiten mit den dunklen Seiten des Lebens eingestehen und sie annehmen; sich schon frühzeitig im Leben auf das innere Licht ausrichten, innere gegenüber äußeren Reisen bevorzugen.

Einlösung: die eigenen tiefsten Gefühle anerkennen und ehren; sich auf das innere göttliche Licht einstellen; sich im übertragenen Sinn ein Licht aufgehen lassen.

Urprinzipieller Bezug: Sonne/Mond-Mars-Saturn.

Film: *Auf den ersten Blick* (1999).

Rhagaden

(Hautrisse, Schrunden; siehe auch Arbeitsunfall/Haushaltsunfall)

Körperebene: Haut (Grenze, Kontakt, Zärtlichkeit).

Symptomebene: Einrisse der Haut durch Überstrapazierung oder Unterversorgung (zu trockene, geschundene Haut): der äußeren Grenze zu viel Gewalt zumuten und zu wenig Zuwendung schenken; Rhagaden und Fissuren am After (→ Analfissuren): sich (unbewusst) *den Arsch* (für jmd. oder etwas) *aufreißen*; rissige Mundwinkel: sich den Mund *zerfransen*, ihn sich *fusselig reden*; »das Maul zu weit aufgerissen« haben; zwischen Fingern oder Zehen: Zerreißprobe bei Themen, die von den betroffenen Fingern oder Zehen repräsentiert werden (*SdS*); im chronischen Fall: Zerrissenheit.

Bearbeitung/Einlösung: verletzlich werden im übertragenen Sinn; dem eigenen Fell mit Achtsamkeit begegnen: seine Grenzen nach außen unter Druck freiwillig öffnen und die Lebenskraft (Blut) bewusst verausgaben.

Urprinzipieller Bezug: Venus/Saturn-Mars.

Lit.: *CD/Audio »Hautprobleme«.*

Rheumatische Perikarditis

siehe Perikarditis

Rheumatismus

(Polyarthritis)

Körperebene: Gelenke (Beweglichkeit, Artikulation), Muskulatur (Motor, Kraft).

Symptomebene: eingerostete, blockierte Gelenke (die Gelenkschmiere, die dem Öl einer

Maschine entspricht, ist aufgebraucht): festgefahrene Situation, vergleichbar dem Kolbenfresser im Motor (wer sich nicht bewegt, rostet: tatsächlich brauchen die Gelenke körperliche Bewegung, um gut geschmiert zu bleiben, ähnlich wie innere Beweglichkeit nötig ist, damit im Leben alles wie geschmiert läuft); alte, überlebte Themen (Schlacken, Rheumaknoten) blockieren weiteren Fortschritt und die Möglichkeit, das (innere) Leben in den Griff zu bekommen; »Sand im Getriebe«: Artikulationsfähigkeit versandet bei innerer Bewegungsarmut; Morgensteifigkeit, die äußerlich zur Ruhe zwingen will, zeigt die Starrheit, mit der man dem Tag und Leben begegnet; Hemmung der Aggression im Bewusstsein, dafür aggressive Attacken gegen die eigenen Gelenke; Autoaggression/Schmerz bleibt als Entzündung in den Gelenken stecken: nicht zu den eigenen Aggressionen stehen können; oft ungelebte, unterdrückte Kritik an sich selbst und anderen; mit den Verbindungen (meist in der Familie, aber auch im beruflichen Bereich) nicht zurechtkommen: der unerfüllte Traum nach harmonischen, friedlichen Beziehungen soll nun durch Leid erzwungen wahr werden (»Diktatur zum Besten aller«); statt sich eine Position zu erkämpfen, soll sie nun durch Leid erreicht werden (»Wer so viel [er-]leidet, muss schließlich belohnt werden«); Blockade der Aktivität im muskulären Bereich: zur Ruhe gezwungen werden, um Kompensation der inneren Starre/Sturheit durch Überaktivität zu beenden; → Schuldgefühle bei gleichzeitiger »wohlwollender Tyrannei« oder Erkrankung, wenn feindselige Impulse nicht durch Aufopferung und Dienen kompensiert werden können; Ablagerung unverdauter Probleme; speziell: *Fingergelenk*: Konflikt, das Leben in den Griff zu bekommen; *Handgelenk*: Konflikt um die Handlungsfähigkeit; *Ellbogen*: Konflikt um die Durchsetzung; *Hüftgelenk*: Konflikt um Fortschritt im Leben und Lebenssinn; *Kniegelenk*: Konflikt um Demütigung und Demut; *Fußgelenk*: Konflikt, den Absprung zu bekommen.

Bearbeitung: offen(siv)er leben; um die eigene Beweglichkeit und Artikulation in der Welt kämpfen; die gegen sich selbst gerichteten vitalen Energien erkennen und in den geistig-seelischen Bereich lenken; die erzwungene Ruhe annehmen und zu inneren Kämpfen nutzen; das Schwergewicht von der äußeren auf die innere Aktivität verlegen; kämpferische Übergriffe auf das Leben anderer erkennen und beobachten (manchmal wird auch das Rheuma für solche Zwecke missbraucht), auch krampfhafte Aufopferung als entsprechenden Versuch durchschauen lernen; ehrliches Hinterfragen von Altruismus; Rücknahme von Projektionen; die unverdauten Probleme, die sich in den (Rheuma-)Knoten zeigen, in Bearbeitung nehmen; bewusstes Fasten zur (Er-)Lösung der

Knoten und Reinigung des Bindegewebes von entsprechenden Ablagerungen.
Einlösung: Egoismus, Unbeweglichkeit, Anpassungsunfähigkeit, Herrschsucht, Aggression aus dem Schattenbereich holen; geistig-seelische Beweglichkeit.
Urprinzipieller Bezug: Merkur (Gelenke)/Mars (Muskeln)-Pluto (Autoaggression)-Saturn (Hemmung).
Lit.: *K 294–298, Wwg 254–260, SvI.*
Film: *Words & Pictures, Maudie* (beide Bd 2).

Rhinitis

siehe Erkältungskrankheiten

Rhinitis atrophicans

siehe Ozäna

Rhinophym

(Knollennase, Trinkernase; siehe auch Rotfinne)
Körperebene: Nase (Macht, Stolz, Sexualität).
Symptomebene: groteske knollenförmige Auftreibungen der Nase (»Zinken«), die das ganze Gesicht beherrscht und entstellt und wie eine rote Ampel leuchtet; unterstützt durch Alkoholmissbrauch: die rote Trinkernase; unbewusste Machtgelüste treiben unansehnliche Blüten; Mangel an sexueller und aggressiver Erregung verkörpert sich; nicht entwickelte genitale/phallische Sexualität: verdrängte Wünsche nach Auswüchsen und Verkommenheit im sexuellen oder Machtbereich; zu kurz gekommene Wachstumsschübe; rote Clownsnase: vorwitzig, seine Nase überall hineinstecken, naseweis.
Bearbeitung: spirituelle Interessen pflegen, statt Spirituosen zu konsumieren; zur Entlastung der Nase die sexuellen Fantasien ins Wachbewusstsein und an die einschlägigen Orte im Körper lenken; sich Wünsche nach Auswüchsen und Expansion bewusst machen, statt sie in den Körper abzudrängen; Anerkennung eigener Machtwünsche, ungelebten Stolzes und triebhafter Sexualität; frecher und vorwitziger werden; auch verschrobene Wege gehen, wenn es denn eigene sind; seinen *Riecher* pflegen, *Witterung aufnehmen*.
Erlösung: sich von der Nase den Weg weisen lassen: »immer der eigenen Nase nach«; wachsen und sich entfalten; Vitalität versprühen und Aufmerksamkeit auf sich ziehen, Gezeichnetsein in Ausgezeichnetsein wandeln.
Urprinzipieller Bezug: Mars-Mars.
Lit.: *S 179–183.*
Film: zur Alkoholsucht – *A Star Is Born, 28 Tage, Leaving Las Vegas, The Doors, My Name Is Bill W., When a Man Loves a Woman, Picknick mit Bären* (alle Bd 2); *Die Legende von Bagger Vance, Ondine* (beide Bd 1).

Riesenwuchs

siehe Gigantismus

Rinderwahnsinn (BSE)

siehe Creutzfeldt-Jakob-Krankheit

Ringe unter den Augen
siehe Augenringe

Rippenbruch
Körperebene: Brustkorb (Ichgefühl, Persönlichkeit), Rippen (Sicherheit, Schutz, Anpassung).
Symptomebene: Reaktion auf besonders einengende/fesselnde Situation: verweigerte Offenheit wird vom Schicksal mit Gewalt erzwungen; Versuch, den Herzraum mit Gewalt von außen zu öffnen und den Lungenflügeln zur Freiheit zu verhelfen; Einbruch äußerer Mächte in den bestens geschützten Korb für die zentralsten Organe; in verschiedener Hinsicht einen *Knacks bekommen haben.*
Bearbeitung: den Brustraum lieber freiwillig von innen öffnen, als ihn von außen aufbrechen zu lassen; dem Herzen und den Flügeln der Lunge alle innere Freiheit geben, die sie umsetzen können; sich auch für extreme Anstöße und Anregungen innerlich öffnen.
Einlösung: Flexibilität und Austausch aus dem Herzen heraus wagen, Ausflüge auf den Schwingen der Gedankenflügel unternehmen; höhere emotionale Beweglichkeit; das Herz mit seinen (Lungen-) Flügeln als Seelenvogel erkennen, der in unserer Brust lebt und für uns fliegt – schon so lange –, und ihm eine gewisse Freiheit im Hinblick auf Herzensthemen, -angelegenheiten und -wünsche sowie Gedankenfreiheit und Fantasie gewähren.
Urprinzipieller Bezug: Saturn-Uranus.
Lit.: *S 329f.*

Rippenfellentzündung
siehe Brustfellentzündung

Ritzen
siehe Selbstverletzung

Roemheld-Syndrom
Körperebene: Magen (Gefühl, Aufnahmefähigkeit), Darm (Verarbeitung materieller Eindrücke), Herz (Sitz der Seele, Liebe, Gefühl, energetische Mitte).
Symptomebene: die überforderte Unterwelt (überblähte Darmschlingen) macht Druck auf das Zentrum der Emotionen und (Liebes-) Gefühle (Herz); der Darm setzt das Herz unter Druck, der das Zwerchfell höher steigen lässt; das Schattenreich drängt nach oben und erpresst das Herz, sodass es sich krank fühlt; eine Sache, die einem stinkt, geht zu Herzen; nicht wirklich verdauen (können), was man sich zu Gemüte führt; etwas auf dem Herzen haben, das einen unter Druck setzt; Wunsch, Druck abzulassen, führt zum Herumstänkern; eingeklemmt sein, mit dem Rücken zur Wand stehen.
Bearbeitung: die Unterwelt bewusster wahrnehmen und in ihren Auswirkungen auf andere Ebenen durchschauen lernen; sich bewusst machen, dass alles, was im Totenreich nicht verarbeitet werden kann, wieder nach oben drückt und (neben Kopfschmerzen) auch Herzprobleme erzeugen kann; das gepresste, gestresste Herz auf Auswirkungen aus dem Schatten abklopfen und abhorchen; auf die Verdaubarkeit der

(geistigen und körperlichen) Nahrung Wert legen und sich dazu bringen, die notwendigen Vorbedingungen wie gutes Kauen (Verstehen) zu schaffen; aus seinem Herzen keine Mördergrube machen, sondern es bereitwillig öffnen, um die Emotionen (lat. *e-movere* = hinausbewegen) abzulassen; Dampf ablassen bis zum Stänkern und besser noch: offener Ausdruck, statt hintenherum gegen etwas anzustinken; die Konfrontation suchen; sich auf die Suche nach den tieferen Ursachen des Druckes machen.
Einlösung: angemessen verdauen/verarbeiten; das Herz entlasten, indem man die Probleme der Unterwelt löst; Schattentherapie.
Urprinzipieller Bezug: Sonne/Mond-Pluto.
Lit.: *H 207–209, KS (Kap. Bauch); CD/Audio »Verdauungsprobleme«.*

Röteln

(siehe auch Hautausschlag, Kinderkrankheiten)
Körperebene: Haut (Grenze, Kontakt, Zärtlichkeit).
Symptomebene: etwas Neues bricht sich aggressiv Bahn ins Leben des Kindes oder Jugendlichen, die Hautgrenze wird von innen gesprengt; notwendiger Entwicklungsschritt Richtung Selbstverwirklichung (*Wwg 155f.*) steht an und muss erkämpft werden, der Körper wird zum Exerzierfeld für die Abwehr.
Bearbeitung/Einlösung (auch für mitbetroffene Eltern, deren Probleme die Kinder oft widerspiegeln): sich offen(siv) für neue Schritte ins Leben bereit machen; sich der Wichtigkeit dieses Entwicklungsschrittes bewusst werden, der bei Mädchen indirekt einen Schutz schafft vor späteren Problemen bei Schwangerschaften; Heranwachsende müssen lernen, auf ihre eigene innere Stimme zu achten und selbstbewusst zu leben, d. h. aber auch, sich von vorgegebenen elterlichen Mustern und Zwängen zu lösen.
Urprinzipieller Bezug: Mars/Uranus.
Lit.: *KSdK 143*, *Wwg.*
Film: *In Sachen Henry, Der letzte Samurai, Fearless, Wut* (alle Bd 1).

Rotfinne

(Rosazea; siehe auch Rhinophym, Pubertätsakne)
Körperebene: Haut (Grenze, Kontakt, Zärtlichkeit).
Symptomebene: Rötung der Haut bei einer Grundsituation mit unnatürlich gesteigerter Talgabsonderung (→ Seborrhoe), die von leichten Gefäßerweiterungen bis zu Pustel- und Papelbildung, zur Wucherung von Talgdrüsen und damit zur Entstellung gehen kann: das Gesicht blüht rosenhaft auf und erregt Aufsehen; konflikthafte (entzündliche) Grundsituation, auf der sich ein kriegerisches Schlachtfeld entwickeln kann; letzter verzweifelter Versuch von Pubertät und Erwachsenwerden.
Bearbeitung: die Quelle der (Er-) Rötung in den → Schamgefühlen finden; das Thema Pubertät/Erwachsenwerden angehen und der entspre-

chenden Sexualität zum Durchbruch verhelfen; eine neue Lebensstufe mit derselben Glut wie die Rosazea erblühen lassen; andere, erlöste Arten finden, Interesse auf sich zu ziehen.
Einlösung: sich der in der Zeitqualität des Lebens liegenden Aufgaben bewusst werden und ihnen die Chance geben aufzublühen; sich erblühen lassen.
Urprinzipieller Bezug: Venus/Saturn-Mars.
Lit.: *Wwg*.

Rotlauf

siehe Wundrose (deren milde Variante der Rotlauf ist)

Rückenmarksentzündung

(Myelitis)
Körperebene: zentrales Nervensystem (Nachrichtenzentrale), Rückenmark (Datenverbindung von oben nach unten).
Symptomebene: Konflikt, Krieg (Infektion) um die Datenautobahn des Organismus mit der Konsequenz von Behinderungen auf den jeweiligen lokalen horizontalen Ebenen, aber auch in der zentralen Verbindung von oben nach unten und umgekehrt; die zentrale und lokale Regelung und Steuerung sind umkämpft, die Logistik des Lebens steht auf dem Spiel.
Bearbeitung: mutige und kämpferische Auseinandersetzung um die Regelung der zentralen Aufgaben und Lebensangelegenheiten.
Einlösung: alle Energie in eine Neuordnung der Lebenssteuerung lenken.
Urprinzipieller Bezug: Merkur/Uranus-Mars.
Lit.: *Wwg, SvI*.
Film: *In Sachen Henry, Der letzte Samurai, Fearless, Wut* (alle Bd 1).

Rückenschmerzen

(siehe auch Haltungsschäden)
Körperebene: Rücken (Anstrengung, Aufrichtigkeit), Wirbelsäule (Dynamik und Halt, Aufrichtigkeit).
Symptomebene: Rücken schreit um Hilfe: »mit dem Rücken zur Wand stehen«, um ihn zu schützen und vor Dolchstößen zu bewahren; innere und äußere Haltung entsprechen sich nicht; Aufbegehren, da innere Haltung/Schattenbereich nicht gelebt werden darf; Kompensationen von ehrlichen, aber ungel(i)ebten Haltungen schmerzen auf Dauer, da sie permanent unter Energieaufwand aufrechterhalten werden müssen: Unaufrichtigkeit (»krummer Hund«), statt aufrecht und aufrichtig durchs Lebens zu gehen; »sich krummlegen«; sich nicht mehr *geradMachen* können, nicht für sich selbst und andere einstehen; Probleme, zu sich zu stehen; vor Gram gebeugt sein; sich auf etwas *versteifen*, was die Rückenmuskulatur fordert, aber nicht fördert: hart und starr, übergerade werden; im → Hohlkreuz eher Stolz, Macht, Anmaßung, Hochmut und Unnachgiebigkeit ausstrahlen (»Hagestolz«); von existenziellen Belastungen unter Druck gesetzt werden (Bandscheibenprobleme): den weiblichen Pol (die weiche Bandscheibe) in der Lebensachse Wirbel-

säule zwischen zwei harten (männlichen) Wirbelkörpern plattdrücken; Schmerzen im Hals- und Brustwirbelbereich: Hilfeschreie nach emotionaler (Unter-)Stützung; Schmerzen im Lendenwirbelbereich: Hilfeschreie nach existenzieller (materieller) (Unter-)Stützung; unbewusster Konflikt um existenziell entscheidende nächste Schritte; Verspannungen im Rücken: der freie Selbstausdruck wird zurückgehalten; die eigene Kraft findet keinen Rückhalt.
Bearbeitung: unbewusste Unaufrichtigkeiten (auch sich selbst gegenüber) aufdecken und sich eingestehen; sich zur ursprünglichen ehrlichen Fehlhaltung durchringen und davon ausgehend an echter Aufrichtigkeit arbeiten; Anstrengungen, die auf den Rücken gehen, auf ihre Stimmigkeit prüfen; den Rücken von überflüssig gewordenen Bürden entlasten, sich andere unbewusst geschleppte Bürden wenigstens bewusst machen; Verspannungen in bewusste Spannungen und Handlungen wandeln; Tai-Chi-Übungen zur Bewegungskultur.
Einlösung: zu sich und seiner bewussten inneren Haltung stehen.
Urprinzipieller Bezug: Saturn-Mars.
Lit.: *S 271–279, K 286–288; CD/Audio »Rückenprobleme«.*

Ruhr

(Dysenterie, Amöbiasis [Amöbenruhr]; siehe auch Durchfall)
Körperebene: Schleimhaut (innere Grenze, Schranke, Schutzhülle) des Dickdarms (Unbewusstes, Unterwelt).
Symptomebene: (fiebrige) Generalmobilmachung des Körpers gegen in die Unterwelt eingedrungene Feinde; schwere zehrende Durchfälle auf Basis des Überfalls durch und des Konfliktes mit Bakterien (Schigellen) oder Parasiten (Amöben); Angst: »Schiss«, »Durchmarsch«, »Dünnpfiff«, »die Hosen voll haben«; »Blut und Wasser schwitzen« (blutig-schleimige Durchfälle): Wasser und Salz des Lebens verlieren; sich der eigenen Haut nicht erwehren können, ausgenommen und geradezu ausgesaugt werden; (auf der Toilette) festsitzen und »auf dem Trockenen sitzen« (bleiben) durch erhebliche Flüssigkeitsverluste, Gefahr des Aus- und Vertrocknens durch übermäßigen Verlust des Seelenelements Wasser (→ Exikkose); Flucht in die → Ohnmacht (Kreislaufkollaps).
Bearbeitung: sich im Verarbeitungsbereich offensiver und intensiver auseinandersetzen; sich seelisch mehr einbringen und -setzen; erschöpfenden und umfassenden Kampf um die Schattenwelt mutig und mit allen zur Verfügung stehenden Mitteln aufnehmen; sich von Schattenthemen erregen lassen, statt die Unterwelt den Erregern zu öffnen; die eigene Enge/Angst erkennen und mit Konsequenz und Konzentration bearbeiten; lebenswichtige, existenzielle Dinge abgeben; bis zur Selbstaufgabe verschenken lernen; die Macht freiwillig niederlegen.

Einlösung: das Schattenreich mit der Fackel der Bewusstheit erobern und durchlichten; Angst in Konsequenz und Disziplin wandeln; Streitkultur entwickeln; großzügiger geben mit Hingabe und Seele; sich der Welt zu Füßen legen; die ganze Macht in höhere Hände legen; sich (diesen) anvertrauen.
Urprinzipieller Bezug: Pluto.
Lit.: *Wwg, AfS; CD/Audio »Verdauungsprobleme«.*
Film: *Angsthasen, Fearless, Patch Adams, Die Bücherdiebin* (alle Bd 1); *Angst essen Seele auf* (Bd 2).

Rülpsen
siehe Aufstoßen, saures

Rundrücken
Körperebene: Wirbelsäule (Dynamik und Halt, Aufrichtigkeit), Rücken (Anstrengung, Aufrichtigkeit).
Symptomebene: überstreckte Rückenmuskulatur zum Schutz der verletzlichen Vorderseite, die versteckt wird; nichtgelebte Demut; gebeugtes/gebrochenes Kind/Erwachsener; nach oben buckeln, nach unten treten (»Radfahrer«- und »Arschkriecher«-Mentalität); «sich krummlegen«, fehlende Gradlinigkeit, Unaufrichtigkeit; niedergedrückte Kraft, fehlende Stärke im Selbstausdruck; Haltlosigkeit; sich beugen, um nirgendwo anzuecken; gebeugt und gedemütigt, fehlender Rückhalt; Unterwürfigkeit.
Bearbeitung: Widerstand leisten, bevor einem der Rücken gebrochen wird; opportunistische Anpassung bewusst spüren und in ihrer Unvereinbarkeit mit innerer und auf Dauer auch äußerer Geradheit erkennen; an der eigenen Lebensachse Halt finden; aus eigenem Rückhalt leben; Herz und Kommunikationsbereich (Lunge) öffnen; aufrecht gehen lernen; aufrichtig, ehrlich werden.
Einlösung: aus Demütigungen echte Demut durch Bewusstheit wachsen lassen.
Urprinzipieller Bezug: Saturn.
Lit.: *S 288–291, KS (Kap. Rücken), KSdK (Kap. Haltung und Entwicklung); CD/Audio »Rückenprobleme«.*

S

Saccharose-Intoleranz
(Sucrase-Isomaltase-Mangel, siehe auch Nahrungsmittelunverträglichkeit)
Körperebene: Schleimhaut (innere Grenze, Schranke, Schutzhülle) des Verdauungstraktes (ind. *Bhoga* = »Welt essen und verdauen«) und in der Folge der ganze Organismus.
Symptomebene: fast allergisch anmutende Reaktion schon auf kleinste Mengen Haushalts- oder Kristallzucker (Disaccharid aus Zuckerrübe, Zuckerrohr), gemeinhin als »Zucker« bezeichnet; abgesehen davon ist Zucker heute unverträglich für alle Menschen wegen seines übermäßigen Anteils an der »normalen«, zunehmend aus der Fabrik stammenden Misch-

kost; wir beginnen zwar das Leben mit der Süße der Muttermilch, werden gleichsam auf diese erste Geschmacksrichtung geprägt, aber die tägliche Zuckerflut in der Nahrung führt über das → Metabolische Syndrom und Insulinresistenz zu → Diabetes mellitus.
Bearbeitung: sich dieser Art von physischer Süße komplett enthalten; Xylit und Erythrit können Zucker zwar ungleich gesünder ersetzen, aber das ist nur ein Austricksen des Organismus; die echte Bearbeitung der Thematik zielt darauf, sich der sinnlich-venusischen Süße des Lebens im übertragenen Sinn zu erfreuen.
Einlösung: rauschende Liebesfeste und Orgien der Kunst und Kultur feiern.
Urprinzipieller Bezug: Venus-Pluto.

Sadismus

(siehe auch Masochismus auf dem Gegenpol)
Körperebene: sexuelle Lust beim Zufügen von Schmerzen, bevorzugt an primären und sekundären Geschlechtsorganen (Sexualität, Polarität, Fortpflanzung) und Haut (Grenze, Kontakt, Zärtlichkeit); letztlich ein Bewusstseinsthema.
Symptomebene: Lustgewinn durch archetypisch männliche Dominanz; oft Kompensation erzwungener eigener schmerzhafter Unterwerfung und Demütigung; von Machtausübung geprägte Verbindung von Mars und Venus; Versuch auf der konkreten Ebene, Aggression (Mars) und Liebe (Venus) zusammenzubringen; wie beider Kinder (die lichtvollen Eros und Harmonia sowie die dunklen Phobos und Daimos) andeuten, gibt es graduell sehr unterschiedliche Ausdrucksmöglichkeiten dieses Themas: zwar gilt der Sadist als Täter und der Masochist als Opfer, aber es kann sich auch um ein einvernehmliches Abkommen zwischen beiden handeln.
Bearbeitung: sofern der Sadist für (s)eine Beziehung einen willigen Masochisten findet, der Lust beim Empfinden von Schmerz verspürt, beide ihr SOS-Codewort haben und sich daran halten, geschieht die Bearbeitung als Sinnengenuss mit viel Fantasie; diese Art von Sadomasochismus verhindert geradezu den Energiestau, der sonst auch bis zu sadistischen Sexualmorden führen kann. Nach guten 40 Arztjahren hat sich bei mir der Verdacht erhärtet, dass bekennende Sadomasochisten länger spannenden, fantasievollen und für beide Seiten befriedigenden Sex haben als durchschnittliche, konventionelle Sexualpartner.
Einlösung: erkennen, dass Sex und Liebe einander auf Dauer gut ergänzen und letztlich brauchen.
Urprinzipieller Bezug: Mars/Venus-Pluto.
Lit.: *SuL, AfS*.

Salmonellenenteritis

siehe Darmentzündung

Salpingitis

siehe Eileiterentzündung

Samenerguss, vorzeitiger

siehe Ejaculatio praecox

Sammelsucht

siehe Messie-Syndrom

Sarkoidose

(Boeck-Krankheit, Bindegewebswucherungen)
Körperebene: Bindegewebe (Verbindung, Halt, Verbindlichkeit); alle Organstrukturen können betroffen sein, v. a. aber die Lymphknoten der Lunge und das Unterhautgewebe.
Symptomebene: schmerzlose, meist bis linsengroße Tumore am Rumpf und im Gesicht, aber auch an Armen und Beinen, die in der Regel harmlos sind und sich meist spontan wieder zurückbilden (Beziehungen zur → Lungenschwindsucht sind wahrscheinlich): harmlose Verunstaltungen der äußeren Erscheinung; im seltenen dritten und letzten Stadium kommt es zu fibrösen (bindegewebigen) Strukturveränderungen der Organe, und die Lymphknoten des Mediastinums, des Raumes zwischen den Lungenflügeln, können zu Verdrängungsproblemen führen: Behinderung der Kommunikation und des Austauschs.
Bearbeitung: Verbindlichkeit und Wachstum auf Kosten oberflächlicher Kommunikation intensivieren; sich gezeichnet fühlen und sich auszeichnen.
Einlösung: in Sachen Verbindungen und Verbindlichkeit wachsen und dem Körper abnehmen, was er an Verbindlichkeit tut; mit seinen Pfunden wuchern.
Urprinzipieller Bezug: Jupiter/Mond.

Sarkom

siehe Knochenkrebs, Liposarkom, Krebs

SARS

(Schweres Akutes Respiratorisches Syndrom), siehe Lungenentzündung

Satyriasis

(siehe auch Suchtkrankheiten)
Symptomebene: krankhaft gesteigerter Geschlechtstrieb des Mannes, scheinbar unbezwingbare Lust auf Sex und wiederholten Geschlechtsverkehr, gehäufte Samenergüsse und damit ständig geil auf den geschlechtlichen Gegenpol (→ Nymphomanie als Gegenpol bei der Frau im Hinblick auf Männer).
Bearbeitung: intensive Auseinandersetzung mit dem Polaritätsthema; bewusste Sexualität im Sinne eines Rituals; tantrische Versuche, um in der Tiefe der Sexualität die Liebe zu entdecken.
Einlösung: die Sexualität als lediglich körperlichen Aspekt erkennen, dessen seelische Komponente die Liebe ist; sich von Quantität zu Qualität vorwagen.
Urprinzipieller Bezug: Pluto.
Lit.: SuL.
Film: allgemein zu Sucht – *Ray, Walk the Line* (beide Bd 1); *Bob, der Streuner; Danny Collins, Der große Trip, Unterwegs mit Jungs, A Star Is Born, 28 Tage* (alle Bd 2).

Schädel(basis)bruch

(siehe auch Unfall, Arbeitsunfall/Haushaltsunfall, Sportunfall, Verkehrsunfall)
Körperebene: Kopf (Hauptstadt des Körpers).
Symptomebene: Zerbrechen der Schädelknochen durch extreme äußere Gewaltanwendung: Einbruch in die Hauptstadt des Körperlandes; Lebensbedrohung durch die entstandenen inneren Verletzungen und die häufig hinzukommende Schädelinnendruckerhöhung; an der Basis befindet sich die Austrittsstelle vieler Hirnnerven und Gefäße: Gefahr für Kommunikation und Versorgung.
Bearbeitung: sich auf höchster (Regierungs-)Ebene für alle fremden äußeren Impulse offenhalten; die Härte der Realität ganz an sich heranlassen; alte Strukturen des Denkens und Handelns bereitwillig kaputtgehen lassen.
Einlösung: sich den Kopf lieber auf der Suche nach Lösungen für gefährliche Probleme zerbrechen.
Urprinzipieller Bezug: Mars/Saturn-Uranus.
Film: *Captain Fantastic, Harold und Maude, Ziemlich beste Freunde, Jenseits von Afrika, Good Morning Vietnam, Cartagena, Der Engel mit den dunklen Flügeln, In Sachen Henry, Der letzte Samurai, Fearless, Wut* (alle Bd 1).

Schädel-Hirn-Trauma

siehe Gehirnerschütterung, Gehirnprellung

Schamgefühle

Körperebene: Bewusstsein, Gesicht (Visitenkarte, Individualität, Wahrnehmung, Fassade).
Symptomebene: werden meist in → Erröten deutlich; ein missachtetes mit Angst- und Peinlichkeitsgefühlen beladenes Tabuthema soll nicht gezeigt und an die Bewusstseinsoberfläche gelassen werden; stattdessen »rot vor Scham« werden, was das Tabu *deutlich* und einen selbst wider Willen ehrlich macht; früh entstandene Prägungen durch zurechtweisende Ausdrücke wie »Schäm dich«, »Du solltest dich was schämen!«; sich »fremdschämen« für die Eltern oder für eigene Unfähigkeit, die sich in anderen widerspiegelt (z. B. bei Castingshows); sich für sein Land schämen (für dessen schreckliche Vergangenheit, dessen unsägliche Politik); oft mit → Schuld- und → Minderwertigkeitsgefühlen verbunden.
Bearbeitung: sich des verborgenen Themas bewusst werden und damit umgehen lernen; es mehr und mehr ins Leben integrieren, damit es sich nicht mehr bei »unpassenden« Situationen in den Vordergrund spielt; sein Selbstbewusstsein trainieren und lernen, zu natürlichen Dingen zu stehen; Urvertrauen entwickeln.
Einlösung: zu seinem ganzen Sosein inklusive der eigenen Sexualität nicht nur stehen, sondern es auch lieben zu lernen und Selbstliebe entwickeln; sich als Kind Gottes erkennen, an dem Kritik zu üben

vermessen ist; sich für Gottes Werk zu schämen ist mehr als überflüssig.
Urprinzipieller Bezug: Venus-Neptun.
Lit.: *SuL, AfS.*
Film: *Angsthasen, Die Bücherdiebin* (beide Bd 1); *Angst essen Seele auf* (Bd 2).

Scharlach

(siehe auch Hautausschlag, Kinderkrankheiten)
Körperebene: Haut (Grenze, Kontakt, Zärtlichkeit).
Symptomebene: Beginn häufig mit akutem Fieberschub, Schüttelfrost, Kopfschmerzen und Halsschmerzen (Angina), hoch- bzw. scharlachroter entzündeter Rachen mit geschwollenen Mandeln und Halslymphknoten: schwerer Konflikt entzündet sich um die Eintrittspforte in die körperliche Innenwelt; Hals- und Schluckschmerzen: genug geschluckt haben, weiteres Schlucken tut zu weh; Zeichen von Überlastung, zu große intellektuelle Anforderung; Erbrechen: sich »zum Kotzen« fühlen, etwas loswerden wollen; Himbeerzunge und scharlachroter *Ausschlag* (unzählige tiefrote Punkte) am Körper: eine vitale, hochrote Energie bricht nach außen durch; Aggressionen entladen sich körperlich (*Wwg 155f.*); Gefahr des Übergreifens der entzündlichen Auseinandersetzungen auf die Nasennebenhöhlen (»die Nase voll haben«), Gelenke (Artikulationsprobleme), Nieren (Beziehungs-, Harmonieprobleme), Gehirnhäute (zentrale Regelungsprobleme); als weitere Komplikation rheumatisches Fieber: generelle Abwehrschlacht, in deren Verlauf die Gelenke in Mitleidenschaft gezogen werden, und Herzklappenfehler (»Scharlach leckt die Gelenke und beißt das Herz«); Drama an der Schnittstelle (Brustregion) von Intellekt (Kopf) und Gefühl (Herz).
Bearbeitung (auch für Eltern, deren Probleme die Kinder oft widerspiegeln): Aufgabe des *Kindes*, sich auf die eigenen Beine zu kämpfen und aus einer Opferrolle, die von der Familie oder Tradition vorgegeben wird, auszubrechen und der Martersituation (wie von Tausenden von Nadeln verwundet) aktiv kämpferisch zu entkommen; dafür können mehrere Versuche notwendig sein (Scharlach kann man mehrmals bekommen); Aufgabe der mitbetroffenen *Eltern*: den aggressiven Kampf um das Hereinlassen neuer Impulse unterstützen; Zuwendung geben, die das Schlucken *harter Brocken* erleichtert und das Loswerden alter Muster und Lebensweisen fördert; bewusste Um- und Einstellung auf die neue Zeit: die neuen ungewohnten Energien mit großer Kraft durchbrechen, ausschlagen lassen; Mut machen, den Kampf, der äußerlich auf der Haut und innerlich in der Seele tobt, zu bestehen; den Nebenkriegsschauplätzen Aufmerksamkeit schenken: Frustrationstoleranz entwickeln lassen; Artikulation fördern und sich entwickeln lassen; Beziehungs-/Harmoniebedürfnisse im Auge behalten; zentrale Fragen der Lebensregelung bearbeiten;

Aggressionsentwicklung fördern: Anregung zu einem mutigen Leben, das Herausforderungen schätzt und aggressives Denken zulässt.
Einlösung: dem neuen Lebensabschnitt mit Offenheit begegnen; das noch Ungewohnte durchbrechen lassen; den anstehenden Entwicklungsschritt mit Mut angehen und sich am Ergebnis freuen.
Urprinzipieller Bezug: Mars-Uranus.
Lit.: *Wwg, KSdK 151–154.*
Film: *In Sachen Henry, Der letzte Samurai, Fearless, Wut* (alle Bd 1).

Schaufensterkrankheit

siehe Claudicatio intermittens

Scheidenentzündung

(Kolpitis; siehe auch Entzündung, Ausfluss, Scheidenpilz)
Körperebene: Scheide (Hingabe, Lust).
Symptomebene: Grundlage sind Auseinandersetzungen mit Erregern (Trichomonaden, Pilzen usw.) und/oder Mangel an Weiblichem (Hormon Östrogen): Entzündung eines Konfliktes um den Zugang zu weiblicher aufnehmender Lust und Liebe; offen(siv)e Auseinandersetzung um den Ort der bergenden Aufnahmebereitschaft und Hingabe; Möglichkeit und perfekte Ausrede, *sich aus dem Verkehr zu ziehen*, auch wegen des zur Entzündung meist hinzukommenden Geruchs.
Bearbeitung: sich dem Konflikt um den Zugang zu Lust und Liebe stellen; Kampf um die Themen Aufnahme- und Hingabebereitschaft; den brennenden Konflikt lieber im Geschlechterkampf entflammen lassen als in brennenden Infektionen; sich auch offen(siv) gegen männliche Übergriffe wehren, statt diese Energie gegen sich selbst zu richten; sich etwaigen Mangel an Weiblichkeit bewusst machen; bewusstere Möglichkeiten entwickeln, sich den Partner oder die Männer vom (Unter-)Leib zu halten.
Einlösung: »Frau« über die eigene Unterwelt werden.
Urprinzipieller Bezug: Venus-Mars.
Lit.: *F 269–272, Wwg, SvI.*
Film: *Safe Haven, Wellness für Paare, Die Braut, die sich nicht traut, Der Rosenkrieg, Labor Day, In Sachen Henry, Der letzte Samurai, Fearless, Wut* (alle Bd 1).

Scheidenfurunkel

siehe Furunkel

Scheidenkrampf

siehe Vaginismus

Scheidenpilz

(siehe auch Ausfluss, Scheidenentzündung, Candidamykose)
Körperebene: Scheide (Hingabe, Lust).
Symptomebene: Konflikt um die Auswahl des Intimpartners, Konflikt mit dem Partner im Intimbereich; Eingang zum intimsten Bereich ist nicht ausreichend mit Lebenskraft versorgt (Pilze siedeln am ehesten auf absterbenden Geweben) und wird nicht wachsam genug

gehütet; (unbewusste) Abspaltung der Unterleibsthemen, Sexualität ohne Liebe; Autoaggression.
Bearbeitung: Wiederbelebung der Unterwelt durch genussvolle Sexualität; den Unterleib als Spielwiese der Lebensfreude entdecken; für saubere Verhältnisse sorgen; eine neue Wahl treffen.
Einlösung: harmonische und erfüllende Beziehung voller Lebendigkeit anstreben; im eigenen weiblichen Rhythmus schwingen; die eigene Weiblichkeit offensiv verteidigen.
Urprinzipieller Bezug: Venus-Pluto.
Lit.: *F 272–277, Wwg.*

Scheidentrockenheit

(Schleimhauttrockenheit; siehe auch Frigidität, Klimakterische Beschwerden, Bartholinitis)
Körperebene: Scheide (Hingabe, Lust).
Symptomebene: brennende Gefühle, Hitze, (unbewusst) brennende Lust und brennendes Begehren, die jedoch durch Trockenheit behindert sind; Libido will auf einer anderen Ebene als der sexuellen ausgelebt werden; an einem Thema brennend interessiert sein; sich einen Partner suchen, der das Thema für einen löst, um es von ihm und mit ihm zu lernen (vgl. auch → Prostatavergrößerung); Trockenheit ein allgemeines Altersthema.
Bearbeitung: der Liebe zuerst einmal eine anspruchsvollere Ebene geben, als es die körperliche ist; Feuer und Flamme für die eigene Lebensaufgabe werden; dem brennenden Bedürfnis nach tiefer Kommuni(kati)on und spiritueller Entwicklung nachgehen; für geistige Kinder sorgen.
Einlösung: Konzentration auf das Wesentliche, tiefer Austausch.
Urprinzipieller Bezug: Venus-Pluto/Saturn.
Lit.: *F 444–447 (Klimakterische Beschwerden).*

Scheidenvorfall

(Prolapsus vaginae; siehe auch Gebärmuttervorfall)
Körperebene: Scheide (Hingabe, Lust).
Symptomebene: die Scheide drängt nach außen (→ Bindegewebsschwäche als körperliche Basis, sexuelle Bindungsschwäche als seelische Basis); die Themen Hingabe und Lust drängen auf der körperlichen Ebene in den Vordergrund, schieben sich damit in den Mittelpunkt des Interesses.
Bearbeitung: dem Körper bewusst die Darstellung dieser Thematik abnehmen und den erotisch-sexuellen und genitalen Themen (wieder) Raum geben.
Einlösung: die Polarität in den Mittelpunkt des Lebens stellen und sich bewusst damit aussöhnen.
Urprinzipieller Bezug: Venus-Pluto-Uranus.

Scheinschwangerschaft

(Pseudogravidität; durch frühe Ultraschalluntersuchungen und Schwangerschaftstest heute selten geworden; siehe auch Blasenmole)

Körperebene: Gebärmutter (Fruchtbarkeit, Geborgenheit), Bauch (Gefühl, Instinkt, Genuss, Mitte), Geschlechtsorgane (Sexualität, Polarität, Fortpflanzung).
Symptomebene: Konflikt zwischen extrem starkem Kinderwunsch und unbewusster Angst vor Verantwortung bzw. zwischen Sexualität und Mutterschaft; sich ohne Inhalt aufblähen; sich schwanger gebärden, ohne die Konsequenzen tragen zu müssen; Schwangerschaft als Möglichkeit, Macht auszuüben; den Schein (einer Schwangerschaft) wahren: Konflikt zwischen Schein und Wirklichkeit.
Bearbeitung: auf das Frausein antworten lernen, die Verantwortung für die eigene Geschlechtsrolle erspüren; das eigene Geburtstrauma klären, falls es die Angst vor dem Gebären ist, die echte Schwangerschaft verhindert; Aussöhnung mit dem Sexuellen als natürlicher Basis der Schwangerschaft; sofern in der Einschätzung eine Diskrepanz zwischen schmutzigem Sex und gottgewollter Mutterschaft besteht; das Thema bearbeiten, um zu natürlicher Einstellung zu finden; sich auf entwickelte Formen zur Ausübung weiblicher Macht besinnen.
Einlösung: Aussöhnung mit der ganzen Tiefe des eigenen Frauseins.
Urprinzipieller Bezug: Mond-Neptun.

Scheuermann-Krankheit

(Osteochondropathia juvenilis deformans; siehe auch Rückenschmerzen)
Körperebene: Wirbelsäule (Dynamik und Halt), Rücken (Anstrengung, Aufrichtigkeit).
Symptomebene: Bandscheibengewebe bricht in die Abschlussplatten der Wirbelkörper ein, was diese deformiert und insgesamt zu einem starren → Rundrücken führt; gebeugte Haltung ohne Flexibilität: in der Demütigung erstarrt sein; Erstarrung und Versteifung: vorzeitige Alterung, Unterdrückung des archetypisch weiblichen Aspekts in der eigenen Weltachse; die schlechte innere Haltung wird äußerlich deutlich (mit hängendem Kopf in Richtung Hartnäckigkeit); stiller Kummer; Probleme mit der Aufrichtigkeit: entstehen v. a. in der Jugend, zu einer Zeit, wenn die Triebe oft ohne die Möglichkeit eines Ventils am stärksten drängen.
Bearbeitung: die Durchdringung von weiblichen und männlichen Elementen als Rückgrat und Halt des Lebens unterstützen: weiblicher Energie erlauben, in männliche Bereiche einzudringen und sie zu befruchten; sich auf eine grundsätzlich demütige Haltung konzentrieren: Stärke als Erlösung der Starrheit in die Demutshaltung einfließen lassen.
Einlösung: Festigkeit und Struktur entwickeln; Demut lernen.
Urprinzipieller Bezug: Saturn.
Lit.: *KSdK 355f.; CD/Audio »Rückenprobleme«.*

Schiefhals

(Torticollis spasticus; siehe auch KiSS-Syndrom)

Körperebene: Hals (Einverleibung, Verbindung, Kommunikation).
Symptomebene: eine Seite der Welt ungesehen links (bzw. rechts) liegen lassen; schiefe, einseitige (Welt-) Sicht, die andere Hälfte der Wirklichkeit nicht sehen wollen; Sicherheit/Unsicherheit: Entlarvung einer demonstrativen Selbstsicherheit, unangenehmen Situationen aus dem Weg gehen, von seinen Konflikten wegschauen.
Bearbeitung: die körperliche Zwangshaltung als Lernmöglichkeit akzeptieren: die gemiedene Seite vorerst übersehen und sich ganz der Seite zuwenden, die im erzwungenen Blickfeld liegt, bis die hier liegende Aufgabe gelöst ist (homöopathisch); nach der Einlösung der vorrangigen Aufgabe auch die andere Seite ins Auge fassen (allopathisch); die linke (weibliche) und die rechte (männliche) Seitenbetonung verstehen lernen; sich Konfrontationen stellen, der Welt ins Auge sehen.
Einlösung: die Mitte in der Sichtweise finden: das Glas ist weder halbvoll noch halbleer bzw. sowohl halbleer als auch halbvoll.
Urprinzipieller Bezug: Venus (Hals)-Uranus.
Lit.: *K 298f.*

Schielen

(Strabismus)
Körperebene: Augen (Einsicht, Durchblick, Spiegel und Fenster der Seele).
Symptomebene: funktionale Einäugigkeit: Bilder des abweichenden Auges werden unterdrückt; Schwierigkeit, dem Leben eine Richtung zu geben, ungerichteter Blick; einen Pol ausschließen (die Bilder des schielenden Auges werden vom Gehirn ausgefiltert und tragen so nicht zur Bildentstehung bei, um Doppelbilder zu vermeiden), die Wirklichkeit nur einäugig sehen; Entstehung oft in Schwächeperioden der Kindheit (schwere Krankheitsbilder): die erlebten Bilder und Wahrnehmungen nicht mehr zur Deckung bringen können und sich auf einen Pol zurückziehen; häufig zwischen Mutter- und Vaterbild hin- und hergerissen sein, sich nicht entscheiden können, die Augen tun es dann auf der Körperebene und gehen jedes eigene Wege: beim schielenden rechten Auge wird die *Ansicht* des Vaters ausgeschlossen, beim schielenden linken Auge die der Mutter; einseitige Sicht: die beiden Seiten der Wirklichkeit (der Polarität) können nicht mehr ausgehalten werden, die Widersprüche sind unerträglich geworden; Fehlen des halben Gesichtsfeldes; nicht wirklich *wahr*nehmen wollen/können: die Welt wird flach; zweidimensionale Weltsicht: *Ein*sicht der unerlösten Art; Unfähigkeit, Entfernungen zu schätzen, die Tiefe der Dinge zu erkennen, Perspektiven zu sehen: flache Welt ohne Tiefgang; das Gesehene unterliegt im schielenden Zustand immer Zweifeln, weil ihm die andere Hälfte fehlt; unzufriedene Suche, Blick wird auf abseits Liegendes oder scheinbar Fehlendes geworfen; sich nicht ge-

rade in die Augen schauen lassen: Angst, im Innern erkannt zu werden.
Einwärtsschielen: das abweichende Auge ist nach innen gerichtet; Tendenz, daheim bei den Eltern und Kind zu bleiben; Sicherheitsbedürfnis, Introversion; etwas Unerlaubtes gesehen, ein Tabu verletzt haben.
Auswärtsschielen: nach draußen entkommen wollen, aus einer schwierigen Lage ausbrechen wollen, nicht zur eigenen Mitte finden; Versuch, um etwas herumzukommen; ausweichen, nicht »zum Punkt kommen« (griech. *hamartanein* = den Punkt verfehlen, sich absondern, sündigen), Extroversion.
Leichter Silberblick: gilt als attraktiv, verrät eine gewisse Schwäche in der Weltwahrnehmung und damit Hilfsbedürftigkeit (die von Männern bei Frauen oft als anziehend empfunden wird).
Bearbeitung: sich die auseinanderstrebenden Tendenzen des eigenen Wesens bewusst machen; Probleme der Richtungsfindung einsehen; sich der einen sichtbaren (männlichen oder weiblichen) Seite so intensiv widmen, bis deren Thematik erlöst ist; aus der Anerkennung der Beschränkung auf die eine Dimension der Sicht heraus Verständnis für tiefere Dimensionen in übertragener Hin*sicht* entwickeln; das fehlende Auge, die fehlende Dimension durch Bewusstseinsleistungen kompensieren, um doch noch die Tiefe der Wirklichkeit durchschauen zu lernen und Perspektiven zu entwickeln; zu seiner Hilfsbedürftigkeit stehen lernen; offen zeigen, dass einem zur Vollkommenheit (noch) etwas fehlt; sich beschränken lernen (auf die eine Hälfte der Wirklichkeit); sich auf das Eine ausrichten, statt die Welt von allen Seiten zu betrachten; in jedem Einzelaspekt das Leben in seiner Ganzheit erkennen.
Einlösung: Zweiheit/Vielheit (ind. *maya* = »Illusion«) als flachen Abglanz der wahren Wirklichkeit durchschauen lernen; hinter der Welt der polaren Zweiheit die Einheit erkennen lernen; aus der einseitigen Sicht echte Einsicht wachsen lassen; Einfältigkeit im Hinblick auf die Einheit entwickeln.
Urprinzipieller Bezug: Sonne/Mond-Uranus.
Lit.: *KSdK 190–198.*

Schilddrüsenentzündung

(Thyreoiditis; siehe auch Hashimoto-Thyreoiditis)
Körperebene: Schilddrüse (Entwicklung, Reifung).
Symptomebene: Konflikt im Stoffwechselbereich um das innere Feuer; Konflikt um Entwicklung.
Bearbeitung: aktive Auseinandersetzung über das Ausmaß an Lebensenergie, das zur Verbrennung ansteht; offensive Klärung der eigenen Entwicklungswünsche.
Einlösung: mutige Entwicklungsschritte unter Einsatz des eigenen inneren Feuers.
Urprinzipieller Bezug: Merkur-Mars.
Lit.: *Wwg, SvI.*
Film: *In Sachen Henry, Der letzte Samurai, Fearless, Wut* (alle Bd 1).

Schilddrüsenkrebs

(siehe auch Krebs)
Körperebene: Schilddrüse (Entwicklung, Reifung); Hals (Einverleibung, Verbindung, Kommunikation).
Symptomebene: unterdrückte, unverwirklichte Entwicklungsimpulse fangen an, eigene Wege zu gehen, sich im körperlichen Bereich auszutoben und sich so doch noch zu verwirklichen; immer nur ein unverbindliches Leben mit unverbindlichen Beziehungen geführt haben; stets voller Unruhe auf der Flucht sein; im Zusammenhang von Reifung und Entwicklung so weit von seiner Lebensbestimmung abkommen, dass die zu lange unterdrückten Kräfte auf eigene Faust losschlagen und ihren körperlichen Egotrip im Sinne der Entartung beginnen; die Rückbesinnung auf den Ursprung (*Religio*) gerät auf der Entwicklungsebene in einen körperlichen Rückzug zu primitivem uranfänglichem Zellleben: Entwicklungsmöglichkeiten entarten lassen, Potenziale missbrauchen.
Bearbeitung: die lange unterdrückt gehaltenen geistig-seelischen Kräfte der Reifung und Entwicklung bewusst zum Zuge kommen lassen, um den Körper von dieser Thematik zu entlasten; was auf der Bewusstseinsbühne ablaufen darf, wird auf der Körperbühne unwichtig und überflüssig; im Entwicklungsbereich mutig für Entlastung sorgen; unterdrückten offensiven Reifungstendenzen mutig ihren Lauf lassen; die eigene Entwicklungskraft aggressiv zum Ausdruck bringen; all die unter → Krebs erwähnten Maßnahmen ergreifen: da Krebs den ganzen Organismus betrifft, ihm auch auf der ganzen Linie begegnen.
Einlösung: zu seinem ureigenen Entwicklungsweg zurückkommen; sich nicht länger an der Selbstverwirklichung hindern lassen; die Notwendigkeit erkennen, vom körperlichen und damit (lebens-) gefährlichen Niveau auf das herausfordernde, aber lebensrettende geistig-seelische Niveau zu wechseln und dort auf expansives Wachstum zu setzen; grenzüberschreitende Liebe entdecken, sich über Fremdbestimmung und selbst- und fremdgeschaffene Normen hinwegsetzen und nur dem eigenen höchsten Gesetz verpflichtet leben und sich entwickeln.
Urprinzipieller Bezug: Merkur-Pluto/Jupiter.
Lit.: *S 254–259, KR; CD/Audio »Krebs«.*
Film: *Heute bin ich blond, Das Beste kommt zum Schluss, Der Klang von Eiswürfeln, Der Doktor, Familienfest, 50/50 – Freunde fürs (Über)Leben, Entscheidung aus Liebe, Schicksalsgesetze* (alle Bd 2); *One Week, Ma Ma – Der Ursprung der Liebe* (beide Bd 1).

Schilddrüsenüberfunktion

(Hyperthyreose)
Körperebene: Schilddrüse (Entwicklung, Reifung); Hals (Einverleibung, Verbindung, Kommunikation).

Symptomebene: Wachstums- und Entwicklungsdrang, heiß sein auf Ausweitung und Entwicklung (allergisch sein auf Beengung am Hals), kaum stillbarer Appetit aufs Leben; brennender Ehrgeiz: überzogene Leistungsansprüche; Überforderung; Lebensgier, Angst, etwas zu versäumen; ständig erhöhte Alarmbereitschaft und überhöhte Geschwindigkeit; Autoritätskonflikte; Selbstverleugnung; enttäuschte kindliche Abhängigkeitswünsche; nicht selten auch der Anerkennung der Eltern und später des Partners/der Partnerin hinterherlaufen; ängstliches Meiden beengender Situationen; Zurückhaltung der Gefühle, Bedrückung; verdrängte Todesangst.
Bearbeitung: sich der zum Teil unbewussten Wachstums- und Expansionswünsche bewusst werden, um sie umzusetzen: das Leben in Schwung bringen, das Tempo erhöhen, sich vom eigenen Herzen Beine machen lassen; wach sein, um alle Gelegenheiten beim Schopf zu packen; den Kampf um die Spitze wagen, den Autoritäten den (Konkurrenz-)Kampf ansagen; zu sich und seinen ehrgeizigen Ansprüchen stehen lernen; die Widersprüche zwischen Todesangst und enormer Leistungsbereitschaft anerkennen; Psychotherapie; hochfliegende Träume an der Realität messen; seelischen Knoten auflösen, der oben und unten voneinander abtrennt; Lebenspanik eingestehen, Pan begegnen und den Kampf bestehen.
Einlösung: unabhängige Lebensentscheidungen treffen; sich der Fülle des Lebens mit all seinen Möglichkeiten stellen; die Energie, die sich im Krankheitsbild austobt, in den Lebenskampf einfließen lassen.
Urprinzipieller Bezug: Merkur-Mars-Jupiter.
Lit.: *S 259–266.*

Schilddrüsenunterfunktion

(Hypothyreose; siehe auch Myxödem)
Körperebene: Schilddrüse (Entwicklung, Reifung).
Symptomebene: Abschottung vor der Außenwelt, sich hinter dicken Mauern verschanzen (→ Myxödem); Verlangsamung auf allen Ebenen; mangelnde Verwurzelung; alles lässt einen kalt, sich tot stellen, fehlendes Lebensinteresse; dem Leben fehlt die Süße; oft massive Lebensenttäuschung, (sich) und das Leben aufgeben; tiefsitzende Frustration.
Bearbeitung: sich auf sich selbst zurückziehen, hinter dicken Mauern Zuflucht suchen: Rückzug in eine klösterliche, meditative Lebenssituation erwägen; bewusst geschehen lassen, was geschehen muss; alles Alte sterben lassen; Auseinandersetzung mit dem Tod.
Einlösung: den Sinn des eigenen Lebens im Innen suchen und finden.
Urprinzipieller Bezug: Merkur-Saturn/Neptun.
Lit.: *S 266–270.*
Film: *Die Bücherdiebin* (Bd 1).

Schizophrenie

(Spaltungsirresein; siehe auch Hebephrenie, Geisteskrankheit)

Symptomebene: gestörte zwischenmenschliche und soziale Bezüge bei oft herausragender Intelligenz; → Halluzinationen, Zerfahrenheit, Unlogik, Begriffsverschiebungen aus der Perspektive der sog. Normalen; Aufspaltung und Zersplitterung des Denkens, Fühlens und Handelns gemessen am Üblichen und Normalen; oft Verfolgungswahn, der aus Sicht der Betroffenen aber Sinn macht, denn sie werden tatsächlich von den Normalen verfolgt und eingesperrt, entweder durch Anstaltseinweisung oder durch chemische Fesselung mittels Psychopharmaka; die angeführten Störungen sprechen für eine Flucht in eine irreal erscheinende Schattenwelt, die jedoch bedrückend real erlebt wird; nach Joseph Campbell handelt es sich beim schizophrenen Zusammenbruch um »eine nach innen und zurück führende Reise, um etwas Versäumtes nachzuholen oder etwas Verlorenes wiederzugewinnen und dadurch das Leben wieder ins Lot zu bringen«.
Bearbeitung (auch für mitbetroffene Angehörige): Zugänge schaffen zu jener speziellen Erlebniswelt; die Spaltung der Wirklichkeit in zwei Seiten, der wir alle durch die Polarität unterworfen sind, als Basis jeder Entwicklung erkennen; das Schattenreich mit Reisebegleitung kennen- und annehmen lernen.
Einlösung: Schattenwelt und Realität voneinander unterscheiden können und lernen, sie auseinanderzuhalten.
Urprinzipieller Bezug: Uranus-Neptun-Pluto.
Lit.: *E. Podvoll: »Aus entrückten Welten«.*
Film: *A Beautiful Mind, Birdy, Shine, Aus tiefster Seele, Angel Baby* (alle Bd 2).

Schlafapnoe

(siehe auch Apnoe, Schnarchen)
Körperebene: Lunge (Kontakt, Kommunikation, Freiheit), Atemzentrum im Gehirn (Kommunikation, Logistik).
Symptomebene: im Schlaf wiederkehrende kurzzeitige Atemstillstände (lange Atempausen), die durch tiefe Atemzüge wieder aufgehoben werden: sich gefährlich lange der (nächtlichen Traum-)Welt verschließen; dem Tod noch einmal von der Schippe springen.
Bearbeitung: sich sowohl mit der Sterblichkeit bewusst aussöhnen als auch zum eigenen (Lebens-)Rhythmus finden; sich befreien aus dem engen Zwangskorsett, das man sich angelegt hat; sich die Freiheit gönnen, statt sich den Atem zu nehmen; sich aus seinem selbstgewählten Gefängnis befreien und wenigstens nachts zu seinem eigenen Leben finden und darin seinen Platz einnehmen.
Einlösung: das Reich des Todes, des großen Bruder des Schlafes, anerkennen und bewusst immer wieder besuchen; sich darüber klar werden, dass der Tod immer neben uns steht, dass aber gerade neben ihm und in seinem Beisein ein ganzes wundervolles Leben möglich ist.
Urprinzipieller Bezug: Mond/Neptun-Saturn.

Lit.: *Sch; CD/Audio »Schlafprobleme«.*
Film: *The Good Night* (Bd 1).

Schlafdrang/Schlafsucht

(übermäßiges Schlafbedürfnis, schläfriger Zustand [Somnolenz], Tagesschläfrigkeit [Hypersomnie;] siehe auch Long Covid, Narkolepsie [nicht kontrollierbarer Einschlafzwang]).
Körperebene: meist Bewusstseinsproblem, häufig auch bei organischen Gehirnprozessen (Kommunikation, Logistik) und den damit verbundenen Themen.
Symptomebene: körperliche Grundsituation klären und deuten; Erschöpfung; Angst vor (Leistungs-)Anforderungen des Tages/Aktivität, den Tag zur Nacht machen; Flucht in Traumwelten/in die Unbewusstheit der frühesten Kindheit; sich vor Verantwortung drücken; alles langsam angehen (»Schlafmütze«, verschlafener Typ), das Leben verschlafen (»Penner«); Angst vor dem Geborenwerden.
Bearbeitung: sich in die Angst hineinlassen, bis sie sich zur Weite öffnet; die Traumwelten der anderen Seite bewusst erschließen (Traum-Yoga, bewusstes Klarträumen usw.); die Unbewusstheit der Kindheit nochmals (therapeutisch) durchleben, um sie endgültig loslassen zu können; sich mit dem eigenen Geburtstrauma (Reinkarnationstherapie) aussöhnen; noch einmal zurückkehren ins Paradies des Mutterleibes und sich dann bewusst mit der Geburt davon verabschieden; den Tag als Symbol des Lebens erkennen und gleichsam rituell angehen; sich vom Abend an den Lebensabend erinnern lassen.
Einlösung: das Wesen der Verantwortung im Finden von Antworten auf das Leben (engl. *responsibility = the ability to respond*) entdecken; Antworten suchen – auch im Schlaf (»Den Seinen gibt's der Herr im Schlaf«, eine Angelegenheit nochmals überschlafen).
Urprinzipieller Bezug: Neptun.
Lit.: *Sch; CD/Audio »Schlafprobleme«.*
Film: *The Good Night* (Bd 1).

Schlaflosigkeit

(Insomnie, Ein- und Durchschlafstörung; siehe auch Schlafprobleme)
Körperebene: meist Bewusstseinsproblem, oft verbunden mit → Depression; Durchschlafstörungen auch aufgrund organischer Krankheitsbilder (z. B. Herz-, Prostata- oder Blasenschwäche oder Muskelkrämpfe, Hitzewallungen) oder altersbedingt (Veränderung des Schlafmusters im hohen Alter) und den jeweils dahinter verborgenen Themen.
Symptomebene: Angst vor Kontrollverlust, Hingabe und vor dem Einlassen auf Unbekanntes beim Einschlafen; nicht loslassen können vom Tag, weil man nicht fertig geworden ist mit dem Tag, mit dem Leben; → Schuldgefühle, die daran hindern, sich zu entspannen und loszulassen; Rhythmusverlust bzw. -veränderung (→ Alterssymptome, senile Bettflucht); von einem

unfertigen Thema aus dem Schlaf (den meist gar nicht mehr erinnerten Träumen) gerissen werden; mangelndes Vertrauen in den weiblichen Pol; zu starke Betonung des männlichen Denkpols: zu viel Lebensenergie (Blut) in der Zentrale (Gehirn), die dadurch nicht zur Ruhe kommt; zu starke Ich-Identifikation: Schlaf = Tod (Thanatos, der Tod, ist der Bruder von Hypnos, dem Schlaf); Aufforderung, im spirituellen Sinne aufzuwachen (Buddha = der Erwachte).

Bearbeitung: den Tag abschließen (z. B. mit Hilfe eines Gutenachtrituals wie Gebet, Tagebuchschreiben, Mandalamalen, Meditation usw.), auf der Bewusstseinsebene fertig bearbeiten: anerkennen, was weiterer Bearbeitung bedarf; abhaken, was nicht mehr zu ändern ist; den Konflikt in täglichen Seelenbilderreisen ausfindig machen und angehen; Probleme lösen, die immer wieder auftauchen und das »Nachtleben« bedrohen und infrage stellen; sich so lange bewusst aufregen lassen, bis man wieder in Ruhe schlafen kann; wacher werden für die Nacht, die weibliche Seite unseres 24-Stunden-Tages; den Genuss im Loslassen entdecken; sich die Freuden und Genüsse des weiblichen Pols des Lebens erschließen; den Übergang von der aktiven (männlichen) in die passive (weibliche) Seite des Tages bewusst erleben und z. B. mit einem Abendspaziergang feierlich be*gehen*, die Abenddämmerung begrüßen; jeden Tag abschließen wie ein Leben (den Schlaf als kleinen Bruder des Todes ernst nehmen); Beschäftigung mit Vergänglichkeit und Tod; allopathisch auf dem Gegenpol: von linker auf rechte Gehirnhälfte umschalten durch Meditation, Konzentration auf den Atem (insbesondere den langen Ausatem), Mantren; bei Durchschlafstörungen entsprechend des jeweiligen schlafstörenden Symptoms für sein Thema *wach werden*; erregende Themen ins Bewusstsein lassen und mit ihnen *fertig werden*. Einschlaftricks auf obiger Basis: **1.** bis 100 zählen und wieder zurück usf. oder Schäfchenwolken, die man sich am Himmel vorstellt, durchzählen, bis der Intellekt aufgrund von Langeweile abschaltet und man in den Schlaf sinken kann; **2.** Koanmethode: Versuch, eine intellektuell unlösbare Aufgabe intellektuell zu lösen, z. B. auf das Klatschen der einen Hand horchen (aus der Rinzai-Zen-Tradition); **3.** ansteigende Fußbäder oder Kneipp-Anwendungen (um das Blut aus dem Kopf zu locken); **4.** befriedigender und physisch erschöpfender Geschlechtsverkehr vor dem Einschlafen; **5.** Einschlafritual, wie z. B. den Tag nochmals auf der inneren Bilderebene Revue passieren lassen; geführte Meditationen; auf dem Gegenpol bei sehr niedrigem Blutdruck: einen wenige Zentimeter hohen Keil unter das Fußende der Matratze geben, um genug Blut zurück zur Zentrale zu lenken.

Einlösung: sich sein Tagwerk so einteilen, dass es zu schaffen ist; Aussöhnung mit der dunklen

Seite des Tages und der Wirklichkeit; unerledigt gebliebene Dinge bewusst als solche akzeptieren: Perfektionismus loslassen; aufwachen für die Wirklichkeit und das eigene Seelenleben; die Nacht und den Tod als Lebensthemen entdecken; aufwachen und erwachen, um ein Erwachter zu werden.
Urprinzipieller Bezug: Mond-Pluto (Einschlafstörung); Mond-Saturn (Durchschlafstörung).
Lit.: *K 323–329, Sch, AfS; CD/Audio »Schlafprobleme«, »Eine Reise nach Innen«.*
Film: *The Good Night* (Bd 1).

Schlafprobleme

(siehe auch Schlafdrang/Schlafsucht, Schlaflosigkeit, Lunatismus, Schnarchen, Schlafapnoe)
Körperebene: meist Bewusstseinsproblem; ausgehend vom Gehirn (Kommunikation, Logistik) ist der ganze Organismus betroffen.
Symptomebene: **1.** allgemein: mit seinem täglichen Leben *nicht mehr fertig werden*; *danebenliegen*; den Tag nicht loslassen können; körperliche und seelische Enge, Kälte; Angst vor Ich- und Kontrollverlust; **2.** unruhiger Schlaf: nächtliche Kämpfe um Konflikte, die tagsüber nicht geklärt wurden; **3.** Störung der Wach-Schlaf-Regulation (Parasomnie): ein aus dem natürlichen Rhythmus geratenes Leben; **4**. Sprechen im Schlaf: was die Seele unter Druck setzt, aber tagsüber nicht laut ausgesprochen werden durfte, verschafft sich Gehör; **5.** müde aufwachen: fehlende Regeneration im Schlaf aufgrund drückender Sorgen; »Brummschädel« oft aufgrund chronischen Schlafdefizits oder Alkohol- bzw. Drogenmissbrauchs; **6.** mit einem Schrei erwachen: Angst, Entsetzen, von Problemen aufgeschreckt werden; **7.** zu früh, aber nicht erfrischt aufwachen; **8.** nächtliche schmerzhafte Erektion: unerlöste Spannung, unbefriedigte Männlichkeit (→Erektionen, schmerzhafte nächtliche).
Bearbeitung: 1. Überlastung abbauen; sich den optimalen Schlaf*raum* verschaffen; sich anvertrauen und fallen lassen; **2.** die Nacht als Regulativ und Verarbeitungsphase des Tages erkennen und froh darum sein, dass die tagsüber gemiedenen Auseinandersetzungen so wenigstens noch ihren Raum finden; **3.** mit dem Schlaf- und Lebensrhythmus experimentieren, bis das Ideal verwirklicht ist; **4.** Ehrlichkeit *an den Tag legen*; Heimlichkeiten klären; **5.** Einschlafrituale, angestaute Probleme z. B. mittels Psychotherapie in Trance klären; **6.** hinter das schreckliche Geheimnis schauen, tagträumen; **7**. das Regenerationshindernis ausmachen und beseitigen; **8.** sexuelle Bedürfnisse in der Partnerschaft ausleben.
Einlösung: **1.** nach einem befriedigenden Tagwerk die Früchte der Nacht ernten; Offenheit und Weite leben; **2.** nachts mit links und nebenbei lösen, was tagsüber unlösbar erschien; *darüber schlafen* und mit Lösungen aufwachen; bei konkreten weltlichen Problemen

die Nacht aktiv für Entwicklung nutzen, v. a. auch im Sinne des indischen Yogaschlafes oder des tibetischen Traumyoga; **3.** sein(en) Leben(srhythmus) verwirklichen (alles Leben ist Rhythmus); in (den eigenen) Fluss kommen; **4.** sich freiwillig und mutig Belastendes von der Seele reden; **5.** Themen der Nacht bereitwillig und offen in den täglichen Lebensmittelpunkt rücken; **6.** *Reisen nach Innen* unternehmen und das Schattengeheimnis lüften; **7.** die ideale Schlafsituation verwirklichen; **8.** ein erfülltes (Liebes-)Leben genießen.
Urprinzipieller Bezug: 1. und **2.** Mond-Neptun; **3.** Uranus-Mond; **4.** Merkur-Neptun; **5.** Neptun; **6.** Neptun-Pluto-Mars; **7.** Mond-Saturn; **8.** Mars-Saturn.
Lit.: *Sch, KSdK 440–454; CD/Audio »Schlafprobleme«, »Eine Reise nach Innen«.*
Film: The Good Night (Bd 1).

Schläfrigkeit

(siehe auch Müdigkeit, Schlafdrang/ Schlafsucht)
Körperebene: ausgehend vom Gehirn (Kommunikation, Logistik) ist der ganze Organismus betroffen.
Symptomebene: immer wieder einnicken und für kurze oder längere Zeit schlafen – einerseits ganz natürlich etwa nach einem guten Mahl, wenn der Verdauungsbereich besser als das Hirn durchblutet ist, nach langen Liebesfesten mit einem ebenso erfüllenden wie erschöpfenden Orgasmus, nach ermüdender physischer oder befriedigender geistiger Arbeit, andererseits auch Hinweis auf eine überforderte Leber, die zu viel Gift und zu wenig Bitterstoffe abbekommen hat; alte Menschen schlafen öfter ein und bereiten sich wohl auf das große Entschlafen vor, denn nicht zufällig sind in der griechischen Mythologie der Gott des Schlafes (Hypnos) und der des Todes (Thanatos) Brüder; auch Zeichen von Unlust auf ein waches, sogar erwachtes Leben: »Schlafmützigkeit«, lieber ein »Penner« und Träumer sein; manchmal auch Flucht und Abtauchen in astrale Räume, statt auf den Boden der Tatsachen zu kommen.
Bearbeitung: sich auf die andere numinose Seite der Wirklichkeit vorbereiten; ein Schlafdefizit »hereinschlafen« mit einer geführten Meditation im Liegen (bei bestehendem Schlafdefizit wird der Schlaf rasch eintreten, beim Erwachen einfach wieder auf Start drücken usw., bis die Meditation einmal ganz gehört wurde); mit einem guten Feierabend und schönem Film sich über die Filmbilderwelten auf die Seelen-Bilder-Welten der Träume einstellen und vorbereiten; den besonders wertvollen Schlaf vor Mitternacht nutzen und ohne Wecker morgens erfrischt und ausgeschlafen aufwachen (wer sich wachklingeln lässt, beendet seinen Schlaf vor Abschluss der Regeneration, was auf Dauer gesundheitsschädlich ist).
Einlösung: als *ausgeschlafener Typ* auf natürliche Weise und von selbst aufwachen; jedes Einschlafen als Vorübung des Entschlafens nutzen.

Urprinzipieller Bezug: Mond-Neptun.
Film: *The Good Night* (Bd 1).

Schlafwandeln

siehe Lunatismus

Schlaganfall

(Apoplexie; siehe auch Metabolisches Syndrom)
Körperebene: Gehirn (Kommunikation, Logistik), Blutgefäße (Verkehrswege der Lebenskraft), Nerven (Nachrichtendienst).
Symptomebene: Grundsituation klären und deuten, häufig → Bluthochdruck; ein *Schlag* trifft ins Zentrum und beendet das gewohnte Leben mit Macht (wie vom Blitz getroffen und gefällt werden); eine höhere Macht *überfäll*t einen mit einem Schlag; ein Thrombus verstopft ein zentrales Gehirngefäß und führt zum Stau auf der betroffenen Körperseite und zu fast beliebigen Ausfällen auf der gegenüberliegenden Seite (Halbseitenlähmung): seine beiden archetypischen Seiten (die weibliche linke und die männliche rechte) nicht zusammenbringen und mittels Schlaganfall die problematische von beiden Sphären des Lebens ausschalten und später auch ausblenden (wollen); Tendenz, sich von der blockierten Seite abzuwenden, so wie man das in übertragener Hinsicht schon lange macht (Patient[innen]en schauen ihren Herd [in rechter bzw. linker Gehirnhälfte] an, der der vom Schlaganfall gezeichneten Körperseite gegenüberliegt [Kreuzung der Nervenbahnen]); auf Regierungsebene eine Seite des Lebens (Körpers) abschalten: Blockade auf höchster Ebene; bei Hochdruck: alle Kämpfe dankbar aufgreifen, um sich dem entscheidenden Kampf im Leben nicht stellen zu müssen.
Bearbeitung: sich bewusst machen, welche (archetypische) Seite des Lebens einem entzogen wurde und auf welche man nun angewiesen ist; sich mit der noch intakten Seite in urprinzipieller Hinsicht (weiblich – männlich) so aussöhnen, dass all ihre Möglichkeiten ausgeschöpft werden; sich gestützt auf die Fähigkeiten des verbliebenen Pols der blockierten Seite (des Lebens) zuwenden und sie wieder zum Leben erwecken; so wie ein kleines Kind seine ersten Bewegungen und Schritte macht, wieder anfangen, diese Seite am Leben zu beteiligen; die Erfahrung bewusst verarbeiten, dass man beide Seiten zum Leben braucht, um wirklich teilnehmen zu können, so wie man auch nur mit beiden entwickelten seelischen Seiten (weiblich und männlich) am Leben teilhat; die verlorengegangene Hälfte suchen gehen: die Schattenseite, den Gegenpol integrieren; ganz in die weibliche (Yin) Seite hineingehen heißt, in ihrer Tiefe den Kern des Männlichen (Yang) zu finden; ganz in die männliche (Yang) Seite hineingehen führt zur Entdeckung des Kerns des Weiblichen (Yin), siehe Tai-Chi-Symbol; Beschäftigung mit dem Mythos der Kugelmenschen (*Platon: »Gastmahl«*), denen die eine

Körperseite genommen wird und die sie fortan zu suchen haben: insofern wird der Schlaganfall mit Halbseitenlähmung zu einem Nachvollzug des Sündenfalls und des tiefsten Archetypus, der allen Menschen mit auf den Weg gegeben ist.
Einlösung: den Schlag ins Gebälk des eigenen Lebensgebäudes zum völligen Neuanfang nutzen; sich mit beiden Seiten des Lebens einlassen, um ein ganzer Mensch zu werden.
Urprinzipieller Bezug: Mars-Uranus.
Lit.: *S 216–221.*

Schlangenangst

siehe Phobie

Schleimbeutelentzündung

(Bursitis)
Körperebene: meist im Kniebereich (Demut).
Symptomebene: was als Schutz und zur Abfederung gedacht war, gerät selbst unter Druck, in der Folge oft große Ergüsse als Versuch abzupolstern (Wasserkissen); meist entstanden durch Überlastung, z. B. durch langes Herumrutschen auf den Knien zu Füßen anderer Leute, denen man den Boden scheuert oder (die Fliesen) legt: Gleitfähig- und Geschmeidigkeit sind im Bereich Demut behindert; Konflikt um unterdrückte Wut über die eigene seelisch nicht akzeptierte Unterwürfigkeit; anderen gedient haben und viel unternommen haben, um ihnen zu gefallen, vielleicht auch noch auf *schleimige* Art und Weise und mit einem Verhalten, zu dem man nicht stehen kann (Liebedienerei); großer Wunsch nach Anerkennung und Eingebundensein; wachsendes Bedürfnis nach mehr Schutzpolstern und besserer Abfederung.
Bearbeitung: klären, wo man sich überfordert, wo man zu rücksichtslos (mit sich) ist bzw. zu hart aneckt; sich in die notwendige unterwürfige Haltung fügen oder sich darüber erheben (Beruf wechseln); durch die Umstände erzwungene Unterwürfigkeit in Demut wandeln; erkennen, wozu man sich zwingen muss (zu wenig Einfluss der Seele auf die eigene Haltung, zu viel Willenskraft); sich selbst dienen und sich im eigenen Sosein anerkennen.
Einlösung: die Zeit der Ruhe und Bewegungslosigkeit, die sich der Körper erzwingt, anerkennen und sie ihm langfristig freiwillig einräumen; aus Demütigung echte Demut wachsen lassen.
Urprinzipieller Bezug: Saturn/Mond-Mars.
Lit.: *Wwg, SvI.*
Film: *In Sachen Henry, Der letzte Samurai, Fearless, Wut* (alle Bd 1).

Schleudertrauma

(Peitschenschlagphänomen; siehe auch Verkehrsunfall)
Körperebene: Halswirbel(säule) (Wendehals, Beweglichkeit des Kopfes).
Symptomebene: v. a. durch Auffahrunfälle kommt es zu einem Vor- und Zurückschleudern des Halses mit Schädigung der Wirbelsäule, in Extremfällen bis zur → Querschnittslähmung (→ Genickbruch)

und Gefäßverletzungen: aus der Bahn geworfen/geschleudert werden; Empfindungsstörungen und Schmerzen in Schultern und Armen (→ Schulter-Arm-Syndrom): nichts mehr im Griff haben; einen Schock und Anstoß von hinten brauchen, um in die Gänge zu kommen und seinen Lebensweg zu ändern; die momentane Richtung ist jedenfalls anstößig; die Zeichen der Zeit so lange verkennen, bis man einen (An-)Stoß von hinten bekommt, mit der Nase auf etwas gestoßen werden.
Bearbeitung: den Zwang zur Ruhe durch die mechanische Ruhigstellung nutzen, um ruhigen, unverstellten Überblick über das eigene Leben zu bekommen; Erkenntnis erarbeiten, dass man zu schnell und mit zu wenig *Vorsicht* im Leben unterwegs war; die Beweglichkeit des Kopfes aber langfristig im übertragenen Sinne erhöhen, um mit mehr Vorsicht und höherer Flexibilität (durchs Leben) durchzukommen; die Biegsamkeit des Halses erhöhen, die Starrheit reduzieren, Widerstand nur leisten, wo er Sinn hat.
Einlösung: die Mitte finden zwischen Wirbel(n) und Säule(sein): dynamische und statische Fähigkeiten zu einem perfekten Zusammenspiel in Harmonie bringen.
Urprinzipieller Bezug: Venus-Saturn/Uranus.
Lit.: *Wwg*.

Schlierensehen

(Mouches volantes)
Körperebene: Glaskörper des Auges, Augen (Einsicht, Durchblick, Spiegel und Fenster der Seele).
Symptomebene: Spannungen im Glaskörper führen besonders bei → Kurzsichtigkeit zu wolkenartigen Fehlwahrnehmungen von Schleiern und Nebelschwaden vor hellem Hintergrund; Symptom ohne Krankheitswert; Wahrnehmungsillusionen: Inneres für Äußeres halten.
Bearbeitung: zwischen inneren (eigenen) und äußeren Problemen unterscheiden lernen: den Splitter im eigenen Auge als solchen erkennen lernen und sich nicht auf die Balken im Auge der anderen konzentrieren; sich äußerlich bewegen, statt innen Bewegungen vorzutäuschen; Unvollkommenheiten der eigenen Sicht anerkennen und annehmen lernen.
Einlösung: die Schleier vor den eigenen Augen wahrnehmen und bewusst in seine Weltsicht einbeziehen; innere Beweglichkeit entwickeln, seine Weltsicht beleben.
Urprinzipieller Bezug: Sonne/Mond-Neptun.

Schlottergelenk

Körperebene: Gelenke (Beweglichkeit, Artikulation).
Symptomebene: Haltlosigkeit im Bereich der Artikulation sowie in Beziehungen und Verbindungen (von Familienbanden bis zu Geschäftsverbindungen); Mangel an Führung in der Bewegung; vergrößerte Beweglichkeit auf Kosten sicherer Führung.
Bearbeitung: in seinen Verbindungen und bei seinen Verbindlichkei-

ten lockerer und gelassener werden; mehr auf Eigenregie und -initiative setzen; den geistigen Bewegungsradius erweitern; lieber entspannt, locker und leicht als Mitarbeiter mitarbeiten oder als Unternehmen etwas unternehmen, als sich *anzustellen.*
Einlösung: lernen, Verbindungen locker und mit links aufzunehmen und aufrechtzuhalten; seinen geistigen Bewegungsrahmen und Horizont erweitern und ausdehnen; auf eigene innere Führung setzen, während die äußere unwichtiger wird und wie von allein klappt.
Urprinzipieller Bezug: Merkur-Uranus.

Schluckauf

(Singultus; besonders bei Kindern, im Allgemeinen ohne Krankheitswert, aber störend; siehe auch Aufstoßen, saures)
Körperebene: unwillkürliche krampfartige Kontraktionen des Zwerchfells (Grenze).
Symptomebene: der normale Lebensfluss wird unterbrochen; bringt den Sitz der Seelenkräfte (nach antiker Vorstellung im Zwerchfell) in Erinnerung: krampfartige Entladungen von Anspannungen der Seele; nichteingestandenes Schluchzen oder unterdrücktes Lachen; lenkt die Aufmerksamkeit auf den Schluckakt: »zu viel geschluckt haben«, »armer Schlucker«, sich »verschluckt« haben; manchmal Konflikt zwischen dem Bedürfnis, es allen recht zu machen und nicht aufzufallen, und dem Eigenanspruch, der über den Schluckauf auch öffentlich wird; Umkehr des Schluckaktes: etwas stößt einem auf der Kommunikationsebene auf; Gefühl von Auslieferung, sich der Ohnmacht über innere Vorgänge bewusst werden; Anlass für Witzeleien geben und zum Gespött werden.
Bearbeitung: für witzige, verrückte Unterbrechungen des Lebenstrottes sorgen; loslassen, was auf die Seele drückt und sie (zu Sprüngen) reizt; sich selbst auf die Sprünge helfen: auch vor verrückten Einfällen und Geistesblitzen nicht zurückschrecken; Abwehrzauber der Volksmedizin: jmd. denkt an einen, klopft sozusagen an; herausfinden, wer es ist, dann hört es auf.
Einlösung: mit witzigen Anstößen und Gedankensprüngen dem monotonen Alltagstrott entgehen; positiv und originell Aufmerksamkeit auf sich ziehen.
Urprinzipieller Bezug: Uranus.
Lit.: *V 79–81.*

Schluckbeschwerden

siehe Halsschmerzen, Mandelentzündung

Schlupfwarze

siehe Hohlwarze

Schlüsselbeinbruch

(siehe auch Knochenbruch)
Körperebene: Schlüsselbein (Brücke zwischen Brustbein und Schulter) als Teil des Schultergürtels (Belastbarkeit, Haltung).
Symptomebene: plötzlicher Verlust der Stabilität im oberen Kreuz,

meist durch Sturz auf die Schulter, die viel weniger abgesichert ist als das untere Kreuz; die Flügel nicht mehr ausbreiten können, Verlust der oberen freien Beweglichkeit.
Bearbeitung: Ruhe geben, nicht mehr alles in den Griff bekommen wollen; die äußeren Flügel ruhen lassen, die inneren ausbreiten.
Einlösung: die inneren Schwingen der Lungenflügel aufspannen, sich in und für Gedankenwelten aufmachen.
Urprinzipieller Bezug: Merkur-Saturn-Uranus.

Schmerz

(siehe auch Phantomschmerz, Wachstumsschmerzen, Zahnschmerzen)
Körperebene: überall, wo sensible Nerven (Nachrichtendienst) sind, ist auch Schmerz möglich.
Symptomebene: Zwang zum Spüren und Fühlen; Warnsystem des Körpers; Hilferuf des Gewebes nach Durchblutung oder Entlastung; Entzündungsschmerz von aggressiven Konflikten; Wundschmerz von physischen Verletzungen; Nervenschmerz von bedrückten, eingeengten Leitungsbahnen; seelische Schmerzen von einer gequälten Seele: ungelebte, unterdrückte Wut oder sogar Akt der Selbstbestrafung bei → Schuldgefühlen; extreme (soziale oder Beziehungs-)Enge kann Angst bis hin zu Schmerzen machen.
Bearbeitung/Einlösung: auf Warnungen möglichst früh reagieren; Hilferufe beantworten; aggressive Konflikte im Gewebe zum Anlass für mutigere Auseinandersetzungen auf geistig-seelischer Ebene nehmen, womit der Schmerz erst einmal nur verschoben wird, jedoch besteht auf der seelischen Ebene die bessere Chance, mit dem Thema fertig zu werden; Wundschmerzen zum Anlass nehmen, auf die parallel in der Seele entstandenen Verwundungen einzugehen; Nervenschmerzen nutzen, um unterdrückten Impulsen und Informationen zu Hilfe zu kommen; seelischen Schmerzen auf ihrer Ebene gerecht werden, z. B. durch Hinwendung zu unterversorgten Seelenbereichen, Entlastung von bedrückten und überlasteten Seelenteilen, Zuwendung für verletzte Seelenteile, Unterstützung von kämpfenden Seelenbereichen; Leidenschaft statt schmerzhaften Leidens.
Urprinzipieller Bezug: Mars-Mond.
Lit.: *Wwg 263–274, AfS.*
Film: *In Sachen Henry, Der letzte Samurai, Wut* (alle Bd 1).

Schmerzüberempfindlichkeit

(Hyperalgesie)
Körperebene: Haut (Grenze, Kontakt, Zärtlichkeit).
Symptomebene: Schmerzüberempfindlichkeit der Haut: weckt die Aufmerksamkeit, lenkt sie auf den Punkt; hohe Empfindlichkeit, leichte Reizbarkeit.
Bearbeitung: die jeweiligen Überempfindlichkeitszonen im Hinblick auf die entsprechenden inneren Organbereiche behandeln (Reflexzonenphänomen); Empfindlichkeit in

Empfindsamkeit wandeln, Reizbarkeit in Sensitivität.
Einlösung: Wachheit für die Zeichen von innen: der inneren Stimme lauschen und ihre Botschaften nach außen bringen.
Urprinzipieller Bezug: Venus/ Saturn-Mond/Uranus/Neptun.
Lit.: *KSdK 549f.*

Schmerzunempfindlichkeit

(Hypästhesie = herabgesetzte Empfindlichkeit, Hypalgesie = vermindertes Schmerzempfinden, Analgesie = kein Schmerzempfinden, Anaesthesia = kein Schmerzempfinden, Empfindungslosigkeit)
Körperebene: Haut (Grenze, Kontakt, Zärtlichkeit).
Symptomebene: herabgesetzte Schmerzempfindlichkeit bis zur Unempfindlichkeit (Betäubung = Anästhesie); Unempfindlichkeit mit der Tendenz zur Stumpfheit: nichts kann einen berühren oder anrühren; unsensible Reaktionen bis zu völliger Reaktionsstarre; sich im eigenen Innern verstecken, verschanzen: alle Außenantennen einfahren, sich ins Schneckenhaus zurückziehen, sich unter seinem Schildkrötenpanzer verkriechen.
Bearbeitung: sich bewusst nicht aus dem Gleichgewicht/der inneren Ruhe bringen lassen; bewusster Rückzug nach innen: Selbstgenügsamkeit.
Einlösung: bei sich bleiben, zentriert und in sich ruhend leben, das Außen als unbeteiligter Zeuge wahrnehmen; östliche Haltung des nichthandelnd Handelns.
Urprinzipieller Bezug: Saturn/ Venus-Neptun/Saturn.
Lit.: *KSdK 549f.*

Schnarchen

(siehe auch Schlafapnoe)
Körperebene: Atmung (Austausch, Gesetz der Polarität).
Symptomebene: Neigung, nachts besonders tief abzusacken, da man sich bewusst wenig mit dem Unbewussten beschäftigt (und wenig Entwicklungsneigung und Innovationsbereitschaft zeigt); oft Mundatmung; starkes Erschlaffen nach zu starker Anspannung; jede Nacht gegen Widerstände anarbeiten; länger schlafen, weil der Schlaf weniger regenerierend und geradezu anstrengend ist; die harmonische Mitte zwischen Nehmen und Geben, zwischen Ein- und Ausatem, nicht hinbekommen: unregelmäßiges Zusammenspiel der Pole, aus dem Rhythmus sein; gestörter Kontakt zur Umwelt: nachts für sich (allein) sein wollen; sich nachts alle anderen (auch den Partner) vom Leibe halten; Unvermögen, sich tagsüber Raum und Respekt zu verschaffen/den Ton anzugeben; sich nachts dafür schadlos halten, den Partner aus dem eigenen Raum vertreiben und sich gehenlassen; sich hingebungsvoll und rücksichtslos Lebensraum nehmen, lautstark Raum für sich selbst beanspruchen; entschieden den Ton angeben, und zwar so laut, wie man will; Ventil für alle während des Tages zurückgenommenen und weggedrückten Energien; harte, unge-

schliffene Kommunikation kommt nachts heraus; Ungesagtes auf raue Art ausdrücken; fehlender harmonischer Austausch mit der Welt reduziert das Lebensgefühl und die Lebenszeit (eingeschränkte Lebenserwartung bei starken Schnarchern mit → Schlafapnoe-Tendenzen); andere um ihre (Nacht-)Ruhe bringen: unbewusster, alle – außer einen selbst – störender Dominanzanspruch; andere aggressiv machen mit der eigenen unbewussten Aggression (»sägen«); sich den Weg auf raue Art freikämpfen; sich nachts befreien aus den rigiden (Denk-)Mustern des Tagesbewusstseins; tagsüber ganz Kopf, (Be-)Denken und Rücksichtnahme, nachts ganz Körper und Rasseln, Krach und Krawall; Schnarchgeräusche beim Einatmen erinnern mehr an Hilferufe, beim Ausatmen mehr an Loslassen und daran, sich aus dem Staub zu machen.

Bearbeitung: sich die Schwierigkeiten mit der weiblichen Seite des Tages (Lebens) eingestehen; der Schattenseite, dem dunklen weiblichen Seelenpol, mehr Aufmerksamkeit schenken; die unharmonische Kommunikation auch am Tag erkennen; andere Methoden finden, um wenigstens nachts seine »Ruhe« zu bekommen: bemerken, wie man sich selbst am meisten stört und hindert, einengt und beschränkt; sich Raum und Respekt verschaffen durch laute Töne in der hellen Tageshälfte; tagsüber den Mund (zum Sprechen) aufmachen, statt durch ihn zu atmen; sich eigene Dominanzansprüche bewusst machen: erlöste Ebenen und Arten der Machtausübung finden; seinen eigenen (Lebens-)Raum beanspruchen und durchsetzen, zur Not auch mit rauer Energie; neben dem archetypisch männlichen Denkpol am Tag auch dem archetypisch weiblichen Gefühlspol der Nacht Aufmerksamkeit schenken; sich ein- und zugestehen, dass man voller Energien steckt, die hinauswollen und augenblicklich nur nachts ein Ventil finden; unbedingt für Nasenatmung sorgen, nachts zur Not den Mund (mit Leukosilk) zukleben; durch kräftiges Kauen (auch Kaugummi) den Nasen-Rachen-Raum kräftigen; sich tagsüber mehr Gehör verschaffen.

Einlösung: Bewusstsein, dass Harmonie aus beiden Hälften der Wirklichkeit besteht und auf einen Ausgleich der Pole angewiesen ist; die beiden Seiten der Wirklichkeit und des Tages in Einklang bringen, sich den notwendigen (Lebens-) Raum verschaffen; mit der Nacht die archetypisch weibliche Seite des Lebens mehr betonen.

Urprinzipieller Bezug: Merkur-Saturn, Neptun-Mars.

Lit.: *Sch, S 330–332.*

Film: *The Good Night* (Bd 1).

Schnupfen

siehe Erkältungskrankheiten

Schock

siehe Kollaps

Schreibkrampf

Körperebene: Hände (Ergreifen, Erfassen, Handlungsfähigkeit, Ausdruck).
Symptomebene: Sicherheits-/Unsicherheitsproblematik: extremer Ehrgeiz, überzogenes Anspruchsniveau; Wunsch nach sozialem Aufstieg bei zur Schau gestellter Bescheidenheit; Krampfhaftigkeit der Bemühungen, in Wirklichkeit nichts zu sagen (= schreiben) haben.
Bearbeitung: sich all der Ansprüche bewusst werden, die mit ins Schreiben einfließen; die Wünsche und Erwartungen mit dem Verhalten in Einklang bringen: alles zur Schau gestellte Verhalten führt auf Dauer zur Verkrampfung; sich ehrlich eingestehen, ob das Geschriebene wirklich geschrieben werden muss, ob das Gesagte wirklich der Rede wert ist.
Einlösung: zu seiner Schrift und Schreibe stehen, sich aussöhnen mit den eigenen Worten; Gedanken fließen lassen: sich bewusst machen, wie notwendig es ist, Kompromisse zu schließen, und wie schwer, die vollkommene Wahrheit zu Papier zu bringen.
Urprinzipieller Bezug: Merkur-Pluto.
Lit.: *K 298f.*

Schreikinder

(oft identisch mit den Blähbauchkindern; siehe auch Dreimonatskolik)
Körperebene: Schmerzen (körperlich/seelisch) zumeist unbekannter Herkunft.
Symptomebene: laut(hals) geäußerte Verzweiflung, die die Eltern an die Grenzen eigener Verzweiflung bringen kann; Aggressionsausbrüche, die bei Zeugen leicht deren unverarbeitete Aggressionsprobleme mobilisieren.
Bearbeitung (für Eltern, deren Probleme die Kinder oft widerspiegeln): oft Besserung durch Autofahren: es geschieht etwas im Sinne von Vibration (Schwingung); sanfte Massagen, die Zuwendung und Geborgenheitsgefühl vermitteln; sich die eigenen Stimmungsschwankungen eingestehen und sie *äußern*; das Auf und Ab der Emotionen bei sich und den Kindern akzeptieren; eigene nie geäußerte Schmerzen und Leiden bewusst werden lassen; Wege finden, eigenes unterdrücktes Geschrei herauszulassen; Aggression als vitale Grundkraft (an-)erkennen; Verzicht auf Unbekömmliches (konkret: zu häufige und falsche Nahrungsaufnahme; im übertragenen Sinne: Panik bei jedem Weinen des Kindes); lernen, Geduld zu entwickeln und zu dienen; lernen, Mutter/Vater zu sein bis an die Grenzen des Erträglichen; sein Bestes geben und dann lernen, innere Ruhe trotz äußerer Stürme zu bewahren.
Einlösung: Aussöhnung mit der Mutter-/Vaterrolle; ein Nest aufbauen und auch das entsprechende Nestgefühl vermitteln.
Urprinzipieller Bezug: Merkur (Kommunikation)-Mars (Aggression)-Mond (Kind).
Lit.: *Wwg.*

Schrumpfniere/künstliche Niere

Körperebene: Nieren (Gleichgewicht, Partnerschaft).

Symptomebene: keine Bereitschaft, seine Partnerschaftsprobleme aktiv zu lösen; übermächtiger Wunsch nach Freiheit und Unabhängigkeit; Suche nach dem/der idealen Partner(in), der/die keinen Eigenanspruch vorbringt; die Maschine (künstliche Niere) ist die einzige Partnerin (der einzige Partner) ohne jeden (wenigstens seelisch gesehen) Eigenanspruch.

Bearbeitung: das eigene Anspruchsniveau in Beziehungsfragen darauf überprüfen, ob es auf eine Verhinderung jeder echten, lebendigen Partnerschaft hinausläuft; Freiheits- und Unabhängigkeitswünsche darauf untersuchen, ob sie entscheidenden Lebensthemen im Wege stehen; die eigene Unvollkommenheit ebenso wie die des Partners/der Partnerin akzeptieren lernen; sich den Pygmalion- (oder My-Fair-Lady-)Mythos von der perfekten Partnerin zu Gemüte führen und die Konsequenzen daraus ziehen: rechtzeitig erkennen, wenn die eigenen Ansprüche so hoch sind, dass alles auf ein Kunstprodukt (künstliche Niere) hinausläuft; die aus der Maschinenlösung erwachsenen Abhängigkeiten rechtzeitig durchschauen.

Einlösung: den Unterschied zwischen lebloser Perfektion (der Maschine) und lebendiger Unvollkommenheit und Vitalität menschlicher Partnerschaft erkennen; das Leben als eine Schule begreifen, in der wir immer wieder neue Möglichkeiten (Partner und Partnerinnen) bekommen und einzelne Klassen beinahe nach Belieben wiederholen können, in der die Grenzen viel weiter gesteckt sind als in den von Menschen ersonnenen Schulen, in der aber bei völliger (Lern-)Verweigerung auch harte Konsequenzen drohen.

Urprinzipieller Bezug: Venus-Saturn.

Lit.: *K 248 f.*

Film: *Der bunte Schleier, Der Rosenkrieg, Wellness für Paare, Salz auf unserer Haut, Don Juan DeMarco, Lars und die Frauen, Le Weekend, Die Braut, die sich nicht traut, Malen oder Lieben, Labor Day, Die Brücken am Fluss* (alle Bd 1); *Ich bin dein Mensch (2021).*

Schrunden

siehe Rhagaden

Schüchterne Blase

siehe Paruresis

Schüchternheit

siehe Angst

Schuldgefühle

(siehe auch Allergie, Depression, Schamgefühle)

Körperebene: Bewusstseinsproblem, das wie → Angst Krankheitssymptomen eine breite Basis schafft.

Symptomebene: Schuld ist ein religiöses Konzept, das mit Sünde als

ein sich Absondern von der Einheit (Schuld: griech. *hamartanein* = sich absondern) verbunden ist, d. h. den (Mittel-)Punkt verfehlen; im Lebensmandala (noch) nicht in der Mitte sein, sondern abgesondert von ihr in der polaren Welt der Gegensätze leben. Schuld ist demnach etwas Grundsätzliches und nichts Persönliches, wie an der Erbsünde deutlich wird; sich selbst oder anderen Schuld zuzuweisen ist folglich ein Denkfehler und eine Art von Selbstüberschätzung.
Bearbeitung: sich fragen, was man dem Leben bislang schuldig geblieben ist (»Was ist überfällig?«, »Was fehlt noch?«); Ansprüche an sich und die Welt prüfen; lernen, zwischen Schuld und Ver*antwort*ung zu unterscheiden: Erstere an den religiösen Bereich zurückgeben, Letztere übernehmen durch Finden von Antworten; sich klarmachen, dass Schuld nicht nach Strafe verlangt, sondern nach der Suche von Einheitserfahrungen; Verantwortung verlangt nach Antworten und der Fähigkeit, sie zu finden; erkennen, dass schuldig und verantwortlich zweierlei ist.
Einlösung: Eigenverantwortung; der Mensch werden, der nur man selbst sein kann; sich und anderen vergeben, sich in allem erkennen (Christus- oder Buddha-Bewusstsein).
Urprinzipieller Bezug: Saturn.
Lit.: *Wwg, D, AfS*.
Film: *Sieben Leben, Frantz* (beide Bd 1).

Schulter-Arm-Syndrom

Körperebene: Schulter (Belastbarkeit, Haltung), Arm (Kraft, Stärke).
Symptomebene: den Arm vor → Schmerz nicht mehr hochbekommen; die Flaggenstange (des Lebens) nicht mehr hochhalten können; flügellahm sein, die Flügel nicht mehr heben und sich nicht mehr aufschwingen können, Bruchlandung; mit der betroffenen Seite wurde lange versucht, die Dinge (das Leben) in den Griff zu bekommen; nun dazu nicht mehr in der Lage sein; Unfähigkeit, zuzupacken und zu zeigen, wer »der Herr im Haus« ist; schmerzende Schultern schreien um Hilfe und nach Entlastung; man hat sich zu viel (Stress v. a. in Gestalt von alltäglichem Kleinkram) aufladen lassen und ist sich dieser Belastung und Anstrengung nicht bewusst; unbewusst zu viel Verantwortung für andere tragen, ohne dafür den erwarteten Dank zu erhalten, was *wehtut*, Angst vor der Zukunft: die Schultern hochziehen, um den Kopf dazwischen zu verstecken.
Bearbeitung: Ruhe geben, die Dinge mehr *mit links (*oder rechts) *machen* und den Rest *links* (oder rechts) *liegen lassen*; der betroffenen Seite die sowieso erzwungene (Erholungs-)Pause freiwillig einräumen und sich für das Nötigste auf die verbliebene andere Seite verlegen (rechte/männliche Seite: Macht/das Schwert führen, sich die Welt gefügig machen; linke/weibliche Seite: erbitten, empfangen/die Schale halten, anklammern, fest-

halten); die Zeit der Ruhe nutzen (und idealerweise fasten, danach auf pflanzlich-vollwertige Kost umsteigen), um sich hinsichtlich der betroffenen Seite zu fragen, was am eigenen Leben solche Schmerzen bereitet, dass sie sich ihm verweigert; die Schmerzen als Hilfeschreie der betroffenen Schulter deuten und herausfinden, was auf diese Schulter drückt, was diesen Arm blockiert oder wer an ihm reißt.
Einlösung: sich um die linke weibliche Seite kümmern bzw. nach dem Rechten sehen; sich mit dem daran hängenden Problem aussöhnen oder es loslassen.
Urprinzipieller Bezug: Merkur (Arm)-Saturn (Hemmung).
Lit.: *S 306f., Fas.*

Schulterluxation

(Ausrenken der Schulter)
Körperebene: Schultergelenk (Bewegung und Stabilität), Schulter (Belastbarkeit, Haltung), Arm (Kraft, Stärke, Macht).
Symptomebene: zu starke unpassende, ungeschickte Bewegung des Armes oder übergroße Anstrengung kugelt den Oberarm aus, Gelenkkopf springt aus dem Schultergelenk: sinnvolle (körperliche) Grenzen missachten; außer sich geraten und die Fassung verlieren; Selbstüberschätzung, Überheblichkeit; das Thema Beweglichkeit überziehen: »den Bogen überspannen«, nicht mehr zupacken oder zugreifen können; nichts mehr schultern und keine Verantwortung mehr tragen können; *sich vergreifen;* auf dem falschen Weg sein; sich zu sehr verausgaben, zu viel handeln.
Bearbeitung: sich die eigenen Ansprüche bzgl. Ein- und Übergriffen bewusst machen; lernen, seine Arme(e)n geschickter einzusetzen, um seinen (An-)Teil vom Leben zu bekommen; sich seinen (entsprechenden) Teil nehmen und das Leben gelassener, weniger *überheblich* und physisch überfordernd in Angriff nehmen; lernen, die eigene Macht stimmiger einzuschätzen; sich über die eigenen (geistigen) Grenzen hinauswagen; den großen Wurf, den goldenen (Zu-)Griff wagen; im rechten Moment zugreifen; körperliche Therapie: einrenken; im übertragenen Sinn: die Dinge rechtzeitig wieder einrenken und den eigenen Bewegungsradius kennen- und respektieren lernen.
Einlösung: wieder zurück in Harmonie und die eigene Kraft finden; mutige (geistige) Beweglichkeit; den großen (Lebensent-)Wurf verwirklichen; über sich selbst hinauswachsen; Fernziel auf dem Gegenpol: etwas Überzogenes wieder auf den rechten Weg zurückführen.
Urprinzipieller Bezug: Mars/Saturn-Uranus.
Lit.: *S 304–306.*

Schulterkapselschwäche

siehe Schulterluxation

Schulterschmerzen

siehe Schulter-Arm-Syndrom

Schultersteife

siehe Schulter-Arm-Syndrom

Schulterverspannung

(bis zur Versteifung; siehe auch Schulter-Arm-Syndrom)
Körperebene: Schulter (Belastbarkeit, Haltung).
Symptomebene: eines der beweglichsten Gelenke droht bei Ruhigstellung sehr schnell zu versteifen; Zeichen eigener innerer Steifheit; Überlastung durch Anspannung und Verspannung: innerlich Abgelehntes widerwillig mit sich herumschleppen; Verhärtung durch übermäßige Anstrengung; Angst (den Kopf zwischen den Schultern schützen/verstecken); verspannte archetypisch weibliche linke Seite: Belastungen im Hinblick auf das Gefühlsleben, etwa in Zusammenhang mit Partnerschaft und Familienleben; verspannte archetypisch männliche rechte: v. a. Belastungen in Beruf und Arbeitsleben.
Bearbeitung: sich seiner Belastungen und Verpflichtungen bewusst werden; bedrückende, widerwillig getragene Lasten/Bürden identifizieren; Uner*träg*liches abschütteln; Dinge, die man ursprünglich freiwillig *geschultert* hat, die aber inzwischen zu (Be-)Last(ung)en geworden sind, als solche erkennen: ehrlich klären, wie belastbar man ist; was man nicht entspannt tragen, sondern nur unter Anspannung ertragen kann, lieber ganz ablegen.
Einlösung: Befreiung von drückenden Lasten; die starken Schultern entwickeln, an die andere sich lehnen wollen.
Urprinzipieller Bezug: Merkur-Saturn.
Lit.: *S 307f., AfS.*

Schuppen

siehe Kopfschuppen

Schuppenflechte

(Psoriasis; siehe auch Hautausschlag)
Körperebene: Haut (Grenze, Kontakt, Zärtlichkeit).
Symptomebene: Panzerbildung, (Auf-)Rüstung der Grenzen; Charakterpanzer (Wilhelm Reich); oft überzogenes Sicherheitsbedürfnis; oft umfangreiche Anpassungs- und Anbiederungsversuche aus Angst und Schutzsuche; Angst vor Verletzungen: »hinter einer rauen Schale steckt ein weicher Kern«; Abgrenzung in jede Richtung, nichts mehr hinein- und hinauslassen; Abgrenzungsextrem führt zur Isolation; empfindliche Verluste wichtigster Lebensstoffe (Eiweiß) durch Schuppenbildung: sich für die Grenzbefestigungen aufopfern; wenn solch gepanzerte Grenzen brechen, kommt es zu schweren Verlusten (als Land bot die ehemalige DDR das Bild der Schuppenflechte).
Bearbeitung: sich auf andere Art schützen lernen, um den Körper von dieser Aufgabe zu entlasten; sich einen geschützten Raum schaffen, wo man selbst überblicken und bestimmen kann, was hinein- und was hinausgelangt; in diesem inneren Schutzraum den eigenen

empfindlich weichen Kern entdecken und genießen lernen; die Konsequenz totaler Panzerung und totaler Isolation erkennen; die Lebensgrundstoffe lieber in sinnvollere Schutzmaßnahmen stecken als in die Schuppenbildung für eine physische Rüstung: z. B. lernen, sich verbal zu verteidigen (eine spitze Zunge entwickeln und schlagfertig werden, sich mit stichhaltigen Argumenten wappnen und umfassend bilden); sich klarmachen, dass auch die stärkste Panzerung irgendwann bricht und dann Verluste an Lebensenergie (Blut) drohen und gefährliche Feinde (Erreger) leicht eindringen; Psychotherapie.
Einlösung: sich abgrenzen und damit wieder öffnen können: wieder verwundbar werden, um das *Wunder*bare zu erleben; sich dem Fluss des Lebendigen, der Liebe und Zuwendung wieder öffnen.
Urprinzipieller Bezug: Venus/Saturn (Haut)-Saturn (Panzer).
Lit.: *CD/Audio »Hautprobleme«*.

Schüttelfrost

Körperebene: der ganze Organismus ist betroffen.
Symptomebene: vom Willen unabhängige und nicht beeinflussbare Krämpfe schütteln den Körper durch: sich nicht mehr beherrschen können; sich durchschütteln lassen müssen; Versuch des Schicksals, für anstehende (zumeist Kampf-) Aufgaben wachzurütteln; bei großer Fieberhitze sich trotzdem eiskalt fühlen vor innerer Kälte.
Bearbeitung: sich durchschütteln lassen und aufwachen für die Erfordernisse der Zeit; sich durcheinanderbringen lassen, um zu neuen Erkenntnissen zu kommen (die Karten neu mischen, das Muster aus denselben Puzzlesteinen neu zusammensetzen); sich nicht mehr länger beherrschen, sondern seinen vitalen Kräften ihren Lauf lassen; Kundalini-Schüttelmeditation (Bhagwan-Osho) als Ritual entdecken, um den Lebensfluss wieder in Gang zu bringen; heiß oder kalt sein, aber jedenfalls in die Extreme gehen.
Einlösung: Mythos von Arjuna aus der *Bhagavadgita* auf sich wirken lassen, der von Lord Krishna so lange (gedanklich) durchgeschüttelt wird, bis er schließlich seinen Kampf aufnimmt.
Urprinzipieller Bezug: Mars-Uranus.

Schwangerschaftsbeschwerden

(siehe auch Unwohlsein)
Körperebene: Magen (Gefühl, Aufnahmefähigkeit), Drüsen/Hormone (Steuerung, Information).
Symptomebene: Schwindelgefühle: zwei einander widerstrebende Dinge (unbewusst) nicht zur Deckung bringen (→ Kinetosen, Gleichgewichtsstörungen), Schwangerschaft und Lebensplan widersprechen sich, die eigenen, vielleicht uneingestandenen Absichten werden durchkreuzt; → Erbrechen/Übelkeit (Emesis = sich 5- bis 6-mal pro Tag erbrechen, Hyperemesis = unstillbares Erbrechen mit der Gefahr, dass der Organismus

austrocknet und der Stoffwechsel durcheinandergerät): typische, in der ersten Gewöhnungsphase heute beinahe normale Reaktion auf die ungewohnte Überfülle an weiblichem Hormon: Nichtakzeptieren der neuen (Hormon-)Situation, der neuen gesellschaftlichen Rolle; Ablehnung der eigenen weiblichen Rolle/Mutterschaft; bislang geringe weibliche Identifikation; unbewusste Abwehr gegen Kind bzw. Mann, der es gezeugt hat und den sie manchmal *nicht mehr riechen kann*; aber dessen Anteil nun in ihr wächst und zehn Monde immer mehr zunehmen wird, bis sie ihn mit der Geburt wieder loswerden kann; »nicht austragen wollen, was er ihr eingebrockt hat«; Unlust, sich als Nest und Nährboden zur Verfügung zu stellen und die eigenen Interessen so lange Zeit zurückzustellen; *sich zum Kotzen* fühlen und es auch tun; etwas, das abstößt oder ekelt, dringend und dauernd loswerden wollen; Versuch, die neue Situation zu verdrängen, wird zunichtegemacht; oft einzige Möglichkeit, sich sozialen oder beruflichen Druck vom Hals zu schaffen.
Bearbeitung: sich über die neue Lebenssituation stellen und in aller Ehrlichkeit Rechenschaft ablegen; sich mit dem eigenen Frausein in dieser neuen Dimension aussöhnen: Meditationen über die Mutterrolle, Bearbeitung der eigenen Mutterbeziehung; Auseinandersetzung mit dem Vater des Kindes und dessen Rolle im eigenen Leben (Leib); die eigene Lebensplanung neu überdenken und sich über die natürliche Hierarchie bewusst werden, nach der das Kind den Partner und die Karriere vom ersten Platz verdrängt; Entscheidungen treffen: sich von alten Einstellungen und Themen, die nun nicht mehr passen und nur noch Übelkeit und Widerwillen bereiten, lösen; evtl. Amniozentese-Termin absagen oder so schnell wie möglich hinter sich bringen und sich bedingungslos zu dem Ungeborenen bekennen.
Einlösung: sich der Situation wirklich *übergeben*; Hingabe.
Urprinzipieller Bezug: Mond-Uranus.
Lit.: *CD/Audio »Schwangerschaft und Geburt«.*

Schwangerschaftsdiabetes
siehe Diabetes mellitus

Schwangerschaftspsychose
siehe Wochenbettdepression/Stillpsychose

Schwangerschaftsstreifen
siehe Striae

Schwangerschaftstoxikose/-gestose
siehe Eklampsie

Schwarzwucherhaut
siehe Acanthosis

Schweinegrippe
(siehe auch Grippe/Influenza)
Körperebene: Kopf (Hauptstadt des Körpers), Nase (Macht, Stolz, Sexualität), Hals (Einverleibung,

Verbindung, Kommunikation), Lunge (Kontakt, Kommunikation, Freiheit), Muskulatur (Motor, Kraft).

Symptomebene: Krankheitsbild, das durch Mutation eines auf das Tierreich spezialisierten Virus entsteht (→ Zoonose); sowohl die Schweine- als auch zuvor die → Vogelgrippe wurden bei uns aus politischen Gründen und im Interesse der Pharmaindustrie für Impfkampagnen instrumentalisiert, wobei die Bedrohung an anderer Stelle zu suchen ist: die im großen Stil gehandelten Virostatika sind bzgl. der Viren uneffektiv, aber oft gefährlich und stellen eine reale Gefahr dar durch → Hospitalismus und multiresistente Keime (→ Entzündung), die bevorzugt in der industrialisierten Schweinemast entstehen; damit wird das Schwein, das sonst als Glückssymbol gilt, letztlich doch zum *Unheil*bringer für uns Menschen – wie so viele missbrauchte Tiere.

Bearbeitung: Grenzen setzen, sich den inneren Raum freihalten; freiwilliger Rückzug von äußeren Aktivitäten, sich aktiv äußere Anforderungen vom Leib halten; sich offensiv gegen weitere *Einfluss*nahme sperren, unklare Situationen be*reinigen*; sich für seelische Wahrheiten öffnen.

Einlösung: in Fluss sein; Bereinigung festgefahrener Probleme; sich in die Zeitqualität fügen (Herbst und Frühjahr als Zeiten der Umstellung zwingen zu Ruhe und Achtsamkeit für neue Entwicklungen).

Urprinzipieller Bezug: Mars-Uranus-Pluto.

Lit.: *Wwg, SvI*.

Film: *Gefährliche Schönheit, Der bunte Schleier, In Sachen Henry, Der letzte Samurai, Fearless, Wut* (alle Bd 1); *Profiteure der Angst* (Bd 2).

Schweißabsonderung, vermehrte

siehe Hyperhidrosis

Schweißdrüsenabszess

Körperebene: Schweißdrüsen (Schleusen), v. a. in den Achselhöhlen sowie in der Geschlechts- und Analregion (im Bereich der sekundären und primären Geschlechtsorgane).

Symptomebene: Streptokokken dringen in den Schweißdrüsengang ein und bilden einen Knoten, der immer auch einen seelischen Knoten symbolisiert: entzündliche Konflikte in den intimen Körperbereichen, die mit den körpereigenen Gerüchen und Duftmarkierungen zu tun haben; Kriege um die persönliche Duftnote, das intime Feld im Bereich von Lust und Liebe; nicht eingestandene und ausgedrückte Konflikte im (geheimen) Bereich von Anlockung und Verführung.

Bearbeitung: den Vulkan lieber seelisch statt physisch ausbrechen lassen; sich bewusst den erregenden Themen öffnen (v. a. im Bereich Sexualität), statt den Körper den Erregern zu öffnen; das (ver-)lockende eigene Wesen herauskommen las-

sen; lernen, sich diesbzgl. mit Offensivkraft auszudrücken; kämpferische Verteidigung des eigenen Reviers mit seinen Duftmarken; sich aggressiv für seine persönliche Note engagieren; sein eigenes Feld im intimen Bereich mit persönlichen Mitteln aufbauen; lernen, sich auszudrücken; das Ausdrücken der Abszesse durch Ärzte führt nur zu neuerlichen Vulkanausbrüchen (Rezidiven).
Einlösung: Kompromisslosigkeit im Intimbereich; die eigene Note mit offen(siv)er Kraft durchkämpfen.
Urprinzipieller Bezug: Venus/Saturn/Mond-Pluto/Mars.
Lit.: *Wwg*.
Film: *In Sachen Henry, Der letzte Samurai, Fearless, Wut* (alle Bd 1).

Schweißfüße

siehe Fußschweiß

Schweißhände

siehe Handschweiß

Schwellkörperentzündung

Körperebene: Penis (Lust, Macht).
Symptomebene: Konflikt um die Standhaftigkeit des »kleinen Mannes«; Bürgerkrieg im eigenen Körperhaus anstelle eines Krieges der Geschlechter.
Bearbeitung: sich mutig und offensiv seiner Probleme um die phallischen Kräfte bewusst werden und sich ihrer in der Beziehung bedienen, statt sie gegen sich selbst zu richten.
Einlösung: heißen Sex und brennende Lust ins Spiel des Lebens bringen.
Urprinzipieller Bezug: Pluto-Jupiter-Mars.
Lit.: *Wwg*.
Film: *In Sachen Henry, Der letzte Samurai, Fearless, Wut* (alle Bd 1).

Schwerhörigkeit

(Hypakusis; siehe auch Altersschwerhörigkeit, Taubheit)
Körperebene: Ohren (Hören, Horchen, Gehorchen).
Symptomebene: noch hören, aber nicht mehr alles (hören wollen); die Außenwelt zieht sich allmählich akustisch zurück (bzw. man zieht sich von ihr zurück); sich taub stellen, um manches und manchen nicht mehr hören zu müssen; im Alter oft Zeichen unerlöster Tendenzen wie Unbeugsamkeit und Unnachgiebigkeit: nichts mehr hören (und sehen) wollen, v. a. nicht mehr zuhören und gehorchen wollen; der Körper springt ein und tut, was versäumt wurde: sich von den Tagesgeschäften zurückziehen; unerlöste Form des Rückzugs in die eigene Welt; Verlust der Anpassungsfähigkeit und Flexibilität; sinkende Bereitschaft zu gehorchen; niemandem mehr sein Ohr leihen (können); die äußere Welt wird unwichtiger; man wird weniger erreichbar, distanziert sich unbewusst, *stellt sich taub*, um nicht mehr erreich- und beeinflussbar zu sein.
Bearbeitung: die Schicksalsaufforderung (an-)erkennen, sich von der Außenwelt ab- und der Innenwelt zuzuwenden; aufhören, nach außen

zu horchen und zu gehorchen; lernen, der inneren Stimme zu vertrauen und nach innen zu horchen.
Einlösung: auf die eigene innere Stimme hören, horchen und ihr gehorchen.
Urprinzipieller Bezug: Saturn-Saturn.
Lit.: *CD/Audio »Tinnitus und Gehörschäden«.*

Schwermetallvergiftung

(siehe auch Amalgamvergiftung, Bleivergiftung)
Körperebene: Nerven (Nachrichtendienst).
Symptomebene: Blockade des Systems der Grundregulation mit Symptomen, die an → Rheumatismus oder sogar → Multiple Sklerose erinnern: die Grundstimmung im Organismus stimmt nicht mehr, es ist (gefährlicher) Sand im Getriebe; Blockade der körperlichen Regelkreise: das Zusammenspiel der einzelnen Abteilungen funktioniert immer schlechter; Nervosität, Überempfindlichkeit, Vergesslichkeit, Erschöpfungszustände, Darmprobleme wie Verstopfung, Pilzbefall; vegetative Probleme von Kopfschmerzen bis zu Schlaflosigkeit.
Bearbeitung: sorgfältige Ausleitung der Giftstoffe; Auseinandersetzung mit der Umwelt lernen: vernünftige Anpassung an die herrschenden Lebensbedingungen bei gleichzeitiger Achtung der Umwelt; durchlässiger werden: nicht alles persönlich nehmen, sich nicht jeden Schuh anziehen; (Über-)Empfindlichkeit in Sensibilität wandeln.
Einlösung: Vertrauen lernen, Abschied nehmen von der reinen, heilen Welt: konkrete Schritte zur Heilung der unmittelbaren Innen- und Außenwelt unternehmen.
Urprinzipieller Bezug: Merkur/Uranus-Saturn/Neptun.
Lit.: *Dt*; *CD/Audio »Entgiften, Entschlacken, Loslassen«.*
Film: *Erin Brockovich* (Bd 2).

Schwielen

(siehe auch Hühnerauge)
Körperebene: Belastungsstellen der Haut (Grenze, Kontakt, Zärtlichkeit), wo viel Reibung auftritt.
Symptomebene: gutartige Hornhautverdickungen, Panzerbildung an Orten relativer Überbeanspruchung: Versuch des Organismus, sich vor Abnutzungsverletzungen zu schützen.
Bearbeitung/Einlösung: sich im übertragenen Sinn Schutz vor Überlastungen verschaffen.
Urprinzipieller Bezug: Neptun-Saturn/Mars.

Schwindel

siehe Gleichgewichtsstörungen

Schwindsucht

siehe Lungenschwindsucht

Seborrhoe

(Talgfluss)
Körperebene: Haut (Grenze, Kontakt, Zärtlichkeit).
Symptomebene: übermäßige Talgabsonderung führt zu einem Gesicht, das wie geölt (Seborrhoe oleosa) wirkt oder durch fette,

kleieartige Schuppung (Seborrhoe sicca = trocken) auffällt; Basis für verschiedene Hautprobleme wie → Rotfinne, → Pubertätsakne oder auch → Rhinophym.
Bearbeitung: mehr Gleitflüssigkeit ins Spiel bringen, Öl in die Maschine füllen, damit alles wie geschmiert läuft (wie ein »geölter Blitz«); versuchen, aalglatt durchzukommen, statt sich spröde an allem zu reiben; Widerstände gleitend überwinden; die physischen Ausscheidungen (Schwitzen, Sport) erhöhen, mehr über das Gesicht zum Ausdruck bringen.
Einlösung: sein wahres Gesicht finden und zeigen.
Urprinzipieller Bezug: Venus/ Saturn (Haut)-Jupiter (Öl).

Seekrankheit

siehe Kinetosen, Gleichgewichtsstörungen

Sehnenriss

siehe Bänderriss

Sehnenscheidenentzündung

(Tendovaginitis)
Körperebene: Arme (Kraft, Stärke, Macht).
Symptomebene: Verkrampfung, Widerstand, Reibung und Verbissenheit in den Hand- und Armbewegungen; Lockerheit, Leichtigkeit, Schmiere in der Sehnenscheide fehlen; aufgrund eines beständigen, hinter Rationalisierungen versteckten Konflikts in eingefahrenen Bewegungen zunehmend verkrampfen; etwas Sterbenslangweiliges, allgemein Geringbewertetes mit hohem Anspruch verbinden: z. B. Pulloverstricken für die lieben Kleinen, einen geliebten Menschen einstricken, mit seinen »Maschen« umgarnen; uneingestandene Inhalte in die Handbewegungen einfließen lassen, z. B. beim Tippen der Briefe des verehrten oder gehassten Chefs; Enttäuschungen beim Versuch, sich an anderen festzuklammern; etwas tun müssen, das man gar nicht will, ohne es sich einzugestehen.
Bearbeitung: die vom Schicksal verordnete Denkpause annehmen und nutzen; mit Anstrengung und Konzentration zu (Hand-)Werk gehen; die verbissene innere Haltung entdecken und von der Tätigkeit trennen, sodass diese wieder locker von der Hand gehen kann.
Einlösung: die anfallenden Handarbeiten mit Hingabe verrichten im Sinne von Kunst*hand*werk und erkennen, dass nicht die Handlung, sondern die entsprechende innere Haltung das Problem darstellt.
Urprinzipieller Bezug: Merkur-Mars.
Lit.: *S 313–315, Wwg, SvI.*
Film: *In Sachen Henry, Der letzte Samurai, Fearless, Wut* (alle Bd 1).

Seitenstechen

Körperebene: Schmerzsymptom ohne echten Krankheitswert auf beiden Körperseiten nach ungewohnter, übertriebener Anstrengung v. a. beim Rennen.
Symptomebene: Alarm und gleichermaßen Hilfeschreie des überforderten Organismus nach Ruhe und

Regeneration; aufgrund einer Idee oder einer Drucksituation (Zeitnot), den Körper über seine Grenzen hinaus antreiben.
Bearbeitung: besser auf den Körper horchen und seinen Bedürfnissen gehorchen; rechtzeitig auf überfällige Regenerationsbedürfnisse eingehen.
Einlösung: Körper, Seele und Geist in Einklang bringen und aufeinander abstimmen.
Urprinzipieller Bezug: Mars-Uranus.

Selbstmord(neigung/-versuch)

(siehe auch Depression, Verbitterungssyndrom)
Körperebene: Bewusstseinsprobleme; besonders häufiger Angriffsort ist der Hals (Einverleibung, Verbindung, Kommunikation), aber auch alle anderen Systeme können der Selbstsabotage ausgesetzt sein.
Symptomebene: ohne Hoffnung sein, in tiefer Verzweiflung keinen anderen Ausweg sehen, am Ende des Tunnels kein Licht erkennen, sich völlig verlassen fühlen, schwere → Schuldgefühle und unerträglicher seelischer Schmerz, deprimierende innere Leere und völlig fehlende Selbstliebe; die irrige Vorstellung, dass dieser Fluchtversuch aus der (Eigen-)Verantwortung gelingen könnte; offen ausgelebte Destruktivität gegen sich selbst: **1.** auf archetypisch männliche aktive (marsische) Art als deutlichster Form der Flucht aus der Verantwortung: sich erschießen, vom Hochhaus springen oder Adern aufschlitzen; **2.** auf archetypisch weibliche passive (plutonische) Art: Gift nehmen, halbbewusstes, langsames Dahinsiechen unter den Augen der Angehörigen; sich aufgeben und dem Tod hingeben, der sich Zeit lässt; allgemein: sich davonstehlen wollen, Flucht vor den Erfordernissen des Lebens; mit den gestellten oder empfundenen Anforderungen nicht zurechtkommen; scheinbarer Ausweg aus einer als ausweglos empfundenen Situation; Opfer der Illusion sein, dass mit dem Tod alles vorbei wäre; oft als Trotzreaktion, um andere noch posthum zu bestrafen (bis hin zu Racheabsichten); der sog. appellative Selbstmord will ein Zeichen setzen: man will Aufmerksamkeit erregen und konkret und v. a. im übertragenen Sinn gerettet werden; bis hin zu hoffnungslosen Erpressungsversuchen: »Wenn du mich nicht liebst, bringe ich mich um.«
Bearbeitung: sich der Vergeblichkeit der Selbsttötung bewusst werden: die Erfahrungen der Reinkarnationstherapie lassen keinen Zweifel daran, dass sich der Selbstmörder nichts erspart – im Gegenteil wird das Schicksal den Druck so lange erhöhen, bis die anstehenden Lernaufgaben angenommen werden; herausfinden, gegen wen sich die tiefe Aggression (Selbst*mord*) eigentlich richtet; Fluchttendenzen erkennen; sich etwaiges Versagen eingestehen; Auswegsuche wieder in Gang bringen; Psychotherapie zur Aufarbeitung von Problemen, die allein nicht zu bewältigen scheinen.

Einlösung: wirkliche Lösung finden, nachdem klargeworden ist, dass man so einfach nicht davonkommt; die Aggressionsenergie für einen tiefgreifenden Wandlungsprozess einsetzen; den Sinn in der momentanen Lebenssituation erkennen: »Wer ein Warum zu leben hat, erträgt fast jedes Wie« (Nietzsche); innere Leere im spirituellen Sinne von Nirvana anstreben.
Urprinzipieller Bezug: Neptun-Pluto.
Lit.: *D, SP*.
Film: *Arthur und Claire* (Bd 2); *Die Bücherdiebin* (Bd 1); *Hinter dem Horizont* (1998).

Selbstvergiftung

(Autointoxikation; siehe auch Vergiftung)
Körperebene: der gesamte Stoffwechsel (Fließgleichgewicht) ist betroffen.
Symptomebene: unverarbeitete Themen beginnen, den eigenen Organismus zu vergiften und zu blockieren; mit bestimmten Aufgaben nicht mehr fertig werden; die verbreitetste Autointoxikation ist die übliche Mischkost: 92% der Gifte, darunter solche wie Dioxin, werden laut Studie der Schweizer Regierung über Tierprotein aufgenommen, eine einzige Thunfischmahlzeit lässt bereits die zulässige Jahreshöchstdosis für Quecksilber überschreiten.
Bearbeitung: nach außen giftiger werden, statt sich selbst zu vergiften; sich mehr Zeit für bestimmte Aufräumungs- und Entschlackungsmaßnahmen nehmen und lassen; sich bewusst machen, mit welchen seelischen Themenbereichen man nicht fertig geworden ist und welche davon drohen, das Leben zu blockieren und zu vergiften; Fasten und pflanzlich-vollwertige Kost (*PF*).
Einlösung: Wege finden, das anfallende Gift aus dem Leben zu eliminieren; mit dem Leben und seinen Abfallprodukten fertig werden.
Urprinzipieller Bezug: Neptun-Pluto.
Lit.: *Dt*, *Fas*; *CD/Audio »Entgiften, Entschlacken, Loslassen«*.

Selbstverletzung

(siehe auch Hospitalismus)
Körperebene: Haut (Grenze, Kontakt, Zärtlichkeit), außerdem kann durch ungesunde Lebensweise der ganze Organismus betroffen sein.
Symptomebene: sich vorsätzlich mit Rasierklingen, Messern verletzen, *ritzen* (*KSdK 562–564*); im Wahn und bei schweren → Schuldgefühlen oder dem eingebildeten Empfinden völliger Würdelosigkeit, etwa während psychotischer Zustände (→ Psychose) und bei → Schizophrenie (Vincent van Gogh soll sich das Ohr selbst abgeschnitten haben); heute auch bei Jugendlichen, um das Blut (Symbol der Lebenskraft) zum Fließen zu bringen; sich lebendig fühlen nur durch → Schmerz und zugefügte Wunden, Ausreißen der Haare (Symbol der Freiheit und Vitalität; →Trichotillomanie); Ausdruck totaler Frustration; den Körper als wertlos darstellen; möglicherweise ein Appell an die Umwelt, um das von den

anderen unbeachtete seelische Leid körperlich sichtbar zu machen und als letzter Hilfeschrei: »Rette mich, wer kann!«
Im weitesten Sinne läuft auch das Essen normaler Mischkost auf gefährliche Selbstverletzung hinaus, denn es erhöht die Wahrscheinlichkeit für Brust- und Prostatakrebs um 50 %, die des zweittödlichsten Dickdarmkrebses sogar um 90 %; letztlich wird jede Krebsart wahrscheinlicher (→ Ernährungsschäden). Neben dieser Selbstverletzung »mit Messer und Gabel« sind auch → Rauchen und Bewegungsmangel hier zu bedenken.
Bearbeitung: lernen, sich selbst auf mutig offensive Weise zuzuwenden; mutige Gedanken pflegen, dabei Grenzen durchbrechen; lernen, die Lebensenergie zur Not mit erheblichem Nachdruck zum Fließen zu bringen; Übungen, um Zeuge des Fließens der eigenen Vitalität zu werden.
Einlösung: sich einschneidende Erfahrungen auf Seelen- und Bewusstseinsebene zumuten.
Urprinzipieller Bezug: Saturn-Pluto.
Lit.: *Wwg*.

Senilität

(siehe auch Alterssymptome, Vergesslichkeit, Demenz, Alzheimer-Krankheit)
Symptomebene: körperlicher und seelischer Altersverfall als Rückfall in die verantwortungsfreie Kindheit: all die Unfähigkeit, die Kleinkinder mit sich bringen, wiederbeleben und die Sorge für sich den eigenen Kindern oder Vater Staat aufbürden.
Bearbeitung: dem Alter gerecht werden; Selbstverwirklichung und Entwicklung von Weisheit über Sportlichkeit stellen; ausreichendes, rechtzeitiges Trinken von gutem Wasser, pflanzlich-vollwertige Kost (*PF*), Bewegung im Sauerstoffgleichgewicht und Entspannung.
Einlösung: lieber kindlich statt kindisch werden; zu den großen Augen des »*Kleinen Prinzen*« zurückfinden, die das Wunder der Welt bestaunen; das innere Kind zum Leben erwecken und den Lebensabend als verdienten Feierabend in vollen Zügen genießen.
Urprinzipieller Bezug: Saturn.
Lit.: *Gug, AaG*.
Film: *Harold und Maude, The Magic of Belle Isle, Ein Mann namens Ove, Die Herbstzeitlosen, Die fünf Menschen, die Dir im Himmel begegnen, Die Bücherdiebin* (alle Bd 1); *Honig im Kopf, Die Auslöschung, Still Alice, An ihrer Seite* (alle Bd 2); *Dienstags bei Morrie* (1999).

Senkfuß

siehe Plattfuß

Senkmagen

Körperebene: Bauch (Gefühl, Instinkt, Geborgenheit), Magen (Gefühl, Aufnahmefähigkeit).
Symptomebene: Erschlaffung der Haltebänder des Magens lässt diesen tiefer durchhängen: sich im Bereich des Nestes, der Geborgenheit, des seelischen Zuhauses durch-

hängen lassen; überdehnter großer Magen aufgrund chronischer Überfüllung, der weit in den Bauchraum hinuntersinkt: nicht genug bekommen.
Bearbeitung: es im Bereich des eigenen Nestes lockerer angehen lassen; sich bewusst entspannen und hängenlassen; statt den Magen »die Seele baumeln lassen«; für ausreichende Versorgung auf übertragener Ebene sorgen, um den Magen entlasten zu können; sich sättigen, ohne den Magen bis zum Völlegefühl zu strapazieren.
Einlösung: sich mit mehr Gelassenheit um die eigene Geborgenheit, um die Familie und das eigene Zuhause kümmern.
Urprinzipieller Bezug: Mond-Neptun.
Lit.: *V, PF; CD/Audio »Bewusst fasten«.*

Senkniere
siehe Wanderniere

Sepsis
siehe Blutvergiftung

Septumdefekte
(angeborene Herzfehler mit Defekten in der Herzscheidewand)
Körperebene: Herz (Sitz der Seele, Liebe, Gefühl, energetische Mitte), Herzscheidewand (Schwelle zwischen Diesseits und Jenseits in unserer Mitte).
Symptomebene: keine wirkliche Trennung vom Herz in ein linkes und rechtes: *halbherziger* Eintritt in die Polarität; der Einheit (über den drohenden Tod) nahe verbunden bleiben; ein Loch im Herz: einen Fehler in seiner Mitte haben, Herz(ens)fehler.
Bearbeitung: operative Schließung des Loches im Herz zwingt in die Polarität und damit in die Auseinandersetzung; Offenheit des Herzens auf seelischer Ebene verwirklichen; sein Herz im übertragenen Sinne öffnen, damit das physische in seiner Mitte geschlossen bleiben kann.
Einlösung: die Einheit auf der übertragenen Ebene anstreben: eins mit allem sein; ein Herz und eine Seele werden mit allen fühlenden Wesen und dieser ganzen Schöpfung.
Urprinzipieller Bezug: Sonne-Saturn.
Lit.: *H.*

Serotoninmangel
(Serotonin = zentraler Botenstoff/Neurotransmitter im [Gehirn-] Stoffwechsel, der für gehobene Stimmung sorgt und bei Ausschüttung im Stoß eine Öffnung des Herz-Chakras bewirkt, deshalb als MdMA [Ecstasy] auch bei Jugendlichen/Ravern beliebt)
Körperebene: Hormonsystem (Steuerung, Information), Stoffwechsel (Fließgleichgewicht).
Symptomebene: Wohlgefühl und Entspannung lassen nach, wenn das »Wohlfühlhormon« aufgrund von Mehrverbrauch im täglichen Stress des modernen Lebens knapp wird; da es aus der Aminosäure L-Tryptophan entsteht und Vorstufe von Melatonin ist, dem »Hormon der Nacht«, kommt es bei dessen

höherem Verbrauch in dunklen Zeiten zu einem relativen Serotoninmangel, der zu Herbst-Winter-Depressionen führt, löst auch Verlangen nach Schokolade und Süßigkeiten aus, da beide etwas L-Tryptophan, die Vorstufe, enthalten.
Bearbeitung: mögliche Alternativen sind **1.** haushalten mit dem eigenen Serotonin in stressreichen Zeiten; d.h. schulmedizinisch Gabe von Serotonin-Wiederaufnahmehemmern (Antidepressiva), ist aber wegen Blutbildveränderungen und anderer Nebenwirkungen nicht zu empfehlen; ratsamer: ruhigeren, entspannteren Lebensstil wählen, andere Prioritäten setzen. **2.** Substitution: höherer Süßigkeitenkonsum, was jedoch ineffektiv und wegen erheblicher Nebenwirkungen (Diabetes Typ II, Übergewicht) problematisch ist; oder mit Hilfe von Ecstasy (von chemischer Zusammensetzung und Wirkung ein Amphetamin und Ritalin), was jedoch illegal und mit Nebenwirkungen belastet ist; empfehlenswerte und einfachste Möglichkeit ist die kleine rote Pille »Amorex« (www.dahlke.at), die – morgens nüchtern genossen – die eigenen Speicher für den Tag auffüllt und abends eingenommen obendrein die Erinnerung der Träume verbessert; abgesehen davon ist entscheidend wichtig, sich Wohlgefühl und Herzoffenheit zu gönnen; sich für ein *wunder*volles Leben zu öffnen.
Einlösung: bewusst ein herzoffenes, beschwingtes Leben in Wohlgefühl führen, sich den gesunden Ernährungstrick mit »Amorex« gönnen.
Urprinzipieller Bezug: Mond/Sonne.
Lit.: *PF*.

Seuche
siehe Epidemie

Sexsucht
siehe Suchtkrankheiten; Nymphomanie (bei der Frau); Donjuanismus, Satyrismus (beim Mann)

Sexuell übertragbare Krankheiten
siehe Geschlechtskrankheiten

Sicca-Syndrom
siehe Sjögren-Syndrom

Sichverschlucken
Körperebene: Hals (Einverleibung, Verbindung, Kommunikation), Luftröhre (Austausch).
Symptomebene: Missge*schick*; die Art, die Welt zu verarbeiten, ist von Missverständnissen und Verwechslungen geprägt: »etwas in den falschen Hals bekommen«, sich täuschen, etwas missverstehen; dazu neigen, Ebenen zu verwechseln; naiver Versuch, den Stoff zu vergeistigen; Sehnsucht, die Materie mit Geist zu durchdringen und in vermehrten Kontakt zum Luftelement zu bringen; sich selbst wieder in reinen Geist verwandeln wollen: Tod.
Bearbeitung: ungewöhnliche, kreative Wege ausprobieren, neue Wege gehen; lernen, die Welt mit Geist

und Witz zu verarbeiten; mit Geist durchdringen, was man aufnimmt und verarbeitet.
Einlösung: das Spiel mit den Ebenen auf kreative Weise betreiben; von einer Ebene zur anderen wechseln und dabei wissen, was man tut.
Urprinzipieller Bezug: Uranus.
Lit.: *V 75f.*

Siderophilie
siehe Hämochromatose

Silikose
(Quarzstaublunge)
Körperebene: Lunge (Kontakt, Kommunikation, Freiheit).
Symptomebene: bindegewebige Umwandlung der Lungen durch die Dauerreizung aufgrund des Einatmens kieselsäurehaltigen Staubes (hauptsächlich bei unter Tage arbeitenden Bergleuten): die leichten, dem Luftelement angepassten Lungenflügel werden in schwereres, dem Erdelement näherstehendes Gewebe umgebaut; Kurzatmigkeit und Luftmangel, weil die Lungenkapazität unter Störung der Herzfunktion ständig abnimmt: die Fähigkeit zu Austausch und Kommunikation wird durch Dauerreizung reduziert; bereitet den Boden für → Lungenschwindsucht und → Lungenkrebs: Vorbereitung auf das Ende der Kommunikation.
Bearbeitung (Beendigung der »staubigen« Tätigkeit vorausgesetzt): die Erdenschwere der eigenen Kommunikationssituation erkennen, statt die Dinge leichtzunehmen; sich klarmachen, dass das Weiterverfolgen des eingeschlagenen Weges den lebenswichtigen Austausch mit der Welt ganz zum Erliegen bringt und in den sicheren Tod führt; Grenzen erkennen und respektieren lernen; sich die körperlich erzwungene Abnahme des Austauschvolumens bewusst machen und sich von äußeren Ablenkungen lösen, zu sich selbst zurückkehren und in Kommunikation mit dem eigenen Innern kommen; sich mit der eigenen Sterblichkeit auseinandersetzen und auf den Tod einstellen.
Einlösung: die Kommunikation mit dem Außen in Kommunion mit sich selbst und mit Gott wandeln.
Urprinzipieller Bezug: Merkur-Saturn.

Singultus
siehe Schluckauf

Sinnestäuschungen
siehe Halluzinationen, Geschmacksstörungen/Geschmackshalluzinationen

Sinusitis
siehe Nasennebenhöhlenentzündung

Sjögren-Syndrom
(Sicca-Syndrom; siehe auch Autoimmunkrankheiten/Autoaggressionskrankheiten)
Körperebene: Gelenke (Beweglichkeit, Artikulation), Schleimhaut (innere Grenze, Schranke, Schutzhülle).
Symptomebene: um sich greifende Trockenheit (lat. *siccus* = trocken),

v. a. Angriff auf Speicheldrüsen und Tränendrüsen in Form von chronischer Ohrspeicheldrüsenentzündung (Parotitis; → Mumps), Versiegen der Tränendrüsensekretion (Keratokonjunktivitis sicca), chronisch trockene Nasenschleimhäute (Rhinitis sicca), Mundtrockenheit (Xerostomie); zu 90 % sind Frauen nach den Wechseljahren betroffen: trockene, schmerzhaft entzündete Augen (→ Augentrockenheit), keine Tränen mehr haben, ausgeweint sein; spröde, trockene Haut, die ihre Geschmeidigkeit verloren hat; trockene Vaginalschleimhaut, die keinen erotisch-sexuellen Kontakt mehr erwartet; große (Lebens-) Müdigkeit; mangelnder Appetit aufs Leben (→ Mundtrockenheit); Gelenkentzündungen: Konflikte um die Beweglichkeit; manchmal → Raynaud-Syndrom (blasse Totenfinger); häufig auch als Begleiterscheinung rheumatischer Erkrankungen (→ Rheumatismus); mit dem Leben und seiner feuchten Vitalität abgeschlossen haben, sich aus- und vertrocknen lassen, sich ausgewrungen haben; das Wasser des Lebens ist ausgegangen; ausgetrocknet sein.
Bearbeitung: sich mit seinem Leben auseinandersetzen, Bilanz ziehen und in sich hineinspüren, ob die Lebensgeister nochmals wachzurütteln sind, ob *frau* sich noch etwas vom Leben erwartet – dafür wären ggf. Schritte zu unternehmen; der Schulmedizin ist außer Symptomlinderung keine Therapie bekannt.
Einlösung: sich bewusst auf den Tod vorbereiten und davor das Leben nochmals angehen, das Wasser des Lebens schätzen und ehren lernen, sich dem weiblichen seelischen Pol des Lebens noch öffnen.
Urprinzipieller Bezug: Saturn.

Skabies

siehe Krätze

Sklerodermie

(Hautverhärtung)
Körperebene: Haut (Grenze, Kontakt, Zärtlichkeit), Schleimhaut (innere Grenze, Schranke, Schutzhülle).
Symptomebene: Verhärtung der Haut und des Unterhautgewebes, Verlust von Beweglichkeit und Geschmeidigkeit: Verhärtung der Grenzen; nach innen und außen zumachen; Schrumpfung und Schwund von Haut und Unterhautgewebe: es wird einem zu eng in der eigenen Haut und ihrer Panzerung (»Es ist zum Aus-der-Haut-Fahren!«); wie in einer zu engen, zu harten Rüstung stecken mit einem zu engen Helm auf dem Kopf; sich panzern; unbewusst bleibende Einengung und Beschränkung des Lebensraumes: sein eigenes Gefängnis bauen, sich einsperren, statt im Fluss zu sein.
Bearbeitung: bewusste Abgrenzung nach außen; Verstärkung der Abschirmung gegen Außeneinflüsse: Reduzierung der direkten Außenkontakte; sich ein dickes Fell zulegen; die Fühler einziehen,

die Grenzen und Austauschflächen reduzieren; sich die eigene Enge und Beschränkung bewusst eingestehen und sie annehmen, sich sein Misstrauen gegen die Welt und sich selbst bewusst eingestehen und den Rückzug auf sich selbst zum spirituellen Thema der Selbstverwirklichung machen; nach innen gehen, in sich gehen; die eigene Innenwelt entdecken,
Einlösung: Rückzug nach innen; in der eigenen Innenwelt (wie in eine klösterliche Einsiedelei), um mit sich eins zu werden; aus der eigenen Mitte heraus auch den Gegenpol erobern; die Grenzen weiten und sich der Welt öffnen; mit sich eins, kann ein(e) jede(r) mit allem eins sein.
Urprinzipieller Bezug: Venus/ Saturn-Saturn.

Sklerose

(Verhärtung)
Körperebene: verschiedene Bereiche des Organismus können betroffen sein.
Symptomebene: Verhärtungen z. B. der Gefäße (→ Arteriosklerose), der Haut (→ Sklerodermie), des Neurogliagewebes im Zentralnervensystem (→ Multiple Sklerose) und Wucherungen und Verhärtungen des allgemeinen Bindegewebes: allgemeine Versteifung und Behinderung von innen.
Bearbeitung/Einlösung: für Konzentration, Abgrenzung, Strukturbildung, Klarheit im Denken und Handeln sorgen.
Urprinzipieller Bezug: Saturn.

Skoliose

siehe Wirbelsäulenverkrümmung

Skorbut

(Vitamin-C-Mangelerkrankung)
Körperebene: Blut (Lebenskraft), Zahnfleisch (Urvertrauen), Haut (Grenze, Kontakt, Zärtlichkeit), Schleimhaut (innere Grenze, Schranke, Schutzhülle), Knochen (Stabilität, Festigkeit), Gelenke (Beweglichkeit, Artikulation).
Symptomebene: Blutungen (Lebenskraft fließt davon), beginnend meist am Zahnfleisch (Urvertrauen), in die Schleimhaut (innere Grenzen), Haut (äußere Grenze), Gelenke (Artikulation), bis zu schmerzhaften Strukturveränderungen der Knochen (Stabilität, Festigkeit); heute nur noch in leichten Formen bei einseitiger Ernährung (Mangel an frischem Obst und Gemüse).
Bearbeitung (Vitamin-C-Gabe vorausgesetzt): dafür sorgen, dass man genug frische Lebensenergie über pflanzliche Ernährung zu sich nimmt; die eigene Lebensenergie in die inneren und äußeren Grenzbereiche, in Beweglichkeit, Artikulation und in den Strukturbereich fließen lassen; die haltgebenden Strukturen – auch unter Schmerzen – verändern.
Einlösung: Belebung des saturninen Bereichs (= Grenzen und Strukturen) im eigenen Leben; Lebensfrische essen und leben.
Urprinzipieller Bezug: Saturn.
Lit.: *RE*.

Sodbrennen

(siehe auch Aufstoßen, saures)
Körperebene: Magen (Gefühl, Aufnahmefähigkeit).
Symptomebene: Aggressionen nicht offen zeigen, stattdessen überschießende Säureproduktion im Magen, dem Nest der Kindheit und Geborgenheit: *sauer*, beleidigt und wütend sein; Unvermögen, mit Ärger bewusst umzugehen: Ärger hinunterschlucken; Autoaggression: harte Selbstkritik, Schuld sofort bei sich suchen (→ Schuldgefühle); brennend nach Leben verlangen.
Bearbeitung/Einlösung: Aggressionen über bewusstere Wege äußern lernen.
Urprinzipieller Bezug: Mars.
Lit.: *V 116*.

Sommersprossen

(Ephelides)
Körperebene: Haut (Grenze, Kontakt, Zärtlichkeit).
Symptomebene: Reaktion auf Sonnenlicht ohne besonderen Krankheitswert bei Rotblonden mit heller Haut; Farbkleckse, braune Pigmentsprossen, die besonders im Sommer sprießen und dem Aussehen etwas Vorwitziges verleihen (Pippi Langstrumpf); Attribute der Jugend, geben dem Gesicht besonders um die Nase etwas Freches, Aufgewecktes, Keckes (»Ein Gesicht ohne Sommersprossen ist wie ein Himmel ohne Sterne«). Andererseits führen v. a. Frauen oft Krieg gegen sie mit diversen »Hausmitteln«, Cremes, bis hin zu Lasertherapie, um das Ideal eines makellosen Teints willen, oft mit dem Ergebnis, ein apartes Gesicht in ein fleckiges zu verwandeln.
Bearbeitung: dem äußeren kessen Eindruck gerecht werden: sich frech, frank und frei vom Leben nehmen, was es bietet.
Einlösung: den eigenen Typ unterstreichen; selbst als Kind und Jugendliche(r) sein eigenes Leben leben.
Urprinzipieller Bezug: Merkur-Uranus.
Lit.: *KS*.
Film: *Pippi Langstrumpf* (1969).

Somnambulismus

siehe Lunatismus

Somnolenz

siehe Schlafdrang

Sonnenbrand

Körperebene: Haut (Grenze, Kontakt, Zärtlichkeit).
Symptomebene: die Haut schädigen: sich die Grenze aufbrennen lassen; die Haut in Fetzen opfern; den Körper überhitzen: sich von der Sonne mit Wärme liebkosen und (krank) küssen lassen; aber wer seiner Haut die notwendige Zuwendung und Zärtlichkeit nur von der Sonne geben lässt, verantwortet die daraus folgende Entartung der Grenz- und Kontaktfläche (→ Basaliom); Flüssigkeit verlieren: Gesundheit für (braune, vitale) Ausstrahlung aufs Spiel setzen; Wasser des Lebens opfern aus dem Wunsch heraus, sich lebendiger zu fühlen und die eigene Ausstrahlung von

Gesundheit und Spannkraft zu erhöhen; sich jedoch sonnenbratend in Sachen Vitalität *brennen* (täuschen); Sonnenhunger: Sehnsucht nach dem Prinzip Sonne (= Vitalität, Kraft, Ausstrahlung, Einheit), Verwechslung der konkreten Sonne mit dem Prinzip; zwar ist Sonnenanbeten im übertragenen Sinne als Hinwendung zum Prinzip der Einheit lebensfördernd (Besonnenheit und ein sonniges Gemüt im wahrsten Sinne des Wortes Gold wert), aber im konkreten Sinne gefährlich (→ Basaliom).
Bearbeitung: die eigenen Außengrenzen aufreißen, sich für (erwärmende und sogar) heiße Kontakte öffnen; der eigenen Kontaktfläche zu ihrem Recht verhelfen, sie Liebkosungen und Küssen aussetzen; sich um das innere Licht kümmern: Seelisches ins Spiel bringen, seelische Energien fließen lassen, durch Seele wirken; sich mit dem Prinzip der Sonne einlassen, statt seine Haut und Gesundheit auf ihrem Altar zu opfern; sich der Gefahren der physischen Sonnenbestrahlung bewusst werden, aber sie auch nicht überschätzen.
Einlösung: die Fenster der Seele bewusst aufreißen; die Sonne im eigenen Herzen suchen und scheinen lassen.
Urprinzipieller Bezug: Sonne-Mars.

Sonnenstich
siehe Hitzschlag

Soor
siehe Candidamykose

Spasmophilie
siehe Tetanie

Spastik
Körperebene: Skelettmuskulatur (Motor, Kraft).
Symptomebene: Spannungserhöhung im Bewegungsapparat (Beweglichkeit, Fortschritt), tollpatschige, schwer kontrollierbare Bewegungen: man steht unter Daueranspannung; Überspanntheit: zu viel wollen und damit nichts bzw. das Gegenteil erreichen.
Bearbeitung/Einlösung: die Anspannung und Konzentration auf Bewusstseinsebenen erkennen, um den Körper zu entlasten; sich der dauernden Handlungs- und Kampfbereitschaft bewusst werden und sie in übertragener Hinsicht umsetzen; körperliche Anspannung in innere Anstrengung wandeln.
Urprinzipieller Bezug: Mars-Pluto/Uranus.

Speichelfluss, vermehrter
(Hypersalivation)
Körperebene: Speicheldrüsen (Appetit, Lust, Nähe).
Symptomebene: das Wasser läuft einem im Munde zusammen: grundsätzlich ein Zeichen, dass viel Seelenelement mit im Spiel (des Lebens) ist, alles rutscht und flutscht so richtig gut, das Leben fließt und lässt sich gut verdauen; im Übermaß Zeichen eines ungestillten Lebenshungers; etwas lüstern oder gar (g)eifernd einfordern.
Bearbeitung: sich besorgen und einverleiben, wonach es einen ge-

lüstet; zur eigenen großen Lust stehen lernen und mit ihr fließen.
Einlösung: auf die seelische Ebene wechseln und den Hunger nach Leben und Erfahrungen stillen und so richtig in den Fluss des Lebens eintauchen.
Urprinzipieller Bezug: Mond-Venus/Jupiter.

Speichelfluss, verminderter

siehe Mundtrockenheit

Speiseröhrenentzündung

siehe Refluxösophagitis

Speiseröhrenkrebs

(siehe auch Krebs)
Körperebene: Speiseröhre (Nahrungszulieferung).
Symptomebene: die Speiseröhre umschließendes und zudrückendes oder verlegendes, rücksichtslos wucherndes Wachstum, das die Essenszufuhr abschneidet, also doppelt lebensbedrohlich ist.
Bearbeitung: fasten und anschließend die Ernährung umstellen auf pflanzlich-vollwertig (*PF*), um dem → Krebs mit beiden Ansätzen das Terrain zu erschweren.
Einlösung: den ureigenen Weg einschlagen im Sinne von radikal mutiger, an die Wurzeln der eigenen Existenz gehender Selbstverwirklichung im Hinblick auf die Vermittlung der richtigen Nahrung für Körper, Geist und Seele; frei und lebendig wachsen auf der einem entsprechenden Ebene.
Urprinzipieller Bezug: Merkur-Pluto/Mars/Jupiter.
Lit.: *KR, S, PF; CD/Audio »Krebs«.*
Film: *Heute bin ich blond, Miss You Already, Das Beste kommt zum Schluss* (alle Bd 2).

Spinnenangst

siehe Phobie, Angst

Spirituelle Krise

(Kundalini-Prozess; siehe auch Psychose)
Symptomebene: durch übertriebene spirituelle Exerzitien, Drogenerlebnisse oder extreme Erfahrungen wird die Membran zwischen Schattenreich und Tagesbewusstsein aufgelöst und die Seele dem Schatten schutzlos preisgegeben; die zu schnell und oft zu ehrgeizig angestrebte Offenheit wird zum Fluch: nicht mehr Herr(in) im eigenen (Körper-)Haus sein; von inneren Bildern überschwemmt werden, die Übermacht bekommen; Angst (z. B. sich aufzulösen oder sich selbst zu verlieren) wird vorherrschend; die → Panik des Ego vor seinem Untergang wird zum lebensbestimmenden Gefühl.
Bearbeitung: Versuche der Erdung, um die laufenden Erfahrungen aus einem sicheren Körpergefühl heraus ertragen zu können: z. B. Gartenarbeit, die zum Schwitzen führt; alles, was den Körperbezug fördert, bis hin zu Sex, sofern er zur Erschöpfung führt und nicht mit tantrischer Absicht weiterer Energiesteigerung dient; deftiges Essen (Wurzelgemüse), das den Körper ruhig beschweren darf; Spaziergänge in der Natur, die den Bo-

denkontakt betonen; Materiebezug in verschiedenster Form wie etwa Aufräumen, Putzen (sich symbolisch mit der unteren Welt in ordnender Weise auseinandersetzen); alle weiteren Sensibilisierungsmaßnahmen (wie etwa Meditation und andere Exerzitien, die auf Transzendenz zielen) müssen augenblicklich unterbleiben; keinerlei Drogen oder nur die klassische Ventildroge Nikotin, wenn diesbzgl. Sucht vorliegt.
Einlösung: sich nach zu viel Feuer (Kundalini-Energie), Wasser (im Meer der Gefühle und Bilder versinken) und Luft (Leichtigkeit der Gedankenwelten) sich aufs Erdelement in täglich praktischer Weise einlassen, es zu sich hereinlassen; das Schattenreich anerkennen, ohne es festzuhalten; den Kopf erst zum Vater im Himmel recken, wenn die Wurzeln unserer Füße in Mutter Erde gesichert sind.
Urprinzipieller Bezug: Neptun (Auflösung)-Saturn (Grenze).
Lit.: *AfS; CD/Audio »Lebenskrisen als Entwicklungschance«.*
Film: *Shine* (Bd 2); *Ein vollkommener* Tag (Bd 1).

Spitzfuß

Körperebene: Füße (Standhaftigkeit, Verwurzelung).
Symptomebene: entsteht, wenn der Fuß längere Zeit gestreckt gehalten wird; die Achillessehne kann sich dabei dauerhaft verkürzen; dann auf Zehenspitzen gehen müssen: Stand(punkt)probleme, den Punkt nicht mehr treffen.
Bearbeitung: die eigenen Standpunkte bewusst überdenken und infrage stellen; in seinen Standpunkten vorsichtiger werden; feiner, eleganter *auftreten*, für die eigene Position weniger breiten Raum beanspruchen.
Einlösung: den Punkt der Mitte treffen (im Mandala des Lebens).
Urprinzipieller Bezug: Neptun.
Lit.: *KS (Kap. Fuß).*

Spondylitis

(Entzündung der Wirbelsäule; siehe auch Bechterew-Krankheit, Rückenschmerzen, Entzündung)
Körperebene: Wirbelsäule (Dynamik und Halt, Aufrichtigkeit), Rücken (Anstrengung).
Symptomebene: Entzündung der Wirbelkörper (Grundsituation klären und deuten): aggressiver Kampf um Aufrichtigkeit und Geradheit, um die Lebensachse bzw. deren männlichen Anteil.
Bearbeitung: offen(siv)en Kampf um die Grundlagen der eigenen Aufrichtigkeit führen; zu sich stehen, sich selbst treu bleiben.
Einlösung: im Lot sein.
Urprinzipieller Bezug: Saturn-Mars.
Lit.: *Wwg, SvI.*
Film: *In Sachen Henry, Der letzte Samurai, Fearless, Wut* (alle Bd 1).

Sportlerherz

siehe Herzvergrößerung

Sportunfall/Sportverletzung

(siehe auch Unfall)
Körperebene: alle Körperzonen können betroffen sein.

Symptomebene: körperliche Aktivitäten übertreiben und die Folgen geistig nicht »überreißen«; die falsche Einstellung führt zu problematischen Stellungen im jeweiligen Sportgeschehen; Versuch, geistig-seelische Unbeweglichkeit durch überzogene Anforderungen an den Körper zu kompensieren, wobei der Bogen überspannt wird, sodass dieser bricht oder die Sehne reißt.
Bearbeitung: im übertragenen Sinn mutiger werden und dafür den Körper in seinen Grenzen respektieren; eigenen Ehrgeiz auf sinnvollere Ebenen lenken.
Einlösung: die eigenen körperlichen Rahmenbedingungen dankbar annehmen; sich in geistig-seelischer Hinsicht herausfordern lassen und neue, auch ungewöhnliche Wege zu gehen wagen.
Urprinzipieller Bezug: Mars-Saturn-Uranus.
Lit.: *Wwg, SP, Hag*.
Film: allgemein zu Unfällen – *In Sachen Henry, Ziemlich beste Freunde*, *Cartagena, Captain Fantastic* (alle Bd 1); *Das Meer in mir, Begegnungen – Intersection* (beide Bd 2).

Sprachstörung
siehe Aphasie, Dysphasie

Spreizfuß
(siehe auch Plattfuß, Hallux valgus)
Körperebene: Füße (Standhaftigkeit, Verwurzelung).
Symptomebene: Stand(punkt)probleme; Auseinanderweichen der tunnelartig angeordneten Knochen des Mittelfußes; Quergewölbe ist durchgetreten (z.B. durch das Tragen ungeeigneten Schuhwerks); Zusammenbruch des (typisch menschlichen) Quergewölbes: der Fuß wird breiter, Elastizitätsverlust; ein *gespreizter* Typ sein.
Bearbeitung/Einlösung: freier auf der Erdoberfläche schwimmen lernen, sich weniger haltsuchend »einspreizen«, ungezwungener und fließender fortschreiten.
Urprinzipieller Bezug: Neptun.
Lit.: *KS (Kap. Fuß), SdS*.

Sprue
siehe Zöliakie

Spucken beim Sprechen
Körperebene: Mund (Aufnahme, Ausdruck, Mündigkeit).
Symptomebene: »feuchte Aussprache«, andere beim Reden anspucken: die fehlende innere seelische Beteiligung (Seelenelement Wasser) wird äußerlich sicht- und spürbar: kann unbewusst Verachtung und Aggression ausdrücken; trockener Mund (»sich den Mund fusselig reden«) führt zum Ausstoß von Schleimpartikeln: uneingestandene Angstsituation, evtl. ein Rückfall ins Sabbern der Kleinkinder oder auch verschobene Ejakulation: pseudomännliches Gehabe, das bei kleinen Jungen oft unübersehbar ist und zur Marotte werden kann.
Bearbeitung: sich unbewusst mitschwingende Ebenen beim Sprechen zu Bewusstsein bringen; sich bewusstere Wege suchen, Aggressionen und Verachtung auszudrücken,

oder dem Seelischen im eigenen Ausdruck passendere Ventile zu verschaffen; sich die Angst beim Sprechen eingestehen; im Seelischen »werden wie die Kinder«; Provokationen hinterfragen (*KSdK 489*).
Einlösung: Dingen/Inhalten Raum geben, um die eigene Ausdrucksweise zu bereichern: die Worte von Herzen kommen und aus tiefster Seele aufsteigen lassen.
Urprinzipieller Bezug: Merkur (Sprache)-Mars (Aggression)-Mond (Seele, Kind).

Stalking im Liebeswahn

(siehe auch Halluzinationen)
Symptomebene: im Liebeswahn (nur darauf ist hier Bezug genommen) verfolgen Stalker das Objekt ihrer Liebe wie Jäger ihre Beute (engl. *stalking* = anpirschen) und sind durch keinerlei Vernunftgründe davon abzubringen, weder durch rabiate Ablehnung noch durch sogar physisches Zurückstoßen. Im Ergebnis ruinieren Stalker so nicht selten das Leben der von ihnen mit Zuneigung Verfolgten, die tatsächlich immer mehr zu Verfolgten und Flüchtenden werden; das eigene Leben der Stalker ist – je länger ihre Wahnvorstellung besteht – sowieso ruiniert.
Bearbeitung: erweist sich als extrem schwierig, da wahnhaft Liebende meist unbelehrbar bleiben und zu keinerlei Einsicht zu bewegen sind. Stalking-Opfer suchen häufig Zuflucht bei Polizei und Gerichten und können Verfügungen erwirken, die dem Stalker untersagen, ihnen näher als 500 m zu kommen; allerdings sind diese dann ständig mit Polizeigewalt durchzusetzen; erfahrene Polizisten raten, soweit irgend möglich zum Ignorieren, was Stalker am ehesten ernüchtert; aus Sicht der Opfer wäre der eigene Schatten anzuschauen und sich zu fragen: »Woran macht sich die stalkende Person fest, womit geht sie in Resonanz?« Insofern ist den Verfolgten die entscheidende Auseinandersetzung abverlangt, wie sie sich für dieses Elend reif gemacht haben, wo ihre Resonanz dazu ist.
Einlösung (für Stalker und Verfolgte): die umfassende, alles einschließende Liebe finden: würden Stalker wirkliche Liebe erleben, könnten sie natürlich von den Verfolgten ablassen; würden die Verfolgten ihre Resonanz zu solch »erzwungener Liebe« und wahnhaftem Geschehen erkennen und sich davon lösen, hörte die Verfolgung mangels Resonanz ebenfalls auf. Resonanz ist aber ein Phänomen der Liebe, des Mitschwingens.
Urprinzipieller Bezug: Pluto.
Lit.: *SuL*.
Film: *Wahnsinnig verliebt* (Bd 2).

Star

siehe Grauer Star, Grüner Star

Staublunge

siehe Silikose

Stauungsleber

(siehe auch Pfortaderstau)
Körperebene: Leber (Leben, Wertung, Rückverbindung).

Symptomebene: Vergrößerung und blaurote Verfärbung der Leber: die Lebensenergie sammelt sich in der Leber; Bedeutung der Leberthemen nimmt zu; Gewebedruckerhöhung in der Leber führt zur Schrumpfung der Zellen und zur Verfettung: Versuch, der gestiegenen Wichtigkeit durch Scheinlösungen (Vergrößerung des Umfangs durch Fetteinlagerung) gerecht zu werden; Ersatz des untergehenden Lebergewebes durch Bindegewebe auf dem Weg zur → Leberzirrhose: Verhärtung der Thematik.
Bearbeitung: die ganze Energie auf die Leber bzw. die wesentlichen Fragen des Leberthemas richten: »Was ist der Sinn meines Lebens? Woher komme ich, wohin gehe ich? Was sind meine Wertmaßstäbe? Was ist das rechte Maß für mich?«; Achtung vor Scheinlösungen, die auf Schaumschlägerei hinauslaufen und viel Wind um nichts machen; Konzentration auf das Wesentliche statt Verhärtung.
Einlösung: sich mit dem Leben und seiner Perspektive beschäftigen; sich über den Einsatz der verbliebenen Lebensenergie klar werden.
Urprinzipieller Bezug: Jupiter-Saturn.
Lit.: *CD/Audio »Leberprobleme«.*

Stauungslunge

siehe Lungenödem

Stauungsniere

Körperebene: Nierenbecken (erstes Sammelbecken des seelischen Abwassers).
Symptomebene: Überflüssiges staut sich aufgrund eines Abflusshindernisses: eine Blockade verhindert das Loslassen alter Seelenthemen; anfangs noch reparabel, dann Gefahr der Hydronephrose (Wassersackniere).
Bearbeitung: das Hindernis beim Loslassen alter seelischer Dinge erkennen, sich klarmachen, wie sehr man sich damit unter Druck setzt: den Druck identifizieren; das Hindernis konkret beheben und im übertragenen Sinn annehmen.
Einlösung: mit Nachdruck an die Themen Harmonie in Partnerschaft und im Leben herangehen; sich Druck machen, um zum Wesentlichen zu kommen.
Urprinzipieller Bezug: Venus-Saturn.
Lit.: *Gmm.*
Film: alle zum Venusprinzip in Bd 1.

Stauungspapille

siehe Hirndrucksyndrom

Steatorrhoe

siehe Fettstuhl

Steifheit

siehe Muskelkater, Gelenkerkrankungen, Alterssymptome

Steinleiden

(Lithiasis; siehe auch Gallen-, Harnblasen-, Nierensteine)
Körperebene: verschiedene Bereiche können betroffen sein; am häufigsten der Bereich Nieren (Gleichgewicht, Partnerschaft), Gallengang

(Aggression, Gift und Galle), Darm (Verarbeitung materieller Eindrücke) und Harnblase (Druck aushalten und loslassen), auch Zahnstein und Arteriosklerose (»versteinerte«, verkalkte Gefäße) sind eigentlich hier einzuordnen.
Symptomebene: Versteinerung von Energien; bestimmte Themen können nicht mehr in Lösung gehalten werden und fallen aus; verhärtet, versteinert reagieren; Verkörperung sturer, starrer und steinalter Haltungen und Vorstellungen; im Angesicht bestimmter Probleme versteinern, zur Salzsäule erstarren (wie Loths Weib, das sich zurückwendet): nicht vorwärtsgewandt im Strom des Lebens mitfließen; Salze (aus denen die meisten Steine gebildet sind) als Vereinigung von basischen (weiblichen) und sauren (männlichen) Kräften präsentieren sich als etwas völlig Neues, Neutrales, die Extreme Verbindendes: kranke Kinder des Zusammenspiels von Yin und Yang, die auf- und ausfallen und zum Auslöser von → Koliken werden; Versuche des Organismus, sie in wehenartigen Angriffswellen loszuwerden und zu gebären als seine einzige Chance, solche mit der Zeit lebensgefährlich werdenden Versteinerungen loszuwerden. → *Nierensteine*: ungelöste, nicht mehr in Lösung zu bringende Partnerschaftsprobleme; → *Gallensteine*: meist Aggressionsthemen, für die Ähnliches gilt, wenn einem »die Galle übergeht«, aber oft auch giftiger Art, wenn »Gift und Galle gespuckt« werden oder man »grün vor Neid und Ärger« wird; → *Harnblasensteine*: unlösbare Probleme der Entsorgung alter Seelenthemen (Abwasserprobleme); Kotsteine: anders nicht mehr zu lösende Versteinerungen in der Unter- und Schattenwelt fallen an und aus; → *Zahnstein*: unlösbare Probleme mit den Waffen im Mund und Themen wie Einverleibung, Zerlegung, v. a. sich seinen Teil vom Kuchen abzubeißen; *Gefäßverkalkung* (→ Arteriosklerose): unlösbar gewordene Vermittlungsthemen verlegen die Energietransportwege und drücken ganz allmählich, aber nachhaltig den Nachschub ab mit der Folge von Durchblutungsstörungen wie Infarkt, Schlaganfall und deren Vorstufen.
Bearbeitung: den entsprechenden Problemen und Energien mit Konsequenz, Klarheit und Härte begegnen; lösen, was noch zu lösen ist, was nicht mehr zur Lösung zu bringen ist, versuchen loszuwerden (auszuscheiden); übersättigt von bestimmten Themen, sich dennoch mit ihnen einlassen, um damit bewusst fertig zu werden; gerade weil man sie satt hat, sie nicht länger verdrängen, da sie sich dann verkörpern und weiter Ärger machen; dann lieber *ausfällig werden*, sie als Steine ausfällen und anschließend weibliche und männliche Kräfte im eigenen Lebensspiel im gelösten Gleichgewicht halten, daraus etwas Neues, qualitativ Neutrales schaffen, das trotzdem beide Seiten in sich verbindet; durch aktive (manchmal schmerzhafte) Erkennt-

nisprozesse und im Notfall entsprechende Muskelkontraktionen Festgehaltenes, Verklemmtes und Versteinertes in Bewegung bringen, um es loszulassen; körperlich konkret liegt es nahe, ausreichend gutes Wasser zu trinken und die Ernährung auf pflanzlich-vollwertige Kost umzustellen.
Einlösung: mit konkreten Vorstellungen zur Bewältigung des jeweiligen Themas der Bildung von Konkrementen im entsprechenden Organ vorbeugen, das Leben körperlich und geistig-seelisch in Fluss halten, ohne ausfällig zu werden.
Urprinzipieller Bezug: Saturn-Pluto.
Lit.: *Gug, AaC, SH, PF.*
Film: *Die Herbstzeitlosen, Magic of Belle Isle, Nokan, Ein Mann namens Ove, Die Bücherdiebin* (alle Bd 1); *Shakespeare für Anfänger, Danny Collins, Das Beste kommt zum Schluss, Das ultimative Geschenk* (alle Bd 2).

Steißbeinschmerzen

Körperebene: Steißbein (letzter Stoßdämpfer der Weltachse, letzter Abschluss Schutz der Beckenschale).
Symptomebene: in verschiedener Hinsicht »auf den Hintern gefallen sein«; schmerzhafte Veränderungen der inneren Statik, wenn sich die Lebensachse neu positionieren müsste bzw. das innere Gleichgewicht eine Neujustierung verlangt, die auf der Bewusstseinsebene jedoch ausbleibt: das Verharren im alten Muster tut weh; die Wirbelsäule schreit um Hilfe, weil sie der neuen Lage mit der alten Einstellung nicht mehr gewachsen ist.
Bearbeitung: die Schreie hören und in sich hineinhorchen, welche Richtung die Lebensachse nehmen will; sich um die Neueinstellung seiner Lebensachse bemühen.
Einlösung: die eigene Einstellung mit der Stellung im Leben in Übereinstimmung bringen, sodass das Leben wieder ins Lot kommt.
Urprinzipieller Bezug: Saturn-Mars.

Sterilität

siehe Unfruchtbarkeit

Stillprobleme

(siehe auch Milchstau, Muttermilchproduktion, mangelnde)
Körperebene: weibliche Brust (Mütterlichkeit, Ernährung, Geborgenheit, Sinnlichkeit, Lust).
Symptomebene: bei der Mutter: fehlende Bereitschaft, das Kind zu nähren; nichts mehr von sich geben wollen oder bei nicht enden wollendem Stillen: das Kind auf seinem Entwicklungsweg nicht weitergehen lassen, es als Säugling behalten wollen; beim Kind: Verschmähen der Mutter über ihre Milch oder bei nicht enden wollendem Stillen: einzige Methode des Kindes, die Mutter still und für sich zu bekommen.
Bearbeitung: Aussöhnung mit der (nährenden) Mutterrolle, dem eigenen Kind(sein) sowie dem Vater des Kindes und seinen Ansprüchen;

Bearbeitung des eigenen Mangelbewusstseins; bei Ablehnung des Trinkens durch das Kind: ursprünglich abgelehnte Kinder können auf diese Weise ihrerseits Ablehnung ausdrücken; manchmal lässt sich die Ablehnung, die die Mutter so von ihrem Kind erfährt, nur in der Kette der Leben erkennen und annehmen; kompetente Hilfe bei La Leche Liga (gemeinnützige Organisation) oder entsprechenden Gruppen suchen.
Einlösung: sich zu der Erkenntnis und Lebenssituation hin entwickeln, dass für alle genug da ist.
Urprinzipieller Bezug: Mond-Saturn/Pluto.

Stillpsychose
siehe Wochenbettdepression

Stimmprobleme
(siehe auch Heiserkeit, Spucken)
Körperebene: Kehlkopf (Ausdruck, Stimmung), Stimmbänder (Ausdruck, Sprache).
Symptomebene: Problem des Resonanzbodens; die Stimme zeigt, wie stark jmd. mit seinem Körper und seiner inneren Stimme in Resonanz ist; Kopfstimme: nur mit dem Kopf in Resonanz stehen; Piepsstimme, zittrige Stimme: sich nicht trauen, zu seinen Möglichkeiten zu stehen und von ihnen Gebrauch zu machen; Angst vor der eigenen Kraft; heisere Stimme: Gereiztheit, nicht zu seinen Äußerungen stehen; leise, verwaschene Stimme: sich nicht festlegen wollen, undifferenzierte Gedanken; erstickte Stimme: unterdrückte Tränen, unterdrückter Zorn; raue Stimme: angestrengt gegen innere Widerstände kämpfen, sich nicht einlassen; dröhnende Stimme, Stimmungs*kanone*: verstimmt sein, mangelnde Einfühlsamkeit in neue, sich verändernde Situationen; zischende Stimme: verführen und Verborgenes/Verbotenes mitteilen wollen, unterdrückte Aggression; schrille Stimme: um Beachtung und Aufmerksamkeit kämpfen; → Räusperzwang: in den Anfängen des Selbstausdrucks steckenbleiben, sich vergeblich Gehör verschaffen wollen, Kritik nicht offen äußern.
Bearbeitung: sich die stimmliche und stimmungsmäßige Einschränkung bewusst machen: die nicht mitschwingenden Regionen zum Leben erwecken und ihnen auch Stimmrecht geben.
Einlösung: nichtbelebte Körperregionen mehr ins Leben integrieren und als ganzer Mensch aus dem Vollen tönen.
Urprinzipieller Bezug: Merkur-Saturn/Mond.
Lit.: *S 248–254.*
Film: *The King's Speech, Der Doktor, A Star Is Born* (alle Bd 2); *Der Chor* (Bd 1).

Stinknase
siehe Ozäna

Stirnhöhlenentzündung
siehe Nasennebenhöhlenentzündung

Stomatitis
siehe Aphthen, Mundfäule

Stomatitis epidemica

siehe Maul- und Klauenseuche

Stottern

Körperebene: Mund (Aufnahme, Ausdruck, Mündigkeit), Hals (Einverleibung, Verbindung, Kommunikation), Zunge (Ausdruck, Sprache, Waffe).

Symptomebene: Probleme, einen großen Anspruch durchs enge Ventil der Mundöffnung in die Welt zu entlassen: stecken bleiben, ins Stocken geraten, nur abgehackt, im Stakkato-Tempo vorwärtskommen; Symptomatik manifestiert sich meist zwischen 3. und 5. Lebensjahr, selten nach dem 7.; tritt durch schweren Schock/Trauma selten auch im Erwachsenenalter auf; sich nicht mit seinen Gedanken hinaustrauen, etwas nach außen manifestieren; misslungener Versuch, über Sprache zu kontrollieren, was vom Unterbewussten ins Bewusstsein aufsteigen darf; den Fluss hemmen, um ihn besser kontrollieren zu können; nicht frei heraussagen, was kommt; sich lieber »auf die Zunge beißen«, sich Wichtiges verbeißen oder verkneifen; Verschieben der Gürtellinie auf Halshöhe bzw. der Sexualität in den Kopf; Hemmung im 5. Chakra von Selbstausdruck und Kommuni(kati)on; Blockierung im intellektuellen Sprachzentrum, da sowohl die Sprache der weiblichen Hemisphäre (z.B. in Trance) als auch Gesang meist frei möglich sind; unterdrückte Aggression; unbewusster Versuch, Beachtung zu finden, im Mittelpunkt zu stehen, Macht auszuüben: das Gegenüber muss zuhören – wie gebannt, sehr (an-)gespannt und meist gequält; wagt nicht, zu unterbrechen (Ausnutzung der Schlaghemmung gegenüber Schwächeren); *bei Kindern*: eine alles dominierende Angst, etwas An- und Heraufdrängendes herauszulassen; unter Druck stehen, einer übermächtigen Autorität ausgeliefert sein; Unsicherheit; zu schnell zu viel sagen wollen oder Angst, ein (Familien-)Geheimnis zu verraten; vielleicht auch die übermächtige Angst, etwas nicht sagen zu dürfen, obwohl das Kind es herausbrüllen wollte; überstarker Impuls kann nur noch stoßweise, gehemmt und eben stotternd hervorbrechen, Unterdrückung von Emotionen und frei heraussprudelnder eigener Worte.

Bearbeitung: sich mit unbewussten Inhalten beschäftigen und aussöhnen, um die Angst zu lösen, die sonst von ihnen ausgeht; lernen, wieder Mut zu den aufsteigenden Gedanken und sogar Emotionen zu entwickeln; lernen, zu eigenen Gedanken zu stehen und den Gedankenbildern aus der rechten Hemisphäre zu vertrauen, die in aller Regel nicht vom Stottern behindert sind; sich Macht- und Kontrollwünsche gegenüber anderen eingestehen und erlöste Wege finden, sie zu verwirklichen; andere Wege der Gedanken- und Sprachkontrolle erlernen: z.B. öfter innehalten, die Gedanken vor der Äußerung innerlich wiederholen und überdenken, statt das den Sprechwerkzeugen zu

überlassen; verstanden werden und sich mitteilen wollen, sich bemühen, Verständnis zu finden; Selbstsicherheit entwickeln: wie in Trance leben, in der die Worte ebenso wie beim Singen problemlos fließen; zur eigenen Sprechgeschwindigkeit stehen lernen; sich und seinen Geist beruhigen, damit er Auswege aus dem Stammeln findet und die Gedanken sich nicht gegenseitig überholen und überschlagen wollen, sie gleichsam bändigen.
Einlösung: andere spannend unterhalten (Stotterer sind oft versteckt sehr witzig); aus der Spannung Freude beziehen, um dann die Spannung wieder loslassen und lösen zu können, z. B. im Sprachfluss; sich dem Fluss des Lebens anvertrauen und aus ihm die Kraft holen, sich auch dem Fluss der Sprache hinzugeben.
Urprinzipieller Bezug: Merkur-Saturn/Uranus.
Lit.: K 302–304, KSdK 471–482, AfS; CD/Audio »Angstfrei leben«. Film: *The Kings Speech* (Bd 2); allgemein zu Angst *Angsthasen, Fearless, Patch Adams, Die Bücherdiebin* (alle Bd 1); *Angst essen Seele auf* (Bd 2).

Strabismus
siehe Schielen

Stressinkontinenz
siehe Inkontinenz

Stress(symptome)
Körperebene: Nerven (Nachrichtendienst).
Symptomebene: nach Hans Selye Unterscheidung zwischen Eustress = positive Herausforderungen, die auch fördern, und Disstress = Überlastungen und Überforderungen, die zu Überreizung (→ Bluthochdruck, → Hyperkinese) und Versagensgefühlen führen: es (alles) nicht mehr zu schaffen (→ Burn-out, → Depression); sich nicht zwischen Angriff und Flucht entscheiden können; sich dem Wettbewerb der Leistungsgesellschaft mit Leib und Seele ergeben, was letztlich keinem dient; Überforderung: es geht immer noch ein bisschen mehr, bis (gar) nichts mehr geht und alles in Hilflosigkeit endet; vor lauter Forderungen und Druck sich selbst und die Nächsten und Liebsten vernachlässigen.
Bearbeitung: die Anforderungen wieder in Einklang mit der eigenen Leistungsfähigkeit bringen; entweder die Anforderungen reduzieren oder die Fähigkeiten erhöhen bzw. sich aus einer aufreibenden Situation zurückziehen oder entschlossen für etwas kämpfen; sich mit den fetten und den mageren Zeiten des Lebens aussöhnen.
Einlösung: eine Lebenssituation schaffen, die erträglich ist, einen trägt und erfüllt.
Urprinzipieller Bezug: Uranus.
Lit.: *SI; CD/Audio »Vom Stress zur Lebensfreude«.*

Striae
(Schwangerschaftsstreifen; siehe auch Bindegewebsschwäche)
Körperebene: Haut (Grenze, Kon-

takt, Zärtlichkeit), Bindegewebe (Verbindung, Halt, Verbindlichkeit).
Symptomebene: Bruch der Gewebestruktur, v. a. am Bauch nach Überlastung des Gewebes z. B. durch → Übergewicht; zu schnelle, für die eigenen Gewebestrukturen nicht zu verkraftende Gewichtszunahme; die eigenen Grenzen werden einem zu eng; körperlicher Ausdruck eines Sichhängenlassens; fehlende Geschmeidigkeit, Weichheit und Elastizität des Gewebes; oft Ergebnis einer überfordernden Schwangerschaft: haltlose, bedrängte Situation *(Zerreiß*probe), die Mitte wird zerrissen (»wenn alle Stricke reißen«); sich für das Kind (die nächste Generation) zerreißen (lassen).
Bearbeitung: auf der geistig-seelischen Ebene bewusst Entspannung suchen; sich im übertragenen Sinn für die eigene Mitte zerreißen; sich viel vornehmen; sich in Ruhe auf die neue Situation (Schwangerschaft) und die neuen Bedürfnisse einstellen; sich viel Zuwendung auch in Form von Gymnastik, Hautpflege schenken; sich hingeben und anpassen, etwas Neuem Platz schaffen.
Einlösung: die Zeichnung in eine Auszeichnung wandeln; die Zeichen der Überforderung und Aufopferung mit Würde tragen; dem neuen Leben innerlich Raum geben, es wichtig nehmen; der eigenen Weiblichkeit Bedeutung einräumen; auf geistig-seelischer Ebene loslassen statt auf Hautniveau; sich dem Leben anvertrauen und unterstützen lassen; sich weich und nachgiebig geben und zeigen.
Urprinzipieller Bezug: Venus/Saturn-Saturn/Uranus.
Lit.: *KS.*

Struma
siehe Kropf

Suchtkrankheiten
(siehe auch Abusus, Alkoholismus, Depression, Drogensucht, Eifersucht, Esssucht, Habsucht, Magersucht, Messie-Syndrom, Rauchen, Toxikomanie, Vergiftung)
1. Arbeitssucht: Illusion, durch Leistung alles zu erreichen (→ Burn-out-Syndrom), alle Anerkennung einzuheimsen und so eins mit allem zu werden; Flucht vor Problemen in die Arbeit.
Urprinzip: Neptun-Saturn.
2. Erfolgssucht: die Liebe aller erringen wollen, um so eins mit allen zu werden; mangelndes Selbstwertgefühl.
Urprinzip: Neptun-Sonne.
3. Spielsucht/Zocken: alles gewinnen wollen, um alles zu haben; Versuch, mit allem eins zu werden und überhaupt die Nummer eins zu sein.
Urprinzip: Neptun-Sonne.
4. Sammelsucht: alles vollständig haben wollen, um so vollkommen zu werden.
Urprinzip: Neptun-Venus/Saturn.
5. Rekordsucht: Versuch, die/der Schnellste/Beste und damit Erste zu werden.
Urprinzip: Neptun-Mars.
6. Fresssucht: Versuch, sich alles einzuverleiben und rund und eins mit

allem zu werden (→ Binge-Eating-Syndrom)
Urprinzip: Neptun-Venus.
7. Fettsucht: äußere Fülle statt innerer Erfüllung (→ Adipositas).
Urprinzip: Jupiter.
8. Informationssucht, Internet-/Onlinesucht: alles wissen wollen, um eins mit allem zu werden; Mangel an Wissen und v. a. Weisheit.
Urprinzip: Neptun-Merkur.
9. Geltungs-/Ruhmsucht: die Anerkennung aller gewinnen wollen, um von allen geliebt zu werden.
Urprinzip: Neptun-Sonne.
10. Sexsucht: mit allen schlafen wollen, um eins mit allen zu werden (→ Nymphomanie, → Satyriasis, → Donjuanismus); mit der Variante Pornosucht: mangelnde Bereitschaft zu wirklichem Orgasmus und Ekstase, echten Einheitsempfindungen.
Urprinzip: Neptun-Pluto.
Urprinzipieller Bezug (allgemein): Neptun.
Lit.: *CD/Audio »Sucht und Suche«, »Rauchen«.*
Film: *Bob, der Streuner; Danny Collins, Der große Trip, Unterwegs mit Jungs, A Star Is Born, 28 Tage, Leaving Las Vegas, The Doors, My Name Is Bill W., When a Man Loves a Woman, Picknick mit Bären* (alle Bd 2); *Ray, Walk the Line, Die Legende von Bagger Vance, Ondine, Schwer verliebt* (alle Bd 1).

Sudeck-Syndrom

Körperebene: Gliedmaßen (Beweglichkeit, Aktivität), Knochen (Stabilität, Festigkeit).
Symptomebene: seelisch bedingte (selbst nach schulmedizinischer Einschätzung) Durchblutungsstörungen führen zu Schmerzen, Schwellungen und Funktionsstörungen im Bereich eines Gliedes: dem betreffenden Glied die Versorgung abklemmen, sich den damit verbundenen Lebensbereich versagen; Ernährungsstörungen an Knochen und Weichteilen: die betroffenen Bereiche bei lebendigem Leib verhungern lassen, *ums Leben bringen*; Knochenschwund und Gelenkversteifung: die *Aufgabe* aller Strukturen und Artikulationsmöglichkeiten im strangulierten Bereich.
Bearbeitung: das entsprechende Glied in seiner symbolischen Bedeutung erkennen und sich eingestehen, welchen Bereich man damit im eigenen Leben aushungert; die entsprechende weibliche oder männliche Körperseite in die Betrachtung einbeziehen; sich von den mit diesem Bereich symbolisch verbundenen Themen in ihrer unerlösten Form lossagen, um das entsprechende Glied zu entlasten und behalten zu können; den unerlösten Seiten z. B. des eigenen Fortschritts (bei betroffenem Bein) Lebewohl sagen, ihnen zuerst die Lebensenergie entziehen, dann die *Ausdrucksmöglichkeiten* sperren und schlussendlich die innere Struktur auflösen.
Einlösung: den seelisch-symbolischen Forderungen der jeweils betroffenen Region gerecht werden.
Urprinzipieller Bezug: Merkur-Saturn.

Suizid
siehe Selbstmord

Sumpffieber
siehe Malaria

Sympathikotonie
(Dauer[an]spannung des Sympathikus)
Körperebene: der ganze Organismus ist betroffen.
Symptomebene: dem männlichen Aktivitätspol verpflichtet, sorgt der Sympathikus mit Symptomen wie Herzjagen, Schweißausbrüchen, Pupillenerweiterung, Hemmung der Darmaktivität, geistig-seelischer Erregung für Dynamik: An- und Überspannung verschiedener Systeme wie z.B. des Gefäßsystems (→ Bluthochdruck).
Bearbeitung: sich den erlösten Ebenen archetypisch männlicher Dynamik verschreiben: mit ganzem und klopfendem Herzen zur Sache kommen; im Schweiße seines Angesichts um die eigene Durchschlagskraft ringen; mit großen, weiten Augen wirklich hinschauen und das ganze Ausmaß der Problematik konfrontieren; lernen, in entscheidenden Situationen keine Energie für jetzt Unwichtiges (wie Verdauung) zu verschwenden; sich nervlich anspannen und kampfbereit sein.
Einlösung: den männlichen Pol erlösen: jederzeit zur eigenen (Kampf-)Kraft stehen können, aber (es) nie (zeigen) müssen.
Urprinzipieller Bezug: Mars.
Lit.: *Wwg*.
Film: *Lawrence von Arabien, Der letzte Samurai, In Sachen Henry, Ein gutes Jahr, Auf Messers Schneide* (alle Bd 1).

Synkope
siehe Kollaps, Ohnmacht

Syphilis
(Lues; siehe auch Geschlechtskrankheiten, Entzündung)
Körperebene: Geschlechtsorgane (Sexualität, Polarität, Fortpflanzung); im Spätstadium (Tabes dorsalis) kann der ganze Organismus betroffen sein.
Symptomebene: schleichend verlaufender Konflikt, der sich im Bereich des Geschlechtlichen entzündet; Beginn mit kleinem schmerzlosem Geschwür (Konflikt) im Genitalbereich (Entzündungs- bzw. Infektionsstelle); im Zweitstadium kann die Syphilis fast alle anderen Krankheitsbilder imitieren und alle Organe befallen; meist finden sich: Hauterscheinungen wie Flecken, Papelgeschwüre, Pusteln und Knötchen: der Konflikt greift schleichend auf die äußeren Grenzen und Kontaktflächen über; an den Ursprung erinnern nur noch geschwollene Lymphknoten in den Leisten (Rosenkranzsyndrom: eine Perle reiht sich an die andere); Haarausfall zeigt die Mitbetroffenheit der Hautanhangsgebilde und den unbewussten Verlust von Freiheit, Unabhängigkeit und Macht; Unfruchtbarkeit, Fehlgeburten oder missgebildete Kinder (→ Fetopathie) verweisen auf problematische Sexualität, unfruchtbares Leben;

im nächsten Stadium ruht der Konflikt für Jahre im Verborgenen, ohne sichtbare Zeichen zu setzen; im Spätstadium können derbe, geschwürig zerfallende Tumore (Gummen) in allen möglichen Organen und Regionen auftreten; aber auch Nerven- und Herzgefäßentzündungen, Aneurysmen (Ausbuchtungen der Herz- oder Aortenwand) und schließlich als Erkrankungen des Zentralnervensystems die Tabes dorsalis und Progressive Paralyse (Neurolues); heftige emotionale und geistige Symptome: extreme Gefühlsausbrüche, stereotype Wiederholungen, gewalttätige Reaktionen bei Widerspruch, Unberechenbarkeit, Wortergüsse, Gedächtnisschwäche (besonders Zahlen, Rechnen); rapide Voralterung; bei der Neurolues können die Spirochäten (Erreger der Syphilis) noch nach 70-jähriger Latenz zu Verliebtheits- und Beschwingtheitsgefühlen führen, sozusagen als Amors verspätete Pfeile.

Bearbeitung: kleine, harmlose Auseinandersetzungen im zwischenmenschlichen Bereich wahr- und wichtig nehmen und bis zur Lösung ausfechten; auch über kleinste Konflikte kann entscheidendes Gift ins System kommen; nach schleichendem Übergreifen der Auseinandersetzung auf die Grenz- und Kontaktflächen sich in diesen Bereichen mutig und offen(siv) auseinandersetzen; sich dabei eingestehen, dass der Stoff für die Konflikte aus dem eigenen Innern stammt; sich im Bereich der Lenden und Leisten mutig einlassen und auseinandersetzen; die eigene Liebesenergie zum Einsatz bringen; bewusst auf äußere Freiheits- und Machtansprüche verzichten; freiwillig Haare lassen und für offene Rechnungen geradestehen; für ein fruchtbares, schöpferisches Leben kämpfen; sich klarmachen, dass auch noch so tief verdrängte Konflikte und aufgeschobene oder mit faulen Kompromissen befriedete Auseinandersetzungen irgendwann – und sei es nach Jahren – wieder aufbrechen können; im Spätstadium steht dann ein Kampf ums Ganze an; das Problem der unverbindlichen »Liebe« durchschauen lernen (alles [physisch] haben, nichts [seelisch] geben wollen); statt sich selbst körperlich (durch die Syphilis) aufzuopfern, sich im übertragenen Sinne für den Partner aufopfern; sich zum bewussten Opfer von Amors Pfeilen machen, statt die giftigen Pfeile der Spirochäten im eigenen Innern zu ertragen; Bereitschaft zu intensiver Gefühlsbeteiligung entwickeln, statt unkontrollierbare Gefühlsausbrüche zu erleiden; sich selbst in der Liebe vergessen (selbstlose Liebe), statt das große Vergessen im Spätstadium der Syphilis heraufzubeschwören.

Einlösung: sich anstehenden Auseinandersetzungen von Anfang an stellen; sich bewusst machen, dass aus kleinsten Konflikten und *Unsauberkeiten* im Umgang mit dem Geschlechtsbereich, der symbolisch für die Beschäftigung mit der Polarität steht, die ernstesten Komplikationen erwachsen können;

sich mit der Polarität so früh wie möglich aussöhnen.
Urprinzipieller Bezug: Venus-Pluto.
Lit.: *F 291–295, Wwg*.
Film: *Jenseits von Afrika, Semmelweis Ignaz – Arzt der Frauen, In Sachen Henry, Der letzte Samurai, Fearless, Wut* (alle Bd 1).

T

Tachykardie

(Herzrasen; siehe auch Herzrhythmusstörungen)
Körperebene: Herz (Sitz der Seele, Liebe, Gefühl, energetische Mitte).
Symptomebene: innere Zerrissenheit: es zerreißt einen fast vor Herzklopfen; rasende Ängste: Tendenz zu rasender Flucht, »Hasenherz«; weder den Herausforderungen innerlich gewachsen sein noch genügend auf das Leben vorbereitet/trainiert; nicht (aus-)gelebte Liebe; sich *rasend machende* Emotionen nicht eingestehen (wollen).
Bearbeitung: sich wachklopfen und innerlich in Bewegung bringen lassen; sich für seine Herzensbedürfnisse *zerreißen*; sich vom Herz Beine machen lassen; sich eigene Ängste und Fluchttendenzen klarmachen und sie im Bewusstsein zulassen; sich den Herausforderungen stellen und dem Herz etwas zu tun geben, wofür es wild arbeiten kann; sich mit ganzem Herzen auf das Leben vorbereiten: Training auf allen Ebenen; Emotionen auf Trab bringen; die Liebe im Herzen spüren und aufs Leben übergreifen lassen; sich von seinem wild klopfenden Herz aus der Ruhe bringen und in seinen Standpunkten verrücken lassen: dem heißen Herz Chancen einräumen gegenüber dem kühlen Kopf; sich der Stimme des eigenen Herzens zuwenden; den rasenden Anspruch finden, der einen treibt; sich widerstreitende Einzelinteressen eingestehen.
Einlösung: ein mutiges, waches und offenes Herz, das Emotionen ausdrückt.
Urprinzipieller Bezug: Sonne-Mars.
Lit.: *H 179–183*.

Tachykardie, paroxysmale

(anfallsartiges Herzjagen; siehe auch Tachykardie, Herzflattern/Herzflimmern, Vorhofflimmern)
Körperebene: Herz (Sitz der Seele, Liebe, Gefühl, energetische Mitte).
Symptomebene: seelische Übererregung, meist ohne Zugang zu eigenen Emotionen und Gefühlen zu finden; Überforderung, Exzesse: vom Essen bis hin zum Ausdauersport; Gemütsbewegungen kommen nicht zu Bewusstsein; Getriebenheit, verdrängte Triebhaftigkeit; etwas klemmt und geht nicht weiter; sich etwas vorschwindeln und dann in eine andere Welt fliehen; vor etwas davonlaufen.
Bearbeitung: sich von Herzensangelegenheiten spontan erregen lassen; die Inhalte hinter den Ge-

mütsbewegungen ins Bewusstsein aufsteigen lassen; sich von den eigenen Trieben antreiben, aber nicht (ver-)treiben lassen.
Einlösung: aus dem Herzen keine Mördergrube machen: es nicht unter Druck bringen; niemandem etwas beweisen wollen.
Urprinzipieller Bezug: Sonne-Mars/Uranus.
Lit.: *H 184f.*

Tagesschläfrigkeit
siehe Schläfrigkeit, Schlafdrang/ Schlafsucht

Talgfluss
siehe Seborrhoe

Tätowierung
siehe Teil 1: Haut

Taubheit/Taubstummheit (Gehörlosigkeit)
(siehe auch Schwerhörigkeit)
Körperebene: Ohren (Hören, Horchen, Gehorchen).
Symptomebene: die äußere Welt verstummt und erreicht einen nicht mehr; in der Tonlosigkeit versinken; bei meist früher Taubheit kann sich die Fähigkeit des Sprechens nicht entwickeln, sodass fast immer Taubstummheit resultiert, wobei mit engagierter Logopädie doch Sprechen lernbar ist – aber da meist auf den gebräuchlichen Wegen nicht kommuniziert wird, vertiefen sich Abstand und Kluft zu den »anderen« noch; möglicherweise so früh so Schreckliches gehört haben, dass man nie mehr hinhören will und sich ein für allemal ausklinkt; nicht mitschwingen und die anderen nicht teilhaben lassen an der eigenen Innenwelt; aber auch selbst nicht mehr teilnehmen, sich vom »Gerede der Leute« abschirmen, vom »Heidenlärm« der Welt abschotten (»die Schotten dichtmachen«); Rats*chläge*, die einen zu erschlagen drohen, abblocken; sich raushalten (aus Welt und Leben), »zu viel um die Ohren haben«, sich vor der Welt schützen; wer andererseits nicht mehr hört und mitschwingt, gerät leicht in Missstimmung (grantige, bärbeißige Art entwickeln) und wird selbst auch schnell missachtet (taub [etymologisch in der Bedeutung »hohl«] = wertlos, »taube Nuss« = Versager); in seinem eigenen Reich für sich sein wollen/müssen; sich ausschließen; die Welt erscheint absurd (lat. *absurditas* = Taubheit); sich gegen äußeren Terror wappnen: sich die Menschen und die Welt vom Leib halten; auch nach der Verweigerung des Kontaktes zur Welt nicht horchen und gehorchen wollen; niemandem mehr »sein Ohr leihen«, sich gegenüber der schwingenden Welt verschließen: unbeschwingtes Dasein; andere zwingen, einen anzuschreien und später zu ignorieren.
Bearbeitung: andere Formen der Abschirmung und des Schutzes finden; nachdem das äußere Horchen einen verlassen hat, nach innen horchen auf die innere Stimme, die nie verstummt, und ihr gehorchen; auf anderen Ebenen hellhörig werden;

den Zwang, an andere Menschen näher heranzugehen, wahrnehmen und umsetzen; auf Kommunikation bewusst verzichten und mit sich ins Reine kommen; aus der Erfahrung des Alleinsein-Könnens und im Idealfall des Alles-in-Einem-sein-Könnens auch wieder den Gegenpol hereinholen und sich kommunizierend nach außen wenden über Gebärdensprache oder spezielles Sprachtraining.
Einlösung: Selbstgenügsamkeit erleben und die Lösung in sich, in der eigenen Mitte, finden; Aufforderung, die innere Stille zu suchen, die noch hinter der inneren Stimme ist; (auf) Gottes Stimme achten, die uns – nach Meister Eckhart – in der Stille am leichtesten erreicht.
Urprinzipieller Bezug: Saturn-Saturn.
Lit.: *S 158, Gmm.*

TBC
siehe Lungenschwindsucht

Tendovaginitis
siehe Sehnenscheidenentzündung

Tennisarm/Tennisellbogen
(Epikondylitis)
Körperebene: Muskulatur (Motor, Kraft), Arm (Kraft, Stärke), Gelenke (Beweglichkeit, Artikulation).
Symptomebene: Konflikt um die Ellbogenfähigkeiten: sich nicht wehren können, sich ausgeliefert fühlen, der eigene *Ellbogeneinsatz* tut einem weh; gehemmte Aggression, unterdrückter Wunsch, »einmal richtig mit der Faust auf den Tisch zu schlagen«; nicht die ganze Kraft in die Schläge lenken; problematisches Alle-Hebel-in-Bewegung-Setzen bzw. Aushebeln; zu viel unbewussten Ehrgeiz in seine Bewegungen lenken.
Bearbeitung: sich aggressiv und kritisch mit dem Thema der eigenen Durchsetzung beschäftigen: sich dort durchsetzen lernen, wo es wirklich wichtig ist (statt auf dem Spielfeld, wo es nur aufgebauscht wird?), oder die Ellbogen sparsamer und zurückhaltender einsetzen und akut ganz darauf verzichten, um sie, wenn es um Wesentliches geht, voll und *ganz* zur Verfügung zu haben; die Zwangsdenkpause nutzen, um sich mit dem (Lebens-)Sinn der nunmehr behinderten und gebremsten Bewegungen zu beschäftigen; sich freiwillig einbremsen und innen statt außen aktiv werden.
Einlösung: spielerischer agieren: die eigene Verbissenheit und Überfrachtung des Spiels mit spielfremden Themen durchschauen; wieder spielen wie die Kinder als Vorstufe auf dem Weg zum »Werden wie die Kinder«.
Urprinzipieller Bezug: Mars/Merkur-Saturn.
Lit.: *S 315f., Wwg, SvI.*
Film: In *Sachen Henry, Der letzte Samurai, Fearless, Wut* (alle Bd 1).

Teratom
(embryonale Geschwulst)
Körperebene: verschiedene Lokalisationen z. B. im Eierstock oder Hoden (Fruchtbarkeit, Kreativität).

Symptomebene: Zyste, die neben Talg alle möglichen embryonalen Gewebestrukturen wie Knochen, Zähne, Haut und Haare enthält: Erinnerung an den Ursprung, die Herkunft; Reste eines sog. parasitären Fetus, eines seit der Geburt vorhandenen Zwillings, der sich nicht entwickelt hat: ein totes Geschwisterchen mit sich herumtragen; Hinweis auf den immer vorhandenen Zwilling im Schatten, den seelischen Gegenpol, der all das enthält, zu dem wir nicht stehen; später im Leben kann ein Teratom zu wachsen beginnen und erhebliche Größe erreichen; das Gemisch zurückgebliebener Gewebe kann durch Entartung das Leben bedrohen: Rückständigkeit; in der Vergangenheit hängengeblieben sein, ohne es zu realisieren; das Hodenteratom ist immer bösartig (→ Krebs).
Bearbeitung: sich daran erinnern lassen, dass wir nie allein sind und die dunkle Schwester/der dunkle Bruder im Schatten immer um uns ist und auf ihre/seine Anerkennung wartet; sein Verhältnis zur eigenen und kollektiven dunklen Vergangenheit klären, sodass es nicht zum *Verhängnis* werden kann.
Einlösung: Aussöhnung mit dem Schattenzwilling und den Gefahren (Entartung), die aus seiner Missachtung resultieren können; sich eingestehen, dass er genauso zu uns gehört wie unsere lichte Seite, unser Ich, mit dem wir so fest identifiziert sind.
Urprinzipieller Bezug: Pluto.
Lit.: *F 245f.*

Testikuläre Feminisierung

(Umkehrung des → Adrenogenitalen Syndroms)
Körperebene: Geschlechtsorgane (Sexualität, Polarität, Fortpflanzung).
Symptomebene: eine vom Erbgut männliche Person mit dem Äußeren einer oft auffallend hübschen Frau; statt weiblicher Unterleibsorgane oft Hoden, die im Leistenkanal hängen geblieben sind; sich als Mann unbewusst als Frau tarnen.
Bearbeitung: sich in den weiblichen Pol einfühlen und sich ihm hingeben; während die Identifikation mit der körperlichen Weiblichkeit frühzeitig gelingt, da das Krankheitsbild meist erst nach der Pubertät entdeckt wird und die Betroffenen häufig sehr attraktiv sind, bedarf es noch der Aussöhnung mit dem weiblichen Seelenanteil auch auf seelischer Ebene.
Einlösung: den weiblichen Seelenanteil vollständig ausleben; bewusst die Anteile beider Geschlechter (Anima und Animus) in sich tragen.
Urprinzipieller Bezug: Uranus.

Tetanie

(Spasmophilie [latente Tetanie]; siehe auch Hyperventilation)
Körperebene: Muskulatur (Motor, Kraft), Nebenschilddrüsen (Gleichgewicht zwischen Verknöcherung und Haltlosigkeit), Stoffwechsel (Fließgleichgewicht).
Symptomebene: durch → Hyperventilation ausgelöste Tetanie (griech. *tetanos* = Spannung) oder durch Unterfunktion der Neben-

schilddrüsen und erniedrigtes Blutkalzium zustande kommende Tetanie mit Muskelkrämpfen wie bei der Hyperventilationstetanie (im Gegensatz zu dieser liegt hier aber ein echter Kalziummangel vor, der zu behandeln ist); spontanes Einnehmen der Embryohaltung (allerdings in verkrampfter Weise), wenn das Geburtstrauma unverarbeitet ist: Selbstheilungsversuch des Organismus aus einer Enge-/Angstsituation (→ Angst); die Verkrampfung zeigt die enorme Ladung, die mit der Urangst vor der (Geburts-)Enge oder anderen vergleichbaren Angstsituationen noch immer verbunden ist; im eigenen Körper gefangen sein; wenn die Krampfneigung ständig auftritt: ein Leben in Anspannung, aus allem (mit Vorliebe) ein Problem oder gar Drama zu machen.
Bearbeitung: sich auf die Enge einlassen, bis die Angst am größten ist, um dann zu erleben, wie die Angst in den Gegenpol, die Weite, führt; den eigenen Kampf um die Befreiung aus der Urangst (oft die Enge bei der Geburt) vorantreiben; den Kampf um die Befreiung aus der Angst der Enge mit Kraft und Durchhaltevermögen angehen.
Einlösung: Befreiung aus eigener Kraft durch das Hindurchgehen durch die Angst.
Urprinzipieller Bezug: Mars-Saturn/Uranus.
Lit.: *AfS*.
Film: *Angsthasen, Fearless, Patch Adams, Die Bücherdiebin* (alle Bd 1); *Angst essen Seele auf* (Bd 2).

Tetanus
siehe Wundstarrkrampf

Thrombophlebitis
siehe Venenentzündung

Thrombose
(siehe auch Blutgerinnsel, Beckenvenenthrombose, Beinödem, Venenentzündung)
Körperebene: Blut (Lebenskraft), Blutgefäße (Verkehrswege der Lebenskraft), Bindegewebe (Verbindung, Halt, Verbindlichkeit).
Symptomebene: Lebensenergie stockt auf dem Rückweg zur Mitte: wegen Energiestaus nicht zurückbekommen, was man ausgesendet hat; *Halt* und Sicherheit höher schätzen als das Fließen der Lebensenergie; Mangel an Vertrauen in den Lebensfluss und seine Dynamik, ihn zum Stillstand bringen mittels geronnener, erstarrter Lebensenergie; Blockade der Lebensenergie: nicht mehr im Fluss, steckengeblieben, festgefahren, verklemmt sein; äußere Beweglichkeit wird unterbunden: kein Wandel mehr, verstockt sein, nicht weiter- und schon gar nicht vorankommen: starre Ansichten/Urteile; Meinung über das Leben ist zu einem (Vor-)Urteil geronnen; notwendige Aktivitäten verschieben, Entscheidungen verschleppen, sich gegen das Leben wehren; Hindernisse errichten und Mauern gegen den Lebensstrom bauen; Zustand des Nichtlebens bei lebendigem Leib.
Bearbeitung: die Lebensgeschwindigkeit reduzieren und auf dem

eingeschlagenen Weg innehalten, der vielfach durch Umwege (→ Krampfadern) und Ausuferungen gekennzeichnet ist; etwaige Angst vor dem Vorankommen konfrontieren; geben lernen, ohne sofortige Belohnungen im Sinne von Rückfluss zu erwarten: Fruchtverzicht (buddhistisch: *Phala varja*) üben; auf die äußere Beweglichkeit freiwillig ganz verzichten und innerlich zur Ruhe und Einkehr kommen; Konsequenz und Klarheit entwickeln, um Stockung und Erstarrung aufzulösen; nach östlicher Sicht nichthandelnd handeln lernen, d. h., handeln, ohne sich in die Handlungen zu verbeißen oder sich innerlich davon abhängig zu machen.
Einlösung: die Ruhe inmitten all der Bewegung finden: die Stille der eigenen Mitte erfahren; auf dem Gegenpol: für das polare Leben durchschauen, dass alles fließt (Heraklit: »*Panta rhei*«), und sich dem ewigen Wandel anvertrauen.
Urprinzipieller Bezug: Mars-Saturn.
Lit.: *H 246f.*

Thrombozytopenie

(Werlhof-Krankheit)
Körperebene: Blut (Lebenskraft).
Symptomebene: im Knochenmark werden zu wenig Blutplättchen (Thrombozyten) gebildet; zu wenig Halt für die Lebenskraft, die Vitalität fließt bei jeder Gelegenheit davon; jede kleine Verletzung ist lebensbedrohlich; Blutungen in die Haut (Purpura): seine Vitalität demonstrativ nach außen zeigen.
Bearbeitung: sich die Verletzlichkeit der eigenen Vitalität bewusst machen; auf die eigene Lebensenergie achten: sie körperlich bewusst bewahren und seelisch mehr fließen lassen.
Einlösung: achtsam leben, die Lebensenergie in Fluss halten, davon abgeben, andere daran teilhaben lassen.
Urprinzipieller Bezug: Mars-Saturn.

Thyreoiditis

siehe Schilddrüsenentzündung, Hashimoto-Thyreoiditis

Tics

siehe Muskelzuckungen, Tourette-Syndrom, Gliederzucken, Neurose

Tinnitus

siehe Ohrgeräusche

Todesangst/Angst vor dem Sterben

siehe Panik, Angst, Depression, Schlafprobleme

Tollwut

(Rabies, Lyssa)
Körperebene: der ganze Organismus ist betroffen.
Symptomebene: mit dem Speichel von mit dem Tollwutvirus infizierter Tiere wie Füchse, Hunde, Katzen in Berührung gekommene kleinste Wunden werden zur Eingangspforte des unbehandelt noch immer tödlich verlaufenden Krankheitsbildes; zunehmende Erregungszustände im Wechsel mit Perioden von

Lethargie, spastische Muskelverkrampfungen, insbesondere Kehlkopfkrämpfe, die zur vehementen Ablehnung des Trinkens (Hydrophobie) und von Luftbewegungen (Aerophobie) führen und große Mengen zähflüssigen Speichels produzieren – an geifernde Tiere erinnernd; ohne Behandlung tritt der Tod durch → Atemlähmung oder → Herzversagen ein.
Bearbeitung (sofortige Immunisierung nach Infektion vorausgesetzt): Vorbeugungsmaßnahmen im konkreten Sinn: Vorsicht vor an sich wildlebenden scheuen Tieren, die sich auffällig zahm oder im Gegenteil angriffslustig benehmen; da die Inkubationszeit in der Regel lang ist (3 bis 7 Wochen), können verdächtige Tiere ausreichend lange beobachtet werden, um immer noch rechtzeitig mit einer Immunisierung zu beginnen; Verzicht auf Pseudomännlichkeitsrituale aus grauer Jägervergangenheit wie das Abschneiden der Schwänze gefundener toter Füchse: solche ergaunerten »Trophäen« erweisen sich hin und wieder als lebensgefährlich; Vorbeugungsmaßnahmen im weiteren Sinn: die eigene Wut und Tobsucht rechtzeitig kennenlernen, bevor sie einem konkret begegnen muss; sich mit Erregungszuständen und dem Tier in einem selbst so weit aussöhnen, dass man vor unerwarteten Überfällen sicher sein kann.
Einlösung: notwendige Vorsicht im Umgang mit den animalischen Bereichen der Natur üben, ihre Wildheit anerkennen; Tierliebe mit Verstand paaren und vorbeugen sowohl im konkreten als auch im weiteren Sinn.
Urprinzipieller Bezug: Pluto.
Lit.: *Wwg*.

Tonsillitis

siehe Mandelentzündung

Torticollis spasticus

siehe Schiefhals

Totgeburt

(siehe auch Fehlgeburt)
Körperebene: Gebärmutter (Fruchtbarkeit, Geborgenheit).
Symptomebene: im Leben den Tod ernten.
Bearbeitung: sich von dem toten Kind verabschieden; Trauerrituale; in inneren Dialog mit dem Kind treten, seine Entscheidung akzeptieren lernen; sich mit der Reinkarnationslehre beschäftigen; Auseinandersetzung mit der eigenen Sterblichkeit; seelsorgerische Hilfe, Selbsthilfegruppen, Psychotherapie, Beschäftigung mit dem tibetischen Totenbuch.
Einlösung: wissen, dass unser Schicksal in jedem Moment in Gottes Hand bzw. in der Hand einer übergeordneten Macht liegt; erkennen, dass wir alles, was wir vom Leben geschenkt bekommen, auch wieder hergeben müssen; Zeit als Illusion durchschauen.
Urprinzipieller Bezug: Mond-Saturn.
Film: *Die Bücherdiebin* (Bd 1); *Oskar und die Dame in Rosa, Das ultimative Geschenk* (beide Bd 2).

Tourette-Syndrom

(große Anzahl von schnell aufeinanderfolgenden → Muskelzuckungen [Tics], verbunden mit Zwangshandlungen; siehe auch Gliederzucken)

Körperebene: Nerven (Nachrichtendienst), Muskulatur (Motor, Kraft).

Symptomebene: Bewegungsstereotypien (erblich, Beginn meist zwischen 2. und 10. Lebensjahr), die unbeeinflusst vom Willen geschehen; v. a. in Situationen großer innerer Anspannung entladen sich die Tics salvenartig, oft ausgelöst durch Konfrontation mit Autoritäten und Angst; in der milden Form: Bewegungsmuster, die sich aus (dummen) Angewohnheiten bis zur unkontrollierbaren Selbstständigkeit entwickeln: »nicht richtig ticken«, »verrücktspielen«, ganz anders »ticken« als die anderen; sich seiner starren, vorgeformten Reaktionsweisen nicht bewusst sein; wie ein Roboter scheinbar fremden Programmen hilflos ausgeliefert sein und dabei auf andere gleichsam ver-rückt wirken, weil die Bewegungsmuster sinnlos erscheinen; auch zwanghaftes Nachahmen der Bewegungen des Gegenübers (Echopraxie); verrückte Genialität: jeder Gedanke führt zu körperlichen Reaktionen: gleichsam wie eine Marionette an unzähligen Fäden zappeln (Gegenpol zur Meditation und inneren Ruhe); Fehlen der Filter, die nur wichtige Informationen durchlassen: schutzlos allen äußeren Einwirkungen ausgeliefert sein und sie mit Bewegungsimpulsen oder anderen Zwangshandlungen wie Koprolalie (zwanghafter Gebrauch vulgärer Ausdrücke), Klazomanie (zwanghaftes Ausstoßen von Schreien) quittieren; sich wie eine gefährlich »tickende Zeitbombe« fühlen, die erst Ruhe nach dem Explodieren finden kann; die Tics als lauter kleine, unaufhaltsame Explosionen erleben, die sich in einer Art ekstatischen Rauschzustand zu einem Höhepunkt mit völliger Hingabe an die einen in solchen Augenblicken beherrschende gewaltige Energie steigern; die Ruhe nach dem Bewegungssturm mit seinen ausschweifenden Armbewegungen und auch verbalen Ausfällen im Sinne der Koprolalie mit »unflätigen« Ausdrücken und entsprechendem Stöhnen macht die Parallele zum Sex deutlich; manchmal Zusammenhang zwischen Tic-Beginn und sexuellen Missbrauchserfahrungen; Angst vor etwas Dunklem im Innern, das man beherrschen oder wenigstens kontrollieren will, das sich aber in den unkontrollierbaren Tic-Überfällen Bahn bricht.

Bearbeitung: Tics lassen sich nicht unterdrücken, hinter ihnen steckt energetisch zu Mächtiges, jedoch kann gelingen, die Abläufe bewusst beobachten zu lernen, gleichsam zum unbeteiligten Zeugen zu werden; die Muster bis zu ihren Anfängen und symbolischen Be-Deutungen zurückverfolgen (»Wann traten die ersten Tics auf?«), um den Auslöser zu erkennen (im Film *The Kid* führt ein kleiner Tic den Hauptdarsteller zurück in seine Kindheit und zu seinem Problembeginn); die roboterhaft reagierende Maschine in sich entdecken und annehmen; daraus den Entschluss fassen aufzuwachen (für Gurdjieff waren alle nicht verwirklichten Menschen Maschinen); bewusst verrücktspielen und so dem Syndrom die Arbeit abnehmen: über die Stränge schlagen, aus der Reihe tanzen, den verrücktesten Ideen, Einfällen und Geistesblitzen etwas abgewinnen, das Leben als ein verrücktes Spiel begreifen und sich immer wieder auf kreative Weise ver-rücken und aus der Rolle fallen und springen lassen; Ruhe haben nach erfüllendem Sex und tiefem Schlaf; Konsequenz daraus ziehen und sich bewusst austoben (z. B. Dynamische Meditation), sich ganz verausgaben, seine Energien unkontrolliert fließen lassen (Geschlechtsverkehr) bzw. die Kontrolle in den Bilderwelten aufgeben und sich auf den Flügeln der Träume durch die inneren Seelenlandschaften treiben lassen (Schlaf); so viel Uranisches auf erlösten Ebenen ins Leben integrieren wie möglich: die Explosionen orgastischen Geschehens suchen, sich freiwillig den Bilderstürmen innerer Reisen aussetzen, sich bis zur Ekstase aus- und frei tanzen und sich Schattenausflüge leisten mit all den »schlimmsten Wörtern«, die einem spontan einfallen und von der Zunge gehen; bewusst »schmutzige« Sexualität mit Genuss leben (*dirty dancing* und *talking*).

Einlösung: Unterdrücktes nicht länger aus Angst stauen, sondern freigeben; diesen gewaltigen Energiestrom, der in den Tics sowieso nicht zu verhindern ist, voller Selbstvertrauen in Kreativität und Handlungen fließen lassen; Anfälle als Rituale der Entladung von unterdrückter, aber wertfreier Energie erkennen; eine der Grundformeln der Psychosynthese im spirituellen Sinn umsetzen: während man seine ablaufenden Muster beobachtet, sich innerlich sagen: »Der hier tobt und agiert, das bin ich nicht; ich bin das Selbst in mir – der Strom der Gefühle und Emotionen, das bin ich nicht, ich bin das ruhende Selbst in mir – der Fluss der Gedanken, das bin ich nicht, ich bin das unbewegte Selbst in mir.«

Urprinzipieller Bezug: Uranus.

Film: *Ein Tick anders, Vincent will Meer* (beide Bd 2); *The Kid* (Bd 1); zur Angst – *Angsthasen, Fearless, Patch Adams, Die Bücherdiebin* (alle Bd 1); *Angst essen Seele auf* (Bd 2).

Toxikomanie

(triebhaftes Verlangen, durch den Konsum von Medikamenten bzw. Giftstoffen angenehme Zustände heraufzubeschwören, fließender Übergang zur → Drogensucht)

Körperebene: Gehirn (Kommunikation, Logistik).

Symptomebene: benutzt werden v. a. angstlösende Psychopharmaka wie Diazepam, aber auch Schmerz- und Beruhigungsmittel bis hin zu Narkotika, um »high« zu werden; zunehmender Medikamentenmissbrauch v. a. auch in

Zusammenhang mit den sog. Designerdrogen; Wunsch, Grenzen zu überwinden, sich zu stimulieren und besser wegzukommen, meist aufgrund von Versagensangst und einer gescheiterten, enttäuschten Suche; Flucht in Illusionswelten: den Alltag hinter sich lassen, das Leben erträglicher machen wollen.

Bearbeitung: sich die Unfreiheit eingestehen, die Abhängigkeit anerkennen als Voraussetzung, um sich aus ihr lösen zu können; auf erlösten Ebenen für die angestrebten Bewusstseinszustände sorgen: Ruhe, Ausgeglichenheit, Ekstase, Glück etwa mit dem verbundenen Atem usw.; die Suche wieder in Gang bringen und weiter suchen, bis man fündig wird.

Einlösung: aus dem Anerkennen der eigenen Unfreiheit den Weg in die Freiheit finden, sich dabei helfen lassen: »Nur du allein kannst es schaffen, aber du kannst es nicht allein schaffen« (Erkenntnis aus dem Kreis der AA-Gruppen); Selbstverwirklichung erreichen: eins mit allem werden; verwirklichen, was Drogen nur vortäuschen oder wovon sie einen Geschmack wecken.

Urprinzipieller Bezug: Neptun.

Film: allgemein zu Sucht – *Ray, Walk the Line* (beide Bd 1); *Bob, der Streuner; Danny Collins, Der große Trip, Unterwegs mit Jungs, A Star Is Born, 28 Tage* (alle Bd 2).

Toxisches Schocksyndrom

Körperebene: Scheide (Hingabe, Lust).

Symptomebene: explosionsartiges Vermehren von Bakterien (Staphylococcus aureus) in der Scheide durch einen zu lange benutzten Tampon, löst bei extrem abwehrgeschwächten Frauen eine Vergiftung aus, die tödlich enden kann; in der Unterwelt ist einiges faul, Behinderung des freien Energieflusses; Konflikt um das monatliche Bluten; die weibliche Wunde soll verborgen und vergessen werden; Verdrängung und Vernachlässigung der weiblichen Unterwelt.

Bearbeitung: den Schock nutzen, um aufzuwachen und sich des unteren Bereichs des Lebens und der Lust wieder bewusst zu werden und sich ihm zuzuwenden.

Einlösung: den eigenen weiblichen Lebensfluss fließen lassen, sich auf den eigenen weiblichen Rhythmus einschwingen.

Urprinzipieller Bezug: Pluto-Uranus.

Lit.: *F 185–188.*

Toxoplasmose

Körperebene: der ganze Organismus ist betroffen, besonders Leber (Leben, Wertung, Rückverbindung), Milz (Filter der Lebenskraft), Lymphknoten (Polizeistationen), zentrales Nervensystem (Nachrichtenzentrale), Augen (Einsicht, Durchblick, Spiegel und Fenster der Seele).

Symptomebene: bei der akuten Form: grippeähnliche Symptome und entsprechender Verlauf unter → Kopfschmerzen, → Mandelentzündung, Lymphknotenschwellun-

gen: akute Konflikte, die in den Körper gesunken sind und sich an den entsprechenden symbolisch aussagekräftigen Orten niederschlagen: Deutungen siehe bei den einzelnen Symptomen; bei der chronischen Form sind Leber, Milz, Lymphknoten, zentrales Nervensystem, Augen betroffen (schulmedizinisch keine Therapiemöglichkeiten): begrenzte herdförmige Entzündungen, in denen sich Zysten bilden, deren Gewebe zum Absterben (→ Nekrose) neigt; schwere chronische Konflikte, die keiner Lösung zusteuern, schlagen sich in den betroffenen Regionen nieder; beim Fetus können sich schwere Missbildungen v. a. des Gehirns (→ Fetopathie) ergeben, wenn die Mutter während der Schwangerschaft betroffen ist.
Bearbeitung: Konflikte rechtzeitig im Bewusstsein und im sozialen Raum austragen.
Einlösung: sich mutig allen denkbaren Herausforderungen stellen, wenn es sein muss auch kämpferisch; die schwer zähmbaren Seelenanteile kultivieren.
Urprinzipieller Bezug: Mars-Pluto.
Lit.: *Wwg, SvI.*
Film: *In Sachen Henry, Der letzte Samurai, Wut* (alle Bd 1).

Tränendrüsenentzündung

Körperebene: Tränendrüsen (emotionaler und Gefühlsausdruck).
Symptomebene: Konflikt um die Belebung und Reinigung der Hornhaut; aggressive Auseinandersetzung um die Produktion der Symbole des Schmerzes und der Freude: unbewusster Konflikt um das Weinen.
Bearbeitung: sich mutig und offen(siv) auf Schmerz und Freude einlassen.
Einlösung: der überfließenden Seelenenergie in Tränenform erlauben, die Fenster der Seele zu waschen.
Urprinzipieller Bezug: Mond-Mars.
Lit.: *Wwg, SvI.*
Film: *In Sachen Henry, Der letzte Samurai, Wut* (alle Bd 1).

Tränenkanalstenose

(Verengung des Tränendrüsenkanals)
Körperebene: Tränenkanal und Tränendrüsen (emotionaler und Gefühlsausdruck), Augen (Einsicht, Durchblick, Spiegel und Fenster der Seele).
Symptomebene: Engstelle verhindert den Abfluss der Tränenflüssigkeit, kommt nur bei Neugeborenen und Kleinkindern vor; wächst sich meist aus, oder der Kanal wird durchgestochen; Augen ständig voller Tränen, Augen laufen über, immer verheult aussehen, gefühlsduselig wirken: Mitgefühl der Eltern mobilisieren; eine sowieso schon tränenreiche Zeit wird noch tränenreicher: die Fenster der Seele werden ständig geputzt; verschwommene, verschleierte Sicht: noch keinen klaren Blick für die Welt haben, die hinter dem Schleier der Isis verborgen bleibt; Kind soll sich offenbar der Welt noch gar nicht so sehr öffnen, sondern sie verzaubert lassen; der harten, kon-

turscharfen Realität noch nicht ins Auge schauen; verklärter, weicher, gefühlvoller Blick wie unter Wasser erinnert an die Mutterleibsicht, die es noch eine Zeit lang beibehalten (soll); Kind flüchtet sich zurück in die vertraute Welt der letzten zehn Monde; will noch gar nicht klar sehen und Durchblick gewinnen.
Bearbeitung (Aufgabe für die Eltern): dem Kind Zeit lassen, seine Sicht*weise* zu entwickeln und den Blick für die äußere Welt langsam zu bekommen; das Kind auch als Spiegel wahrnehmen: »Sollen wir unsere Gefühle mehr überlaufen lassen? Überhaupt mehr Gefühl zeigen für das Kind und untereinander? Sollen wir den Tränen öfter freien Lauf lassen?«
Einlösung: das Kind von der reinen Wasserwelt des Mutterleibes langsam hinüber in die Seelenwelt des Säuglings- und Kleinkindalters fließen lassen.
Urprinzipieller Bezug: Mond.
Lit.: *KSdK 188f.*

Tränensäcke

(siehe auch Bindegewebsschwäche, Augenringe)
Körperebene: Bindegewebe (Verbindung, Halt, Verbindlichkeit), Rahmen der Augen (Einsicht, Durchblick, Spiegel und Fenster der Seele).
Symptomebene: nicht losgelassene Emotionen; festhalten aus Angst, sonst alles zu verlieren; ungeweinte Tränen (Seelenwasser); nichtgelebte Trauer: darauf sitzen, daran resignierend hängenbleiben; innere Haltlosigkeit: sich (und oft auch alles andere) hängenlassen; Verarbeitungsprobleme, nicht fertig werden mit Problemen, gestaut sein (Nieren- und Lymphbezug).
Bearbeitung: gestaute, nichtgelebte Trauer aufspüren, damit sie sich doch noch ausdrücken kann; nichtgeweinten Tränen noch eine Chance geben; die Katze aus dem Sack lassen, die Tränensäcke ausleeren, sich ausweinen; sich bewusst hängenlassen und dem Fluss des Lebens anvertrauen.
Einlösung: Emotionen fließen lassen.
Urprinzipieller Bezug: Mond-Saturn.

Tränenträufeln

(Epiphora)
Körperebene: Tränendrüsen (emotionaler und Gefühlsausdruck), Augen (Einsicht, Durchblick, Spiegel und Fenster der Seele), Gesicht (Visitenkarte, Individualität, Wahrnehmung, Fassade).
Symptomebene: bei Abflusshindernis im Tränenkanal oder durch übermäßige Tränenproduktion (»nahe am Wasser gebaut sein«) kommt es zum stetigen unspektakulären Tränenvergießen: unbewusstes Weinen, unterdrückte Tränen, nicht gelebte Trauer; Seelenwasser tröpfelt davon; ein als traurig empfundenes Leben macht sich im Gesicht breit und wird in der wässrig-weinerlichen, betont weichen Ausstrahlung sichtbar; aufgeweicht sein; wem dagegen ständig das Wasser »in die Augen schießt«, kann seiner herauf-

drängenden und oft »überschießenden« Emotionen nicht Herr werden (→ Weinerlichkeit).
Bearbeitung: sich auf die Seele einlassen; bewusst weinen, die unterdrückten Tränen bewusst fließen lassen: die Fenster der Seele waschen, damit sie klarer werden; die innere Quelle der Tränen ausmachen und sich ihr widmen; Trauer nachholen, bewusst Abschied nehmen, sich vorsätzlich seelisch aufweichen lassen und weichen Gefühlen und Empfindungen Raum geben; Emotionen ausdrücken als Tränen der Freude, der Trauer oder auch der Wut.
Einlösung: gefühlsmäßig und emotional die Anima (den archetypisch weiblichen Seelenanteil) zum Zuge kommen lassen, sie (mehr) in den Mittelpunkt des Lebens stellen; der überfließenden Seelenenergie in Tränenform auf der Seelenebene entsprechen (erneuter Zugang zu der jeweiligen Gefühlsebene; seinen Gefühlen freien Lauf lassen).
Urprinzipieller Bezug: Mond-Mond.
Lit.: *CD/Audio »Vom Stress zur Lebensfreude«, »Selbstliebe«, »Ärger und Wut«.*

Trauma

(Verletzung, Gewalteinwirkung)
Körperebene: jede Körperzone und Bewusstseinsebene kann betroffen sein, angefangen vom Geburtstrauma (→ Geburtskomplikationen) bis zum → Schleudertrauma oder → Unfall, seelische Gewalterfahrung (→ Vergewaltigung, → Posttraumatische Belastungsstörung).
Symptomebene: Unterbrechung der Kontinuität, Störung des Status quo.
Bearbeitung: sich aus der Bahn werfen lassen, die Spur bewusst wechseln, sich für Neues öffnen.
Einlösung: mit Vorsatz und Hingabe bewusst aus der Reihe tanzen und neue Wege finden; über die Stränge schlagen und die (Bewusstseins-) Grenzen weiter hinausschieben; sich der wandelnden Kraft der Zeit öffnen, Metamorphose, Metanoia.
Urprinzipieller Bezug: Uranus-Pluto-Mars.
Lit.: *Wwg, SP, Hag.*
Film: *In Sachen Henry, Der letzte Samurai, Fearless, Wut* (alle Bd 1)

Trichinose

Körperebene: der ganze Organismus ist betroffen.
Symptomebene: nach dem Genuss von infiziertem Schweinefleisch kommt es zu Übelkeit und Magen-Darm-Beschwerden, später Muskelschmerzen, Fieber, Durchfällen, Krämpfen, Urtikaria (Nesselsucht) und Blutungen (bis zu 20 % der Schweinefleisch essenden Bevölkerung werden noch immer infiziert; bei einem Großteil bleibt die Erkrankung annähernd symptomlos, treten die Symptome aber auf, liegt die Todesrate bei 5 %); Abwehrkampf des Organismus gegen den Angriff auf seine Muskeln: Übelkeit, Durchfälle und die anderen Magen-Darm-Beschwerden stehen dafür, dass er das Geschluckte nicht verdauen, sondern loswerden

möchte; Muskelschmerzen und Krämpfe zeugen vom Kampf der Muskeln gegen die Trichinen; die Urtikaria drückt den Abwehrkampf an der Grenze aus; die Blutungen zeigen an, dass die Lebenskraft davonfließt.
Bearbeitung: sich auf harte geistige Kämpfe einstellen und einlassen, das Feld der Beweglichkeit verteidigen und sauber halten; herausschaffen, was einem schadet; die eigenen Grenzen verteidigen und seine Lebensenergie in diese Auseinandersetzung geben; erwägen, ob der »Genuss« von Schweinefleisch, der noch verschiedene andere Nachteile hat, das Risiko wert ist; hinterfragen, was man sich einverleibt: »Was man isst, das ist man!«
Einlösung: sich den selbst eingebrockten Auseinandersetzungen mutig stellen und das eigene geistige Terrain mutig verteidigen.
Urprinzipieller Bezug: Pluto.

Trichomoniasis

(siehe auch Geschlechtskrankheiten)
Körperebene: Geschlechtsorgane (Sexualität, Polarität, Fortpflanzung).
Symptomebene: ausgelöst durch Geißeltierchen, die über Geschlechtsverkehr oder auch unsauberes warmes Wasser (Schwimmbad! – insofern entlastende Diagnose) aufgeschnappt werden können; grünlichgelber schaumiger Ausfluss, der ausgesprochen unsauber und ekelerregend wirkt und auf *unsaubere Verhältnisse* hinweist; unangenehmer, schwer zu definierender, aber typischer Geruch, der auf das Anrüchige der Situation verweist; Brennen, Schmerzen und seltener Jucken sind auf die Scheide beschränkt; gerötete, gereizte Haut im Bereich des Genitales; brennendes, wundes Gefühl, das bis zu leichtem Bluten gehen kann, entsprechend einem unbewussten brennenden Verlangen, sich zu öffnen; Angst vor Ansteckung führt gerade dazu, da Angst die Abwehr generell schwächt.
Bearbeitung: die Sensibilität und Empfänglichkeit auf erlöste Ebenen verlagern; in der Angst die eigene Enge erkennen; in der Abwehr gegen unsaubere Verhältnisse die Abwehr eigener unsauberer Bedürfnisse und Fantasien wahrnehmen.
Einlösung: sich bewusster im geistig-seelischen Bereich den Themen der Geschlechtlichkeit (Polarität) öffnen, um sich im Körper besser abgrenzen und Gefährliches ausgrenzen zu können.
Urprinzipieller Bezug: Pluto.
Lit.: *Wwg, SvI.*
Film: *In Sachen Henry, Der letzte Samurai, Fearless, Wut* (alle Bd 1).

Trichotillomanie

(zwanghaftes Ausreißen der eigenen Haare, meist vom Kopf: Haupthaar, Augenbrauen und Augenwimpern; siehe auch Selbstverletzung)
Körperebene: Haare (Freiheit, Vitalität).
Symptomebene: Verzweiflungsaktion unter großer Spannung (»sich die Haare raufen«), die erst nach erfolgreichem Ausreißen nachlässt;

das Ausleben der Aggression führt zu einer kurzfristigen Erleichterung; die Symbole eigener Kraft, Macht und Ausstrahlung auf autoaggressive Weise vernichten; sich nichts Gutes wollen, sich schwach einschätzen und darstellen (»nichts auf der Platte haben«, »nichts drauf haben«, »gerupftes Huhn«); sich negativ sehen und heruntermachen, was nach Würde und Ausstrahlung aussehen könnte (»kein gutes Haar an sich lassen«); sich keinerlei Ausschweifung gönnen, sich im Gegenteil *kurzhalten*: Haare als Auswüchse gönnt man sich nicht, sich alle Flausen selbst austreiben, sich alle Zacken selbst aus der Krone brechen, bis zum Schluss wirklich eine Art Zackenfrisur übrig bleibt; im Extremfall ist die Glatze die typische Sträflings- bzw. Mönchsfrisur: den einen gönnt die Gesellschaft nichts mehr, die anderen wollen sich selbst nichts Äußeres mehr gönnen (zu den Letzteren gerechnet werden); Komplikation: → Darmverschluss, da diese Form der Autoaggression häufig auch zum Schlucken der ausgerissenen Haare führt, bis zur Darmverlegung.
Bearbeitung: sich der eigenen gegen die persönliche Ausstrahlung gerichteten Aggressionen bewusst werden; die Zurücknahme der eigenen Egoansprüche an Ausstrahlung und Macht zu einem bewussten Akt machen: sich etwa im Rahmen eines Rituals alle Haare abschneiden; in den solcherart Geschorenen auch die *Gescherten* erkennen, außerdem die Möglichkeit, zu höherer Bewusstheit im Sinne der Mönchsfrisuren zu finden; sinnvollere Wege für die eigene Aggression und Vitalität finden und einschlagen.
Einlösung: sich selbst vergeben und sein lassen: Selbstverwirklichung und Selbsterkenntnis; die in der aggressiven Zerstörung der Symbole der Ausstrahlung liegende Sehnsucht nach innerer Verwirklichung (an-)erkennen und ihr folgen.
Urprinzipieller Bezug: Mars-Pluto.
Lit.: *Wwg 278–281.*
Film: *In Sachen Henry, Der letzte Samurai, Fearless, Wut* (alle Bd 1).

Trichterbrust

Körperebene: Brustkorb (Ichgefühl, Persönlichkeit).
Symptomebene: Einschränkung der Persönlichkeit, des Raumes, den sie einnehmen darf; Bedrückung des Herzens und der Lungen(flügel); »aus dem Herzen eine Mördergrube machen« (im Konkreten).
Bearbeitung: sich in Herzens- und Kommunikationsangelegenheiten weise beschränken, sich nicht übernehmen; den vorgefundenen Raum für die Persönlichkeitsentfaltung nutzen.
Einlösung: Selbstbeschränkung und Bescheidenheit kultivieren.
Urprinzipieller Bezug: Saturn.
Lit.: *KS*.

Trigeminusneuralgie

(Gesichtsschmerzen; siehe auch Gesichtsnervenlähmung)
Körperebene: Gesicht (Visitenkarte, Individualität, Wahrnehmung, Fassade).

Symptomebene: schmerzhafte Blockade der Außendarstellung; schreckliche Schmerzen, die einem das Gesicht zu verreißen drohen; Angst, das Gesicht zu verlieren bzw. sein wahres Gesicht zu zeigen; Qual der guten Miene zum bösen Spiel; das Keepsmiling wird zunehmend anstrengender und *nervender*; drohender Kontrollverlust: das Pokerface ist nicht mehr aufrechtzuerhalten; zurückgehaltene Schläge/Ohrfeigen schlagen sich auf den eigenen Wangen nieder: uneingestandene Aggressionen; der Wut- (Schmerz-)anfall hinter der Maske; häufig Angst, dem Leben das eigene Gesicht zu zeigen; gefangen sein in der Sicht eines anderen (oft Elternteil, Autoritätsperson).
Bearbeitung: den Schrecken hinter den Schmerzen entdecken; die Schmerzen bewusst spüren, die es einem bereitet, keine Miene zu verziehen bzw. gute Miene zum bösen Spiel zu machen; die Maske bewusst fallen lassen und den Schmerz hinausschreien, seinem Aggressionsstau Luft machen; Empfindungen offen ausdrücken; Konfrontationen suchen; Selbstbehauptung ohne Maske üben; »Biss« entwickeln; je nachdem, welche Seite betroffen ist, sich mit der schmerzenden, d. h. um Hilfe rufenden weiblichen (links) oder männlichen (rechts) Seite seines Lebens mutig und offen(siv) auseinandersetzen.
Einlösung: sich die nichtgeschlagenen Schläge, die jetzt auf einen zurückschlagen, noch einmal bewusst machen und die seinerzeit blockierten und bis heute festgehaltenen Energien auf erlösten Ebenen zum Einsatz bringen; sein wahres Gesicht zeigen.
Urprinzipieller Bezug: Venus/Merkur-Mars.
Lit.: *S 130–134, Wwg.*
Film: *Angsthasen, Fearless, Patch Adams, Die Bücherdiebin* (alle Bd 1); *Angst essen Seele auf* (Bd 2); zu Aggression – *In Sachen Henry, Der letzte Samurai, Fearless, Wut* (alle Bd 1).

Trikuspidalinsuffizienz

siehe Herzklappeninsuffizienz

Trikuspidalstenose

Körperebene: Herz (Sitz der Seele, Liebe, Gefühl, energetische Mitte).
Symptomebene: die eigene Mitte öffnet sich dem Lebensstrom nicht ausreichend, sondern weist ihn teilweise zurück.
Bearbeitung: Sparsamkeit im Umgang mit den Lebensenergien, weise Beschränkung auf das Wesentliche; Stille und Einsamkeit suchen, schweigen; sich die Frage nach dem Lebenssinn (Religio) stellen.
Einlösung: die Mitte zwischen Rückzug und Offenheit verwirklichen; in Herzensangelegenheiten klarer und reifer werden.
Urprinzipieller Bezug: Sonne-Saturn.
Lit.: *H 162–164.*

Trinkernase

siehe Rhinophym

Tripper

siehe Gonorrhoe

Trismus

siehe Kieferklemme/-sperre

Trisomie 21

siehe Down-Syndrom

Trommelbauch

(Blähbauch; siehe auch Hängebauch, Übergewicht)
Körperebene: Bauch (Gefühl, Instinkt, Genuss, Mitte).
Symptomebene: aufgeblasene Würde; aufgeblähte (Ge-)Wichtigkeit; falsche Nahrungsmittel, lediglich Futteraufnahme (Fastfood) statt Genuss gesunder *Lebens*mittel; ungenügende Vorverdauung im Mund, zu geringes Kauen: Schling- statt Mahlzeit; Dysbiose (Disharmonie) im Darm, der eine der Lebensgrundlagen des Menschen ist (nach F. X. Mayr sitzt der Tod im Darm, was jedenfalls symbolisch [Dickdarm = Totenreich des Körpers] unbestritten ist).
Bearbeitung: Dampf ablassen; Gewicht auf übertragener Ebene entwickeln; beim Essen von Überlebens- auf Lebenssicherung wechseln; das Leben von Anfang an gut verdauen: gut kauen; für Harmonie mit den eigenen dunklen Seelenmächten sorgen.
Einlösung: den Raum einnehmen, den man zu seiner inneren Entfaltung braucht; Fülle in der Erfüllung finden; Aussöhnung mit dem Schatten.
Urprinzipieller Bezug: Mond-Jupiter.
Lit.: *KS*.

Trommelfellentzündung

siehe Mittelohrentzündung (mit der sie immer in Zusammenhang steht)

Trommelfellperforation

siehe Ohrenentzündung/Ohrenschmerzen

Trommelschlegelfinger

siehe Handprobleme

Tuberkulose

siehe Lungenschwindsucht

Tumor

(lat. »Geschwulst«, »Schwellung«; siehe auch Entzündung, Krebs)
Körperebene: im weiteren Sinne sog. raumfordernde Prozesse; in jedem Fall zeigt die betroffene Körperregion das damit verbundene Thema (siehe jeweils dort).
Symptomebene: **1.** Schwellung durch Einströmen von Gewebewasser im Rahmen einer → Entzündung: stofflich gewordener Konflikt; **2.** Zellneubildung (Neoplasma), die gutartig (*benigne*) sein kann oder bösartig (*maligne* → Krebs): ausuferndes Wachstum auf der falschen Ebene; außer am Herz können sich fast überall im Körper Tumore bilden (wobei letztlich auch das vergrößerte Herz bei der Insuffizienz eine Schwellung ist, nur den Krebstumor im Herz gibt es nicht).

Bearbeitung: vorrangig Ursachenabklärung; **1.** Auseinandersetzung mit einem erregenden Thema, Entladung von Aufgestautem; **2.** inneres Wachstum statt äußeres fehlgeleitetes.
Einlösung: mit Konflikten mutig leben; innere Erfüllung und sinnvolles, sinngebendes Wachstum.
Urprinzipieller Bezug: Mars (Entzündung), Jupiter (Raumforderung und Schwellung), Pluto (destruktive Gewebeveränderung).

Typhus abdominalis

Körperebene: Verdauungstrakt (ind. *Bhoga* = »Welt essen und verdauen«).
Symptomebene: über Hals- und Kopfschmerzen kommt es zum Fieberanstieg bis auf 40° C, Bauchschmerzen mit einem Wechsel von → Durchfall und → Verstopfung (den beiden Arten der Verdauungsverweigerung), Schwächezuständen bis zur Nichtansprechbarkeit; Komplikationen sind Darmblutungen, -durchbrüche, Gehirnhautentzündungen und Psychosen: Krieg in der Unterwelt um den Darm, die Verdauung der Nahrung und des Lebens; das Fieber zeigt die Generalmobilmachung der eigenen Abwehr an, der Wechsel von Durchfall und Verstopfung die wechselnden tiefen Ängste; Blutungen und Durchbrüche im Darm sprechen davon, dass der Kampf bis aufs Blut geführt wird und der Verdauungsbereich Zerreißproben durchmacht, bei denen Lebensenergie (Blut) verloren wird; Bild der Lebensverweigerung: man verdaut nichts mehr, entweder es »fällt durch«, oder es wird boykottiert (verstopft); nichts mehr halten können/wollen: weder Nahrung noch eigene Lebensenergie.
Bearbeitung: massive, die ganze Kraft erfordernde Konflikte um die Verarbeitung und Verdauung des Lebens führen; sich totale Auszeit gönnen, nichts mehr machen, nicht mehr teilnehmen, ganz für sich bleiben, dafür auch Lebensenergie einsetzen, Opfer bringen und Auseinandersetzungen führen; auf dem Gegenpol: sich auf die eigenen Ängste freiwillig einlassen; seine Lebensenergie in den Kampf geben und auch Zerreißproben nicht scheuen.
Einlösung: sich auf Auseinandersetzung in der und um die Unterwelt (das Schattenreich) einlassen – in einer langen Auszeit, die geeignet ist, dem Leben eine neue Richtung zu geben; die Frage klären: »Wie will ich die Welt verdauen?«; *Bhoga* üben (ind. »Welt essen und verdauen«); sich mit der eigenen dunklen Seite aussöhnen, sodass sie einen nicht hinterrücks überfallen kann.
Urprinzipieller Bezug: Pluto-Mars.
Lit.: *V, Wwg, SvI.*
Film: *In Sachen Henry, Der letzte Samurai, Wut* (alle Bd 1).

U

Übelkeit

siehe Erbrechen/Übelkeit, Schwangerschaftsbeschwerden, Unwohlsein

Überbein

siehe Exostose, Ganglion

Übergewicht

(siehe auch Metabolisches Syndrom, Adipositas)
Körperebene: Fettgewebe (Überfluss, Reserve, Isolation), Magen (Gefühl, Aufnahmefähigkeit).
Symptomebene: Gegenpol zu → Untergewicht; äußere Fülle (Body-Mass-Index über 35) statt innerer Erfüllung; mit dem Genussprinzip auf Kriegsfuß stehen; mit dem eigenen Gewicht (der Gewichtigkeit) kämpfen, sich vorm (gesellschaftlichen) Untergehen schützen (Hüftspeck als »Rettungsring«); Vorräte anlegen, Polster bilden aus Angst vor Mangel; Suche nach Zuwendung, Liebe und Geborgenheit; im Essen ausgelebtes Liebes- und Genussbedürfnis: Ersatzbefriedigung: verlorene Süße durch Süßes (raffinierten Kohlenhydratanteil wie Zucker) ersetzen; »Kummerspeck«; Belohnung durch Essen, jedoch nicht satt werden (können), da überschüssiges Fettgewebe auch chronisch entzündet ist und Hormone ausschüttet, die Energiehaushalt und Sättigungsgefühl negativ beeinflussen; innere Leere zu überspielen; Essen als Ersatz für Einheitsgefühl und ein überfließendes Herz; Schutzschicht gegenüber liebloser Umwelt: Isolation in der eigenen (Schutz-)Burg (nichts isoliert im Körper besser als Fett: es kann kaum Wärme nach außen verlorengehen, es kommt aber auch keine herein), ein »dickes Fell« haben; Wunsch, in der eigenen Fett*burg* in Ruhe gelassen zu werden; große Mengen »verdrücken«, um sich verdrücken zu können; Versteckspiel hinter gelben Mauern: vor der Realität ausweichen; vor der eigenen sexuellen Ausstrahlung fliehen; die eigene Geschlechtsrolle nicht leben wollen; Probleme mit der Polarität: die eigene Geschlechtlichkeit im *Baby*speck untergehen lassen (Regression); sich eine Pufferzone, Knautschzone, die beim »Anbumsen« schützt, zulegen (→ Fettschürze, um Geschlecht zu verdecken); in der runden Gestalt eine Schwangerschaft vortäuschen und auf diese Art Erfüllung vorspielen; *schwer an sich tragen* (→ Hängebauch); nur heiße Luft produzieren (»Trommelbauch« → Roemheld-Syndrom), sich selbst nicht *gewogen* sein: sich täglich wiegen und für das Ergebnis hassen; sich *dick haben*; ungelebte Last anderer Ebenen mittragen; festsitzen, den Karren nicht aus dem Dreck ziehen können (→ Fettnacken); Wichtigkeits-, Autoritäts- und Machtgefühl (»dicker Brocken«, prominenter »Allerwertester«); Mangel an Wichtigkeit kompensieren: an Gewicht zulegen, sich aufblähen (»aufgeblasener Typ«); viel mehr neh-

men und behalten als geben; mit »Wurstfingern« nicht richtig zupacken können, aber starken Zugriff haben wollen; → Doppelkinn als Anspruch auf doppelte Willensstärke und Durchsetzung, auf Besitz (»den Hals nicht voll genug kriegen«); falsche Vorratshaltung (»Hamsterbacken«); Körperform als Ausrede, um passiv bleiben zu können; Selbstsabotage: je schwerer man sich essend macht, desto schwerer macht man es sich, da einem alles schwerer fällt.
Bearbeitung: das eigene Gewicht als eigen und im Augenblick angemessen erkennen und annehmen lernen; ein rundes Leben statt eines runden Körpers entwickeln; sich weniger *auf(er)legen*; sich Zuwendung und Belohnung über andere Genusswege als Essen besorgen, z. B. lustvolle Sexualität, erotische Rituale, sanfte Massagen, Kunstgenüsse; bzgl. des Essens: bewusst genussvoll naschen; Essrituale; Ersatz für den Ersatz »Essen« suchen; Kummerspeck als zeitweiligen Lebensretter (an-)erkennen, um ihn auch loszulassen, wenn die Liebe wieder fließt; lernen, sich über andere Wege als den der Fett-Isolation zu schützen: mit scharfer Zunge und spitzen Bemerkungen verbal zurückschlagen, sich mit Argumenten statt mit Pfunden wappnen und schlagfertig werden; die eigene Geschlechtsrolle annehmen lernen und nach außen zeigen; lernen, Verletzungen in Kauf zu nehmen, wenn *man* oder *frau* »anbandeln« will/auf Partnersuche ist; auf passenderen entwickelten Ebenen Gewicht bekommen; sich die Belohnungen verdienen und erkämpfen, von denen man meint, sie stünden einem zu; sich im Leben durchbeißen lernen, das Leben annehmen und verdauen lernen; neue (für einen persönlich gültige) Lebensformen erarbeiten, ebenso eine neue innere Form, an der sich die äußere orientieren kann: Heilfasten als bewusstes Ritual des Übergangs zu neuen Mustern; Umstellung auf pflanzlich-vollwertige Ernährung (*PF*), am besten nach einer Fastenwoche als Einstieg in den Umstieg; Bewegung im Sauerstoffgleichgewicht.
Einlösung: Liebe, die Körper, Seele und Geist einschließt; bei sich, dem eigenen Individualgewicht ankommen: sich rund fühlen, an seelischem Gewicht zunehmen; sein Gewicht und seine (Ge-)Wichtigkeit in Leben finden; Raum einnehmen; seinen Einflussbereich ausweiten; innere Erfüllung.
Urprinzipieller Bezug: Jupiter-Venus.
Lit.: *KS, MI, F 463f., Dt, PF, RE, Fas, KSdK 455–471; CD/Audio »Mein Idealgewicht«, »Entgiften, Entschlacken, Loslassen«.*
Film: *Schwer verliebt* (Bd 1).

Übersäuerung
siehe Azidose

Übersichtigkeit
siehe Weitsichtigkeit

Ulcus cruris
siehe Offenes Bein

Ulcus duodeni
siehe Zwölffingerdarmgeschwür

Ulzeration
siehe Geschwürbildung

Unfall
(siehe auch Arbeitsunfall/Haushaltsunfall, Sportunfall, Verkehrsunfall, Trauma)
Körperebene: alle Körperregionen können betroffen sein.
Symptomebene: unabhängig von der juristischen Schuldfrage sich eingestehen, dass eine Resonanz zum Unfallgeschehen bestehen muss, sonst wäre es einem nicht passiert: offenbar eine Unterbrechung der Kontinuität, eine Zäsur brauchen; Ausbruch versteckter Aggression; Zwangsbelehrung bei ungelösten Problemen; ein ignorierter Konflikt bricht als scheinbares Missgeschick (geschickt als Heil [lat. *salus*] vom Schick-sal) ins Leben, um ein Aufwachen zu erzwingen; die äußere Bedrohung zeigt unübersehbar, was weder erkannt noch wahr- und wichtig genommen wurde; eine Handlungsweise bzw. der eingeschlagene Weg wird direkt und plötzlich infrage gestellt; gewaltsame Unterbrechung im Lebensfluss, eingefahrene Gleise verlassen müssen; plötzlich wachgerüttelt werden, um wieder aufmerksamer am Leben teilzunehmen; Karikatur der eigenen Problematik; möglicherweise unbewusste Selbstbestrafung.
Bearbeitung: Unfallhergang rekonstruieren, sich dessen Ablauf/Struktur bewusst werden und auf die eigene Situation übertragen; das Unfallgeschehen als Ein*bruch* ins Leben durchschauen und dieser plötzlichen Kraftentfaltung auf erlöste Weise zum Ausdruck verhelfen: statt »Abwechslung« durch Unfall lieber bewusst aus der Reihe tanzen, über die Stränge schlagen, neue kreative Impulse ins Leben einbrechen lassen; erkennen und annehmen, was einem geschickt wird, um sich Missgeschicke zu ersparen.
Einlösung: heilsame Ventile bzw. kreative Ausdrucksformen für aggressive marsische Energie finden; freiwillig auf Abwechslung und spontane, plötzliche Unterbrechungen monotoner (Lebens-)Abläufe setzen; den eigenen Lebenslauf spannender, abwechslungsreicher und »lebensgefährlicher« gestalten, das Leben wieder »hereinbrechen« lassen: sich bewusst machen, dass Leben prinzipiell lebensgefährlich ist und auf jeden Fall im Gegenpol, dem Tod, endet; das Schicksal nicht herausfordern, sich aber seinen Fingerzeigen gegenüber aus freien Stücken frühzeitig und bereitwillig öffnen.
Urprinzipieller Bezug: Uranus.
Lit.: *Wwg, SP, Hag, K 306–316, AfS.*
Film: *Das Meer in mir, Begegnungen – Intersection* (beide Bd 2); *Cartagena, Ziemlich beste Freunde, In Sachen Henry* (alle Bd 1).

Unfruchtbarkeit
(Sterilität; siehe auch Eisprung, fehlender)

Körperebene: Geschlechtsorgane (Sexualität, Polarität, Fortpflanzung).

Symptomebene: **1.** gesamtgesellschaftlich: Zahl und Konzentration der Spermien in den westlichen Ländern sinkend (zwischen 1973 und 2011 um mehr als 50 %) infolge von Stress, Umwelt(gift)belastungen; neben der Abnahme der Quantität ähnliche Entwicklung bei der Qualität (mehr unbewegliche und missgebildete Spermien, → Akinospermie, Nekrospermie): sanfte Ausrottung; je reicher die Nation, desto gravierender der Fruchtbarkeitsrückgang (Umweltgifte lassen sich sowohl im Follikel als auch in der Spermaflüssigkeit nachweisen); **2.** individuell/persönlich: unbewusste Abwehr verhindert das Einlassen einer Seele bzw. auf eine Seele; Abwehrmethoden: Arbeitsüberlastung, die in einem Zusammenhang mit einem Mangel an vitalen Spermien und einem ungeeigneten Nest in der Gebärmutter steht; Stressüberflutung, die ebenfalls die Empfängnis verhindern kann; keine Zeit für ein Kind haben; tiefe unbewusste Ängste, die so eng machen, dass keine Seele den Engpass passiert: sich auch auf anderen Gebieten unfruchtbar und insgesamt unwürdig fühlen; sich nicht geeignet fühlen, sich fortzupflanzen, sein Erbgut weiterzugeben; verhindernd wirkende politische Bedenken: Kinderlosigkeit als Beitrag zur Rettung der Umwelt; Angst, die eigene Freiheit zu verlieren; viel Wirbel bei geringem Effekt: *fruchtloses* Bemühen; Aufdeckung unehrlicher Motivation (Versuch, den Partner durch ein Kind zu binden); falls das »gewünschte« Kind nur Mittel zum Zweck ist, wird es sich darauf nicht einlassen (die Seele fühlt sich weder eingeladen noch eingelassen); Angst vor Bindung und Verantwortlichkeit; zu eingefahrene, starre Lebensplanung (Fixierung) scheint Seelen abzuschrecken; als Lebensspender versagen; Zeugungsunfähigkeit: nicht in der Lage sein, Zeugnis für das Leben abzulegen; nicht aufnahmebereit sein, etwa bei starkem → Untergewicht: kein gemütliches, weiches Nest zur Verfügung stellen, sich selbst schon nicht nähren, geschweige denn einem Kind ein Nest bauen und es nähren zu können; bei starkem → Übergewicht: schon sich selbst nicht in Form halten zu können, wie soll es da gelingen, einem Kind ein adäquates Nest zu formen, es verantwortlich zu nähren; letztlich kann jedes gravierende Krankheitsbild in diesem Sinne eine Gravidität verhindern.

Bearbeitung: **1.** sich die eigene Situation bzgl. Überforderung in seelischer, gesellschaftlicher und ökologischer Hinsicht eingestehen; dazu beitragen, krankmachende Entwicklungen zu erkennen und zurückzunehmen, als weiter die ganze Gemeinschaft zurückbauen; **2.** sich der Motivation klar werden: eigentlich dürfte man sich erst für ein Kind entscheiden, wenn man bereit ist, jedes Kind mit jeder mit-

gebrachten Aufgabe dankbar aufzunehmen; Prioritäten klären: Was kommt zuerst und hat Vorrang: der Kinderwunsch, die Arbeit/Karriere oder die persönliche Lebensplanung?
Einlösung: **1.** insgesamt und auf übertragener Ebene bescheidener werden (Ideen, Lösungen für die drängenden Probleme im ökologischen und gesundheitlichen Feld umsetzen: »Mehr ist weniger«); **2.** sich bereit machen nach dem Motto: »Dein Wille geschehe«; offen dafür sein, dass wir bekommen, was wir uns wünschen, oder etwas Wichtigeres, das wir vielleicht noch gar nicht erfassen können; bewusst für sich bleiben und für sich allein selig werden statt durch ein Kind.
Urprinzipieller Bezug: Mond-Saturn/Pluto.
Lit.: *F 204–222.*

Unruhe/Ungeduld

siehe Nervosität

Unterernährung

siehe Untergewicht, Magersucht

Untergewicht

(siehe auch Magersucht)
Körperebene: Magen (Gefühl, Aufnahmefähigkeit), Figur (Selbstausdruck, Selbstdarstellung).
Symptomebene: Gegenpol zu →Übergewicht; Sehnsucht nach dem Immateriellen: »sich verdünnisieren«, unbewusste asketische Ideale; Unterernährung bis zur Abmagerung, Auszehrung; Sättigung mit hässlicher Schwere gleichsetzen; mit dem Genussprinzip auf Kriegsfuß stehen: sich nichts gönnen bzw. alles sofort verbrennen; nichts um- und ansetzen; nichts aus dem Aufgenommenen machen; keine Fülle und Erfüllung finden; unbewusste Gier und Sehnsüchte; sich weder rund noch gesund werden lassen; keine Polster (zum Ausruhen) anlegen wollen; falscher Ehrgeiz; es sich nicht leicht machen (die schlanke Ranke, die vor Ehrgeiz hoch hinaus will und es auf der Körperebene darstellt); für zu leicht befunden werden; sich keine (Ge-)Wichtigkeit zutrauen.
Bearbeitung: **1.** homöopathisch: sich die geistige Welt erobern, die Schwerelosigkeit, um sich dann auch wieder der materiellen Welt (Essen, Schwerkraft usw.) anzuvertrauen; großen Genuss im Kleinsten finden (»Weniger ist mehr«); **2.** allopathisch: sich dem Feld des Genusses bewusst nähern; unbewusste Gier erkennen und zu ihr stehen; das heimliche, in der seelischen Tiefe lebende Figurideal kennenlernen und annehmen; häufige kurze (2- bis 4-tägige) Fastenzeiten, um zu seinem Gewicht zu finden und auch seelisch an Gewicht zuzunehmen; sich Gewicht und Genuss zutrauen lernen; sich auf allen Ebenen von Körper, Sinnen, Empfindungen, Gefühlen nähren.
Einlösung: sein Gewicht und seine individuelle Figur finden und einnehmen; sich bewusst und ohne unnötigen Ballast nach oben bewegen

und seine höheren Ziele verwirklichen.
Urprinzipieller Bezug: Venus-Saturn.
Lit.: *MI.*

Unterleibsentzündung
siehe Adnexitis

Unterschenkelbruch
siehe Beinbruch

Unterzuckerung des Blutes
siehe Hypoglykämie

Unwohlsein
(siehe auch Bauchschmerzen, Erbrechen/Übelkeit, Gleichgewichtsstörungen, Jetlag, Schwangerschaftsbeschwerden)
Körperebene: Gleichgewichtsorgan im Innenohr (Gleichgewichtsmelder), Magen (Gefühl, Aufnahmefähigkeit), Hormonsystem (Steuerung, Information).
Symptomebene: sich im eigenen Körper(haus) nicht zu Hause fühlen; nicht bei sich, in seiner Mitte sein; »nicht alle(s) beisammen haben«; etwas »schlägt auf den Magen«; sich erbrechen müssen: jmd. oder etwas »zum Kotzen finden«, jmd. oder etwas »nicht abkönnen«, sich ekeln; innere Spannungen kommen nicht harmonisch nach außen: etwas nicht verdauen können; bei Schwangerschaftsübelkeit wird die neue, ungewohnte Hormon- und auch Lebenssituation unbewusst abgelehnt, vielleicht auch der Partner.
Bearbeitung: in die seelische Schieflage hineinspüren, nach der Störquelle fahnden; Diskrepanzen aufdecken (»hier stimmt etwas nicht«); auf die Körperempfindungen eingehen, nach innen horchen.
Einlösung: sich so annehmen, wie man ist; der Körper ist von dieser Welt, die Seele eigentlich nicht.
Urprinzipieller Bezug: Sonne-Mond-Venus-Neptun.

Urämie
siehe Niereninsuffizienz

Urethritis
siehe Harnröhrenentzündung

Urinabgang, unwillkürlicher
siehe Inkontinenz

Urtikaria
(Nesselsucht; siehe auch Juckreiz, Allergie)
Körperebene: Haut (Grenze, Kontakt, Zärtlichkeit).
Symptomebene: allergische Hautreaktionen, nach jenen durch Brennnesseln (Urtica urens) hervorgerufenen Bläschen und Quaddeln benannt, verraten brennende Bedürfnisse von jmd., der sich *in die Nesseln gesetzt* hat; herausgefordert sein: »es juckt mich«, »es kratzt mich«; Lüsternheit; nach außen drängende Leidenschaft/inneres Feuer/Zorn: »sich aufgekratzt fühlen«; sich selbst das Nesselhemd der Medusa anziehen und von tausend feinen Spitzen gefoltert fühlen; Reaktion auf Allergen, das stimuliert/erregt und entweder reizvoll oder gereizt erlebt wird;

Kampf gegen symbolische Feindbilder in den Allergenen (Deutungen: → Allergie); Überreaktion, überzogenes Feindbild, starke unbewusste Aggressivität; über die Vermeidung von Allergenen die Umwelt tyrannisieren und damit Aggressionen ausleben: unbewusste Machtspiele; Aggressionsstau, unterdrückte Vitalität.
Bearbeitung: sich die eigenen auf der Haut brennenden Bedürfnisse bewusst machen; im Bewusstsein so lange kratzen, bis man weiß, was einen juckt und reizt und einem auf der Seele brennt; sich freiwillig herausfordern lassen: das Leben mit seinen Reizen darf einen ruhig jucken; die vielen Reize bewusst zu sich hereinlassen und sich herauslocken lassen; bewusste Auseinandersetzung mit den gemiedenen und abgewehrten Bereichen; reaktionsfreudiger werden; sich mehr erlauben und ruhig auch einmal eine Blamage riskieren; die Grenzen (Haut) durchlässiger werden lassen, um Inneres leichter hinauslassen zu können; dem Körper die Aggressionsausübung wieder abnehmen und selbst aggressiver und offensiver werden: zu leben *wagen*; Herausforderungen bewusst annehmen; offensiv agieren; Erotik genießen (lernen).
Einlösung: die heißen Eisen im Leben frontal in Angriff nehmen; dem Leben die Stirn bieten.
Urprinzipieller Bezug: Venus-Mars.
Lit.: *Wwg 241f.*; *CD/Audio »Allergien«.*
Film: *Fearless* (Bd 1).

Uteruskarzinom
siehe Gebärmutterkrebs, Gebärmutterhalskrebs

Uterusruptur
siehe Gebärmutterriss

V

Vaginismus
Körperebene: Vulva (Schutzwall), Scheide (Hingabe, Lust).
Symptomebene: Scheidenkrampf bei steckendem Glied: mehr Ausdruck männlicher Kastrationsängste als wichtiges weibliches Krankheitsbild; Angst des Mannes stecken zu bleiben; Vulva als Symbol des Grabes, Angst vor dem Sterben, Vagina dentata: klassisches Symbol der männlichen Angst vor dem Geschlechtsverkehr, genauer: gebissen, verschlungen zu werden; heute eher Phänomen des Scheidenkrampfes, um männliches Eindringen zu *verhindern;* mangelnde Aufnahmebereitschaft; Angst vor dem Mann, vor Schwangerschaft und anschließendem Verlassenwerden (sowohl die Verhinderung seines Eindringens als auch seine »Gefangennahme«, wenn es schon passiert ist, kommen dieser Angst entgegen); Narben, auf körperlicher und seelischer Ebene, die Enge und Angst erzeugen, auch nach Verletzung durch → Vergewaltigung, Misshandlung.
Bearbeitung: die enge Pforte bewusst besser sichern lernen; sich

verschließen, wenn keine Bereitschaft zu Intimität vorhanden ist; sich das eigene Bedürfnis nach Festhalten eingestehen; sich die Verkrampfung bzgl. des Themas bewusst machen.
Einlösung: sich zur passenden Zeit seelisch öffnen und wieder verschließen; die bewusste Verfügungsgewalt über die enge Pforte übernehmen.
Urprinzipieller Bezug: Venus-Pluto/Uranus.
Lit.: *F 422–426, AfS.*
Film: *Angsthasen, Fearless, Patch Adams, Die Bücherdiebin* (alle Bd 1); *Angst essen Seele auf* (Bd 2).

Vaginitis
siehe Scheidenentzündung

Varikose
siehe Krampfadern an den Beinen, Venenschwäche

Varikozele
(Krampfader[n] an den Hoden)
Körperebene: Blutgefäße (Verkehrswege der Lebenskraft), Hoden (Fruchtbarkeit, Kreativität), Bindegewebe (Verbindung, Halt, Verbindlichkeit).
Symptomebene: Schwellung um die Hoden herum, kann nach sexueller Überforderung auftreten; sich größere »Eier« und mehr Manneskraft wünschen; die Hoden schwellen lassen: mehr vorzeigen und darstellen als vorhanden ist.
Bearbeitung: für guten Blutfluss sorgen: mehr Lebensenergie (Blut) in die Geschlechtsthematik fließen lassen; sich um seine Fruchtbarkeit bemühen.
Einlösung: seinen Mann mit Hingabe geben und stehen.
Urprinzipieller Bezug: Pluto-Mars.

Variola major
siehe Pocken

Varizen
siehe Krampfadern an den Beinen, Ösophagusvarizen, Vulvavarizen, Venenschwäche

Vegetative Dystonie
(siehe auch Sympathikotonie, Bluthochdruck)
Körperebene: Eingeweide-Nervensystem (Nerven = Nachrichtendienst).
Symptomebene: spannungsreiche vegetative Dysbalance, psychovegetatives Syndrom: Verschiebung des natürlichen Gleichgewichts zwischen sympathikotonen (männlichen) und parasympathikotonen (weiblichen) Energien zugunsten der männlich aktiven; dadurch den Organismus in eine Daueranspannung hetzen bis zu völligem Überdrehtsein und einer unübersehbaren Zahl von Symptomen, zu denen die Wissenschaft keine substanziellen körperlichen Befunde findet; Missverhältnis zwischen Gas (Sympathikus) und Bremse (Parasympathikus): ohne funktionierende Bremsen ständig mit Vollgas unterwegs sein; Symptome reichen von Bluthochdruck über Kopf- und Rückenschmerzen, Schwindelgefühle, Müdigkeit, Schweißausbrüche,

Angst und sexuelle Funktionsstörungen bis zu Atem- und Herzbeschwerden (Herzstolpern/-rasen, Herzschmerzen).
Bearbeitung/Einlösung: sich auf die Spannungen des Lebens einlassen, ein spannendes Leben führen (»Sei heiß oder kalt, die Lauwarmen will ich ausspeien«); nachdem der männliche Pol (die heiße Seite des Lebens) ausgereizt ist und es klar geworden ist, dass in der Einseitigkeit keine Lösung liegt, die Bremse wiederfinden und wieder (be-)nutzen lernen; die Mitte bzw. den Ausgleich finden zwischen vorwärtsstrebenden männlichen und regenerierenden weiblichen Kräften; die einzelnen Symptombilder deuten unter Einbezug des Themas »Mitte finden«.
Urprinzipieller Bezug: Sonne/Mond-Uranus.
Lit.: *D; CD/Audio »Tiefenentspannung«.*

Veitstanz

(Chorea)
Körperebene: höhere Partien der Basalganglien (lokale Kommunikationsknotenpunkte), Nervensystem (Nachrichtendienst).
Symptomebene: vererbte Störung des Neurotransmitter-Stoffwechsels, die zwischen dem 30. und 50. Lebensjahr ausbricht und schließlich zum Verfall der Zentrale (Gehirn) führt (fortschreitende → Demenz); verrückt anmutende, regellose, plötzlich einschießende unwillkürliche Bewegungsstürme, wurmartige Verrenkungen, denen man ausgeliefert ist: ein jämmerliches Bild abgeben (»armer Wurm«); v. a. Hände und Füße vollführen Bewegungen, die an Mudras in Tempeltänzen erinnern (griech. *chorea* = Tanz): »einen höllischen Tanz aufführen«; außerhalb der Bewegungsstürme Erschlaffung der Muskulatur: Flucht vor der eigenen Bestimmung; Lebenshunger; ungelebte Sturm-und-Drang-Zeit.
Bearbeitung: die Unausweichlichkeit des eigenen Schicksals akzeptieren und geschenkte Zeit nutzen; das Damoklesschwert erkennen und annehmen lernen; Beschäftigung mit Bestimmung und Freiheit; Auseinandersetzung mit dem Familienerbe; das religiöse »Dein Wille geschehe« in die Praxis umsetzen; *Uppekha* (Gleichmut) üben; sich zur Lebensmitte orientieren; rituelle, ekstatische Tänze ins Leben integrieren (Beschwerdefreiheit nur während ekstatischen Singens und Tanzens); die Aufforderung, durchs Leben zu tanzen und mit allem mitzuschwingen, den Moment zu feiern, in die Tat umsetzen.
Einlösung: den Tanz des Lebens nach den Regeln des jeweiligen Augenblicks und auf allen 12 Lebensbühnen bewusst tanzen.
Urprinzipieller Bezug: Uranus-Saturn.
Lit.: *S 212–216, LP (Lebensbühnen).*

Venenentzündung

([Thrombo-]Phlebitis; siehe auch Thrombose, Krampfadern)
Körperebene: Bindegewebe (Ver-

bindung, Halt, Verbindlichkeit), Blutgefäße (Verkehrswege der Lebenskraft).
Symptomebene: aggressive Auseinandersetzung, heftig schmerzende Konflikte um Staus auf den Heimwegen der Lebensenergie, ausgelöst von einem → Blutgerinnsel, das sich entzündet: Konflikt und gestaute, verfestigte Lebensenergie; Überlastung im Energietransportsystem; eingeschränkte Beweglichkeit: steckengeblieben, festgefahren, verklemmt sein; Nichtleben bei lebendigem Leib.
Bearbeitung: um die Rückwege der Lebensenergie kämpfen: zurückhaben wollen, was man losgeschickt hat; die erzwungene Ruhe annehmen, um sich mit dem Schmerz auseinanderzusetzen, den die Energiestaus und Verfestigungen der Lebensenergie im eigenen System erzeugen.
Einlösung: die Lebensenergie langsamer und bewusster fließen lassen; die Konflikte austragen, die sich aus den Staus und Verzögerungen des Stromes der Lebensenergie ergeben.
Urprinzipieller Bezug: Merkur/ Mars-Saturn.
Lit.: *H 246f., Wwg, SvI.*
Film: *In Sachen Henry, Der letzte Samurai, Wut* (alle Bd 1).

Venenschwäche

(siehe auch Krampfadern an den Beinen)
Körperebene: Blutgefäße (Verkehrswege der Lebenskraft), Bindegewebe (Verbindung, Halt, Verbindlichkeit).
Symptomebene: ausgeweitete Venen mit Wandschwäche, deren Klappen das Blut nicht am Rückfluss hindern können, sondern es in den Beinen versacken lassen: schwere Beine, die das Gehen und Weiterkommen behindern und das ganze Leben be- und erschweren; sich schwere Sorgen machen, selbst Kleinigkeiten übertrieben schwernehmen; es kommt nicht zum Herzen zurück, was von ihm ausgegangen ist; Schwierigkeiten, zur reinen Freude zu arbeiten und zu schaffen; voller Erwartungen sein, die meist enttäuscht werden; Ent-täuschungen geradezu anziehen, um endlich aus den Täuschungen herauszukommen.
Bearbeitung: sich Zeit lassen, die Schwere (er-)tragen lernen, langsamer werden und sich dem Augenblick nähern; hohe Erwartungen als Quelle der tiefen Enttäuschungen durchschauen und aufgeben lernen.
Einlösung: in großen Schleifen durchs Leben mäandern wie die Flüsse früherer Zeiten; ohne Erwartungen in den Moment eintauchen und nehmen, was auf einen zukommt.
Urprinzipieller Bezug: Merkur-Neptun.
Lit.: *H; CD/Audio »Selbstheilung«.*

Venerische Krankheiten

siehe Geschlechtskrankheiten

Verbitterungssyndrom

(auch posttraumatische Verbitterungsstörung; vom deutschen Psychiater und Neurologen Michael

Linden 2003 geprägter Begriff; siehe auch Depression)
Symptomebene: nach nicht untypischen, aber als schicksalhaft demütigend, kränkend und ungerecht empfundenen Rück- und Tiefschlägen (Arbeitslosigkeit, Partnerproblemen, finanzielle Verluste u. a.) anklagend in Selbstmitleid versinken und sich in z. T. wilde Projektionen auf vermeintlich Schuldige flüchten; voller Wut und Verzweiflung sein; unter Hoffnungslosigkeit und Denkblockaden leiden; besonders häufig nach sozialen Umwälzungen wie dem Ende der DDR oder den Einschränkungen während der Covid-19-Pandemie; kollektive Verbreitung von Angst; (Lebens-) Müdigkeit und (Z)Erschlagenheit, Aggressivität, Verbitterung und Mangel an Lebensmut aufgrund des wirklich oder angeblich »schweren Schicksals« bestimmen Leben und Leiden; auch aggressive Fantasien gegen sich selbst und andere bis hin zu (Selbst-)Mordgedanken und erweitertem Suizid (→ Selbstmord).
Bearbeitung: da Behandlung und selbst Gespräche oft verweigert werden, als wollte man sich den deprimierenden Lebensinhalt um jeden Preis erhalten, kann als Arbeitstherapie die japanische Handwerkskunst des Kintsugi die ideale Hilfe sein: das kunstvolle Reparieren von Geschirr, letztlich von allem und als Ritual verstanden, auch für Reparaturen im seelischen Bereich.
Einlösung: die Lebenskunst (wieder) entdecken, wie sie sich in der japanischen Tradition erhalten hat: *Wabisabi* als Beginn: Anerkennung und Mitgefühl, *Kaizen* und die kleinen Schritte der Selbstverbesserung, *Zen*, der Weg der Achtsamkeit und Bewusstheit, *Kintsugi*, die kunstvolle Kittung, *Ikigai*, die Sinnfindung im Kleinen wie im Großen mit der Frage, wofür es sich morgens aufzustehen lohnt, *Yuimaru,* die Gemeinschaft und Teilhabe, die Verbundenheit mit der eigenen Familie, Gruppe bis hin zur Menschheitsfamilie.
Urprinzipieller Bezug: Saturn-Pluto, aber von Mars (Mut), über Pluto ([Ver-]wandlung), Jupiter (Sinnfindung) bis zu Neptun (Allverbundenheit) sind alle zu beteiligen und zu erlösen.
Lit.: *HT, Gug*.
Film: *Auf Messers Schneide* (Bd 1)

Verbrennung

(siehe auch Unfall, Arbeitsunfall/ Haushaltsunfall, Verkehrsunfall)
Körperebene: Haut (Grenze, Kontakt, Zärtlichkeit).
Symptomebene: Feuer = männliches Element und Ausdruck männlicher Energie; innerlich nicht gelebte Feuerenergie überfällt und bedroht von außen; der Körper löscht an der Brandstelle, indem er Wasser (Seelenelement) heranbringt (in Brandblasen sammelt sich dieses Löschwasser): wer sich an die *heißen Eisen* und *brennenden Themen* des Lebens nicht heranwagt, dem begegnen sie häufig außen; »mit dem Feuer spielen« und ihm zu nahe kommen; Spiel mit der Gefahr, falsche Einschät-

zung von Gefahren: »sich die Finger verbrennen«, »ein gebranntes Kind sein«; sich täuschen: »Da hast du dich aber gebrannt«; Zorn (»vor Wut kochen«) führt häufig zu Verbrennungen: das unverwirklichte seelische Thema »brennt unter den Nägeln« und begegnet einem außen; konfliktreiche Auseinandersetzungen mit Liebe/Sexualität: »Feuer fangen«, »entflammen«, wenn man an einen »heißen Typ« oder eine entsprechende Frau gerät; Grenzverletzung, Infragestellen des Ichs; das Feuer der Begeisterung: eine *brennende Wunde* in sich tragen; ein Feuer in sich spüren, das brennen und keineswegs gelöscht werden will, darauf *brennen*, sich beweisen zu können.

Bearbeitung: Grenzen niederbrennen; darauf brennen, endlich initiativ zu werden; »nichts anbrennen lassen«; mit dem Feuer (der Begeisterung) spielen; sich entflammen lassen, Feuer und Flamme für seine »Flamme« sein, aber auch für seine Berufung; Ichgrenzen öffnen; heiß auf andere Menschen sein: auf Eros' Spuren wandeln, der seine Brandpfeile oder -fackeln in die Herzen schießt oder stößt; Täuschungen durchschauen: z. B. erkennen, dass sich durch Brandblasen keine heißen, unter den Nägeln brennenden Themen lösen lassen; dass man sich bei heißen Angelegenheiten auch durch vorschnelles Vorpreschen und Schlagfertigkeit »den Mund verbrennen« kann; dem von außen drohenden Männlichen innerlich mit seelischer Energie begegnen.

Einlösung: sich an der Glut der Liebe erfreuen; sein Herz entflammen und brennen lassen; das eigene innere Feuer entdecken und verwirklichen: Feuer in die Seele bringen, im Feuer der Begeisterung auf sein Leben brennen und ganz heiß sein, das Feuer der Begeisterung zu entzünden; wie Prometheus das Feuer für die Menschen finden und ihnen sein Feuer schenken.

Urprinzipieller Bezug: Venus/Saturn-Mars.

Lit.: *Wwg.*

Film: (Feuer auf Abwegen: Hochstapelei und Größenwahn) – *Aviator, Der große Gatsby, The Wolf of Wall Street, Big Eyes* (alle Bd 2) *Catch Me If You Can* (Bd 1); (: Hysterie) – *In guten Händen* (Bd 2); (: Erotomanie) – *Wahnsinnig verliebt (Bd 2);* (: Vergnügen) – *Don Juan DeMarco* (Bd 1); (: Manie) – *Mr. Jones, Silver Linings* (Bd. 2).

Verdauungsbeschwerden

(siehe auch Trommelbauch, Blähungen)

Körperebene: Verdauungsorgane (ind. *Bhoga* = »Welt essen und verdauen«).

Symptomebene: Störungen bei: **1.** Aufnahme von äußeren Eindrücken; **2.** Unterscheidung zwischen zuträglichen/unzuträglichen Eindrücken (Analyse); **3.** Verarbeitung der Eindrücke (Assimilation); **4.** Ausscheidung von Unverdaulichem; **5.** Verdauungsprobleme mit Unverdaulichem im übertragenen Sinn von unzumutbaren Umständen und Manipulationen.

Bearbeitung: **1.** Offenheit und Weite bei der Aufnahme von äußeren Eindrücken, damit der Körper nicht gezwungen ist, stellvertretend alles aufzunehmen; **2.** scharfe, stimmige Analyse und Differenzierung der Eindrücke; **3.** gute Ausnutzung der aufgenommenen Eindrücke und Informationen (von der guten Auswahl der materiellen und immateriellen Stoffe) über gutes Kauen (Verarbeiten) und Verdauen bis zu problemlosem Loslassen; **4.** vollständiges und schnelles Ausscheiden unverdaulicher Reste; **5.** Durchschauen und rechtzeitiges Erkennen von Zumutungen und Verwicklungen.
Einlösung: sich bewusst nehmen, was man zur Entwicklung braucht, Überflüssiges und Schädliches vermeiden, Übriggebliebenes bereitwillig loslassen.
Urprinzipieller Bezug: Merkur-Pluto.
Lit.: *V 165–173, K 174–186, KS (Kap. Bauch), MF; CD/Audio »Verdauungsprobleme«.*

Verfluchen

siehe Flüche aussprechen/Neigung zum Verfluchen

Vergesslichkeit

(siehe auch Alterssymptome)
Symptomebene: Neigung, Dinge zu vergessen und zu verlieren; das Naheliegende aus den Augen verlieren; nichts behalten wollen; sich von der Welt abwenden, sich vor ihr verschließen, in Wahrheit nichts mit ihr zu tun haben wollen; Verschleierung von weniger Wichtigem; wer den Schlüssel verliert, will offenbar tief in seiner Seele gar keinen Zugang; wer die Brieftasche verliert, möchte wahrscheinlich diese Identität so rasch wie möglich loswerden; wer sein Portemonnaie verlegt oder verliert, möchte sein Geld so rasch wie möglich wieder weg- und weitergeben; wer seine Brille verliert, verweigert unbewusst, besser und klarer zu sehen.
Bearbeitung: in Bewusstheit leben lernen: der Aufforderung, Vergessenes loszulassen, bewusst nachkommen; sich von Unwichtigem trennen, befreien und lösen; dafür dem Wichtigem und Wesentlichem mehr Raum geben und es entsprechend hervortreten lassen; der Frage nachgehen: »Wofür bestrafe ich mich, indem ich mich sinnvoller, das Leben erleichternder Ordnung gegenüber verschließe und sie verweigere?«, »Was bringt mir die ständige Suche nach meinen verlegten Dingen neben Verlegenheit und Beachtung?«, »Wie könnte ich meine Hilfsbedürftigkeit konstruktiver ausdrücken oder mir mehr positive Beachtung verschaffen?«; Störung vom Kurzzeitgedächtnis (v. a. im Alter): Überblick über das Lebensmuster, den großen Bogen, gewinnen und der Aufforderung, sich vom Alltäglichen zu lösen, immer mehr nachkommen; Störung vom Langzeitgedächtnis: in den Augenblick eintauchen; sich mit unbewussten aktuellen Bedürfnissen auseinandersetzen; perfektionistische Ansprüche an

sich selbst erkennen, erst lockern, allmählich bewusst aufgeben und schließlich ganz loslassen.
Einlösung: nicht mehr nachtragend sein, sondern verzeihen; den Rat der Bibel beherzigen und seinem Bruder (und seiner Schwester) vergeben, bevor es Abend wird; im Fluss des Augenblicks ankommen; die Gnade des Vergessens erkennen (Lethe, der Unterweltfluss, ist der Ort des Vergessens und damit der Reinigung und Lösung); sich in Selbstvergessenheit üben und intuitiver leben; nach dem Stoiker Epiktet ist alles Vergessene und Verlorene als zurückgegeben zu betrachten.
Urprinzipieller Bezug: Merkur-Neptun.
Lit.: *AaG 98f., Gug, HT.*
Film: *Das Glück an meiner Seite, Honig im Kopf, Die Auslöschung, Still Alice, An ihrer Seite* (alle Bd 2).

Vergewaltigung erfahren

(in jedem Lebensalter bei Kindern und Erwachsenen sowohl auf körperlicher als auch auf geistig-seelischer und sogar spiritueller Ebene möglich, wobei – wenn überhaupt – fast nur die körperliche Vergewaltigung strafrechtlich geahndet wird)
Symptomebene: fremden Willen und fremde Bedürfnisse gegen den erklärten eigenen Willen aufgezwungen bekommen; jmd. zum Opfer fallen, in falsche Hände geraten; sich gegen Verführung, Manipulation, Missbrauch, rohe Gewalt weder wehren noch schützen können; v. a. Kindern ist in der Situation keinerlei wirksame Ablehnung oder substanzielle Gegenwehr möglich; sich ohnmächtig, gedemütigt, gebrochen, vernichtet fühlen; schmerzhafter (Ur-)Vertrauensverlust (→ Manipulation); die Schuld dennoch oft bei sich selbst suchen (→ Schuldgefühle); Verlust körperlicher wie seelischer Integrität, Abspaltung des Körpers, Verlust der eigenen Mitte (→ Trauma); → Schamgefühle und Schweigen, sich totstellen; Hoffnungslosigkeit (→ Depression, → Selbstverletzung).
Bearbeitung: alle Möglichkeiten ausschöpfen, um Selbstachtung und Selbstverantwortung, Wehrhaftigkeit, Handlungsfreiheit und Selbstbestimmung auf allen Ebenen zurückzugewinnen, dafür ganz bei sich bleiben und die eigene Resonanz zum Geschehenen durchleuchten und klären (Schattentherapie); auf die Suche gehen nach Antworten auf die Fragen: »Warum mir, warum so, gerade das?«; (therapeutische) Hilfe annehmen (z. B. bietet die EMDR-Methode eine Möglichkeit, sich in einer geschützten therapeutischen Situation der Gewalterfahrung zu stellen und unter Zuhilfenahme schneller Augenbewegungen, wie in den nächtlichen Träumen, wenigstens die mit dem Erlebten verbundene emotionale Ladung allmählich loslassen zu können); sich im eigenen Tempo für den inneren Arzt, die innere Heilerin öffnen; tatsächlich muss nicht das ganze weitere Leben da-

von überschattet bleiben; es kann zwar nicht die Erinnerung, aber es können die emotionale und Gefühlsbindung an das Ereignis aufgelöst werden mit dem Ziel, die fatale Resonanz loszuwerden und die Opferrolle hinter sich zu lassen bzw. gar nicht erst anzunehmen.
Einlösung: die Aussöhnung mit einer Situation brutaler Gewalt und widerwärtiger Überwältigung gehört sicher zum Schwersten, sie kann allerdings zur Befreiung von diesem Trauma führen, um in vitalen, liebevollen Kontakt mit sich selbst und der Welt zu kommen und zu bleiben.
Urprinzipieller Bezug: Mars-Pluto.
Lit.: *SP, Wwg, D.*

Vergiftung

(Intoxikation; absichtliche Vergiftung siehe Selbstmord; sonst siehe auch Selbstvergiftung, Botulismus, Unfall, Arbeitsunfall/Haushaltsunfall, Schwermetallvergiftung)
Körperebene: primär ist der Magen (Gefühl, Aufnahmefähigkeit), dann der ganze Organismus betroffen; auch Bewusstseinsproblem als atmosphärische, geistig-seelische Vergiftung.
Symptomebene: versehentliche oder vorsätzliche Einverleibung gefährlicher Stoffe in Verkennung der Gefahr und/oder Unachtsamkeit: allein beim Verdauen der Mischkost-Nahrungsmittel aus Industrieproduktion ist – aus meiner ärztlichen Sicht – immer auch regelrechte Vergiftung mit im Spiel, denn wir kennen inzwischen die verheerenden Wirkungen nicht nur von Nikotin, sondern auch von Zucker, raffinierten Kohlenhydraten, ungeeignetem Fett und Tierprotein; Unachtsamkeit im Umgang mit seelischem Gift (Tratsch, üble Nachrede, Nachtragen, Beleidigen usw.; → Mobbing, → Flüche aussprechen/Neigung zum Verfluchen).
Bearbeitung: Vergiftung der eigenen Lebensbasis erkennen; schlampigen Umgang mit der (Verarbeitung der) Welt identifizieren; einen besseren Riecher für Gefahren bzw. toxische Beziehungen/Kontakte entwickeln; sich bewusstseinsmäßig mehr zumuten und zutrauen und den Körper in seiner Stellvertreterrolle entlasten, v. a. auch durch pflanzlich-vollwertige Kost (*PF*).
Einlösung: Bewusstheit und Achtsamkeit im Umgang mit der Welt und ihren Gefahren und Weichenstellung in Richtung eines in jeder Hinsicht gesunden Lebens.
Urprinzipieller Bezug: Neptun/Pluto (je nach Gift).
Lit.: *Dt, MF, PF, Fas.*
Film: Erin Brockovich (Bd 2).

Vergreisung bei Kindern

siehe Progerie

Verhärtung

siehe Sklerose

Verkalkung

siehe Arteriosklerose

Verkehrsunfall

(siehe auch Unfall, Arbeitsunfall/Haushaltsunfall)
Körperebene: alle Körperebenen können betroffen sein.
Symptomebene: aggressivere Auseinandersetzungen suchen: »mit jmd. zusammenkrachen«, »mit jmd. zusammenprallen«; je nach Begleitumständen offensivere Annäherungsversuche machen oder geschehen lassen: »jmd. anfahren«, »angefahren werden«; sich zu erotischen Annäherungen durchringen: »jmd. anbumsen«, »zu nahe auffahren«; die Lebensrichtung wechseln wollen: »aus der Bahn geworfen werden«, »vom (vorgegebenen) Weg abkommen«, »ins Schleudern geraten«, »die Kurve nicht kriegen«; sich lockerer und unkontrollierter geben wollen: »den Halt/die Kontrolle/die Herrschaft verlieren«.
Bearbeitung/Einlösung: allgemein heilsame Ventile bzw. kreative Ausdrucksformen für aggressive marsische Energie finden; Übertragung des Unfallgeschehens auf die aktuelle Lebenssituation; z. B. »nicht mehr bremsen können« = Aufforderung, das (Lebens-)Tempo zu drosseln; erotischen Kontakt aufnehmen, statt fremde Autos »anzubumsen«; freiwillig neue Wege gehen, statt sich aus der Bahn werfen zu lassen.
Urprinzipieller Bezug: Uranus.
Lit.: *K 310–314, Wwg, SP, Hag.*
Film: *Das Meer in mir* (Bd 2); *Cartagena, Ziemlich beste Freunde, In Sachen Henry* (alle Bd 1); *Hinter dem Horizont* (1998).

Verknöcherung

Körperebene: v. a. Knorpelgewebe (Elastizität, Verbindlichkeit), das im Lauf des Lebens verknöchert.
Symptomebene: das Weiche hart werden lassen; hart zu sich selbst sein; seine Flexibilität zugunsten übertriebener Stabilität opfern.
Bearbeitung: lieber bewusst strenger und disziplinierter mit sich selbst umgehen, strengere Maßstäbe an den Fluss des eigenen Lebens anlegen, als die Lungenflügel in einem verknöchernden unflexiblen Brustkorb einzumauern und die Gefäße als Kanäle der Lebensenergie versteinern zu lassen.
Einlösung: Schüler (engl. *disciple*) des Lebens werden, (Selbst-)Disziplin schätzen lernen, vorgegebene Strukturen akzeptieren und erfüllen im Sinne des Lebensmandalas.
Urprinzipieller Bezug: Saturn.
Film: *Die Herbstzeitlosen, Magic of Belle Isle, Nokan, Ein Mann namens Ove, Die Bücherdiebin* (alle Bd 1); *Shakespeare für Anfänger, Danny Collins, Das Beste kommt zum Schluss, Das ultimative Geschenk* (alle Bd 2).

Verkrümmung der Finger und Zehen

(Daktylogryposis)
Körperebene: Finger (die Welt in den Griff bekommen), Zehen (Halt).
Symptomebene: Krallenhände und -füße entwickeln: Manifestation von Gier und Habsucht bei Bedürftigkeit, von Haltsuche bei Haltlosigkeit; verkrampft festhalten, was

einem (sowieso irgendwann) aus den Krallen fällt.
Bearbeitung/Einlösung: »krumme Sachen« lassen, sich die Grundsituation eingestehen und für die Befriedigung der Bedürfnisse sorgen; sich inneren und äußeren (Rück-)Halt verschaffen.
Urprinzipieller Bezug: Merkur-Saturn.
Lit.: *SdS*.

Verletzung

(siehe auch Aggressivität, Unfall, Arbeitsunfall/Haushaltsunfall, Sportunfall/-verletzung, Verkehrsunfall, Trauma, Amputation, Bissverletzung, Gehirnerschütterung, Grünholzfraktur, Knochenbruch, Lähmung, Nasenbeinbruch, Muskelriss, Prellung, Quetschung, Schädel(basis)bruch, Schleudertrauma, Verbrennung, Vergiftung, Verrenkung, Verstauchung, Verstrahlung, Selbstverletzung, Piercing)
Körperebene: alle Körperzonen können betroffen sein.
Symptomebene: die Integrität des Organismus infrage stellen, Fremdes dringt über die Grenzen des Körperlandes ein und beschädigt diese und ggf. tiefer liegende Strukturen: z. B. *Schnittverletzungen*: sich *geschnitten* (getäuscht) haben, von der Kommunikation abgeschnitten sein; *Schlagverletzungen*: sich (im Vorfeld) schlagenden Argumenten verschlossen haben, mit etwas geschlagen sein; *Stoßverletzungen*, *Prellungen*: geprellt (böswillig getäuscht) worden sein, ohne es zu registrieren, Verdrängung.
Bearbeitung/Einlösung: sich geistig-seelisch mehr anstrengen und ggf. verrenken oder »sich ein Bein ausreißen«, um den Körper nicht zu überlasten und seine Grenzen zu respektieren und zu wahren, lieber im übertragenen Sinn über seine Grenzen gehen, als den Körper dazu zu zwingen; einen *Schnitt machen* und mit sich ins Reine kommen; Fremdes freiwillig ins eigene Bewusstseinsfeld hereinlassen und integrieren, statt »eins auf die Mütze zu bekommen«; sich bereitwillig öffnen.
Urprinzipieller Bezug: Mars-Uranus.
Lit.: *Wwg*, *SP, Hag*.
Film: *Das Meer in mir* (Bd 2); *Cartagena, Ziemlich beste Freunde, In Sachen Henry* (alle Bd 1); *Hinter dem Horizont* (1998).

Verlieren

siehe Vergesslichkeit

Verrenkung/Ausrenkung

(siehe auch Hüftgelenksluxation, Kieferluxation, Schulterluxation, Unfall, Arbeitsunfall/Haushaltsunfall, Sportunfall, Verkehrsunfall)
Körperebene: Gelenke (Beweglichkeit, Artikulation), Muskulatur (Motor, Kraft); grundsätzlich überall möglich, wo zwei Knochen durch ein Gelenk verbunden sind, v. a. Wirbel-, Schulter-, Hüft- und Kieferbereich, aber auch Ellbogen-, Knie- und Fingergelenke.
Symptomebene: sich verrenken, um etwas Unerreichbares doch noch zu erreichen: »den Bogen überspan-

nen«, »sich ein Bein ausreißen«; durch gewaltsame Bewegung, heftigen Stoß oder Schlag kann ein Gelenkkopf aus der Gelenkpfanne springen bzw. gesprengt werden, anschließend im aus- und verrenkten Zustand heftige Schmerzen verursachen und das Gelenk blockieren; verdeutlicht eine Art *Auseinander*setzung oder Konflikt zwischen den beiden Knochen; sie sind wieder einzurenken, so wie Konflikte; weniger gut geschützte Gelenke (der Wirbel und Schultern) sind eher anfällig.
Bearbeitung: die Angelegenheit neben der körperlichen Therapie auch auf höherer, geistig-seelischer Ebene einrenken, damit die Dinge wieder richtig zueinander stehen; bleibt die Behandlung wiederholt auf die Körperebene beschränkt, besteht die Gefahr, Gelenke auszuleiern, wodurch es etwa zur gewohnheitsmäßigen → Schulterluxation kommen kann.
Einlösung: seelische Einrichtung und Neueinstellung bzw. geistig-seelische Höhenflüge, um die Körperbühne von dieser Darstellungsaufgabe zu entlasten.
Urprinzipieller Bezug: Uranus.
Lit.: *Wwg, SP, Hag.*
Film: *Das Meer in mir* (Bd 2); *Cartagena, Ziemlich beste Freunde, In Sachen Henry* (alle Bd 1); *Hinter dem Horizont* (1998).

Versagen

(siehe auch Minderwertigkeitsgefühle)
Symptomebene: **1.** scheitern, Versager sein: jmd., der häufig oder immer Misserfolge erlebt und ein entsprechendes Programm hat, der resigniert, sich in sein Scheitern ergibt, ohne daran zu wachsen; **2.** (un-)freiwillig verzichten; sich etwas (z. B. Erfolg) nicht erlauben.
Bearbeitung: durch scheitern gescheiter werden; denselben Fehler nur einmal machen, daran wachsen, das Fehlende integrieren, sich neu orientieren und wieder beginnen; seine Träume und Visionen nicht aufgeben, sondern die Wege dorthin einer Revision unterziehen; aus der Ent-täuschung das Ende einer Täuschung machen, um auf neuen Wegen der eigenen Kreativität zu erlauben, die Ziele anders zu verwirklichen; sich durch Fehler helfen lassen, dem großen Ganzen näherzukommen.
Einlösung: Fehlschläge zum Trittbrett für Erfolg nutzen; sich wie Phönix aus der Asche erheben, auferstehen und sich im Leben auf neuen Wegen dem großen Ziel nähern.
Urprinzipieller Bezug: Saturn.
Lit.: *SP, Hag, AfS.*

Verspannung

(siehe auch Krämpfe)
Körperebene: Muskulatur (Motor, Kraft), Gelenke (Beweglichkeit, Artikulation).
Symptomebene: Ver-Spannung = falsche Spannung (Dystonie): übertriebene An*streng*ung: es sich zu *streng machen*; Starrheit zeigt das seelische Korsett, in dem man lebt.

Bearbeitung/Einlösung: Bemühungen am richtigen Ort zur richtigen Zeit; das Spiel der Polarität in Spannung und Entspannung durchschauen und das Aufeinanderbezogen-Sein beider Pole erkennen.
Urprinzipieller Bezug: Mars-Uranus/Pluto.
Lit.: *Wwg*, *SP*, *Hag*.

Verstauchung

(siehe auch Fußverstauchung, Unfall, Arbeitsunfall/Haushaltsunfall, Sportunfall, Verkehrsunfall)
Körperebene: Gelenke (Beweglichkeit, Artikulation), Muskulatur (Motor, Kraft).
Symptomebene: auf ungeschickte Weise zu großen Widerstand leisten; für einen Fehler verantwortlich gemacht und zur Rechenschaft gezogen werden: »zusammengestaucht werden«.
Bearbeitung/Einlösung: sich der Verantwortung stellen, Fehler einsehen und als etwas Fehlendes ins Leben integrieren.
Urprinzipieller Bezug: Mars-Saturn/Uranus.
Lit.: *Wwg*, *SP*, *Hag*.

Verstopfung

(Obstipation; siehe auch Reiseverstopfung)
Körperebene: Dickdarm (Unbewusstes, Unterwelt).
Symptomebene: etwas nicht hergeben wollen, festhalten (Kot = Geld); nichts mehr herauslassen, nichts veräußern (hergeben): Sparsamkeit/Geiz; Unfähigkeit, im materiellen Bereich loszulassen; Angst, mittellos dazustehen; Verunsicherung; behalten, was der Welt zurückgegeben werden muss und für einen selbst überflüssig ist: sich mit Unbrauchbarem belasten und es seiner Bestimmung vorenthalten; Langsamkeit: nicht mit dem Verdauen fertig werden, »nicht zu Stuhle (Potte) kommen«; Perfektionismus: »Mach keinen Scheiß« wird zu wörtlich genommen; übertrieben vorsichtig sein: auf nichts und niemanden »scheißen«, sich alles zu Herzen nehmen, sich kein »Scheiß drauf!« gestatten; sich zu wenig äußern; niemanden »zusammenscheißen«, selbst wenn er es noch so sehr verdient hat; Angst, unbewusste Inhalte (aus dem Schattenreich) ans Tageslicht kommen zu lassen: sich der eigenen Schattenseiten schämen; Abwehr des tiefsten Schattens; Unvermögen, seelische Eindrücke hinter sich zu lassen; Widerstand: die Umwandlung des Alten (Kot) in Neues (Leben) boykottieren; nicht teilnehmen am Kreislauf des Lebens: Starrheit und Langsamkeit; ausgetrocknetes, hartes Leben; den plutonischen Unterweltsumpf aus Angst (vor dem Urweiblichen) trockenlegen; innere Haltung: **1.** »Die Welt ist nicht wert, meine Schätze zu bekommen« (symbolisch ist der Inhalt des Schatten- und Totenreiches höchst wertvoll: »Goldesel«, »Dukatenscheißer« usw.); **2.** »Besitz macht mir Spaß, bringt mir Freude«: Lust an der Macht durch Besitz, Gier (Lustempfindungen

beim Zurückhalten des Kotes, da im Mastdarm viele sensible Nervenendigungen liegen); **3.** »Die Ansprüche/Forderungen der Welt interessieren mich nicht« (kleinkindlicher Machtkampf auf dem Topf).

Bearbeitung: Grenzen ziehen, aber behalten lernen, was man noch braucht; lernen, an verlässlichen Strukturen festzuhalten; sich seine Unfähigkeit zum Loslassen eingestehen und, wenn man sich in seinen Grenzen sicher genug ist, den Gegenpol hereinholen und loslassen lernen; unbewusste Inhalte zum Vorschein bringen: Psychotherapie; den Strom des Lebens (»Alles fließt«) kennen- und annehmen lernen; Schattenkonfrontation: Aussöhnung mit dem dunklen Urweiblichen; innere Schätze zurückhalten, wo sie entweichen (Geheimnisse für sich behalten lernen); mehr Integrität entwickeln, statt über andere zu »klatschen«.

Einlösung: die Mitte finden zwischen bewahrenden und weitergebenden Impulsen: das aufeinander Angewiesensein von Geben und Nehmen von seinem Darm lernen; das »Stirb-und-werde«-Prinzip anerkennen und verstehen lernen, dass alles im Leben vergänglich ist.

Urprinzipieller Bezug: Pluto.

Lit.: *V 199–206, KSdK 309–313, AfS; CD/Audio »Verdauungsprobleme«.*

Film: *Angsthasen, Fearless, Patch Adams, Die Bücherdiebin* (alle Bd 1); *Angst essen Seele auf* (Bd 2).

Verstrahlung/Strahlenunfall

(siehe auch Unfall)

Körperebene: der ganze Organismus kann je nach Strahlenart bis in die Tiefe betroffen sein.

Symptomebene: von Verbrennungen der Haut bis zu Erbschädigungen durch die hohe Energie ionisierender Strahlen: sich getäuscht (»gebrannt«, »die Finger verbrannt«) haben: sich zu nahe mit zu Gefährlichem eingelassen haben; mit dem (Atom-)Feuer spielen und dafür bezahlen (in Technik und Medizin); Kern*spaltung* ist ein klassisches Symbol für die Polarität; Spaltung führt in die Zweiheit und schließlich in die Verzweiflung; erste Abwehrreaktionen des Organismus, Frühschäden: Strahlendermatitis und Strahlenkater; Spätschäden: → Krebs, → Leukämie, Erbgutschäden, Strahlenfibrosen (Bindegewebswucherungen).

Bearbeitung: lieber mit dem Feuer des Geistes offensiver werden und es wagen, sich über Gefahren klar zu werden; kritischer werden; sich in heiße Auseinandersetzungen einlassen; sich bis in die Tiefe beeindrucken lassen; klar entscheiden, ob man die Spaltung vertiefen oder an der Einheit arbeiten möchte; die Konsequenzen für das eigene Tun übernehmen und sich klar werden, dass Ersteres in die Verzweiflung führt, Letzteres dazu, eins mit sich und der Schöpfung zu werden; sich klarmachen, dass man in einer bedrohlichen Umgebung lebt bzw. dass man sich gefährdet – das gilt auch für Therapieversuche mit

ionisierenden Strahlen; wenn irgend möglich die Gefährdung vermeiden; bei medizinischem Einsatz immer den fraglichen Nutzen gegen die sicheren Schäden abwägen.
Einlösung: seinen Platz in der Schöpfung ein- und annehmen; bei Strahlentherapien (auf der inneren Bilderebene) an der Seite der energiereichen Strahlen gegen den Krebs kämpfen.
Urprinzipieller Bezug: Pluto.

Vertigo
siehe Gleichgewichtsstörungen

Verwachsungen
siehe Adhäsionen

Virusinfektion
siehe Entzündung

Vitamin-B12-Mangel
siehe Perniziöse Anämie

Vitiligo
(Weißfleckenkrankheit; Pigmentstörung unbekannter Ursache)
Körperebene: Haut (Grenze, Kontakt, Zärtlichkeit).
Symptomebene: es fehlt stellenweise die Farbe im Leben; blinde Flecken auf der Seelenlandkarte, die sich nach außen auf die Körperoberfläche widerspiegeln; (aus-)gezeichnet sein, aber sich auch befleckt (beschmutzt, verunreinigt) fühlen; der Traum von Makellosigkeit (»weiße Weste«) findet in weißer Fleckigkeit seine Karikatur.
Bearbeitung: die weißen Flecken auf der Seelenlandkarte kennenlernen; sich um Makellosigkeit auf Seelenebene bemühen: vom regelmäßigen Fasten bis zu pflanzlich-vollwertiger Kost (*PF*); sich seelisch um Durchlichtung der dunklen Anteile, des Schattens bemühen; die (Aus-)Zeichnung annehmen und sich davon anregen lassen; Farbe bekennen in den ausgezeichneten Bereichen und in diese so deutlich gekennzeichneten Bereiche Farbe bringen.
Einlösung: sich seiner (Aus-)Zeichnung würdig erweisen: das Besondere suchen, das damit gemeint ist: sich auszeichnen.
Urprinzipieller Bezug: Venus/Saturn-Pluto.
Lit.: *CD/Audio »Hautprobleme«*.
Film: *Powder* (Bd 2).

Vogelgrippe
(frühere Bezeichnung: Vogelpest; siehe auch Grippe/Influenza, Papageienkrankheit)
Körperebene: Kopf (Hauptstadt des Körpers), Nase (Macht, Stolz, Sexualität), Hals (Einverleibung, Verbindung, Kommunikation), Lunge (Kontakt, Kommunikation, Freiheit), Muskulatur (Motor, Kraft).
Symptomebene: seltenes Krankheitsbild, das durch Mutation eines auf das Tierreich bzw. die Vogelwelt spezialisierten Virus entsteht (→ Zoonose); solch eine Mutation ist in den letzten 100 Jahren einmal (gesichert) mit schrecklichem Effekt aufgetreten, möglicherweise noch ein zweites Mal; es spricht aber nichts dafür, dass es demnächst wieder geschieht; die mit der Angst

bzgl. Vogelgrippe ausgelöste Hysterie dient v. a. dazu, die impfmüde Bevölkerung wieder zum Impfen zu bringen (eine Grippeimpfung würde jedoch keinen Schutz gegen die Vogelgrippe bieten; ein Impfstoff gegen Vogelgrippe existiert bislang nicht); die eigentliche Gefahr liegt bis heute in der Abwehrschwächung aufgrund multiresistenter Keime (→ Entzündung) und der Angstmache (→ Impfschäden), wobei die Vögel als Symbole der Seele besonders geeignet sind, eine kollektive Seelenfurcht auszulösen.
Bearbeitung: Grenzen setzen, sich den inneren Raum freihalten; freiwilliger Rückzug von äußeren Aktivitäten, sich aktiv äußere Anforderungen vom Leib halten; sich offensiv gegen weitere *Einfluss*nahme sperren, unklare Situationen be*reinigen*; sich für seelische Wahrheiten öffnen.
Einlösung: in Fluss sein; Bereinigung festgefahrener Probleme; sich in die Zeitqualität fügen (Herbst und Frühjahr als Zeiten der Umstellung zwingen zu Ruhe und Achtsamkeit für neue Entwicklungen).
Urprinzipieller Bezug: Uranus-Pluto.
Lit.: *Wwg, AfS.*
Film: *Profiteure der Angst* (Bd 2).

Vorhautverengung

siehe Phimose

Vorhofflimmern

(Tachykardie, paroxysmale)
Körperebene: Herz (Sitz der Seele, Liebe, Gefühl, energetische Mitte), Sinusknoten (oberster Rhythmusgeber).
Symptomebene: im Vorhof des Lebens ist die Hölle los, Weitervermittlung von Chaos; Belagerung der Hauptstadt des Körperlandes, Infragestellung des Lebens; Vorstufe der → Tachykardien; oft Folge von → Bluthochdruck, Herzkranzgefäßverengung (→ Angina pectoris), → Diabetes mellitus, → Herzklappeninsuffizienz, Herzmuskelentzündung (→ Myokarditis), → Schilddrüsenüberfunktion, Nierenerkrankungen, Erkrankungen des rheumatischen Formenkreises, → Alkoholismus; bei Nachlassen der Spannung im Urlaub, an Wochenenden oder freien Tagen (Holiday Heart Syndrome); nicht in seinem Rhythmus leben, kaum noch etwas spüren.
Bearbeitung: das Herz nicht schwer werden lassen, aus ihm keine Mördergrube, sondern ihm Luft machen; den Nächsten lieben wie sich selbst; ein großes, weites Herz entwickeln, den Lebensfluss wieder in Gang bringen; die eigene Energie wieder frei fließen lassen.
Einlösung: sich selbst annehmen und lieben, den Nächsten ebenso und sogar jene, die einem widerstehen und zuwider sind; zur angestammten Ordnung zurückfinden.
Urprinzipieller Bezug: Sonne-Uranus/Neptun (Chaos).
Lit.: *H; CD/Audio »Tiefenentspannung«, »Ganz entspannt«, »Herz(ens)probleme«, »Innerer Arzt«, »Selbstliebe«, »Vom Stress zur Lebensfreude«, »Angstfrei leben«.*

Voyeurismus

(siehe auch Exhibitionismus als Gegenpol)
Symptomebene: Drang, in sicherer Entfernung, versteckt und heimlich am privaten und intimen Leben anderer teilzuhaben, daraus Lustgewinn und Befriedigung ziehen wollen; verbotene Neugier; Versuch, hinter die schleierhafte eigene Sexualität zu blicken; Angst vor Kontakt auf intimer Ebene; Fantasien nicht in einer Partnerschaft oder Liebesbeziehung in die Tat umsetzen können; auf der kindlichen Ebene des Staunens und Entdeckenwollens steckenbleiben.
Bearbeitung: Befriedigung der eigenen Lust; partnerschaftliche Liebesspiele; Psycho- und Sexualtherapie.
Einlösung: Aussöhnung mit der natürlichen Lust bei Sex und Geschlechtsverkehr.
Urprinzipieller Bezug: Pluto.
Lit.: *AfS*.

Vulvakarzinom

(Krebs der äußeren weiblichen Geschlechtsorgane; siehe auch Lichen sclerosus et atrophicus als Vorstufe dieser Erkrankung)
Körperebene: Vulva (Schutzwall).
Symptomebene: seltene Hautkrebsart der alten Frau; Sexualität wurde als Last empfunden, erweist sich aber durch das bösartige Wachstum als unerledigtes Thema; ertragene Lieblosigkeit und Übergriffe des Partners materialisieren sich als bösartige Auswüchse, die *zum Himmel stinken*; Ekel vor dem schmutzigen Partner und seinen Gelüsten.
Bearbeitung: Auseinandersetzung und Verarbeitung von Themen wie »sexuelle Lust« und »sexuelle Ausbeutung« offensiv angehen; die Ablehnung der eigenen Sexualität erkennen; lernen, sich gegen Über- und Angriffe fremder Interessen zu schützen; all die unter → Krebs erwähnten Maßnahmen erwägen: da Krebs den ganzen Organismus betrifft, ist ihm auch auf der ganzen Linie zu begegnen.
Einlösung: bei Auseinandersetzungen um Liebe und Sexualität die eigenen Interessen wahren; die Notwendigkeit erkennen, vom körperlichen und damit (lebens-) gefährlichen Niveau auf das herausfordernde, aber lebensrettende geistig-seelische Niveau zu wechseln und dort auf expansives Wachstum zu setzen; die grenzüberschreitende Liebe entdecken, sich über Fremdbestimmung und selbst- und fremdgeschaffene Normen hinwegsetzen und nur dem eigenen höchsten Gesetz verpflichtet leben und sich entwickeln; die eigene weibliche Kraft finden und offensiv leben.
Urprinzipieller Bezug: Pluto-Saturn.
Lit.: *F 344–346, KR, SuL; CD/ Audio »Krebs«.*
Film: *Heute bin ich blond, Miss You Already, Das Beste kommt zum Schluss, Der Klang von Eiswürfeln, Der Doktor, Familienfest, 50/50 – Freunde fürs (Über)Leben, Entscheidung aus Liebe, Schicksalsgesetze* (alle Bd 2); *One Week, Ma Ma – Der Ursprung der Liebe* (beide Bd 1).

Vulvavarizen

(Krampfadern der Scheide, seltenes Krankheitsbild während der Schwangerschaft)
Körperebene: Vulva (Schutzwall), Blutgefäße (Verkehrswege der Lebenskraft), Scheide (Hingabe, Lust), Schamlippen (Tore zur geschlechtlichen Unterwelt).
Symptomebene: bei geschwollenen großen Schamlippen vermitteln die Blutseen (Krampfadern) das Gefühl, alles dränge unten (Scheide) heraus; Völlegefühl bis hin zu physischen Bewegungseinschränkungen; Verhinderung des Sexuallebens, Energiestau vor dem geschlechtlichen Eingang, versackende Lebenskraft, Abwehr des Partners.
Bearbeitung: sich um die eigene Scham kümmern, sich sexuell wichtig nehmen und das eigene Selbstbestimmungsrecht gefühlvoll, aber bestimmt sichern; dafür sorgen, dass *sie* auch in der Sexualität zurückbekommt, was sie an Lebensenergie hineingibt (allopathisch).
Einlösung: alles geben ohne Erwartung; sich verausgaben und die Energie fließen lassen.
Urprinzipieller Bezug: Mond-Venus.
Lit.: *SuL.*

Vulvitis

(Entzündung im äußeren weiblichen Genitalbereich; siehe auch Pruritus vulvae, Lichen sclerosus et atrophicus)
Körperebene: Vulva (Schutzwall).
Symptomebene: Konflikt im Vorfeld der Sexualität.
Bearbeitung: sich aktiv und offensiv mit den eigenen Wünschen und Sehnsüchten in erotisch-genitaler Hinsicht auseinandersetzen; die eigene Sinnlichkeit auf anderen Ebenen (Kleidung, Haltung, Make-up usw.) sichtbar betonen.
Einlösung: Aussöhnung mit der Polarität in Gestalt der eigenen Geschlechtlichkeit.
Urprinzipieller Bezug: Venus-Mars-Pluto.
Lit.: *Wwg, SuL, SvI.*
Film: *In Sachen Henry, Der letzte Samurai, Fearless, Wut* (alle Bd 1).

W

Wachkoma

(Apallisches Syndrom); siehe Koma

Wachstumsschmerzen

(bei Kindern und Jugendlichen phasenweise, meist nachts auftretende Schmerzen)
Körperebene: Wirbelsäule (Dynamik und Halt, Aufrichtigkeit), Knochen (Stabilität, Festigkeit), der ganze Körper kann betroffen sein.
Symptomebene: körperliches (Längen-)Wachstum, das durch nächtlich gebildetes HGH (Human Growth Hormone) gesteuert wird; schmerzhaftes Erwachsenwerden; seelische Wachstumsprozesse halten mit körperlichen nicht Schritt; in die Länge *schießen*, »über das Ziel hinausschießen«; Druck nicht folgen können, »auf der Strecke bleiben«.

Bearbeitung (auch für Eltern, deren Probleme die Kinder oft widerspiegeln): Schlafzimmer gut abdunkeln und frei von Elektrosmog halten, um Hormonbildung zu unterstützen; Bereitschaft, in schneller Folge Lebensstationen hinter sich zu lassen; Mut zur Veränderung; innehalten, warten, bis die Seele nachkommt; eigenen Rhythmus finden für genügend Seelennahrung (Märchen, fantasievoller Lesestoff) sorgen.
Einlösung: Schritt halten und in neue Situationen hineinwachsen; zur eigenen Größe stehen, Reife.
Urprinzipieller Bezug: Mars-Mond.
Lit.: *KSdK 361–365.*

Wadenkrampf

Körperebene: Unterschenkel (Sprungkraft, Elastizität), Waden (Emotionen).
Symptomebene: Mangel an Mineralsalzen: das Salz in der Suppe des Lebens fehlt; aufgestaute emotionale Spannung; überspannt, verkrampft sein; keine großen Sprünge mehr machen, zusammenbrechen, nicht mehr können; Zeichen von uneingestandener innerer Resignation und Aufgabe: den Absprung nicht mehr kriegen; den Sprung ins Leben nicht schaffen; häufiges Symptom in der Schwangerschaft, die keine großen Sprünge mehr erlaubt.
Bearbeitung: sich anstrengen und zusammenreißen und diese Haltungen ausleben, statt sie auf der Körperbühne zu inszenieren; sich gegen das Bedrohliche stemmen; Ängste konfrontieren; bei nächtlichen Wadenkrämpfen: unbewusste Befürchtungen angehen; Magnesium einnehmen.
Einlösung: bewusste Anspannung und Anstrengung, um das große Ziel zu verwirklichen.
Urprinzipieller Bezug: Uranus.
Lit.: *S 374–376, Wwg.*

Wahn(vorstellungen)

siehe Halluzinationen, Psychose

Waldenström-Krankheit

Körperebene: Abwehrsystem (Verteidigung).
Symptomebene: Vermehrung der IgM (Immunglobuline der Fraktion M) über den Normwert von 250 mg/dl auf bis über 6000; überzogene, einseitige körperliche Abwehrmaßnahmen: Bedürfnis, sich zu wehren, Widerstand zu leisten.
Bearbeitung: sich wehren lernen auf anderen Ebenen als auf der körperlich immunologischen Ebene, und zwar in aller Konsequenz *bis ins Mark*, bis auf und in die Knochen (schulmedizinisch wird mit Zytostatika behandelt).
Einlösung: zu seiner eigenen geistig-seelischen Stärke finden.
Urprinzipieller Bezug: Mars-Jupiter.
Lit.: *Wwg.*

Wallungen

siehe Klimakterische Beschwerden

Wanderniere/Senkniere

Körperebene: Nieren (Gleichgewicht, Partnerschaft).

Symptomebene: durch Schwäche der Nierenaufhängung pendelt die Niere beim Stehen nach unten, und es kommt zu Schmerzen und Stauungen in den Blut- und Harngefäßen: das Thema Partnerschaft gerät leicht aus den Fugen, was zu schmerzhaften Stauungen im Energiefluss und in der (Seelen-)Abwasserbeseitigung führt.
Bearbeitung/Einlösung: sich um die Themen Ausgleich und Partnerschaft kümmern und die Dinge langsamer vorantreiben; sich Zeit lassen bei der Energiezufuhr und mit dem Loslassen alter Seelenenergien; sich auf Schmerzen und Auseinandersetzungen in diesem Bereich innerlich einstellen.
Einlösung: in der Partnerschaft bewusst ungewöhnliche Wege gehen.
Urprinzipieller Bezug: Venus-Uranus.
Lit.: *Gmm.*
Film: alle zum Venusprinzip in Bd 1.

Warzen

(siehe auch Dornwarzen, Feigwarzen)
Körperebene: Haut (Grenze, Kontakt, Zärtlichkeit).
Symptomebene: (unschöne) Auswüchse aus dem Innern: Botschaft aus dem Schattenreich (die Warzen der Hexe, das Warzenschwein); Konfrontation mit eigenen dunklen Seiten; Attacke gegen die eigene Makellosigkeit; Erinnerung an die magischen Wurzeln der Kindheit (*KSdK 374–379*).
Bearbeitung: sich fragen, wobei die Warzen stören, woran sie hindern, was weggesteckt wurde, als die Warze herauskam; Eingeständnis der eigenen magischen Wurzeln in der Vergangenheit: Warzen wegzaubern lassen (Warzenwender: Wandel der Gesinnung = Metanoia); prüfen, auf welchen Reflexzonen und Meridianen eine Warze liegt: mit welchen Themen sie in Berührung bringen will: auf der Fußsohle = Verwurzelung, Mutter (Erde); an den Händen = das Leben in den Griff bekommen, Vater (Staat); auf dem Rücken = Vergangenheit; an den Seiten = Gegenwart; Vorderseite = Zukunft; im Gesicht = die Fassade, die man der Welt zeigt und nun ausdrückt, dass man nicht so makellos ist.
Einlösung: Anerkennung der Schattenseiten: den Auswuchs der dunklen Innenwelt mit dunklen (okkulten) Methoden behandeln (homöopathisch).
Urprinzipieller Bezug: Pluto.
Lit.: *SP*.

Wasserbruch

siehe Hydrozele

Wasserkopf

siehe Hydrozephalus

Wassersucht

siehe Ödem

Wechselbeschwerden

siehe Klimakterische Beschwerden

Wechselfieber

siehe Malaria

Wehenprobleme

siehe Geburtskomplikationen

Weichteilrheuma

siehe Muskelrheuma

Weinerlichkeit

(siehe auch Tränenträufeln)
Körperebene: Tränendrüsen (emotionaler und Gefühlsausdruck), Augen (Einsicht, Durchblick, Spiegel und Fenster der Seele), Gesicht (Visitenkarte, Individualität, Wahrnehmung, Fassade).
Symptomebene: sehr nahe am (archetypisch weiblichen) Wasser gebaut sein, was aber in einer knochentrockenen (archetypisch männlichen) Machergesellschaft meist als unpassend gilt (»Heulsuse«); dabei haben diejenigen, die ihre Tränendrüsen nie benutzen, das größere Problem als jene, die noch weinen können: Tränen können Druck von der Seele nehmen, notwendige Trauer erleichtern, die Augen als Spiegel der Seele rein waschen; lediglich bei ständigem offenbar unmotiviertem Weinen wird daraus Heulen, das angelernt sein mag und seinerzeit Unterstützung und Hilfe gebracht hat und deshalb später unbewusst übertrieben wird und wirkt.
Bearbeitung: bei jedem Weinanfall spüren und beobachten lernen, was dabei gefühlsmäßig geschieht und inwieweit der Tränenfluss erleichtert und zurück in den Fluss des Lebens führt.
Einlösung: die Schleusen öffnen und den Überdruck abfließen lassen, wann immer es notwendig und erleichternd ist.
Urprinzipieller Bezug: Mond.
Film: *Vergissmeinnicht, Die Frau im Mond – Erinnerungen an die Liebe, Ma Ma – Der Ursprung der Liebe, Forrest Gump, Ich bin Sam, Verborgenes Feuer* (alle Bd 1).

Weißfleckenkrankheit

siehe Vitiligo

Weißfluss

siehe Ausfluss

Weitsichtigkeit

(Übersichtigkeit [Hyperopie]; siehe auch Altersweitsichtigkeit)
Körperebene: Augen (Einsicht, Durchblick, Spiegel und Fenster der Seele).
Symptomebene: **1.** Störung v. a. des zunehmenden Alters; der Punkt des schärfsten Sehens rückt in die Ferne, die »Arme werden zu kurz zum Zeitungslesen«; das Weite und damit die Möglichkeit zum Überblick bleiben erhalten (parallel und in dieselbe Richtung weisend: Vergesslichkeit für ganz nahe Ereignisse, während lange zurückliegende erinnert werden): das Nahe- und Nächstliegende nicht wahrnehmen und nicht wahrhaben wollen, es *über*sehen; über den alltäglichen Kleinkram hinwegsehen und -gehen; sich den täglichen Kleinkram der nächsten Umgebung vom Hals halten; sich vielleicht schon für etwas Besseres halten; ungute oder wütende Gefühle bzgl. der näheren Lebensumstände und

Wünsche; Bedürfnis, sich davonzumachen und nach vorn, in die Zukunft zu fliehen; dem entspricht Angst vor Gegenwart und Vergangenheit. **2.** Übersichtigkeit = Weitsichtigkeit junger Menschen: es gelten entsprechende Deutungen schon für die erste Lebenshälfte; die Gegenwart und die augenblickliche Lebenssituation nicht sehen und wahrhaben zu wollen ist so früh natürlich noch gravierender.
Bearbeitung: **1.** sich Überblick verschaffen, bewusst in die Ferne schweifen, Lebensperspektiven entwickeln; das Naheliegende zurückstellen und sich um den großen Lebenszusammenhang kümmern; dem Großen und Ganzen den Vorrang gegenüber den Details des Lebens (Tageszeitung) einräumen; die Konzentration/den Blick auf den Horizont des Lebens richten (den Horizont erweitern); Distanz zum eigenen Leben entwickeln, die wichtigen Ereignisse in das Gesamtmuster einordnen und daraus (Lebens-)Weisheit entwickeln; **2.** zum Alltagskram auf Distanz zu gehen; lernen, sich selbst mit Abstand (spirituelles Zeugen-Bewusstsein) zu betrachten und sich frühzeitig auch mit Tod/Sterblichkeit zu konfrontieren.
Einlösung: klare Weitsicht und Überblick über die wesentlichen Stationen des Lebensweges entwickeln; den (großen) Bogen des Lebens erkennen, den roten Faden im Labyrinth des eigenen Lebens finden; **1.** Abstand zum eigenen Leben finden; **2.** schon früh der Forderung nachkommen, dem Leben Perspektive zu geben.
Urprinzipieller Bezug: Sonne/ Mond-Jupiter/Uranus.
Lit.: *AaG, Gug, VdgV.*
Film: *The Magic of Belle Isle, Ein Mann namens Ove, Die Herbstzeitlosen, Die Bücherdiebin* (alle Bd 1).

Werlhof-Krankheit

siehe Thrombozytopenie

Wetterfühligkeit

(siehe auch Föhnkrankheit)
Symptomebene: Widerstand gegen die Himmelskraft Wetter; körperliche Abwehrreaktionen gegen »atmosphärische« Veränderungen; stimmungslabile Lebenssituation: die vom Wetter ausgehende Dynamik ist schon zu viel an Bewegung und prallt auf die eigene Stagnation.
Bearbeitung: erhöhte Sensibilität in positive Chance der Voraussicht wandeln; die Fühligkeit als Chance begreifen lernen: statt sich stören zu lassen, bewusste Aufmerksamkeit auf Veränderungen richten; auf dem Gegenpol: sich erden, um mit den Kräften von Himmel und Erde in Einklang zu kommen; mit den Füßen fest in Mutter Erde verwurzelt, den Kopf zum Vater im Himmel erheben (indianische Weisheit).
Einlösung: sich dem Himmel und seinen Botschaften öffnen; bewusst den oberen Welten glauben lernen: Gottvertrauen entwickeln.
Urprinzipieller Bezug: Mond-Uranus/Neptun.

Windpocken

(siehe auch Kinderkrankheiten)
Körperebene: Haut (Grenze, Kontakt, Zärtlichkeit).
Symptomebene: neben geringen gutartigen Allgemeinerscheinungen ein juckender, sich schubweise ausbreitender Ausschlag, dessen Effloreszenzen bzw. Papeln in Bläschen und Pusteln übergehen, die rasch »verblühen« und sich in Krusten verwandeln; heilt meist ohne Narben ab, sofern keine Sekundärinfektion der Bläschen stattfindet (Gefahr bei Abwehrunterdrückung durch vorangehende Cortisonbehandlung): der Durchbruch des Neuen findet schubweise und reizend statt.
Bearbeitung/Einlösung: sich von neuen Impulsen jucken und reizen lassen; mutig und offen(siv) über die Grenzen hinausgehen; Neuentwicklungen aggressiv und mit Nachdruck fördern; auf der neuen Stufe ankommen und die neue Position ergründen, Fuß fassen.
Urprinzipieller Bezug: Mars-Uranus.
Lit.: *KSdK 148–150; Wwg 155f.*
Film: *In Sachen Henry, Der letzte Samurai, Wut* (alle Bd 1).

Winterdepression

(siehe auch Depression)
Symptomebene: der Winter, die Dunkelheit und das Absterben in der Natur erinnern an das verdrängte Thema Tod.
Bearbeitung: wie bei → Depression: sich mit der eigenen Sterblichkeit aussöhnen; Stille und Dunkelheit als notwendige Regenerationszeiten anerkennen; Serotonin-Einnahme (»Amorex«, → Serotoninmangel).
Einlösung: sich wie Phönix aus der Asche erheben: erleben, dass das wahre Leben jenseits des Todes beginnt, dass aus größter Dunkelheit das Licht geboren wird (vgl. Weihnachten).
Urprinzipieller Bezug: Saturn.
Lit.: *D; CD/Audio »Depression«.*
Film: *Melancholia* (Bd 2)*; Die Bücherdiebin* (Bd 1).

Wirbelbruch

Körperebene: Wirbelsäule (Dynamik und Halt, Aufrichtigkeit).
Symptomebene: Bruch in der Lebensachse (→ Unfall), um die sich jetzt nichts mehr dreht; die Dinge sind nicht mehr im Lot, je nach Position spezielle Defizite (→ Teil 1, Wirbelsäule, Zuordnung der Wirbel); Gefahr der → Querschnittslähmung; sowohl die statische Säulen- als auch die dynamische Wirbelfunktion ist aufgehoben; äußeres Korsett verweist auf den mangelnden inneren Halt; die Lebensachse löst sich im (Greisen-) Alter in drastischer, schmerzhafter Weise auf (→ Osteoporose).
Bearbeitung: bewusst die Kontinuität unterbrechen, in wesentlichen Bereichen neue Wege suchen; sich freiwillig niederlegen und sich eingestehen, dass wesentliche Dinge nicht mehr im richtigen Verhältnis zueinander stehen; entscheidende Probleme wieder einrenken und ins Lot bringen; Ballast abwerfen, geistige Regionen erforschen.

Einlösung: die Lebensachse, um die sich alles dreht, neu in Position bringen und ausrichten, anders zusammenwachsen lassen; lernen, das schwächste Glied der Lebenssäule zu stärken; sich dem Heimweg der Seele anvertrauen.
Urprinzipieller Bezug: Saturn-Uranus.
Lit.: *Wwg.*
Film: *Das Meer in mir* (Bd 2); *Cartagena, Ziemlich beste Freunde, In Sachen Henry* (alle Bd 1); *Hinter dem Horizont* (1998).

Wirbelsäulenverkrümmung

(Skoliose; siehe auch Rückenschmerzen)
Körperebene: Wirbelsäule (Dynamik und Halt, Aufrichtigkeit).
Symptomebene: Schieflage, Entwicklung ist auf die schiefe Bahn geraten; nicht im Lot sein; vor etwas ausweichen; Abweichung von der Mitte in einem zentralen Bereich: vom weiblichen (linken) bzw. männlichen (rechten) Pol zurückweichen; von einem Pol der Wirklichkeit wegwachsen; *krumme Touren* in Bezug auf die Lebensachse; sich durchs Leben schlängeln wollen, sich vor der Aufrichtigkeit drücken, Hindernisse umschiffen wollen: »Ich kann mich drehen und wenden, wie ich will, und schaffe es dennoch nicht«; sich für etwas »krummlegen«; zu einem Elternteil hin- oder von ihm wegwachsen: zur dominierenden Mutter nach links, zum dominierenden Vater nach rechts; oft eine Tradition mangelnder Gradlinigkeit und Ehrlichkeit, die sich durch die Ahnenreihe zieht.
Bearbeitung: sich wirklich auf die bevorzugte Seite stellen und sie ein- und erlösen; seine Neigung zu krummen Touren durchschauen und sie im Auge behalten; bewusst (körperlich) krumme Touren drehen und (angebrachte) Umwege gehen; Hindernisse zu umschiffen lernen: den geschmeidigen Weg zur Mitte finden; sich die generelle Neigung zur Kompensation bewusst machen, Abweichung nach links: sich mehr den eigenen Herzensangelegenheiten bzw. der eigenen Anima (weiblicher Seelenanteil) zuwenden; Abweichung nach rechts: sich mehr um seine archetypisch männliche Seite kümmern, sich dem Animus (männlicher Seelenanteil) zuwenden.
Einlösung: geschmeidige Anpassung an die Notwendigkeiten des Lebens; auf geraden und krummen Wegen zu Hause sein; innere Balance um die eigene Lebensachse.
Urprinzipieller Bezug: Saturn-Uranus.
Lit.: *S 293–295, KS (Kap. Rücken), KSdK 352–355; CD/Audio »Rückenprobleme«.*

Wochenbettdepression/ Stillpsychose

Körperebene: Stoffwechsel (Fließgleichgewicht); abrupte Umstellung des Hormonspiegels (Steuerung, Information) nach der Geburt.
Symptomebene: von der Realität überwältigt werden, die Schwangerschaft *schlag*artig loslassen müssen; Abkehr vom sich abzeichnenden (Alltags-)Leben, Fluchtten-

denz; Überforderung durch modernes Rollenmodell der erfolgreichen berufstätigen Mutter; bei Stillen nach Belieben des Kindes kann der Schlafrhythmus zu oft unterbrochen werden, sodass es nie zu Traumphasen reicht: die dadurch nicht mehr verarbeiteten inneren Bilder und Stimmen werden immer mächtiger und drängen ins Tagesbewusstsein: optische und akustische → Halluzinationen; notwendig wären wenigstens zwei Stunden Schlaf am Stück.
Bearbeitung: sich (Bewusstseins-) Räume für sich selbst schaffen, um sich dort nach Belieben zurückzuziehen; sich mit der Mutterrolle und der dazugehörigen Verantwortung aussöhnen; das Sterben des Altgewohnten bewusst hinnehmen; das Neugeborene loslassen, es ins Leben entlassen; gegenüber Grenzbereichen anderer Realitäten bewusst offener werden; für längere Schlafphasen am Stück sorgen (→ Dreimonatskolik) oder sich der vermehrten Wachheit bewusst hingeben, sie als Exerzitium nehmen (*Sch*); für nächtliche Betreuung des Neugeborenen mittels Fläschchen sorgen, um wieder durchzuschlafen und REM-Phasen zu bekommen.
Einlösung: Aussöhnung mit der neuen Zeit und Aufgabe: Hingabe an die neue Lebenssituation; Bereitschaft zu innerem Wachstum: von der Frau zur Mutter wachsen.
Urprinzipieller Bezug: Mond-Neptun/Pluto.
Lit.: *D; CD/Audio »Schwangerschaft und Geburt«.*

Wolf

(Hautwolf); siehe Intertrigo

Wundliegen

siehe Dekubitus

Wundrose

(Erysipel)
Körperebene: Haut (Grenze, Kontakt, Zärtlichkeit).
Symptomebene: von Streptokokken entfachter Flächenbrand auf der Haut, der sich über die Lymphbahnen ausbreitet (roter Strich und Verdacht auf → Blutvergiftung): aggressive Auseinandersetzung auf der eigenen Haut, Konflikt um die Grenzen und den Kontakt nach außen; Krankheitsbild zeigt, wie gefährdet die Außengrenzen sind und wie weh der Kontakt im betroffenen Bereich tut; scharfe Demarkationslinie zwischen Kampfgebiet und Gesundem; das Kriegsgebiet ist äußerst schmerzhaft geschwollen und zieht noch das Unterhautzellgewebe in Mitleidenschaft; Generalmobilmachung der Körperabwehr mit Temperaturen über 40° C (→ Fieber) kann oft das Weiterwandern (Name: Rotlauf; eigentlich für mildere Unterform) des Krankheitsbildes nicht verhindern; Bedrohung des Lebens, wenn das Schlachtfeld auf innere Organe übergreift.
Bearbeitung: alle Kräfte für die Auseinandersetzung mobilisieren, um sie im Außenbereich zu halten; sich erregen lassen und diese Irritationen auch unter die Haut gehen lassen, statt die äußere Haut Erre-

gern zu öffnen; geistige Auseinandersetzung führen und nicht den Körper einem materiellen Krieg ausliefern.
Einlösung: die äußeren Grenzen freiwillig öffnen und Auseinandersetzungen an den Berührungsflächen mit fremden Lebensimpulsen annehmen; Bereitschaft zu tiefergehenden Konflikten und hohe eigene (geistig-seelische) Integrationskraft, um den Körper in seiner notwendigen Integrität und Abgrenzung besser zu schützen.
Urprinzipieller Bezug: Venus/Saturn-Mars.
Lit.: *Wwg*.
Film: *In Sachen Henry, Der letzte Samurai, Wut* (alle Bd 1).

Wundsein

siehe Intertrigo

Wundstarrkrampf

(Tetanus)
Körperebene: der gesamte Organismus ist betroffen.
Symptomebene: die in Kot und dem Erdreich beheimateten Erreger dringen durch Wunden ein und bewirken über das Zentralnervensystem einen Wundstarrkrampf, dem 40 % der Befallenen erliegen: Energien aus dem unteren Schattenreich (Kot und Erde, die ja auch aus Verwesungsprodukten bestehen) durchbrechen die Grenze zur Oberwelt, dringen in Zentralbereiche ein und vergiften sie; starke Schmerzen an der Verletzungsstelle, Verkrampfungen, die sich ausweiten: Kiefersperre (sog. sardonisches Krampflachen), Schluckstörungen, Krämpfe der Gesichtsmuskeln, überzogene Reizbarkeit, steinharte Verkrampfungen des gesamten Rückens, Bauches und Nackens; bis zum Tod ansprechbar sein und Qualen erleiden; der Tod tritt ggf. durch Atemlähmung ein.
Bearbeitung (im Sinne von Vorbeugung; Impfung ist ein relativ sicherer Schutz): sich mit den dunklen Kräften der Unterwelt rechtzeitig auseinandersetzen, um sich vor Überfällen zu schützen; Kämpfe und Auseinandersetzungen nicht scheuen; sein Lachen lachen, bevor es einem verkrampft im Gesicht gefriert; sich vom Leben rechtzeitig reizen lassen, solange man noch darauf reagieren kann; darum kämpfen, nicht alles widerspruchslos zu schlucken und hinzunehmen; sich gerade und stark (im Rücken) machen, Rückgrat zeigen und sich den Nacken nicht beugen lassen.
Einlösung: dem Gott Pan bewusst in aller Natur begegnen; Aussöhnung mit den urweltlichen Kräften der Unterwelt; die ungeheuren Kräfte im eigenen Innern erleben, bevor sie einen in die Zange nehmen; bewusst erleben, zu welchen Leistungen die Muskeln fähig sind, und sich daran freuen.
Urprinzipieller Bezug: Mars-Saturn/Pluto.
Lit.: *Wwg*.
Film: *Die Bücherdiebin* (Bd 1).

Würgen

(siehe auch Erbrechen)
Körperebene: Hals (Einverleibung, Verbindung, Kommunikation), Schlund (Einverleibung, Abwehr).
Symptomebene: »etwas bleibt einem im Hals stecken«, »etwas nicht schlucken wollen«; Verschließen des Halses vor Hervordrängendem; lieber ersticken, als etwas zu integrieren; fälschlich Aufgenommenes hinausbefördern.
Bearbeitung/Einlösung: lernen, sich gegen äußere Einflüsse mit Macht zu verschließen, Fehler mit Einsatz zu korrigieren.
Urprinzipieller Bezug: Venus-Pluto.
Lit.: *V 54*.

Wurmkrankheiten

(siehe auch Bandwurmbefall, Madenwurmbefall)
Körperebene: Verdauungstrakt (ind. *Bhoga* = »Welt essen und verdauen«), hier leben die Würmer bevorzugt, sie können aber auch in andere Bereiche auswandern wie z. B. Leber.
Symptomebene: auch wenn sie manchmal medizinisch harmlos sind (wie etwa die Madenwürmer der Kinder), bleiben sie doch symbolisch immer hochgefährlich, weil der Unterwelt des Schattenreiches entsprungen (der mythische Lindwurm): Besessenheit auf einer körperlichen Ebene; etwas stimmt nicht, sondern läuft falsch (die Nährstoffe bei Bandwurmbefall z. B. konkret in den falschen Kanal): »da ist der Wurm drin«; Unreinheitsempfinden: wurmstichig, verwurmt, innerlich verseucht sein (»ein armer Wurm«); Angst, innerlich aufgefressen zu werden: »der Wurm nagt und frisst an einem«, »etwas wurmt einen«; ungebetene Gäste haben und durchfüttern müssen; Opfer von Ausnutzung sein; Würmer fallen über Körper her, die (fast) tot sind (siedeln auch bevorzugt im Darm, dem Totenreich des Körpers); Wurm als harmlose kleine Schlange.
Bearbeitung: Sauberkeitsthema: die obere und die untere Ebene auseinanderhalten; sich die Bewohner (Themen) des Schattenreiches auf geistig-seelische Art zu Gemüte führen, die Körperebene entlasten; über die Thematik des betroffenen Organs herausfinden, was nicht stimmt, wo der Wurm steckt; abhängige, schwächere Wesen (Tiere) bewusst miternähren; Gäste einladen; zum Mäzen werden; bei Kindern: teilen lernen; das Thema Ausnutzen und Ausgenutztwerden klären; sich mit dem Tod und seinen Anzeichen aussöhnen; sich bewusst einschränken, z. B. fasten (hungert auch physisch Schmarotzer aus); darauf achten, was man in den falschen Hals bekommt; Energien bewusst umlenken.
Einlösung: andere mitleben lassen, Nächstenliebe kultivieren; Gefühl für die eigenen und die Bedürfnisse anderer Lebewesen entwickeln; Aussöhnung mit der eigenen Schattenwelt: den eigenen Drachenkampf (mythischer Lindwurm) in Angriff nehmen.

Urprinzipieller Bezug: Pluto.

Wurzelentzündung/-eiterung

siehe Zahnwurzelgranulom

Wutanfälle

(siehe auch Aggressivität)
Symptomebene: gestaute Aggression bricht im Bereich des geringsten Widerstandes bzw. im Bereich einer Schwachstelle durch und entlädt sich tobend (vgl. im Makrokosmos Vulkanausbruch oder Erdbeben); Mangel an Mut, die eigenen Aggressionen dort auszudrücken, wo sie entstehen; Kontrollverlust bzgl. der eigenen Energien: die (seelischen) Sicherungen brennen durch; bei Kindern in der Trotzphase.
Bearbeitung: Aggression kennen- und schätzen lernen und ihr in konstruktiven Bereichen Ventile schaffen; Sicherungen bewusst durchbrennen lassen, wo es Sinn macht, z. B. im Orgasmus, aber auch bei allen anderen Gelegenheiten ekstatischen Loslassens (Tanzen, Sport, Musik); erst danach zum Gegenpol übergehen und Kontrolle lernen (die tantrische Kontrolle der sexuellen Energie macht auch erst Sinn, wenn diese Kraft in ihrer Urwüchsigkeit bereits erlebt wurde).
Einlösung: sich der eigenen Energien bewusst werden und mit ihnen bewusst spielen (Heraklit: »Alles fließt«, »Der Krieg ist der Vater aller Dinge«); Mut zur eigenen Ausdrucksstärke.
Urprinzipieller Bezug: Mars-Uranus.
Lit.: *Wwg; CD/Audio »Ärger und Wut«, »Vom Stress zur Lebensfreude«.*
Film: *Wut, In Sachen Henry, Der letzte Samurai, Fearless* (alle Bd 1).

X-Beine

siehe Teil 1, Beinform

Xenophobie

siehe Fremdenfeindlichkeit, Phobie

Z

Zahnabszess

(siehe auch Zahnwurzelgranulom)
Körperebene: Zähne (Aggression, Vitalität, Entscheidungsfähigkeit; Mühlen, die alles klein mahlen).
Symptomebene: Eiteransammlung im Zahnwurzelbereich abgestorbener Zähne; meist schwelender, selten akuter Konflikt in der Tiefe des betroffenen Zahnes; chronischer Konflikt um ein Thema, das an der Seele nagt, so wie der → Abszess an der Vitalität.
Bearbeitung: die Thematik klären, die diesbzgl. »Aufgabe« meist als Resignation anerkennen (tote Zähne sind eine Belastung für den Organismus, außer die Wurzel ist exzellent behandelt, gänzlich abgetötet, also absolut steril und unbeherdet); sich diesen Zahn konkret und im übertragenen Sinn ziehen lassen.
Einlösung: das Thema überbrücken (lassen) mittels Brücke oder Implantat: einen Söldner in die Phalanx der

eigenen Waffenbrüder aufnehmen; das dahinterstehende Thema (im Bewusstsein) bewahren.
Urprinzipieller Bezug: Mars-Saturn.
Lit.: *SvI.*

Zahnausfall/Zahnlosigkeit im Erwachsenenalter

(siehe Adontie bei angeborener Zahnlosigkeit; siehe auch Zahnlücke)
Körperebene: Zähne (Aggression, Vitalität, Entscheidungsfähigkeit; Mühlen, die alles klein mahlen).
Symptomebene: Aggressionsvermeidung, Entscheidungsunfähigkeit, Vitalitätsmangel, Ohnmacht; Regression in frühkindliche (zahnlose) Bereiche: »umkehren und werden wie die Kinder« auf körperlicher statt auf geistig-seelischer Ebene.
Bearbeitung: unerlöste Form: Provisorium, Brücke, Prothese = geliehene Vitalität, Beiß- und Entscheidungsfähigkeit, gekaufter Waffenschmuck (*Wwg 320–324);* erlöste Form: Zähne zeigen, sich durchbeißen; Reduktion aufs Wesentliche.
Einlösung: im übertragenen Sinne umkehren und werden wie die Kinder.
Urprinzipieller Bezug: Mars-Saturn.
Lit.: *Wwg 282–311, SvI.*
Film: *In Sachen Henry, Der letzte Samurai, Wut* (alle Bd 1); Doku: *The Game Changers* (2018).

Zähneknirschen, nächtliches

(Bruxismus)
Körperebene: Zähne (Aggression, Entscheidungsfähigkeit, Vitalität; Mühlen, die alles klein mahlen).
Symptomebene: die Waffen der oberen Welt bekriegen sich mit denen der unteren: tagtägliche An- und Verspannung entlädt sich in nächtlichen Knirsch-Attacken (»zerknirscht sein«); unterdrückte Aggression, ohnmächtige Wut: wesentliche unverarbeitete aggressive Situationen des Tages werden nachts sozusagen heimlich bearbeitet (Wiederkäuer-Methode); die Zähne zusammenbeißen, sich schwer durchbeißen, Durststrecken überstehen müssen; nächtliches Entschärfen der eigenen Waffen (abgeschliffene Zähne): uneingestandene Wünsche zuzubeißen; wertvolle Vitalenergie verpufft knirschend, malend, malmend und pressend; großer Widerstand gegen die bestehende Situation: sich nur zähneknirschend in sein Leben fügen.
Bearbeitung: sich der eigenen Aggressionen bewusst werden und sich damit aussöhnen; sich wehren lernen: »die Zähne zeigen«, zubeißen, zuschlagen; lernen, Beute zu machen; die Gefährlichkeit der eigenen Waffen (an-)erkennen und sie durch Kennenlernen entschärfen; sie durch Gebrauch abwetzen; sich auch von Schwierigkeiten nicht unterkriegen lassen, sondern sich durchbeißen; die Zähne bewusst zusammenbeißen lernen, Frustrationstoleranz entwickeln.
Einlösung: für eine fruchtbare, bis auf die Knochen gehende Auseinandersetzung der eigenen geistig-seeli-

schen Welt (Oberkiefer) mit der physischen (Unterkiefer) sorgen; Aggression als Lebensprinzip erkennen und ins eigene Leben integrieren.
Urprinzipieller Bezug: Mars-Saturn/Pluto.
Lit.: *Wwg 308f., Sch.*
Film: *In Sachen Henry, Der letzte Samurai, Wut* (alle Bd 1); Doku: *The Game Changers* (2018).

Zahnfistel

Körperebene: Zahnfleisch (Urvertrauen).
Symptomebene: Seitengänge und Sackgassen werden bevorzugt; in der Konfliktbereinigung lieber Umwege gehen, statt den geraden, direkten Weg zu nehmen; Neigung zum Herumlavieren statt zur direkten Konfrontation.
Bearbeitung: sich andere und bessere, z. B. (homöopathisch:) mutigere und oft auch (allopathisch:) diplomatischere (Aus-)Wege suchen.
Einlösung: den eigenen individuellen Weg der Konfliktlösung finden; »Wenn du es eilig hast, mache einen Umweg« (östliches Sprichwort).
Urprinzipieller Bezug: Mars-Neptun.
Lit.: *Wwg.*

Zahnfleischbluten

(siehe auch Zahnfleischentzündung)
Körperebene: Zahnfleisch (Urvertrauen), Blut (Lebenskraft).
Symptomebene: verletztes Selbst- und Urvertrauen, drohende Gefahr für das Fundament eigener Wehrhaftigkeit; Lebensenergie und -freude im Bereich der Bewaffnung verlieren; Erschöpfung: »auf dem Zahnfleisch gehen«.
Bearbeitung: sich zu Selbst- und Urvertrauen verhelfen, Urvertrauen nachholen; für Regeneration der eigenen Kräfte sorgen; am Nest für die Waffen des Mundes nachbessern; nicht nur die Waffen, sondern auch deren Basis pflegen und hegen; der Vitalität eine Grundlage schaffen.
Einlösung: (Ur-)Vertrauen; Einheitserfahrungen (Meditation, Exerzitien).
Urprinzipieller Bezug: Mond-Mars.
Lit.: *Wwg 317–319.*

Zahnfleischentzündung

(Gingivitis; siehe auch Zahnfleischbluten, Entzündung)
Körperebene: Zähne (Aggression, Vitalität, Entscheidungsfähigkeit; Mühlen, die alles klein mahlen), Zahnfleisch (Urvertrauen).
Symptomebene: häufig in der Pubertät und Schwangerschaft auftretende entzündliche Rötung des ganzen oberflächlichen Zahnfleisches mit Schmerzen (Hilfeschreien des Gewebes); tritt auch bei → Vergiftung auf; Konflikte um mangelndes Urvertrauen werden an der Oberfläche deutlich: bei Lebensübergängen Bilanzsymptom; fehlende Bereitschaft, *harte Nüsse zu knacken* oder sich zur Wehr zu setzen; Konflikt um die oberflächliche Vitalität; kann Anzeichen drohender *Entwurzelung* sein (als Vorstufe der → Parodontose).

Bearbeitung: sich zu (Selbst-)Vertrauen verhelfen, Urvertrauen nachholen; mutig für die Regeneration der eigenen Kräfte sorgen; der Vitalität eine sichere Regenerationsebene schaffen.
Einlösung: (Ur-)Vertrauen entwickeln; Einheitserfahrungen machen (Meditationen, Exerzitien).
Urprinzipieller Bezug: Mond/Neptun-Mars.
Lit.: *Wwg 317–319, SvI.*
Film: *In Sachen Henry, Der letzte Samurai, Wut* (alle Bd 1); Doku: *The Game Changers* (2018).

Zahnfleischschwund

siehe Parodontose

Zahnhygiene, mangelnde

Körperebene: Zähne (Aggression, Vitalität, Entscheidungsfähigkeit; Mühlen, die alles klein mahlen), Zahnfleisch (Urvertrauen).
Symptomebene: unkultivierter, *anrüchiger* bis *verruchter* Umgang mit dem Aggressionsthema; bei gelblich-braunen Zähnen: Rotwein, Kaffee, Schwarztee und Tabak zersetzen den Eindruck vitaler Wehrhaftigkeit; verkommene Waffen, verkommene Vitalität, sich selbst *anschwärzen*; Mangel an gesunder Aggression und Entscheidungsfähigkeit.
Bearbeitung: sich bewusst um das Thema Aggression kümmern: weniger unbewusste Aggressionsausübung, mehr bewusste (Zahn-)Waffenpflege; Hintergründe des »verschmutzenden« Genussmittelkonsums klären.
Einlösung: das Aggressionsthema als eigenes erkennen, Kampfkunst kultivieren (Kampfsportarten wie die Kunst des Bogenschießens), das Leben aus sich heraus genießen lernen.
Urprinzipieller Bezug: Mars-Saturn.
Lit.: *Wwg* u. *KS (jeweils Kap. Zähne/Gebiss).*

Zahnlücke

(siehe auch Zahnausfall)
Körperebene: Zähne (Aggression, Vitalität, Entscheidungsfähigkeit; Mühlen, die alles klein mahlen), Zahnfleisch (Urvertrauen).
Symptomebene: Vitalitätsmangel, je nach Position spezielle Defizite (→ Teil 1, Zähne, Zuordnung zu den Meridianen); in kaum einem anderen Körperbereich zeigt sich der innere Zustand so direkt und ehrlich, weswegen niemand eine vordere Zahnlücke toleriert.
Bearbeitung: auf die entsprechende Energie verzichten lernen.
Einlösung: die verlorengegangene Energie anderweitig ersetzen; neue Wege finden, um dieses Thema ins Leben zu integrieren.
Urprinzipieller Bezug: Mars-Saturn.
Lit.: *Wwg 282–311.*

Zahnschmerzen

Körperebene: Zähne (Aggression, Vitalität, Entscheidungsfähigkeit; Mühlen, die alles klein mahlen).
Symptomebene: Hilfeschreie; erzwungene, unangenehm ziehende, pochende, bohrende Aufmerksam-

keit im Bereich der verbliebenen, noch lebendigen Waffen im Mund: es wird einem *auf den Zahn gefühlt*; schlechte, schmerzende Zähne zeigen, wie mies es um die eigene Kraft, Lebendigkeit und Entscheidungsfindung steht (→ Zahnlücke, → Zahnfleischentzündung).
Bearbeitung: dem Hilferuf folgen und die Waffen wieder in Ordnung bringen und pflegen; lernen, Aggressionen auszudrücken und mutiger und entscheidungsfreudiger zu leben.
Einlösung: Biss entwickeln; vitale Interessen pflegen, Entscheidungen verantwortungsvoll fällen, (Lebens-) Mut zeigen.
Urprinzipieller Bezug: Mars/ Saturn-Mars.
Lit.: *Wwg* u. *KS (jeweils Kap. Zähne/Gebiss).*
Film: *In Sachen Henry, Der letzte Samurai, Wut* (alle Bd 1); Doku: *The Game Changers* (2018).

Zahnstein

Körperebene: Zähne (Aggression, Vitalität, Entscheidungsfähigkeit; Mühlen, die langsam alles klein mahlen), Zahnfleisch (Urvertrauen).
Symptomebene: die Eigenständigkeit der Zähne als Einzellebewesen wird tendenziell aufgehoben, indem sie zu einer geschlossenen Phalanx verbacken; Bedrohung des Zahnfleisches durch → Parodontitis und später → Parodontose; Ablagerung von Mineralien, die unter Mitarbeit der Mundbakterien aus dem Speichel ausgefällt werden; die Zähne werden zusammengemauert = Basis von → Zahnfleischentzündung und Zahnbettentzündung: die stolzen Krieger (Zähne) panzern sich mit zusätzlichen Platten und verkalken dabei, die Waffen »setzen Rost an«, während sie scheinbar beständig verstärkt werden; Behinderung der individuellen Existenz der Zähne, die für die energetische Gesamtsituation des Organismus wichtig ist; Blockbildung, etwas abblocken, »mauern«; nach Ansicht naturheilkundlich orientierter Zahnärzte dadurch auch Behinderung der Schädelatmung.
Bearbeitung: sich den tendenziellen Konflikt im Fundament der eigenen Vitalität eingestehen; der Fähigkeit zuzubeißen bewusst eine bessere Basis geben; auf übertragener Ebene eine geschlossene Abwehrstrategie entwickeln und Lücken in den persönlichen Verteidigungsstrategien (Wissen, Rhetorik usw.) schließen, statt die Waffen im Mund zusammenbacken zu lassen; Konflikte schon im Ansatz bearbeiten (die Ansatzstellen des Zahnsteins mit entsprechender Zahnpflege sanieren); den Zusammenhalt der Abwehrfunktionen auf der geistig-seelischen Ebene sichern; etwaige Einzelkämpferhaltung infrage stellen.
Einlösung: die Einheit des Mundsystems in ihrer energetischen Dimension (an-)erkennen und den Zahnstein als frühen Angriff darauf einordnen und ihn verhindern; gesunden Biss entwickeln.
Urprinzipieller Bezug: Mars-Saturn.
Lit.: *Wwg 315f.*

Zahnwechsel, ausbleibender

Körperebene: Zähne (Aggression, Vitalität, Entscheidungsfähigkeit; Mühlen, die langsam alles klein mahlen), Zahnfleisch (Urvertrauen).
Symptomebene: der zweite Siebenerzyklus des Lebens – von der Grundschule bis zur Pubertät, der der Vorbereitung des Erwachsenenlebens dient – fällt aus, Verweigerung eines Entwicklungsschrittes; mit dem Milchgebiss ein Milchgesicht bleiben; die Waffen der Kindheit sind dem erwachsenen Leben *nicht gewachsen*.
Bearbeitung: den nächsten Entwicklungsschritt machen, den christlichen Auftrag des »Werden wie die Kinder« umsetzen, das innere Kind suchen.
Einlösung: das innere Kind leben, das goldene Kind in sich finden.
Urprinzipieller Bezug: Mars-Mond.

Zahnwurzelgranulom

(Zahnwurzelentzündung, Eiterherd an der Basis des Zahns; siehe auch Zahnabszess, Entzündung, Herd)
Körperebene: Zähne (Aggression, Vitalität, Entscheidungsfähigkeit; Mühlen, die langsam alles klein mahlen), Kiefer (Waffenlager).
Symptomebene: Konflikt, der bis an die Wurzeln der eigenen Existenz reicht; Pulverfass, das zu explodieren droht.
Bearbeitung: sich auf den Zahn fühlen (lassen), um alte, vielleicht schon chronisch gewordene Konflikte endgültig zu lösen; unerlöste Form: Wurzelbehandlung, Überkronung, Zahn ziehen = Kastration der Aggression bzw. Blendwerk.
Einlösung: die tiefsten vitalen Kräfte ans Licht kommen lassen.
Urprinzipieller Bezug: Mars-Mars/Pluto.
Lit.: *Wwg 316f.*
Film: *In Sachen Henry, Der letzte Samurai, Wut* (alle Bd 1).

Zeckenbiss

siehe Gehirnhautentzündung, Borreliose

Zellulitis

siehe Cellulite

Zerebralsklerose

siehe Gehirndurchblutungsstörungen

Zerrung

(siehe auch Unfall, Arbeitsunfall/Haushaltsunfall, Sportunfall, Verkehrsunfall)
Körperebene: Gelenke (Beweglichkeit, Artikulation), Muskulatur (Motor, Kraft).
Symptomebene: eine Sache überziehen, zu weit gehen, etwas überdehnen; etwas über seine körperlichen Grenzen hinaus erzwingen wollen; die Nerven bis zum Zerreißen anspannen: »an den Nerven zerren«.
Bearbeitung/Einlösung: sich geistig-seelisch weiten und dehnen, um den Körper nicht zu überlasten und den Bogen nicht zu überspannen; seelische Dehnbarkeit freiwillig zulassen.
Urprinzipieller Bezug: Mars-Jupiter-Uranus.
Lit.: *Wwg*, *SP*, *Hag*.

Ziegenpeter

siehe Mumps

Zirrhose

siehe Leberzirrhose

Zystozele

siehe Prolaps

Zöliakie/Sprue

(siehe auch Glutenunverträglichkeit, Verdauungsbeschwerden, Allergie, Dermatitis herpetiformis Duhring)
Körperebene: Dünndarm (Analyse, Assimilation).
Symptomebene: Allergie (d.h., schon minimale Mengen lösen die heftige Reaktion aus, wohingegen die Unverträglichkeit mengenabhängig ist) gegen Gluten, den Klebstoff des Getreides, der das Brot zusammenhält: das Brot der Erwachsenenzeit nicht aufnehmen wollen, sondern aggressiv bekämpfen; Körner und Kerne (die Gluten enthalten) *bedeuten* hier Probleme; Krieg gegen das Schmierige, Glitschige und Schleimige, den weiblichen Pol des Lebens; Leibfeindlichkeit, Lebensfeindlichkeit, Leib und Seele fallen auseinander.
Bearbeitung (für mitbetroffene Eltern, deren Probleme die Kinder oft widerspiegeln): Aussöhnung mit dem archetypisch männlichen Aggressionsprinzip (Vater?), den Problemen und Herausforderungen des Lebens, und dem weiblichen Pol der Wirklichkeit in Gestalt des glitschig-schleimigen Ursumpfes, aus dem alles Leben kommt; sich mit der eigenen Leiblichkeit aussöhnen; Lust am Leiblichen und Körperfreundlichkeit entwickeln.
Einlösung: ein vitales Leben voller Lust am weiblichen lebenspendenden Prinzip und Offenheit gegenüber den Herausforderungen des Lebenskampfes.
Urprinzipieller Bezug: Merkur-Pluto/Mars.
Lit.: *V 169–171, Wwg, SvI; CD/ Audio »Allergien«.*
Film: allgemein zu Angst – *Fearless, Angsthasen, Patch Adams, Die Bücherdiebin* (alle Bd 1); *Besser geht's nicht, Angst essen Seele auf* (beide Bd 2).

Zoonose

(von Tier zu Mensch und Mensch zu Tier übertragbare Infektionskrankheiten)
Körperebene: Abwehrsystem (Verteidigung); der ganze Organismus kann betroffen sein.
Symptomebene: Infektion und damit systemische → Entzündung, die ursprünglich durch Erreger vom Tier auf Menschen übertragen werden wie wahrscheinlich bei → Aids, sicher bei Pest, → Grippe/Influenza, → Vogelgrippe, → Papageienkrankheit, → Schweinegrippe, → Masern, → Milzbrand, → MERS oder Affenpocken (Monkeypox virus), möglicherweise bei → Covid-19 über Fledermäuse; z.T. schwere Grippesymptome (siehe dort).
Bearbeitung: Beendigung des weltweiten Missbrauchs von Tieren als Nahrung(smittel) und mehr Schutz des Lebensraums von Wildtieren können den Zoonosen die Basis

nehmen und Menschen und Tieren unglaubliches Leid ersparen.
Einlösung: Respekt vor dem Leben, das auch Tiere verkörpern: Albert Schweitzer: »Ich bin Leben das leben will unter Leben, das leben will.«
Urprinzipieller Bezug: Mars-Pluto.
Film: *Gefährliche Schönheit* (Bd 1); *Profiteure der Angst* (Bd 2).

Zoster

siehe Gürtelrose

Zuckerkrankheit

siehe Diabetes mellitus

Zungenbrennen

(siehe auch Zungenentzündung)
Körperebene: Zunge (Ausdruck, Sprache, Waffe).
Symptomebene: ein Konflikt »liegt und brennt auf der Zunge«; es mit einem »heißen Eisen« zu tun haben; »sich die Zunge verbrannt haben«, zu schnell vorpreschen; Naivität, Gutgläubigkeit.
Bearbeitung: sich den brennenden Konflikt eingestehen: sich offen(siv) im Bereich Ausdruck und Geschmack auseinandersetzen; verbal heiße Eisen anpacken, um die physische Zunge zu entlasten; mit Vorsicht kosten und erst (ab-) schmecken, bevor man irgendwo hineinbeißt; brennenden Erlebnisdurst löschen.
Einlösung: sich mutig äußern lernen und gewagten Geschmack entwickeln.
Urprinzipieller Bezug: Venus-Mars.
Lit.: *Wwg.*

Zungenentzündung

(Glossitis)
Körperebene: Zunge (Ausdruck, Sprache, Waffe).
Symptomebene: entzündlicher Konflikt im Bereich Ausdruck, Geschmack, der einem auf der Zunge liegt und wehtut; manchmal auch auf Basis von Metallgemischen zahnärztlichen Kunsthandwerks ([elektrische] Spannungen im Mund); geschmackliche Auseinandersetzungen: »etwas schmeckt einem nicht«, und man gesteht es sich nicht ein; die Zunge wird zur Körperbühne, um diesem Thema (einen) Raum zu geben.
Bearbeitung: sich kritisch mit (seinem eigenen) Geschmack auseinandersetzen; Geschmacksfragen offen(siv) und kämpferisch angehen; dem eigenen Geschmack kämpfend zu seinem Recht verhelfen; sprachliche Probleme mit spitzer, flinker Zunge und scharfen Argumenten ausfechten.
Einlösung: zum eigenen Geschmack stehen und für ihn kämpfen (ihn durchsetzen); seine eigene Sprache(bene) finden und einsetzen.
Urprinzipieller Bezug: Venus/Merkur/Jupiter-Mars.
Lit.: *Wwg, SvI.*

Zwangsstörung/Zwangsneurose

(Anankasmus)
Symptomebene: nicht mehr Herr im eigenen Körperhaus sein, weil Zwänge mit unwiderstehlicher Macht das Leben beherrschen, bestimmen, festlegen und blockieren;

Versuch, sie willentlich zu unterbinden, führt zu extremer → Angst, die aus früheren Zeiten stammen muss: ins Unbewusste abgesunkene gescheiterte frühe Rituale, die jetzt zur Kompensation zwingen; *Waschzwang*: Dreck am Stecken oder Blut an den Händen haben, in schmutzige Geschäfte verwickelt sein; Versuch, all das rituell abzuwaschen; *Kontroll-, Schließzwang*: verpfuschte Sicherheitsrituale; *Grübelzwang*: Wiedergutmachung für mangelndes Nachdenken in früherer Situation; *Zählzwang*: Kompensationsversuch, nicht ausreichend für Ordnung und Genauigkeit gesorgt zu haben.
Bearbeitung: die ursprüngliche Situation oder den Urkonflikt ins Bewusstsein holen.
Einlösung: aus den zahlreichen Routinen des alltäglichen Lebens durch Bewusstheit Rituale entwickeln, um schließlich das Leben in ein einziges Ritual zu verwandeln.
Urprinzipieller Bezug: Pluto-Saturn.
Lit.: *SH, HT*.
Film: *Besser geht's nicht, Angel Baby, Glück ist was für Weicheier* (alle Bd 2).

Zwerchfellbruch

(siehe auch Refluxösophagitis, Bruch)
Körperebene: Zwerchfell (Grenze).
Symptomebene: keine saubere Trennung mehr zwischen oberer archetypisch männlicher und unterer archetypisch weiblicher Körperhälfte; Bruch zwischen den polaren Bereichen; Unterdrückung der Anima und daraus folgender Übergriff des unterdrückten weiblichen Pols; schon in den Magen Einverleibtes wieder zurück in die Speiseröhre lassen: Rückschritte erlauben.
Bearbeitung: Oberes und Unteres, Männliches und Weibliches sich durchdringen lassen, damit der Körper von dieser Aufgabe entlastet und befreit wird; der Anima freie Entfaltungsmöglichkeit und genügend Raum geben, damit der Körper auf ihre symbolische Einengung und Unterdrückung mittels illegaler Befreiungsaktion (Zwerchfellbruch) verzichten kann; sich für bewusste Regressionen zur Regeneration öffnen.
Einlösung: Verbindung zwischen oben und unten, Animus und Anima.
Urprinzipieller Bezug: Merkur-Uranus.
Lit.: *V 89–91*.

Zwergwuchs

(offizielle Definition: Größe unter 150 cm; siehe auch Kleinwuchs, siehe Gigantismus auf dem Gegenpol)
Körperebene: Körper ist in seiner ganzen Kürze betroffen; Drüsen (Steuerung, Information).
Symptomebene: Hypophysen-, Schilddrüsen- oder Keimdrüsenstörungen (Grundsituation klären und deuten); z. B. verminderte Ausscheidung von Wachstumshormon führt zu geringem Längenwachstum: durch Kleinheit auffallen; überall untergehen, untertauchen, verschwin-

den, übersehen werden; überall die/der Kleinste sein; Gefühl, für diese Welt zu klein geraten zu sein (alles ist zu groß und zu hoch); Schwierigkeiten, Kleider und Schuhe zu finden: auf eine andauernde Kinderrolle festgelegt werden, weil nur Kindergrößen passen; Behinderung, an der Autogesellschaft teilzunehmen, weil man nicht zugleich weit genug hinunter- und hinaufreicht, um hinausschauen zu können; nicht an wichtige Dinge herankommen, heranreichen: sich permanent strecken und (über-)anstrengen müssen, will man nicht *zu kurz kommen.*
Bearbeitung: die Schicksalsaufgabe annehmen und zur äußeren auch innere Kleinheit entwickeln: Bescheiden zurückstehen lernen; das innere Kind annehmen und erlösen: statt die dauernde Festlegung auf Kindliches zu bekämpfen; die *wunder*vollen Seiten des Kindseins annehmen und im Beteiligen des inneren Kindes am Leben erlösen; sich seine kleinere Welt schaffen: auf die große Welt bewusst verzichten lernen; sich dehnen lernen und innerlich wachsen: nach dem Annehmen der äußeren Kleinheit auch den Gegenpol erobern: innerlich an Größe gewinnen.
Einlösung: zu seiner (äußeren) Kleinheit (innerlich) stehen lernen: »Klein, aber fein«; den kleinen Körper ganz beseelen und in Besitz nehmen, ausfüllen und annehmen und geistig-seelisch über sich hinauswachsen, wer noch mag; auch im übertragenen Sinne untergehen und verschwinden lernen (Form und Inhalt zusammenbringen): ein Niemand werden im östlichen Sinne oder wie Odysseus bei den Zyklopen (nur weil er sich als Niemand ausgab, konnte er die Zyklopen überlisten und so sein Leben und das der Gefährten retten).
Urprinzipieller Bezug: Saturn (Hemmung)-Uranus (Außergewöhnlichkeit).
Film: *Amadeus* (2002)

Zwischenblutung

(Metrorrhagie)
Körperebene: Gebärmutterschleimhaut (Schutzhülle der Fruchtbarkeit), Geschlechtsorgane (Sexualität, Polarität, Fortpflanzung).
Symptomebene: zu geringe Hormonausschüttung (Östrogen) bewirkt Abbruch des Schleimhautaufbaus in der Gebärmutter und verhindert Einnistung des befruchteten Eies oder sogar schon den Eisprung; Verschwendung von Lebensenergie an falscher Stelle mit der Gefahr der → Blutarmut.
Bearbeitung: sich um sich selbst sorgen; sich sein eigenes gemütliches Nest einrichten; sich des Musters vorzeitiger Abwehr (Ungeduld) bewusst werden.
Einlösung: sich weniger für äußere Dinge und Außenstehende verausgaben und mehr Lebensenergie in die Mitte des eigenen Lebenskreises fließen lassen; ein bewegtes Alltagsleben von Ruhephasen unterbrechen lassen.
Urprinzipieller Bezug: Mond-Uranus.
Lit.: *F 156f.*

Zwittertum

siehe Hermaphroditismus

Zwölffingerdarmgeschwür

(Ulcus duodeni)
Körperebene: Dünndarm/Duodenum (Analyse, Assimilation).
Symptomebene: enormer Ehrgeiz und Vorwärtsdrang führen zur Selbstzerfleischung, z. B. indem man in aggressiver Kritiksucht alle Gedanken bis ins letzte Detail zerpflückt und vor lauter Kampf ums Detail die Übersicht verliert; beißende Selbstkritik; eine zersetzende Atmosphäre um sich herum verbreiten; Schrei nach Nahrung und dem weiblichen Element.
Bearbeitung: Grenzen überwinden, dazu einen Teil der Lebenskraft opfern; sich mit Essen verwöhnen, Geborgenheit schaffen; bewusste Regressionen zulassen; Kampf dem Intellekt und seinen kritiksüchtigen Versuchen; Passivität, Hingabe leben.
Einlösung: sich zur Erholung und Regeneration ein eigenes Nest schaffen.
Urprinzipieller Bezug: Merkur-Mars/Pluto.
Lit.: *V 127–134.*

Zyanose

(Blaufärbung der Haut; siehe auch Mitralstenose, Trikuspidalstenose)
Körperebene: Blut (Lebenskraft), Lunge (Kontakt, Kommunikation, Freiheit).
Symptomebene: Unterversorgung der Körperendglieder: sich in sein Inneres verkriechen, die äußeren Grenzen unterversorgt, vernachlässigt und unbelebt lassen; Einladung zu Übergriffen und Grenzverletzungen.
Bearbeitung: mit Lebensenergie sparsamer umgehen lernen; sein Inneres beleben und die inneren Themen erlösen; auf dem Gegenpol: wenn das innere Leben gesichert ist, herauskommen und sich um die Grenzen und Kontaktflächen nach außen kümmern.
Einlösung: Innen und Außen in Harmonie bringen; Einklang zwischen eigenen und fremden Ansprüchen herstellen.
Urprinzipieller Bezug: Mars/Merkur-Saturn.

Zyste

(siehe auch Brustzyste, Eierstockzyste, Gelbkörperzyste, Halszyste)
Körperebene: verschiedene Organe können betroffen sein, z. B. Brust (Mütterlichkeit, Ernährung, Geborgenheit, Sinnlichkeit, Lust), Eierstöcke (Fruchtbarkeit), Leber (Lebensstimmung, Wertung, Rückverbindung), Schilddrüse (Entwicklung, Reifung).
Symptomebene: Gestautes, Abgekapseltes, das meist körperlich wenig Symptome verursacht, aber durchaus *be-drückt*: weist auf eine abgekapselte Entwicklung hin (manchmal auch auf ein »dummes« Geheimnis), steht z. B. für ein Projekt, für das viel bewegt wurde, das aber weder zum Abschluss noch guten Ende kam; Auslöser kann ein seelischer Schock sein; meist ist es Seelisches (Seelenelement Wasser),

das sich abkapselt und verschließt und dadurch weder am Energiekreislauf noch am Stoffwechsel teilhat; Stillstand und Stagnation in jeweiligen Bereich und Thema; steckengebliebenes Wachstum auf fehlgeleiteten Bahnen im Symbolbereich des betroffenen Organs; Gefahr des Platzens, abhängig vom Druck, der noch auf der Thematik liegt.
Bearbeitung: sich Raum für eigene und eigenwillige Entwicklung im betroffenen Bereich verschaffen; wichtige Dinge für sich beiseitenehmen; (seelische) Geheimnisse hüten und bewahren, oft sogar schützen lernen.
Einlösung: Toleranz hinsichtlich eigenwilliger Entwicklungen; seelisches Wachstum im betroffenen Bereich.
Urprinzipieller Bezug: Mond-Saturn.

Zystitis

siehe Harnblasenentzündung

Zystopyelitis

siehe Harnblasenentzündung, Nierenbeckenentzündung

ANHANG

Literatur

Veröffentlichungen von Ruediger Dahlke

Mein Weg-Weiser
Herzlich lade ich zum gerade überarbeiteten gratis E-Book *Mein Weg-Weiser* (www.dahlke.at) ein mit Erklärungen, wie es zu den viel-und-siebzig Büchern kam, den Schattenseiten der Fülle – und warum ich noch gern weiterschreibe – für Euch und für mich. Es enthält Tipps und Bilder von meinem Weg.

Neuerscheinungen 2024
Es kommt besser (Pionier Verlag) • Voller Energie – statt müde und erschöpft (Arkana) • Krankheit als Sprache der Seele. Überarbeitete Neuausgabe (C. Bertelsmann) • Abnehmen – (er)leichter(t) leben (E-Book bei Dahlke4you.com)

Neuerscheinungen 2023
Konflikte lösen und Krisen meistern (Scorpio)

Neuerscheinungen 2022
Angst frisst Seele: Wie wir uns von (ir)realen und geschürten Ängsten befreien • Mind Food: Wie wir unsere mentale Gesundheit gegen Manipulation und Brainwash des Systems stärken (beide Scorpio) • Gesund und glücklich älter werden (Arkana) • Spielfilm-Therapie: Was Filme über Krankheit und Heilung verraten (Edition Einblick, www.heilkundeinstitut.at) • Mein Buch der Selbstheilung • Heilsame Tugenden: In zwölf Schritten zur Heilung des Körpers und zur Entwicklung der Seele (beide GU)

Grundlagenwerke
Die Schicksalsgesetze: Spielregeln fürs Leben, 2009. • Das Schatten-Prinzip: Die Aussöhnung mit unserer verborgenen Seite, 2010. • Die Lebensprinzipien: Wege zu Selbsterkenntnis, Vorbeugung und Heilung (mit Margit Dahlke) 2011, alle Arkana

Krankheitsdeutung und Heilung

Corona als Weckruf: Warum wir doch noch zu retten sind. GU, 2021 • Krebs: Wachstum auf Abwegen. 2019 • Wenn wir gegen uns selbst kämpfen: Die seelischen Muster hinter Infektionen, Allergien, Hyperaktivität bis zu Impfproblemen, 2015 • Die Schattenreise ins Licht: Depressionen überwinden. 2014 • Seeleninfarkt: Zwischen Burn-out und Bore-out. 2013 • Krankheit als Sprache der Seele. 2008 • Krankheit als Weg (mit Thorwald Dethlefsen). 2000 • Frauen-Heil-Kunde (mit M. Dahlke und V. Zahn). 2003 • Krankheit als Sprache der Kinderseele (mit V. Kaesemann). 2010 • Herz(ens)probleme. 2011 • Das Raucherbuch. 2011 (alle Goldmann Arkana) • Verdauungsprobleme (mit R. Hößl). Knaur, 2001

Weitere Deutungsbücher

Die Hollywood-Therapie. Was Filme über uns verraten (mit Margit Dahlke), Edition Einblick (www.heilkundeinstitut.at), 2018 • Hör auf gegen die Wand zu laufen. Goldmann, 2017 • Die Spuren der Seele: Was Hand und Fuß über uns verraten (mit R. Fasel). GU, 2010 • Der Körper als Spiegel der Seele. (www.heilkundeinstitut.at) 2009 • Die Psychologie des Geldes. 2011 • Tiere als Spiegel der menschlichen Seele (mit I. Baumgartner). Goldmann, 2016.

Gesundheit und Ernährung

Mein Individualgewicht. 2020 • Körper – Geist – Seele – Detox. 2019 • Geheimnis der Lebensenergie. 2015 • Das Lebensenergie-Kochbuch: Vegan und glutenfrei. 2016 (alle Arkana) • Peace Food, Neuausg. 2020 • Das große Peace Food-Buch. 2019 • Die Peace Food Keto-Kur. 2018 • Peace Food: Das vegane Gesundheitskochbuch für die ganze Familie. 2021 • Peace Food: das vegane Kochbuch. 2011 • Vegan für Einsteiger. 2014 • Peace Food: vegan einfach schnell. 2015 (alle GU) • Vegan schlank. 2015 (Edition Einblick, www.heilkundeinstitut.at) • Immunbooster vegan. Knaur, 2021 • Richtig essen (E-Book). 2018 • Ganzheitliche Wege zu ansteckender Gesundheit. 2011 (www.heilkundeinstitut.at) • Endlich wieder richtig schlafen. 2014 • Die Notfallapotheke für die Seele. 2009 (beide Goldmann) • Menschliche Medizin. Crotona 2020. • Meine besten Gesundheits-Tipps 2.0. • Schutz von Infektionen (beide Terzium, 2020) • Jetzt einfach Atmen. ZS, 2019 • Die wunderbare Heilkraft des Atmens (mit A. Neumann). Heyne, 2009 • Störfelder und Kraftplätze. Crotona, 2013

Fasten

Das große Buch vom Fasten. Goldmann, 2019 • Kurzzeit-Fasten. Südwest, 2018 • Jetzt einfach Fasten. ZS, 2017 • Fasten-Wandern, Knaur, 2017 • Bewusst Fasten. Urania, 2016 • Das kleine Buch vom Fasten 2011 (www.heilkundeinstitut.at)

Krisenbewältigung

Glücklich mit mir selbst. Terzium, 2021 • Das Alter als Geschenk. Goldmann, 2018 • Die Liste vor der Kiste. Terzium, 2014. • Von der großen Verwandlung. Crotona, 2011 • Wie Sex und Liebe sich wieder finden. 2017 (Goldmann)

Meditation und Mandalas

Jetzt einfach meditieren. ZS, 2018 • Mandalas der Welt. Goldmann, 2012 • Mandala-Malblock. 1984 (www.heilkundeinstitut.at) • Weisheitsworte der Seele. 2012 • Die Kraft der vier Elemente (mit Bildern von B. Blum). 2011 (beide Crotona)

Roman: Habakuck und Hibbelig. Allegria, 2004

Geführte Meditationen CDs: www.heilkundeinstitut.at – Downloads: Arkana Audio

Grundlagen: Das Gesetz der Polarität • Das Gesetz der Anziehung • Das Bewusstseinsfeld • Die Lebensprinzipien – 12 CD-Set • Die 4 Elemente • Schattenarbeit

Krankheitsbilder: Allergien • Angstfrei leben • Ärger und Wut • Depression • Die Wege des Weiblichen • Hautprobleme • Herzensprobleme • Kopfschmerzen • Krebs • Leberprobleme • Mein Idealgewicht • Niedriger Blutdruck • Rauchen • Rückenprobleme • Schlafprobleme • Sucht und Suche • Tinnitus und Gehörschäden • Verdauungsprobleme • Vom Stress zur Lebensfreude

Allgemeine Themen: Der innere Arzt • Heilungsrituale • Ganz entspannt • Tiefenentspannung • Energie-Arbeit • Entgiften – Entschlacken – Loslassen • Bewusst fasten • Den Tag beginnen • Lebenskrisen als Entwicklungschance • Partnerbeziehungen • Schwangerschaft und Geburt • Selbstliebe • Selbstheilung • Traumreisen • Mandalas • Naturmeditation • Die Lebensaufgabe finden

Weitere geführte Meditationen und Übungen auf CD: 7 Morgenmeditationen • Die Leichtigkeit des Schwebens • Die Psychologie des Geldes (Übungen) • Die Notfallapotheke für die Seele (Übungen) • Die Heilkraft des Verzeihens • Eine Reise nach Innen • Erquickendes Abschalten mittags und abends • Schutzengel-Meditationen

Hörbücher (www.heilkundeinstitut.at): Fasten-Wandern • Körper als Spiegel der Seele • Von der großen Verwandlung • Krankheit als Weg • Die Spuren der Seele: was Hand und Fuß über uns verraten • Krankheit als Chance • Mind Food • Gesund und glücklich älter werden

Filme über Ruediger Dahlke (www.heilkundeinstitut.at): Die Schicksalsgesetze: Auf der Suche nach dem Masterplan. Arenico, 2014 • Ruediger Dahlke – ein Leben für die Gesundheit

Adressen

Für Informationen zu Seminaren, Ausbildungen, Trainings, Vorträgen:

www.dahlke.at

Seminar- und Gesundheits-Zentrum TamanGa:
www.tamanga.at
Labitschberg 4, A-8462 Gamlitz (25 Minuten vom Airport Graz)
Fasten- und Fastenwander-Wochen mit Ruediger Dahlke, TamanGa-Natur-Kur und Regenerationsferien für Gruppen und Einzelgäste; Seminare anderer GruppenleiterInnen

Für Psychotherapien:
Heil-Kunde-Zentrum Johanniskirchen, Schornbach 22, D-84381 Johanniskirchen,
Tel.: 0049 85 64-819, Fax: 0049 85 64-1429

Webshop Ruediger Dahlke:
www.heilkundeinstitut.at
(von Ruediger Dahlke empfohlene Bücher, Filme, CDs und Gesundheitsprodukte)

Internet-Community (seit 2022):
www.dahlke4 you.com

Das große Werk zu den zentralen Bausteinen des Lebens

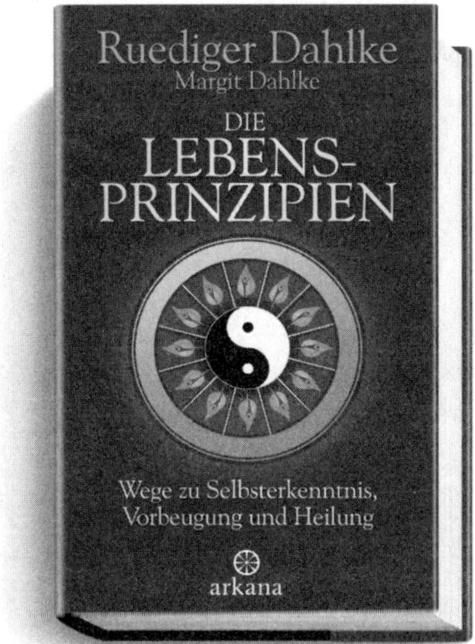

736 Seiten. ISBN 978-3-442-33893-1

Ruediger Dahlke präsentiert die zwölf Urprinzipien, auf die sich alle Phänomene des Lebens zurückführen lassen. Aus diesen Archetypen können wir vieles über uns und den Kosmos lernen. Ruediger Dahlke zeigt, wie wir die Lebensprinzipien nutzen können, um im Einklang mit unserem Inneren und unserer Umwelt zu leben, Krankheiten vorzubeugen und Heilung zu erfahren.

arkana